AF468700

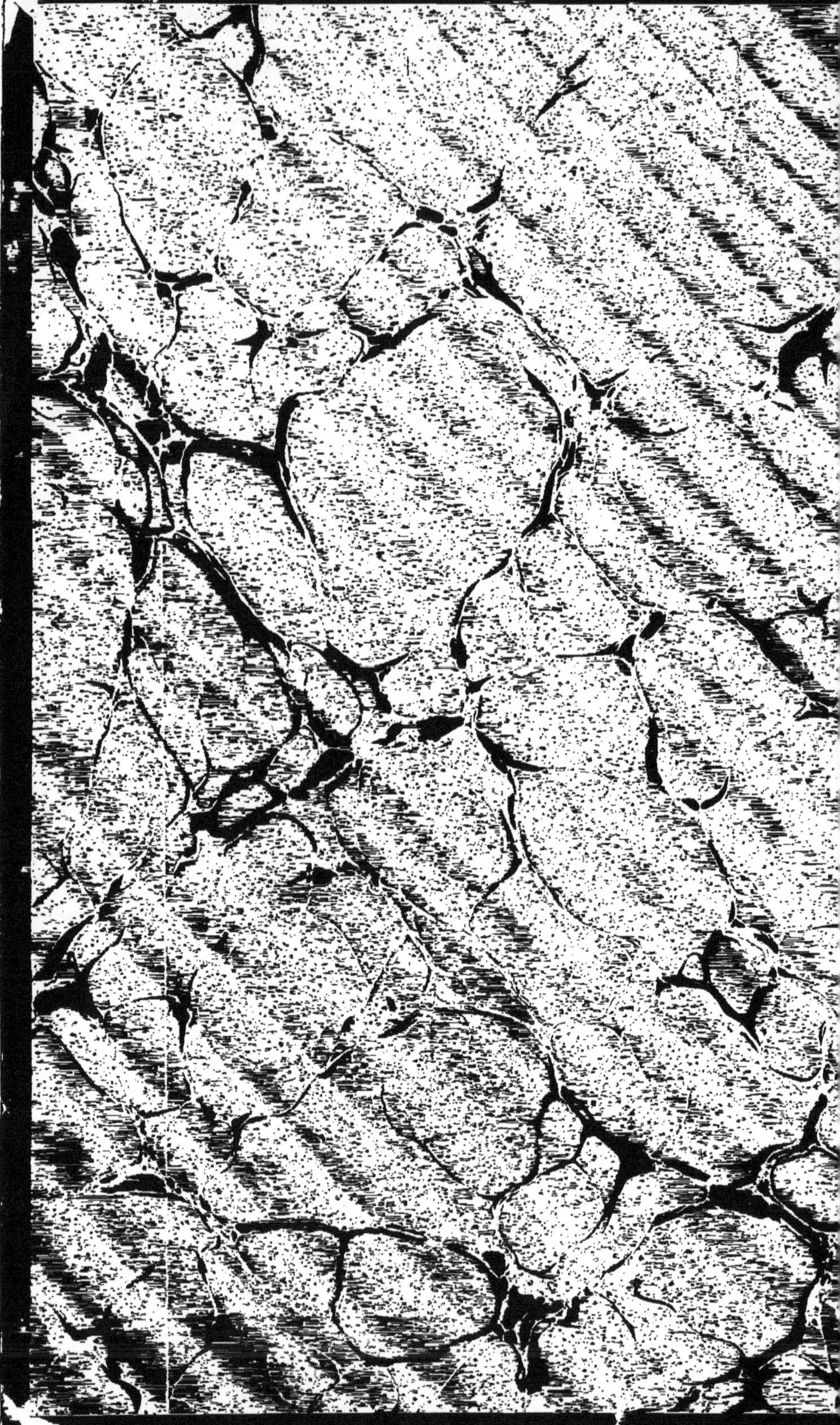

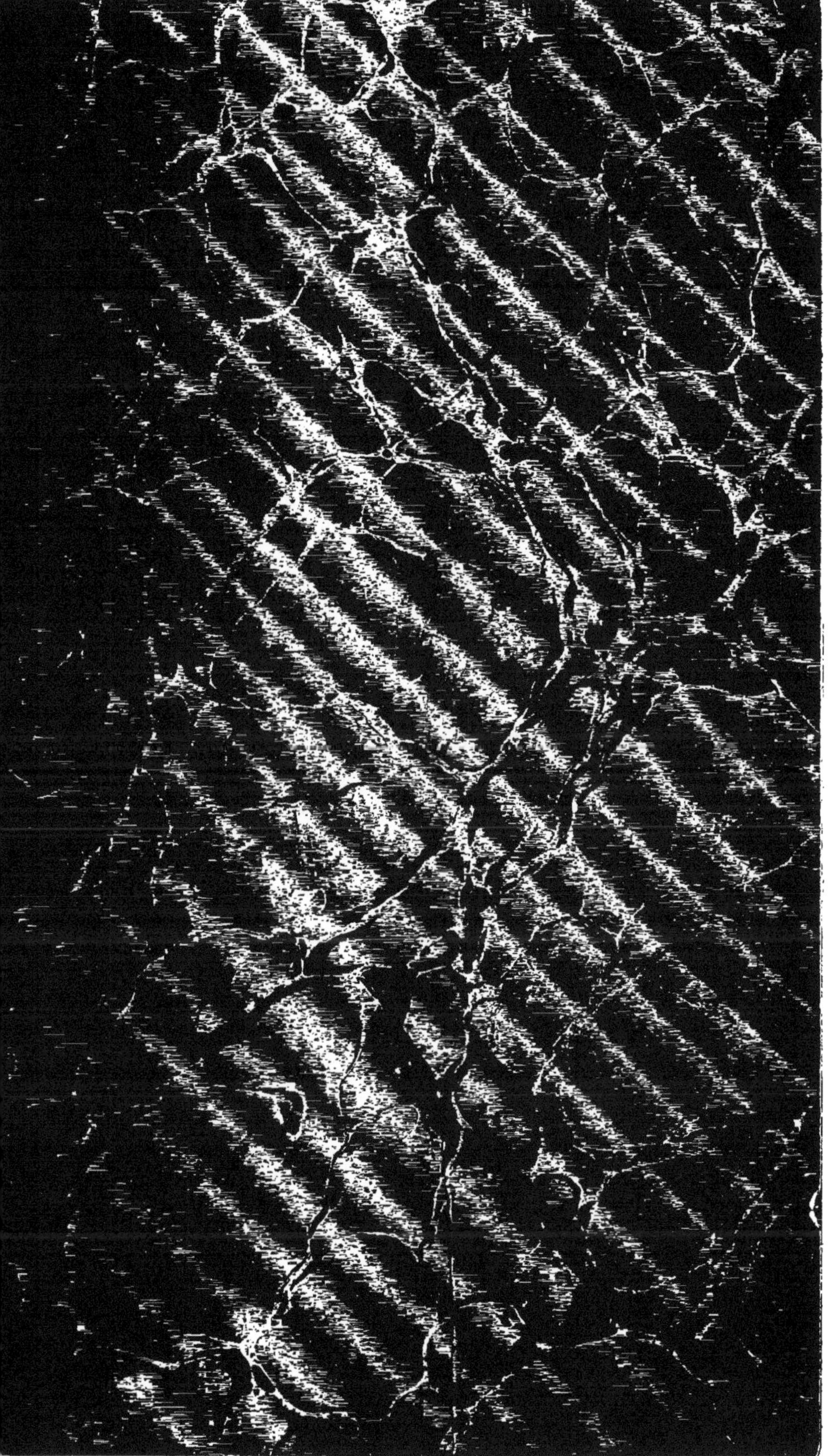

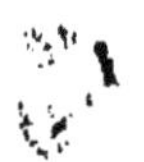

PRINCIPAUX OUVRAGES DE L'AUTEUR

De l'air atmosphérique, considéré sous le point de vue de la physique, de la chimie et de la toxicologie. Thèse de concours pour l'agrégation. 1851.

Recherches sur la Pyroxyline. Thèse de chimie, pour le doctorat ès sciences. 1853.

De l'action chimique de la lumière. Thèse de physique, pour le doctorat ès sciences. 1853.

Essai sur les substances albuminoïdes et sur leur transformation en urée. Thèse pour le doctorat en médecine. 1856.

Essai sur les progrès de la chimie organique depuis Lavoisier. Leçon d'ouverture du cours de chimie médicale à la Faculté de médecine de Montpellier. 1857.

Mémoire sur les produits de la transformation de la fécule et du ligneux sous l'influence des alcalis, du chlorure de zinc et des acides. 1856.

De l'action des protosels de fer sur la nitronaphtaline et la nitrobenzine. Nouvelle méthode de formation des bases organiques artificielles de Zinin. 1855.

Sur la génération de la fuchsine, nouvelle base organique, matière colorante rouge, dérivée de l'aniline. 1860.

Sur les métaux qui peuvent exister dans le sang ou les viscères, et spécialement sur le cuivre dit physiologique. 1859.

Sur la recherche toxicologique de l'arsenic et de l'antimoine. 1861.

Mémoire sur quelques oxychlorures nouveaux et sur quelques phénomènes de statique chimique relatifs aux combinaisons basiques des principaux sesquioxydes. 1859.

De l'intervention de la chimie dans l'explication des effets thérapeutiques des médicaments 1861.

Nouvelle analyse chimique des eaux thermales de Balaruc-les-Bains. 1861.

Analyse des eaux minérales acidules-alcalines ferrugineuses du Boulou. 1863.

Analyse des eaux sulfureuses des Fumades. 1868.

Analyse des eaux de Vergèze. 1867.

Recherches sur l'état du soufre dans les eaux minérales sulfurées. Essai sur l'une des causes probables de la formation de ces eaux. 1869.

De l'alimentation. 1868.

Leçons sur la fermentation vineuse et sur la fabrication du vin. 1863.

De la circulation du carbone dans la nature et des intermédiaires de cette circulation. Exposé d'une théorie chimique de la vie de la cellule organisée. 1867.

Eloge historique de J. A. Chaptal, prononcé à la Séance de Rentrée des Facultés et de l'École supérieure de pharmacie de l'Académie de Montpellier. 1866.

Les microzymas dans leurs rapports avec les fermentations et la physiologie. Discours fait en séance générale de l'Association française pour l'avancement des Sciences, à Nantes. 1875.

Lettres historiques sur la chimie à M. le professeur Courty. 1876.

Sur l'état présent des rapports de la Science et de la Religion au sujet de l'origine des êtres organisés. 1877.

Mémoire sur les matières albuminoïdes. Honoré d'un rapport de M. Dumas, au nom d'une commission composée de MM. Milne Edwards, Peligot, Fremy, Cahours, Dumas, rapporteur. Recueil des Mémoires des savants étrangers. t. XXVIII. 1883.

Etc., et tous les Mémoires ou Notes dont les matériaux ont servi à la rédaction du présent ouvrage.

LES MICROZYMAS

DANS LEURS RAPPORTS AVEC

L'HÉTÉROGÉNIE, L'HISTOGÉNIE, LA PHYSIOLOGIE ET LA PATHOLOGIE

EXAMEN DE LA PANSPERMIE ATMOSPHÉRIQUE CONTINUE OU DISCONTINUE, MORBIFÈRE OU NON MORBIFÈRE

PAR

A. BÉCHAMP

ANCIEN PROFESSEUR DE CHIMIE MÉDICALE ET DE PHARMACIE
A LA FACULTÉ DE MÉDECINE DE MONTPELLIER,
PROFESSEUR DE CHIMIE ORGANIQUE ET BIOLOGIQUE A LA FACULTÉ LIBRE
DE MÉDECINE DE LILLE,
MEMBRE CORRESPONDANT DE L'ACADÉMIE DE MÉDECINE, ETC.

Avec 5 planches lithographiées.

Rien n'est la proie de la mort;
tout est la proie de la vie.

PARIS
LIBRAIRIE J.-B. BAILLIÈRE ET FILS
19, Rue Hautefeuille, près du boulevard Saint-Germain.

LONDRES BAILLIÈRE, TINDALL AND COX | **MADRID** C. BAILLY-BAILLIÈRE

1883

AVIS AU LECTEUR

Vers la seconde moitié de ce siècle, la question des générations spontanées a de nouveau été agitée parmi les savants. Les uns soutenaient, avec preuves à l'appui, comme Needham au siècle dernier, que les infusoires, les vibrioniens, par exemple, naissent de toute pièce de la matière organique des infusions ou des macérations ; les autres démontraient, comme Spallanzani, le contradicteur de Needham, qu'ils avaient pour origine des germes vivants universellement répandus. Cependant certaines expériences fort bien faites, de Pouchet et de M. Victor Meunier, étaient restées inexpliquées, et ces savants avaient conservé le droit de soutenir qu'ils n'avaient pas été vaincus.

Quoi qu'il en soit, ces discussions ont eu pour résultat de faire renaître une autre vieille erreur. M. Ch. Robin a fort opportunément rappelé que le P. Kircher, au dix-septième siècle, et plus tard Linné, avaient supposé que les maladies épidémiques reconnaissent pour cause des germes invisibles qui flottent dans l'atmosphère, pénètrent dans l'organisme et s'y développent en parasites. Plus près de nous, Raspail a renouvelé cette manière de voir. Cependant un naturaliste fort distingué, Félix Dujardin, qui a traité, *ex professo*, des infusoires, écrivait, en 1841, que « les différents liquides de l'organisme, la salive, le sérum, le lait et le pus quand ils commencent à s'altérer, la matière pulpeuse qui s'amasse autour des dents, les sécrétions morbides, etc., peuvent présenter une prodigieuse quantité de *vibrioniens.* » Et il ajoute : « On conçoit, d'après cela, qu'on ne serait nullement fondé à attribuer à leur présence la cause de certaines maladies. »

Nonobstant, avec une apparence plus scientifique, l'opinion de Kircher, de Linné, de Raspail tend à s'imposer à la médecine comme un progrès. La spontanéité morbide, que les plus savants médecins proclament, est obstinément niée ; on conteste que la maladie naisse de nous et en nous ; on assure que les maladies de l'homme et des animaux n'ont pas d'autre cause que des germes vivants, primitivement créés morbides pour rendre malades hommes et bêtes.

Comment une si étrange manière de voir a-t-elle pu s'imposer aux savants qui l'enseignent, et à quelques médecins bons observateurs qui l'acceptent ?

L'Ouvrage que nous publions aujourd'hui contient la réponse, avec les développements qu'elle a nécessités.

L'auteur, un chimiste, sans doute, a vécu assez longtemps dans les Facultés de médecine pour s'être, de bonne heure, assuré qu'aucun de ses maîtres ou de ses collègues les plus illustres n'a accepté la doctrine du parasitisme absolu que l'on prétend de nos jours imposer à la science. Ses recherches personnelles et celles qu'il a exécutées avec M. le professeur Estor, l'ont d'ailleurs conduit à formuler des conclusions contraires à celles que les parasitistes prétendent faire prévaloir. Il affirme hautement que la médecine est une science qui a ses lois et ses règles certaines ; il a seulement cherché à fournir à cette noble science une base aussi solide que celle sur laquelle reposent, depuis Lavoisier, la chimie et la physique.

Au milieu de l'admirable concert des découvertes dont toutes les sciences se sont enrichies, et qui ont constitué celles que nous venons de nommer de telle sorte qu'elles sont en état de créer leur objet, comment se fait-il que la biologie, qui, pourtant, est si intimement liée à la physique et à la chimie, que l'on dit de la matière vivante qu'elle est *physico-chimiquement constituée*, oui, comment se fait-il que la biologie, dans toutes les directions de son vaste domaine, ne repose pas encore sur une base ayant la même solidité que celle de la physique et de la chimie ?

Comment se fait-il que des savants renommés en soient encore à employer les expressions vagues de *constitution physico-chimique*, de *vertus de transformation que l'ébullition détruit*, de *voie de transformation continuelle*, quand ils veulent expliquer les phénomènes qui s'accomplissent dans la matière des êtres vivants?

Comment se fait-il que des savants considérables qui, niant la génération spontanée, regardent pourtant le protoplasma comme formé uniquement d'eau et de principes immédiats plus ou moins nombreux, et admettent que tout dans l'être vivant, dans l'homme même, cellules et tissus, glandes, système circulatoire, système nerveux et tout son devenir, procède de ce protoplasma? Mais c'est la génération spontanée triomphante!

Comment se fait-il, enfin, que de tels savants, quand ils considèrent l'homme malade, ne le regardent pas d'un autre œil qu'un tonneau rempli de bière ou qu'une cuve remplie de moût? et qui, parlant des maladies de l'homme, en parlent comme de ce qu'ils appellent improprement les maladies du vin, de la bière, leur cherchant les mêmes causes?

C'est tout simplement parce qu'ils n'ont pas l'idée de l'étroite corrélation qui unit la notion de vie à celle d'organisation *morphologiquement définie*. Ils sont comme cet homme pour lequel, comme l'a dit un médecin éminent (1), « la vie semble avoir quelque chose de désobligeant; il croit faire acte honorable et œuvre utile en cherchant à démontrer que *la vie n'existe pas*, et qu'il n'y a au fond de tout ce que l'on a désigné sous ce nom que des phénomènes physico-chimiques. » En fait, à les entendre, il semble qu'il n'y a de vivant que les prétendus germes morbifères : la vie ne résiderait que dans ce qui procure la mort!

Les principes qui animent le présent Ouvrage s'éloignent absolument de ce système aussi bien que des théories communément reçues parmi les biologistes de l'Ecole. Les faits, qui servent de points d'appui à la doctrine nouvelle qui y est

(1) M. le Professeur Michel Peter. *Bull. Acad. méd.*, 2e série, t. XII, p. 358.

développée, affirment l'indissoluble union de la vie et de la structure dans une forme définie qui est le microzyma : l'atome structuré, vivant.

La théorie du microzyma fournit à la biologie une base expérimentale aussi stable que l'énoncé lavoisiérien qui a scientifiquement constitué la chimie, elle va droit contre l'hypothèse des spontéparistes et des parasitistes à la fois. Les microzymas ne sont pas des étrangers dans l'organisme et dans les maladies proprement dites ; les bactériens qu'on y peut observer ne sont pas les produits de germes qui auraient pénétré du dehors dans le corps.

Les microzymas sont à la racine même de l'organisation : sans eux pas d'organisation et pas de matière vivante. Les *vibrioniens*, que l'on prend pour les produits de la génération spontanée dans certaines expériences des spontéparistes où l'on a laissé les matières infusées, ne sont que le résultat de l'évolution des microzymas non tués de ces matières. Ce que l'on prend pour des parasites dans les maladies étudiées comme parasitaires par Davaine et depuis, ne sont que les formes évolutives des microzymas normaux des divers centres d'organisation, cellules, tissus, glandes du malade : les manifestations morphologiques de l'état morbide. C'est le microzyma devenu morbide ou l'une des formes de son évolution, dans un centre d'organisation donné, qui peut transmettre la maladie née de l'organisme sous les influences que les nosologistes savent spécifier. En fait, jamais on n'a pu communiquer une maladie caractérisée : fièvre typhoïde, variole, syphilis, etc., en prenant *un microbe* dans l'atmosphère, ce qui est la négation du système des parasitistes. Bref, le microzyma morbide est le fruit de la maladie qui, elle, est spontanée à l'origine et non pas produite par un *microbe* donné, créé originellement morbide !

A. B.

Lille, 10 avril 1883.

AVANT-PROPOS

> « La marche de l'expérience est si lente qu'un physicien qui voudrait attendre pour publier le résultat de ses travaux qu'il en fût entièrement satisfait, risquerait d'arriver au bout de sa carrière sans avoir rempli la tâche qu'il s'était imposée, et sans avoir rien fait pour la science et pour la société; il faut donc avoir le courage de donner des choses imparfaites, de renoncer au mérite d'avoir fait tout ce qu'on pouvait faire, d'avoir dit tout ce qu'on pouvait dire; enfin savoir sacrifier son amour-propre au désir d'être utile et d'accélérer le progrès des sciences. »
>
> LAVOISIER, 1772 : *Premier Mémoire sur la destruction du diamant.* (Mémoire de l'Académie royale des Sciences.)

Le livre que je me décide, enfin, à laisser paraître, est le fruit de longues recherches dont le point de départ a été l'étude d'un fait chimique très simple.

On avait annoncé que le sucre de canne pur, dissous dans l'eau distillée, s'intervertissait avec le temps, même à froid; c'est-à-dire que ce sucre fixait ainsi les éléments de l'eau pour former les deux glucoses, de pouvoirs rotatoires inégaux et de sens contraire, dont le mélange constitue le sucre interverti.

Les chimistes savaient que l'interversion s'accomplit sous l'influence des acides puissants, lentement à froid, presque instantanément à l'ébullition. Il eût été remarquable qu'une réaction aussi profonde, qui détermine un dédoublement de la molécule du sucre, pût s'accomplir sans cause provocatrice. J'ai donc répété l'expérience. L'interversion eut lieu, mais je notais en même temps qu'il y avait une moisissure dans la solution; je n'en tins pas compte d'abord, et je publiai le résultat comme une confirmation du fait annoncé. Toutefois j'avais varié l'expérience : dans l'une des solutions j'avais ajouté du chlorure de zinc, et dans une autre du chlorure de calcium : il n'y eut de moisissure ni dans l'une ni dans l'autre, et le sucre ne fut point interverti. L'expérience, commencée en 1854, fut publiée au commencement de l'année 1855.

En y réfléchissant, j'en vins à me demander si la moisissure ne serait pas la cause provocatrice de la réaction. Ce fut un trait de lumière. Après quelques essais plus ou moins démonstratifs, j'ai institué plusieurs séries d'expériences qui ont duré de 1856 à la fin de 1857. Le résultat fut concluant : l'eau froide n'opère aucune transformation du sucre de canne; l'interversion n'a lieu que consécutivement au développement de la moisissure. Et c'est ainsi qu'une recherche de chimie pure, en elle-même très simple, est devenue le point de départ d'études physiologiques qui m'ont occupé presque sans interruption pendant près de trente ans.

Le début a donc été modeste. Rien n'est plus ordinaire que de voir des moisissures se développer dans les solutions les plus diverses, organiques ou même minérales. Si je m'en étais tenu aux théories qui étaient reçues parmi les savants, j'aurais négligé la moisissure après avoir, en historien fidèle, constaté sa présence. C'est pour n'avoir pas considéré le fait comme une rencontre fortuite, qu'il en est résulté la découverte de la théorie physiologique de la fermentation et, plus tard, l'énonciation d'une doctrine nouvelle concernant *l'organisation* et *la vie*, dont ce livre contient l'histoire. Cette doctrine, sans doute, présente encore des imperfections; malgré celles que j'y aperçois, je la publie pourtant avec toutes les conséquences que j'ai entrevues; c'est que l'âge arrive où je peux désespérer de pouvoir moi-même poursuivre l'achèvement d'un travail long, hérissé de mille difficultés et encombré de détails. C'est pourquoi j'ai le genre de courage dont parle Lavoisier : je sacrifie donc, pour le moins, mon amour-propre au désir d'être utile, mais avec l'espérance que l'on reconnaîtra l'effort tenté pour contribuer au progrès de la biologie expérimentale. Je prie le lecteur de tenir compte des difficultés du sujet, de l'élévation du but qu'il s'agissait d'atteindre et, ensuite, d'accorder au livre la bienveillance qu'il ne refuse jamais aux œuvres qui, bonnes en soi, ont été exécutées de bonne foi, sans parti pris et sans faire intervenir de pensées systématiques d'aucune sorte.

Je ne dois pas le dissimuler, le fait fondamental sur lequel repose la doctrine nouvelle, malgré les preuves les plus irrécusables, les vérifications qui ont été jusqu'à l'appropriation, n'est pas encore admis par tout le monde dont il contrarie les systèmes et les intérêts; l'idée directrice d'ailleurs heurtait trop les opinions admises dans la science comme des vérités, pour ne pas soulever des objections. Je n'ai rien dû négliger : c'est là surtout ce qui m'a obligé de donner tant d'étendue à l'ouvrage.

J'ai dit que le début des recherches dont ces Conférences retracent la suite et les conséquences remonte à 1854. Il était presque impossible que durant une si longue période quelque rencontre et quelque contradiction ne se produisissent pas. On le sait, car « c'est là une chose dont nous sommes journellement témoins : quand on annonce une idée nouvelle, il se trouve certains esprits qui disent aussitôt qu'elle n'est pas vraie ; quand on leur a prouvé qu'elle est vraie, ils se consolent en disant qu'elle n'est pas nouvelle, et ils le prouvent facilement, car il est toujours possible, en consultant les anciens documents, d'y trouver une pensée quelconque qui se rapproche plus ou moins des opinions qu'on attaque (1). » Cela n'a pas manqué, et je serais bien heureux si l'on s'en était tenu là et si je n'avais eu que des réclamations de priorité à formuler, des moqueries à repousser et des erreurs à redresser ! Mais ce qui, je crois, ne s'était jamais vu, c'est d'être accusé publiquement, comme je l'ai été dans une circonstance particulièrement douloureuse, de m'être inspiré des idées et des travaux de quelqu'un qui n'avait encore rien publié quand je suis entré dans la carrière ! La gravité de l'accusation s'est accrue des circonstances et du lieu où elle s'est produite. J'ai été obligé de m'armer de tout mon sang-froid pour la repousser sans dépasser les bornes permises ; mais j'en suis resté si vivement impressionné que je ne peux pas me dispenser de la rappeler, sans quoi le lecteur ne s'expliquerait pas pourquoi la rédaction de ces Conférences et de cet Avant-Propos a pris la forme qu'elle a et que je ne lui aurais peut-être pas donnée.

Dans une séance de Section du Congrès médical international de Londres, en 1881, l'ordre du jour appelait la discussion sur le rôle des bactériens dans les maladies. M. Pasteur y prit la parole et, tout à coup, moi présent, avant que j'eusse dit un mot, il m'a d'abord confondu dans un commun anathème avec tous les sectateurs de l'hétérogénie. Je laissais dire, car je devais avoir la parole après lui. Mais bientôt je fus obligé de descendre de ma place pour venir m'asseoir en face de M. Pasteur, car il avait osé dire « que s'il y avait quelque chose d'exact dans ma manière de voir, je ne l'avais conçu qu'en *m'assimilant* ses travaux et *en modifiant mes idées d'après les siennes*, etc. » Bref, M. Pasteur venait de formuler une réclamation générale de priorité et l'accusation de plagiat la plus inouïe. D'une voix indignée j'ai aussitôt porté à M. Pasteur le défi de prouver son assertion, le prévenant que j'allais, moi, lui prouver que le contraire était vrai. M. Pasteur, se refusant à une

(1) Dumas, *Philosophie chimique*, p. 173. Edition de 1836.

discussion publique, a quitté la séance. Le *Times* du 8 août 1881 a gardé la trace de l'incident.

M. Pasteur sait prendre soin de sa gloire ; on ne pourra pas dire de lui « qu'il n'était point de ceux qui savent aider à leur propre réputation et qui ont l'art de suggérer tout bas à la renommée ce qu'ils veulent qu'elle répète tout haut avec ses cent bouches. » Je ne l'en blâme point, à la condition que ce ne soit pas au détriment de la réputation d'autrui.

J'avais laissé, jusqu'ici, sans réponse les attaques imméritées et les insinuations blessantes ou les moqueries du livre de M. Pasteur sur les maladies des vers à soie, qui est de 1870, ainsi que les accusations bien autrement graves de son livre sur la bière, qui est de 1876 ; mais je n'ai pas le droit de lui sacrifier mon honneur. Je ne conteste ni son talent ni son génie de chimiste ; autrefois, je l'ai loué, malgré ses torts, comme je le devais, lorsqu'un jour mon patriotisme offensé m'a porté à venger Lavoisier et les chimistes de mon pays, outragés par MM. Liebig, Volhard et Kolbe (1), comme je l'ai été par lui-même dans une circonstance particulièrement pénible. Oui, en pays étranger, devant un public nombreux de savants, venus là de tous les pays où la science est honorée, moi présent, il a touché en moi à ce qu'un homme a de plus précieux après son honneur : à sa dignité, à sa sincérité. Toute ma carrière scientifique proteste contre son imputation. Tous ceux qui me connaissent savent avec quel soin jaloux je signale les travaux et les idées d'autrui lorsque les miens me paraissent en procéder ou les confirmer. J'ai toujours énergiquement voulu imiter, autant que possible, l'honnêteté de Proust, si noblement mise en lumière, par M. Dumas (2). Vains efforts ; j'ai eu beau avoir voulu suivre le conseil d'un honnête homme qui avait émis cette pensée : « qu'il faut écouter mentir ses adversaires et laisser venir la vérité, qui arrive à son heure, quoique lentement (3) ; » le moment est venu de parler.

Je le sais bien, le moi est haïssable ; la réclamation de priorité et la défense personnelle ont toujours quelque chose de pénible à la fois pour celui qui les fait et pour celui qui les écoute. Mais rien ne défend la propriété scientifique ; voilà pourquoi de telles réclamations ont souvent lieu. Il y en a de mémorables exemples

(1) A. Béchamp, *Lettres historiques sur la chimie* (1876).

(2) *Philosophie chimique*, p. 219.

(3) Lacordaire.

dans la science. Je peux donc être excusé, et le lecteur, j'ose l'espérer, reconnaîtra qu'outre le droit, j'avais l'obligation de me défendre. Et si, dans les termes, la défense est quelquefois un peu vive, j'en demande pardon en considération de ce que les Conférences et l'Avant-Propos ont été écrits après l'incident de la séance du Congrès de Londres.

Les Conférences, en effet, ont été faites aux mois de juin et juillet 1881 et 1882. La rédaction a été faite sur les notes recueillies par deux élèves distingués de la Faculté libre de médecine de Lille, MM. Edmond Parmentier et Georges Larrouy, après mon retour de Londres.

J'ai dit que ce livre contient l'énonciation *d'une doctrine nouvelle concernant l'organisation et la vie.*

N'est-ce pas bien prétentieux?

C'est pourquoi il faut s'expliquer.

Autrefois, il n'y a pas bien longtemps, on n'entrevoyait pas même par quel côté il serait possible d'attaquer expérimentalement le grand problème de la vie. Comment l'aurait-on pu? On ne connaissait dans l'organisation que des formes essentiellement transitoires: rien de fixe et d'immuable servant de support à la vie. Bonnet et Buffon, ces deux illustres philosophes et naturalistes du dix-huitième siècle, avaient imaginé, l'un ses *germes préexistants*, l'autre ses *molécules organiques* pour satisfaire à cette nécessité philosophique; vaines hypothèses que la Science n'a pas sanctionnées.

Bien mieux, en 1854 et bien plus tard, malgré le mémorable travail de Cagniard-Latour sur la levûre de bière, les développements de Turpin à ce sujet et un admirable énoncé physiologique de M. Dumas concernant la fermentation, qui date de 1843, on niait que la levûre agit en vertu de sa nature d'être vivant, qu'elle se nourrit de sucre, consomme la matière fermentescible. On ne savait rien de la fonction chimique des moisissures et des infusoires dont on notait la présence dans les infusions et dans les fermentations.

Loin de croire les moisissures et les infusoires actifs dans les phénomènes de fermentation, le plus grand nombre admettait qu'ils en étaient l'effet (Ch. Gerhardt et autres). Pour expliquer ces phénomènes, Liebig en était revenu au système ancien de l'altération spontanée, plus ou moins rajeuni à la suite d'une expérience mal interprétée de Gay-Lussac. Bref, on croyait généralement que la fermentation était la conséquence de l'altération spontanée de quelque matière albuminoïde transmise à la matière fermentescible. On répugnait si peu à admettre ainsi des transformations chimiques sans cause que, sans se préoccuper de la présence de la moisissure, on croyait à l'interversion spontanée du sucre de canne (1).

Depuis Leeuwenhoeck, c'est-à-dire vers le commencement du dix-huitième siècle, jusqu'en 1854, on avait certes étudié le développement des moisissures et des infusoires dans les milieux et les solutions les plus divers. Félix Dujardin (1841) avait fait une expérience qui était, comme plusieurs des miennes, réduite à ses termes les plus simples; il avait noté, par exemple, qu' « une infusion de sucre, avec des oxalate et phosphate d'ammoniaque et du sel marin, était couverte, au bout de dix jours, d'une pellicule blanche toute formée de Bacterium termo. » Mais il avait employé un sel ammoniacal, et par suite il y avait dans sa solution les éléments prochains à l'aide desquels pouvait se constituer la matière organique de la bactérie. Dujardin ne s'est pas occupé autrement des rapports des infusoires avec les infusions. Mais le problème concernant la génération spontanée était loin d'être résolu.

C'est dans cet état de la science que j'ai commencé l'étude de l'interversion du sucre de canne. J'avais eu soin de m'assurer de la pureté du sucre que j'employais; j'avais insisté notamment sur le fait qu'il était dépourvu de matière albuminoïde. Je n'avais donc dans mes solutions rien que l'on pût considérer comme pouvant, par altération spontanée, donner naissance à un ferment.

De ces expériences, ainsi réduites à leur plus simple expression, j'ai immédiatement déduit plusieurs conséquences de premier ordre :

1° L'eau sucrée ne s'intervertit pas à froid : c'est-à-dire que le sucre de canne ne fixe pas spontanément les élements de l'eau pour former le sucre interverti.

2° L'interversion est consécutive au développement des moisissures.

3° Les moisissures sont des ferments.

4° Les moisissures créent la matière albuminoïde de leurs tissus.

5° Les moisissures ne sont pas le fruit de la génération spontanée.

6° Les moisissures ont pour origine des germes atmosphériques.

(1) Encore dans ces dernières années (Comptes-rendus, t. LXXV, p. 277; 1872), dans un important Mémoire, M. Dumas a été obligé d'accumuler des expériences pour réduire de plus en plus à néant les erreurs enracinées de Liebig.

7° Les moisissures intervertissent le sucre de canne de la même manière que la diastase saccharifie l'amidon ; c'est-à-dire qu'elles produisent, outre la matière albuminoïde proprement dite, une substance analogue à la diastase : c'est ce que plus tard j'ai appelé une *zymase*.

8° Je distinguais ainsi très nettement les ferments solubles des ferments insolubles. Le ferment soluble, étant *produit* par la moisissure, ne pouvait plus être considéré comme une substance en voie d'altération, pas plus que la moisissure elle-même ! Plus tard j'ai généralisé ce fait expérimental en prouvant que toute zymase était *produite* par une production organisée, cellule, bactérie ou microzyma.

9° Certains sels favorisent le développement des moisissures, d'autres l'entravent.

10° La créosote ou l'acide phénique (c'était tout un pour moi) empêchent l'interversion des solutions sucrées, parce qu'elles tarissent la fécondité des germes de l'air ou leur multiplication. Je donnais ainsi la solution du problème de l'antisepticité.

11° La créosote employée à dose non coagulante n'empêche pas l'action des moisissures déjà développées de continuer.

12° J'ajoute que ces deux propriétés de la créosote ont permis de résoudre définitivement le problème de l'hétérogénie.

Dans le Mémoire, tel que je l'ai adressé à l'Académie des sciences à la fin de 1857 et qu'il a été publié en 1858 (septembre) aux *Annales de chimie et de physique*, tout est fondamental et nouveau ; voilà pourquoi je l'ai reproduit en grande partie dans la seconde Conférence avec les développements nécessaires que d'autres expériences lui ont apportés.

I. Cet ensemble, où tout se tient, M. Pasteur prétend que je l'ai déduit de ses travaux antérieurs.

En 1876, de sang-froid, M. Pasteur a écrit ceci : « La première Note de M. Béchamp sur l'interversion du sucre est de 1855. Il n'y est pas du tout question de l'influence des moisissures ; la seconde, où il constate cette influence, est du 4 janvier 1858, postérieure par conséquent à mon travail sur la fermentation lactique, qui est du mois de novembre 1857, où j'ai établi pour la première fois que le ferment lactique est un être organisé vivant, que les matières albuminoïdes ne sont pour rien dans la cause de la fermentation, postérieure aussi à mon premier travail sur la fermentation alcoolique, qui est du 21 décembre 1857.... Ce qui est certain, c'est qu'à peine avaient-ils paru que M. Béchamp, qui depuis 1855 n'avait pas signalé l'action des moisissures sur le sucre, quoiqu'il eût remarqué leur présence, *modifia aussitôt ses conclusions antérieures.* » (*Etudes sur la bière*, p. 311, en note.)

M. Pasteur abuse, évidemment, d'une simple coïncidence.

Cela ne veut-il pas dire qu'entre la Note de 1855 et le Mémoire de 1857, dont un extrait a paru aux Comptes-rendus des séances de l'Académie des sciences, en janvier 1858, rien ne s'était passé? Cela ne veut-il pas dire que j'aurais tout bonnement supposé de nouvelles expériences, et que mes explications, pour les introduire dans le Mémoire de 1857, étaient purement imaginaires et que j'aurais commis un faux scientifique manifeste? M. Pasteur, en écrivant comme il a fait, a été ou bien léger, ou bien audacieux! Quoi qu'il en soit, il ne s'est pas souvenu que, dans une circonstance importante, il a reconnu, sans réserve, que les expériences de mon Mémoire de 1857 étaient de la plus rigoureuse exactitude : il les connaissait pour les avoir répétées!

Non, rien, absolument rien, n'est vrai dans la réclamation de mon âpre adversaire. Rien de ce que j'ai publié en 1857, ne se trouve, *pas même en germe*, dans les deux Notes qu'il a publiées à la même époque. Comment pouvais-je m'inspirer de ses idées lorsque, parlant du ferment qu'il a appelé lactique, il dit, dans son Mémoire : « Ces globules (du ferment lactique) prennent naissance *spontanément* au sein du *liquide* ALBUMINEUX fourni par la partie soluble de la levûre (1)! » Peu importe, après cela, que, deux pages plus haut, M. Pasteur, dans une Note, ait réservé la question des générations spontanées : il ne nous dit pas d'où vient le ferment lactique, et il n'a pas expérimenté avec des solutions exemptes de matières albumineuses.

Comment d'ailleurs me serais-je inspiré des idées de M. Pasteur, non pas seulement à l'égard de la formation de la matière albuminoïde par la moisissure, mais de la zymase qui intervertit le sucre de canne, quand ce savant, en 1860, dans son grand Mémoire sur la fermentation alcoolique, a écrit ceci : « On a beaucoup discuté sur la transformation préalable du sucre de canne en sucre de raisin dans la fermentation alcoolique.... Tout ce qu'on a écrit sur ce sujet manque de preuves solides.... Je ne pense pas qu'il y ait dans les globules de levûre aucun pouvoir particulier de transformation du sucre de canne en sucre de raisin (sucre interverti). »

(1) *Annales de chimie et de physique* (3), t. LII, p. 415.

Bref, M. Pasteur croyait que le sucre de canne est directement fermentescible. Ce n'est donc pas M. Pasteur qui, même trois ans après, m'aurait pu inspirer l'idée de prouver que les moisissures et la levûre ont vraiment le pouvoir d'intervertir le sucre de canne! Mais à propos de ce Mémoire de 1860, M. Pasteur a élevé encore une autre réclamation de priorité.

Parallèlement à mes études sur les ferments, j'ai poursuivi la révision de nos connaissances concernant les matières albuminoïdes. Or, en 1876, dans son livre sur la bière (p. 317), M. Pasteur s'efforce de faire croire que c'est encore lui qui m'a inspiré : « Dans mon Mémoire de 1860, dit-il, j'avais déduit, pour le dire en passant, l'existence dans le sérum de plusieurs albumines distinctes, conclusion qui a été confirmée ultérieurement par divers observateurs, notamment par M. Béchamp. » M. Pasteur savait parfaitement que mes recherches sur les albuminoïdes ont commencé en 1856, dans ma Thèse pour le doctorat en médecine. Or, à cette date, M. Pasteur n'avait pas écrit une ligne sur les albumines ni sur les ferments. Il connaissait mes recherches antérieures, et c'est lui qui m'a dit un jour : « Vous vous occupez de matières incristallisables : vous n'arriverez à rien. »

C'est assez sur ce point.

Ainsi, il est bien certain qu'en 1854, on ne connaissait rien de la fonction des moisissures et des infusoires, pas plus qu'on ne connaissait leur origine quand elles apparaissent dans les infusions. M. Pasteur avait, en 1857, réservé la question de l'origine spontanée de son ferment lactique. J'avais donc, du même coup, démontré qu'ils ont pour origine les germes de l'air, qu'ils sont ferments, qu'ils sécrètent une zymase et créent la matière de leurs tissus et leur matière albuminoïde. Mais j'avais, en outre, fait une autre observation qui a été fertile en conséquences inattendues. Il s'agit de la découverte des *microzymas* et, par suite, de la nature et de la fonction des granulations moléculaires.

Les microzymas et les granulations moléculaires. Sous la dénomination générale de moisissures, je comprenais tout ce qui, dans ces solutions, opérait l'interversion du sucre et l'acidification de ces solutions. Or, dans quelques expériences, où pourtant l'interversion se produisait, je ne voyais que des formes microscopiques extrêmement petites, sans analogue à ce que l'on connaissait parmi les infusoires. Ces formes, que le Mémoire de 1857 désigne par l'appellation de *petits corps*, je les ai considérées comme organisées, les regardant pareillement comme des ferments. Peu à peu j'ai été amené à les comparer aux *granulations moléculaires* que M. Berthelot, dans ses recherches sur la fermentation alcoolique, à la même époque, avait notées sans leur attribuer de rôle, les considérant comme matière amorphe; puis enfin à toutes les granulations moléculaires des auteurs, que l'on spécifiait comme animées du mouvement brownien, de même que toute matière dans un état de division extrême : c'est ainsi que j'en vins à regarder les *granulations moléculaires* des histologistes et des anatomopathologistes comme étant personnellement des ferments, c'est-à-dire comme organisées et vivantes. Dans une lettre à M. Dumas (septembre 1865), je rapproche même les granulations moléculaires de la craie et du lait. Enfin, en 1866, dans une Note sur le rôle de la craie dans les fermentations lactique et butyrique, je les nomme *microzymas*. Ce n'est certainement pas M. Pasteur qui m'a aidé à faire cette découverte, ni à en développer les conséquences; ses sarcasmes auraient plutôt produit le découragement, si l'Académie des sciences n'avait pas accueilli toutes mes communications et ne m'avait ainsi permis de persévérer dans la voie dans laquelle je m'étais résolument engagé. Je lui en exprime ma plus vive reconnaissance.

La découverte des microzymas, considérés comme une nouvelle catégorie d'êtres organisés, a été fertile en conséquences théoriques et pratiques d'une importance considérable. C'est elle qui, lorsque j'eus constaté que les microzymas de la craie, ceux du lait, aussi bien que ceux de l'atmosphère peuvent, par évolution, devenir bactéries, nous a permis, à M. Estor et à moi, de démontrer que les granulations moléculaires des cellules, des tissus et des humeurs sont, non pas des granulations amorphes, graisseuses ou autres, mais bien des formes réellement vivantes et organisées. Bref, de cette simple constatation il découlait que les organismes vivants, même les plus élevés dans la série des êtres, recèlent la vie dans une partie quelconque détachée de cet être.

J'ai dit qu'autrefois on n'entrevoyait pas comment il serait possible d'attaquer expérimentalement le problème de l'organisation et de la vie. En fait, on concevait l'être vivant comme un tout indivisible dont toutes les parties vivent de la vie de l'ensemble.

Après le *trépas*, tout était supposé *mort* dans l'homme; dans l'animal qui vient de mourir, tout est mort.

Il n'y a pas deux ans, m'entretenant de ces questions avec un médecin anglais très éminent, je lui parlais de la persistance de la vie dans le cadavre. Il sourit d'une façon significative! C'est l'opinion commune. Evidemment tout le monde partage l'avis de Cuvier, que «toutes les parties d'un corps vivant sont liées; qu'elles ne peuvent agir qu'autant qu'elles agissent toutes ensemble; que vouloir en séparer une de sa masse, c'est la reporter dans l'ordre des substances mortes et en changer complètement l'essence. »

Après la mort, on ne voit dans le cadavre que de la matière soumise aux forces chimiques ordinaires. C'est ce que Littré a exprimé dans les termes suivants : « Les faits biologiques, dit-il, doivent d'abord satisfaire aux lois chimiques; mais la réciproque n'est pas vraie, et le fait chimique ne satisfait pas aux lois biologiques, manquant de ce quelque chose qui est le caractère de la vie. Ce quelque chose est la mobilité du composé vivant, l'instabilité des molécules qui le forment. Là la fixité est absente, et quand, d'une manière relative du moins, elle commence à s'établir, c'est que l'énergie vitale diminue, la vieillesse s'achemine, et bientôt la moindre circonstance venant à contrarier un mouvement qui de lui-même tend à s'arrêter, la mort survient. A peine est-elle survenue, que la chimie, délivrée du contrôle, rentre dans tous ses droits, dissocie les éléments suivant les combinaisons stables qui lui sont propres, et rend au fond commun les matériaux qui avaient été prêtés pour un moment à l'individu. »

On ne pouvait pas exprimer avec plus de force l'idée qui est au fond de la pensée de Cuvier. Bref, il n'y a rien dans un être organisé en quoi la vie persiste après la mort; dans un corps vivant, il n'y a rien de structuré ayant la vie en soi : il n'y a que le *composé vivant*. On ne concevait même pas que l'organisation, au sens étymologique, fût nécessaire pour que la vie se manifestât.

C'est ainsi que Cl. Bernard, formulant l'opinion commune, admettait qu'une substance pouvait être considérée comme vivante sans être morphologiquement définie : il suffisait qu'elle fût physico-chimiquement constituée.

C'est d'accord avec cette manière de voir que M. Pasteur ne voyait dans le *composé vivant* de Littré, dans un œuf, dans le sang, dans le lait, dans une masse musculaire, que « *des substances naturelles* telles que la vie les élabore et qui ont *des vertus de transformation que l'ébullition détruit.* »

Quant à formuler scientifiquement en quoi consiste une *constitution physico-chimique*, une *vertu de transformation que l'ébullition détruit*, on s'en abstenait. Quant à supposer que les globules du sang fussent individuellement vivants, que dans la viande, dans le lait, dans l'œuf il y eût quelque chose en quoi la vie réside, on n'y songeait même pas. Et lorsque j'eus formulé l'idée de la fonction zymasique indépendante, M. Pasteur a bien parlé *d'actions de diastases*, mais sans avoir *de ces diastases* d'autre idée que « *de substances naturelles telles que la vie les élabore.* »

On concevait donc la vie comme quelque chose d'abstrait, se manifestant dans la matière chimique de l'être vivant et pouvant l'abandonner, comme la force vive abandonne le projectile en mouvement qu'un obstacle arrête, mais d'indépendant de la forme, de la structure, de l'organisation de cette matière et disparaissant quand la mort arrive pour laisser libre carrière à la chimie.

Cependant des tentatives avaient déjà été faites pour résoudre ce difficile problème.

Bichat plaçait les propriétés vitales dans les parties solides; les fluides, dépourvus de ces propriétés, ne servaient que d'excitants aux solides. Plus tard, l'un de mes maîtres à la Faculté de Strasbourg, Küss, et après lui M. Virchow plaçaient la vie dans le globule ou la cellule qu'ils considéraient comme l'unité vitale. C'était un grand progrès réalisé dans la voie ouverte par Bichat, un pas en avant vers la détermination de la substance organisée ayant la vie en soi. Si ces physiologistes éminents plaçaient la vie dans la cellule, M. Dumas regardait les globules rouges du sang comme des êtres véritablement vivants, restant vivants après leur sortie du corps de l'animal, même après le battage du sang pour le défibriner. L'illustre chimiste disait que « la respiration, pour être bien comprise, devait être étudiée *dans ces vésicules* ou globules sanguins, siège principal des phénomènes qu'elle est chargée d'accomplir, et dont *l'organisation* en complique étrangement les lois physiques (1). »

J'ai toujours été fidèle à la doctrine de la vie résidant dans ce qui est morphologiquement défini, c'est-à-dire structuré, figuré. J'ai souvent défendu la théorie cellulaire dans ce sens. Mais bientôt j'ai compris qu'elle est insuffisante; la cellule ne peut pas être l'unité vitale, la forme organisée vivante *per se* que la philosophie réclame quand elle veut sortir du vague et de l'indéterminé, lequel, comme l'a dit Cl. Bernard, n'est pas scientifique, car la cellule est un élément anatomique essentiellement transitoire et, de plus, un organisme

(1) Dumas, *Recherches sur le sang. Annales de chimie et de physique* (3), t. XVII, p. 452 (1846).

déjà composé : la simplicité, l'irréductibilité, la stabilité lui manquent.

Ces Conférences ont pour objet de démontrer que l'unité vitale, irréductible, physiologiquement indestructible dont la cellule même est formée, n'est autre que le *microzyma*. Il est la forme vivante, réduite à sa plus simple expression, ayant la vie en soi, sans laquelle la vie ne se manifeste nulle part, que la philosophie cherchait avec le génie de Buffon, d'Oken, de Henle; que Bichat aurait admise comme le constituant élémentaire de ses tissus. Bref, le microzyma est l'unité vivante *per se*; et c'est ce qui ne peut être affirmé de la cellule.

Je ne suis pas arrivé d'emblée à concevoir cette idée qui découle des faits comme d'une source limpide; les Conférences retracent l'histoire de son développement. Il y a près d'un quart de siècle qu'elle a été formulée, et que ses conséquences, même les plus éloignées qui touchent à la pathologie, en ont été déduites. M. Estor, qui travaillait près de moi, est devenu de bonne heure mon collaborateur dévoué et convaincu, si bien que dans certaines parties je ne sais pas distinguer entre lui et moi. A la démonstration ont concouru MM. J. Grasset, E. Baltus, Servel et J. Béchamp. Pendant plus de dix ans nous avons été seuls à lutter, en butte aux moqueries et à la contradiction. Mais l'Académie des sciences admettait dans les Comptes-rendus de ses séances et nos publications et nos réclamations : elle a été souvent mon unique refuge contre d'inqualifiables attaques.

J'ai dit que les vérifications n'avaient pas manqué. En Allemagne, les microzymas ont été découverts, sous d'autres noms, après que nous avions formulé la doctrine. Alors, certains savants français les ont acceptés de mains étrangères. Oui, j'ai eu la douleur de voir cela. Sans doute, la Science n'a pas de patrie, et lorsqu'un savant d'une autre nation, fût-ce d'une nation ennemie, a mieux discerné le vrai, il faut le reconnaître et le proclamer sans détour. Mais il m'a paru aussi superflu qu'inopportun et injuste d'attribuer à des savants allemands une découverte essentiellement française et de voir, en France, changer le nom, en soi si compréhensif, de microzyma, contre celui de *micrococcus* qui prête à confusion et consacre des erreurs de faits et de principes. Un savant suisse, M. M. Nencki, professeur de chimie médicale à Berne, ne s'est pas borné à concourir à la démonstration de la nouvelle doctrine, il a eu la générosité de formuler en faveur des microzymas une réclamation de priorité en règle :

« Il n'y a pas de doute, dit M. Nencki, que les germes des ferments de la putréfaction existent dans la plupart des tissus des animaux vivants. A ma connaissance, c'est A. Béchamp qui, le premier, considéra certaines granulations moléculaires, qu'il nomme microzymas, comme étant des ferments organisés et qui défendit sa manière de voir avec résolution contre diverses attaques. A. Béchamp formule ensuite les trois propositions suivantes fondées sur les recherches qu'il avait entreprises en commun avec Estor.

1. Dans toutes les cellules animales examinées, il existe des granulations normales constantes, nécessaires, analogues à ce que Béchamp a nommé microzyma;

2. A l'état physiologique, ces microzymas conservent la forme apparente d'une sphère;

3. En dehors de l'économie, sans l'intervention d'aucun germe étranger, les microzymas perdent leur forme normale; ils commencent par s'associer en chapelet, ce dont on a fait un genre à part sous le nom de *torula;* plus tard, ils s'allongent de manière à représenter des bactéries isolées ou associées.

» On voit, ajoute M Nencki, que les recherches postérieures de Billroth et de Tiegel ne sont dans leurs résultats que la confirmation de ces trois propositions (1). »

Mais, sans doute pour avoir été insuffisamment renseigné, M. Nencki attribue à M. Tiegel le mérite d'avoir démontré, par des expériences précises, la présence de ces germes dans les *tissus sains d'animaux vivants.* Es gebührt aber Tiegel das Verdienst durch unanfechtbare versuche das vorkommen dieser keime in den gesunden Geweben des lebendigen Thierkœrpers nachgewiesen zu haben; — et M. Nencki confirme en disant que jamais il n'a manqué de trouver les microzymas dans le pancréas examiné aussitôt après la mort de l'animal : chien ou bœuf. — M. Estor et moi n'avons jamais, en parlant des microzymas normaux des êtres organisés, entendu parler que d'animaux sains et vivants, c'est-à-dire examinés aussitôt après qu'ils avaient été sacrifiés. Quand il y avait lieu de noter d'autres circonstances, nous avions toujours

(1) « Man sieht, dass die spæteren Untersuchungen von Billroth und Tiegel in ihren Resultaten nur Bestætigung der drei obigen Sætze sind. » Dr. M. Nencki, professor der medicinischen chemie, *Ueber die Zersetzung der Gelatine und des Eiweisses bei der Fœulniss mit Pancreas,* p. 35. Bern, 1876. J. Dalp's Buchhandlung.

soin de le faire. C'est ainsi que M. Estor, guidé par la théorie, avait constaté la présence de *microzymas en chapelets* et de *bactéries* dans la matière de kystes examinés aussitôt qu'ouverts, prouvant ainsi que les microzymas pouvaient évoluer sur le vivant, dans le corps de l'homme lui-même, dans l'état pathologique. Dans le tubercule pulmonaire de phthisiques nous avions pareillement signalé, outre les microzymas avec leur forme normale, des microzymas associés à deux ou plusieurs grains.

M. Nencki, après avoir, à son tour, reconnu la présence normale des granulations moléculaires mobiles dans le pancréas pris sur le vivant, s'écrie : « Elles sont évidemment les microzymas de Béchamp ou coccos de Billroth = *Monas crepusculum* Ehrenberg : — Sie sind offenbar die microzymas Béchamp's, oder coccos Billroth's = *Monas crepusculum* Ehrenberg. » Voilà un exemple des confusions que je signalais. Les noms de *coccos*, *micrococcus* ont fait penser au *Monas crepusculum* d'Ehrenberg, et, par suite, on s'est imaginé que les microzymas sont des êtres vivants étrangers dans l'organisme. De là l'erreur de ceux qui, apercevant enfin les microzymas dans les tissus devenus malades, les prennent invariablement pour des parasites dont on a fait des genres et des espèces. Et ce qu'il y a de plus étrange, on en a fait des végétaux sous les noms de schizomycètes, schizophycètes, etc. J'ai consacré toute une Conférence — la onzième — pour redresser ces erreurs. Le microzyma n'est pas un étranger dans l'organisme vivant ; au contraire, c'est en lui que se trouvent concentrées la vie et l'activité de chaque centre vivant dans cet organisme, chacun selon le but qu'il doit atteindre.

J'ai souvent entendu émettre cette assertion : « La découverte du rôle des infiniment petits dans la circulation de la vie, dans le mécanisme des transformations incessantes de la matière : telle est l'œuvre de M. Pasteur. » M. Doléris, qui la répète, n'est pas remonté aux sources.

M. Pasteur dit volontiers, lui-même, que dans la « question ardue de l'origine *des infiniment petits*, il a apporté une rigueur expérimentale qui a fini par lasser la contradiction (1), » qu'il a victorieusement combattu la génération spontanée ; que la découverte de la cause de la virulence des virus et les recherches contemporaines concernant le parasitisme de certaines maladies,

(1) Discours de réception à l'Académie française.

dérivaient de ses travaux (1); qu'il a découvert les *microbes* en forme de 8, etc., etc. (2).

C'est là illusion pure.

Il n'y a pas, en fait d'organismes vivants, d'autres *infiniment petits* que les microzymas. M. Pasteur a si peu découvert leur rôle dans la circulation de la vie, qu'ils n'ont pas eu de plus persévérant négateur que lui. Non seulement il les a niés, mais, mis en situation de les voir, il a affirmé ne les avoir pas vus; ne les ayant pas vus, il ne pouvait pas en avoir l'idée, et, par suite, ce n'est pas de ses travaux que M. Chauveau avait pu conclure à l'existence des microzymas dans le vaccin : sur quoi il faut que j'insiste. Dans sa réponse au docteur Koch, M. Pasteur dit : « le docteur Chauveau (1868) établit que la virulence était due aux particules solides antérieurement aperçues dans les virus. » M. Pasteur n'a pas osé dire que c'est lui qui les a aperçues; il a seulement donné à entendre que c'est à la lumière des résultats de ses travaux : « La médecine humaine et la médecine vétérinaire s'emparèrent bientôt de la lumière que leur apportèrent les résultats de mes travaux, » dit-il (3).

Il m'est absolument impossible d'accorder cela. Les lecteurs qui voudront connaître la manière dont M. Pasteur s'y prend pour abîmer la vérité, liront avec fruit ce qu'il a écrit aux pages 120, 121, 122 et suivantes de ses *Etudes sur la bière*. J'y suis vivement pris à partie. J'ai dû répondre dans la onzième Conférence. Je retiens seulement ceci : après avoir dit que les microzymas ne sont que la réédition des *molécules organiques* de Buffon et des *globulins punctiformes* de Turpin, il ajoute : « Le lait, le sang, les œufs, l'infusion d'orge, etc....., même la craie, en contiennent, et nous avons maintenant, *piquante découverte à coup sûr*, l'espèce *microzyma cretae*. » Après cela, on n'est pas étonné de ce que M. Pasteur ajoute tout de suite après : « Les personnes, et je suis de ce nombre, qui ne voient dans ces granulations des liquides organiques que des choses encore indéterminées, les appellent *granulations moléculaires* ou *granulations mobiles*, parce qu'elles ont le mouvement brownien. Les mots vagues conviennent aux connaissances vagues, etc... » Donc, en 1876, les granulations mobiles des virus étaient choses indéterminées pour M. Pasteur; il

(1) Réponse au docteur Koch. *Revue scientifique* du 20 janvier 1883.
(2) Ibid.
(3) Ibid.

n'a donc pas le droit de soutenir que les recherches de M. Chauveau ont été inspirées par ses travaux. Mais en 1868, M. Chauveau a reconnu que les granulations moléculaires des virus étaient quelque chose de très déterminé comme nous l'avions déjà vu, M. Estor et moi. Et il en est ainsi *des microbes* en 8 qui ne sont que mes microzymas associés à deux grains, que je décrivais en 1868, et que M. Pasteur ne savait pas reconnaître alors, ainsi que je le montrerai par les textes.

Mais M. Pasteur, qui, en 1876, parlait si légèrement de choses aussi concrètes, avait sans doute à son usage des mots plus compréhensifs que le mot microzyma pour rendre ses idées. M. Robin l'ayant obligé de définir ce qu'il entendait par le mot *germe*, il répondit : « Dans toutes les questions que j'ai eu à traiter, qu'il s'agisse de fermentation ou de générations spontanées, le mot *germe* voulait dire surtout *origine de vie* (1). » C'est en ayant « recours systématiquement aux dénominations les plus vagues (2) » que M. Pasteur trouve que le mot microzyma convient aux connaissances vagues!

Non, avant mes recherches, non seulement on ne connaissait pas les granulations moléculaires comme organisées et comme physiologiquement et chimiquement actives; mais on ne connaissait pas leurs rapports avec l'organisation et la vie des êtres supérieurs; on ne connaissait pas même ce rapport avec l'organisation et la vie des infusoires, bactéries, vibrions ou des autres ferments, levûres ou moisissures!

La nouvelle doctrine dont je parlais, concernant l'organisation et la vie, ne doit donc rien à M. Pasteur; après tant de vérifications, il a continué de regarder les corps organisés du point de vue ancien; il y a si peu découvert quelque chose en quoi la vie peut persister après la mort, qu'il ne croit à leur totale destruction que par le moyen des *germes* atmosphériques qu'il assure avoir été créés exprès pour cela. La théorie du microzyma appliquée à l'histologie et à la physiologie, procède, comme je l'ai dit, de mes études sur l'interversion, que l'on croyait spontanée, de l'eau sucrée; elle se rattache à Bichat en passant par la théorie cellulaire de Küss. Et je serais un ingrat, si je n'ajoutais qu'auparavant je m'étais pénétré de la lecture des œuvres de M. Dumas, du savant illustre à qui la physiologie chimique et générale doivent

(1) *Etudes sur la bière*, p. 302.
(2) Ibid., p. 303.

autant de découvertes de premier ordre que la chimie pure!

II. M. Pasteur, « à la lumière que lui apportèrent les résultats de ses travaux, » a peut-être considéré, tout d'abord, les germes de l'air comme la cause première des maladies, au moins chez les vers à soie. Peut-être, les idées qu'il a émises à cette occasion m'ont-elles obligé de modifier ma manière de voir sur ce point, ainsi qu'il l'a assuré au Congrès de Londres. On sait, en effet, qu'aujourd'hui une foule de maladies de l'homme et des animaux sont parasitaires selon M. Pasteur, grâce à la pénétration dans leur corps de germes de parasites morbifères! Il assure même que « médecins et vétérinaires s'emparèrent de la lumière que leur apportèrent les résultats de ses travaux! »

J'ai, avant M. Pasteur, cherché dans l'air la cause de l'apparition des moisissures et des microzymas dans mes solutions. Plus tard, j'ai démontré, ce que n'avait pas fait M. Pasteur, que les microzymas constituent la partie essentielle de ce que l'on appelle les *germes* de l'air, donnant ainsi un corps à ces germes qui n'étaient ni spores ni œufs; et tandis que M. Pasteur cherchait encore les œufs des bactéries, je prouvais que celles-ci n'étaient que le résultat de l'évolution des microzymas. Bien avant 1876, c'est-à-dire avant l'apparition des *Etudes sur la bière*, j'avais même recherché si les microzymas atmosphériques, loin d'avoir été créés exprès, ne seraient pas les restes vivants des organismes disparus : la onzième Conférence contient l'histoire de cette recherche.

Or, un jour, M. Pasteur et moi nous sommes trouvés en face du même problème pathologique. Par le plus grand des hasards, ne sachant pas que M. Pasteur dût s'en occuper, je me suis trouvé avoir émis une opinion sur ce problème avant qu'il n'eût produit la sienne.

C'était en 1865 : il s'agissait de la maladie des vers à soie appelée pébrine et caractérisée par des corpuscules étrangers à la constitution histologique du ver : on les appelait *corpuscules vibrants* ou de Cornalia; ils avaient été signalés comme des productions végétales par les uns, comme des hématozoaires par les autres, etc.

Or, en 1865, avant que M. Pasteur eût parlé, je considérais la maladie comme parasitaire et, pour tarir la fécondité des germes du parasite, conformément à mes recherches, je proposais de faire les éducations dans des *chambrées* où l'on répandrait des vapeurs de créosote. En 1866, je reproduis avec insistance la même manière de voir : je soutiens que le germe du parasite est transporté par l'air et que c'est sur lui qu'il faut agir pour le rendre infécond. Je termine la Note adressée à l'Académie des sciences par ces conseils :

1° Faire *grainer* dans des locaux où l'on maintiendra sans cesse une odeur franche de créosote;

2° Conformément à la méthode de Schrœder et Dusch, conserver les œufs entre deux couches de coton, afin de les soustraire à l'invasion des germes du parasite.

Que fait M. Pasteur?

En 1865, il considère la maladie comme constitutionnelle, plus ou moins analogue à la phthisie. Les corpuscules ne sont *ni animaux ni végétaux;* ils sont des corps plus ou moins analogues aux granulations des cellules cancéreuses ou des tubercules pulmonaires. « Au point de vue d'une classification méthodique, ils devraient être rangés plutôt à côté des *globules du pus*, ou des *globules du sang*, ou bien encore des GRANULES D'AMIDON, qu'auprès des *infusoires* ou des *moisissures.* » La comparaison avec les granules d'amidon vaut l'affirmation qu'ils ne sont ni végétaux, ni animaux.

En 1866, un mois après ma Note, M. Pasteur, ayant à sa disposition près de deux litres de corpuscules, écrit ce qui suit :

« On serait bien tenté de croire, quand on songe surtout que les corpuscules ressemblent beaucoup à des spores de mucédinées, qu'un parasite analogue à la muscardine a envahi les chambrées, et que telle est la source du mal. *Ce serait une erreur.* »

Et M. Pasteur, continuant, ajoute : « Ces petits corps que je regarde toujours comme une production qui n'est ni végétale ni animale, incapable de reproduction, et qu'il faudrait ranger dans la catégorie de ces corps réguliers de forme que la physiologie distingue depuis quelques années par le nom *d'organites*, tels que les globules du sang, les globules du pus, etc. »

Enfin, le célèbre auteur en est si bien resté à son opinion de l'année précédente qu'il répète : « Je ne saurais mieux faire comprendre la manière dont je me représente la maladie des vers à soie qu'en la comparant aux effets de la phthisie pulmonaire. »

La Note dans laquelle M. Pasteur est si carrément affirmatif, est du 23 juillet 1866. Or, le 27 août suivant, je publiais la suite de mes expériences; je démontrais que le corpuscule vibrant n'a aucun des caractères d'une cellule animale, mais qu'il est un ferment capable d'intervertir le sucre de canne. Plus tard je faisais voir, de plus, qu'il était aussi ferment alcoolique. Enfin, l'année suivante, dans une Conférence faite au Vigan, j'annonçais que j'avais découvert le mode de propagation du parasite, et quelques semaines après, je confirmais le fait dans une Note à l'Académie des sciences avec dessins à l'appui.

M. Pasteur qui, jusque-là, n'avait rien publié, découvrit, enfin, qu'il avait été dans l'erreur en assurant que « ce serait une erreur » de regarder la pébrine comme une maladie parasitaire !

Evidemment, ce n'est pas là que je me suis inspiré des idées de M. Pasteur !

Ce savant a publié, en 1870, ses *Etudes sur la maladie des vers à soie*. Je n'ai pas manqué d'y être fort maltraité. Voici, d'abord, à propos de quoi. La maladie étant parasitaire, l'emploi des parasiticides était naturellement indiqué. Or, j'avais, conformément à mes études, proposé la créosote en lotions et en fumigations. Il faut voir, aux pages 46 et 47 des *Etudes* sus-nommées, la façon dont M. Pasteur en parle. La moquerie y est maniée avec dextérité. « M. Béchamp, professeur à la Faculté de médecine de Montpellier, y est-il dit, conseilla l'emploi de la créosote, avec une telle insistance et une si *grande abondance d'arguments*, *tous fondés*, il est vrai, *sur des idées préconçues*, que les provisions de cette substance, faites par les pharmacies du Midi, en augmentèrent le prix.... » Ce qui n'empêche pas M. Pasteur de laisser dire ou de faire dire, que l'emploi de la créosote et de l'acide phénique en médecine est devenu général, parce que « la médecine humaine et la médecine vétérinaire s'emparèrent de la lumière que leur apportèrent les résultats de ses travaux. »

Cependant, cette *grande abondance d'arguments*, etc., n'avait pas été de trop pour faire revenir M. Pasteur de son erreur. Il a fallu deux ans pour le détromper ; mais, après sa conversion, la pébrine étant reconnue parasitaire par lui-même, que fit-il? Pour la supprimer, il conseilla, comme auparavant, de ne faire éclore que des œufs non corpusculeux ! L'étrange médecin ne voyait pas que cela ne pouvait suffire, puisque le parasite, étant transporté par l'air, ne respecterait pas plus les vers issus d'œufs non corpusculeux provenant d'éducations infectées de pébrine, qu'il n'avait primitivement respecté les vers issus d'œufs de parents sains ! La logique autant que l'expérience condamnaient M. Pasteur ; *mais comme il n'avait pas d'idées préconçues* lorsqu'il assurait que ce serait une erreur de considérer le corpuscule vibrant comme un parasite, il a continué comme si aucun changement n'était survenu dans son esprit ; il a certainement empêché de poursuivre le parasite d'après les indications rationnelles que j'avais d'abord fournies.

Un autre débat, survenu entre nous, à la même époque, à propos d'une autre maladie des vers à soie, me fournit l'occasion de prouver que M. Pasteur n'a aucun titre pour soutenir qu'il a découvert le rôle des *infiniment petits* dans la circulation de la vie. Il en ressortira une fois de plus que je ne me suis pas inspiré de ses travaux et de ses idées.

III. Depuis 1866, je m'occupais, en même temps que de la pébrine, de la maladie bien connue des magnaniers sous le nom de *flacherie*, maladie des *morts-flats*. En plusieurs occasions, en 1867, et dans des Notes à l'Académie des sciences, je la signale comme étant distincte de la pébrine et caractérisée comme microzymateuse. Enfin, le 8 juin 1868, j'adresse une Note à l'Académie sur *la maladie à microzymas des vers à soie;* elle est très explicite; j'y décris les microzymas morbides et leurs formes évolutives jusqu'à la bactérie; je les poursuis depuis l'intestin jusque dans les œufs. Et dans l'œuf je distingue soigneusement les microzymas morbides, extrêmement petits, des granulations moléculaires normales du vitellus; je les décris comme presque toujours associés, accouplés par deux, affectant la forme de ce que, depuis, M. Pasteur croit avoir découvert sous le nom de microbe en 8. Dans l'intestin les microzymas présentent la même apparence, mais il y a aussi des microzymas en chapelets de grains; je signale que sous leur influence la digestion du ver est entravée, etc., etc. Or, M. Pasteur qui, le 3 juin 1867, avait également adressé une Note à l'Académie sur la flacherie où il disait : « Les causes prochaines de cette maladie m'échappent encore... elle peut être héréditaire ou produite par des circonstances accidentellement survenues dans l'éducation, » écrit à l'Académie, le 29 juin 1868, pour élever une réclamation de priorité (1) à l'occasion de ma Note du 8. M. Pasteur, confirmant mon observation, avait distingué, à son tour, dans l'intestin, non pas les microzymas, sans doute, car il ne savait pas encore les reconnaître, mais leurs formes évolutives, les chapelets de grains et les bactéries. Le 13 juillet suivant, je répondis à la réclamation de M. Pasteur par une lettre à M. le Secrétaire perpétuel de l'Académie des sciences et par une Note explicative qu'on trouvera à l'Appendice. Cette réponse était naturelle autant que nécessaire. Par quel tour de force M. Pasteur a transformé cette réponse en réclamation de priorité?

(1) Comptes-rendus, t. LXVI, p. 1289.

C'est affaire à lui ! Le fait est que, dans ses *Études sur la maladie des vers à soie*, il l'accomplit; en historien infidèle, il se donne comme ayant découvert dans le canal intestinal le petit ferment en chapelets de grains que j'avais désigné comme microzymas associés, etc., etc. Il faut lire cela aux pages 239 et 240 des *Études ;* il dit superbement : « ... *il ne m'a jamais été possible de me former une idée de ce que cet auteur appelle les microzymas de la flacherie ;* je pressens bien que ces prétendus microzymas de la flacherie étant pour M. Béchamp des granulations microscopiques, ce savant désirerait qu'on pût les confondre avec le petit ferment en chapelets de grains que j'ai décrit ... Lorsque j'eus démontré l'existence du caractère héréditaire de la flacherie, M. Béchamp en donna une explication spécieuse. Tout se passerait, d'après lui, comme pour les corpuscules de la pébrine. Les granulations mobiles (microzymas) qui remplissent les tissus du papillon, passent dans les œufs; de là l'hérédité du mal. *Cette théorie est tout imaginaire; je n'ai jamais rencontré dans les œufs atteints de flacherie des granulations mobiles anormales, dont les œufs sains seraient privés.* »

Pour connaître l'histoire de mes démêlés avec M. Pasteur, il ne faut pas s'en rapporter aux livres de ce savant, car tout y est arrangé pour dissimuler le vrai, avec un esprit de dénigrement calculé. C'est ainsi que dans les quelques lignes que je viens de transcrire, il laisse le lecteur sous l'impression que, dans l'étude de la flacherie, je l'ai imité comme pour la pébrine, m'inspirant de ses découvertes sur le corpuscule vibrant. Et lorsqu'il ose écrire que « *je désirerais qu'on pût confondre les microzymas avec le petit ferment en chapelets de grains*, » il travestit manifestement l'histoire. C'est pourquoi il faut recourir aux Comptes-rendus des séances de l'Académie des sciences; là, on verra que je disais des microzymas de la flacherie, qu'ils « sont presque toujours *accouplés deux à deux* et qu'on en peut voir d'associés par chapelets de trois à cinq et même davantage; que l'on en distingue qui semblent s'allonger en forme de très petites bactéries, et que ces microzymas associés en chapelets sont insolubles dans la potasse caustique au dixième, etc. » La vérité est que j'avais distingué ces choses à une époque où M. Pasteur ne se doutait pas encore que la flacherie était caractérisée par le petit ferment en chapelets de grains.

C'est à l'aide de ces sortes d'expédients que M. Pasteur en est arrivé à porter la grave accusation du Congrès de Londres que je m'efforce de détruire. Et je demande pardon de cette façon irrévérencieuse de parler d'un savant tel que mon accusateur; mais on reconnaîtra qu'il ne l'a que trop autorisée. Certainement, il arrive souvent que deux savants se rencontrent dans la même carrière d'investigations; chacun y apportant ses propres idées, il peut y avoir choc, et de ce choc peut naître la lumière : c'est ainsi que j'ai fait revenir M. Pasteur de son erreur concernant le parasitisme de la pébrine et la nature du corpuscule vibrant, et que je lui ai montré la voie qu'il fallait suivre pour découvrir le caractère de la flacherie. Dans la vivacité de la mêlée, il peut y avoir quelque confusion, et l'on se pardonne aisément les coups qu'on s'est portés. Mais ce que M. Pasteur a écrit en 1870 et 1876, deux ans et huit ans après, il l'a écrit de sang-froid, dans le calme de l'esprit qui succède à la lutte; c'est de parti pris qu'il a fait ce qu'il a fait à Londres, cinq ans après 1876; et c'est ce qui n'a pas d'excuse!

M. Pasteur, de 1865 à 1868, n'a donc appliqué ni ses recherches sur les ferments, ni celles concernant les générations spontanées. Sans doute, Davaine, en reprenant l'ancienne observation qu'il avait faite avec Rayer sur le sang de rate, M. Lister (1), à propos des pansements phéniqués, M. Tyndall, etc., ont assuré qu'ils s'étaient inspirés des travaux de M. Pasteur; mais ces savants étaient mal renseignés et n'étaient pas remontés aux sources. Il est absolument incontestable que M. Pasteur, de 1865 à 1868, n'a

(1) M. Pasteur (*Études sur la bière*, p. 43) a communiqué au public une lettre de M. Lister, dans laquelle le célèbre chirurgien rappelle que la théorie des germes et de la fermentation, ainsi que le *Mémoire sur la fermentation dite lactique* et les recherches sur la putréfaction de M. Pasteur, l'ont inspiré. Si cette lettre exprime la pensée intime de M. Lister, c'est, sans doute, que lui-même ne voit dans un être vivant que de la matière physico-chimiquement constituée. Or, M. Pasteur pense que sans un *microbe pyogénique* il n'y aurait pas de pus; je serais curieux de savoir ce que M. Lister en pense aujourd'hui. Quoi qu'il en soit, le ferment lactique du Mémoire sur la fermentation dite lactique n'était pas alors une production bactérienne, ni un ferment ayant pour origine les germes de l'air, puisque M. Pasteur le regardait comme spontané et disait de lui : « la fermentation lactique est comme la fermentation alcoolique un acte corrélatif de la production d'une matière azotée qui a toutes les allures d'un corps organisé *mycodermique, probablement très voisin de la levûre de bière* » dont les globules sont seulement plus petits.

A cette époque, M. Pasteur était si imbu des idées de Cagniard-Latour, savoir que la fermentation est un effet de la végétation, qu'il a écrit ceci : « Ce ne sont pas les globules qui jouent le principal rôle, mais bien la mise en globules de leur partie soluble, » qui explique bien des choses, notamment « *les vertus de transformation que la chaleur détruit.* »

invoqué aucune cause externe, germes de l'air, par exemple, pour expliquer *la pébrine* ou la flacherie. Bref, M. Pasteur n'a compris quelque chose aux maladies des vers à soie, qu'en imitant et confirmant mes observations. De plus, comme, en 1870 et en 1876, ce savant a traité d'imaginaire la théorie du microzyma, et qu'il a déclaré n'avoir jamais rencontré dans les œufs atteints de flacherie, les granulations mobiles que j'y avais signalées, dont un grand nombre d'associées en chapelets de deux grains, le microzyma en 8, il est clair qu'il n'est pour rien dans la découverte des *infiniment petits* dans la circulation de la vie, dans le mécanisme des transformations incessantes de la matière, pas plus que dans la découverte de la virulence du vaccin ou des autres virus!

Il est vrai, beaucoup plus tard, M. Pasteur est complètement revenu de ses erreurs de 1865 à 1868, si complètement qu'il est porté, maintenant, à considérer toutes les maladies comme parasitaires, même la phthisie à laquelle il comparait la pébrine. Oui, tandis qu'en 1868 déjà, dans une réponse à M. Raibaud l'Ange (1), de chez qui M. Pasteur avait écrit à l'Académie pour formuler sa réclamation de priorité relative à la flacherie, je ne considérais plus la maladie des morts-flats comme parasitaire, et, qu'avec M. Estor, j'avais cessé de regarder la bactéridie du *sang de rate* et les bactéries des maladies septicémiques comme des parasites, n'y voyant que les fruits de l'évolution morbide des microzymas normaux, M. Pasteur ne verra que des parasites dans tous les microzymas ou dans leurs divers états évolutifs, depuis le microzyma associé à deux grains, qu'il appelle *microbe en* 8, jusqu'aux diverses formes de la bactéridie ou de la bactérie! Et tous ces prétendus parasites seront supposés provenir de germes primitivement créés morbifères! C'est une nouvelle chimiatrie qui laisse loin derrière elle celle des temps où l'on ne connaissait pas l'histologie. Elle porte M. Pasteur et ses disciples à refuser toute spontanéité à l'organisme vivant, même humain.

La nouvelle phase de la manière de voir de M. Pasteur, à mon avis la plus féconde en conséquences funestes, est liée à la façon dont il considère la constitution de l'être vivant. En niant le microzyma, il a, du même coup, nié qu'il y eût dans un tel être quelque chose ayant l'aptitude à devenir morbide, et d'évoluer pour devenir les *microbes en* 8 et toutes les formes qui précèdent les bactéries. Cela l'a conduit à parler des maladies de l'homme et des animaux,

(1) Comptes-rendus, t. LXVII, p. 443.

comme de ce qu'il a appelé *les maladies de la bière, du moût, du vin.* Un homme, suivant M. Pasteur, devient malade comme un tonneau de bière le devient, par l'introduction, dans l'un comme dans l'autre, d'un ferment de maladie. Cette façon de penser l'a conduit à parler de la guérison d'un membre blessé, comme de la réparation d'un cristal cassé. Je ne conteste pas ce qu'ont de remarquable les expériences de M. Toussaint et de M. Pasteur, concernant l'atténuation des virus; elles sont fort intéressantes quand on les considère dans la théorie du microzyma, et je m'en explique dans la quatorzième Conférence; mais elles ne se comprennent pas dans le système de M. Pasteur. En effet, en dehors des maladies vraiment parasitaires, il n'y a pas, primitivement, originellement, de germes de véritables maladies : variole, syphilis, fièvre typhoïde, charbon, etc., dans l'air. On n'en a jamais démontré l'existence. Dans l'air, il y a des microzymas; M. Pasteur le nie, et je démontre qu'ils sont ceux des organismes disparus; qu'ils peuvent être accidentellement morbides, mais perdant leur morbidité par suite d'un changement que je constate expérimentalement.

IV. J'ai été longtemps à comprendre le motif de la persistance des attaques de M. Pasteur. Je crois que la situation est éclaircie. Si les microzymas existent et si la théorie qui découle de leur découverte est vraie, le système contraire est faux. Et si, du commencement à la fin, ce livre a pris le caractère d'une polémique contre M. Pasteur, dont j'aime pourtant à proclamer le mérite, il n'y a pas que l'incident de Londres; il y a sa parole, qui acquiert tant d'autorité de la situation éminente qu'il occupe si justement. Je ne pouvais pas m'empêcher de faire remarquer qu'ayant pris pour base de ses derniers travaux sur l'étiologie des maladies une hypothèse non vérifiée et des principes que l'observation n'a jamais confirmés, il engageait la médecine dans une mauvaise voie; en conséquence j'ai dû faire ressortir que, cédant trop facilement à l'esprit de système, il n'avait pas assez tenu compte du précepte de la philosophie newtonienne et lavoisiérienne qui, en matière de sciences naturelles, ne permet de tenir pour certain que ce qui est expérimentalement démontré. Or, M. Pasteur a nié, sans le prouver, qu'il y eût quelque chose de résistant à la mort dans un organisme vivant; et il n'a pas démontré que l'air contient, originellement, nécessairement, le *germe*, organisme déterminé, figuré, de telle ou telle maladie. Bref, M. Pasteur a édifié un système et non pas une théorie. Le système est le fruit d'une conception *à priori*, qui repose sur l'observation incomplète de faits mis prématurément en œuvre par l'imagination : le système constate qu'il y a des germes de ferments dans l'air, et il conclut qu'il y a des germes morbifères. La théorie, au contraire, s'appuie sur l'ensemble des faits, tous démontrés ; elle en est la rigoureuse expression et ne va pas au delà : la théorie constate qu'il y a des microzymas dans un organisme, que les bactéries apparaissent à même les organes et les tissus ; elle constate qu'il y en a aussi dans l'air, recherche d'où ils viennent et découvre le lien qui unit les uns aux autres.

V. L'esprit de système a porté M. Pasteur à me ranger parmi les spontéparistes (bien que j'eusse avant lui résolu une partie du problème de la spontéparité) et à se donner pour avoir victorieusement combattu la génération spontanée et lassé la contradiction sur ce point. Mais c'est là illusion pure. En fait, M. Pasteur n'a pas résolu le problème dans sa généralité : il ne le pouvait pas, et il en est resté au point où, après Spallanzani, l'avaient laissé MM. Schroeder et Dusch, etc. Il ne le pouvait pas, parce que ses idées concernant l'organisation et la vie s'y opposaient. C'est ce qu'il faut démontrer.

M. Pasteur, sans doute, a parlé de la vie ; il a même parlé d'une vie physique et chimique ! Mais lisez attentivement ses divers Mémoires, son livre sur les maladies des vers à soie ou sur la bière, et vous verrez que sa conception de la vie est toute physico-chimique. Au fond il nie qu'il y ait un principe, une cause interne et concrète d'activité dans l'être vivant, ou bien ce principe est le même que dans la matière brute. De ce que, dans l'organisme, toute manifestation phénoménale est liée à quelque transformation matérielle, il semble en conclure que les forces physiques et chimiques sont les seuls agents effectifs de ces manifestations. Voilà pourquoi, comme je l'ai déjà dit, il croit qu'une portion quelconque de substance soustraite à l'animal vivant n'est que matière inerte, dépourvue du principe d'activité dont je parlais. Voilà pourquoi il cherche, hors de l'être vivant, le stimulant étranger qui provoque la manifestation des phénomènes variés qui s'y accomplissent. Sans ce stimulant, M. Pasteur suppose que l'homme ne deviendrait pas plus malade que la bière contenue dans un tonneau ne s'altérerait, pour subir ce qu'il appelle maladie de la bière. Sans ce stimulant, un disciple de M. Pasteur, M. Duclaux, suppose qu'il n'y aurait pas même de phénomènes digestifs. Voilà pourquoi M. Pasteur s'imagine que le lait ne se caille pas sans l'influence des *germes* de l'air ; que dans une expérience célèbre le sang mis dans l'air pur ne s'altère pas tandis qu'il se détruit vraiment; que sans les germes de l'air un cadavre n'entrerait pas en putréfaction, un morceau de viande ne pourrirait pas et ne laisserait pas apparaître de bactéries! Voilà, enfin, pourquoi M. Gayon, un élève de M. Pasteur, nie qu'il y ait des microzymas dans l'œuf, qui sont la cause des fermentations qui peuvent s'y manifester dans certaines circonstances et que M. Pasteur s'appuie sur les expériences mal interprétées de son disciple!

Oui, partout où M. Pasteur voit apparaître un vibrionien, la forme insolite d'un micro-organisme, un ferment quelconque, fût-ce dans la profondeur des organes des animaux, il croit qu'ils ont un germe de l'air pour origine; et c'est avec raison que M. Trécul, un jour, s'est écrié : « M. Pasteur suppose *à priori* que tout ce dont il ne connaît pas l'origine provient des germes de l'air! » Au besoin, il imaginera des germes exotiques : j'en dois donner un exemple remarquable.

Les savants qui ont étudié les infusoires des macérations de poivre, les hétérogénistes aussi bien que les autres, ont été frappés de la constance de leurs formes. Pourquoi en est-il ainsi? Ecoutez la réponse de M. Pasteur : elle a été faite en 1876, longtemps après que j'en avais donné l'explication : « La macération du poivre, dit-il, donne des infusoires qu'on ne trouve guère dans d'autres infusions; la raison en est que là où le poivre a vécu, ces infusoires existent; en d'autres termes, *leurs germes sont exotiques!* » *Là où le poivre a vécu!* c'est tout dire; il n'y a rien d'actuellement vivant dans ce poivre, pas plus que dans le lait, ou la viande, ou le sang; cela devait être d'après le système. Eh bien, il y a les microzymas propres et les principes aromatiques, etc., du poivre : là est la cause des particularités observées.

Un jour, M. U. Gayon, dans le but de prouver que la fermentation spontanée des œufs n'est pas due à leurs propres microzymas, mais à des germes extérieurs, s'est écrié : « On se rappelle les expériences par lesquelles M. Pasteur a combattu victorieusement les théories de la génération spontanée, je veux parler de la disposition simple qui consiste à conserver au contact de l'air pur, à l'abri de *tous germes actifs*, les liquides les plus altérables, tels que le sang, l'urine. »

C'est pour avoir consideré que le lait, le sang, l'urine, pas plus que les œufs et le poivre, ne contiennent *aucuns germes actifs*, que M. Pasteur n'a pas expliqué pourquoi Pouchet, M. Joly ou M. Victor Meunier ne se sont jamais, et avec raison, avoués vaincus. Au fond leurs expériences, comme celles de Needham et de Buffon, étaient inattaquables, et M. Milne Edwards avait raison de dire qu'il ne les mettait pas en doute, mais qu'il niait les conséquences qu'ils en déduisaient.

C'est pour avoir prouvé que les microzymas sont nécessairement présents dans une partie quelconque de n'importe quel organe, tissu, cellule, humeur, liquide, issus d'un être organisé, que j'ai expliqué pourquoi MM. Dusch et Schrœder aussi bien que M. Pasteur, n'ont pas réussi à conserver le lait, la viande, le sang même, etc., à l'abri des germes de l'air.

C'est pour avoir prouvé qu'il y a des microzymas capables de résister, sans périr, à l'action d'une température plus ou moins élevée et plus ou moins longtemps continuée : ceux du lait à 100 degrés, ceux de la craie, dans certains échantillons, à plus de 200 degrés, etc., que j'ai expliqué le succès de certaines expériences fort bien faites de Pouchet et de M. Victor Meunier. Ils voyaient apparaître des vibrioniens, et ils les croyaient les produits d'une génération spontanée parce que, comme M. Pasteur, ils s'imaginaient que les substances, végétales ou animales, de leurs macérations ne contenaient *aucuns germes actifs*, n'étaient que matière inerte. Les bactéries observées n'étaient pas le fruit d'une naissance spontanée, mais le résultat de l'évolution des microzymas ayant résisté à l'action de la chaleur des matériaux infusés.

Non, ce n'est pas M. Pasteur qui a résolu le problème de la génération spontanée, et c'est en ne m'inspirant pas de ses idées que j'ai expliqué ce qu'il n'a pas compris. Dans toute cette grave question, il n'a pas cessé de tenir pour certaine l'hypothèse des *germes préexistants* de Bonnet, et s'il n'a pas admis de germes originellement monstrueux, il l'a étendue jusqu'à admettre de ces germes qui seraient morbifères par destination. Il a agi comme un systématique qui, ayant imaginé une formule simple, accessible au plus grand nombre par sa simplicité, lui donnerait une apparence de rigueur scientifique et s'efforcerait ensuite d'y accommoder les faits. Mais en s'abandonnant, pour éluder les difficultés, à de telles simplifications, on s'éloigne si essentiellement de la nature et de la réalité qu'on finit par méconnaître l'évidence même.

VI. Oui, M. Pasteur a parlé de la vie, mais d'une manière vague, comme de quelque chose de puissant, sans doute, mais d'abstrait, d'insaisissable, d'indéterminé. Il en a parlé comme d'une force, d'une vertu qu'il a appelée *vertu de transformation que l'ébullition détruit*, qui serait une émanation, une propriété physico-chimique de la matière. En effet, *ce germe*, qu'il appelle aussi *origine de vie*, qu'est-ce que c'est? A-t-elle une figure, cette *origine de vie?* et quelle est-elle? M. Pasteur ne l'a jamais nettement exprimé! De cette *origine de vie* on peut dire, appuyé sur les œuvres de M. Pasteur, ce que Lavoisier disait du phlogistique, que c'est « un principe vague, qui n'est point rigoureusement défini, et qui, en conséquence, s'adapte à toutes les explications dans lesquelles on veut le faire entrer. » Non, il n'a jamais assuré qu'il y eût entre l'idée de vie et l'idée de structure, c'est-à-dire d'une forme déterminée de la matière vivante, une corrélation nécessaire! Eh bien, peut-on concevoir, expérimentalement parlant, la vie sans l'idée corrélative d'organisation morphologiquement définie? En d'autres termes, la vie peut-elle exister sans être indissolublement unie à l'organisation dans une forme déterminée?

La vie n'est pas une force spéciale émanant de la matière, autrement il faudrait admettre que celle-ci est douée d'avance de toutes les aptitudes qui préexistent dans les mille et mille espèces animales et végétales, dans les innombrables moisissures, vibrions, bactéries, microzymas doués de propriétés diverses que l'on connaît. Or, cela n'est pas, car la génération spontanée ne se démontre pas.

C'est en vain qu'on le conteste; oui, dans tout être organisé il y a un principe intérieur d'activité qui est une réalité objective et figurée, et ce principe n'est autre que les microzymas spéciaux, caractéristiques, dans chaque être, dans chaque tissu, humeur, cellule de cet être.

Il y a deux ans, j'ai présenté à l'Académie des sciences un Mémoire sur les matières albuminoïdes où je démontre que dans tous les liquides albumineux de l'économie existent un ferment soluble et des ferments figurés. Ce Mémoire a été honoré d'un Rapport de M. Dumas; l'illustre auteur a bien voulu insister sur cette démonstration et a eu la bonté de poser les questions suivantes : « A quelle fin tous les liquides albumineux sont-ils accompagnés de ces ferments? quel rapport existe-t-il entre la matière animale abondante, coagulable, paraissant destinée à fournir les matériaux des organes, et ces ferments en petite quantité dont la présence semble toujours annoncer la destruction prochaine des combinaisons altérables auxquelles ils sont associés? D'où viennent ces ferments? où vont-ils? quels rôles ont-ils à remplir? Autant de questions d'un intérêt considérable assurément; car on les observe dans le sérum du sang de tous les animaux, dans le blanc de l'œuf et dans le jaune, dans le lait, c'est-à-dire dans tous les liquides destinés à la formation ou à la réparation des organes (1). » M. Dumas, en outre, a mis en vive lumière le fait que dans la fibrine, c'est la partie granuleuse, insoluble dans l'acide chlorhydrique faible (les microzymas), qui opère la décomposition de l'eau oxygénée. Eh bien, ces ferments, dont je n'avais pas à indiquer l'origine dans ce Mémoire, ces ferments sont les témoins de l'activité physiologique et chimique du principe intérieur dont je parlais, des microzymas.

Oui, mes recherches affirment que la vie est quelque chose de très déterminé, qui est indissolublement uni à une forme matérielle définie, qui est le microzyma; elle se manifeste, dans les êtres organisés, par les fonctions histogéniques, physiologiques et chimiques de ces microzymas, chacun selon sa destination.

La vie unie au microzyma ne résulte pas des propriétés de la matière; elle résulte, par transcendance, de la matière unie à la forme structurée, selon la loi et l'idée créatrice, comme les propriétés d'une machine, d'un appareil, ne résultent pas des matériaux qui ont servi à les construire, mais de l'agencement des parties et de la loi qui leur a été imposée par le mécanicien qui les a inventés et qui a tendu le ressort qui les met en œuvre !

Et ce n'est pas la vie qu'il faut dire : c'est les vies! La vie qui réside dans l'ovule d'un mollusque ne produira jamais qu'un mollusque; et celles qui résident dans les ovules des diverses espèces de la création ne produiront jamais que les espèces dont ils proviennent, parce que dans chacune les microzymas sont là, spéciaux par destination. Et cela conduit à une remarque importante concernant une doctrine célèbre. Le système transformiste affirme que le germe (au sens embryologique) ne contient aucun organe réel, même ébauché; c'est une erreur, car le germe contient des microzymas qui sont des organismes vivants, complets dans leur genre. Ce système admet que le développement du germe est une génération continuelle : cela n'est pas, autrement tout dans ce germe, qui par hypothèse ne contient rien de structuré, serait le fruit

(1) *Rapport sur le Mémoire relatif aux matières albuminoïdes, présenté à l'Académie*, par M. A. Béchamp. Commissaires : MM. Milne Edwards, Peligot, Fremy, Cahours; Dumas, rapporteur. Comptes-rendus, t. XCIV, séance du 8 mai 1882.

d'une génération spontanée. Le microzyma est avant l'ovule, et l'ovule, avant le germe, contient déjà des microzymas; or les microzymas, étant réels, structurés et vivants, y sont ce qu'ils doivent être, dans chaque espèce, pour y édifier successivement tous les organes avec tout leur devenir. C'est la présence constante, nécessaire, de ces microzymas qui empêche de dire que le développement du germe est une génération spontanée; et cette conséquence ne procède évidemment pas des idées et des travaux de M. Pasteur, car il a méconnu la notion de la vie unie à la matière dans une forme définie; au contraire, en forçant un peu ses idées, il nous ferait reculer jusqu'à Epicure quant à la génération.

VII. Je crois qu'il ne reste plus rien des réclamations de M. Pasteur et de ses accusations. Quoi qu'il en soit, on ne poursuit pas avec autant d'insistante âpreté et par les moyens que ce savant a employés, ce que l'on croit dépourvu de vérité.

Dans ses études sur la bière et ailleurs, il a systématiquement cherché à prouver tantôt qu'il n'y avait rien d'original dans mes recherches, tantôt qu'elles se rattachent à des erreurs qu'il a victorieusement combattues, ce qui est quelque peu contradictoire! Ce même esprit de dénigrement l'a porté à attribuer à autrui ce qui n'était qu'une confirmation de mes recherches; c'est ainsi qu'il attribue à M. Muntz l'observation que le chloroforme empêche les fermentations par ferments figurés sans nuire à l'action des zymases (M. Pasteur dit les diastases). Lui-même, quand il confirme mes observations, comme lorsqu'il constate longtemps après moi que les raisins sont porteurs des ferments du vin; ou lorsque, après s'être moqué des microzymas des calcaires et des terres arables dont j'avais rapproché les formes dans mon Mémoire sur la craie, il en constate la présence dans les terres cultivées, il se garde bien de citer les sources où il a puisé ses inspirations (1).

(1) Au moment où je venais d'écrire ce qui précède, il m'est tombé sous les yeux la plus incroyable réclamation de M. Pasteur qui se puisse concevoir; la voici :

« J'ai constaté autrefois la formation de très petites quantités d'acides volatils dans la fermentation alcoolique. M. Béchamp les étudia et reconnut des acides de la série des acides gras, acide acétique, butyrique.... » dit M. Pasteur avec assurance (*Etudes sur la bière*, p. 270 en note). C'est absolument inexact. J'avais constaté la présence d'un acide volatil dans mes études sur les moisissures avant que M. Pasteur eût rien publié; d'ailleurs, je confirmais une découverte de Lavoisier que M. Pasteur avait niée, et je le disais. Mais ici il faut être plus précis. Voici textuellement ce que dit M. Pasteur de l'acide acétique :

M. Estor n'a pas échappé à mes ennuis. Il s'en explique, avec amertume, dans l'Introduction d'un travail qui paraît avoir été publié à l'occasion d'une Conférence faite à Montpellier par M. Pasteur; voici ce que dit M. Estor en finissant cette Introduction :

« M. Béchamp et nous, proclamions donc, dès 1872, que l'application de la théorie du microzyma à l'Histologie, à la Physiologie et à la Pathologie était faite dans son ensemble sinon dans tous ses détails. Cette application a été poursuivie depuis; nous pouvons dire qu'elle a été la base de notre enseignement des dix dernières années. Ces travaux ont eu le sort des vérités nouvelles, difficiles à saisir......; au lieu d'encouragement, nous pourrions publier des lettres de membres de l'Institut cherchant, au nom de notre intérêt personnel, à nous dissuader de marcher plus avant dans la voie ouverte. En présence de déboires que le travail rend, du reste, faciles à supporter, pourquoi taire la confiance que nous avons toujours eue, que nous avons encore dans cette application de la doctrine du microzyma aux sciences médicales : cette application nous paraît aussi importante pour la physiologie générale que l'ont été jadis les travaux de Lavoisier sur la respiration.

» D'Amador a soutenu que les découvertes en science ne pouvaient pas échapper aux deux lois suivantes : la première veut que toute découverte à son origine soit méconnue et le plus souvent bafouée : les microzymas ont subi cette épreuve; l'autre, qui s'adresse à la seconde période de leur histoire, apprend que la découverte est toujours disputée à ses véritables auteurs. Bien des efforts ont été déjà faits pour démontrer une fois encore l'exactitude de cette loi; mais qu'on soit bien convaincu que des protestations énergiques seront adressées partout où l'on pourra espérer de trouver associées la science et l'honnêteté » (Le professeur A. Estor : *De la constitution élémentaire des tissus*. Montpellier, Camille Coulet; Paris, A. Delahaye et E. Lecrosnier, Place de l'Ecole de Médecine. 1882.) »

M. Estor a raison quand il dit que la théorie du microzyma « a eu le sort des vérités nouvelles, difficiles à saisir. » Je l'ai avoué : je ne suis pas arrivé d'emblée à en apercevoir toute la généralité; même lorsque déjà mon savant collaborateur et moi avions aperçu ses rapports avec l'histologie, la physiologie et la pathologie, j'ai hésité à en tirer toutes les conséquences. Mais, depuis que le doute dont je m'étais armé s'est évanoui devant un si grand nombre de vérifications, que j'ai vu qu'elle ne contredit aucune vérité acquise et qu'elle explique ce qui était resté inexpliqué, oui, à présent que je suis familiarisé avec elle et que je la vois embrasser dans une magnifique synthèse tous les êtres créés vivants, je ne peux pas

« .... Lavoisier croyait que c'était de l'acide acétique. La vérité est que l'acide lactique, *pas plus que l'acide acétique*, ne sont des produits de la fermentation alcoolique (*Annales de chimie et de physique* (3), t. LVIII, p. 360). » Peu importe après cela que deux ans avant, dans un travail mal fait, il ait parlé vaguement d'acides volatils, en quantités « pour ainsi dire infiniment petites, » considérés comme accidentels, dont il ne tient pas compte deux ans après.

m'empêcher de penser qu'elle est peut-être trop simple au gré de certains esprits qui ne savent pas « que la simplicité, d'ordinaire, contient la formule de la science consommée (Gratry). »

Et maintenant je finis en exprimant à l'Académie des sciences et à l'Académie de médecine, mes sentiments de profonde reconnaissance. La première de ces illustres Compagnies a toujours admis nos communications et nos réclamations dans les Comptes-rendus de ses séances; la seconde a bien voulu écouter mes communications avec la bienveillance qu'elle ne refuse jamais à ceux qui cultivent la science avec désintéressement !

Lille, le 12 mars 1883.

APPENDICE

Depuis 1860, à la Faculté de médecine de Montpellier, tous les ans, au début du Cours de chimie médicale, le préparateur inscrivait sur le tableau l'énoncé des principes fondamentaux de mon enseignement. Je reproduis ici ce *tableau*, afin de prouver que dès cette époque, mes idées étaient fixées.

« Il n'y a qu'une chimie.

La matière n'est douée que d'activité chimique et physique.

Il n'y a pas de matière *organique* par essence : toute matière est minérale.

Ce que l'on appelle *matière organique* n'est que de la matière minérale dont le carbone fait nécessairement partie constituante.

La *matière organique*, chimiquement définie, est profondément distincte de la *matière organisée*.

Le chimiste peut, par synthèse, former de la matière organique; il est impuissant pour l'organiser : il ne peut pas créer une cellule.

La faculté d'organiser la matière réside primordialement dans des organismes vivants préexistants.

Dans les êtres organisés, les divers appareils de l'organisme sont le lieu où s'accomplissent les mutations de la matière organique, organisée ou non; et ces mutations se font selon les lois ordinaires de la chimie.

Les végétaux sont, au point de vue chimique, essentiellement des appareils de synthèse, les animaux des appareils d'analyse. »

LES MICROZYMAS

DANS LEURS RAPPORTS

AVEC L'HÉTÉROGÉNIE, L'HISTOGÉNIE, LA PHYSIOLOGIE
ET LA PATHOLOGIE

PREMIÈRE CONFÉRENCE

Sommaire. — Introduction. — La génération et la totale destruction d'un organisme vivant. — Lucrèce et la génération spontanée dans l'antiquité et au moyen âge. — La génération spontanée au XVIIIe siècle : méthode d'expérimentation. — Les fermentations et la génération spontanée au XIXe siècle. — Les recherches de l'auteur. — La génération spontanée depuis 1858. — Méthodes d'expérimentation. — Système de Needham et la force végétative. — Système de Buffon et les molécules organiques. — Système de Bonnet et l'universelle dissémination des germes. — Conseils et méthode de Lavoisier. — Déclaration de M. N. Joly. — Conclusion.

MESSIEURS,

Il est impossible, dans un cours de Faculté de médecine, de développer également toutes les parties d'un sujet. Les leçons que je consacre chaque année à la chimie que l'on appelle biologique, et à la théorie physiologique de la fermentation, sont nécessairement limitées ; à peine ai-je le temps d'ébaucher un aperçu sommaire de l'histoire de ce qu'il y a de fondamental dans l'organisation d'une cellule, d'un tissu vivants. Aussi, quelques-uns d'entre vous ont-ils désiré combler la lacune qui, par la force des choses, leur paraissait en résulter dans leur instruction ; et ils sont venus me demander de vous faire quelques conférences sur le sujet préféré de mes études. J'ai été très touché de cette démarche; je vous ai promis de faire ce que vous me demandiez et nous voilà réunis. Je suis très heureux de vous retrouver nombreux, si pleins d'entrain et si ardents à vous instruire. Les microzymas, si contestés et si méconnus, mais pourtant si réels et si nécessaires, s'en trouveront bien, défendus qu'ils vont être par votre juvénile ardeur et par votre enthousiasme pour le vrai.

La question que nous allons traiter, l'histoire de ce qu'il y a de fondamental dans l'organisation vivante, c'est celle des microzymas; et, vous l'avez compris, il ne s'agira de rien moins que du renouvellement des bases de la physiologie, de l'histogénie et de la pathologie. Rien n'est plus vrai; l'étude des microzymas touche, en effet, à deux grands problèmes, dont la solution importe également au physiologiste et au médecin : d'une part, à l'origine et à la constitution histologique des êtres vivants; de l'autre, à la recherche de la cause de l'activité chimique, physiologique ou morbide qui se manifeste en eux pendant la vie et à celle de leur totale destruction après la mort. Ces phénomènes, nous le verrons, n'ont d'explication rationnelle que dans les propriétés expérimentalement constatées des microzymas, atomes vivants que l'on retrouve à l'origine de tous les êtres vivants et après leur totale destruction physiologique.

Les systèmes anciens livrent la génération des êtres vivants aux hasards des forces cosmiques; un système nouveau, sous l'influence des opinions préconçues d'un homme de talent, livre leur nécessaire destruction, après la mort, à d'autres hasards! Or, philosophiquement, scientifiquement et expérimentalement, il n'est pas possible que la naissance ou l'apparition des organismes vivants et leur totale destruction soient l'effet de causes accidentelles. Nous verrons, au contraire, que la cause est la même, soit qu'il s'agisse de créer la matière organique et de l'organiser, soit qu'il s'agisse de la ramener à l'état inorganique.

Mais avant d'aborder la solution de ces graves problèmes, il est nécessaire d'en résumer les éléments.

Examinons rapidement quelles idées les savants se sont successivement faites de la génération.

Si quelqu'un venait nous dire aujourd'hui que, non pas un homme, un éléphant, un chien ou un chat; mais une souris, une grenouille, une mouche ou tel autre insecte, sont nés, tout à coup, sans parents, de la terre humide réchauffée au soleil, d'un tas de chiffons, du limon des marais, d'un morceau de chair en putréfaction, nous ririons au nez de l'étrange observateur. Cependant, au moment où je vous parle, il existe certainement des savants très autorisés qui affirment, non pas ces choses dans ces termes, mais que certains organismes très inférieurs, monères et infusoires, peuvent naître sans antécédents, et que, par évolution, si ce n'est aujourd'hui, du moins dans des temps anciens, ces monères ont successivement produit tout ce qui vit sur notre globe. C'est ce mode de génération sans ancêtres que l'on nomme la *génération spontanée* ou *équivoque*, la *spontéparité, l'hétérogénie.*

Et il faut nous mettre en garde contre les exagérations de quelques personnes à l'égard, non pas du système, mais de ses partisans. Aujourd'hui, comme il y a quelques années, quand ces personnes parlent d'un savant convaincu de la réalité de l'hétérogénie, elles sont toutes disposées à le traiter d'hérétique, disant de sa doctrine que « *c'est une monstruosité philosophique; la première aberration de la physiologie antichrétienne; un produit de l'impiété ignorante; une théorie malsaine* (1). » Cependant, Messieurs, la scolastique, qui était certainement chrétienne, saint Thomas d'Aquin lui-même, croyaient à la génération spontanée. Non, on peut de bonne foi rechercher comment la matière de minérale devient organique et s'organise pour devenir vivante, se proclamer sponté pariste et se croire dans la vérité. Aussi est-ce avec beaucoup de bon sens que M. Victor Meunier, un hétérogéniste convaincu, s'écriait: « La génération spontanée est le fait initial et général auquel les premiers de chaque espèce ont dû l'existence. Sans

(1) Citations tirées de « l'Examen critique du Mémoire de M. Pasteur, relatif aux générations spontanées. » Par M. Joly, de Toulouse. In *Moniteur scientifique*, Quesneville, 1er juillet 1863.

doute, ils ont eu Dieu pour père et pour mère, et ils l'ont pour soutien. Rien n'est que par la puissance de l'Etre; mais cela ne nous dispense point de chercher les lois qui régissent la production de toute chose. »

Dans tous les systèmes cosmogoniques, que l'on admette l'éternité de la matière comme Platon, ou sa création de rien par Dieu, on arrive à cette conclusion que la terre a eu un commencement.

Le poète Lucrèce, qui vivait 95 ans avant notre ère, ayant expliqué la formation de la terre dans le système cosmogonique d'Epicure et sa position au centre du monde, nous la montre se peuplant de végétaux et d'animaux, pour enfanter enfin l'homme lui-même. Ecoutez le développement de son système :

« Maintenant, dit-il, je reviens à l'enfance du monde, et j'examine quels ont été les premiers essais de la terre naissante, les premières productions qu'elle hasarda d'exposer à l'inconstance des airs et des vents.

» D'abord la terre revêtit les collines et les campagnes d'herbes et de verdure de toute espèce; les fleurs brillèrent parmi le gazon des vertes prairies; ensuite les arbres, animés par une sève abondante, élevèrent à l'envi leurs rameaux dans les airs. De même que les plumes, les poils et la soie sont les premières parties qui naissent aux volatiles et aux quadrupèdes, de même la terre, encore nouvelle, commença par produire des plantes et des arbrisseaux; ensuite elle créa toutes les espèces mortelles, avec une variété et des combinaisons infinies : car, certes, les animaux ne sont pas tombés du ciel, et les habitants de la terre ne sont pas sortis de l'onde salée. Il faut donc que la terre ait reçu, avec raison, le nom de mère, puisque tout a été tiré de son sein. *Aujourd'hui encore beaucoup d'êtres vivants se forment dans la terre à l'aide des pluies et de la chaleur du soleil.* Est-il donc surprenant qu'un plus grand nombre d'animaux plus robustes en soient sortis dans le temps où la terre et l'air jouissaient de la vigueur du jeune âge?

» D'abord on vit éclore de leurs œufs les volatiles et les oiseaux de toute espèce, que la chaleur du printemps mettait en liberté; telles encore aujourd'hui les cigales, pendant l'été, quittent d'elles-mêmes leur frêle enveloppe pour se procurer la nourriture qui les soutient. *Alors la terre produisit la première génération des hommes.* Les plaines conservaient encore un grand nombre de particules de feu et d'eau; pour cette cause, dans les lieux les plus favorables croissaient des espèces de matrices attachées à la terre par des racines; quand l'âge et la maturité ouvraient une issue au nouvel embryon, las de l'humidité et impatient de respirer l'air, la nature dirigeait vers lui tous les pores de la terre et faisait couler par ces ouvertures un suc de la nature du lait. Ainsi les femmes, après l'enfantement, se remplissent d'un lait pur, parce que la partie la plus succulente des aliments se porte dans les mamelles. La terre fournissait aux enfants leur nourriture, la chaleur les dispensait de vêtements, et le duvet des gazons leur tint lieu de lit.

» Le monde, dans ce premier âge, ne connaissait ni les froids pénétrants, ni les chaleurs excessives, ni les vents destructeurs; tous ces fléaux ont eu leur naissance et leurs progrès, comme le reste. Je le répète donc, nous avons eu raison de donner à la terre le nom de mère commune, puisque c'est elle qui a créé l'homme, qui a produit presque dans le même temps tous les animaux, et ceux dont la fureur se déchaîne sur les montagnes, et ceux qui traversent les airs sous mille formes diverses.

» Mais comme la faculté génératrice doit avoir un terme, la terre se reposa, semblable à une femme épuisée par l'âge. Car le temps change la face entière du monde, un nouvel ordre de choses succède nécessairement au premier : rien ne demeure constamment le même; tout nous atteste les vicissitudes, les révolutions et les transactions continuelles de la nature. Les corps affaiblis par les ans tombent en putréfaction; d'autres sortent de la fange et se fortifient. Ainsi le temps dénature tout; ainsi la terre passe sans cesse d'un état à un autre, et perd l'énergie qu'elle avait pour acquérir des propriétés qui lui manquaient (1)! »

C'est là un système complet de génération spontanée; et

(1) Lucrèce, livre V, traduction de Lagrange, revue par M. Blanchet.

je n'ai pas craint de lire cette longue citation, car elle résume admirablement ce que l'antiquité croyait; ce qu'Aristote, Pline et, très près de nous, Buffon lui-même ont admis. J'en veux citer l'exemple suivant :

Un correspondant de Buffon rapporte qu'en déterrant le cadavre d'un homme âgé de quarante-six ans (dominé depuis longtemps par la passion immodérée du vin et mort d'une hydropisie ascite au commencement de mai 1750), environ un mois et demi après qu'il eut été enterré à cinq ou six pieds sous terre, il sortit du cercueil une nuée de petits insectes ailés de couleur noire, semblables à ceux qui sucent la lie du vin. Et l'auteur de cette communication rappelle, en citant Pline (*Hist. nat.*, liv. XII) « que les anciens ont reconnu qu'il naît constamment et régulièrement une foule d'insectes ailés de la poussière humide des cavernes souterraines. »

Que le correspondant de Buffon, un M. Moublet, physicien et médecin de Montpellier, ait cru à la génération spontanée de ces moucherons, cela peut se concevoir. Mais voici l'opinion de l'illustre naturaliste lui-même : « Je ne puis, dit-il, qu'approuver les raisonnements de M. Moublet, pleins de discernement et de sagacité; il a très bien saisi les principaux points de mon système sur la reproduction, et je regarde son observation comme une des plus curieuses qui aient été faites sur la génération spontanée. Plus on observera la nature de près, et plus on reconnaîtra qu'il se reproduit en petit beaucoup plus d'êtres de cette façon que de toute autre. On s'assurera de même que cette manière de génération est non seulement la plus fréquente et la plus générale, mais encore la plus ancienne, c'est-à-dire la première et la plus universelle (1). » Nous aurons à revenir sur cette citation des opinions de Buffon, qui nous le montre spontépariste à une époque qui touche à la fin du XVIIIe siècle.

Quoi qu'il en soit du système matérialiste de Lucrèce, la croyance à la génération spontanée a été générale jusque vers la fin du XVIIe siècle. On ne croyait plus, sans doute,

(1) *Histoire naturelle*, par Buffon. *Matières générales*, t. XIX, p. 168-195. Edition stéréotype, in-12, 1799. Firmin Didot.

à la naissance *équivoque* des grands animaux, mais on admettait certainement celle des insectes.

Harvey (1578-1657) énonce enfin la loi de la génération dans la formule célèbre : *omne vivum ex ovo*. Bientôt après, Redi (1626-1697), médecin et naturaliste, fit voir que les vers qui naissent dans la chair pendant qu'elle se putréfie, ne sont autre chose que des larves de mouches issues des œufs qui y avaient été déposés. Il lui suffit de recouvrir d'une gaze fine le vase qui contient la viande ou d'en entourer celle-ci pour s'opposer à la naissance des larves, en empêchant les mouches d'y déposer leurs œufs.

Nous reviendrons dans la prochaine conférence sur cette découverte de Redi ; disons seulement que le même savant avait étendu la loi de Harvey même aux vers intestinaux ; ce qui n'empêcha pas Buffon, plus d'un demi-siècle après, de croire à la génération spontanée des tænias, etc. C'est que Buffon avait imaginé un système qu'il affectionnait beaucoup, et qu'il lui plaisait de s'en servir pour expliquer les faits prétendus de génération spontanée. Pourtant l'illustre naturaliste connaissait parfaitement la nécessité de l'expérience pour résoudre certaines difficultés et pour fonder les théories ; mais l'esprit humain est ainsi fait : il aime et préfère les créations de son imagination, et il s'ingénie à en démontrer la nécessité. Nous retrouverons le même travers d'esprit chez un savant contemporain qui cherche, lui aussi, à nous expliquer beaucoup de choses à l'aide d'un système qui n'est qu'en apparence fondé sur l'expérience.

Retenons de ces observations que la doctrine des générations spontanées avait de fervents adeptes dans le cours du XVIIIe siècle, malgré certaines démonstrations en sens contraire.

La discussion devint extrêmement vive pendant une partie de ce même XVIIIe siècle : il s'agit alors surtout de la naissance spontanée des organismes microscopiques que nous appelons infusoires, microzoaires, microphytes, etc.

Je n'ai pas le dessein de vous faire l'histoire du microscope, mais il convient de vous parler de Leuwenhoeck de Delft (1632 à 1723), parmi les savants qui surent faire et se servir des microscopes pour découvrir certains détails d'organisation (globules du sang, spermatozoïdes, etc.), dans les êtres supérieurs, ou des productions considérées comme organisées et douées de vie dans divers milieux. C'est ainsi qu'il découvrit que dans la bouche d'un seul homme il y avait autant d'êtres vivants que la Hollande contient d'habitants. Le nombre des observations de Leuwenhoeck est énorme : il examinait tout ce qui lui tombait sous la main, et parmi une foule de ses observations trouvées exactes, il y en a aussi d'absolument erronées. L'emploi du microscope devint à la mode, et les observations se multiplièrent de tous les côtés.

La doctrine des générations spontanées, qui avait toujours compté des adeptes, fut appliquée à la recherche de l'origine des productions microscopiques que l'on voyait apparaître dans les infusions de matières végétales et animales diverses.

Au siècle dernier, la question a été débattue entre deux savants d'un très grand mérite. Needham (Jean Turberville) (1713-1781), prêtre catholique qui écrivit contre Voltaire, soutenait la doctrine des générations spontanées; il fut encouragé par Buffon (1707-1788), dont les idées sur la génération étaient fortifiées par ses expériences. Et la force des arguments et des faits invoqués par Needham était si puissante, que la fameuse Société royale de Londres l'admettait dans son sein et qu'il devint l'un des associés de notre Académie des Sciences.

Spallanzani (Lazare) (1729-1799), élève des Jésuites de Reggio, combattit les conclusions de Needham et s'inscrivit contre la doctrine des générations spontanées. Il eut pour soutien Charles Bonnet (1720-1793), dont il devint l'ami et dont il adopta les idées sur l'universelle dissémination des germes. Et remarquez-le bien, ces quatre illustres personnages étaient, en philosophie, des spiritualistes, et en religion, des chrétiens. Cela vous mettra en garde contre les exagérations dont je parlais tout à l'heure.

Le débat a duré longtemps, et il dure encore. Il importe de vous le faire connaître; car nous y trouvons non seulement la source, mais la cause et la solution des difficultés qui ont divisé Needham et Spallanzani, qui préoccupent et divisent en ce moment même les savants les plus autorisés au sujet de l'origine et de la nature des infusoires qu'on appelle vibrions, bactéries.

L'histoire en est très instructive en ce qu'elle nous montre ici, comme en bien d'autres circonstances, l'esprit humain sans cesse partagé entre la vérité et l'erreur, et refusant obstinément de donner son adhésion à une découverte et à des faits qui seuls pourraient amener l'accord et combler l'abîme.

Cette histoire est très instructive à un autre point de vue. Elle a l'avantage de nous faire voir que les méthodes d'observation, dans ce qu'elles ont d'essentiel, soit pour démontrer la génération spontanée, soit pour la nier, sont au XIXe siècle les mêmes, à un siècle d'intervalle, que celles de Needham et de Spallanzani. Elle établit en outre que les forces et les causes invoquées au XVIIIe siècle pour expliquer la génération spontanée ou pour la nier, sont précisément celles que l'on invoque aujourd'hui, soit que l'on tienne pour Needham ou pour Spallanzani.

Enfin cette histoire a conduit à la découverte de la véritable cause de deux phénomènes qui ont exercé la sagacité de plusieurs savants, médecins et autres, pendant plusieurs siècles : les phénomènes de fermentation et de putréfaction. Et, permettez-moi de vous le dire nettement, c'est en cherchant la cause d'une certaine transformation du sucre de canne, qu'il m'a été donné de trouver que la fermentation est un phénomène physiologique, et de découvrir une nouvelle classe d'organismes que j'ai nommés les microzymas. Ces conférences ont pour objet de vous les faire connaître et de les montrer capables de rendre compte d'une foule de phénomènes jusque-là inexpliqués.

Nous avons vu comment Redi a expérimenté pour prouver que la viande, en se putréfiant, n'engendre pas de mouches ; le principe de son expérience n'est autre que l'aphorisme de Harvey : il ne se développera pas d'insectes si nous empêchons les mouches d'y déposer leurs œufs.

A l'époque où Needham entreprit ses expériences sur la génération spontanée des êtres microscopiques, on croyait à l'existence de germes flottant dans l'air, attachés aux parois des vases ou aux substances mêmes que l'on voulait étudier. Cette doctrine des germes avait été imaginée par Bonnet, et voici comment elle est énoncée dans l'*Encyclopédie* de Diderot (1) : « ... En créant le monde, Dieu a fait exister les germes de tous les êtres organisés qui devront venir à la vie ; chacun de ces germes est déjà composé de toutes les parties constituantes de la plante ou de l'animal.... » Needham ne croyait pas « aux prétendus germes étrangers qui viennent du dehors ; » mais il institua des expériences, pour répondre d'avance aux objections que l'on pourrait lui adresser. Mais s'il niait les germes, il invoquait à son tour une cause pour expliquer la naissance de ses « êtres vitaux microscopiques : » c'était la *force végétative* ou *productrice* que conservait selon lui la matière des infusions. — Nous examinerons ce qu'il peut y avoir de vrai dans l'hypothèse des *germes préexistants* de Bonnet et dans la *force productrice* de Needham. Pour le moment, je veux seulement vous entretenir de la méthode de ce grand observateur et de celle de son adversaire le plus immédiat : Spallanzani ; méthode la même au fond, et que les expérimentateurs qui suivront appliqueront également.

Expériences et méthode de Needham. — Les matières sur lesquelles il voulait opérer étaient introduites dans des vaisseaux hermétiquement clos et exposés pendant quelque temps à l'action d'une température assez élevée, voisine de l'ébullition. Cette action de la chaleur avait pour but de tuer les germes étrangers, mais ne devait pas détruire la *force végétative*. La précaution de fermer hermétiquement les vases avait pour but d'empêcher l'arrivée intempestive des germes du dehors ; en outre, il avait le soin de laisser une certaine portion d'air dans ses appareils et de les exposer à une douce chaleur. Et de ses expériences ainsi conduites, Needham concluait à la génération spontanée des êtres vivants qu'il voyait apparaître dans ses infusions et toujours se produire.

Expériences et méthode de Spallanzani. — Les résultats des expériences de Needham ont été publiés en Angle-

(1) Note de l'article « Organisation, » tome XXIV, p. 2, de l'édition des Sociétés typographiques, Berne et Lausanne.

terre sous le titre de : « *New microscopical discoveries.* Londres, 1745 ; et en français : *Découvertes faites avec le microscope*, Leyde, 1747. » C'est environ vingt ans plus tard que Spallanzani entre en scène, et, ce qui est assurément très curieux, Needham, répondant à Bonnet qui l'avait questionné, assurait que Spallanzani avait confirmé ses résultats (1). Quoi qu'il en soit, il est certain qu'en plu-

(1) Ch. Bonnet nous met ici en état de résoudre une difficulté historique au sujet de la question de savoir si Spallanzani s'était inspiré de son système des germes préexistants. La correspondance du célèbre naturaliste avec Needham et avec Spallanzani sert à fixer la question et quelques dates. Le 31 décembre 1761, Bonnet posait dans sa lettre à Needham, entre autres questions, la suivante : « N'avez-vous rien découvert de nouveau sur les animalcules microscopiques depuis les observations que vous avez publiées dans les transactions philosophiques ? Etes-vous toujours dans les mêmes idées sur l'origine de ces animalcules ? » Et l'interrogé répondit : « Je n'ai pas trouvé encore aucune raison de changer mes sentiments sur l'origine des animalcules en question. J'ai souvent répété depuis ces mêmes expériences avec le même succès, et encore depuis peu un professeur de Reggio vient de m'écrire qu'il a fait précisément les mêmes observations, auxquelles il en a ajouté plusieurs autres pour confirmer mes sentiments là-dessus, Il va les publier en forme de lettres, et vous les verrez bientôt. » A la suite de cette réponse, Bonnet ajoute : « En attendant la publication de ces nouvelles observations, j'oserais bien prédire qu'elles ne *démontreront* pas que les animalcules dont il s'agit, aient une origine aussi étrange.... » Et en note nous lisons ce qui suit : « ... Le professeur de Reggio, dont M. Needham réclamait avec tant de confiance le témoignage, était l'abbé Spallanzani. Il avait bien voulu se faire connaître à moi par l'envoi de sa première dissertation italienne sur les animalcules des infusions (traduite en français par l'abbé Regley, sous le titre de *Nouvelles recherches sur les découvertes microscopiques et sur la génération des corps organisés, etc.*, Paris 1769). » Cet envoi était accompagné d'une lettre datée de Modène, le 18 juillet 1765, et Bonnet, après avoir fait remarquer qu'à cette date Spallanzani n'avait point encore lu ses *Considérations sur les corps organisés*, ni l'examen critique qu'il avait fait dans cet ouvrage des idées et des expériences de Needham, publie des fragments d'une autre lettre de Spallanzani, datée du 24 août de la même année, que voici : « La lettre que j'avais jointe à ma dissertation ne faisait aucune mention de vos excellentes *Considérations*, parce que ce livre m'était inconnu lorsque j'écrivis ma lettre ; mais à présent que j'ai le bonheur de le posséder, permettez-moi de vous témoigner le plaisir qu'il m'a fait.... J'ai eu une satisfaction indicible en voyant le rapport qu'il y a entre votre réfutation du système de M. Needham et la mienne, au moins pour l'essentiel. J'ai vu avec un vrai plaisir votre prophétie au sujet des observations en forme de lettres, que devait publier un professeur de Reggio.... Je suis ce professeur dont vous parlait M. Needham, et j'ai passé de Reggio à l'Université de Modène. Lorsque je lui écri-

sieurs circonstances Spallanzani en arriva aux conclusions de Needham. La méthode du célèbre physiologiste était d'ailleurs exactement la même que celle du savant dont il combattait les conclusions. Il chauffait les infusions et « purgeait par le feu à la fois les substances qu'il mettait dans les vases et l'air contenu dans ces vases ; de plus il leur ôtait toute communication avec l'air ambiant. » Mais bien que la méthode fût la même, il y avait une différence dans la manière d'opérer de Spallanzani ; il chauffait beaucoup plus longtemps à la température de l'eau bouillante, tandis que Needham chauffait seulement le temps qu'il faut pour durcir un œuf de poule et pour faire périr les germes. Ce n'était qu'en chauffant une petite quantité d'infusion pendant près de trois quarts d'heure à l'ébullition de l'eau que Spallanzani parvenait à obtenir des liqueurs inféconde. Il y a dans ses observations des faits d'une haute importance sur lesquels nous insisterons dans la discussion.

Cette obligation de chauffer pendant si longtemps faisait dire à Needham que son contradicteur mettait les infusions à la torture ; qu'il affaiblissait ou peut-être anéantissait la force végétative des substances infusées, et corrompait par les exhalaisons et par l'ardeur du feu la portion d'air qui restait dans les fioles. Il n'était donc pas étonnant que les infusions traitées de la sorte ne donnassent aucun signe de vie : il en devait être ainsi.

Les objections étaient spécieuses ; mais si une température de 100 degrés tue ce qui est vivant, elle doit tuer aussi ce qui peut le devenir ! Pour ce qui est de la corruption de l'air, la science n'était pas assez avancée pour résoudre la difficulté : Lavoisier n'avait pas encore fourni

vis, il y a quelques années, je lui dis qu'il entendait mes lettres dans un sens trop favorable pour lui. Je lui avais bien exprimé que le résultat de quelques-unes de mes observations s'accordait avec les siennes, mais non que les conséquences, qu'il en déduisait ensuite, me parussent toujours légitimes. Il me semble qu'il imite ces mathématiciens qui déduisent d'un théorème plus de corollaires que la vérité ne permet d'en tirer.... »

Il résulte de tout ceci, que Bonnet, se fondant sur son système des *germes préexistants*, a critiqué Needham sans connaître les expériences de Spallanzani, et que celui-ci a commencé les siennes sans s'inspirer du système de ces germes.

sa carrière; c'est pourquoi la question resta longtemps indécise.

En discutant les expériences si bien conduites des deux hommes illustres qui ont créé la méthode d'expérimentation que je viens de faire connaître, nous pouvons conclure que Spallanzani a réellement démontré l'existence des germes dans l'air, et qu'il a eu raison contre Needham, dont les expériences sont démonstratives, non de la génération spontanée, mais d'un tout autre ordre de faits dont je vous entretiendrai. Notons seulement que Needham et Spallanzani laissaient dans les infusions les matières mêmes employées à les faire. Il y avait là une cause d'erreur que je ferai ressortir; c'est peut-être là l'explication du fait pour lequel il y eut toujours, malgré Bonnet et Spallanzani, des partisans de la génération spontanée, comme il y en a aujourd'hui malgré les débats les plus récents sur ce difficile problème. Le plus illustre des spontéparistes, Buffon, resta l'inébranlable adversaire de Bonnet et de Spallanzani, et convaincu de la réalité expérimentale de l'hétérogénie. Mais il n'était pas hétérogéniste comme Needham; il l'était d'une façon très originale, digne de son génie. La cause productrice des êtres spontanément nés dans les infusions, il la trouvait dans ce qu'il a appelé *les molécules organiques*. Lui, qui admettait une Providence, il pensait que ces *molécules organiques* étaient répandues partout, et que si les êtres vivants actuels venaient à disparaître, elles reproduiraient un monde nouveau d'organismes vivants. Et n'admet-on pas, en plein XIXe siècle, la possibilité de transformations successives d'un protoplasma formé par génération spontanée en êtres de plus en plus élevés jusqu'à l'homme lui-même? Nous examinerons quels rapports rattachent les molécules organiques de Buffon aux germes de Bonnet.

Les obscurités du sujet pour les savants des XVIIe et XVIIIe siècles, peut-être pour ceux du XIXe, ne sont pas seulement dans la possibilité de l'altération de l'air dans les expériences de Spallanzani, mais dans une ignorance absolue de ce qu'est la matière organique et dans la méconnaissance de la structure dans les êtres organisés.

Lavoisier me semble avoir contribué à la solution de la partie la plus difficile de la question qui nous occupe, non pas pour avoir découvert la composition de l'air et permis de lever une des objections faite par Needham à Spallanzani, mais pour avoir démontré : 1° que la matière que nous appelons organique n'est pas organique par essence, mais qu'elle est minérale par les corps simples qui la constituent et la composent ; 2° qu'il y a un lien de subordination rattachant les animaux aux végétaux, ceux-ci étant le laboratoire dans lequel la matière minérale devient matière organique, pour de là passer immédiatement ou médiatement dans les animaux. Les anciens n'avaient aucune idée de cette relation remarquable, et nous ne l'avons nous-même très claire que depuis la publication, en 1841, de la *Statique chimique des êtres organisés*, par M. Dumas. D'un autre côté, l'histologie n'existait pas ; on parlait d'organisation, on bâtissait des systèmes, et on ne savait pas en quoi elle consiste ! Malgré Bichat et tant d'autres qui se sont occupés des éléments anatomiques, que savons-nous d'absolu sur la structure intime des éléments de nos organes ? Pourtant c'est seulement de la notion claire de la constitution des tissus, des cellules, que se dégagera la solution des difficultés pendantes.

Mais reprenons la suite de notre exposition.

Jusque vers 1837, il ne fut plus directement question des générations spontanées. Mais les expériences de Needham et de Spallanzani eurent des conséquences qu'ils n'avaient pas prévues. Nous avons vu que les auteurs laissaient dans les infusions les matières qui leur servaient à les préparer. Un industriel, qui avait été confiseur-distillateur à Paris, Ch. Nicolas Appert, imagina de se servir des mêmes moyens pour conserver les substances alimentaires (1). Vous trouverez dans tous les Traités de chimie les indications nécessaires sur la pratique du procédé. Mais nous allons voir comment l'étude de ce procédé par Gay-Lussac amena ce grand chimiste à ré-

(1) Les essais d'Appert remontent, dit-on, à 1796, et c'est en 1804 qu'il a fait constater, par des essais publics, les résultats de son procédé.

soudre une des objections que Needham faisait à Spallanzani : l'altération possible de l'air des vases. De la viande de bœuf et de mouton, du poisson, du moût de raisin, des champignons ayant été conservés, dans des vases de verre, par le procédé d'Appert, Gay-Lussac analysa l'air des bouteilles après quelque temps et trouva qu'il n'y restait plus d'oxygène.

On était si éloigné de penser aux explications de Needham et de Spallanzani, que Gay-Lussac attribua la conservation des matières alimentaires à l'absorption de l'oxygène, et formula sa conclusion en disant que « l'absence de ce gaz est une condition nécessaire pour la conservation des substances animales et végétales. » Vous vous rappelez que, dans les leçons sur la fermentation, je vous ai cité ces recherches et comment Liebig s'en servit pour édifier, renouvelant en cela le système de Stahl, une nouvelle hypothèse destinée à expliquer la formation des ferments. Nous y reviendrons dans une prochaine Conférence. Sous l'influence de ce nouveau courant, malgré les expériences de Lavoisier, les recherches de Thenard et celles de Colin sur la fermentation alcoolique, dans lesquelles ce dernier savant se servait de matières animales pour faire fermenter le sucre, on perdit tout à fait de vue les travaux de Needham et de Spallanzani. L'attention fut de nouveau attirée vers ces questions à la suite des belles recherches et des découvertes de Cagniard-Latour sur la levûre de bière et la cause de la fermentation alcoolique. La levûre de bière fut nettement considérée comme étant une production organisée, vivante et de la nature des végétaux. Au lieu d'être, comme le voulait Liebig, une substance en voie d'altération, la levûre fut montrée susceptible de se nourrir et de se multiplier dans un milieu sucré, albuminoïde et complexe comme le moût de bière.

A la même époque, M. Schwann poursuivait des recherches analogues sur la levûre de bière, et comme il était un des savants qui ont le plus concouru aux progrès de l'histologie, ses préoccupations le conduisirent à rechercher si l'air était vraiment la cause du début de la fermentation, et l'absence de l'oxygène la cause immédiate de la conservation des matières soumises à l'ébullition et conservées à l'abri de l'oxygène comme dans le procédé d'Appert.

Expériences et méthode de Schwann. — La plupart des observateurs contemporains ont accepté le principe de la méthode du nouvel expérimentateur, qui, lui-même, se rattache à Spallanzini. C'est pourquoi je vais vous la décrire avec quelques détails. L'appareil dont il se servit est sous vos yeux, il fonctionne. Dans un ballon de verre est introduite la substance que l'on veut étudier, une infusion, un liquide quelconque, contenant ou ne contenant pas la matière solide qui a servi à les préparer. Le ballon est fermé par un bon bouchon muni de deux tubes de verre à branches parallèles convenablement recourbées; par leurs longues branches descendantes en forme d'U, les deux tubes plongent dans un vase assez profond rempli d'alliage fusible; par l'un des tubes le ballon reste en libre communication avec l'atmosphère, par l'autre il est réuni à un aspirateur plein d'eau. Les choses étant ainsi disposées, le bain d'alliage étant chauffé, le contenu du ballon est porté à l'ébullition; les vapeurs de l'eau bouillante n'ayant d'issue que par les tubes, échauffent ceux-ci dans toute leur longueur et tuent les germes vivants, que l'air ou leur surface intérieure recèle. Le bain d'alliage étant porté à 400° et au delà, l'ébullition est interrompue et on laisse refroidir le ballon; la vapeur d'eau se condense et l'air ne peut rentrer au contact des infusions qu'en parcourant le tube porté à une température très élevée qui tue les germes. La matière des infusions est donc comme si elle était placée dans l'air pur, privé de germes. Lorsque l'on veut mettre ces matières en contact de l'air renouvelé, l'alliage étant porté à 400°, on ouvre l'aspirateur: l'eau s'écoule entraînant l'air du ballon, lequel est remplacé par de l'air préalablement chauffé, etc.

Expériences de M. Helmholtz. — La disposition de l'appareil est fondée sur le même principe que celui de Schwann, seulement les tubes destinés, l'un à la rentrée de l'air, l'autre à communiquer avec l'aspirateur, peuvent être chauffés au rouge, presque à la température de la fusion du verre.

Voici quelles sont les conclusions de ces nouvelles séries d'expériences.

M. Schwann a opéré sur une infusion de chair musculaire, sur la viande et sur la levûre de bière mêlée à l'eau sucrée. La conclusion qui se dégage de ces expériences, en laissant de côté certains insuccès partiels, c'est qu'on n'y voit se développer ni infusoires, ni phénomènes de fermentation ou de putréfaction. Je vous ferai remarquer que, dans la manière de procéder de M. Schwann, il y a une innovation importante : c'est que dans l'une des expériences il a employé le bouillon de viande, c'est-à-dire l'infusion séparée de la matière qui a servi à la préparer. J'en ferai ressortir plus loin la signification.

Quant à la cause de l'apparition des infusoires, lorsqu'il en voit naître, M. Schwann n'invoque pas la génération spontanée : il suppose que l'air en contient les germes ; germes que la chaleur avait détruits lorsque les infusoires n'apparaissent pas. Cependant ce savant laisse l'esprit indécis sur le rôle de l'air dans la fermentation. Mais il a certainement levé la difficulté que soulevait Needham relativement à la corruption de l'air qui a été chauffé au contact des infusions ; à moins que l'on n'admette que la calcination fait subir quelque modification allotropique à l'oxygène de cet air, ces expériences réduisent à néant les objections du spontépariste anglais, sur quoi nous reviendrons.

M. Ure a répété et confirmé les observations de Schwann.

M. Helmholtz a vu, après huit semaines, pendant les chaleurs de l'été, des parties d'animaux, de viande, une solution de gélatine, du jus de raisin, rester inaltérés dans leur aspect, leur odeur, leur saveur et leur manière d'être à l'égard des réactifs.

Evidemment ces auteurs se sont souvenus des objections de Bonnet sur la petitesse des germes, pour qui la moindre fissure est « comme une porte cochère ». C'est pour cela que M. Helmholtz a cru nécessaire de mastiquer les bouchons et de porter l'air à une très haute température. Mais il n'a pas levé la difficulté relative à l'influence de la chaleur sur l'air. Au fond, la méthode dans son ensemble, bien qu'allant en se perfectionnant, est restée celle de Spallanzani. Les modifications apportées par M. Schultze et par MM. Schrœder et Dusch à celle de Schwann, lèvent les objections touchant l'influence supposée de la chaleur sur l'air.

Expériences de M. Schultze. — Dans ces expériences, les deux tubes adaptés au ballon de Schwann ne sont d'aucun côté en libre communication avec l'air ; mais ces tubes recourbés à angle droit sont reliés à des tubes contenant d'un côté de la potasse caustique, de l'autre de l'acide sulfurique concentré. Ce peuvent être des tubes à boule de Liebig, ou, comme je l'ai fait, des tubes en U remplis de ponce sulfurique ou potassique. Après l'ébullition du contenu du ballon et son refroidissement, l'air ne pouvait rentrer qu'après avoir passé dans l'acide sulfurique. L'air, en effet, était aspiré du côté de la potasse et ne rentrait qu'après avoir barboté dans cet acide.

Expériences de MM. Schrœder et Dusch. — Comme il sera souvent question par la suite des expériences et de l'appareil de ces auteurs, je vais les décrire. Le ballon de l'appareil de Schwann est muni de deux tubes coudés à angle droit. L'un, par sa longue branche, plonge jusqu'au fond du ballon à une petite distance des matières, et, par l'autre extrémité, il est mis en communication avec un aspirateur. Le second communique avec un tube horizontal large de 3 centimètres et long de 60 centimètres, rempli de coton uniformément disposé et muni d'un tube plus étroit destiné à l'entrée de l'air. Le col du ballon et les bouchons sont enduits de cire à cacheter, pour obturer les moindres fissures. Alors on fait bouillir les matières contenues dans le ballon (quand on étudie la viande, l'ébullition est prolongée de façon à en coaguler tous les sucs) et, pendant le refroidissement, on ouvre le robinet de l'aspirateur, de manière que l'eau ne s'écoule que goutte à goutte et que l'air ne rentre que très lentement par le tube rempli de coton.

Quels ont été les résultats obtenus par un procédé où l'air est resté dans son état le plus naturel? Les voici :

Les expériences ont marché sans interruption pendant trois semaines à un mois, de février à mars, d'avril à mai. La viande et le bouillon se sont conservés inaltérés ; le moût de bière soumis au même traitement pendant trois semaines n'a pas fermenté, ni perdu son arome et sa saveur douce, ni sa réaction légèrement acide. Mais c'est à condition que l'ébullition ait été suffisante; car les auteurs ont noté que le *lait simplement bouilli* et *la viande simplement chauffée au bain-marie* sans eau, se sont altérés; le lait s'est caillé, la viande s'est putréfiée aussi rapidement que les témoins préparés de la même manière, mais abandonnés dans des ballons ouverts. Nous insisterons sur ces faits négatifs.

Il n'y a rien à redire à ces expériences : l'air, évidemment, n'a subi aucune altération par le fait de passer sur du coton, et pour ma part, Messieurs, je ne connais pas d'expériences plus concluantes. MM. Schrœder et Dusch, par cette méthode si simple, lèvent tous les doutes, comme celles de Spallanzani, pourvu que l'ébullition des matières infusées ait été poussée assez loin. Et cette influence de la durée de l'ébullition a une importance extrême ; les auteurs en font eux-mêmes la remarque : dans une expérience, faite sur la viande et le bouillon de viande, pendant la saison la plus chaude de l'année, le résultat a été négatif; la viande et le bouillon se sont altérés : c'est que sans doute, disent-ils, « la cuisson n'a pas été complète! »

Et les conclusions de MM. Schrœder et Dusch méritent d'être rapportées, précisément à cause de la putréfaction de la viande non bouillie et de la coagulation du lait. « Il paraîtrait, disent-ils, que certaines *décompositions spontanées* de substances organiques n'exigent, *pour commencer* et *pour s'accomplir*, que le concours de l'oxygène atmosphérique : telles sont *la putréfaction de la viande fraîche*, de la *caséine du lait*, la transformation de la lactine en acide lactique. Dans d'autres phénomènes de fermentation et de putréfaction, c'est non seulement l'oxygène qui intervient, mais ce sont de plus certains éléments encore inconnus de l'air, que l'on peut en éliminer en le chauffant comme l'a fait Schwann, ou en le filtrant sur le coton. »

Les expériences de MM. Schrœder et Dusch ont été publiées par extrait aux *Annales de chimie et de physique*, en 1854. M. Schrœder en a publié une suite en 1858. Il faudrait, pour suivre l'ordre historique, ne pas exposer en ce moment ces nouveaux résultats, car c'est à la date de

1854 que se placent mes propres recherches. Mais pour ne pas interrompre l'ordre logique des idées, je vais rapidement résumer les nouvelles observations de M. H. Schrœder.

Elles ont porté sur presque toutes les substances organiques : notamment sur le sang et la fibrine du sang, sur le blanc d'œuf, la caséine, le fromage mou, le petit lait, le sucre de lait, le glucose, le sucre de canne, l'empois d'amidon, l'urine, etc. Les matières étaient portées à l'ébullition, et, au moment d'enlever le ballon du feu pendant que l'ébullition durait encore, on le bouchait avec une quantité convenable de coton lâchement tassé dans son col, et non plus dans un tube de 60 cent. Dans ces conditions, bien que l'air ne fût intercepté que par le bouchon de coton, les matières que je viens d'énumérer se conservèrent absolument inaltérées pendant des mois et des années. Et l'auteur cite la viande et le bouillon de viande, le jaune d'œuf et le lait comme faisant exception, en ce sens que leur conservation, en général, dans la plupart des cas, n'a pas lieu, malgré que l'air soit filtré par le coton. Et M. Schrœder en fait la remarque, le lait s'altère, se caille, fermente, quoique séparément les principes immédiats qui le composent puissent se conserver inaltérés dans les mêmes circonstances. Et, chose qui a frappé M. Schrœder et que je recommande à votre attention, dans aucun cas, lors même que *l'on constate une altération, on ne voit apparaître de moisissures dans les matières du ballon* sous la couche de coton ; en outre, la fermentation qui se fait sous le coton dans la viande et dans le bouillon de viande, est *bien différente de la putréfaction à l'air libre.* La viande acquiert une odeur désagréable de suif et laisse apparaître, après un certain temps, à la surface de petites concrétions blanches dans lesquelles on ne découvre aucune organisation ; en même temps la fibre musculaire se désagrège. Le bouillon de viande prend une odeur désagréable de graisse.

M. Schrœder ne se dissimule pas la difficulté de réunir tous ces faits par une théorie bien nette ; mais il reconnaît cependant que tout porte à faire admettre dans l'air une substance active, provocatrice de la fermentation et de la putréfaction, des germes miasmatiques que la chaleur détruit et que le coton retient. Il lui paraît, en outre, hors de doute que les moisissures naissent des germes ou spores que l'air contient. Cependant, les faits concernant la viande, le lait, le jaune d'œuf, le bouillon de viande, qui s'altèrent sous le coton, ne lui paraissent pas pouvoir être expliqués complètement par les germes miasmatiques de l'air. Et l'auteur, ayant rapproché de ces dernières expériences celles qu'il avait faites en vue de savoir si l'air filtré sur le coton empêcherait les solutions sursaturées du cristalliser, ce qui a souvent lieu, conclut de nouveau que l'air naturel possède *une influence inductive* pour provoquer la fermentation et la putréfaction, que la filtration sur le coton affaiblit, mais peut bien ne pas totalement supprimer. De façon que, en dernier résultat, M. Schrœder ne se prononce pas sur la nature de la substance ou de la propriété qui, dans l'air, possède cette *force inductive !*

Il est incontestable que les faits concernant le lait, la viande et le jaune d'œuf ont complètement dérouté M. Schrœder, comme ils en ont dérouté d'autres, notamment Needham, Spallanzani, M. Pouchet et M. Pasteur. Pour ce dernier savant surtout, la difficulté est restée entière.

Permettez-moi, Messieurs, de vous faire voir qu'en 1863 je m'étais déjà douté de la cause probable de l'altération du lait et de la viande. Dans un Mémoire (1) publié à cette époque, je disais déjà : « Cependant l'altération du lait et de la viande laissèrent l'esprit de M. Schrœder en suspens, et il ne sut pas s'en rendre compte. Si la Société Linnéenne accueille cette note avec bienveillance, j'aurai l'honneur de lui communiquer des expériences qui les expliquent : je dirai seulement ici que l'altération du lait et de la viande, dans ce cas là, n'est pas toujours une question dépendante de la génération spontanée, et qu'il peut y avoir putréfaction et fermentation sans ferments organisés. »

Il convient de vous faire remarquer qu'aucun des expérimentateurs modernes dont je viens de résumer les

(1) *Sur les générations dites spontanées et sur les ferments*, par M. A. Béchamp, in Annales de la Société Linnéenne de Maine-et-Loire. 6e année, 1863. Angers, Cosnier et Lachèse.

observations, ne s'est placé au point de vue exclusif des générations spontanées : ils cherchaient surtout la cause des transformations chimiques dans les infusions et dans les matières infusées.

Lorsque, en 1854, j'ai été amené à commencer les recherches qui m'ont conduit à la découverte des microzymas, je ne me proposais également que la solution d'un problème de chimie, la recherche de la cause de l'interversion en apparence spontanée du sucre de canne. Nous reviendrons avec détail sur ce travail dont l'ensemble a été publié en 1857, et inséré, en 1858, aux *Annales de chimie et de physique*. La conclusion qui se dégage de mes observations, est que le sucre de canne ne s'intervertit pas spontanément dans l'eau, à la température ordinaire ; que l'interversion est corrélative à la naissance de moisissures, celles-ci ayant pour origine des germes apportés par l'air dans mes solutions sucrées. Bref, la conclusion était contraire à la doctrine des générations spontanées.

Les choses en étaient là lorsque M. Pouchet, un très savant naturaliste, souleva de nouveau la question qui avait paru résolue négativement par Spallanzani et par Bonnet au siècle dernier. La communication de M. Pouchet a été faite à l'Académie des sciences le 20 décembre 1858. Les conclusions de ce travail furent immédiatement contestées par M. Milne Edwards. L'illustre naturaliste jugea qu'il n'était pas inutile de soumettre au jugement de l'Académie les motifs qui l'engagent à repousser les conclusions de M. Pouchet; non qu'il élève aucun doute sur l'exactitude des faits, mais sur leur signification. La question est aussitôt posée sur son véritable terrain par M. Milne Edwards. Si, dit-il, les animaux et les plantes pouvaient se constituer de toutes pièces, sans avoir puisé dans un autre corps vivant le principe de leur existence, cela signifierait que la vie elle-même devrait être considérée, *non comme la conséquence d'une force qui aurait été donnée en propre aux corps organisés*, mais *comme une propriété générale de la matière organisable*, qui se manifesterait dès que les circonstances extérieures deviendraient favorables à son apparition.

Je vous engage à bien méditer ces pensées d'un savant qui a profondément scruté ces délicats problèmes. Et M. Milne Edwards rappelle que, dans son enseignement et dans ses écrits, il a souvent combattu la doctrine qui prétend réduire les propriétés vitales aux seules forces physico-chimiques de la matière brute. Quant à l'hypothèse des générations spontanées, elle lui semblait compter si peu de partisans parmi les zoologistes, que sans les études nouvelles de M. Pouchet, il aurait craint d'abuser des moments de l'Académie. Après que M. Milne Edwards eut discuté les expériences de M. Pouchet et réfuté ses conclusions par les arguments les plus solides, MM. Payen, de Quatrefages, Cl. Bernard et Dumas appuyèrent de preuves particulières celles que M. Edwards venait de fournir.

M. Dumas cita des expériences desquelles il était résulté que des matières organisées chauffées à 120 ou 130 degrés, de l'eau artificielle produite par la réduction de l'oxyde de cuivre par l'hydrogène et de l'air artificiel, enfermés dans des tubes dont le verre avait été récemment chauffé au rouge, ne produisaient ni végétation ni animalcules. Mais il a suffi d'exposer ensuite le contenu des tubes à l'air ordinaire pour voir apparaître des animalcules ou des végétations.

Cl. Bernard cita, à son tour, son expérience personnelle. Dans l'intérêt de l'histoire, il importe de la reproduire ici, pour que vous puissiez juger vous-mêmes que sa méthode est la même que celle de Schwann à peine modifiée.

« Le 1er septembre 1857, dit-il, dans deux ballons de verre, ayant chacun un demi-litre de capacité environ, j'ai introduit à peu près 50 centimètres cubes d'une même dissolution très légère de gélatine dans l'eau, à laquelle on avait ajouté quelques millièmes de sucre de canne. Ensuite le liquide fut porté et maintenu à l'ébullition pendant un quart d'heure dans les deux ballons, dont on avait préalablement étiré une partie du col à la lampe afin de pouvoir plus tard les sceller plus facilement.

» Jusqu'alors il n'y avait aucune différence entre les deux ballons. C'est à ce moment seulement, lorsque les liquides des ballons étaient depuis un quart d'heure en pleine ébullition, et que par conséquent la vapeur d'eau remplissant toute leur capacité en avait chassé l'air, qu'on différencia les deux ballons en laissant rentrer dans l'un de l'air ordinaire et dans l'autre de l'air surchauffé. Pour cela, pendant que l'ébullition continuait, on adapta le col d'un des ballons à une des extrémités d'un tube de porcelaine rempli de fragments de porcelaine et porté au rouge sur un fourneau ; à son autre bout, le tube de porcelaine était muni d'un tube de verre effilé, afin que l'air ne pût entrer qu'en petite quantité à la fois et passât lentement sur les fragments de porcelaine portés au rouge. Tout étant ainsi disposé, la vapeur d'eau du liquide en ébullition se rendait dans le tube de porcelaine, en chassait l'air qu'il contenait. On vit bientôt, en effet, la vapeur d'eau sortir par le tube effilé qui était placé sur l'extrémité opposée à celle où était fixé le ballon. C'est alors qu'on enleva la lampe placée au-dessous du ballon pour arrêter l'ébullition. Peu à peu, par le refroidissement, la vapeur d'eau se condensa, et l'air rentra dans le ballon ; mais on conçoit qu'il ne pouvait y rentrer qu'après avoir passé par le tube de porcelaine porté au rouge dont il a été parlé précédemment. Après le refroidissement du liquide, on scella à la lampe le ballon dans le joint de son col qu'on avait préalablement étiré.

» Quant à l'autre ballon, on ne l'adapta pas au tube de porcelaine ; de sorte que lorsque l'ébullition cessa, l'air qui rentra dans son intérieur était l'air ordinaire, c'est-à-dire l'air du laboratoire qui n'avait pas été surchauffé comme dans le cas précédent. Lorsque le ballon fut refroidi, il fut scellé à la lampe comme le précédent.

» Les deux ballons furent ensuite placés dans les mêmes conditions, dans une chambre au midi, à la température ambiante et exposés à la lumière.

» Après dix à douze jours, on voyait à la surface du liquide, dans le ballon avec l'air ordinaire, des végétations, c'est-à-dire des moisissures très caractérisées, tandis que, dans le ballon avec l'air chauffé, le liquide était resté parfaitement limpide, et on n'apercevait rien à sa surface. Après un mois, les moisissures avaient considérablement augmenté dans le ballon à air ordinaire, et rien n'était apparu dans le ballon avec l'air chauffé; seulement le liquide s'était légèrement troublé.

» Après six mois (4 mars 1858), les moisissures étaient restées stationnaires dans le ballon avec l'air ordinaire. Le liquide du ballon avec l'air chauffé avait toujours le même aspect; on n'y voyait aucune moisissure.

» A cette époque, on cassa l'extrémité des deux ballons sous le mercure. Dans celui à l'air chauffé, il y eut une absorption assez considérable de mercure qu'on ne remarqua pas dans le ballon à air ordinaire.

» L'air des ballons étant analysé, on ne constata pas d'oxygène d'une manière appréciable ni dans l'un ni dans l'autre. L'air renfermait en volume 13,48 pour 100 d'acide carbonique dans le ballon à air ordinaire où les moisissures s'étaient développées, et 12,43 pour 100 dans le ballon à air chauffé où il n'y avait pas de moisissures.

» Le liquide du ballon à air ordinaire avait une odeur putride très désagréable, ce qui n'avait pas lieu pour le liquide du ballon à air chauffé.

» Les deux liquides ont été examinés par M. Montagne. Notre confrère a constaté que les moisissures développées dans le ballon à air ordinaire étaient constituées par le *Pemcillum glaucum* qui y était en pleine fructification. Dans le liquide du ballon à air chauffé, M. Montagne n'a pu constater aucun végétal, ni aucun animalcule microscopique.

» On voit que cette expérience, comme celles qui ont été précédemment citées, n'est pas favorable à la théorie des générations spontanées (1). »

Telle est l'expérience de Cl. Bernard.

M. Pouchet ne se tint pas pour battu. Il riposta vigoureusement, et eut des partisans très convaincus et très sérieux. Je rapprocherai les expériences de M. Pouchet et des savants qui ont suivi ses traces, de celles de Needham, lorsque nous discuterons la doctrine des générations spontanées dans ses principes. Mais, pour que la question de méthode vous soit présentée dans son ensemble, nous allons voir en quoi M. Pasteur, l'un des adversaires de M. Pouchet,

(1) Comptes rendus hebdomadaires des séances de l'Académie des Sciences, t. XLVIII, p. 23-24.

modifia la méthode de Spallanzani, de Schwann et de Helmholtz.

Expériences et méthode de M. Pasteur. — Il serait trop long de décrire les appareils dont M. Pasteur s'est servi; on en trouvera tous les détails dans son Mémoire sur les générations spontanées (1). Le principe n'est autre que celui de l'appareil de Schwann, modifié successivement par M. Helmholtz et par Cl. Bernard. Il a remplacé le tube de porcelaine de Cl. Bernard par un tube de platine, et a pris des précautions plus minutieuses pendant la préparation des expériences, voilà tout. Bref, en prenant beaucoup soin, M. Pasteur, en somme, opère comme ses devanciers : il fait bouillir des infusions ou des liquides pendant quelques minutes, de façon que les vapeurs balaient et tuent les germes des portions du ballon qui communiquent au tube de platine incandescent, laisse refroidir et remplit le ballon d'air ordinaire, à la pression atmosphérique, mais qui a été porté au rouge dans toute sa masse.

M. Pasteur a construit des appareils très compliqués, et aussi de très simples. A quels résultats est-il parvenu? Le voici. Toutes les fois qu'il s'est servi d'infusions filtrées, bien limpides, dans lesquelles le microscope ne faisait découvrir aucune parcelle de la matière qui avait servi à les préparer, il n'a rien vu apparaître d'organisé, ni infusoires, animalcules ou autres, ni moisissures. A cet égard il n'a fait que confirmer les expériences de Schwann, de Helmholtz, de Schrœder et Dusch. Il a échoué, notamment quand il a opéré sur le lait, toutes les fois qu'il s'est borné à le chauffer à 100 degrés pendant quelques minutes seulement. Il n'a pas été plus heureux dans ses études sur la viande. Le lait s'est caillé et des bactéries y ont apparu, la viande s'est gâtée. Dans ses expériences sur le sang, il a été dupe d'une illusion. Mais nous reviendrons sur certaines expériences de M. Pasteur, car à leur manière elles servent les intérêts de la théorie générale que je me propose de déduire des faits.

J'aurai souvent l'occasion de vous parler des travaux de

(1) *Annales de chimie et de physique*, t. LXIV, p. 5.

M. Pasteur. Il est donc indispensable que j'exprime ma manière de voir sur ceux qui ont trait aux générations spontanées. Il a souvent prétendu avoir réduit ses contradicteurs à s'avouer vaincus ; ses élèves ont soutenu qu'il avait victorieusement démontré l'erreur de ses adversaires, les hétérogénistes. Vous venez de voir que sa méthode est la même au fond que celle de Spallanzani, perfectionnée par Schwann, par Helmholtz, par Cl. Bernard.

Mais peut-être ce savant a-t-il introduit dans la Science quelque principe philosophique ou expérimental nouveau, qui en a changé la face et qui pour sa part a contribué à découvrir le côté faible des démonstrations des spontéparistes et de M. Pouchet en particulier ! Non, pas plus ses principes que sa méthode ne se distinguent en rien des principes et de la méthode de ses devanciers. M. Pasteur ne fait qu'imiter les autres en modifiant légèrement leur manière d'opérer et de penser : il n'ajoute pas une preuve à leurs preuves, et où ils hésitent, s'il n'est hésitant, il erre. En fait, M. Pasteur n'a pas dépassé Spallanzani ; après lui, comme avant lui, il y a des hétérogénistes convaincus, et, je le dis hardiment, ils ont raison de l'être après ses preuves, car il n'a pas prouvé qu'ils eussent tort. Il a pu écraser ses contradicteurs, il n'a pas pu les convaincre, car il n'a pas pu démontrer pourquoi, dans les expériences anciennes comme dans les siennes propres, le lait, le sang, la viande se corrompent, malgré l'absence de germes de l'air.

Maintenant, que nous connaissons les méthodes et les expériences, essayons de donner une idée des principes sur lesquels se fondaient Needham et Buffon, Bonnet et Spallanzani, pour expliquer les résultats de leurs expériences et pour les guider. Nous verrons ensuite en quoi M. Pouchet se distinguait de Needham et de Buffon, et M. Pasteur de Spallanzani et de Bonnet.

Selon Needham, les choses se passent à peu près comme Lucrèce nous racontait que les choses, selon lui, se passaient autrefois. D'après le poète, la terre était douée d'une *faculté génératrice* en vertu de laquelle elle produisit d'abord tout ce qui était vivant et, dans l'âge où elle était encore assez jeune, l'homme lui-même; mais il reconnaît qu'elle ne conserva pas indéfiniment cette faculté de produire l'homme. Sans doute le savant prêtre n'admet pas les choses dans le même sens que Lucrèce, il n'est pas matérialiste ; mais il suppose que les matières des infusions qu'il emploie sont douées d'une *force végétative* ou *productrice* en vertu de laquelle naissent les organismes qu'il voit apparaître. On trouve les opinions de Needham exposées et réfutées dans les *opuscules de physique animale et végétale*, par M. l'abbé Spallanzani traduits par Jean Sennebier (1). « Il s'annonce (M. de Needham), dit Spallanzani, comme étant persuadé qu'il y a dans la matière une force chargée de la formation et du gouvernement du monde organique; il appelle cette force *végétatrice;* il imagine que c'est elle, qui, en mettant en mouvement toutes les parties de la matière, excite en chacune d'elles une espèce de *vitalité*, distincte de toute autre sensation, et produite par l'union de deux autres forces qu'il nomme *résistante* et *expansive* (2). »

(1) In Œuvres de M. l'abbé Spallanzani, t. I, p. 3 et suivantes (1787). Pavie et Paris, chez Pierre J. Duplain, cour du Commerce, rue de l'Ancienne Comédie.

(2) Spallanzani, dans une note de la page 3, fait, au sujet de ces opinions, une remarque : « La singularité des idées de l'auteur, dit-il, me fait un devoir d'indiquer les pages de l'ouvrage (*) où on les trouve, afin que le lecteur puisse s'assurer que je les rapporte sans aucune altération. » Voici quelques autres exemples de la singularité des idées de Needham, exposés par Spallanzani.

« Le nombre des degrés qu'il doit y avoir dans l'action de cette force étant infiniment varié, il donne naissance à un nombre infini de combinaisons dans la vitalité, et par conséquent à une foule d'effets infiniment variés dans les machines animales. C'est cette force qui opère la nutrition et la transpiration par sa tendance constante du centre à la circonférence; c'est elle qui fait naître la variété des tempéraments, les passions bonnes ou mauvaises, les penchants du corps; c'est elle qui diminue la vigueur dans les hommes qui ont une

(*) L'ouvrage dont il est question est la dissertation de Spallanzani sur les *animalcules des infusions* : *Saggio di osservazioni microscopiche concernanti il systeme della generazione de signori Di Needham è Buffon, In Modena*, 1765; que Needham fit traduire en français : « *Nouvelles recherches sur les découvertes microscopiques et la génération des corps organisés :* ouvrage traduit de l'italien de M. l'abbé Spallanzani, avec des notes de M. de Needham, membre de la Société royale des Sciences, et de celle des antiquaires de Londres, et correspondant de l'Académie des Sciences de Paris. A Londres et à Paris, 1761.

Needham se servait de cette force pour expliquer même l'inexplicable : c'est la force végétatrice qui forma le corps d'Adam en métamorphosant la matière inerte et informe en une matière organisée et vitale ; c'est elle qui, par une végétation subite, fit sortir Eve du corps d'Adam et s'en détacha *comme un jeune polype se détache du polype mère !*

Retenez de ceci, Messieurs, que Needham a pu faire d'excellentes observations en étudiant les productions organisées des infusions ; que ses expériences ont été très bien conçues, mais que les principes qu'il professait, ne découlaient pas de ces expériences, étaient le fruit de son imagination, un système préconçu. L'expérience n'égare pas quand on la consulte sans parti pris. C'est l'imagination et l'esprit de système qui égarent et en font sortir ce qu'elle ne contient pas.

Buffon était spontépariste en partant d'un tout autre point de vue. C'est prodigieux ce que Buffon a fait d'efforts d'esprit et d'imagination, et accompli de travaux, pour s'expliquer le mystère de la génération. Son système est celui *des molécules organiques* dont je vous ai déjà parlé : elles lui servent à expliquer précisément ce que la *force végétatrice* expliquait à Needham.

Avec les *molécules organiques* et ce qu'il appelle le *moule intérieur*, la génération en général, et la génération spontanée en particulier, ne lui offrait plus aucune difficulté. Et puisque M. Pasteur, qui sans doute n'a pas lu Buffon, a

grande stature, et qui s'augmente dans ceux qui sont d'une taille moyenne ; c'est elle qui détermine la hauteur de quatre pieds pour les Lapons, et celle de six pieds pour les hommes qui sont le plus éloignés du pôle.... Cette force est *spécifiquement déterminée* dans chaque classe d'animaux ; elle doit par conséquent produire toujours une forme déterminée : comme un boulet de canon qui décrit nécessairement un certain arc de parabole, et qui s'arrête à un point mathématiquement fixé, quand il a reçu un certain degré de mouvement.... Il explique avec facilité (en s'appuyant sur les transformations d'un certain infusoire) comment la force végétatrice produit tantôt une grenouille et tantôt un chien, ou bien un moucheron, un éléphant, une araignée, une baleine, un bœuf et un homme.... La force végétatrice est non seulement destinée à organiser la matière des êtres animés, elle peut encore la faire passer de l'état d'animal à celui de végétal, comme de l'état de végétal à celui d'animal.... »

prétendu faire dériver les microzymas des molécules organiques et, par suite, de moi un spontépariste, il est nécessaire de vous faire connaître, avec quelque détail, le système de l'illustre naturaliste. Il faut reprendre les choses de haut :

« Un grain de sel marin, dit Buffon, est un cube composé d'une infinité d'autres cubes que l'on peut reconnaître distinctement au microscope ; ces petits cubes sont eux-mêmes composés d'autres cubes qu'on aperçoit avec un meilleur microscope, et l'on ne peut guère douter que les parties primitives et constitutives de ce sel ne soient aussi des cubes d'une petitesse qui échappera toujours à nos yeux et même à notre imagination. » Voilà l'idée mère des molécules organiques. C'est là un fait d'expérience qui fait la base du système cristallographique d'Haüy. Et Buffon, rappelant qu'il y a des animaux et des plantes qui peuvent se multiplier et se reproduire par toutes leurs parties, suppose que ces animaux et ces plantes, qui sont organisés, sont composés d'autres corps organiques semblables, dont les parties primitives et constituantes sont aussi organiques et semblables. Sans doute, nous ne pouvons pas apercevoir ces parties primitives autrement que par le raisonnement et par l'analogie que l'on vient d'établir. Et, continuant de raisonner ainsi par analogie, Buffon est conduit à croire qu'il y a dans la nature une infinité de parties organiques actuellement existantes, vivantes, et dont la substance est la même que celle des êtres organisés... et que comme il faut peut-être des millions de petits cubes de sel accumulés pour faire l'individu sensible (tombant sous les sens) d'un grain de sel marin, il faut aussi des millions de parties organiques semblables au tout pour former un seul des germes que contient l'individu d'un orme ou d'un polype...; et l'illustre savant s'efforce de faire comprendre combien il a raison de raisonner ainsi. C'est là certainement une réminiscence de l'*homœomérie* d'Anaxagore, ce système qui suppose l'univers formé d'éléments divers, aussi nombreux qu'il remarquait de substances différentes : l'or était supposé formés de particules d'or ; un muscle, un os, un cœur, formés de particules de muscle, d'os ou de cœur ! Et au fond, le système de Buffon, poussé par lui jusque dans ses dernières conséquences, aboutit, en effet, à l'homœoméric ; il dit expressément : « de la même manière que nous voyons qu'un cube de sel marin est composé d'autres cubes, nous voyons aussi qu'un orme n'est qu'un composé d'autres petits ormes (1).... »

N'oublions pas que Buffon est spontépariste ; on ne comprendrait pas, sans cela, qu'un homme aussi supérieur se soit fait illusion jusqu'à méconnaître, au point que voici, l'axiome *omne vivum ex ovo*. Il faut se défier, dit-il, de ces axiomes absolus, de ces proverbes de physique que tant de gens ont mal à propos employés comme principes : par exemple, il ne se fait point de fécondation hors du corps (*nulla fœcundatio extra corpus*) ; *tout vivant vient d'un œuf ; toute génération suppose des sexes*, etc. Il ne faut jamais prendre ces maximes dans un sens absolu, et il faut penser qu'elles signifient seulement que cela est ordinairement de cette façon plutôt que d'une autre (2). » Et l'illustre écrivain cherchait une hypothèse qui n'eût aucun de ces défauts.

Cette hypothèse repose sur cette imagination des *parties organiques* et sur une autre conception bizarre, qu'il nomme le *moule intérieur*.

Dans plusieurs chapitres des « *Matières générales*, » Buffon revient sur ces parties organiques qu'il nomme définitivement les *molécules organiques*. Nous nous ferions une idée fausse de ces *molécules organiques*, si nous prenions le mot *organique* dans le sens chimique moderne du mot, c'est-à-dire comme signifiant : *molécules de matière organique*. Non, ce n'est pas cela : les molécules organiques de Buffon sont *les molécules vivantes de l'être organisé*. Et d'ailleurs, la notion d'organisation, dans le sens histologique moderne du mot, Buffon ne l'avait pas, puisqu'il admet une organisation dans les minéraux, qui dépend de ces mêmes molécules organiques (3).

(1) Buffon, *Histoire naturelle*. — Matières générales, ch. II. — De la reproduction en général.

(2) Ibid., ch. II.

(3) Il faut donner le texte de cette opinion de Buffon. Le voici : « La

Pour concevoir le rôle que Buffon fait jouer à ses molécules organiques à l'égard de la génération, il faut encore se figurer la signification qu'il donne à l'expression de moule intérieur.

Selon Buffon, la nature ne travaille que dans deux dimensions pour produire la figuration des minéraux par le moyen des molécules organiques (1). Ces molécules ne travaillent qu'à la surface et non l'intérieur des minéraux : « et c'est par cette raison que ces corps étant toujours bruts dans leur substance, ils ne peuvent croître par la nutrition comme les êtres organisés dont l'intérieur est actif dans tous les points de la masse (2). »

« Pour former un moule d'animal ou de végétal capable de se reproduire, il faut que la nature travaille la matière dans les trois dimensions à la fois.... *La force pénétrante de l'attraction, jointe à celle de la chaleur, produisent les molécules organiques*, et donnent le mouvement à la matière brute en la déterminant à telle ou telle forme, tant à l'*intérieur* qu'à l'*extérieur*, lorsqu'elle est travaillée dans les trois dimensions, et c'est de cette manière que se sont formés les germes des végétaux et des animaux... nos *moules artificiels* ne sont qu'extérieurs et ne peuvent que figurer les surfaces, opérer sur deux dimensions ; mais l'existence du *moule intérieur*, ce travail de la nature dans les trois dimensions à la fois, sont démontrés par le développement de tous les germes dans les végétaux, de tous les embryons dans les animaux, puisque toutes leurs parties, soit extérieures, soit intérieures, croissent proportionnellement ; ce qui ne peut se faire que par l'augmentation du volume de

figuration dans chaque lame mince (d'un cristal) est un trait, un vrai linéament d'organisation, qui, dans les parties constituantes de chaque minéral, ne peut être tracé que par l'impression des *éléments organiques.... Cette même matière active opère* encore comme cause efficiente *la figuration des minéraux* ; elle seule, par son activité différemment dirigée, suivant les résistances de la matière inerte, peut donner la figure aux parties constituantes de chaque minéral, et il ne faut qu'un très petit nombre de *molécules organiques* pour imprimer cette trace superficielle d'organisation dans le minéral ... » *Histoire naturelle.* — Matières générales. — *De la figuration des minéraux.*

(1) *Loc cit. De la figuration des minéraux.*

(2) Ibid.

leur corps dans les trois dimensions à la fois.... Grâce aux *molécules organiques*, la nature peut travailler l'intérieur des corps et brasser la matière dans les trois dimensions à la fois pour faire croître les êtres organisés, sans que leur forme s'altère en prenant trop ou trop peu d'extension dans chaque dimension. Un homme, un animal, un arbre, une plante... sont autant de *moules intérieurs*.... C'est grâce à ces moules intérieurs « dont toutes les parties croissent proportionnellement, et par conséquent s'étendent dans les trois dimensions à la fois, » que l'adulte ressemble à l'enfant et que la forme de tous les êtres ne se corrompt pas dans leur accroissement; car « en supposant que la nature manquât totalement d'agir dans l'une des trois dimensions, l'être organisé serait bientôt non seulement défiguré, mais détruit, puisque son corps cesserait de croître à l'intérieur par la nutrition, et dès lors le solide réduit à la surface ne pourrait augmenter que par l'application successive des surfaces les unes contre les autres, et par conséquent d'animal ou végétal il *deviendrait minéral*, dont effectivement la composition se fait par la superposition de petites lames presque infiniment minces, qui n'ont été travaillées que sur les deux dimensions de leur surface, en longueur et en largeur; au lieu que les germes des animaux et des végétaux ont été travaillés non seulement en longueur et en largeur, mais encore dans tous les points de l'épaisseur, qui fait la troisième dimension ; en sorte qu'il n'augmente pas par agrégation comme le minéral, mais par la nutrition, c'est-à-dire par la pénétration de la nourriture dans toutes les parties de son intérieur, et c'est par cette intussusception de la nourriture que l'animal et le végétal se développent et prennent leur accroissement sans changer de forme. » (*Histoire naturelle des minéraux* — De la figuration des minéraux; In Matières générales). Tout cela nous paraît bien étrange! Cependant ce n'est là que le début d'un système.

Je vais maintenant essayer de vous donner une idée de la manière dont Buffon s'y prend pour expliquer, par les *molécules organiques*, la formation des êtres vivants, grâce à l'influence du *moule intérieur*. Ce que je vais vous en dire est tiré de cette partie de son *Histoire naturelle* qu'il a intitulée « Matières générales. »

L'illustre auteur émet d'abord, touchant les relations des végétaux et des animaux, une opinion d'une grande profondeur, qui n'est devenue une réalité scientifique que depuis Lavoisier, grâce aux lumineuses démonstrations de M. Dumas, dont je vous ai parlé dans mon cours. Voici cette opinion :

« Tous les animaux se nourrissent de végétaux ou d'autres animaux, qui se nourrissent eux-mêmes de végétaux. » Il y a donc, continue Buffon, dans la nature une matière commune aux uns et aux autres qui sert à la nutrition et au développement de tout ce qui vit ou végète. Cette matière commune, ce sont les « molécules organiques, toujours actives, toujours subsistantes ; » elle est universellement répandue. « Les *molécules organiques* pénètrent la matière brute, la travaillent, la remuent dans toutes les dimensions, et la font servir de base au tissu de l'organisation, de laquelle ces molécules vivantes sont les seuls principes et les seuls instruments. » Elles sont cependant soumises à une puissance : cette puissance, qui, *quoique passive*, dirige leur mouvement et fixe leur position, c'est le *moule intérieur* du corps organisé. Les molécules vivantes, l'animal les tire des aliments, le végétal de la sève ; elles s'assimilent à toutes les parties du moule intérieur de leur corps, elles le pénètrent dans toutes les dimensions ; elles y portent la végétation et la vie, elles rendent ce moule vivant et croissant dans toutes ses parties ; la forme intérieure du moule détermine seulement leur mouvement et leur position pour la nutrition et le développement. »

Les molécules organiques, Buffon les appelle encore *matière nutritive* et *matière productive*, expression qui rappelle ses relations avec Needham ; et cette matière productive est, comme les molécules organiques, composée de *particules organiques toujours actives*. Il emploie aussi une expression qui rappelle le système de Bonnet, dont je vais parler, par exemple, quand il s'exprime comme ceci : « Lorsque la matière nutritive et productive, qui est universellement répandue, a passé par le moule intérieur de l'animal ou du végétal, et qu'elle trouve une *matrice convenable*, elle produit un animal ou un végétal de même espèce; mais lorsqu'elle ne se trouve pas dans une matrice convenable, elle produit des êtres organisés différents des animaux et des végétaux ; » et, remarquez ce rapprochement : ces êtres organisés sont « les corps mouvants et végétants que l'on voit dans les liqueurs séminales des animaux, dans les infusions des germes des plantes. »

Mais ce n'est pas tout : il peut y avoir excès de matière nutritive, lequel ne trouve de place dans aucune partie du corps! Que devient cet excès? Il sert à produire une foule de choses qui n'appartiennent point en propre à l'organisme! » Ces molécules surabondantes, qui ne peuvent pénétrer le moule intérieur de l'animal pour sa nutrition, cherchent à se réunir avec quelques particules de la matière brute des aliments, et forment, comme dans la putréfaction, des corps organisés : c'est là l'origine des tænias, des ascarides, des douves et tous les autres vers qui naissent dans le foie, dans l'estomac et jusque dans le sinus des veines de plusieurs animaux; c'est aussi l'origine de tous les vers qui leur percent la peau ; c'est la même cause qui produit les maladies pédiculaires... ; et ces *mêmes poux*, qui n'ont *ni père ni mère*, ne laissent pas de se perpétuer, comme les autres, par une génération ordinaire et successive! » Vous voyez, par ce que je viens de vous faire connaître, jusqu'où allaient, pour Buffon comme pour Needham, les conséquences de la doctrine.

Voyons maintenant comment Buffon va faire servir les molécules organiques à l'explication de la génération spontanée dans le sens moderne. On ne trouve pas une exposition suivie de sa doctrine; elle est éparse dans les « matières générales. » Je vais essayer de l'en dégager.

Lorsque la mort est survenue, que les molécules organiques ne sont plus contraintes par la puissance du moule intérieur, la décomposition du corps suit; les molécules organiques survivent toutes, mais se trouvent mises en liberté dans la dissolution et la putréfaction des corps. Si elles sont pompées par la puissance de quelque autre moule, elles peuvent passer de l'animal au végétal et du végétal à l'animal, sans altération, et avec la propriété permanente et constante de leur porter la nutrition et la vie : elles ne sont donc, par elles-mêmes, ni animales, ni végétales ; elles deviennent ce que le moule intérieur les fera.

Mais si elles ne sont pas prises par un moule intérieur, il arrive une infinité de *générations spontanées* dans l'intervalle où la puissance du moule est sans action, c'est-à-dire pendant qu'elles sont libres et abandonnées à elles-mêmes dans la matière des corps morts et décomposés. Toujours actives, ces molécules remuent la matière putréfiée, s'en approprient quelques particules brutes, et forment, par leur réunion, une multitude de *petits corps organisés*, dont les uns comme *les vers de terre, les champignons*, etc. paraissent être des animaux ou des végétaux assez grands, mais dont les autres, en nombre presque infini, *ne se voient qu'au microscope.*

Ailleurs, Buffon soutient que la génération des animaux et des végétaux n'est pas *univoque*, et il y a, dit-il, peut-être autant d'*êtres vivants, animaux et végétaux, qui se reproduisent par l'assemblage fortuit des molécules organiques*, qu'il y en a se reproduisant par une succession constante de générations. C'est à la production de ces espèces d'êtres que répondait l'adage des anciens :

Corruptio unius, generatio alterius.

Ailleurs, Buffon indique certains corps organisés qui ne sont produits que par une génération spontanée, qui se nourrissent et ne se reproduisent pas.

Il serait fastidieux d'exposer devant vous tout ce que Buffon a tiré de sa conception ; remarquons seulement que son système diffère beaucoup de celui de Needham, bien qu'ils aboutissent tous deux aux mêmes conséquences. Celui de Buffon paraît reposer, comme j'ai essayé de le faire voir, sur quelque chose de concret. Il est certain que ce grand homme avait, en partant des données de Leuwenhoeck, vu beaucoup plus loin que tous ses contemporains et peut-être plus exactement qu'eux. Quand un esprit aussi vaste ne donne pas son assentiment complet aux vues de Bonnet, de Harvey, de Haller, de Redi, c'est qu'il devait avoir de bonnes raisons pour cela. Pour ma part, je crois qu'il y a, au milieu de beaucoup d'erreurs, une certaine dose de vérité dans ses vues. Nous y reviendrons en parlant des granulations moléculaires.

Le système de Bonnet repose-t-il sur une base plus stable que celui de Buffon ? C'est ce que nous allons examiner. Souvenez-vous seulement que Spallanzani a commencé ses expériences sans connaître la doctrine des germes de Bonnet ; il ne la connut qu'après la publication d'une première série d'expériences, où il sembla donner raison à Needham.

Bonnet admet, en principe, que depuis la création par Dieu, jusqu'aujourd'hui, une chaîne non interrompue d'êtres organisés doués de vie, et possesseurs de cette puissance, se la sont communiquée successivement ; il admet, par conséquent, que la matière brute ne peut pas s'élever d'elle-même à l'état de matière organisée, pour constituer un animal ou une plante, à moins qu'elle ne subisse l'influence d'un être vivant ou d'un germe sorti d'une plante ou d'un animal.

Pour expliquer cette transmission, il imagina un premier système qui est connu sous le nom *d'emboîtement ;* puis un autre, connu sous le nom de *germes préexistants.*

Voici, en suivant pas à pas Bonnet lui-même, l'exposé de ces deux systèmes, fondés, tous les deux, sur la doctrine mathématique des différents ordres d'infiniment petits de Leibnitz.

« La Philosophie, dit-il, ayant compris l'impossibilité où elle était d'expliquer mécaniquement la formation des êtres organisés, a imaginé heureusement qu'ils existaient déjà en petit, sous la forme de *germes* ou de *corpuscules organisés.* Et cette idée a produit deux hypothèses, qui plaisent beaucoup à la raison.

» *La première* suppose que les germes de tous les corps organisés d'une même espèce étaient renfermés les uns dans les autres et se sont développés successivement. » C'est *l'emboîtement : un des grands efforts de l'esprit sur les sens*, nous dit Bonnet !

« Les différents ordres *d'infiniment petits* abîmés les

uns dans les autres, que cette hypothèse admet, accablent l'imagination sans effrayer la raison.... La raison envisage avec plaisir la graine d'une plante ou l'œuf d'un animal comme un petit monde peuplé d'une multitude d'êtres organisés, appelés à se succéder dans toute la durée des siècles. »

Sur quels faits se fondait cette théorie? Ecoutez :

« Les preuves qui établissent la division de la matière à *l'indéfini*, servent donc de base à la théorie des *enveloppements*, » dit Bonnet, et il cherche à nous faire comprendre ce que c'est qu'un infiniment petit!

« *La seconde hypothèse* répand ces germes partout, et suppose qu'ils ne parviennent à se développer, que lorsqu'ils rencontrent des *matrices* convenables, ou des corps de même espèce, disposés à les retenir, à les fomenter et à les faire croître. » C'est la *dissémination* ou la *panspermie*, qui, « en semant les germes de tous les côtés, fait de l'air, de l'eau, de la terre et de tous les corps solides, de vastes et nombreux magasins où la nature a déposé ses principales richesses? »

Ecoutez maintenant quelles sont les étonnantes propriétés de ces germes :

« Là, dit-il, se trouve en raccourci *toute la suite des générations futures!* La prodigieuse petitesse des germes les met hors de l'atteinte des causes qui opèrent la dissolution des mixtes. Ils entrent dans l'intérieur des plantes et des animaux, ils en deviennent même parties composantes, et lorsque ces composés viennent à subir la loi des dissolutions, *ils en sortent sans altération*, pour flotter dans l'air ou dans l'eau, ou pour entrer dans d'autres corps organisés. »

Voici maintenant comment ces germes deviennent féconds,

« Il n'y a que les germes qui contiennent des *touts organiques, de même espèce que celui dans lequel ils se sont introduits*, qui s'y développent. Portés dans l'écorce d'un arbre, ils s'y arrêtent, ils y grossissent peu à peu, et donnent ainsi naissance aux boutons, aux racines, aux branches, aux feuilles, aux fleurs, aux fruits. Portés dans les ovaires de la femelle ou dans les vésicules séminales du mâle, ils y sont le principe de la génération du fœtus (1). »

C'est en vertu de ce système, où il y a beaucoup plus d'imagination que de faits scientifiquement constatés, et qui, à part l'idée directrice, ressemble tant au système des *molécules organiques* de Buffon, que Bonnet combattait la doctrine des générations spontanées.

Disons encore que Bonnet, ayant appliqué la panspermie, telle qu'il l'a énoncée, à la génération, s'est trouvé embarrassé de ses deux hypothèses, et il s'en explique : « Dans tout ce que je viens d'exposer sur la génération, dit-il, l'hypothèse des germes répandus partout, paraît être l'hypothèse dominante. Ce n'est pas que j'aie rejeté celle des germes enveloppés les uns dans les autres : j'ai toujours regardé les difficultés qu'on fait contre cette hypothèse comme des monstres qui terrassent l'imagination, et que la raison terrasse à son tour. Mais j'ai cru devoir préférer un système dont la raison et l'imagination s'accommodent également. Pourquoi ne pas complaire un peu à l'imagination, quand la raison le permet (2) ? »

Que la raison permette souvent ce que l'imagination enfante, hélas ! cela n'est que trop certain. Mais il faut savoir découvrir si les produits de l'imagination, que le raisonnement accueille, sont des réalités ou des chimères. Ce qu'il y a de certain, c'est que le système des *germes préexistants*, disséminés, mis en réserve, attendant des matrices convenables pour les recevoir, et celui du *moule intérieur*, des *molécules organiques, toujours actives, non organisées*, mais vivantes, partout répandues, se partageaient les savants ; de part et d'autre, chacun, avec ses idées particulières, soutenait l'un, combattait l'autre. Ceux qui étaient contre Buffon disaient : « Qu'on est entraîné comme malgré soi à adopter son ingénieux système, tant il est orné de riches couleurs ; mais qu'en y réfléchissant, on se demande : Qu'est-ce qu'une matière organique sans organisation, vivante sans être animée, susceptible de toutes les formes sans en prendre aucune par elle-même ? Qu'est-ce

(1) Considérations sur les corps organisés, Ire partie ; in *Œuvres d'histoire naturelle* de Bonnet, t. V, p. 83 à 86. Neuchâtel, 1779.

(2) Ibid., p. 173.

que ces *moules intérieurs* où cette matière doit être moulée pour recevoir une forme déterminée? Ces moules, disait-on, ne seraient-ils pas alors les véritables germes de l'organisation, puisque ce seraient eux qui donneraient la forme déterminée et constante aux espèces ou aux individus? Et on se demandait si la préexistence de ces moules serait moins nécessaire que celle des germes? On voulait se rendre raison de ces molécules vivantes qu'on retrouve dans les moules de tous les corps, et on disait que c'était le cas de répondre qu'on n'en sait rien! La difficulté d'expliquer un fait doit-elle engager à admettre une hypothèse qui laisse subsister la même difficulté? Et ceux qui tenaient contre la génération spontanée disaient : « Ne pourrait-on pas l'expliquer aussi naturellement en disant que la matière, exaltée par la fermentation dans le liquide où on l'a mise à infuser, se laisse apercevoir jusque dans les derniers degrés de sa décomposition? Enfin on faisait intervenir le phlogistique qui, dégagé des particules brutes par la fermentation qu'il occasionne lui-même, s'unit aux parties grasses et compose avec elles des globules, animés en apparence, qu'on voit nager dans le liquide, ce qu'on prend pour des animalcules ou des molécules vivantes! Où serait, enfin, la difficulté de supposer qu'une particule de *ce feu principe* (le phlogistique), unie à des particules brutes, mais d'une forme constante et dessinée par la main du Tout-Puissant, compose les germes des corps organisés, germes qui se développent et s'accroissent par l'intussusception des parties similaires et des principes tant primitifs que secondaires? »

Certes, Messieurs, la difficulté n'est pas de supposer; la difficulté est de démêler le vrai du faux, de découvrir le réel. En fait, par tous ces raisonnements, on voulait expliquer des choses naturellement obscures par des détails imaginaires; c'était ajouter des ténèbres à l'obscurité sans la rendre moins sombre : *in se naturaliter obscura qui in exponendo plura quam necesse est, superfundit, addit tenebras, non adimet densitatem.* (Somn. Scipionis.)

Lavoisier a décrit admirablement cet état d'esprit qui porte tant de savants, aujourd'hui comme autrefois, à raisonner sur des hypothèses comme si elles étaient des vérités démontrées. Dans le Discours préliminaire de son *Traité élémentaire de Chimie*, il s'exprime comme ceci : « Dans la pratique des sciences, les faux jugements que nous portons n'intéressent ni notre existence ni notre bien-être ; aucun intérêt physique ne nous oblige de nous rectifier : l'imagination, au contraire, qui tend à nous porter continuellement au delà du vrai, l'amour-propre et la confiance en nous-mêmes qu'il sait si bien nous inspirer, nous sollicitent à tirer des conséquences qui ne dérivent pas immédiatement des faits; en sorte que nous sommes, en quelque façon, intéressés à nous séduire nous-mêmes. Il n'est donc pas étonnant que, dans les sciences physiques en général, on ait souvent supposé au lieu de conclure ; que les suppositions, transmises d'âge en âge, soient devenues de plus en plus imposantes par le poids des autorités qu'elles ont acquises, et qu'elles aient enfin été adoptées et regardées comme des vérités fondamentales, même par de très bons esprits. Le seul moyen de prévenir ces écarts consiste à supprimer ou au moins à simplifier autant qu'il est possible *le raisonnement qui est* de nous et qui seul peut nous égarer ; à le mettre continuellement à l'épreuve de l'expérience ; à ne conserver que les faits qui ne sont que des données de la Nature, et qui ne peuvent nous tromper ; à ne chercher la vérité que dans l'enchaînement naturel des expériences et des observations, de la même manière que les mathématiciens parviennent à la solution d'un problème par le simple arrangement des données, et en réduisant le raisonnement à des opérations si simples, à des jugements si courts, qu'ils ne perdent jamais de vue l'évidence qui leur sert de guide. »

La méthode qui découle de ces préceptes consiste à ne pas se payer de mots; à ne pas faire d'hypothèses gratuites ; à ne procéder jamais que du connu à l'inconnu ; à prendre sans cesse l'expérience pour guide, à s'en servir sans cesse pour contrôler sans relâche les vues de l'esprit; à longtemps considérer les mêmes objets pour les voir sous toutes leurs faces, afin de n'être pas dupe de l'imagination ; à envisager le même fait de tous les côtés, de tous les points de vue, avant de conclure.

Une théorie qui n'est pas l'expression des faits scientifiquement et expérimentalement constatés n'en est pas une : elle prend le nom de système. Le système des *molécules organiques* n'a pas prévalu devant la science ; en est-il autrement du système des germes emboîtés ou préexistants et disséminés? Non, car il n'a pas pu résister, dans le sens de la conception de Bonnet, dès qu'on s'est mis à étudier l'embryologie par voie expérimentale.

Aujourd'hui le mot de *germe* désigne le rudiment d'un nouvel être, animal ou végétal, produit ou engendré par l'ovule fécondé. Le germe est ainsi le résultat de l'influence de deux activités : de celle qui produit l'ovule et de celle qui le féconde. L'ovule fécondé ou le germe subit, une première transformation en se développant, et prend le nom d'embryon dès qu'on y peut reconnaître les premiers linéaments de l'être accompli qui doit en provenir.

Les germes de Bonnet répondent-ils à cette définition? On peut soutenir la négative, car l'illustre naturaliste philosophe était en embryologie ce que l'on appelle un oviste ; il admettait l'hypothèse de Swammerdam, adoptée par Malpighi, Vallisnieri et Haller, dans laquelle on prétend que les parties essentielles du nouvel individu préexistent à la fécondation dans l'œuf ou l'ovule, et que la fécondation n'est qu'une circonstance accessoire, une condition extérieure du développement du nouvel être.

La panspermie, comme Bonnet l'entendait, n'est plus admise par aucun naturaliste, quand il s'agit des animaux et des végétaux que l'on peut apercevoir à l'œil nu ; car pour tous on reconnaît la nécessité de la fécondation, des œufs, des graines ou des spores.

L'universelle dissémination des germes n'est plus admise que pour les organismes microscopiques, par les adversaires de l'hétérogénie ; elle est repoussée par les spontéparistes qui demandent, avec raison, qu'on leur montre les œufs fécondés des animalcules, les spores des productions végétales que l'on voit naître dans les infusions. Et c'est parce qu'il a été impossible, comme nous le verrons, de satisfaire leur curiosité, que beaucoup de savants très autorisés par leur savoir, poussant les conséquences jusqu'à l'extrême, admettent que la matière résume toutes les propriétés et toutes les aptitudes requises, depuis l'état minéral et même l'état élémentaire, pour engendrer la matière organique et, à un moment donné, la matière vivante sous le nom de protoplasma, pour aboutir à l'organisme le plus simple, au *monère*, flocon d'albumine vivante, et, par progression, successivement tous les êtres possibles. C'est la doctrine matérialiste absolue. Elle est condamnable, non comme doctrine philosophique, mais comme scientifique, car il n'est pas démontré que la matière minérale, dans les conditions cosmiques anciennes ou actuelles, puisse d'*elle-même*, réunir les conditions physiques et chimiques qui la constituent à l'état organique, dans le sens chimique moderne, et, à plus forte raison, de se douer de vie, ce qui, précisément, est contesté par les non hétérogénistes.

Aussi admet-on généralement, matérialistes et spiritualistes, que pour l'apparition de la vie dans un organisme, il faut de toute nécessité l'existence antérieure de la matière organique. Et comme on accusait les partisans de la génération spontanée d'admettre que leurs animalcules et leurs végétaux microscopiques *naissaient de rien*, M. N. Joly, de Toulouse, dans une réponse à un Mémoire de M. Pasteur, a cru devoir faire la déclaration suivante :

« Afin d'éviter toute équivoque, nous déclarons une fois pour toutes que nous n'entendons pas, par ces mots *hétérogénie* ou *génération spontanée*, une *création faite de rien*, mais bien *la production d'un être organisé nouveau, dénué de parents, et dont les éléments primordiaux sont tirés de la matière organique ambiante* (1). »

Ceci, Messieurs, est très important; quand nous aurons bien défini le sens scientifique de l'expression *matière organique ambiante*, le problème aura fait un pas important vers sa solution. Disons seulement, en finissant, que les expérimentateurs, tant anciens que contemporains, employaient dans leurs expériences, sous le nom de matière

(1) Examen critique du Mémoire de M. Pasteur, relatif aux générations spontanées, par le docteur N. Joly, de Toulouse. *Moniteur scientifique*. Quesneville, livraison du 1er juillet 1863. M. Joly déclare que cette manière de voir lui est commune avec M. Ch. Musset.

organique, des substances où *toute structure* n'avait pas été détruite, des matériaux très complexes où nous démontrerons que toute vie n'avait pas été anéantie; que même dans les expériences (celles de M. Pasteur par exemple), dans lesquelles on employait des liqueurs filtrées, des solutions limpides, où évidemment plus rien d'organisé ne pouvait exister (organisation et solubilité sont des termes contradictoires) les matières étaient encore complexes, contenaient des substances albuminoïdes, des matières plastiques, susceptibles de servir à l'organisation, et dont on pouvait dire, avec plus ou moins de raison, qu'on en détruisait les facultés génésiques par l'ébullition.

Nous verrons, dans la prochaine conférence, comment j'ai été amené à m'occuper des recherches que je faisais pressentir tout à l'heure et à placer la question des générations spontanées sur son véritable terrain.

SECONDE CONFÉRENCE

Sommaire. — Introduction et résumé. — Point de départ des expériences de l'auteur. — Développements. — Les causes de l'interversion du sucre de canne. — Les moisissures et les *petits corps* qui naissent dans l'eau sucrée. — Influence des sels pour favoriser ou empêcher l'apparition des moisissures. — Influence de la créosote pour empêcher l'apparition des moisissures. — La créosote ou l'acide phénique n'empêche pas les moisissures d'agir sur l'eau sucrée. — La créosote ou l'acide phénique empêche l'évolution des germes atmosphériques et leur multiplication. — Les moisissures sont des ferments. — Zymase des moisissures et zythozymase. — Les expériences de l'auteur et la doctrine des générations spontanées. — Création de ferments sans matière albuminoïde. — Vérité historique rétablie. — Conditions physiques et chimiques du développement des moisissures. — Généralisation. — Les *petits corps* qui intervertissent le sucre de canne. — Nouvelle méthode pour combattre la génération spontanée. — Théorie de la méthode. — Conclusion.

MESSIEURS,

Après avoir admis la possibilité de la naissance spontanée de tous les êtres vivants, y compris l'homme, les savants ont successivement restreint cette possibilité à la production des organismes microscopiques appelés infusoires, microphytes ou microzoaires. Mais la grandeur et la perfection de l'être que l'on suppose né par génération spontanée, ne fait rien à l'affaire.

Essayons de comprendre cela.

Primitivement la matière est purement minérale, car toute matière est réductible en corps simples lavoisiériens. Ce que l'on appelle matière organique, en chimie aussi bien qu'en physiologie, n'est pareillement formé que d'un petit nombre de ces corps simples. Or, les spontéparistes supposent que la matière purement chimique (c'est-à-dire la matière brute, et la déclaration de M. Joly doit avoir cette signification), devient spontanément, sans autre intervention que des conditions physiques et chimiques, matière organisée et vivante! ce qui revient à soutenir que la vie résulte des propriétés générales de la matière. Mais, peut-on ainsi simplifier les choses ? Les expériences qui sont opposées aux hétérogénistes ont pour but de démontrer que cela ne se peut pas !

Ici, une explication devient nécessaire.

Sans doute, et l'astronomie l'affirme, à l'origine des choses il n'y avait que de la matière minérale brute et tous les êtres sont faits de cette matière ; alors les végétaux, les animaux et l'homme ont successivement peuplé la terre. Mais tous ces êtres ne sont le produit de la génération spontanée que si l'on n'admet pas qu'ils ont eu Dieu pour père et pour mère, comme s'exprime M. V. Meunier. Il n'y a plus de génération spontanée si l'on admet une cause première, souverainement puissante et intelligente! La question n'est donc pas, pour nous, de remonter à l'origine des choses, mais de savoir si la matière toute seule, peut, à volonté, créer, de toutes pièces, un être vivant, petit ou grand, un infusoire si infime qu'il puisse paraître, car, aux yeux du naturaliste :

L'insecte vaut un monde, ils ont autant coûté.

La question étant réduite à ces termes, rappelons que les antihétérogénistes attribuent aux germes de Bonnet l'apparition des êtres que les partisans de la génération spontanée font procéder des facultés génésiques de la matière, et que :

En résumé, leur méthode consiste à tuer les germes par l'application de la chaleur aux infusions que l'on veut empêcher de produire des infusoires (Spallanzani) ; à ne laisser rentrer l'air au contact des infusions bouillies qu'après lui avoir fait traverser des tubes portés à une température plus ou moins élevée (Schwann, Helmholtz, Cl. Bernard, Pasteur) ; ou de l'acide sulfurique, de la potasse caustique (Schultze) ; ou après qu'il a filtré sur une colonne de coton (Schrœder et Dusch).

Rappelons encore que tous les expérimentateurs hétérogénistes, même après Needham, se servaient de matières dans lesquelles ils supposaient que tout était mort, n'ayant égard ni à la nature complexe de leur substance, ni aux derniers linéaments d'organisation qu'elles pouvaient recéler. C'est ainsi que certaines expériences sur le lait, sur la viande, sur d'autres corps provenant des êtres organisés, n'ont fourni que des résultats discutables; voilà, surtout, pourquoi les expériences des adversaires de la génération spontanée n'ont pas convaincu ses sectateurs. Je vous montrerai que ni les uns ni les autres n'ont vu où était le nœud de la difficulté. Je me propose, dans cette conférence, d'exposer comment j'en vins à m'occuper, à mon tour, d'une question que mes études antérieures ne m'avaient pas préparé à entreprendre et comment j'ai été amené à changer de méthode; comment enfin, ayant fait des études médicales, je me suis fait à moi-même les objections les plus sérieuses que n'ont entrevues ni Schwann, ni Helmholtz, ni Schrœder et Dusch, ni Cl. Bernard, ni M. Pasteur.

C'est en poursuivant la solution d'un problème de chimie pure que, pour la première fois, j'ai aperçu les microzymas; que j'ai été mis sur la voie des recherches que je vais vous communiquer, et qui vous feront comprendre comment dans les sciences il y a souvent des contacts si intimes, qu'une question de chimie peut se transformer en un sujet de haute physiologie.

Vous savez que le sucre de canne, en solution aqueuse, sous l'influence des acides puissants employés en petite quantité, lentement à froid, presque instantanément à l'ébullition, s'intervertit, c'est-à-dire que la solution de dextrogyre qu'elle était à 15° c., devient lévogyre à la même température; avant l'interversion elle ne réduisait pas le réactif cupropotassique; elle le réduit après, parce que le sucre de canne, en fixant de l'eau, par une réaction chimique profonde, a été transformé dans les deux glucoses, de pouvoirs rotatoires inégaux et de sens contraires, qui composent le sucre interverti. Or, on avait prétendu que le sucre de canne pur, dissous dans l'eau pure, à froid, s'intervertissait avec le temps; c'est-à-dire qu'une réaction aussi profonde pouvait s'accomplir spontanément, sans cause provocatrice.

J'ai commencé mes expériences, le 16 mai 1854, dans le

laboratoire de l'Ecole de pharmacie de Strasbourg. La première série dura jusqu'au 3 février 1855 (1). Une certaine quantité de ce sucre, très pur, a été dissoute dans des solutions de concentration déterminée de chlorure de zinc ou de chlorure de calcium et dans l'eau distillée. Au moment où elles venaient d'être faites, j'ai déterminé la déviation que ces solutions imprimaient au plan de polarisation dans un tube de 200 millim. de longueur. Pour connaître l'altération subie par le sucre de canne, je déterminais à des intervalles rapprochés ou éloignés les déviations que les mêmes solutions faisaient subir au plan de polarisation dans un tube de même longueur. Les résultats sont consignés dans le tableau suivant :

TABLEAU I

16gr. 365 de sucre de canne dans 100cc de solution.	Déviation 16 Mai 1854.	Déviation 17 Mai 1854.	Déviation 20 Mai 1854.	Déviation 15 Juin 1854.	Déviation 20 Août 1854.	Déviation 3 Février 1855.
Eau distillée . .	23°,88	23°,17	22°,85	22°,39**	17°,28	7°,80
Chlorure de zinc (1) .	22°,32	22°,20	22°,10*	22°,11	22°,27	22°,28
Chlorure de calcium (2) .	22°,34	22°,13	22°,17	22°,25	22°,22	22°,29
Chlorure de calcium (3) .	22°,34	22°,15	22°,10	- 22°,08	22°,14	22°,28

(1) Solution de chlorure de zinc fondu au 1/4.
(2) Solution de chlorure de calcium équivalente au poids du chlorure de zinc.
(3) Solution de chlorure de calcium au quart.
(*) La dissolution a commencé à se troubler et il s'est formé plus tard un léger dépôt d'oxychlorure de zinc.
(**) Des moisissures apparaissent; mais elles n'augmentent pas sensiblement.

Ce tableau vous fait voir que le sucre de canne ne s'est pas interverti dans les solutions des chlorures de zinc ou de calcium, puisque les déviations du plan de polarisation n'ont pas subi de variation autre que des variations accidentelles; ce qui prouve deux choses : 1° que l'eau froide, en présence de ces sels, n'a pas d'action sur le sucre de canne ; 2° que ces sels, dont l'un, le chlorure de zinc, rougit le papier de tournesol, n'ont pas eu d'influence transformatrice ; 3° au contraire, la rotation a été sans

(1) Cette précision des dates et des circonstances ont une importance très grande, à cause de mes démêlés avec M. Pasteur.

cesse en diminuant pour la solution sucrée dans l'eau distillée, c'est-à-dire que la déviation du plan de polarisation allait peu à peu vers la gauche.

Vous remarquerez que, du 16 mai au 15 juin, la déviation indiquée par les degrés circulaires a été en diminuant, très lentement, de moins de 1°5 dans un mois; que cette diminution a été bien plus rapide ensuite, puisque la déviation est tombée à 17°28 le 20 août, c'est-à-dire de 5°1 en deux mois. Le tableau porte en outre cette mention que des moisissures apparaissent le 15 juin et qu'elles n'augmentent pas sensiblement.

Pendant que ces expériences se faisaient et se continuaient, M. Maumené présentait à l'Académie des Sciences (1) une étude sur la transformation que le sucre de canne éprouve par l'action de l'eau pure. Il concluait de son travail que l'eau distillée, à froid, modifie insensiblement le sucre de canne pour l'intervertir, c'est-à-dire pour le transformer en sucre de raisin.

De mon côté, en publiant le résultat de mes expériences, le 19 février 1855 (2), je disais : « De ce qui précède, il me semble qu'il ressort évidemment que l'acidité d'un sel n'est pas comparable à celle d'un acide, et que l'eau agit sur le sucre précisément par sa nature d'acide. » Eh bien, c'était, en ce qui concerne cette dernière assertion, une erreur.

Les nouvelles expériences dont je vais vous entretenir, m'ont prouvé que l'eau froide, pure, restant pure, n'altère en rien le sucre de canne; mais il s'en dégage les plus graves conséquences au point de vue des générations spontanées et de la théorie de la fermentation.

L'année suivante, le 25 mars, M. Maumené présentait à l'Académie un Mémoire dans lequel il revenait sur la même question. Il insistait de nouveau sur « l'altération lente du sucre par l'eau froide, altération d'où résulte une formation croissante de sucre interverti, » et il cite, à l'appui de son opinion, mon expérience : « Enfin, dit-il,

(1) Séance du 6 novembre 1854.

(2) Comptes rendus des séances de l'Académie des Sciences, 19 février 1855.

de son côté, M. Béchamp est parvenu au même résultat (1). »

Voici un résumé du tableau des essais de M. Maumené :

TABLEAU II

Nature du sucre. 16gr.,35 dans 100cc de solution.	Rotation initiale. Tube de 200mm le 4 Janvier 1854.	Rotation au bout de 9 mois. tube 200mm.	Remarques
Candi blanc . .	+ 100°	+ 22°	Moisissure légère.
Autre . .	+ 100°	+ 23°	id.
Sucre en pain . .	+ 98°,5	— 31°,5	Moisissure un peu plus forte.
Autre	+ 96°,5	+ 88°	Moisissure légère.

De ces résultats l'auteur conclut, une fois de plus, comme ceci : « Ainsi, dit-il, le sucre le plus pur, dissous dans l'eau parfaitement distillée, ne se conserve point; il se change complètement à la longue en sucre interverti. »

Vous le voyez, dans la colonne du tableau consacrée aux « remarques, » on a inscrit qu'il y a des moisissures légères ou plus fortes. Cette coïncidence, que dans les observations de M. Maumené il y avait des moisissures comme dans les miennes lorsque le sucre de canne subit une transformation, me fit réfléchir. N'y a-t-il pas lieu, me disais-je, dans l'étude du phénomène de l'altération du sucre de canne pur, dans sa solution dans l'eau pure, de se préoccuper du rôle de cet élément négligé par M. Maumené et par moi? Car n'est-il pas digne de remarque que les variations du pouvoir rotatoire aient toujours coïncidé avec l'apparition des moisissures? la variation paraissant même d'autant plus rapide que ces végétations microscopiques étaient plus abondantes?

Et les affirmations répétées de M. Maumené, qui, comme moi, avait négligé les moisissures, doivent vous convaincre que c'était, en 1855, une grande nouveauté que cette simple question :

« Les moisissures sont-elles douées d'activité chimique? »

(1) *Annales de chimie et de physique*, 3e série, t. XLVIII, p. 23 (septembre 1856).

Mais à cette question en succéda aussitôt une autre, que voici :

« Quelle est l'origine des moisissures qui apparaissent dans l'eau sucrée? »

C'est conformément à ces préoccupations que je me suis proposé d'instituer des expériences destinées surtout à démontrer la proposition suivante :

« *L'eau froide ne modifie le sucre de canne qu'autant que des moisissures peuvent se développer dans la solution, ces végétations élémentaires agissant ensuite comme ferment.* »

Et, après des tentatives plus ou moins heureuses, le 25 juin 1856, j'ai commencé, à Strasbourg, des observations qui ont été continuées à Montpellier jusqu'au 5 décembre 1857 : elles ont duré dix-sept mois. A mes solutions de sucre, j'ajoutais des sels divers, dans le but d'étudier leur influence soit pour empêcher, soit pour hâter l'interversion et la multiplication des moisissures; d'un autre côté, dans l'intention d'empêcher le développement de celles-ci, j'ai ajouté dans l'une des solutions de l'acide arsénieux, dans une autre un peu de bichlorure de mercure et dans une troisième de la créosote. L'une des solutions, celle qui devait servir de témoin, ne reçut aucune addition. Les appareils étaient abandonnés sur une étagère du laboratoire, à l'abri de la poussière, à la température ordinaire ; mais il faut se rappeler que cette température a été celle du climat de Montpellier pendant toute l'année 1857.

Voyez, au tableau III, un résumé des expériences qui intéressent mon sujet.

Les résultats qui sont consignés dans ce tableau sont très instructifs. Nous y voyons que, à la manière du chlorure de zinc et du chlorure de calcium, l'addition de certains sels empêche l'interversion du sucre de canne, de même que celle d'une très petite quantité de créosote ou de bichlorure de mercure. Il n'en a pas été ainsi de l'acide arsénieux ni de certains sels, sous l'influence desquels l'interversion a eu lieu, avec ou sans production de moisissure.

L'influence des sels a semblé favoriser la naissance des moisissures, qu'ils fussent neutres comme l'oxalate et le nitrate de potasse, à réaction alcaline comme le phosphate de soude, ou à réaction acide comme le sulfate d'alumine. Je reviendrai sur ce sujet, aussi bien que sur l'influence personnelle conservatrice du nitrate de zinc ou du carbonate de potasse, que sur l'action intervertissante du sulfate de zinc.

TABLEAU III

15gr.1 de sucre de canne dans 100 cent. cub. de solution, avec ou sans addition	DÉVIATIONS DU PLAN DE POLARISATION						Observations
	25 Juin 1856	13 Juill. 1856	26 Nov. 1856	19 Mars 1857	13 Juill. 1857	5 Déc. 1857	
Eau pure.	+22°,03	+21°,89	+16°,6	+15°,84	+10°,3	+ 1°,5	Le 26 Novembre, léger dépôt floconneux qui devient peu à peu une volumineuse moisissure.
Acide arsénieux, très peu . .	+22°,04	+21°,65	+12°,24	+10°,8	+ 7°,2	+ 0°,7	Moisissure le 26 Novembre qui augmente et plus abondante que pour le sucre seul.
Chlorure mercurique, très peu.	+22°,03	+22°,0	+21°,9	+22°,03	+22°,04	+22°,1	Liqueur reste transparente.
Eau pure, créosote une goutte.	+22°,03	+22°,0	+22°,1	+22°,2	+22°,2	+22°,2	Id.
Sulfate de zinc.	+22°,04	—	— 3°,12	—	— 7°,2	—	Id.
Sulfate d'alumine	+22°,02	—	— 8°,7	—	—	—	Le 26 Novembre, large moisissure verte.
Nitrate de potasse.	+22°,05	+21°,6	+ 3°,0	—	—	—	Une moisissure énorme le 26 Novembre.
Nitrate de zinc.	+22°,01	+22 ,0	+22°,1	—	+22°,0	+22°,2	Liqueur reste limpide.
Phosphate de soude	+20°,23	+19 ,16	— 9°,7	—	—	—	Le 22 Novembre, volumineuse moisissure
Carbonate de potasse. . . .	+20°,0	+20 ,0	+20°,0	—	+20°,3	—	Liqueur reste limpide.
Oxalate de potasse.	+22°,0	+20 ,34	+10°,5	—	—	— 0°,2	Moisissures rouges.

Mais le rôle joué par la créosote, substance douée d'une si faible activité chimique et connue comme agent antiseptique, est extrêmement remarquable : elle a empêché à la fois l'interversion et la naissance des moisissures. Il était nécessaire de bien déterminer qu'il n'y avait eu là rien d'accidentel et que la créosote était vraiment un agent capable de tarir la fécondité de la cause productrice des organismes microscopiques, infusoires et autres. Le 27 mars 1857, j'instituais une autre série d'essais, dans les conditions suivantes. D'une part, j'ai préparé plusieurs solutions sucrées en observant les règles anciennes de la méthode antihétérogéniste, c'est-à-dire que je me servais d'eau bouillie et refroidie de façon que l'air n'y rentrât qu'après avoir traversé des tubes à acide sulfurique. Cette eau servit à dissoudre rapidement le sucre, et de la solution soigneusement filtrée on remplit complètement, sans y laisser d'air, plusieurs flacons. Une autre partie de la solution était additionnée de créosote et mise dans d'autres flacons au contact d'un volume notable d'air ordinaire, sans autres soins que les soins de propreté. Un de ces flacons contenait, en outre, de l'acide arsénieux. Un flacon de la solution non créosotée et un de celle qui l'était, étaient désignés comme ne devant pas être ouverts pendant toute la durée de l'expérience, qui a été de huit mois. Le tableau IV résume les observations.

Les conséquences qui découlent de la lecture de ce tableau sont importantes et également très instructives :

En premier lieu : l'eau sucrée du flacon qui n'a pas été ouvert pendant les huit mois de l'observation, bien qu'il s'agisse du climat de Montpellier et de la température des mois de juin, juillet, août et septembre, n'a subi aucune variation. Pourtant rien ne pouvait empêcher l'action de l'eau, si vraiment l'interversion peut être spontanée.

En second lieu : dans les flacons n° 1 et n° 2, les moisissures n'ont pas apparu en même temps, ni la variation du pouvoir rotatoire. La variation a été plus rapide dans le flacon où la moisissure a été la plus abondante. Celles-ci n'ont commencé à apparaître que lorsque l'air a pu se trouver en présence de la solution dans les flacons, parce que durant les manipulations on a perdu un peu de liquide et que les flacons ne se sont pas trouvés complètement pleins.

En troisième lieu : aucune des solutions créosotées, bien qu'elles eussent eu le contact de l'air dès le début et que les flacons eussent été ouverts, n'a subi de variation et n'a laissé apparaître de moisissures.

En quatrième lieu : la créosote et l'acide arsénieux réunis, malgré le contact de l'air, ont empêché la naissance des moisissures, là où l'acide arsénieux tout seul avait été inefficace.

En cinquième lieu : j'appelle encore votre attention sur les phénomènes qui ont été constatés sur la solution n° 2, non créosotée. Les moisissures y ont apparu avant le 30 mai, et ce jour on constate une diminution de la déviation, laquelle va en déclinant de plus en plus, et le 30 juin on y ajoute autant de créosote que dans le flacon 2a. Cette ad-

TABLEAU IV

DÉVIATIONS DU PLAN DE POLARISATION

16gr·365 de sucre de canne dans 100 cc	27 Mars	30 Avril	30 Mai	30 Juin	30 Juil.	5 Déc.	Observations
Solution non créosotée. . . n° 1	+ 24°	+ 24°	+ 24°	+ 23°	—	+ 19°,68	Des flocons blanchâtres tapissent le fond des flacons.
Id. . . . n° 2	+ 24°	+ 24°	+ 22,8	+ 21,6	—	+ 15°,6	Dans le flacon n° 2, les flocons sont devenus plus abondants ; le 30 Juin, sans filtrer, on ajoute une goutte de créosote : cette addition n'a pas empêché l'interversion de continuer.
Id. . . . n° 3	+ 24°	—	+ 24°	—	—	—	
Id. . . . n° 4	+ 24°	—	—	+ 24°	+ 24°	—	
Id. . . . n° 5	+ 24°	—	—	—	—	+ 24°	
Solution créosotée n° 1a	+ 24°	+ 24°	+ 24°	+ 24°	+ 24°	+ 24°	
Id. . . . n° 2a	+ 24°	—	+ 24°	+ 24°	+ 24°	+ 24°	
Id. . . . n° 3a	+ 24°	—	—	+ 24°	+ 24°	+ 24°	
Id. . . . n° 4a	+ 24°	—	—	—	+ 24°	+ 24°	
Id. . . . n° 5a	+ 24°	—	—	—	—	+ 24°	
Solution créosotée arsenicale. . . .	+ 24°	+ 24°	—	+ 24°	+ 24°	+ 24°	

dition n'a pas empêché la variation de continuer, c'est-à-dire l'interversion de faire des progrès.

Il importe de rappeler que le Mémoire dans lequel j'ai consigné ces recherches a été adressé à l'Académie des Sciences à la fin de 1857 et inséré, par extrait, aux Comptes rendus des séances, le 4 janvier 1858. Le Mémoire complet a paru 8 mois plus tard. Ces dates ont une grande importance au point de vue de mes démêlés avec M. Pasteur. Je vous prie de vous en souvenir.

Par son titre (1), ce Mémoire est un travail de chimie pure, qui n'avait d'abord d'autre objet que de savoir si, oui ou non, l'eau froide pouvait intervertir le sucre de canne, comme on le croyait, et si, de plus, les sels avaient quelque influence sur l'interversion ; mais bientôt la question, comme je l'ai fait pressentir, s'est compliquée ; elle est devenue en même temps physiologique et dépendante des phénomènes de fermentation et de génération spontanée. Sans doute, au début, je ne me suis pas dit tout à coup : « Allons, recherchons d'où proviennent les moisissures ! » mais de l'étude désintéressée d'un fait chimique très simple, j'ai été conduit à m'occuper à mon tour des causes de la fermentation, de la nature et de l'origine des ferments ; et les moisissures étant nées, je les ai considérées très nettement comme étant personnellement des ferments, etc. Ces affirmations et bien d'autres découlent naturellement du travail très long que je viens de résumer. Les conséquences que j'en ai fait sortir comme de leur source, les voici, telles qu'elles sont formulées dans mon Mémoire :

1. *Les moisissures ne se développent pas à l'abri de l'air*, et, dans ce cas, la dissolution sucrée conserve son pouvoir rotatoire intact.

2. Les solutions des flacons qui ont été ouverts, et ont eu *le contact de l'air*, ont varié avec *le développement des moisissures*.

3. A l'époque où j'écrivais, nous le verrons plus loin,

(1) *Annales de chimie et de physique* (3), t. LIV, p. 28, septembre 1858. Le titre du Mémoire est : « De l'influence que l'eau pure, ou chargée de divers sels, exerce, à froid, sur le sucre de canne, » par A. Béchamp, professeur à la Faculté de Médecine de Montpellier. »

on ne croyait pas qu'une fermentation puisse débuter sans la présence simultanée d'une matière albuminoïde, laquelle, dans le système de Liebig, qui était généralement accepté, engendrait le ferment par suite d'une altération provoquée par l'oxygène. Je devais me préoccuper de cette opinion, et je disais : « Mais, dans mes dissolutions, *il n'existe pas de substance albuminoïde;* elles étaient faites avec du sucre candi pur, lequel, chauffé avec la chaux sodée récente, ne dégageait pas d'ammoniaque. Il paraît donc évident *que des germes apportés par l'air* ont trouvé dans la solution sucrée un milieu favorable à leur développement, et il faut admettre que *le ferment est produit* ici par la génération des végétations mycétoïdes.

4. En effet, les moisissures formées, chauffées avec la potasse caustique, dégagent de l'ammoniaque en abondance, c'est-à-dire contiennent de la matière albuminoïde qu'elles ont formée dans leurs tissus.

5. Sur *l'aspect des moisissures*, je disais : La matière qui se développe dans l'eau sucrée se présente tantôt sous la forme *de petits corps isolés* (ces *petits corps*, que je ne savais pas autrement désigner et que je confondais avec les moisissures quant à la fonction intervertissante, étaient des *microzymas*), tantôt sous la forme de volumineuses membranes, incolores ou colorées ; bref, je notais la diversité des organismes de ces moisissures.

6. Sur *la fonction des moisissures*, je disais : Le sucre de canne ne s'intervertissant que *consécutivement au développement des moisissures*, il est naturel d'admettre que la modification chimique *se fait par leur intermédiaire.*

7. *Les moisissures agissent à la manière des ferments.*

8. *Les moisissures extraites des flacons excitent très rapidement, entre 15 et 30 degrés, l'interversion du sucre de canne.* Ce qui a été confirmé par la suite, nous le verrons. Et j'ajoutais : Il est certain que l'interversion est *d'autant plus rapide*, qu'une plus grande quantité de la *matière organique azotée se produit.* C'est ce que l'on peut remarquer (tableau III, p. 52) pour les dissolutions sucrées additionnées de sulfate d'alumine, de nitrate de potasse, ou de

phosphate de soude, où la transformation a été extraordinairement active.

9. *La transformation que subit le sucre de canne en présence des moisissures peut donc être assimilée à celle que la diastase fait éprouver à la fécule.*

Cette conséquence a une portée immense pour nos études; c'était alors un fait si nouveau, que M. Pasteur, même plus tard, l'a méconnu et nié. Nous y reviendrons.

10. La présence de la moisissure ne paraît cependant pas être l'unique cause de la transformation du sucre de canne, et le sucre interverti n'est pas *le seul produit qui prenne naissance.* En effet, la liqueur, lorsque la rotation a diminué sensiblement, est constamment acide. L'acide formé contribue sans doute, pour sa part, à hâter l'interversion.

L'acide formé était surtout l'acétique : c'était attribuer aux moisissures une autre fonction que celle d'intervertir le sucre de canne, et rapprocher leur fonction de celle des ferments.

11. *Sur l'influence des sels, je m'exprimais comme ceci :* L'acide arsénieux et plusieurs sels *n'empêchent pas le développement des moisissures ;* l'interversion, sous leur influence, a été plus rapide que dans la solution sucrée dans l'eau pure, comme *si les germes des végétations élémentaires trouvaient là un terrain mieux préparé.*

Et, comme dans ces études tout est intéressant quand on les rattache à la physiologie, il faut que je vous dise mes étonnements d'alors. Nous avons vu qu'il y a des sels qui empêchent le développement des moisissures et par suite l'interversion du sucre de canne; mais il y en a aussi qui déterminent l'interversion sans l'apparition de rien d'organisé, et j'ajoute « qu'on est étonné de trouver, à côté du nitrate de potasse et de magnésie, du phosphate de soude et du nitrate de baryte, le sulfate manganeux et celui d'alumine. Et tous ces faits me paraissaient si singuliers que je les étudiais avec le plus grand soin. Mon attention avait été éveillée notamment sur quelques-uns d'entre eux. Par exemple, l'interversion du sucre de canne qui ne s'était pas produite sous l'influence des nitrates de baryte et de magnésie, pendant les saisons où la température est assez basse, se manifesta tout à coup pendant les mois de juillet et d'août. Cette observation, disais-je, semble prouver qu'un certain degré de température est nécessaire pour que les moisissures se développent.

12. Et pour conclure, j'ajoutais: L'eau froide n'agit sur le sucre de canne, c'est-à-dire ne se combine avec lui pour former du glucose, que lorsque des moisissures peuvent se développer; en d'autres termes, la transformation est due *à une véritable fermentation* et à la production d'un acide consécutivement à la naissance du ferment.

13. En ce qui concerne le rôle de la créosote, vous devez noter, d'abord, ce fait singulier, sur lequel nous reviendrons plus amplement dans la suite: c'est qu'elle empêche la naissance des moisissures même lorsque le contact de l'air est prolongé et son volume limité quoique pouvant être renouvelé; il n'est même pas nécessaire que les vases soient hermétiquement clos. L'expérience m'apprenait ainsi que la créosote, corps chimiquement inactif dans ce cas (c'est-à-dire ne pouvant pas réagir sur le sucre de canne), en empêchant le développement des moisissures, entravait aussi l'interversion du sucre de canne. Et il convient de vous dire, dès aujourd'hui, qu'à l'époque où je faisais ces expériences, l'acide phénique se vendait pour créosote; ce que je viens de vous dire s'applique donc tout autant à l'acide phénique. Ces considérations sont le point de départ d'une théorie de l'antisepticité, dont je vous entretiendrai prochainement.

14. Mais si la créosote ou l'acide phénique empêchent la naissance des moisissures, il y a aussi une remarque dont il faudra tenir compte dans la suite, savoir: *que les moisissures une fois formées, la créosote n'empêche par leur influence de s'exercer ultérieurement.*

Bref, la créosote, qui empêche l'évolution des germes atmosphériques et la naissance des moisissures même au contact de l'air, empêche corrélativement l'interversion et les autres transformations du sucre de canne.

Et les expériences que je viens de résumer, je les ai données comme étant contraires à la doctrine des générations spontanées; un physiologiste célèbre, M. Browne-Séquard, en les signalant, leur donna cette signification. J'ajoute qu'elles constituaient la première tentative sérieuse pour fonder la théorie physiologique de la fermentation, sur quoi nous insisterons longuement, car c'est par là que ces études ont des applications bien plus physiologiques et médicales que chimiques.

C'est en démontrant que les moisissures sont douées d'activité chimique; qu'elles se nourrissent, c'est-à-dire assimilent et désassimilent, que nous pourrons plus tard nous faire une idée nette des phénomènes chimiques, absolument semblables, qui sont accomplis par les êtres organisés les plus élevés en organisation.

Voici maintenant la fin des expériences, ou du moins de quelques-unes d'entre elles, du tableau III. Nous avons vu que, le 5 décembre 1857, l'interversion n'était pas achevée dans tous les flacons. On a laissé continuer les expériences, toujours à Montpellier, jusqu'en 1863, six ans de plus. Voici le tableau de cette suite d'observations :

TABLEAU V

	Déviation du plan de polarisation			Pouvoir rotatoire		
15gr,1 de sucre de canne dans 100 cent. cub. de solution, avec ou sans addition	25 Juin 1856	5 Déc. 1857	10 Oct. 1863	Rapporté à $C^{12}H^{11}O^{11}$	Rapporté à $C^{12}H^{12}O^{12}$	Observations
Eau pure	+22°,03	+ 1°,5	— 8°,16	—27°	— 25°,6	Moisissures.
Eau pure, créosote .	+22°,03	+22°,2	+22°,2	+73°,5	—	Pas de moisissure.
Eau pure, acide arsénieux.	+22°,04	+ 0°,7	— 8°,1	— 26°,8	— 25°,4	Moisissure.
Sulfate manganeux .	+22°,02	+ 0°,76	— 7°,98	— 26°,42	— 25°,1	Id.
— d'alumine. .	+22°,02	— 0°,72	— 8°,2	— 27°,1	— 25°,4	Id.
Nitrate de baryte. .	+22°,02	— 0°,48	— 8°,16	— 27°,0	— 25°,6	Id.
— de magnésie.	+22°,02	— 0°,8	—10°,0	— 33°,1	— 31°,4	Id.
Phosphate de soude .	+20°,03	— 9°,7	— 9°,7	— 32°,1	— 30°,0	Id.
Oxalate de potasse .	+21°,10	— 0°,34	— 8°,4	— 27°,8	— 26°,4	Id. solution alcaline.

La seconde colonne et la troisième expriment la déviation initiale et celle du 5 décembre 1857; la quatrième, l'état des mêmes solutions le 10 octobre 1863; et pour pouvoir juger du progrès de la transformation, les cinquième et sixième colonnes expriment le pouvoir rotatoire rapporté, soit au sucre de canne, soit au glucose supposé produit par 15gr. 1 de ce sucre de canne, en supposant l'interversion complète d'après l'équation :

$$C^{12} H^{11} O^{11} + HO = C^{12} H^{12} O^{12}$$

Les pouvoirs rotatoires je les ai calculés par la formule

$$[\alpha]_j = \frac{v\ \alpha_j}{l\,p}$$

que l'on doit à M. Berthelot, dans laquelle v représente le volume de la solution, α_j la déviation du plan de polarisation observée, l la longueur du tube dans lequel se fait l'observation de la déviation, et p le poids du sucre de canne ou du sucre interverti contenu dans le volume v de la solution. D'ailleurs, les observations de la troisième colonne ont été faites à la température de 14 à 15 degrés C. Par exemple, si nous considérons la déviation du 10 octobre 1863 pour la solution dans l'eau pure, nous avons $[\alpha]_j$, désignant le pouvoir rotatoire moléculaire :

$$[\alpha]_j = \frac{100 \times (-8,16)}{2 \times 15,1} = -27^0$$

et si l'on calcule combien 15gr.,1 de sucre de canne produisent de glucose, on trouve 15gr.,895; mettant ce dernier nombre dans la formule, il vient :

$$[\alpha]_j = \frac{100 \times (-8,16)}{2 \times 15,895} = -25,6$$

Or le pouvoir rotatoire du sucre interverti, rapporté au poids du sucre de canne contenu primitivement dans la solution, est vraiment, pour la température de 15° :

$$[\alpha]_j = -27^0$$

Et le pouvoir rotatoire, rapporté au poids correspondant du glucose, est, pour la même température :

$$[\alpha]_j = -25^0,6$$

Le pouvoir rotatoire du sucre de canne est d'ailleurs :

$$[\alpha]_j = + 73°,8$$

Ainsi d'une part, le sucre de canne se retrouve absolument inaltéré après plus de sept années de dissolution dans l'eau, sous le climat de Montpellier; c'est que la créosote, malgré le contact de l'air, a rendu le milieu infécond pour les germes que, pendant cette longue durée, il y a introduits. D'autre part, il est visible que le sucre de canne a été totalement interverti, puisque le pouvoir rotatoire a passé à gauche et que sa grandeur est précisément celle du sucre interverti par les acides. Nous verrons plus loin, par quel mécanisme les moisissures opèrent cette transformation. Je note seulement que le pouvoir rotatoire est plus grand que celui du sucre interverti dans trois des solutions : celles qui contenaient du nitrate de magnésie, du phosphate de soude et de l'oxalate de potasse. Sous leur influence, comme sous celle du sulfate d'alumine, les moisissures se sont développées plus abondantes et plus rapidement que dans l'eau sucrée pure ; et l'interversion du sucre a fini par atteindre sa limite extrême dans toutes les solutions. On est donc autorisé à penser que l'état de saturation du sel employé n'a que peu d'influence sur la naissance et la croissance du végétal microscopique ; mais qu'elle a de l'influence, comme je le faisais remarquer tout à l'heure, sur la spécificité de la moisissure, sur quoi nous reviendrons. Et il est digne d'attention que les moisissures nées dans les milieux neutres ou dans la solution acide du sulfate d'alumine aient agi avec une égale énergie. Enfin, parmi tous les sels, c'est le phosphate de soude, sel à réaction alcaline, qui a rendu le milieu le plus fécond, puisque l'interversion était complète dès le 5 décembre 1857. Il est vrai que le pouvoir rotatoire calculé après l'interversion complète est plus grand que celui du sucre interverti, et cela va s'expliquer. Dans la fermentation alcoolique par la levûre de bière, en effet, c'est le glucose déviant à droite qui fermente le premier ; le glucose qui dévie à gauche restant stationnaire, il est clair que la rotation à gauche augmente dans la solution. J'ai signalé tout à l'heure que les solutions deviennent légèrement acides après la naissance des moisissures, c'est là un phénomène de fermentation; eh bien! j'ai démontré plus tard que l'acide formé était l'acétique, et que dans les expériences où le pouvoir rotatoire était plus grand que celui du sucre interverti, il s'était formé, en outre, plus ou moins d'alcool. Il arrive donc que les moisissures se comportent comme la levûre de bière et que, elles aussi, consomment le glucose qui dévie à droite avant celui qui dévie à gauche.

Laissez-moi insister encore sur la particularité qu'a présentée la liqueur contenant l'oxalate de potasse ; le tableau signale qu'elle est devenue alcaline, de neutre qu'elle était. Or cela ne pouvait arriver que si l'acide oxalique de l'oxalate avait été détruit, au moins en partie. En effet, la solution étant traitée par l'acide sulfurique étendu, il s'en dégagea de l'acide carbonique. Sous l'influence de la moisissure l'oxygène avait donc brûlé l'acide oxalique, et je me suis assuré que l'oxygène, en effet, était absorbé et qu'à un moment donné le mélange gazeux n'en contenait plus. Deux phénomènes simultanés se sont donc produits, l'interversion du sucre et l'oxydation de l'oxalate. Je discuterai dans une prochaine leçon les conséquences de ce résultat.

Voici encore une série d'expériences qui aboutissent aux mêmes conclusions, mais où nous voyons se manifester deux faits qui font parfaitement ressortir l'influence personnelle d'un sel, soit pour empêcher le développement des moisissures, soit pour produire l'interversion du sucre.

En mars 1859, *on met les dissolutions sucrées suivantes en expérience;* on laisse un volume d'air notable en présence. *On y met fin en février* 1864. Durée 5 années. Voir tableau VI.

Ces expériences sont évidemment dans le même sens que les précédentes. Mais on remarquera que le chlorure de manganèse, malgré la créosote, a agi ; au contraire, le chlorure de baryum s'est montré aussi inactif avec ou sans créosote.

Au point où nous voilà parvenus, nous devons examiner

très attentivement s'il est vraiment démontré que les moisissures que nous avons dans nos solutions sont la cause réelle de l'interversion du sucre de canne et des autres phénomènes observés. Or, d'une part, l'hypothèse hétérogéniste moderne admet encore qu'un certain mouvement de fermentation précède toujours la naissance des organismes microscopiques dans les infusions. Les moisissures ne seraient-elles, dans cette hypothèse, même en admettant que l'air apporte son concours au phénomène, que la conséquence d'une première transformation que le sucre aurait d'abord réellement subie de la part de l'eau et que la créosote, ou le chlorure de baryum, ou le chlorure de zinc, ou celui de calcium, etc. auraient empêchée. Sans doute, indépendamment des motifs qui obligent de repousser l'hypothèse, on peut répondre par l'expérience dans laquelle la solution sucrée, préparée avec l'eau bouillie, dans les conditions des expériences de génération spontanée, et enfermée dans des flacons pleins, sans air, est restée inaltérée ; mais d'autre part le pouvoir intervertissant des moisissures a été nié, de façon qu'un doute pourrait planer sur l'ensemble de ces conférences si je ne vous faisais connaître tout le débat.

C'est M. Maumené qui a contesté l'influence des moisis-

TABLEAU VI

SOLUTIONS SUCRÉES	DÉVIATION INITIALE	DÉVIATION FINALE	
Chlorure de magnésium et créosote	+ 15°,1	+ 15°,1	Pas de moisissure.
Chlorure de magnésium seul	+ 13°,44	— 4°,8	Moisissure.
Chlorure manganeux et créosote	+ 14°,1	+ 11°,5	Pas de moisissure.
Chlorure manganeux seul	+ 14°,1	+ 10°	Moisissure.
Chlorure de strontium et créosote	+ 14°,2	+ 14°,2	Pas de moisissure.
Chlorure de strontium seul	+ 14°,4	— 5°,7	Moisissure.
Chlorure de baryum et créosote	+ 14°,6	+ 14°,6	Pas de moisissure.
Chlorure de baryum seul	+ 14°,6	+ 14°,6	Pas de moisissure.
Chlorate de potasse, créosote	+ 12°,5	+ 12°,5	Pas de moisissure.
Chlorate de potasse seul	+ 12°,5	— 0°,5	Moisissure.

sures pour opérer l'interversion du sucre de canne, tout en formulant une réclamation de priorité. Voici ce qu'a écrit ce chimiste distingué (1) : « Lorsque j'ai présenté à l'Académie, le 25 mars 1856, mon travail sur l'altération du sucre, j'ai signalé le premier la présence des moisissures dans les dissolutions de sucre et d'eau pure où l'inversion s'était produite avec le temps. Le soin que j'ai pris de constater cette présence des moisissures montrait clairement le soupçon de l'influence de ces végétations, et si je n'ai pas insisté davantage, c'est que je conservais des doutes sur cette influence présumée. » Et l'auteur rappelant que j'ai admis que l'interversion est consécutive au développement des moisissures et que celles qui sont déjà développées, introduites dans l'eau sucrée, transforment le sucre de canne, ajoute : « C'est là, je le crois, une double erreur. »

» Sur le premier point, dit-il, il y a erreur complète, *je l'affirme catégoriquement ;* le sucre s'altère avant que les moisissures apparaissent.... l'inversion du sucre ne dépend pas des moisissures, l'eau seule la produit!

» Sur le second point, je serai moins catégorique. » Et l'auteur dit ne pas croire à l'inversion par les moisissures, à moins qu'il n'y ait parmi elles de ces ferments si nombreux découverts par M. Pasteur. Mais M. Maumené ne fait pas attention que si ces ferments de M. Pasteur peuvent agir *après*, ils pouvaient agir *avant*. Il y a là une contradiction que je n'ai pas à lever. Tout ce que je peux dire, c'est que M. Maumené à certainement mal observé.

Sur ce que M. Maumené a *le premier* signalé la présence des moisissures, je n'ai aucune rectification à faire : Ni lui ni moi n'avons découvert les moisissures ; pour moi, c'est de leur fonction et de leur origine que je me suis occupé, et M. Maumené nie cette fonction. Je n'ajoute plus qu'un mot : le premier travail de M. Maumené est de 1854 (*Comptes rendus*, t. XXXIX, p. 916.) ; or, dans le tableau qui l'accompagne, les moisissures ne sont pas signalées, il n'en est question que dans un passage que

(1) *Le Courrier des sciences et de l'industrie*, de M. Victor Meunier, t. II, p. 274 (1864).

voici : « Le pouvoir est devenu lévogyre pour le sucre 1838, qui est presque complètement interverti. Ce sucre est de ceux qui communiquent à un verre d'eau sucrée une odeur désagréable en quelques heures : il s'y est formé une moisissure. » C'était du sucre impur, et M. Maumené n'avait le droit de rien conclure.

J'ai déjà fait remarquer que lorsque la moisissure est déjà développée, la créosote n'empêche pas son action de continuer. J'avais donc d'avance répondu à la critique de M. Maumené. Mais si les moisissures sont vraiment la cause de l'interversion, elles doivent la produire même lorsque, séparées du milieu qui les a vues naître, on les introduit dans une nouvelle solution de sucre. Et c'est ce qui a lieu et confirme l'expérience que je viens de rappeler.

Les moisissures de l'eau sucrée seule ou de l'eau sucrée additionnée d'acide arsénieux ont été recueillies, lavées à l'eau créosotée et introduites dans l'eau sucrée pareillement créosotée. En même temps on prenait pour témoin une solution sucrée sans addition et de l'eau sucrée créosotée. Voyez, au tableau VII, les résultats.

Le fait de l'interversion a été constaté non seulement par la diminution du pouvoir rotatoire, mais par l'interversion complète et par la réduction du réactif cupropotassique, lequel n'est pas altéré par le sucre de canne.

Donc les moisissures déjà développées agissent sur le sucre pour l'intervertir. J'ajoute que toutes les solutions où les moisissures ont été introduites et celles où elles sont nées par les germes de l'air sont devenues acides. L'interversion et l'acidité des liqueurs n'ont donc pas d'autre cause que les moisissures employées ou celles qui se sont développées.

Et pour donner à ce fait toute sa signification, j'ai cherché d'autres moisissures de diverses origines pour étudier le phénomène de l'interversion. Le tableau VIII contient le résumé de ces recherches. La moisissure, ou la production organisée que l'on pouvait regarder du même point de vue, était introduite dans une solution contenant 20 grammes de sucre de canne pour cent. Le volume de la moisissure était négligeable vis-à-vis de celui de la solution sucrée. La déviation du plan de polarisation était déterminée dans un tube de 200^{mm} à la température de 15°.

Comme on le voit par le tableau, à l'intensité près, les choses se sont passées comme pour les moisissures de l'eau sucrée. Les liqueurs sont devenues acides de la même manière. Enfin vous remarquerez que les mélanges créosotés ont été en retard sur les non créosotés et que les moisissures de l'acétate de soude sont inactives.

Mais, dans ces expériences, l'interversion est toujours produite par une production organisée, et l'on peut dire

TABLEAU VII

Etat de la solution sucrée et nature de la moisissure	Déviat. 8 Juillet 1863	Déviat. 12 Sept.	Déviat. 16 Nov.	Déviat. 23 Déc.	Déviat. 10 Janv. 1864	Déviat. 10 Fév.	Pouvoir rotatoire $[\alpha]_j = \frac{v\alpha_j}{lp}$ rap. à $C^{12}H^{11}O^{11}$ t = 15°
Sucre, 14gr·8, eau. V = 100cc	+21°,44	+19°,2 (1)	+18°,24	+ 17°,2	+16°,4	+15°,2	—
Sucre, 14gr·8, eau et créosote. V = 100cc. . .	+21°,44	+21°,44	—	—	+21°,44	+21°,44	+ 7°,4
Sucre, 29gr. moisissure de l'eau sucrée. V = 250cc	+17°,16	+ 3°,12	— 4°,92	— 5°,28 (b)	—	— 5°,42	— 23°,4
Sucre, 15gr·6, moisissure de l'eau sucrée. V = 100cc (a)	+23°,04	+ 14°,6	+ 9°,1	+ 3°,6 (c)	— 2°,2	— 7°,35	— 23°,8
Sucre, 15gr 6, moisissure de l'eau sucrée avec acide arsénieux. V = 100cc (a)	+23°,3	+ 15°,8	+ 10°,6	+ 5°,04 (d)	— 2°,64	— 7°,145	— 23°,9

(1) Une moisissure blanche est développée.

(a) Ces moisissures provenaient des expériences de 1857.

(b) (c) (d) Les appareils avaient jusque-là séjourné dans le laboratoire (climat de Montpellier). Depuis le mois de novembre on les avait placés, en même temps que les témoins, dans une étuve dont la température avait quelquefois atteint 40°.

TABLEAU VIII

Nature et origine de la moisissure mise dans 100cc de solution sucrée contenant 20 gr. de sucre	DÉVIATION = α_j							Pouvoir rotatoire rapporté à $C^{12}H^{11}O^{11}$ t = 15°
	Initiale	15 jours après	Un mois après	Deux mois après	Trois mois après	Cinq mois après	Six mois après	
Eau sucrée-témoin	+29°,3	+29°	—	—	+27°,2	—	+25°	—
Eau sucrée créosotée-témoin	+29°,3	+29°,3	—	—	—	—	+29°,3	+73°,2
Productions protozaaires du bouillon de levûre	+29°,3	—	—11°,4	—	—	—	—	—28°,45
Production filiforme formée dans du vin	+29°,3	—	—10°,08	—	—10°,8	—	—	—27°,6
Production filiforme formée sur le liquide d'une fermentation alcoolique exposée à l'air	+29°,3	— 8°,4	—11°,3	—14° 4	—14°,4	—	—	—36°
Moisissure formée dans une solution de sucre de canne dans du bouillon de levûre	+29°,3	—	—	—	— 8°,16	—	—	—20°,04
Mère de vinaigre formée dans une eau faiblement vinaigrée	+29°,3	+19°,2	—	—	+ 2°,4	—	—13°,68	—34°,2
Ferment de vin rouge, 0 gr. 8	+29°,3	—	—	—	—10°,8	—	—10°,08	—25°,2
Levûre de bière, 0 gr. 05 et créosote	+29°,3	+ 0°,48	—10°,08	—12°	—	—	—	—30°
Levûre de bière, 0 gr. 05	+29°,3	— 2°,4	—	—12°	—	—	—	—30°
Levûre de bière, 0 gr. 6	+29°,3	—	—16°,32	—17°,28	—	—	—	—43°,2
Levûre de bière, 0 gr. 6 et créosote	+29°,3	—	—11°,28	—11°,52	—11°,52	—	—	—28°,8
Levûre de bière, autre origine, 0 gr. 06	+29°,3	—	—13°,2	—	—	—13°,44	—	—33°,6
Moisissure formée dans une solution d'acétate de soude (b)	+29°,3	—	—	—	—	+29°,3 (a)	—	+73°,2

(a) Les liqueurs après 6 mois ne réduisent pas même le réactif cupropotassique.

(b) Une solution d'acétate de soude s'était chargée de moisissures blanches et la liqueur était devenue alcaline. On a recueilli la moisissure, et sans laver, sans créosote on les a mises dans l'eau sucrée.

Remarque générale. — La levûre de bière, la mère de vinaigre et les autres productions, sauf la moisissure de l'acétate de soude, avaient été lavées à l'eau de façon à ne rien retenir du milieu d'où elles sortaient. Et on notera que la moisissure de l'acétate de soude n'a pas d'influence intervertissante.

que la formation du sucre interverti est la conséquence de l'organisation, ou, comme s'exprimait Cagniard-Latour, un effet de la végétation du ferment. Il s'agit de démontrer, comme je le faisais pressentir tout à l'heure, « que la transformation que subit le sucre de canne en présence des moisissures peut être assimilée à celle que la diastase fait éprouver à la fécule. » Mais la diastase est ce que l'on nomme un ferment soluble ; or les moisissures, en tant qu'organisées, sont insolubles : si elles agissent par un ferment soluble, celui-ci doit être excrété par elles et tout formé en elles. Il résultait de cette remarque que l'organisme des moisissures étant détruit, elles n'en agiraient pas moins si vraiment le ferment soluble était tout formé dans leur tissu. Dans ces sortes d'expériences, la quantité de moisissure formée étant peu considérable, voici comment j'opérais : La moisissure, bien lavée et égouttée, était broyée avec une quantité environ vingt fois plus grande de sucre de canne solide, de façon à déchirer son tissu : de cette manière les produits solubles de la matière organisée s'imbibaient dans le sucre. Après quelque temps de contact, le tout était délayé dans l'eau, et, le sucre étant dissous, on filtrait soigneusement et on créosotait.

La solution était placée à l'étuve à 30—40°, et bientôt on pouvait constater le commencement de l'interversion par le réactif cupropotassique. Et si la masse de moisissure était notable, l'opération marchait plus vite. Et ce qui prouve que la substance ainsi mise en liberté était bien de la nature de la diastase, c'est que si la moisissure était préalablement portée à 80 ou 100 degrés dans un peu d'eau, et ensuite broyée avec du sucre, la transformation n'avait plus lieu.

La démonstration, je l'ai alors généralisée, en démontrant que les moisissures qui naissent dans le sucre et dans certaines fermentations, la levûre de bière elle-même, qui est aussi une moisissure, sont dans le même cas. La substance organisée, bien lavée, était broyée, comme il vient d'être dit, avec un poids connu de sucre, puis on dissolvait dans l'eau, créosotait, filtrait soigneusement et laissait réagir. Au bout de quelques heures, on pouvait généralement constater la réduction du réactif cupropotassique, et avec la levûre de bière, presque instantanément.

Voyez, au tableau IX, quelques-uns des résultats.

Remarque. Toutes ces solutions, étant bouillies aussitôt que faites, ne s'intervertissaient plus.

Il est donc démontré que l'interversion est fonction, non pas de la moisissure en tant qu'être organisé, mais d'un produit qu'elle engendre dans son tissu ; absolument comme dans l'estomac, la fonction digestive est non pas une action de l'organisme directement, mais celle d'un produit appelé suc gastrique, et dans ce suc le résultat de l'activité de la pepsine, une substance plus ou moins analogue à la diastase. Tel est le fait capital qui découle de cette étude.

TABLEAU IX

Nature de la moisissure qui a été broyée avec le sucre de canne	Déviation initiale	Déviation après 15 jours	Déviation après un mois	Déviation après deux mois	Observations
Moisissure développée dans du sucre de salicine (a).	+24°,3	+15°,64	+14°,64	+11°,52	Liquide reste limpide.
Moisissure développée dans l'eau où avait barboté de l'acide CO_2 impregné d'alcool (b)	+29°,3	—	+ 3°,84	—	Liquide reste limpide.
Mère de vinaigre (c). .	+29°,3	—	— 0°,72	— 2°,88	Id.
Ferment de vin rouge (d)	+29°,3	—	—10°,8	—	Id.
Levûre de bière récente (e)	+29°,3	— 10°,8	—	—	Id.
Levûre de bière lavée (f).	+29°,3	— 10°,8	—	—	Id.
Levûre de bière résidu d'une fermentation alcoolique	+29°,3	—10°,8	—	—	Id.
Levûre de bière épuisée (g)	+29°,3	— 6°,4	—10°,8	—	Id.

La quantité de ferment dans (a) et (b) était peu considérable.

(c) Mère de vinaigre essorée après avoir été privée de l'acide adhérent.

(d) Levûre de vin essorée 2 gr. (e) Levûre de bière, essorée, non lavée 5 gr.

(f) Levûre bien lavée, essorée 10 gr. de même que pour les suivantes.

(g) La levûre avait été épuisée par des lavages prolongés à l'eau créosotée; elle avait perdu plus des 3/4 de son poids.

C'est donc par un produit soluble qu'elle contient tout formé dans son organisme que la levûre de bière et certaines autres moisissures intervertissent le sucre de canne, et cette action est absolument comparable à l'action que l'orge germée, par la diastase soluble qu'elle contient, exerce sur la fécule. Telle est la signification de l'une des conclusions du Mémoire de 1857.

Je peux vous rendre témoins et vous donner, séance tenante, la démonstration de ces faits. Vous pourrez ainsi juger vous-mêmes de la réalité de cette théorie sur une expérience extrêmement curieuse, que je répète toutes les fois que j'expose la théorie de la fermentation alcoolique, et que je veux montrer la distinction qu'il faut faire entre un ferment soluble et un ferment organisé.

Voici de la levûre de bière bien lavée (on a bien employé quatre-vingts fois son poids d'eau pour ce lavage, par décantation d'abord puis sur le filtre) et essorée sur porcelaine dégourdie; vous voyez qu'elle est comme sèche et pulvérisable entre les doigts. Je prends gros comme une noix de cette levûre, et je la mêle dans ce verre avec un peu plus de son poids de sucre de canne; j'agite et je broie ensemble les deux matières sèches: vous voyez que le mélange se ramollit et que peu à peu il devient coulant. Cela vous surprend? J'ai été surpris moi-même de voir ainsi se vérifier la théorie. Quelle est l'explication du phénomène? La voici.

La cellule de levûre est comme une vésicule close (un contenant enfermant un contenu), limitée dans l'espace par une enveloppe membraneuse; dans l'état de siccité où je vous la montre, elle contient encore plus de soixante-dix pour cent d'eau. Cette énorme quantité d'eau n'est pas plus sensible au toucher, que l'eau que mon corps contient (et il en contient en moyenne quatre-vingt pour cent), ne l'est au toucher de mon épiderme. La levûre est sèche comme l'est une cerise, bien qu'elle renferme aussi dans son parenchyme plus de quatre-vingt-cinq pour cent d'eau, etc.

Or, la cellule de levûre est vivante; quand elle a le contact du sucre, elle est comme irritée, passez-moi l'expression, je n'en ai pas d'autre pour rendre ma pensée, et alors les propriétés osmotiques de la membrane enveloppante s'exercent en sens contraires. Dans l'état naturel, au contact de l'eau, elle ne laissera rien sortir de son contenu, si ce n'est les produits de sa désassimilation, car l'osmose ne peut pas s'exercer sur les autres; mais grâce à l'irritation dont je parlais, l'eau et certains matériaux qu'elle tient en dissolution s'échappent au dehors, et c'est cette eau qui fait que le mélange de sucre et de levûre se liquéfie.

Reprenons maintenant le produit liquide, délayons-le dans l'eau et filtrons.

Pendant que le liquide filtre et passe limpide, faisons deux expériences.

Voici un fragment du morceau de sucre que nous venons d'employer. Vous voyez que sa solution aqueuse, chauffée avec le réactif cupropotassique, n'y produit aucun changement. Je prends maintenant un autre fragment du même sucre et je le chauffe jusqu'à l'ébullition avec un peu d'acide chlorhydrique très étendu; je sature l'acide par la potasse, j'ajoute du réactif cupropotassique, et à peine chauffé-je, que vous voyez la réduction s'opérer et un précipité jaune d'abord, puis rouge, se produire. Sous l'influence de l'acide le sucre a été interverti, c'est-à-dire transformé en un mélange de glucose et de lévulose qui réduit le bioxyde de cuivre du réactif bleu en protoxyde de cuivre rouge.

Reprenons maintenant le liquide filtré du produit de l'action de la levûre. Vous le voyez, à peine je le chauffe avec le réactif cupropotassique que la réduction s'opère. Cela nous prouve qu'avec l'eau quelque chose est sorti de la levûre, qui, même à froid, a rapidement interverti le sucre de canne.

Et pour donner à cet ensemble son dernier degré de certitude, il faut que je vous prouve deux choses : La première, c'est qu'une moisissure, de celles que nous avons employées dans les expériences précédentes, ne contient rien qui puisse réduire le réactif cupropotassique. Vous voyez, en effet, que la levûre, délayée dans l'eau, additionnée de réactif cupropotassique, n'en opère pas la réduction.

La seconde, c'est que la levûre que je fais bouillir devant vous avec un peu d'eau, à laquelle j'ajoute ensuite du sucre, même après un temps suffisant, n'opère pas l'interversion, car le réactif cupropotassique n'est pas réduit.

La chaleur annihile donc l'activité de l'agent qui, dans les moisissures étudiées ci-dessus, opère l'interversion du sucre, absolument comme elle annihile l'activité de l'orge germée et de la diastase et des autres ferments solubles.

Peut-on isoler le ferment soluble de la levûre ? Oui, et voici comment :

Nous venons de voir comment le sucre de canne détermine l'issue de certains matériaux solubles que la cellule de levûre contient. Parmi les agents qui sont capables de la même action, il y a surtout l'acétate de soude. Voilà qu'à la levûre essorée j'ajoute des cristaux de ce sel. J'opère sur une assez grande quantité : le mélange devient liquide et je peux jeter sur un filtre. Une partie d'acétate pour dix de levûre, et même davantage, suffit pour opérer la liquéfaction.

Je prends le liquide filtré et j'y ajoute de l'alcool. J'obtiens un précipité blanc. Je le recueille sur un filtre et je le lave à l'alcool pour le débarrasser de l'acétate de soude qu'il dissout. L'alcool étant égoutté, j'essore le précipité entre des doubles de papier à filtre, je reprends par l'eau. Il se fait une solution et un résidu insoluble. Ce dernier est de l'albumine coagulée sortie à l'état soluble de la levûre, mais rendue insoluble par l'action coagulante de l'alcool. Quant à ce qui a été dissous, l'alcool peut de nouveau le précipiter. Ce nouveau précipité est à la levûre de bière ce que la diastase est à l'orge germée, ou la synaptase aux amandes : c'est le principe qui, dans la levûre, opère l'interversion du sucre de canne. J'en dissous dans l'eau, j'ajoute du sucre de canne, je maintiens la solution pendant quelques instants dans l'eau à 40°, et voilà que le réactif cupropotassique vous prouve que le sucre a été interverti. L'action est également très rapide à la température ordinaire; mais d'autant plus lente que la quantité du produit actif est plus petite : ce qui vous explique la lenteur des réactions obtenues avec certaines moisissures que je n'ai pu utiliser qu'en petite quantité.

Tout cela prouve que la cause de l'interversion du sucre est préformée dans la moisissure et dans la levûre; et, comme la matière active isolée agit sans la présence d'un acide, vous voyez que j'ai eu raison de la rapprocher de la diastase. C'est après avoir établi ces faits que j'ai donné un nom à cette matière active: je l'appelle *zymase* (de ζύμη, ferment). Nous verrons par la suite comment ce mot de zymase, destiné d'abord à désigner la matière active de la levûre et des moisissures, est devenu un terme générique. Je désigne aujourd'hui la zymase de la levûre et des moisissures par le nom de *zythozymase*. Il va sans dire que la zythozymase, comme la diastase, perd toute son activité par l'ébullition. Vous comprenez maintenant pourquoi les moisissures et la levûre perdent leur pouvoir intervertissant par la chaleur.

Et il faut bien que j'en fasse la remarque : ces choses étaient si peu connues ; on connaissait si peu la relation qui lie les ferments solubles, ou zymases, aux organismes qui les produisent, la zythozymase à la levûre, par exemple, que M. Pasteur, trois ans après la publication de mon Mémoire de 1857, ne croyait pas à l'action intervertissante de la levûre. Mais ceci demande une digression historique, devenue nécessaire à la suite de quelques observations de M. Pasteur.

Lorsqu'on entreprend des recherches, on le fait sous l'empire des idées courantes, et des faits connus, en vue d'éclaircir quelque difficulté. Vous connaissez celle que je me proposais de lever, et vous avez vu que j'ai rapproché de la diastase la cause qui, dans les moisissures, intervertit le sucre de canne. C'est que l'on ne connaissait alors que la diastase, la synaptase, la pepsine, la diastase salivaire de M. Mialhe, parmi les substances organiques solubles capables d'opérer des transformations chimiques; or ces substances étaient produites par des organismes déjà supérieurs, l'orge germée, les amandes, l'estomac des mammifères, l'homme. Et ces matières solubles on les appelait des ferments tout comme la levûre de bière. A l'égard de cette dernière, il faut savoir qu'en 1856, malgré les démonstrations de Cagniard-Latour et les insistances de Turpin, on ne croyait pas que la levûre fût organisée et la fermentation un acte physiologique. Liebig, jusque vers la fin de sa vie, a nié que la levûre fût organisée, et Berzélius est mort sans y croire expressément. Cependant, en 1843, M. Dumas avait rapproché la fonction de la levûre de la fonction animale, et avait clairement énoncé une théorie physiologique de la fermentation alcoolique. Mais les opinions de Liebig prévalurent : chimistes et physiologistes admettaient ces opinions comme l'expression de la vérité expérimentale. On admettait l'altérabilité spontanée des matières végétales et animales sous l'influence de certaines conditions physiques et chimiques, si bien que Ch. Gerhardt admettait sans restriction que la fermentation était une condition de la naissance des infusoires, celle-là précédant nécessairement l'apparition de ceux-ci; c'était comme une application de l'adage des anciens :

Corruptio unius, generatio alterius

dont nous avons parlé précédemment.

Longtemps auparavant, Mitscherlich, qui admettait l'organisation de la levûre, ne lui attribuait pas la fonction intervertissante, bien loin d'y rechercher un ferment soluble. Mais ceci a donné lieu à une exposition erronée des opinions de Mitscherlich et à un rapprochement absolument fautif. Il s'agit de la façon dont M. Pasteur traite l'histoire de la science; ce savant, *tout naturellement*, s'exprime comme ceci au sujet du ferment soluble de la levûre, dans un livre où, résumant ses propres travaux, il s'efforce de paraître impartial :

« Dœbereiner et Mitscherlich surtout, dit-il, nous ont appris que la levûre cède à l'eau une substance soluble qui liquéfie le sucre de canne, qui l'intervertit en fixant les éléments de l'eau, comme la diastase liquéfie l'empois.... Et M. Berthelot a montré qu'on pouvait isoler cette substance (1).... »

Vous l'entendez, Mitscherlich nous a appris que *la levûre cède à l'eau une substance soluble*.... Et dans une note M. Pasteur écrit ceci, qui me touche de très près :

(1) Pasteur : *Etudes sur la bière*... p. 310 (1876).

« L'observation de Mitscherlich, relative au ferment soluble de la levûre, a été étendue par M. Béchamp aux moisissures, c'est-à-dire que cet observateur a reconnu ce fait intéressant que les moisissures, *comme la levûre*, cèdent à l'eau une substance qui intervertit la sucre. En empêchant par un antiseptique la naissance des moisissures, le sucre ne s'intervertit plus.... M. Béchamp, s'appuyant sur le fait ancien que des moisissures naissent dans l'eau sucrée et intervertissent, suivant lui, le sucre, prétend avoir prouvé « que des ferments organisés vivants peuvent naître dans des milieux dépourvus de matières albuminoïdes. »

M. Pasteur paraît avoir un intérêt très grand à réduire à rien mon Mémoire de 1857. Je reviendrai plus loin sur le *fait ancien* des moisissures de l'eau sucrée : j'ai déjà dit que tout le monde avait vu les moisissures aussi bien que les infusoires des infusions; ce n'est pas leur découverte que je réclame comme mienne, mais le fait d'avoir démontré, avant M. Pasteur et mieux qu'il ne l'a fait plus tard après moi, que ces moisissures et ces infusoires ne sont pas les fruits d'une génération spontanée et qu'ils sont physiologiquement et chimiquement actifs ; je veux seulement répondre à l'assertion inexacte que j'ai « étendu aux moisissures l'observation de Mitscherlich relative au ferment soluble de la levûre. » Cela ne signifie-t-il pas que le chimiste allemand avait *reconnu ce ferment soluble dans la levûre* et *le pouvoir intervertissant de celle-ci ?* Mais si la chose paraît si évidente à M. Pasteur ; si, d'après lui, Mitscherlich avait démontré qu'il existait un pouvoir intervertissant dans la levûre, comment se fait-il qu'en publiant son Mémoire sur la fermentation alcoolique, en 1860, deux ans après mon Mémoire sur la fonction des moisissures, il n'a pas tenu compte du fait que lui auraient appris Dœbereiner et Mitscherlich surtout? Ecoutez ce que dit le savant chimiste de la fonction intervertissante de la levûre :

« On a beaucoup discuté, dit-il, sur la transformation préalable du sucre de canne en sucre de raisin (sucre interverti) dans la fermentation alcoolique. Le sucre, dit-on, n'est pas directement fermentescible.... Tout ce que l'on a écrit à ce sujet manque de preuves solides. Pour moi, je pense que la formation du sucre de raisin tient tout simplement à la production constante de l'acide succinique, *que ce n'est qu'un phénomène accessoire*, et qu'il n'est nullement nécessaire que le sucre de canne devienne d'abord sucre de raisin pour éprouver la fermentation.... En d'autres termes, *je ne pense pas qu'il y ait dans le globule de levûre aucun pouvoir particulier de transformation du sucre de canne en sucre de raisin....* » (*Annales de chimie et de physique* (3), t. LVIII. p. 357 en note. Mars 1860.)

Ainsi, en 1860, malgré les démonstrations de M. Dubrunfaut, qui, lorsque MM. Dumas et Boudet eurent fait voir que la fermentation du sucre de canne par la levûre ne pouvait se concevoir sans l'intervention d'un équivalent d'eau, démontra que la fixation de cet équivalent d'eau avait réellement pour effet de faire du sucre de raisin, M. Pasteur admet que cette formation préalable n'est pas nécessaire et que le sucre de canne fermente directement. D'après M. Dubrunfaut, voici la suite des réactions qui s'accomplissent jusqu'à la fermentation :

$$\underset{\text{Sucre de canne.}}{C^{12} H^{11} O^{11}} + HO = \underset{\text{Sucre de raisin.}}{C^{12} H^{12} O^{12}} = 2 \underset{\text{Alcool.}}{C^4 H^6 O^2} + 4 \; CO^2$$

selon M. Pasteur, on a directement :

$$C^{12} H^{11} O^{11} + HO = 2 \; C^4 H^6 O^2 + 4 \; CO^2$$

La différence au point de vue théorique est considérable. Mais voyons ce qu'il en est de l'affirmation de M. Pasteur relativement au ferment soluble de la levûre que Mitscherlich aurait observé. Ce grand chimiste a publié ces observations, en 1840, dans les comptes-rendus mensuels de l'Académie royale des sciences de Berlin ; voici l'analyse de son travail par Berzélius : « Sa formation (du sucre interverti dans la fermentation alcoolique) n'est PAS DUE AUX GLOBULES DE FERMENT, *mais à une matière soluble dans l'eau avec laquelle ils sont mélangés*. La liqueur claire qu'on obtient, en laissant égoutter le ferment sur un filtre, possède la propriété de convertir le sucre de canne à l'état de sucre incristallisable, tandis que les GLOBULES DE FERMENT bien lavés à l'eau SONT ENTIÈREMENT DÉPOURVUS DE CETTE PROPRIÉTÉ. Ceci explique pourquoi les globules de ferment, dans les expériences de

H. Rose, ne déterminaient la fermentation du sucre de canne que si lentement ou presque pas. Si au lieu de laver les globules de ferment on y laisse cette matière, la fermentation du sucre de canne s'opère avec la même quantité de ferment tout aussi vite que celle du sucre de raisin. » (*Rapport annuel de Berzélius*, 3e année, 1843, p. 278).

Voilà comment Mitscherlich nous a appris que « la levûre cède à l'eau une substance soluble qui intervertit le sucre de canne. » Il est visible que Mitscherlich attribuait le pouvoir inversif à quelque chose que la levûre emportait avec elle du milieu d'où on la tirait et qui la souillait. — Mais ce qui semble résulter de ceci, c'est qu'en écrivant « qu'il n'y a *dans le globule de levûre aucun pouvoir particulier de transformation du sucre de canne en sucre de raisin*, » M. Pasteur a copié l'assertion de Mitscherlich, se l'est appropriée, sans citer sa source. Et M. Pasteur a induit ses lecteurs en erreur au sujet de mon observation.

Je reviendrai ailleurs sur les études de M. Berthelot relatives au même sujet, que M. Pasteur cite sans aucun souci de la justice. A ce propos, je rapporterai les expériences de M. Dubrunfaut sur le pouvoir inversif de la levûre que j'ai déjà citées dans un autre travail et que M. Dubrunfaut rapporte: (*Annales de chimie et de physique*, t. XVIII (3). p. 102.)

Vous devez donc tenir pour certain que les moisissures, y compris la levûre de bière, intervertissent le sucre de canne par le moyen de la zymase qu'elles contiennent préformée en elles; si j'ai autant insisté sur ce fait, c'est à cause des conséquences qui en découlent et qui éclairent d'une vive lumière certains points délicats de physiologie animale. Mais indépendamment de ces conséquences de l'étude des moisissures, il y en a d'autres qui seules peuvent nous faire comprendre l'erreur qui est au fond des doctrines spontéparistes. Avant de vous les faire apercevoir, laissez-moi encore vous montrer des moisissures naissant ou nées dans divers milieux.

J'appelle d'abord votre attention sur l'expérience que voici. Il s'agit d'une solution d'acide tannique pur: vous voyez qu'elle est envahie par une moisissure énorme, de couleur noire, qui s'y est développée rien que par l'exposition à l'air. L'acide tannique, comme le sucre de canne, est un corps non azoté ; les conditions matérielles à l'égard des moisissures sont donc les mêmes, et j'ajoute qu'une addition de créosote ou d'acide phénique aurait empêché le développement de ces moisissures et les actes chimiques qui se manifestent corrélativement dans la solution. Mais la naissance des moisissures est ici bien plus extraordinaire que dans l'eau sucrée. En effet, l'acide tannique, comme on sait, rend imputrescible la peau et d'autres matières animales : il est donc à certains égards un agent antiseptique. Pourtant si des moisissures y apparaissent, c'est qu'elles peuvent y vivre ; elles y vivent si bien que dans assez peu de temps, quand l'oxygène intervient comme condition de leur développement, l'acide tannique est complètement détruit : il se forme de l'acide gallique et d'autres produits. Dans le langage consacré, on dit que ces moisissures sont le ferment gallique du tannin.

Voici maintenant une série d'autres solutions de matières organiques où vous voyez des moisissures d'apparences diverses :

Une solution d'oxalate d'ammoniaque ;

Une solution d'acétate de soude qui avait été préalablement fondue pour y détruire toute trace de matière albuminoïde dont on aurait pu invoquer les facultés génésiques ;

Une solution d'acide tartrique ;

Une eau dans laquelle avait barboté le gaz carbonique d'une fermentation alcoolique de 10 kilog. de sucre, et qui, par suite, outre l'acide carbonique, contenait un peu d'alcool. L'expérience avait duré six mois, et il s'était formé dans cette eau une énorme moisissure blanche dans laquelle se voyait un beau mycélium ;

Une solution de tartrate de potasse ;

Une solution d'émétique (tartrate de potasse et d'antimoine).

Voici aussi des solutions absolument minérales :

Une solution d'alun de potasse ;

Une solution de sulfate de magnésie ;

Une solution étendue d'acide phosphorique ;

De l'eau distillée.

Partout vous voyez des moisissures, elles sont incolores, peu colorées ou noires comme dans l'acide tannique et l'émétique, vertes dans la solution d'alun. Et ces moisissures sont toutes douées de quelque activité chimique. Celle qui s'est développée dans l'eau alcoolisée intervertit le sucre de canne (voir tableau IX (b); celle qui s'est développée dans l'acétade de soude ne l'intervertit pas, mais sous son influence l'acétade de soude est brûlé, transformé en carbonate, et il se forme de l'alcool (voir tableau VIII (b), etc. Mais les pharmaciens savent depuis longtemps que certaines eaux distillées moisissent aisément, et que, lorsque cela arrive, l'eau distillée médicamenteuse a perdu irrévocablement ses propriétés, la moisissure a détruit ses principes actifs. Mais dans l'eau distillée la plus pure peuvent apparaître des moisissures, et peu à peu, tandis qu'elles augmentent, on trouve de l'alcool dans la liqueur.

Nous avons maintenant les éléments nécessaires pour discuter les théories des spontéparistes. Pour expliquer la naissance spontanée d'un organisme vivant, ils admettent que *les éléments primordiaux de ces organismes sont tirés de la matière organique ambiante, laquelle est, en même temps, douée de facultés génésiques.* Je ne veux pas, pour le moment, rechercher ce que l'on entend par matière organique ambiante; je m'en tiens à la définition chimique de la matière organique: un composé de carbone, d'hydrogène, d'oxygène et d'azote, unis deux à deux, trois à trois, etc., le carbone toujours présent.

Cela posé, et pour nous en tenir aux termes des expériences du Mémoire de 1857, nous considérerons d'abord l'origine des moisissures nées dans l'eau sucrée pure ou additionnée de sels.

Sans aucun doute, le sucre est une matière organique, au sens chimique autant qu'au point de vue physiologique; car, d'une part, c'est une combinaison carbonée ternaire, et, d'autre part, un produit fabriqué par les végétaux et qu'on ne peut extraire que de là. Cela suffit-il pour que l'on puisse dire que le sucre de canne est doué de *facultés génésiques, de force productrice* ou *végétatrice?* et que, moyennant certaines conditions de température et de matières minérales suffisantes, il pourra servir à constituer de toutes pièces les tissus d'une moisissure? Pour comprendre ces questions, il faut que nous fassions une excursion dans le domaine de la physiologie de la nutrition.

Un organisme, pour se constituer, même lorsque le germe est donné, a besoin, outre une grande quantité d'eau, de la réunion de trois ordres de matériaux : une ou plusieurs matières albuminoïdes, une ou plusieurs matières glucogènes et des corps gras, certains composés minéraux, métalloïdiques et métalliques. Mais cela même ne suffit pas encore : il y a les conditions déterminées de milieu et de température qui sont différentes selon les espèces; et ces conditions de milieu sont si nécessaires que, sans elles, toutes les autres étant réunies, l'être ne se développe pas ou se développe mal. Nous y insisterons tout à l'heure.

L'eau sucrée ne réunit évidemment pas la somme des matériaux divers qui peuvent constituer une matière organisée, végétale ou animale. Le sucre est une substance soluble, qui d'elle-même, nous l'avons amplement démontré, se conserve indéfiniment, même dans l'eau et dans l'air, à l'état soluble, sans changer de nature ni de composition. Or solubilité et organisation sont termes contradictoires. Tout organisme, quel qu'il soit, est doué de deux propriétés fondamentales, sans lesquelles il ne peut pas y avoir organisation : l'*insolubilité* et *la non volatilité*. Vous figurez-vous un végétal ou un animal se dissolvant dans un liquide ou se volatilisant? Et cela est vrai non seulement de l'être complet, mais des éléments anatomiques de ses tissus. Les uns et les autres, comme la levûre ou les moisissures, peuvent contenir des matériaux solubles, mais ce qui les limite dans l'espace est de sa nature insoluble. Et si l'on m'objectait le globule sanguin, que l'on croit soluble dans l'eau, je répondrais que, dans son milieu physiologique, le plasma sanguin, il est absolument insoluble. On a beaucoup discuté sur la question de savoir si le globule rouge possède ou ne possède pas une membrane enveloppante. J'ai démontré que cette membrane existe vraiment, et je l'ai rendue visible par un artifice (1). Mais si l'on va au fond des choses, comme l'ont fait MM. J. Béchamp et E. Baltus, on voit que c'est le contenu, qui, s'échappant par osmose, se dissout dans l'eau; la forme, avec la membrane enveloppante, reste. Il n'y a pas d'exception : tout ce qui vit est organisé, et tout ce qui est organisé est insoluble.

C'est pourtant un fait constant que l'eau sucrée moisit, et que les moisissures sont la cause de son interversion. Et c'est dans ce fait, universellement constaté, de la formation des moisissures dans des milieux divers que gît, selon moi, le plus grand argument contre la génération spontanée. Je n'ai pas découvert le fait du moisissement, la première ménagère venue aurait pu le constater avant moi. Ce qui rend l'expérience que j'ai faite importante, c'est que j'ai employé de l'eau pure, du sucre pur, et qu'à volonté je l'ai laissé moisir, ou conservée inaltérée. Si j'insiste, c'est uniquement à cause de certaines observations de M. Pasteur, auxquelles je devrai répondre, comme je l'ai déjà fait tout à l'heure.

Donc, dans l'eau sucrée faite avec du sucre pur, de l'eau distillée pure, on ne peut absolument pas admettre de *force végétative*, ou *plastique*, ou *génésique*, ou *productrice;* il y manque la réunion des matériaux divers qui sont nécessaires pour constituer un organisme, et il y en a encore moins dans certaines autres circonstances que je vous ai montrées ou citées, et où cependant les moisissures se sont développées.

C'est à cause de tout cela qu'il ne peut pas y avoir de génération spontanée et que mes expériences ont une si grande portée.

Dans mon Mémoire de 1857, je ne me suis pas appesanti sur toutes les conséquences qui découlaient de mes expériences au point de vue des générations spontanées, car la question n'a été soulevée par M. Pouchet qu'un an après; d'ailleurs je ne les avais entreprises qu'au point de vue de l'interversion du sucre de canne. Mais j'ai noté l'essentiel, ce sur quoi je vais m'appuyer en l'expliquant. Ce que je

(1) *Recherches sur la constitution physique du globule sanguin.* Comptes-rendus. 1877. 2e trimestre, p. 712.

vais dire est conforme à ce que je disais dans un Mémoire sur la génération spontanée, publié au plus fort des discussions qui ont eu lieu entre MM. Pouchet, Joly, Pasteur et autres (1).

Rappelons que les moisissures qui naissent dans l'eau sucrée exposée à l'air, sont azotées et qu'elles dégagent de l'ammoniaque lorsqu'on les chauffe avec de la potasse caustique en fusion. Ce fait prouve qu'une substance organique azotée, une matière albuminoïde, une matière carbonée organisable s'est produite et a servi à constituer l'un des matériaux nécessaires à l'organisation; car cette substance n'existait dans aucune des dissolutions sucrées, puisque le sucre de canne employé ne dégageait pas d'ammoniaque. D'où provient cette matière organique azotée de la moisissure? Les spontéparistes seront obligés d'admettre, dans l'eau sucrée, une force génésique capable de créer de toutes pièces, à la fois la matière plastique et l'être dont elle est un élément primordial. Si l'on accordait cela, ce serait entasser hypothèse sur hypothèse.

Pour l'explication, nous pouvons invoquer des faits certains qui sont exactement du même ordre. Semez une graine, bien choisie, d'une plante phanérogame, dans de la silice calcinée et mouillée : elle germera, le végétal apparaîtra, s'accroîtra, se développera, et la récolte pèsera toujours plus que le poids de la graine semée. Or cette récolte, qui contiendra des combinaisons chimiques qui n'existaient pas dans la semence, d'où les a-t-elle tirées? La réponse est élémentaire. Grâce à l'organisation et à l'activité que la vie lui communique, la graine a produit la jeune plante; les organes de cette plante à peine éclose sont des appareils chimiques dans lesquels les matières minérales ambiantes, l'eau du sol siliceux où elle enfonce ses racines, les éléments de l'atmosphère, eau, acide carbonique, azote et sels ammoniacaux, où elle étale ses feuilles, réagissent et engendrent par voie chimique les composés dont elle se nourrit, dont elle tisse ses cellules, ses fibres et tous ses organes!

(1) Voir *Annales de la Société Linnéenne de Maine-et-Loire*, 6e année, p. 130 (1863).

Il n'y a pas d'autres données à invoquer pour expliquer l'apparition des moisissures dans l'eau sucrée, les choses ne se passent pas autrement pour elles. Le germe ou la spore de la mucédinée, que l'air apporte dans la solution, se comportant à la manière d'une graine de phanérogame, se développe, et dans les tissus de la plante microscopique développée, l'air avec ces divers éléments, l'eau, les matériaux dissous réagissent et la matière organique nécessaire est engendrée. On comprend ainsi comment naissent des combinaisons organiques que le milieu ne contenait point. Bref, c'est parce qu'une mucédinée est un végétal qu'elle est capable de se développer dans l'eau sucrée, c'est-à-dire dans un milieu qui ne contient rien d'organisable. Pour ma part, jamais je n'ai vu apparaître dans ces conditions aucun des organismes que l'on considère comme animaux, et cela me paraît tout simple : l'animal ne peut pas se développer parce qu'il n'a pas en lui la faculté de créer la matière organique de toutes pièces ; il possède la propriété contraire : au lieu d'être au point de vue chimique, un appareil de synthèse, il est un appareil d'analyse : il détruit, brûle, ramène à l'état minéral la matière organique que créent les végétaux.

Mais si la moisissure peut ainsi, en vertu de sa nature végétale, créer la matière organique de ses tissus, elle ne le peut faire que grâce au concours de certaines matières minérales; celles-ci, elle ne peut pas les former. Où les prend-elle? Je vous ai dit que mes solutions sucrées étaient renfermées dans des vases de verre. Or Lavoisier a démontré que l'eau attaque le verre et en dissout une partie. Les moisissures empruntent donc au verre la matière terreuse et alcaline nécessaire. Mais vous comprenez que la quantité qui leur en est fournie est peu abondante ; aussi arrive-t-il que la récolte de moisissure est fort minime ; au contraire, dans les expériences du tableau III (p. 52), où l'eau sucrée avait été additionnée de sulfate d'alumine, de nitrate de potasse, de phosphate de soude, vous trouverez pour le premier de ces sels la mention : « une large moisissure verte; » pour le second : « une moisissure énorme; » pour le troisième : « volumineuse moisissure. »

Et nous avons vu que l'abondance de ces productions était en rapport avec la rapidité de l'interversion. C'est que ces sels apportaient chacun une condition personnelle favorable, et peut-être facilitaient-ils l'attaque du verre, qui cédait ainsi une plus grande quantité de sa substance.

A l'époque de la publication de mon Mémoire et même plus tard, on était si peu préparé à admettre que des ferments puissent se produire sans le concours immédiat, direct, d'une matière albuminoïde, que l'on ne manqua pas de m'objecter l'impureté du sucre que j'avais employé; celle dont je constatais la présence dans la moisissure provenait, disait-on, de cette impureté. J'eus beau rappeler que mon sucre était du sucre candi pur, ne produisant pas d'ammoniaque quand on le chauffait avec la chaux sodée : rien n'y fit, pas même l'assurance que la quantité d'ammoniaque dégagée de la moisissure était bien supérieure à celle qu'une impureté aurait pu fournir. Pour vous convaincre vous-même, je vous renvoie aux expériences dans lesquelles des moisissures se sont développées dans des milieux minéraux. Evidemment, ni dans l'alun de potasse, ni dans l'eau distillée, ni dans l'acétate de soude fondu, ni dans l'acide phosphorique, etc., on ne peut admettre la présence d'une matière albuminoïde.

Ce fait capital de la formation d'une telle substance par la moisissure était d'une importance trop grande pour fonder la théorie de la fermentation sur les bases de la physiologie et ruiner le *système de l'altération* de Liebig, pour que l'on n'en vînt pas, par la suite, à en revendiquer la découverte.

M. Pasteur, dans ses études sur la bière, à la page 310, en note, s'exprime comme ceci : « ...Je dois écarter, dit-il, une réclamation de priorité élevée par M. Béchamp. On sait que j'ai démontré, le premier, que les ferments vivants peuvent se constituer de toutes pièces par leurs germes déposés dans l'eau pure, où l'on a introduit du sucre, de l'ammoniaque et des phosphates, à l'abri de la lumière et de la matière verte. M. Béchamp, s'appuyant sur le fait ancien que des moisissures naissent dans l'eau sucrée et intervertissent, suivant lui, le sucre, prétend avoir prouvé

« que des ferments organisés vivants peuvent naître dans des milieux dépourvus de matières albuminoïdes. » (Voir *Comptes-rendus*, t. LXXV, p. 1519.) Pour être logique, M. Béchamp pourrait dire qu'il a prouvé que des moisissures naissent dans l'eau sucrée pure, sans azote, sans phosphates, ni autres éléments minéraux, car c'est là une énormité qu'on peut déduire de son travail, dans lequel il n'y a pas même l'expression du moindre étonnement que des moisissures aient pu pousser dans l'eau pure avec du sucre pur, sans autres principes minéraux ou organiques. La première Note de M. Béchamp sur l'inversion du sucre est de de 1855. Il n'y est pas du tout question de l'influence des moisissures; la seconde, où il constate cette influence, est du 4 janvier 1858, postérieure par conséquent à mon travail sur la fermentation lactique, qui est du mois de novembre 1857, où j'ai établi pour la première fois que le ferment lactique est un être organisé vivant, que les matières albuminoïdes ne sont pour rien dans la cause de la fermentation, qu'elles ne sont que l'aliment du ferment, postérieure aussi à mon premier travail sur la fermentation alcoolique qui est du 21 décembre 1857. — C'est à dater de ces deux Mémoires qu'on a mieux compris la part prépondérante de la vie des organismes microscopiques dans les phénomènes de fermentation. Ce qui est certain, c'est qu'à peine avaient-ils paru que M. Béchamp, qui depuis 1855, n'avaient pas signalé l'action des moisissures sur le sucre, quoiqu'il eût remarqué leur présence, modifia aussitôt ses conclusions antérieures (*Comptes-rendus*, 4 janvier 1858).»

J'ai donné le texte entier, sans en retrancher rien, de la réclamation de M. Pasteur contre ma réclamation de priorité : hélas! et ce n'est pas la seule que j'aie dû adresser à l'Académie des sciences à propos de découvertes que M. Pasteur, *le premier*, avait faites. Quoi qu'il en soit, l'accusation est en règle : je me suis inspiré des idées de M. Pasteur et je lui ai pris les faits dont je m'attribue la découverte. Vous le voyez, je suis en situation de légitime défense.

Il y a trois choses à relever dans ce que M. Pasteur a osé écrire :

1° J'ai eu tort de croire qu'avant lui j'avais vu naître des ferments vivants et de toutes pièces, par leurs germes, dans un milieu dépourvu de matières albuminoïdes.

2° J'ai eu tort de ne pas m'extasier sur ce que des moisissures naissent dans un milieu en apparence dépourvu de matières minérales et certainement exempt de substance albuminoïde.

3° Je n'ai compris la signification de mes expériences qu'après la lecture des deux premières Notes de M. Pasteur sur les fermentations lactique et alcoolique.

Je vais prouver que M. Pasteur se trompe étrangement. Il est certain que, dans la Note des *Comptes-rendus* qu'il cite (note que l'on trouvera aux pièces justificatives), j'ai une fois de plus pris l'Académie à témoin de ses procédés et rétabli les faits dans leur vérité, car cela était devenu absolument nécessaire.

Sur le premier point, ce qu'il y a de certain, c'est qu'en préparant des milieux à dessein déterminés, j'ai démontré que dans ces milieux naissaient des moisissures qui agissaient comme des ferments, et que ces moisissures, nées dans des milieux dépourvus de matière animale ou albuminoïde quelconque, dégageaient de l'ammoniaque quand on les chauffait avec de la potasse caustique, et rien ne prévaut contre ce fait. En toute vérité, j'ai démontré alors, que des moisissures, organismes vivants, des ferments peuvent se constituer de toutes pièces, par leurs germes venus de l'air et déposés dans l'eau pure où je n'avais mis que du sucre ou du sucre et certains sels. Or, à cette époque, novembre et décembre 1857, M. Pasteur n'avait rien démontré de semblable, et je le prouve !

Le 30 novembre 1857, M. Pasteur lisait à l'Académie des sciences un *Mémoire sur la fermentation appelée lactique*, qui avait été communiqué en août de la même année à la Société des sciences de Lille. Or que trouve-t-on, dans ce Mémoire (1) ? Le voici :

M. Pasteur prend le ferment né dans une fermentation

(1) Pasteur, Mémoire sur la fermentation appelée lactique. *Annales de chimie et de physique*, 3e série, t. LII, p. 404 (avril 1858).

lactique ordinaire (obtenue par le sucre, la craie et du caséum ou de la fibrine, du gluten, une matière animale donnée), et il le sème dans du bouillon de levûre « *solution complexe de matière albuminoïde et minérale*, » dans lequel il avait dissous du sucre et ajouté de la craie ; il obtient ainsi une fermentation lactique (1). Et quand M. Pasteur veut expliquer l'origine des globules de son ferment lactique, il dit : « *Ces globules prennent naissance spontanément au sein du liquide albuminoïde fourni par la partie soluble de la levûre* (2). » Vous noterez avec moi que ce n'est point là que M. Pasteur a démontré, *le premier*, que les ferments vivants peuvent se constituer de toutes pièces, sans matières albuminoïdes. Je n'insiste pas sur ce que M. Pasteur ne veut pas accorder que les faits de mon Mémoire de 1857 (3) se rattachent au fait observé en 1855 et que les expériences remontent à dix-huit mois avant leur publication : son insistance prouve que ce Mémoire le gêne — dirai-je à mon tour — parce qu'il s'en est inspiré par la suite?

Sur le second point, je ferai remarquer que M. Pasteur n'est pas historien fidèle lorsqu'il affirme que les moisissures de mes expériences naissent dans l'eau sucrée pure, sans azote et sans matières minérales. C'est le contraire qui est vrai, puisque j'ai noté que, dans les flacons de verre où j'avais introduit la solution sucrée dans l'eau bouillie, les remplissant complètement, sans y laisser d'air, les moisissures n'avaient pas apparu et le sucre ne s'était pas interverti; et j'en fais la remarque, ce n'est que dans les flacons où l'air est resté ou bien où on l'a laissé entrer, que les moisissures se sont formées et plus abondantes, plus actives là où on a ajouté certains sels, nitrate, phosphate.... J'ajoute que, pour un chimiste au courant de la science, il n'y avait pas lieu de manifester quelque surprise de ce que des moisissures se sont développées dans l'eau sucrée con-

(1) Ibid., p. 409-410.

(2) Ibid., p. 415.

(3) M. Pasteur ne cite que la note abrégée des Comptes-rendus. — Mais mon Mémoire complet était envoyé en même temps, à la fin de 1857, et n'a été inséré aux *Annales de chimie et de physique* qu'en septembre 1858.

tenue, au contact de l'air, dans des vases de verre. C'est l'étonnement de M. Pasteur qui m'étonne, car pour un homme instruit c'est là chose naturelle, quand il y réfléchit. Et voici, à ce propos, un petit détail qui va faire la lumière sur le point de fait au sujet duquel M. Pasteur me reproche de n'avoir pas exprimé « le moindre étonnement. » Dans le compte-rendu d'une séance de la réunion des Sociétés savantes à la Sorbonne, on lit :

« M. Béchamp cite des expériences dans lesquelles la transformation du sucre de canne en sucre de raisin, opérée sous l'influence de l'air, est toujours accompagnée de moisissure, etc. ..... Ces expériences s'accordent avec les résultats obtenus par M. Pasteur, qui s'empresse de reconnaître que le fait avancé par M. Béchamp est de la plus rigoureuse exactitude (1). »

Il s'agissait dans cette séance d'une discussion sur les générations spontanées. M. Pasteur ne voyait alors aucune objection à mes expériences et n'exprima aucun étonnement.

Plus tard, dans une autre séance et dans une discussion entre MM. Pasteur, Payen, Ville, Barral et moi, j'ai été amené à m'expliquer sur l'origine des matières minérales. « M. Payen ayant fait la remarque « que les moisissures, comme tous les êtres organisés, avaient besoin de matières minérales pour se constituer, M. Béchamp a répondu que la quantité de ces moisissures était extrêmement faible dans les expériences, et que la minime proportion de matières minérales dont elles avaient besoin, elles la trouvaient dans le milieu ambiant. Sur une autre remarque de M. Pasteur relative au même objet, il a répondu que l'attaque du verre par l'eau était sous-entendue, que c'était là une donnée élémentaire depuis le travail de Lavoisier sur ce sujet. Relativement aux expériences de M. Raulin citées par le même savant, il a répondu que M. le prince de Salm Horstmar avait depuis longtemps employé des vases enduits de cire pour les empêcher de fournir des matières minérales aux plantes qu'il y faisait développer dans des terrains artificiels; que s'il ne s'est pas appesanti sur ces détails, c'est que tous

(1) *Revue des Sociétés savantes*, t. I, p. 80-81.

les chimistes qui sont au courant de la science ne les ignorent point (1). »

M. Pasteur aurait pu adresser les mêmes critiques au travail de M. Van Tieghem sur la fermentation gallique, reproduction en 1867 de mon expérience de 1864 (2), concernant le développement des moisissures dans les solutions d'acide tannique dont je vous ai parlé ; pas plus que moi ce savant ne fait mention des matières minérales nécessaires au développement de la moisissure qui agit comme ferment gallique ! S'il ne l'a pas fait, c'est que M. Van Tieghem, répétant et confirmant ce que j'avais publié trois ans auparavant, se réclamait de M. Pasteur qui n'y était pour rien.

L'expérience que M. Pasteur m'oppose comme ayant servi à démontrer pour la *première fois* qu'un ferment peut se développer de toutes pièces sans matière albuminoïde, a été publiée en 1860 dans les *Annales de chimie et de physique*, 3e série, t. LVIII, pp. 383 et 390. Elle consiste à mettre du sucre candi, des cendres de levûre et du tartrate droit d'ammoniaque dans l'eau pure et à ajouter au mélange gros comme une tête d'épingle de levûre de bière. On voit en quoi elle diffère de mes expériences. Je ne veux pas dire que M. Pasteur s'est inspiré de mes observations ; mais enfin ses expériences n'étaient pas faites à la fin de 1857 : l'une d'elles est datée ; elle est du « 10 décembre 1858, à midi. »

Sur le troisième point, loin de m'éclairer, les deux notes de M. Pasteur n'auraient pu que m'égarer. J'ai déjà montré qu'en 1857 M. Pasteur ne se dispensait pas d'employer des matières albuminoïdes pour faire son ferment lactique spontané. Je reviendrai plus tard sur le fait qu'il employait de la craie pour faire ses fermentations lactiques. Quant à son ferment lactique, il en parle comme d' « une matière azotée qui a toutes les allures d'*un corps organisé mycodermique* probablement très voisin de la levûre » dont les globules sont beaucoup plus petits.

Et la note sur la fermentation alcoolique est bien plus curieuse ; on y lit ce passage étonnant : « *Ce ne sont pas*

(1) *Revue des Sociétés savantes*, t. VI, p. 136 (1864).

(2) Ibid., p. 135.

les globules (de levûre) *qui jouent le principal rôle*, mais bien la mise en globules de leur partie soluble. »

Il y aurait beaucoup à dire sur les deux premières Notes de M. Pasteur! Mais je ne critique pas; je me défends et veux rétablir la vérité des faits. Ah! si je m'étais inspiré des idées et des systèmes de M. Pasteur, comme j'aurais fait fausse route. Nous aurons à revenir sur d'autres inexactitudes du même savant; nous verrons alors qui de nous deux s'est inspiré des idées de l'autre (1).

La discussion à laquelle je viens de me livrer était nécessaire à deux points de vue : le premier pour vous convaincre et vous porter à avoir foi dans la méthode expérimentale appliquée à la manière de Lavoisier; la seconde, parce qu'elle vous fera mieux retenir que M. Pasteur a confirmé, en voulant se l'approprier, la découverte que les moisissures, les ferments organisés, certains d'entre eux au moins, peuvent naître sans la présence des matières albuminoïdes; qu'elles forment ainsi dans leur organisme, opérant par synthèse, les matériaux dont elles constituent leurs tissus; et nous verrons que c'est par le même mécanisme qu'elles forment leur zymase. C'est cette formation des matières albuminoïdes qui ruine définitivement, et par la base, la doctrine de l'altérabilité de Liebig, et qui fonde la théorie physiologique de la fermentation et fait rentrer ces obscurs phénomènes dans la biologie générale. Mais revenons à la question.

Je vous disais, tout à l'heure, qu'indépendamment de la réunion des trois ordres de matériaux nécessaires à la constitution d'un organisme, il fallait remplir certaines conditions physiques de milieu et de température. Nous allons voir que ces choses, parfaitement connues pour les organismes supérieurs, sont tout aussi indispensables pour les plus infimes. Nous constaterons que ces conditions sont si indispensables que, sans elles, toutes les autres étant réunies, l'être organisé ne se développerait pas ou se développerait mal, incomplètement, chétivement.

(1) Les études sur la bière de M. Pasteur, sont de 1876. Elles sont destinées surtout à bien faire ressortir les idées de l'auteur, et à cet égard, précieuses.

Relativement à l'influence de la chaleur, on sait avec certitude que toutes les graines et tous les œufs ne germent pas, n'éclosent pas à la même température. Il faut, pour l'accomplissement régulier des phénomènes de la vie d'un végétal, un certain nombre d'unités de chaleur déterminés; quand la température d'un animal tombe au-dessous ou s'élève au-dessus d'une certaine moyenne également déterminée, la vie devient impossible. Il en est de même des organismes microscopiques quant à leur naissance et à leur fonctionnement régulier.

Relativement aux autres conditions physiques et chimiques de milieu, il y en a de plusieurs ordres, dont tout le monde connaît l'influence, mais qui n'en ont pas moins une très grande signification. C'est ainsi que l'on distingue très bien en botanique la flore terrestre et la flore maritime, telle flore géologique de telle autre. Les plantes des terrains salés meurent si on tente de les cultiver dans des terres non salines, et réciproquement. On sait très bien que le châtaignier ne prospère que dans les terrains abondants en silice : là, si les conditions de température et de nutrition sont remplies, les arbres deviennent très grands et produisent de grosses châtaignes. Dans les sols pauvres en silice, toutes choses égales d'ailleurs, la végétation et la fructification s'y font mal.

Et ces exemples s'appliquent exactement aux moisissures : il peut arriver que le châtaignier s'accommode tant bien que mal d'un sol qui n'est presque pas siliceux ou qui ne lui fournit pas la silice assimilable; de même une moisissure peut se développer, mais fort mal, dans un terrain sans phosphates. Voilà comment il se fait que dans l'eau sucrée pure les moisissures se développent lentement et peu abondantes; elles le sont davantage lorsque j'ajoute des sulfates, des phosphates, des nitrates, et chaque espèce de sel a sa part d'influence. Lorsque, au nitrate de potasse, j'ajoutais en même temps d'autres sels à bases et acides divers, sulfates, phosphates, etc., de fer, de magnésie, d'alumine, les moisissures devenaient abondantes, et leur action pouvait amener la réduction du nitrate de potasse et la formation de l'ammoniaque.

C'est ainsi que, après moi, M. Pasteur a fait fermenter le sucre en se servant de globules de levûre dans l'eau sucrée additionnée de cendres de levûre et de tartrate d'ammoniaque. Plus tard, en 1863, M. Raulin a étudié spécialement les conditions de développement de certaines espèces de moisissures. Il a trouvé, pour la mucédinée appelée *Ascophora nigrans*, que les substances minérales les plus utiles, dans l'ordre d'importance, sont : le phosphore, le potassium, le magnésium, le soufre et le manganèse, employés à l'état de phosphate d'ammoniaque, de carbonate de potasse et de magnésie, de sulfate d'ammoniaque et de carbonate de manganèse. Pour donner une idée de l'importance de chaque élément, il détermine la quantité de moisissure produite par l'emploi de tous les sels à la fois ; puis il supprime successivement l'un des éléments et pèse la récolte obtenue dans chaque circonstance.

Un liquide contenant tous les éléments à la fois, ayant produit 20 grammes du petit végétal, il trouva qu'en supprimant le manganèse, on n'en obtient que 5 grammes dans le même temps ; la suppression du soufre réduit la récolte à 2 grammes, celle du potassium et du magnésium à 1 gramme, celui du phosphore à 0 gr. 5. —

Pour la culture la plus complète d'une autre mucédinée, l'*Aspergillus niger*, M. Raulin a reconnu qu'il faut employer un mélange composé de tous les éléments suivants, outre la présence de l'air libre, c'est-à-dire de l'oxygène :

Eau	1500
Sucre candi.	70
Acide tartrique	4
Nitrate d'ammoniaque. . . .	4
Phosphate d'ammoniaque. . .	0,6
Carbonate de potasse. . . .	0,6
— de magnésie. . . .	0,4
Sulfate d'ammoniaque. . . .	0,25
Sulfate de zinc.	0,07
Sulfate de fer.	0,07
Silicate de potasse.	0,07

Et n'est-il pas remarquable que l'*Aspergillus niger* ait besoin, non pas pour son développement, mais pour la plénitude de son existence, d'une si faible proportion de sulfate de zinc que la quantité qu'en contient le mélange, rapportée à l'unité, soit à peine 0,000044? La plante peut vivre sans cela, sans doute; elle peut se multiplier, fructifier et se reproduire, mais enfin elle ne donne les plus abondantes récoltes que lorsque le zinc se trouve dans le milieu, dans le terrain de sa culture. Certainement l'analyse ne découvrirait pas le zinc dans un pied complet de la petite plante. Qui sait si tous les milieux où l'*Aspergillus niger* croît, une tranche de citron, par exemple, ne contient pas du zinc que l'analyse est impuissante à découvrir?

A propos de cette particularité, je pense en ce moment au *gallium*, le métal récemment découvert par M. Lecoq de Boisbaudran dans la blende de Pierrefitte, c'est-à-dire dans un minerai de zinc des Pyrénées, où il n'existe qu'en si minime quantité que, par rapport aux minerais de zinc du globe, elle est de l'ordre des infiniment petits. Eh bien! qui sait: peut-être certains êtres ne parviennent à leur parfait épanouissement que grâce au gallium!

Sans doute, il ne faut pas penser que tous les matériaux qui concourent à la constitution d'un organisme ne remplissent qu'une condition de milieu; le plus souvent ils entrent dans la matière plastique, dans l'organisation même de l'être; mais il y a des cas où un corps, simple ou composé, peut ne remplir qu'une condition de milieu; c'est ce qui va devenir évident par la considération du rôle de l'oxygène dans la vie de certains êtres.

Vous savez que les plantes, dans certaines conditions de lumière, décomposent l'acide carbonique et retiennent son carbone. M. Boussingault a démontré le fait avec la dernière évidence, en dégageant le phénomène de tous ses accessoires. Des pois ont été semés dans du sable calciné (du sable siliceux); ils n'ont été arrosés que d'eau distillée; l'air de leur atmosphère était débarrassé de poussières atmosphériques. Les pois ont germé; la plante s'est développée, a parcouru toutes ces phases, elle a fleuri et a porté des fruits. Dans ces conditions, toute la matière organique du nouveau végétal était empruntée à la graine d'abord, puis aux éléments de l'air et de l'eau: la matière minérale de la graine a suffi à la plante. Mais voici qui mérite toute votre attention. L'acte par lequel les plantes décomposent l'acide carbonique est un acte chimique qui s'accomplit dans les cellules qui contiennent la matière verte ou chlorophylle. Tant que ces cellules sont vivantes, les feuilles, même détachées de la tige, décomposent l'acide carbonique et dégagent un volume d'oxygène sensiblement égal à celui de l'acide carbonique décomposé. Or, Saussure avait déjà reconnu que les plantes mouraient quand on les plongeait dans l'acide carbonique, c'est-à-dire dans une atmosphère formée uniquement de cet acide; et il avait admis qu'elles étaient asphyxiées et que l'oxygène était nécessaire à la vie des végétaux comme des animaux. M. Boussingault a vérifié le fait que des feuilles vertes, bien vivantes, introduites dans l'acide carbonique pur, ne le décomposent pas et y meurent. Pour que cette décomposition ait lieu, il faut remplir une condition qui se trouve naturellement remplie pour les végétaux qui croissent dans l'atmosphère; c'est que l'acide carbonique soit mélangé d'une certaine quantité d'air ou d'un gaz inerte comme l'azote ou l'hydrogène, environ du double de son volume; alors la puissante action chimique qui consiste à réduire l'acide carbonique s'accomplit, et il se dégage un volume d'oxygène sensiblement égal à celui de l'acide carbonique disparu.

Ainsi la condition pour que l'acide carbonique soit décomposé par les feuilles, c'est qu'il soit délayé dans un autre gaz convenablement choisi, l'azote, l'hydrogène ou l'air atmosphérique, voir l'oxygène lui-même. L'oxygène n'intervient donc pas chimiquement, n'est pas absorbé pendant la vie du végétal à la lumière : il ne remplit là qu'une condition physique de milieu où il peut être suppléé par les gaz asphyxiants tels que l'azote et l'hydrogène. Bref, la plante, tant qu'elle n'est que verte, peut donc se passer d'oxygène, elle est *anaérobie*, comme on dit de certains infusoires que l'on croit tués par l'oxygène. Dans le vrai, avec l'explication que je viens de vous donner, il peut se faire que ce gaz n'intervienne pas plus que l'azote dans cette circonstance. Cela rappelle une expérience bien connue, laquelle démontre que pour toute réaction chimique devant s'accomplir, il faut remplir certaines conditions.

Voyez le phosphore, comme il brûle aisément dans l'air! il semblerait devoir brûler plus aisément dans l'oxygène, et d'autant plus que celui-ci est plus comprimé : il n'en est rien pourtant. Pour que le phosphore luise, s'enflamme lui-même dans l'oxygène, il faut mêler celui-ci d'azote, ce qui revient à diminuer sa force élastique, ou diminuer celle-ci en augmentant son volume par une dilatation artificielle. La condition pour que le phosphore et l'oxygène réagissent à la température ordinaire, c'est donc que la force élastique de l'oxygène soit moindre que la pression normale.

Vous avez vu que M. Raulin a étudié les conditions du complet développement de certaines mucédinées, notamment de l'*Aspergillus niger*. M. Van Tieghem a démontré, en botaniste, que la moisissure développée dans l'acide tannique n'est autre que ce même *Aspergillus* qui apparaît si souvent sur le pain ou sur une tranche de citron, mêlé à une autre mucédinée, le *Penicillum glaucum*. M. Van Tieghem, comme moi, a commencé par démontrer qu'à l'abri de l'air, l'acide tannique ne subit pas d'altération. Il a prouvé ensuite qu'au contact de l'air, en opérant comme Spallanzani, Dusch, Schrœder et M. Pasteur, les solutions bouillies d'acide tannique restent inaltérées. Et il conclut ainsi : « Pour que le tannin se transforme, il faut et il suffit qu'un mycélium de mucédinée se développe dans sa solution. »

La conclusion la plus générale du travail de M. Van Tieghem est que l'air tout seul est inactif ; les spores du *Penicillum* et de l'*Aspergillus* seules sont impuissantes : « Il faut que la dissolution reçoive à la fois une spore de la mucédinée active et le contact d'une quantité d'oxygène suffisante pour faire germer cette spore et la développer en un abondant mycélium. C'est donc l'air qui apporte au tannin les deux principes dont l'action commune est nécessaire à sa destruction, les spores et l'oxygène. »

Retenons de ces considérations que, si pour produire un être organisé un germe est indispensable, et que si pour son développement trois ordres de composés chimiques sont nécessaires, il faut en outre réunir un certain nombre de conditions souvent purement physiques, sans lesquelles tout cela serait inutile. Et remarquez-le bien, parmi ces conditions en apparence secondaires, il y a des agents purement chimiques dont la présence ou l'absence, en quantité quelquefois impondérable, est des plus efficaces ou des plus nuisibles. C'est par la considération de cet ensemble de faits que l'étude des moisissures et des questions qu'ont soulevées les spontéparistes, touche de très près aux problèmes les plus délicats de la physiologie. Vous allez en juger par ce qu'il me reste à vous dire des moisissures.

Il y avait quelquefois telle de mes solutions sucrées où le sucre se transformait sans que je visse apparaître de moisissure proprement dite : j'étais fort surpris ; mais ne pouvant pas admettre qu'il puisse y avoir transformation chimique sans cause provocatrice, je donnais mon attention au très léger dépôt, le plus souvent blanc, qui se trouvait au fond des flacons où l'interversion s'opérait sans cause apparente. Or, en examinant attentivement ce dépôt, souvent insignifiant, à un grossissement suffisant, je reconnus que c'était les *petits corps* dont je vous ai parlé tout à l'heure, plus petits que tout ce que j'avais vu jusque-là. Recueillant autant que je le pouvais de ces *petits corps*, je constatai qu'ils étaient azotés, et qu'ils pouvaient, étant isolés et remis dans l'eau sucrée, l'intervertir et agir comme ferments : c'est ainsi que je les ai englobés dans l'appellation générale de moisissure, ne sachant où les classer. C'est à la recherche de leur nature, de leur origine et de leurs propriétés que j'ai consacré plus de vingt ans de ma vie. Je vous l'ai déjà dit, *ces petits corps* étaient *des microzymas*. Nous verrons comment j'en suis venu à leur donner ce nom et à les rapprocher de ce que les histologistes nommaient *granulations moléculaires*, *granulations amorphes*, etc. C'est grâce à la connaissance de leurs propriétés que je suis parvenu à donner l'explication de phénomènes que Schwann, Schrœder et Dusch, et plus tard M. Pasteur ont laissé inexpliqués. Mais pour cela, il a été nécessaire de créer une méthode d'expérimentation différente de celle de Spallanzani, plus ou moins modifiée, et dont on ne puisse pas dire que son application tue *la faculté génésique*, *la force productrice* des matières infusées.

La nouvelle méthode antihétérogéniste découle naturellement de ce que je viens d'exposer devant vous, conformément au Mémoire de 1857. Les expériences de ce Mémoire étaient publiées depuis plus d'un an, lorsque M. Pouchet, comme nous l'avons vu, souleva de nouveau le problème des générations spontanées. Lorsque le débat fut engagé, j'ai recherché si la méthode qui réussissait si bien avec l'eau sucrée pure ou additionnée de sels divers ne serait pas applicable dans tous les cas. Tel est l'objet des expériences qu'il me reste à vous faire connaître.

Pour me faire une idée de sa valeur je l'ai contrôlée, en la comparant avec les diverses modifications de la méthode de Spallanzani. Voici la suite de quelques-unes des expériences que j'ai successivement tentées:

Puisqu'il s'agit d'empêcher les germes de l'air d'intervenir, il va sans dire qu'il faut absolument n'employer que des vases d'une propreté irréprochable. Je lave les vases de verre à l'acide sulfurique concentré et chaud, puis à l'eau distillée bouillie et créosotée; ensuite à la potasse caustique et encore à l'eau créosotée, comme après le lavage à l'acide sulfurique. Les entonnoirs sont traités de même; les filtres sont lavés à l'eau distillée créosotée bouillante, et conservés dans une enceinte où il y a de la créosote. J'entends toujours créosote ou *acide phénique*.

A. Je prépare une décoction de 50 grammes de levûre de bière, bien lavée et humide, dans 500 grammes d'eau. La décoction est partagée en deux parties égales. Dans l'une on ajouta trois gouttes de créosote aussitôt qu'elle eût été bien soigneusement filtrée. L'autre partie a été filtrée sans aucune addition. Les deux liqueurs, contenues dans des fioles de même capacité, à large ouverture, simplement fermées par un papier, sont abandonnées, l'une à côté de l'autre, au contact de l'air ambiant, sans autre précaution.

α. *Liqueur créosotée.* — Après deux mois, trois mois, six mois... la liqueur reste limpide, rien d'organisé n'y apparaît.

β. *Liqueur non créosotée.* — Après quelques jours, on voit apparaître des organismes et la putréfaction qui en est la conséquence.

La température était celle de mon laboratoire.

Tout était pareil, de part et d'autre, sauf la présence de la créosote dans l'une des infusions; la matière organique, si altérable, s'est conservée intacte après cette addition.

B. Dans 200 grammes de bouillon de levûre, préparé comme pour A, on dissout 40 grammes de sucre de canne pur. On en fait deux parts égales : dans l'une on ajoute deux gouttes de créosote.

Etat physique et chimique initial des deux solutions. Elles sont parfaitement limpides; leur coloration permet d'en prendre la rotation au saccharimètre. Elles ne réduisent pas le réactif cupropotassique. Déviation polarimétrique :

$$\alpha_j = + 29°,3$$

α. *Liqueur créosotée.* — Elle conserve sa limpidité, ne réduit pas le réactif cupropotassique, et sa rotation se maintient pendant deux mois de même sens et intensité :

$$\alpha_j = + 29°,3$$

β. *Liqueur non créosotée.* — Deux jours après, la dissolution est encore limpide, sa rotation n'a pas varié; elle ne réduit pas le réactif cupropotassique. Trois jours après elle louchit, mais ne réduit pas encore le réactif cupropotassique. Après quatre jours, le microscope révèle des corpuscules organisés : le réactif est réduit, et la déviation du plan de polarisation indique une rapide interversion avec des signes de fermentation.

C. Au lieu de bouillon de levûre préparé à l'ébullition, on emploie une infusion de la même substance faite à 40°. A cette température, la levûre n'est pas tuée, et elle sécrète divers produits, parmi lesquels la zythozymase. J'avais donc une infusion dont on ne peut pas dire que la *faculté génésique* a été étouffée par la chaleur : les produits qui s'y trouvent ont été évidemment formés pendant la vie.

A l'infusion ainsi préparée, on ajoute du sucre de canne, de façon qu'elle en contienne 20 grammes par 100 cent.

cubes. Dans l'une des solutions, on ajoute deux gouttes de créosote par 100 cent. cubes. La déviation initiale est :

$$\alpha_j = + 29°2$$

Il faut remarquer que l'infusion de levûre faite à 40° intervertit naturellement le sucre de canne. Pour apprécier l'influence des moisissures qui pourront se développer, il est indispensable de mesurer souvent la déviation que chaque solution imprime au plan de polarisation.

α. *Infusion créosotée.* — Six jours après, elle est absolument limpide, et la déviation du plan de polarisation :

$$\alpha_j = + 13°44$$

Dix-sept jours après, la rotation est dirigée à gauche :

$$\alpha_j = - 4°8$$

La solution est restée limpide.

β. *Infusion non créosotée.* — Au bout de deux jours, elle commence à se troubler; elle se trouble de plus en plus, et le sixième jour les moisissures abondent, plus ou moins semblables à des globules de levûre : la déviation est tombée à :

$$\alpha_j = + 7°2$$

et dix-sept jours après à :

$$\alpha_j = - 7°2$$

Comme on le voit, les moisissures ajoutent leur propre activité à celle de la zythozymase préexistante.

D. Au lieu de l'infusion complexe de levûre, je fais une solution de zythozymase pure, et j'y dissous du sucre de canne au titre de 20 grammes par 100 cent. cub. de liqueur. La moitié est additionnée de créosote, comme à l'ordinaire. Les liqueurs sont incolores et d'une transparence parfaite.

α. *Dissolution créosotée.* — Sa limpidité se maintient pendant tout le temps de l'expérience. Vingt-quatre heures après, la rotation, qui était de + 29°3, a passé à gauche avec une intensité égale à :

$$\alpha_j = - 9°6$$

Un mois plus tard, la rotation n'avait plus varié, et il n'y avait pas une trace de matière organisée.

β. *Dissolution non créosotée.* — L'interversion est aussi rapide, mais trois jours après on voit apparaître des flocons de microphytes.

E. Comme dissolvant du sucre, j'emploie une solution de diastase très active (elle liquéfiait instantanément l'empois de fécule et le saccharifiait).

La solution sucrée de diastase avait pour rotation :

$$\alpha_j = +\ 29^\circ,3$$

Pour connaître l'influence de la diastase sur le sucre de canne, la solution sucrée est chauffée, en vase clos, pendant trois jours, dans une étuve à 40 — 60 degrés c. La rotation n'a pas varié. La diastase est donc absolument sans action sur le sucre de canne.

Pendant que cet essai préliminaire se faisait, deux autres portions de la même solution, dont l'une était créosotée, ont été mises en expérience.

α. *Solution créosotée.* — Elle reste incolore et limpide pendant un mois; son pouvoir rotatoire ne varie pas, et elle reste neutre.

β. *Solution non créosotée.* — Elle perd bientôt sa limpidité, tandis que son pouvoir rotatoire ne change pas. Ensuite elle se trouble, et des globules sphériques très petits, isolés ou concatennés, d'autres de forme allongée et granuleux, apparaissent. Dans l'espace de vingt jours, la rotation du plan de polarisation avait passé de droite à gauche, à :

$$\alpha_j = -\ 9^\circ,6$$

La liqueur était devenue très acide.

Nous discuterons plus loin, pour en déduire les conséquences, cette très importante observation.

F. Les solutions de gélatine se putréfient aisément. J'ai étudié le mécanisme de cette putréfaction. Elle est une fermentation. La liquéfaction spontanée des gelées de gélatine est un phénomène du même ordre que la liquéfaction de l'empois ou l'interversion du sucre de canne.

Une solution de belle gélatine incolore a été filtrée chaude. Elle a été partagée en deux; l'une des parts a été créosotée comme à l'ordinaire. Les deux fioles ont été mises l'une à côté de l'autre à l'air libre, dans un cabinet peu éclairé dont la température a varié de 15 à 25 degrés. La solution n'a pas tardé à se prendre en une belle gelée translucide.

α. *Gelée créosotée.* — Après deux mois d'exposition à

l'air libre, la gelée est aussi consistante que le premier jour, et aussi transparente.

β. *Gelée dans l'état naturel.* — Quatre jours après le commencement de l'expérience, la surface de la gelée commence à devenir liquide ; la liquéfaction gagne de proche en proche ; six jours plus tard, il n'y a plus que quelques grumeaux de gelée, et le lendemain toute la masse était liquéfiée. La liqueur était trouble; il s'y forma un dépôt d'une production dans laquelle le microscope, armé du grossissement obj. 7 ocul. 3. Nachet, distingue difficilement des productions organisées connues. C'étaient des microzymas de diverses grosseurs. Sous l'action de cette matière organisée, la dissolution de gélatine est devenue alcaline.

Dans une autre expérience semblable, la gelée non créosotée est restée prise pendant neuf jours ; le lendemain matin, les 9/10 étaient liquéfiés, et l'on pouvait distinguer la couche inférieure de gelée translucide de la portion liquéfiée qui était trouble. Il résulte de cette expérience *que l'air ne contient pas toujours le germe qui peut se développer dans une matière donnée.* La dissémination, sans être discontinue, peut fort bien ne pas toujours transporter les mêmes productions.

G. A une solution de sucre on a ajouté un peu d'une solution de gélatine. Une partie de la solution a été créosotée à l'ordinaire. Les deux liqueurs ont été abandonnées, à l'air libre, dans deux vases à précipités semblables, pendant vingt jours. Les deux volumes, étant ramenés à 100 cent. cubes, sont examinés.

α. *Dissolution créosotée.* — Elle avait reçu deux gouttes de créosote par 100 cent. cub., mais la créosote était en partie dissipée : on filtre : la liqueur ne réduit pas le réactif cupropotassique ; elle est placée, en vase fermé, pendant vingt autres jours à l'étuve : le réactif n'est pas réduit. Quinze jours plus tard, sa rotation est restée intacte :

$$\alpha_j = + 29^\circ 3$$

β. *Dissolution non créosotée.* — On y voit une belle moisissure. Le réactif cupropotassique est énergiquement réduit. La solution, en vase clos, est placée à l'étuve pendant vingt jours. La rotation du plan de polarisation n'est plus que :

$$\alpha_j = + 19°,2$$

Elle devient successivement moindre et marche insensiblement vers la gauche.

Lorsqu'on a mis fin à l'expérience, la moisissure était formée d'un beau mycélium et de globules presque aussi gros que les globules de levûre et de même forme. Ce ne pouvaient pas être des globules de levûre, car celle-ci exige, pour se constituer, des masses énormes d'acide phosphorique, et que le milieu n'en pouvait contenir que des traces. La liqueur était devenue franchement acide (1).

H. *Expériences de contrôle.* — J'ai préparé une décoction de levûre de bière à 90 grammes par litre d'eau distillée. Dans le bouillon filtré, j'ai dissous 100 grammes de sucre de canne. La déviation de la solution (il a fallu la décolorer au charbon animal) est de

$$\alpha_j = + 14°,4$$

La température pendant la durée des expériences a varié de 15 à 20 degrés. Les appareils étaient exposés à la lumière diffuse de mon laboratoire. Les fioles contenaient sensiblement le même volume de solution filtrée et d'air.

α. *Méthode de Spallanzani.* — Fiole scellée. Vingt-deux jours après, on ne voit rien d'organisé, et la liqueur, devenue seulement un peu plus foncée, reste d'une limpidité parfaite. Une partie de la liqueur décolorée au charbon, donne :

$$\alpha_j = + 14°,4$$

β. *Méthode de Schwann.* — Comme ci-dessus. Rotation de la liqueur décolorée au charbon :

$$\alpha_j = + 14°,4$$

γ. *Méthode de Schultze.* — Le sixième jour, on voit poindre une touffe de mycélium. Le vingt-deuxième jour cette touffe est devenue une belle moisissure chargée de sporanges. La liqueur est moins colorée que les autres.

(1) Cette expérience confirme celle de Cl. Bernard, rapportée dans la première conférence, et prouve que la créosote a été aussi efficace pour tarir la fécondité des germes atmosphériques que la calcination de l'air.

La rotation a diminué et tend vers la gauche ; elle n'est plus que :

$$\alpha_j = + 0^\circ{,}96$$

δ. *Méthode de Schrœder et Dusch.* — Vingt-deux jours après, la liqueur est devenue plus foncée; rien d'organisé. La rotation de la solution décolorée au charbon :

$$\alpha_j = + 14^\circ{,}4$$

ε. *Méthode de Pasteur.* — La solution a été bouillie dans le matras dont le col a été effilé et contourné vers le bas. Vingt-deux jours après, liqueur plus foncée, limpide ; rien d'organisé. Le sucre n'est pas interverti. Rotation après décoloration :

$$\alpha_j = + 14^\circ{,}4$$

ζ. *Méthode par l'addition de créosote.* — Vingt-deux jours après, comme la précédente. Rotation de la liqueur décolorée au charbon :

$$\alpha_j = + 14^\circ{,}4$$

θ. *Témoins.* — Comme témoins, une partie de la même liqueur dans deux fioles, et, sans la faire bouillir, on a étiré les cols sans les sceller, à la manière de Spallanzani, pour laisser libre communication avec l'atmosphère.

1° L'une des fioles était petite et ne contenait que 40 cent. cubes de solution. Le troisième jour, les organismes apparaissent ; le vingt-deuxième jour, ils abondent ; la liqueur est fortement décolorée. On y trouve des globules qui ressemblent, pour la forme, à ceux de la levûre de bière, mais plus petits ; une superbe torulacée, un amas de mycélium et des spores. La rotation est devenue :

$$\alpha_j = - 3^\circ$$

2° Il y avait 200 cent. cub. d'infusion. Le troisième jour, elle se trouble ; on y voit des traînées de matière organisée. Le vingt-deuxième jour, la décoloration est considérable. Au microscope, on ne découvre pas de mycélium, mais des globules plus petits que ceux de la levûre et des granulations. On n'a pas constaté de mouvement de fermentation. La rotation est devenue :

$$\alpha_j = + 4^\circ{,}8$$

η. *Ouverture des appareils où rien d'organisé n'avait apparu.* — Dans toutes les fioles qui ont été ouvertes (α, β, δ, ε), on a pu constater, trois jours après, que la liqueur se troublait, et ensuite que des productions organisées apparaissaient; en même temps, l'interversion se manifestait par la réduction du réactif cupropotassique.

J'ai rapporté les expériences dans l'ordre où elles ont été faites et les résultats tels qu'ils ont été obtenus. Négligeons pour un instant l'insuccès de la méthode de Schultze ; j'y reviendrai plus loin pour la discuter et vous montrer qu'elle est l'une des incertitudes des expériences faites par l'un des procédés où l'on prétend retenir toujours ou détruire les germes.

L'ensemble harmonique des faits que je viens de rapporter est frappant. Mais avant d'insister, laissez-moi vous faire observer que je ne me contente pas de la transparence conservée des liqueurs, ni de l'observation microscopique pour affirmer que rien d'organisé n'est apparu. La puissance du microscope est limitée ; nous ne connaissons pas à quel ordre de grandeur minima peut descendre l'organisation : il peut fort bien se faire, d'autre part, qu'un organisme même assez grand se trouve dans une liqueur sans qu'on l'aperçoive ; il suffit pour cela que sa transparence soit la même que celle du liquide qui le contient. C'est pour cela que je contrôle l'observation microscopique par les phénomènes chimiques observables et mesurables, toutes les fois que cela est possible. Toute action chimique a une cause : la matière est inerte, elle ne se transforme pas d'elle-même.

Eh bien, vous l'avez vu, partout où l'on a pu voir apparaître une production organisée, il y a eu modification chimique consécutivement à cette apparition, mais pas avant ; et cette modification, nous avons pu la mesurer dans toutes les solutions où nous avons mis du sucre, comme dans les opérations faites avec l'eau pure ou additionnée de sels. Mais vous avez pu noter aussi que la transformation est bien plus rapide lorsque la solution sucrée contient les matières plus ou moins albuminoïdes, du bouillon de levûre, ou de la zythozymase, ou de la diastase, ou de la gélatine : c'est que nous fournissions au petit végétal, né des germes de l'air, l'un des aliments tout formé dont il a besoin.

Partout où la matière ne s'est pas transformée, rien de

vivant n'a pris naissance. La transformation témoigne donc de l'apparition de la cause transformatrice, ou de sa présence. La conservation des propriétés initiales de la matière est donc un contrôle qui démontre que rien d'organisé n'a apparu ou n'était présent. J'ajoute, pour m'en être assuré, que toutes les productions nées dans les conditions des précédentes expériences, où l'on avait mis du sucre, peuvent, étant isolées, intervertir le sucre de canne et même lui faire subir la fermentation alcoolique.

Insistons maintenant sur la méthode par la créosote, ou par l'acide phénique, ou par tout autre agent du même ordre. Le fait est évident : si la privation, par un moyen quelconque, des germes de l'air, ou leur destruction par la calcination, ou l'anéantissement de leur faculté de germer par l'ébullition, suffisent pour empêcher l'air d'être nuisible par l'apparition d'êtres vivants et l'altération de la matière ; la créosote, etc., qui n'empêche pas l'arrivée de ces germes, n'agit pas autrement, ou bien qu'en modifiant le milieu, en remplissant une condition qui le rend infécond pour ces germes, ou bien en exerçant une certaine influence sur le germe lui-même, qui l'empêche d'évoluer. Je crois pouvoir vous assurer que c'est cette seconde alternative qui est la vraie. La créosote exerce vraiment une action directe sur les germes, spores ou œufs atmosphériques. Je tâcherai, en finissant cette conférence, de vous le faire comprendre, sauf, plus tard, de vous en donner la démonstration.

Quoi qu'il en soit, que la créosote tue le germe, ou empêche son évolution, ou modifie le milieu, le terrain où il devait germer, peu importe, le résultat est le même : rien d'organisé ne se développe ; pourtant, dans ces expériences, la matière organique n'a pas été torturée, l'air n'a subi aucune modification. Les objections que Needham faisait à Spallanzani, que les spontéparistes modernes adressent à leurs contradicteurs, ne sont pas fondées dans ce cas. En effet, si une faculté génésique réside primitivement dans la matière organique, cette faculté ne peut pas être anéantie par la créosote, qui est, elle aussi, une matière organique, et qui, par sa nature spéciale de composé plus ou moins analogue aux alcools, ne réagit pas chimiquement sur les matières ambiantes, car elle n'est employée qu'à dose extrêmement faible. Sans doute la créosote pure, ou l'acide phénique, ou l'acide cressylique (c'est tout un comme fonction et comme nature), coagule les solutions concentrées d'albumine ou même les solutions étendues quand on l'emploie en grandes masses; mais en petite quantité, une ou deux gouttes ($0^{gr.},05$ à $0^{gr.},1$) par 100 cent. cubes de solution ou d'infusion, elle ne coagule aucune matière albuminoïde, absolument aucune. Vous venez de le voir, elle n'empêche pas l'infusion de levûre faite à 40°, ni la zythozymase d'intervertir le sucre de canne. De même elle n'entrave pas l'action de la diastase sur l'empois de fécule, de la synaptase sur l'amydaline, etc. Or la zythozymase, la diastase, la synaptase sont des substances de nature albuminoïde, voisines des matières organisables. Enfin, nous avons vu que la créosote, à petite dose, n'empêche pas une moisissure née d'intervertir le sucre de canne. Bref, elle n'empêche pas une fermentation de continuer quand elle a commencé, parce qu'elle n'empêche pas le ferment de continuer de vivre et de manifester sa vie par l'acte chimique corrélatif.

Dans une lettre à M. Flourens, j'ai résumé, comme suit, la méthode que je viens de développer et ses conséquences.

« La méthode d'expérimentation que j'ai adoptée dans les expériences que je poursuis depuis neuf ans, diffère en deux points de celle des auteurs qui m'ont précédé ou suivi. La voici telle qu'elle ressort du Mémoire publié en 1857 ; elle consiste :

A. A mettre la matière transformable ou fermentescible (dans mes expériences d'alors c'était le sucre de canne) en présence d'une substance mortelle pour les germes que l'air peut apporter avec lui. La substance employée était la créosote, ou le bichlorure de mercure, ou le sulfite et le bisulfite de soude.

B. A mettre la même matière avec de l'air débarrassé des poussières de l'atmosphère, lorsqu'on voulait, à la manière de Schwann et autres savants, démontrer que cet air est par lui-même infécond.

C. A ouvrir les vases contenant la dissolution sucrée dans un lieu déterminé de l'atmosphère, lorsqu'on voulait conclure que si des organismes se développent, les germes de ces organismes étaient apportés par cet air. Ceci est la méthode qui a été adoptée aussi par M. Pasteur.

D. A étudier les transformations du milieu consécutivement au développement des moisissures, lorsque l'air avait eu accès, ou à noter sa conservation lorsque rien ne s'était développé.

La méthode comporte, pour chaque exemple, trois moyens de contrôle... Dans cette méthode il y a deux choses nouvelles, à quoi les expérimentateurs n'ont pas pensé jusqu'ici : faire intervenir une substance qui permette d'opérer sans craindre l'intervention de l'air, et prendre comme terrain d'étude une matière organique assez peu complexe, pour qu'il soit facile de constater les transformations ou les modifications que le ferment microphyte ou microzoaire lui fait éprouver (1). »

Je n'ai qu'une restriction à faire à ce résumé de la méthode, c'est qu'aujourd'hui je ne mets pas sur la même ligne, comme antiseptiques, la créosote et le bichlorure de mercure. Je m'en expliquerai.

Revenons à l'insuccès que je vous ai signalé de l'expérience par la méthode de Schultze, et tâchons de l'expliquer. MM. Mantegazza, Wymann, Pouchet, Joly, d'Auvray ont vu, comme moi, apparaître des organismes dans des expériences faites avec l'air surchauffé. Comment cela peut-il se faire? J'ai examiné la question autrefois (2).

(1) Je retrouve dans cette lettre à M. Flourens ce que voici, et qu'il est utile de rapporter ici, comme preuve qu'à l'époque où je l'écrivais je pensais comme aujourd'hui.

« Il m'est impossible aussi de ne pas faire remarquer que, à l'époque où je publiais mon travail, c'était quelque chose d'assez nouveau que de regarder les moisissures elles-mêmes comme des ferments : depuis, l'idée a fait son chemin; raison de plus de faire voir comment elle est née. On ne connaissait guère alors que la levûre de bière et le ferment de la fermentation visqueuse, comme ferments organisés; encore tout le monde ne les regardait pas comme tels, Berzélius, M. de Liebig, Ch. Gerhardt entre autres. J'ai déjà dit ailleurs qu'en cela je suivais depuis longtemps la manière si large de voir de M. Dumas. »

La lettre à M. Flourens amena une réclamation de M. Pasteur, qu'on trouvera aux pièces justificatives avec la réponse que j'y fis.

(2) *Annales de la Société Linnéenne de Maine-et-Loire*. 6e année, p. 170.

Je disais : « Est-il impossible que des germes échappent avec l'air qui traverse les tubes incandescents ou une colonne d'acide sulfurique? Je ne le crois pas. » Et je faisais remarquer qu'une bulle de gaz qui traverse un liquide n'est pas en contact par tous ses points avec ce liquide; la petite bulle qui traverse peut protéger dans son centre une particule solide qu'elle entraîne et j'en cite des exemples visibles. C'est là l'explication des insuccès par la méthode de Schultze. Quant à l'air qui traverse des tubes incandescents, je faisais remarquer que les liquides à l'état sphéroïdal sont à une température toujours inférieure à leur point d'ébullition; que l'on peut impunément plonger la main dans certains métaux en fusion, si cette fusion a lieu à une température très élevée, ce qui tient au même principe. De ce que des spores ou des germes sont très petits, doit-on raisonner d'eux autrement que de nous? J'admets donc que si la rentrée de l'air est un peu rapide, un germe qui serait dans l'axe du tube incandescent émettrait assez d'eau pour le protéger et qu'il arriverait dans l'infusion sans avoir atteint la température de cent degrés.

L'emploi de la créosote ne nous a fourni aucun insuccès; comme méthode il est donc d'une application plus générale. Mais comment agit la créosote? Voici la théorie que je formulais dès que j'eus appliqué cet agent dans les études de génération spontanée.

Nous avons constaté que la créosote empêche la naissance des moisissures et de toute production organisée dans les infusions les plus altérables qui en laissent le plus facilement apparaître d'après les spontéparistes.

Ce n'est pas en s'opposant à la manifestation de la vie qui serait en puissance dans la matière organique ambiante, mais bien en rendant le milieu infécond pour les germes qui y préexistaient, que l'air y avait apportés ou qui adhéraient aux parois des vases. Dans un rapport fait à l'Académie des sciences, sur un travail de M. G. Ville relatif à « l'absorption de l'azote de l'air par les plantes, » M. Chevreul a montré que, dans une atmosphère limitée, les vapeurs répandues par quelques gouttes d'essence de térébenthine empêchent la germination des graines et tuent celles qui viennent de germer. L'illustre savant rappelle, en même temps, que Huber de Genève (1) avait déjà observé le même fait. La créosote, dans mes expériences, remplit le même rôle par rapport aux spores des mucédinées et aux œufs des infusoires. Par un exemple familier, je ferai encore mieux comprendre comment je conçois le rôle de la créosote. Il y a des plantes marines ou de terrains salés, comme je vous le disais tout à l'heure, et des plantes de terrains non salés. Relativement aux germes, les conditions des infusions additionnées de créosote, sont semblables à celles que présenteraient les plages maritimes ou les terrains salés pour les semences de l'intérieur des continents et réciproquement : s'est-on jamais avisé de dire que les terrains salés sont antiseptiques pour les semences des plantes de terre non salée et réciproquement?

Nous verrons que si la créosote ou d'autres antiseptiques constituent avec les infusions des milieux inféconds pour les germes, la créosote, l'acide phénique, exercent en outre une action particulière sur les germes, sur les cellules. — Quoi qu'il en soit, ce n'est pas en agissant sur des facultés génésiques imaginaires qu'elle empêche les organismes d'apparaître, puisque, quand, en vertu de sa tension de vapeur, elle disparait d'une solution ou d'une infusion, les organismes ne s'en produisent pas moins.

Et toutes les expériences que nous venons de rappeler ou de faire, vont droit contre une hypothèse fondamentale des spontéparistes. M. Pouchet a admis « que l'apparition des premiers organismes est toujours précédée par des phénomènes de fermentation ou de putréfaction; que la formation des animalcules... vient à la suite d'un dégagement de gaz divers dus à la décomposition des substances que l'on a employées..., etc. » Vous entendez bien, on admet une décomposition spontanée de la matière organique, et on ne voit pas que cette décomposition elle-même serait sans cause! C'est le contraire qui a lieu dans mes expériences :

(1) Mémoire sur l'influence de l'air et de diverses substances gazeuses dans la germination de différentes graines, par F. Huber et J. Senebier. Paschoud, à Genève, 1801.

le mouvement de fermentation a toujours succédé à l'apparition des organismes. C'est ainsi que, dans l'expérience Aβ., la liqueur avait louchi déjà et le sucre n'était en aucune façon altéré; il en a été de même dans les expériences Eβ., Fβ. et Gβ. En un mot, jamais, lorsque les autres éléments de l'infusion sont par eux-mêmes sans action sur le sucre de canne, on ne voit le sucre interverti apparaître avant les moisissures.

Et en finissant, laissez-moi faire une remarque qui s'applique à toutes les expériences de cette conférence, comme à celles de M. Pasteur : c'est qu'elles ont été faites, en ce qui concerne la génération spontanée, sur des solutions ou des infusions soigneusement filtrées. Je ne vous ai parlé ni de l'urine, ni du sang, ni du lait, ni de la viande; c'est que la méthode par la créosote ou l'acide phénique (1), employés à dose non coagulante, n'a pas empêché l'urine de s'altérer, le lait de se cailler, la viande de se putréfier ou du moins de subir une certaine altération. C'est que, dans ces différents cas, il y a d'autres causes à invoquer, d'autres phénomènes à interpréter. Nous nous en occuperons dès la prochaine conférence, après avoir recherché quelle est la vraie nature de ce que l'on appelle les germes de l'air, et parmi ces germes de quelque chose que personne encore n'avait considéré.

(1) A propos d'acide phénique, je retrouve dans le *Moniteur scientifique* du docteur Quesneville pour 1864, 1er semestre, p. 10, la remarque suivante faite à l'occasion de ma lettre à M. Flourens :

« Ajoutons que les expériences si importantes de M. Béchamp et les conclusions qu'il en tire ont déjà été faites par le docteur Lemaire, qui a démontré que lorsqu'on met quelques gouttes d'acide phénique dans des liqueurs fermentescibles, ces liqueurs ne deviennent pas fécondes. »

Je n'ai jamais élevé de réclamation de priorité à l'encontre de M. Lemaire. La meilleure preuve qu'une théorie est bonne, c'est qu'on la prend et l'applique sans citer son auteur. Personne ne s'était mépris sur la source où M. Lemaire avait puisé, et je n'ai pas voulu ennuyer l'Académie par une réclamation. Mais aujourd'hui qu'il y a d'autres plagiaires, il faut bien faire remarquer que le premier travail de M. Lemaire ne remonte pas avant 1860, plus de deux ans après mon Mémoire de 1857.

TROISIÈME CONFÉRENCE

Sommaire. — Les germes atmosphériques. — Les microzymas. — Les granulations moléculaires des fermentations. — M. Pouchet et les germes de l'air. — M. Pasteur et les mêmes germes. — Les granulations moléculaires de l'atmosphère. — Notion exacte de ce qu'il faut entendre par la panspermie atmosphérique. — La matière vivante selon les naturalistes. — Les granulations moléculaires atmosphériques, géologiques et des tissus vivants : les microzymas. — Transformation des microzymas végétaux en bactéries. — Rappel des expériences de Schwann, de Schrœder et Dusch sur la viande, le lait. — Evolution des microzymas animaux en bactéries. — Vérifications diverses. — Conclusion.

Messieurs,

A la fin de la dernière conférence, je vous ai fait remarquer que M. Pasteur, après Cl. Bernard et après moi, se servait d'infusions ou de solutions exactement filtrées, c'est-à-dire ne contenant plus rien d'organisé, pour faire ses expériences. Les spontéparistes modernes, à l'exemple de Needham, se servaient, au contraire, indifféremment d'infusions filtrées et non filtrées, laissant dans leurs appareils la substance qui avait servi à les préparer. Rappelez-vous, enfin, que ni Schwann, ni Schrœder et Dusch n'ont pu conserver, sans altération, le lait ou la viande, à moins de les soumettre pendant longtemps à la température de l'eau bouillante. M. Pasteur n'a pas été plus heureux pour le lait, lorsqu'il ne le soumettait pas à une température supérieure à 100 degrés ; et ce savant est resté convaincu que pour les infusions, filtrées ou non, le lait ou la viande, l'altération constatée, et l'apparition des infusoires cause de l'altération, devaient être attribuées aux germes qui y avaient pénétré du dehors. Nous allons d'abord nous occuper de déterminer la nature de ces germes.

Vous vous souvenez qu'au siècle dernier, Bonnet et Spallanzani ont supposé que la naissance des animalcules et autres productions des infusions avaient une commune origine : les germes vivants, universellement répandus, dans l'air, dans les eaux, dans la terre. C'était une vérité relative, mais toute d'intuition, non d'expérience; car on n'avait pas démontré l'existence de ces germes, du moins dans sa généralité, et nous avons vu que Bonnet avouait volontiers qu'ils étaient un produit de son imagination que la raison obligeait d'admettre. Mais Needham, sans plus de preuves directes, niait l'existence de ces prétendus germes. Les spontéparistes modernes ont été plus exigeants, et Pouchet, comme nous le verrons tout à l'heure, a tenté, par un très grand nombre d'observations microscopiques, de se convaincre de la non existence de ces germes. MM. Pasteur, Lemaire et moi-même ont expérimentalement établi la réalité de leur présence en différents lieux. Eh bien, Pouchet et ses collaborateurs, à l'aide d'arguments que je ferai connaître, nièrent que ces germes fussent pour quelque chose dans le succès de leurs expériences. Quant à M. Pasteur, il admet, comme démontré, que toute apparition d'organismes dans les infusions ou dans la matière morte, n'a d'autre cause que ces mêmes germes; et cette panspermie, il l'admet, dans les mêmes termes, comme productrice de toutes les maladies infectieuses ou épidémiques! Il y a là des erreurs, fruits d'un système préconçu, que je persiste à combattre, parce qu'elles font perdre de vue ce qui est essentiel, méconnaissant les vraies notions de la physiologie supérieure concernant les origines de la vie et de l'organisation.

Je vous ai dit comment j'étais arrivé à distinguer sous le nom de *petits corps* quelque chose que j'ai d'abord confondu, sous la même dénomination, avec les vraies moisissures, et qui, comme celles-ci, intervertissent le sucre de canne. Ces petits corps je les ai retrouvés dans une foule de circonstances : dans certaines roches calcaires, dans quelques eaux minérales et dans divers autres milieux; nous verrons qu'ils existent dans l'air. C'est à propos d'un travail sur la craie que je les ai nommés d'un nom qui rappelle les ferments organisés et vivants, et les désigne comme formant une nouvelle classe d'êtres : les *microzymas*. Or, tous les ferments étant d'ordre microscopique, l'étymologie du nouveau nom est claire : ce sont les plus petits des ferments.

C'est surtout à leur étude que nous consacrons ces conférences.

Après avoir constaté leur présence dans mes solutions de sucre de canne dès avant 1857, j'ai mis sept ans à me convaincre de leur existence indépendante, de leurs fonctions et de leur nature organisée. Je les ai ensuite découverts dans l'air, où personne, non seulement ne les avait cherchés, mais ne pouvait les découvrir, aveuglé que l'on était par de fausses notions sur l'organisation. Pourtant on les connaissait, on les décrivait même sous le nom de *granulations moléculaires, de matière amorphe ;* mais on les considérait comme sans importance et sans signification dans l'ordre de l'organisation et des fonctions dans l'organisme. Ils n'étaient rien, et j'ose vous assurer qu'ils sont *le tout* de l'organisation! Aujourd'hui même, bien que la réalité de leur existence s'impose, on cherche à la nier, tout en faisant effort pour s'en emparer sous d'autres noms.

A l'époque où je faisais mes expériences sur l'eau sucrée, M. Berthelot publiait un Mémoire *sur la fermentation alcoolique* (1), qui prouve que l'on était loin d'attribuer à *l'organisation*, à *la structure*, une part dans les actions chimiques. M. Berthelot s'exprimait comme ceci :

« L'influence des matières azotées (albuminoïdes) dans la fermentation tient à leur composition et non à leur forme, car on opère les mêmes changements sur la mannite et sur les sucres avec les substances les plus diverses, et notamment avec la gélatine, composé artificiel dénué de toute structure organique proprement dite.

» Le développement d'êtres vivants particuliers, auxquels on avait attribué un rôle dans la fermentation alcoolique des sucres, n'est nullement nécessaire au succès de mes expériences. On peut l'éviter en opérant à l'abri du contact de l'air ; la fermentation n'en est ni entravée ni même ralentie. »

Et M. Berthelot, pour donner à ses expériences la sanction de l'histologie, ajoute : « Enfin, M. Ch. Robin m'a prêté le concours de sa connaissance approfondie de la structure des tissus employés comme ferments. » En outre, M. Mon-

(1) *Annales de chimie et de physique* (3)], t. L, p. 322 (1857).

tagne et M. Dujardin déterminaient l'un les cryptogames, l'autre les infusoires qui pouvaient apparaître dans les expériences de l'illustre chimiste.

Trois ans après, M. Berthelot n'avait pas changé d'avis. « On peut, dit-il, rendre les résultats plus évidents en employant une matière azotée artificielle et privée de toute structure organisée, telle que la gélatine, et en opérant uniquement avec des liquides limpides et des substances solubles. En effet, il suffit de maintenir à une température voisine de 40 degrés une dissolution limpide renfermant une partie de gélatine, dix parties de glucose, cinq parties de bicarbonate de potasse ou de soude et cent parties d'eau. La dissolution doit être préalablement saturée d'acide carbonique, filtrée tiède et placée dans un vase complètement rempli et muni d'un tube de dégagement; ce dernier s'engage dans une couche de mercure. Au bout de quelques semaines, ou même d'un temps moins long, le mélange entre en fermentation. Des gaz se dégagent, et on obtient une proportion considérable d'alcool. En même temps se forme *un léger dépôt insoluble* : ce dépôt n'est point constitué par de la levûre de bière, mais par *une infinité de granulations moléculaires, amorphes,* beaucoup plus ténues que les globules de levûre et présentant un aspect tout différent. »

Voilà les *granulations moléculaires* notées, dans un phénomène de fermentation, par un observateur éminent. Va-t-il leur attribuer quelque rôle? Non, car M. Berthelot avait consulté M. Ch. Robin, qui tenait les granulations moléculaires comme étant de la matière amorphe, sans structure! Et M. Berthelot conclut comme ceci, pour expliquer la formation de l'alcool et le dégagement gazeux :

« La présence du carbonate de chaux ou d'un bicarbonate alcalin facilite beaucoup le succès des expériences exécutées à l'abri du contact de l'air, dit-il. Elle régularise la marche des phénomènes, et elle augmente la proportion de l'alcool formé. Ces carbonates paraissent agir en maintenant la liqueur neutre par suite de la saturation des acides produits en même temps que l'alcool, et en dirigeant dans un sens déterminé la décomposition du corps azoté qui provoque la fermentation (1). »

M. Berthelot a fait aussi des expériences de fermentation avec des tissus animaux divers ; nous y reviendrons tout à l'heure.

Ainsi les granulations moléculaires, en 1860, ne sont pas considérées comme des ferments, ni par M. Robin, ni par M. Berthelot. Dans l'expérience où elles jouent le rôle principal, ce rôle est attribué à la décomposition de la gélatine, qui est dirigée dans un sens déterminé par un carbonate alcalin. Les choses en étaient là lorsque M. Pouchet d'abord, M. Pasteur ensuite, ont recherché les germes dans l'air : l'un et l'autre ont passé à côté des granulations moléculaires sans les apercevoir ou sans leur accorder d'importance.

Voyons comment l'un et l'autre recherchaient les germes, et, les ayant trouvés, quelles conclusions ils tiraient de leur trouvaille. Et pour rendre à chacun ce qui lui revient, n'oublions pas que la voie a été indiquée à M. Pasteur par M. Pouchet.

Vous vous rappelez, que, le 20 décembre 1858, M. Pouchet adressa à l'Académie des sciences son premier travail sur la génération spontanée (2). Après la note dont M. Milne Edwards fit suivre cette communication, M. Pouchet, qui ne se tint pas pour battu, ayant fait une réponse très longue que l'Académie admit, se prit à rechercher dans l'air atmosphérique les germes, les œufs, les spores des productions dont il constatait la naissance dans ses infusions.

Tout le monde sait que l'atmosphère qui nous environne charrie des poussières d'autant plus abondantes qu'elle est plus violemment agitée, soulevée par le vent. Ces poussières

(1) Berthelot : *Chimie organique fondée sur la synthèse*, t. II, p 625 (1860). Voir aussi *Mémoire de la Société de Biologie*, année 1858, p. 121.

(2) *Note sur des proto-organismes végétaux et animaux, nés spontanément dans de l'air artificiel et dans le gaz oxygène*, par M. F. Pouchet. — *Expériences sur les générations spontanées ;* seconde partie : *Développement de certains proto-organismes dans de l'air artificiel.* Note de MM. Pouchet et Houzeau. *Comptes-rendus*, t. XLVII, p. 979, 20 décembre 1858.

sont composées de toutes sortes de détritus, minéraux enlevés à l'écorce minérale du globe; organiques ayant pour origine les mille altérations que subissent nos vêtements, nos aliments, et l'innombrable flore qui recouvre le sol, la faune qui s'y meut ou vole dans l'air, etc. Les botanistes n'ont-ils pas observé que les fleurs femelles des plantes monoïques ou dioïques ne sont fécondées que grâce au pollen transporté par l'air, souvent à de grandes distances? Rien de plus simple que d'y trouver les spores si ténus, si légers des cryptogames microscopiques, puisqu'on y a trouvé des matières denses comme des débris de roches, et même des parcelles de fer.

Pendant le repos de l'atmosphère ou tandis qu'elle est moins soulevée, ces débris, détritus, etc., se déposent et forment la poussière qui recouvre les divers objets de nos habitations, et qui y pénètrent par les ouvertures de nos appartements.

Or, M. Pouchet s'est dit : « La poussière n'étant formée que par le dépôt des corpuscules que charrie l'atmosphère, il est évident que son étude attentive n'est que l'analyse microscopique de l'air. »

Et il assure n'avoir reconnu, parmi tous les corpuscules de poussière qui appartiennent au règne végétal, qu'un petit nombre de spores de cryptogames. Quant à des œufs d'animalcules, il n'en a jamais rencontrés (1).

(1) Pouchet : *Etude des corpuscules en suspension dans l'atmosphère.* Comptes-rendus, t. XLVIII, p. 546 (1859). M. Pouchet donne l'énumération suivante des corpuscules reconnus par lui dans la poussière déposée : « Fragments de tissu de diverses plantes; fibres ligneuses en petit nombre; des fragments de cellules et des vaisseaux; des poils d'ortie et de végétaux d'espèces variées; fragments d'aigrettes de synanthérées; filaments de coton blancs ou teints de diverses couleurs; fragments d'anthères, grains de pollen de malvacée, d'épilobium et de pin; des spores de cryptogames, en petit nombre. Enfin, presque partout, une très notable quantité de *fécule de blé* et rarement de la fécule d'orge, de seigle et de pomme de terre. »

M. Pouchet a examiné les poussières recueillies dans les localités suivantes : « Laboratoire d'histoire naturelle de Rouen. — Tour de Georges d'Amboise à Rouen. — Intérieur de l'abbaye de Fécamp. — Ruines de Thèbes. — Tombeau de Ramsès II. — Chambre sépulcrale de la grande pyramide. — Temple de Vénus Athor, à Philoe. — Temple de Sérapis à Pouzzoles. — Tête de chien momifiée de Béni-

L'année suivante, « à l'aide d'un instrument très simple » nommé aéroscope, M. Pouchet assure être parvenu à pouvoir concentrer, sur une très petite surface, tous les corpuscules solides et normalement invisibles qui flottent dans l'air « de façon à permettre d'en apprécier strictement la nature et d'en faire le dénombrement. Lorsque nous le voulons, dit M. Pouchet, nous concentrons sur un verre et dans un espace de deux millimètres carrés *tous ceux qui se trouvent disséminés dans un mètre cube d'atmosphère ou même beaucoup plus.* » Je ne me porte pas garant de l'excellence du procédé; mais à l'aide de ce moyen nouveau, il a été constaté, d'après l'auteur, que les spores des plantes et les œufs d'infusoires *étaient infiniment rares*, même dans les lieux — le laboratoire de M. Pouchet, par exemple — où pullulent presque toute l'année des microzoaires et des mucédinées. « Dans 1,000 décimètres cubes d'air, dont les corpuscules invisibles ont été concentrés, M. Pouchet n'a pas, dans une observation exécutée à l'aide de son instrument, rencontré un seul œuf d'infusoire, ni une seule spore. »

Et l'auteur résume ainsi cette partie de ses études : « Tandis que mon *aéroscope* démontre victorieusement que cette abondance de germes, dont on parle toujours, mais qu'on n'expose jamais, n'existe nullement dans l'air; par une série d'expériences comparatives, en ensemençant des corpuscules atmosphériques, dans des circonstances favorables au développement des proto-organismes, jamais je n'ai vu que le sol ensemencé fût plus fécond que celui qui ne l'était pas (1). »

Hassan. — Cabinet d'un antiquaire juif au Caire. » Les corpuscules de matière amylacée sont les plus répandus : l'auteur les a retrouvés jusque dans les palais et les hypogées de la Thébaïde, «où ils dataient peut-être de l'époque des Pharaons! »

(1) *Moyen de rassembler dans un espace infiniment petit tous les corpuscules normalement invisibles dans un volume d'air déterminé.* Comptes-rendus, t. L, p. 748 (1860). C'est là que l'on trouvera la description de *l'aéroscope* de Pouchet. C'est un instrument à l'aide duquel il prétendait « concentrer sur une surface infiniment petite *l'ensemble des corpuscules* qui nageaient invisibles dans un espace d'atmosphère proportionnellement immense et parfaitement déterminé à l'aide de la capacité de l'aspirateur. »

M. Pouchet ne s'est pas borné à examiner l'air des lieux dont je viens de parler. Il a soumis à l'aéroscope l'atmosphère des villes et des marais, celle de la mer et des montagnes. Or, en pleine mer, loin des rivages, et dans les montagnes au-dessus de la zone des habitations et des végétaux, les corpuscules atmosphériques deviennent infiniment rares et infiniment ténus, même dans un volume d'air considérable pour de telles expériences, dans 10 centimètres cubes. Dans un tel volume, on n'a rien rencontré que l'on puisse considérer comme de la fécule, des œufs d'infusoires ou des spores de mucédinées. Cependant, dit M. Pouchet, « avec un seul décimètre cube de ce même air, pris soit en pleine mer entre la Sardaigne et la Sicile, soit au milieu de la mer Ionienne, soit enfin au haut de l'Etna, j'ai toujours obtenu d'immenses légions d'infusoires ciliés (1). »

En examinant l'eau qui résulte de la fonte de la neige, M. Pouchet a fait des observations qui confirment les précédentes et qui le conduisent aux mêmes conclusions (2).

Enfin, le même savant a poussé ses recherches jusqu'à l'examen des corpuscules que l'air peut introduire dans les organes respiratoires des animaux. Selon les lieux qu'habitent les oiseaux, par exemple, on peut y découvrir des granules amylacés ou d'autres débris, mais dans toutes ses observations, comptées par centaines, il n'a jamais rencontré ni une seule spore, ni un seul œuf de microzoaire, ni aucun animalcule enkysté (3).

M. Pouchet venait de publier ses premières recherches sur les corpuscules des poussières atmosphériques (4),

(1) *Analyse mécanique de l'air atmosphérique en différents lieux, pour servir à l'histoire des générations spontanées;* extrait d'une note envoyée de Messine, par M. Pouchet. Comptes-rendus, t. LI, p. 532.

(2) *Corps organisés recueillis dans l'air par la neige.* Comptes-rendus, t. L, p. 532.

(3) *Recherches sur les corps introduits par l'air dans les organes respiratoires des animaux.* Comptes-rendus, t. L, p. 1121.

(4) Dans les diverses communications qui furent faites à l'Académie, à la suite de celle de M. Milne Edwards, celle de M. de Quatrefages insiste déjà sur la nature probable des matières organisées de l'atmosphère. Comptes-rendus, t. XLVIII, p. 31. On trouve, en outre, dans le *Dictionnaire de médecine et de chirurgie*, de MM. Littré et Robin, l'état de nos connaissances à cet égard. Voir l'article *Poussière* (1858).

lorsque M. Pasteur entreprit à son tour cette étude. Son aéroscope diffère notablement de celui de M. Pouchet, et rappelle l'expérience de MM. Schrœder et Dusch.

M. Pasteur fait passer, au moyen d'un aspirateur à eau continu, l'air extérieur dans un tube où se trouve une petite bourre de coton poudre, de la modification qui est soluble dans l'alcool éthéré. Le coton arrête une partie des corpuscules solides que l'air renferme. Lorsque l'on a fait passer un volume d'air assez considérable, la bourre de coton poudre est traitée par l'alcool éthéré : tout se dissout sauf les corpuscules, et par plusieurs lavages on les obtient dans l'état qui permet de les examiner au microscope. On reconnaît de cette manière, dit M. Pasteur « qu'il y a constamment dans l'air commun, en quantités variables, des corpuscules dont *la forme* et *la structure* annoncent qu'ils sont organisés. Ce sont des corpuscules analogues à ceux que divers micrographes ont signalés dans la poussière déposée à la surface des objets extérieurs. » Et l'auteur ajoute qu'il a vérifié l'observation de M. Pouchet relative aux granules de la matière amylacée. Or, en semant, avec des précautions particulières, les productions, ainsi recueillies, dans du bouillon de levûre sucré qui, bouilli, n'avait rien laissé apparaître jusque-là, M. Pasteur a vu se développer des moisissures, etc. (1)

Mais il est nécessaire que nous insistions davantage sur cette partie des recherches de M. Pasteur, car il est revenu plus amplement sur l'examen des corpuscules organisés de l'atmosphère dans un travail d'ensemble (2). Je vous conseille de lire dans les *Annales de chimie et de physique* le Chapitre II du Mémoire de M. Pasteur; il est très instructif. L'auteur y a fait dessiner diverses figures, que vous voyez sur le Tableau, qui représentent les corpuscules organisés, associés à des particules amorphes, « tels qu'ils s'offrent au microscope pour un *grossissement*

(1) *Expériences relatives aux générations spontanées.* Comptes-rendus, t. L, p. 303 (1860).

(2) Mémoire sur les corpuscules organisés qui existent dans l'atmosphère, Examen de la doctrine des générations spontanées. *Annales de chimie et de physique.* (3) t. LXIV, p. 5 (1862).

de 350 diamètres; le liquide délayant était l'acide sulfurique ordinaire. »

L'examen du résidu insoluble, dans l'alcool éthéré, de la bourre de coton poudre, était fait à la suite de différents réactifs : eau d'iode, potasse, acide sulfurique, matières colorantes.

En résumé, M. Pasteur reconnaît qu'il y a constamment dans l'air commun un nombre variable de corpuscules, dont la forme et la structure *annoncent* qu'ils sont organisés, mais sans autrement spécifier en quoi consiste cette organisation. Quant à leurs dimensions, elles s'élèvent depuis les plus petits diamètres jusqu'à $\frac{1}{100}$ à $\frac{1,5}{100}$ et davantage de millimètre. Mais comme l'expression « *les plus petits diamètres* » pourrait prêter à confusion, souvenons-nous que M. Pasteur observait sous un grossissement de 350 diamètres. Après cela, voici les descriptions qu'il en donne : « Les uns sont parfaitement sphériques, les autres ovoïdes. Leurs contours sont plus ou moins nettement accusés. Beaucoup sont tout à fait translucides; mais il y en a aussi d'opaques avec granulations à l'intérieur. Ceux qui sont translucides, à contours nets, ressemblent tellement aux spores des moisissures les plus communes, que le plus habile micrographe ne pourrait y voir de différence. C'est tout ce que l'on peut en dire, comme on peut affirmer seulement que, parmi les autres, il y en a qui ressemblent à des infusoires en boule, enkystés, et généralement aux globules, que l'on regarde comme étant les œufs de ces petits êtres. Mais quant à affirmer que ceci est une spore, bien plus la spore de telle espèce déterminée, et que cela est un œuf et l'œuf de tel microzoaire, je crois que cela n'est pas possible. Je me borne, en ce qui nous concerne, à déclarer que ces corpuscules sont évidemment organisés, ressemblant de tout point *aux germes* des organismes les plus inférieurs, et si divers de volume et de structure, qu'ils appartiennent sans conteste à des espèces fort nombreuses. »

Quant au nombre de ces corpuscules organisés, M. Pasteur s'exprime comme ceci : « On arrive à reconnaître qu'une petite bourre de coton exposée pendant vingt-quatre heures au courant d'air de la rue d'Ulm, pris à quelques mètres du sol, pendant l'été, après une succession de beaux jours, rassemble plusieurs milliers de corpuscules organisés pour une aspiration d'un litre d'air environ par minute. » Et c'est là le résultat le plus favorable ; on peut en trouver moins, si l'on opère après la pluie, etc. En somme, M. Pasteur estime que les 1,500 litres d'air qui ont passé sur la bourre de coton y ont laissé plusieurs milliers de corpuscules organisés : mettons dix mille, c'est beaucoup accorder. Cependant, il est juste de dire que M. Pasteur a reconnu que tous les corpuscules ne sont pas arrêtés par une première bourre, mais il a trouvé qu'une bourre placée après la première ne retient que fort peu de chose.

Mais il est une conséquence des recherches de M. Pasteur que je dois vous signaler : c'est que la dissémination des germes n'est pas continue; il existe toujours tel lieu de l'atmosphère où l'on peut ouvrir des appareils contenant des infusions, sans que rien d'organisé y apparaisse. Les spontéparistes répondent, au contraire, que leurs infusions deviennent toujours fécondes, dans quelque lieu que ce soit de notre atmosphère. Ne l'oubliez pas, nous nous appuyerons sur ces assertions d'hommes instruits et distingués qui ne pouvaient pas être dupes d'illusions au point de ne pas s'apercevoir qu'ils erraient contre le bon sens. Je tiens que certaines de leurs expériences sont irréprochables : il faut seulement se souvenir de l'état d'esprit des savants au moment où ils faisaient leurs expériences. M. Pasteur, au fond, partageait l'erreur commune : voilà pourquoi, bien qu'il croie le contraire, il n'a rien prouvé contre certaines expériences réellement exactes de MM. Pouchet, Joly et Musset. Et ces Messieurs, très sérieusement, pouvaient ne se croire pas vaincus et admettre non moins sérieusement la génération spontanée, dans la limite de quelques-unes de leurs expériences.

Du reste, il ne faut pas croire que tous les savants aient souscrit aux conclusions de M. Pasteur, concernant les germes atmosphériques des infusoires (1).

(1) Voir : *Traité du microscope*, par M. Ch. Robin, p. 821 (1871), et: *Examen critique du Mémoire de M. Pasteur, relatif aux générations spon-*

Revenons aux germes atmosphériques de M. Pasteur. Nous avons vu que ce savant s'est servi d'un grossissement de 350 diamètres pour l'examen microscopique des poussières recueillies. D'une figure des planches de son Mémoire (deux lignes parallèles à $\frac{1}{100}$ de millimètre de distance, entre lesquelles sont dessinées des sphères dont le diamètre va en diminuant), il résulte que les plus grosses formes mesuraient un centième de millimètre. Or les plus petits corpuscules dessinés par M. Pasteur représentent en diamètre le 5e environ de ce centimètre; c'est-à-dire 0^{mm}, 02, deux millièmes de millimètre environ. Eh bien, il y a dans l'air quelque chose d'organisé qui est bien plus petit. Ce sont les microzymas atmosphériques, quelque chose que M. Pasteur et tous les observateurs ont négligé, non pas de dessiner, mais de décrire, mais d'étudier. Pour les découvrir et les observer, je me sers de l'appareil qui est devant vous.

L'allonge A contient de l'eau sucrée à 20 pour cent de sucre candi et fortement créosotée (4 à 5 gouttes pour 100 cent. cub.) L'air arrive dans l'eau sucrée par le tube C, le flacon B et le tube E, lorsque le tube D a été mis en communication avec un aspirateur. Le tube E est recourbé en haut pour que les petites mouches et autres objets denses et gros ne puissent pas arriver en A. La solution sucrée est fortement créosotée, afin que les microzymas et les spores, d'après la théorie que vous connaissez, ne germent et n'évoluent pas. En puisant l'air dans un jardin, à une petite distance du sol (2 m. environ), j'y ai vu sans doute des spores, ou ce que l'on pouvait prendre pour telles, mais une foule de microzymas ou de granulations moléculaires. Par la disposition même de l'appareil, les matières minérales, si elles étaient réellement aussi abondantes qu'on le dit, elles tomberaient au fond de la partie inférieure étroite de l'allonge qui est fermée.

Il faut le répéter, ce qu'il y a de plus abondant, ce ne sont pas les spores ou les œufs de microzoaires qui sont encore à trouver, mais les microzymas; et ce n'est

tanées, par le docteur N. Joly (de Toulouse), in *Moniteur scientifique*, Quesneville (livraison du 1er juillet 1863).

pas par milliers qu'on les compte dans 1,500 litres d'air, mais par centaine de mille et davantage dans certains cas (1). Que les microzymas soient organisés, cela n'est pas douteux, puisque d'après ce que nous avons vu ils sont capables, bien qu'insolubles, d'agir comme ferments, soit pour intervertir le sucre de canne, soit pour produire d'autres transformations. Il y a d'autres preuves de leur vitalité; admettons-les, et poursuivons.

La notion de la dissémination a donc quelque chose de réel, non sans doute dans le sens étendu et universel que suppose l'hypothèse de Bonnet, mais dans le sens restreint de la genèse de certaines productions organisées d'ordre tout à fait inférieur, que nous définirons très exactement plus tard. Dans la dissémination entendue comme cela résulte des observations de Pouchet, nous avons l'idée nette de la notion du germe quand il s'agit des spores des mucédinées, ou bien encore quand il s'agit des œufs des infusoires supérieurs, et nous pouvons reconnaître, ainsi que Spallanzani l'avait déjà fait, que les spores atmosphériques ont pour origine la fructification des mucédinées et autres végétations du même ordre, laquelle dissémine les spores, comme d'autres végétaux disséminent leurs graines et le pollen de leurs anthères, et rien n'empêche que les œufs

(1) Dans les expériences sur la génération spontanée il faut aussi se préoccuper des productions organisées qui se trouvent à la surface des objets que l'on emploie pour faire les infusions. C'est ainsi qu'il m'a été donné de prouver que les ferments de la fermentation vineuse existent tout développés sur le raisin et non dans l'air. Les ferments qui naissent dans le moût filtré par l'exposition à l'air, sont bien différents de ceux qui existent sur le raisin et qui se multiplient ensuite dans le moût tel qu'il sort du pressoir ou dans la vendange. Ce qui est vrai des ferments du vin l'est certainement aussi dans certaines expériences des sponléparistes.

Dans la poussière de l'air peuvent se trouver en outre des débris de matières animales et végétales diverses; et, comme nous le verrons, ces débris eux-mêmes recèlent des microzymas. Souvent en effet, au milieu de microzymas libres, très nets, on voit des amas granuleux comme serait un débris de levûre de bière vieille, ou une cellule épithéliale, une cellule de tissu du foie, etc. Bien des fois, il m'est arrivé de ne trouver dans un champ que 1, 2, 3, 4 spores pour des quantités évaluées à plusieurs mille de granulations libres, de l'ordre de grandeur des plus petits microzymas ($0^{mm},0005$), ou englobées dans des débris de membranes granuleuses. — Toutes choses dont on ne pouvait pas comprendre la signification.

de certains infusoires supérieurs ne se répandent de la même façon. Mais les microzymas sont-ils des germes, des spores ou des œufs d'infusoires? ou bien sont-ils des organismes d'un ordre tout particulier? Je le répète, ces conférences sont destinées à décider ces questions.

Je vous ai déjà signalé les insuccès de certaines expériences de Schwann, de Schrœder et Dusch, et de M. Pasteur, quand, pour répondre aux spontéparistes ou pour expliquer certaines altérations des matières organiques, ils employaient ces substances en nature. Ce sont ces faits négatifs qui permettent toujours de tenir pour vaines les réponses que M. Pasteur adressait à ses contradicteurs et qui autorisent ceux-ci de croire à la génération spontanée. Pour comprendre ces contradictions si graves, il est maintenant indispensable de vous faire connaître les opinions des savants spéciaux concernant la nature de la matière vivante, l'essence de l'organisation pendant la vie des êtres, et l'état de cette organisation après la mort. Bref, il s'agit de savoir s'il y a une matière organique (1) par essence, une matière purement chimique que l'on puisse considérer comme ayant la vie en soi! Souvenez-vous que, pour un chimiste, la matière organique n'est autre chose qu'une combinaison du carbone, un composé chimique comme un autre, un acide, une base, un sel, un corps indifférent ou singulier. Oui, peut-on dire qu'une matière organique ainsi définie, quelque complexe que soit sa molécule, ou quelque nombreuses que soient les espèces que l'on suppose mêlées, puisse être réputée vivante? Ou bien l'idée de vie suppose-t-elle l'*organisation* avec *structure;* si bien que l'expression de *matière vivante* est synonyme *de matière douée d'organisation*, c'est-à-dire de *matière organisée?* C'est à ces graves questions qu'il faut penser quand on traite des générations spontanées.

Et si la vie suppose de la matière organisée, structurée, après la mort de l'être organisé, l'organisation et la structure

(1) Dans l'introduction à ces conférences, le lecteur trouvera l'exposition des principes qui servent de base à ces importantes distinctions que j'ai faites dès le début de mon enseignement à la Faculté de médecine de Montpellier.

avec la vie disparaissent-elles sans retour? Et si l'organisation n'est pas absolument détruite, la vie pas complètement anéantie, où se sont-elles réfugiées?

Tels sont les importants problèmes que soulève l'étude des microzymas.

Laissez-moi vous dire d'abord quelle est la manière de voir d'un chimiste éminent, appuyée sur celle d'un histologiste, anatomiste et naturaliste non moins distingué, concernant l'état de la matière d'un organe, d'un tissu soustraits à un animal après sa mort.

J'ai déjà exposé l'opinion de M. Berthelot sur la cause de la fermentation. L'organisation, la vie, la structure du ferment ne sont pour rien dans le phénomène. Et si la fermentation a lieu dans un mélange de sucre, de gélatine, de bicarbonate de soude, dissous dans l'eau saturée d'acide carbonique, c'est que la gélatine, corps dénué de structure, mais matière organique au sens chimique, se décompose, et que sa décomposition entraîne celle du sucre, le bicarbonate alcalin dirigeant cette décomposition dans un sens déterminé. De façon, vous le voyez bien, que la gélatine se décompose, et le sucre corrélativement, en quelque sorte spontanément; car le bicarbonate alcalin, dans une liqueur saturée d'acide carbonique, ni autrement, n'est pas capable de provoquer la décomposition de la gélatine.

Or, dans un certain nombre d'expériences, notamment pour la fermentation de la mannite, M. Berthelot a employé le carbonate de chaux au lieu de bicarbonate de soude, et le fromage au lieu de gélatine, lequel, dit-il, « peut être remplacé par toute autre matière azotée de nature animale. »

En effet, sans modifier les proportions de mannite, d'eau et de carbonate de chaux, M. Berthelot a remplacé le fromage par un même poids des corps suivants : « Gélatine, fibrine desséchée, levûre desséchée, blanc d'œuf, jaune d'œuf, gluten granulé, tissu pancréatique brut, tissu pancréatique lavé, tissu hépatique, rate, rein, testicule, vessie, intestin grêle, gros intestin, muscle de la cuisse, poumon, cerveau, glande sous-maxillaire, peau garnie de poils, sang (1). » Il y a bien là des spécimens de tous les tissus les plus importants. Notons en outre que, pour carbonate de chaux, M. Berthelot employait la craie, de même que, plus tard, M. Pasteur lui-même.

Eh bien, dans ces conditions, M. Berthelot a toujours obtenu de l'alcool, excepté avec le blanc d'œuf. En outre, il a noté quelque différence entre la nature des produits formés outre l'alcool (2).

Quelles conclusions l'auteur tire-t-il de ces expériences? Le voici : « Le succès des expériences exécutées avec les matières animales les plus diverses, dit-il, prouve que la fermentation alcoolique de la mannite ne résulte pas de l'action d'une substance spéciale, *déterminée par sa forme ou par son origine*. Les expériences avec la gélatine sont surtout caractéristiques, parce que cette matière est artificielle et privée de toute forme définie. Dans ces expériences, d'ailleurs, aucun produit organisé ne prend naissance, pourvu que l'on évite le contact de l'air atmosphérique (3). »

Et M. Berthelot était si bien dominé par l'idée que la structure des tissus employés dans ses recherches n'était pour rien dans le phénomène, mais seulement leur nature azotée, qu'il a tenté des expériences analogues dans lesquelles les tissus et les matières animales ont été remplacées par des combinaisons azotées définies les plus diverses dont voici l'énumération : « Aucune matière en dehors de la classe précédente ne paraît apte à provoquer la fermentation alcoolique de la mannite; du moins, dit M. Berthelot, je n'ai obtenu aucun résultat avec les corps suivants, substitués à la caséine : nitrate d'ammoniaque, cyanure de potassium, cyanure jaune, cyanure rouge, bleu de Prusse, solution aqueuse saturée de cyanogène, urée, acide urique, oxamide, butyramide, tartrate d'ammoniaque, thiosinnamine, nitronaphtaline, chlorisatine, indigo, tournesol en pains, morphine, sulfate de morphine, quinine, sulfate de quinine, amygdaline, salicine (4). »

(1) *Annales de chimie et de physique* (3), t. L, p. 344 (1857).

(2) Ibid., p. 345.

(3) Ibid., p. 346.

(4) Ibid., p. 346.

Tout cela est d'une très haute importance. Nous en déduirons la conséquence que, sans l'organisation conservée des tissus, dans ce qu'elle a d'essentiel, aucune action chimique ne se fût produite. Ce n'est pas pourtant que les liqueurs n'eussent pas été examinées par des hommes compétents. Ecoutez M. Berthelot lui-même ; je cite tout le passage :

« *Examen microscopique.* — Durant le cours des expériences, dit l'illustre chimiste, on a soumis les liqueurs et les dépôts qui s'y forment à un examen microscopique très attentif. M. Montagne, dont le nom est classique en pareille matière, a contrôlé à diverses reprises les résultats de cette étude et déterminé les cryptogames qui se développent au sein des liqueurs quand elles subissent le contact de l'air. (*Virgaria nigra; Sporotrichum nigrum et aureum; Mycoderma cervisiæ*; *Leptomitus...*; *Botrytis umbellata*; *Penicillum crustaceum*, etc.). M. Dujardin a examiné les mêmes liqueurs et a cherché spécialement les infusoires (ils y sont fort rares : le seul signalé avec certitude est le *Bacterium termo*). Enfin, M. Ch. Robin m'a prêté le concours de sa connaissance approfondie de la structure des tissus employés comme ferments ; il a vérifié la conservation ou la destruction plus ou moins complète de leurs éléments anatomiques (1). »

Vous voyez avec quel soin ce grand travail a été accompli. Au contact de l'air, des moisissures peuvent apparaître, et on les décrit. Mais à part le *Bacterium termo*, Dujardin ne voit rien, et M. Robin note la conservation ou la destruction plus ou moins complète des éléments anatomiques des tissus employés. Mais quant à supposer que les éléments anatomiques conservés ont joué quelque rôle, ou à se demander en quoi consiste leur destruction, on n'y pense même pas ; et cela devait être, puisque M. Berthelot partait de l'opinion que la structure n'est pour rien dans les phénomènes de fermentation, et que, comme nous l'allons voir, M. Robin est le chef d'une École qui professe des idées particulières sur la notion d'organisation et de vie ! Il y avait encore un autre motif pour que l'on ne se préoccupât point

(1) Ibid., p. 333.

de la structure et de l'influence particulière du tissu; ce motif le voici : on admettait implicitement qu'après la mort, tout était mort dans un cadavre; bien mieux, on supposait qu'un morceau de muscle, ou du sang, ou de l'urine, ou du lait, soustrait à l'animal vivant, ou puisés dans cet animal pendant la vie, n'ont plus rien de vivant du moment qu'ils ne participent plus à la vie de l'ensemble!

Il est absolument nécessaire que je vous prouve ces assertions. Commençons par M. Robin et voyons quelles idées professe ce savant concernant la vie et l'organisation. Et, assurément, on ne pourra pas nier que M. Robin ne soit un homme très compétent, car personne n'a davantage scruté les détails intimes de la structure des tissus. J'ajouterai même qu'après y avoir bien réfléchi, c'est sa manière de considérer l'histogénèse qui est la plus conforme à celle qui s'appuie sur la théorie du microzyma. M. Robin a vu très juste en interprétant très mal.

Je vais chercher le fond de la pensée de M. Robin dans un article du Dictionnaire écrit par lui, car c'est là qu'il a dû le mieux la condenser. Or voici ce qu'il dit à l'article « ORGANIQUE » de ce Dictionnaire (1).

« *Caractères d'ordre organique.* — On sait que les caractères d'ordre mathématique, d'ordre physique, etc., sont multiples, et que nulle espèce de corps ne les possède tous à la fois. Or, dans le groupe des caractères d'ordre organique, on trouve aussi plusieurs sortes de caractères qui, contrairement à ce qu'on a fait en physique, n'ont pas tous reçu de nom propre, mais ils n'en existent pas moins pour cela. C'est ainsi, par exemple : 1° qu'une matière *complètement homogène*, *amorphe*, SANS STRUCTURE, en un mot, *pourra être reconnue comme* SUBSTANCE ORGANISÉE, si elle a ce caractère : d'être constituée par des *principes immédiats nombreux*, appartenant à trois groupes ou classes distinctes, *unis molécule à molécule, par combinaison spéciale* et *dissolution réciproque*. C'est là, il est vrai, le caractère d'ordre organique le plus simple, le plus élémentaire; mais *il suffit, pour qu'on puisse dire*

(1) *Dictionnaire de médecine, de chirurgie, de pharmacie*, etc., par Littré et Robin, p. 994 (1858).

qu'il y a organisation, que la substance est *organisée;* et toute simple qu'est cette organisation, *c'est assez pour que la substance puisse vivre* (1); et réciproquement, quels que soient, du reste, les autres caractères de cette matière, si celui-là n'existe pas, il n'y a pas *organisation*, ni *vie* par conséquent. Il suit de là que la cellule végétale ou animale, ou tout autre élément ayant forme de fibre, de tube, etc., sont organisés aussi. Ils ont d'abord pour caractère d'être formés de *substance organisée*, caractère qui ne se retrouve dans aucun des corps du règne minéral. Il y a même des éléments qui n'ont que ce caractère-là : telles sont la substance homogène du cartilage, celle de la capsule du cristallin, etc. 2° Mais, en général, chaque élément anatomique a de plus un autre *caractère d'ordre organique*, caractère que l'on ne retrouve nulle part ailleurs que dans les corps vivants : c'est d'avoir une STRUCTURE (de *structus*, bâti, construit), c'est-à-dire *d'être construit de parties diverses de cette substance organisée;* de parties qui ne sont pas semblables, qui ont des caractères distincts de forme, de volume, de consistance, de couleur, de solubilité, parties différentes en outre par leur composition chimique. Dans une cellule, la masse de la cellule, le noyau, le nucléole, les granulations diverses en sont des exemples. Ainsi, prise en elle-même, la *matière organisée* n'a pas de *structure*, mais les parties qui en sont formées, comme les *éléments anatomiques*, en offrent une qui leur est propre.... »

Donc, quelques combinaisons minérales, gazeuses, solubles ou insolubles; quelques combinaisons de la chimie organique, réunies suivant un mode spécial, indéterminé, voilà la matière organisée essentielle, et quoique dénuée de *structure*, elle est *vivante*. Alors, c'est tout simple, la mort

(1) Les trois classes de *principes immédiats* qui, par leur *combinaison spéciale* et leur *dissolution réciproque*, suffisent pour former la matière organisée vivante sont, d'après M. Robin :

1re *classe*. Eau, oxygène, acide carbonique, azote, silice, carbonates, chlorures, sulfates, phosphates, fluorures, etc.

2e *classe*. Acide lactique, acide urique, urée, créatine, créatinine, corps gras, sucres, etc.

3e *classe*. Albumines, gélatine, fibrine, hématosine, biliverdine, cellulose, fécule, etc.

n'est autre chose que la destruction de la *combinaison spéciale* et de la *dissolution réciproque*, et on n'a pas besoin de chercher ni de trouver dans le cadavre, quelque chose de structuré où se réfugie l'activité chimique. On comprend ainsi pourquoi M. Robin n'a rien vu de vivant dans certaines liqueurs de M. Berthelot, car pour lui les granulations moléculaires que le savant chimiste avait notées dans la fermentation alcoolique par la gélatine n'étaient que *matière amorphe sans structure*.

M. Ch. Robin a appelé *blastème*, *la substance organisée, primitive*, *essentielle*, qui sert à constituer les tissus; les éléments anatomiques sont supposés naître de toutes pièces dans le blastème. C'est une façon de génération spontanée de ces éléments. Ce n'est pas, pourtant, qu'il n'y ait du vrai dans les idées de M. Robin; elles dénotent un observateur de premier ordre; mais l'auteur, *en imaginant la combinaison spéciale et la dissolution réciproque*, ne s'est pas aperçu qu'il n'est pas resté fidèle à la méthode expérimentale. J'en dirai autant de la théorie du *protoplasma*, une contrefaçon de celle-là et qui est admise par les naturalistes aussi bien que par Cl. Bernard. Ces théories supposent, et c'est là leur commun défaut, que la vie dérive des forces physico-chimiques et des propriétés générales de la matière.

Une théorie rivale, *la théorie cellulaire*, admet qu'un organisme vivant procède d'une cellule organisée primitive, ayant la vie en soi; elle s'énonce comme ceci :

Omnis cellula e cellula.

Nous la discuterons en temps opportun; laissez-moi vous dire seulement qu'il y a dans sa conception quelque chose de profondément philosophique qu'il faut retenir; c'est la notion que ce qui est vivant provient de ce qui l'est déjà. Mais la cellule n'est pas ce qui est vivant *per se;* elle est, au contraire, quelque chose d'essentiellement transitoire. Cette théorie a été abandonnée comme n'ayant pas tenu ses promesses; celles du blastème ou du protoplasma l'ont supplantée et servent à expliquer les phénomènes de la production de tous les éléments anatomiques de l'organisation : les spontéparistes s'y rattachent aisément, et c'est avec raison que M. Joly, s'appuyant sur la manière de voir de M. Ch. Robin, pour défendre la génération spontanée, a pu dire : « De la formation et du développement des tissus à la génèse des microzoaires et des microphytes, et même à celle de l'œuf ovarique des animaux supérieurs, où est la différence? Ce sont pour nous des phénomènes très analogues, sinon complètement identiques (1)! » Et il est certain que M. Joly, naturaliste et zoologiste, avait qualité pour faire ce rapprochement.

Mon intention n'est pas de vous exposer, en ce moment, comment un organisme vivant se constitue et se développe, mais de vous dire quelle idée les physiologistes, les histologistes et les naturalistes se font des granulations moléculaires ou granules élémentaires et de la matière vivante après la mort d'un organisme.

Nous avons déjà vu qu'on ne leur faisait jouer aucun rôle dans les phénomènes de fermentation; de même on ne leur reconnaissait aucune fonction histogénique. M. Virchow est très catégorique à cet égard : « Actuellement, dit-il, on ne peut considérer la fibre, le *globule* ou le *granule élémentaire* comme le point de départ du développement histologique ; » pourquoi? parce qu' « on n'a pas le droit de supposer que les éléments vivants proviennent de parties non organisées (2). » Non seulement le *granule élémentaire* ne joue aucun rôle, mais il n'est pas organisé ni vivant. Pour comprendre M. Virchow, il faut savoir que certains histologistes avaient considéré la granulation élémentaire comme agent physique de la formation des cellules.

Les granulations moléculaires avaient donc été aperçues, quelques-uns leur avaient même attribué une certaine fonction dans la génèse des cellules, mais une fonction toute mécanique, comme nous le verrons plus tard. M. Charles Robin a même consacré plusieurs leçons à leur histoire, en en distinguant de plusieurs sortes; et dans un article du Dictionnaire de médecine et de chirurgie, il en donne la description suivante :

(1) *Revue des Sociétés savantes*, t. I, p. 66 (1862).

(2) *Pathologie cellulaire*, p. 23.

« *Granulations moléculaires, granules moléculaires, corpuscules moléculaires.* Granulations très petites, formées de substance organisée (organisée, sans structure), larges de $0^{mm},0005$ à $0^{mm},003$, qu'on trouve soit en suspension dans toutes les humeurs du corps, soit interposées aux fibres des tissus, soit incluses dans la substance des cellules, des fibres ou autres éléments anatomiques, soit surtout dans beaucoup de matières amorphes. Elles peuvent être fort abondantes surtout dans la substance tuberculeuse, dans les plaques blanches morbides des séreuses, dans le tissu médullaire normal (1). »

J'ajoute que, dans tous les traités et dans toutes les planches d'histologie et d'anatomie pathologique, ces granulations sont citées et dessinées comme une fine poussière autour ou dans la forme principale du dessin. Schwann les a connues, et Henle, dans son *Traité d'anatomie générale,* en 1843, s'en occupe, et il en est même question dans la genèse des cellules, non pas dans la genèse comme on l'entend aujourd'hui dans le système de la théorie cellulaire, mais comme condition physique du phénomène. Bref, on ne les considère pas comme organisées dans le sens de structure. Aujourd'hui même elles sont rangées parmi les substances ou matières amorphes. On les note comme agitées du mouvement brownien, de même que les granulations graisseuses ou pigmentaires. Et comme on les voit souvent se mouvoir dans la cellule même qui les contient, on donne ce mouvement intérieur comme une preuve que la cellule possède une cavité et une paroi distinctes. M. Robin rappelle enfin, dans le même Dictionnaire, que les leucocytes et les infusoires, en se décomposant, laissent échapper des granulations moléculaires qui offrent un mouvement brownien avec sautillement des plus intenses, et qui ont parfois, *à tort*, dit-il, été considérées comme des animaux infusoires particuliers.

Je viens de vous retracer, en citant les auteurs eux-mêmes, ce que les savants les plus autorisés ont écrit sur les granulations moléculaires. Elles existent, mais on ne les

(1) *Dictionnaire de médecine et de chirurgie*, etc., de Littré et Robin, p. 654 (1858).

connaît que comme matière amorphe, sans structure, sans propriété autre que d'être animées du mouvement brownien, et d'être formées de matière organisée dans le sens de la définition de M. Robin. Non seulement on ne leur fait jouer aucun rôle en histologie, mais on ne sait rien de leurs fonctions physiologiques ou chimiques.

On m'a dit un jour, dans une discussion, que l'on connaissait les granulations moléculaires, que je ne les avais pas découvertes. Non seulement je ne les ai pas observées le premier, mais je vous ai déjà avoué que j'ignorais même leur existence lorsque je les ai aperçues pour la première fois dans mes expériences. Ça été peut-être bien heureux, car j'aurais pu me laisser influencer par ce qu'en disaient les auteurs. Ce qu'il y a de certain, c'est que toute granulation moléculaire n'est pas un microzyma, mais tout microzyma est une granulation moléculaire. La découverte que je réclame comme mienne, c'est de les avoir fait sortir de leur obscurité, c'est d'avoir démontré : 1° que certaines d'entre elles sont des ferments d'une rare puissance, et, par suite, qu'elles sont organisées dans le sens de structure ; 2° qu'elles peuvent, dans des conditions déterminées, évoluer physiologiquement pour engendrer d'autres organismes, et 3° d'avoir établi que, dans d'autres conditions, elles peuvent reconstituer des cellules. Bref, ce n'est pas parce qu'elles sont animées du mouvement brownien que j'ai conclu à leur nature d'être vivant et organisé, mais de l'ensemble des faits que je vais énumérer.

Mais avant d'aborder ce sujet, laissez-moi vous dire encore que, dans le système de la théorie cellulaire, comme dans celui de M. Robin, après la mort il n'y a plus rien de vivant dans le cadavre ; c'est l'opinion adoptée par M. Pasteur et par ses adeptes. Les spontéparistes, au contraire, suivant en cela le système de Buffon, imaginent que la matière vivante persiste, dans le cadavre, avec ses facultés génésiques. M. Joly a adopté cette opinion, en s'appuyant sur un passage de Virey et sur une citation de M. Lavocat, que voici :

« La mort n'est qu'un minimum de vie... ce n'est qu'un sommeil passager de la matière vivante, une pause de la nature pendant laquelle se préparent et s'opèrent de nouvelles transformations. » (Virey.)

Ou bien encore :

« L'individu meurt et disparaît, mais la matière continue de vivre en se transformant. Elle passe d'un organisme à un autre, sans se détruire, sans être nouvellement créée. Elle change de manière d'être. C'est la vie sous une autre forme, mais c'est toujours la vie (1). »

Et n'oubliez pas que M. Joly est un zoologiste distingué. Donc, que l'on admette, à la manière de M. Virchow, la matière vivante dans quelque chose de structuré qui est la cellule, ou que l'on admette la matière vivante sans structure, comme M. Robin, les uns assurent que tout est mort au point de vue physiologique, les autres que rien ne meurt, mais se transforme.

Quoi qu'il en soit, le cadavre étant examiné histologiquement, après quelques jours, un peu plus, un peu moins, selon les centres organiques, les cellules disparaissent; que deviennent-elles, et pourquoi disparaissent-elles?

S'il est vrai, comme M. Robin l'assure, que des éléments anatomiques naissent dans les blastèmes et si ces éléments ne sont pas le produit d'une génération spontanée, quelle est la cause de cette génération?

S'il est vrai que le protoplasma soit le lieu où se forment les cellules et s'il est vivant, en quoi réside la vie et la faculté de former des cellules, si l'on ne peut pas admettre qu'il y ait de la matière vivante sans structure?

Toutes ces questions sont résolues par l'étude attentive des microzymas que nous allons aborder en détail. Vous serez convaincus, je l'espère, que la nature essentielle des granulations moléculaires atmosphériques est la même que celle des granulations moléculaires des tissus végétaux et des tissus animaux. Et cette conclusion n'est pas le fruit d'une pensée systématique : après avoir constaté que l'eau sucrée pouvait être transformée par les *petits corps*, c'est-à-dire par quelque chose que je considérais comme organisé, mais que je ne trouvais mentionné nulle part comme être

(1) *Revue des Sociétés savantes*, t. I, p. 67 (1862).

organisé, j'ai dû me borner à les noter comme je l'ai fait; les ayant trouvés dans d'autres milieux, tant géologiques qu'organiques, je me suis pris à les rapprocher, et c'est peu à peu, sans idée préconçue, que la théorie du microzyma s'est développée comme se développent les véritables théories, celles qui sont l'expression des faits, et non le fruit d'un système. Bref, s'il existe des microzymas atmosphériques et géologiques, il en existe de physiologiques. Nous essayerons de trouver le lien qui les rattache les uns aux autres.

Lorsque, avec l'appareil qui est sous nos yeux et dont je me sers pour l'étude des poussières atmosphériques, on fait passer un courant d'air prolongé dans environ 100^{cc} d'eau sucrée à 20 pour cent et créosotée ou phéniquée à 4 gouttes, elle devient trouble. Si, au moment favorable, une goutte de la liqueur est examinée au microscope, à un grossissement suffisant (je me sers de l'objectif n° 7 à immersion de Nachet), on y découvre sans doute ce que les autres observateurs y ont découvert, mais, en outre, ce qu'ils n'ont pas aperçu ou qu'ils ont négligé, des granulations moléculaires. Si l'on porte son attention sur elles, on trouve invariablement qu'elles se présentent avec l'apparence d'un point brillant, doué d'une certaine mobilité, une sorte de mouvement de trépidation, de va-et-vient. Ce point brillant, dans une certaine position, paraît comme un point noir, mais lorsqu'il est au foyer, on a l'idée d'une sphère dont le centre est brillant avec un contour sombre. Le plus grand nombre de ces granulations mesurent moins d'un millième de millimètre de diamètre, mais il y en a qui n'ont guère qu'un demi-millième de millimètre (0^{mm},0005) soit cinq dix millièmes de millimètre. Il y en a certainement de moindres dimensions. Et pour avoir une idée de cette immense petitesse, il suffit d'un calcul très simple : il peut, de certaines d'entre elles, en entrer 15 milliards dans un millimètre cube, la grosseur d'une petite tête d'épingle. Et on trouve, si le volume d'air qui a traversé la solution a été d'au moins 3000 litres, que malgré la grande quantité de créosote, sans changer notablement de forme, ces microzymas, accompagnés de quelques spores qu'on y peut rencontrer, sont capables d'intervertir le sucre de canne. Fait important dont nous aurons à tenir compte par la suite.

Dans le cours de mes études sur l'interversion du sucre de canne, parmi les sels que j'employais, j'en vins à prendre du carbonate de chaux, et comme tous les chimistes, comme M. Berthelot, par exemple, je mettais de la craie. Or il se trouva, le plus souvent, que, malgré la créosote, le sucre s'intervertissait. Le fait me parut si étrange et tellement en désaccord avec l'ensemble des faits connus, que je ne publiais pas, en 1857, les expériences avec la craie.

Or, en examinant au microscope la craie que j'employais (c'était la craie du commerce, qu'on appelle *blanc d'Espagne*, *blanc de Meudon*), j'y découvrais invariablement les mêmes *petits corps* que j'avais notés dans mes autres expériences. J'ai mis plusieurs années à me convaincre moi-même que les petits corps de la craie étaient des ferments, par conséquent organisés et vivants. Qu'il me suffise de vous dire que c'est pour les avoir vus au microscope, les avoir analysés et prouvé leur fonction de ferment que j'en vins à leur donner le nom de *microzyma*. La première mention en a été faite à l'Académie des sciences et lettres de Montpellier, en 1864, et le Mémoire en a été publié à l'Académie des sciences, en 1866, neuf années après le Mémoire sur l'interversion de l'eau sucrée par les moisissures (1). C'est dans cette Note que je fais mention de leur existence dans les terres cultivées, dans certaines eaux minérales, dans les fermentations, dans les dépôts des vins, et que je les rapproche des molécules qui sont dites animées du mouvement brownien. Comme nous le verrons plus loin, dès 1865, je les signalais dans le lait, les rapprochant de ceux de la craie.

Il importe de vous mettre en garde contre l'objection relative aux germes de l'air. On vous soutiendra que les faits que j'ai observés doivent être attribués à ces germes. Ceux qui, comme M. Pasteur et ses adeptes, me

(1) Comptes-rendus, t. LXIII, p. 451 (1866). On trouvera ce Mémoire aux pièces justificatives. Il est aussi fait mention des organismes de la craie dans une lettre à M. Dumas, en 1865.

font cette objection, savent parfaitement bien que je l'ai écartée dès le début de mes recherches. J'ai tenu compte, non seulement de l'intervention possible de ces germes, mais j'ai fait un travail spécial pour démontrer que les microzymas atmosphériques, dans certains milieux, sont doués des mêmes fonctions et des mêmes aptitudes chimiques et évolutives que ceux de la craie. J'avais donc d'avance répondu à ces objections. J'y ai encore répondu en démontrant que d'autres calcaires sont doués des mêmes propriétés que la craie, parce que, comme elle, ils contiennent des microzymas ; mais qu'il y a aussi des calcaires qui, contenant des microzymas, ne jouissent pas des mêmes propriétés que la craie, en ce sens que, mis en contact avec la même matière transformable, ils n'en opèrent pas la fermentation : tel est, notamment, le tuf calcaire de Castelnau, près de Montpellier, lequel affleure la surface du sol (1). Il résulte de ces recherches que les microzymas composent la majeure partie, la très grande partie des corpuscules organisés de l'atmosphère, et que, selon les milieux où ils sont forcés de vivre, ils produisent les organismes que nous appelons ferments.

Mais avant la date de ces derniers travaux, je signalais déjà dans l'urine qui se putréfie, sans les nommer, les microzymas, sous le nom de *petits êtres mobiles* (2). Il en est de même du vin : j'y signalais « *des petits êtres très mobiles, des granulations qui se meuvent avec agilité,* » comme cause de leur vieillissement et de leurs altérations (3).

C'est ainsi que j'en suis venu à m'occuper des granu-

(1) Voir, *Pièces justificatives*, A. Béchamp :

1° Sur les microzymas géologiques de diverses origines. — Comptes-rendus, t. LXX, p. 914 (1870).

2° Sur le développement des ferments alcooliques et autres, dans des milieux fermentescibles, sans l'intervention directe des matières albuminoïdes. Comptes-rendus, t. LXXIV, p. 115 (1872).

3° Sur la nature essentielle des corpuscules organisés de l'atmosphère, et sur la part qui leur revient dans les phénomènes de fermentation. — Comptes-rendus, t. LXXIV, p. 629 (1872).

(2) Sur la fermentation de l'urine normale et sur les organismes divers qui sont capables de la provoquer. — Comptes-rendus, t. LXI, p. 374 (1865).

(3) Sur la cause qui fait vieillir les vin. — Comptes-rendus, t. LXI, p. 408 (1865).

lations moléculaires des tissus et des cellules animaux, et à démontrer que certaines d'entre elles sont des organismes vivants du même ordre que les microzymas de l'air, de la craie, du vin et de l'urine.

S'il a été difficile de faire admettre comme démontré que les moisissures qui se développent dans l'eau sucrée sous l'influence des poussières atmosphériques (vous vous souvenez que le fait a été contesté d'abord par M. Maumené) sont la cause immédiate de l'interversion du sucre de canne, combien il a été plus difficile de faire leur place aux microzymas dans l'ordre des êtres organisés, je vous le donne à penser! Aujourd'hui la question est jugée : souvenez-vous que la meilleure démonstration qu'un fait est bien constaté, c'est qu'il se trouve quelqu'un pour s'en attribuer la découverte en lui donnant un autre nom. Oui, souvenez-vous et ayez cela présent à l'esprit dans tout le cours de ces conférences, afin de bien comprendre que ce que je vous dirai est l'expression, non pas d'un système, mais de la plus stricte réalité.

Essayons de faire comprendre que les microzymas sont des agents chimiques.

On doit admettre en principe qu'il n'y a pas d'action chimique sans cause provocatrice. Par exemple, rien n'est plus oxydable que l'hydrogène, le phosphore, le fer : pour qu'ils brûlent dans l'oxygène le plus pur, il faut provoquer la combustion par une élévation suffisante de température; pour que l'alcool s'oxyde et produise l'aldéhyde et l'acide acétique, il faut l'influence mécanique du noir de platine agissant comme corps poreux, ou, comme M. Pasteur l'a prouvé, l'intervention d'un organisme qu'il appelle improprement *mycoderma aceti*. De même, pour qu'une substance fermentescible ou putrescible fermente ou se putréfie, il faut un ferment organisé : c'est ce qui résulte évidemment de mon Mémoire de 1857, et ce que, après moi, M. Pasteur a contribué à faire admettre. Dans ma thèse pour le doctorat en médecine, j'ai expliqué comment les globules rouges du sang étaient la cause pour laquelle, dans le sang, l'oxygène devient actif et comburant. Et ces remarques font comprendre, *à priori*, que, sans la notion de structure, sans la notion de l'activité chimique des éléments anatomiques, il ne pourrait pas y avoir d'actions chimiques dans un organisme vivant. Mettez les divers composés chimiques du sang, abstraction faite des globules, en présence de l'oxygène ou de l'air pur, l'oxydation ne se produira pas.

En m'appuyant sur ce principe, j'ai d'abord admis que les microzymas sont des êtres vivants parce qu'ils opèrent par eux-mêmes, des actions chimiques de fermentation. Mais ce principe étant vrai, les conséquences qui en dérivent l'étant également, cela pouvait être suffisant pour moi, ne pas l'être pour tout le monde. C'est alors que je me suis préoccupé d'en donner une démonstration physiologique.

La craie étant mise avec de l'empois de fécule, sans aucune addition de matière albuminoïde, peut le fluidifier d'abord, le faire fermenter ensuite, pour produire de l'alcool, de l'acide acétique, de l'acide butyrique et de l'acide lactique, même dans un milieu créosoté.

Le carbonate de chaux pur, préparé dans des liqueurs bouillantes et créosotées, mis dans l'empois créosoté, n'en opère en aucune manière la fluidification. Après plusieurs années de contact, en laissant de l'air dans les appareils (de l'air non chauffé), l'empois, au lieu de se fluidifier, s'est contracté, en produisant, dans ces conditions, une modification de la fécule qui n'est plus liquéfiable par la diastase ou par la salive et la sialozymase.

Mais si l'on expose largement au contact de l'air de l'empois mêlé de carbonate de chaux pur, on voit peu à peu l'empois se fluidifier; il peut même entrer en fermentation, dégager de l'acide carbonique et de l'hydrogène et produire, outre l'acide butyrique, de l'alcool. Cette expérience est du même ordre que l'interversion du sucre de canne dans les solutions exposées à l'air et leur fermentation alcoolique, etc., ultérieure. Th. de Saussure avait déjà remarqué la fermentation de l'empois, mais il n'avait donné aucune attention au rôle possible des moisissures qui s'y développent.

En examinant attentivement les productions organisées qui se développent dans l'empois additionné de carbonate de chaux et dans l'empois sans addition; on peut, à un moment donné, n'y découvrir que de rares microzymas. Mais, lorsque le phénomène se sera accentué, on pourra découvrir, dans les deux préparations, des bactéries; il n'y aura jamais que des microzymas et des bactéries dans le mélange calcaire, il y aura aussi des moisissures à mycélium dans l'empois sans calcaire. Il est important d'insister sur la différence que je viens de vous signaler. Il est clair que, grâce au carbonate de chaux, l'un des mélanges restera neutre, ou sensiblement neutre; l'autre deviendra acide. Or, il est d'observation que les bactéries se développent de préférence dans les milieux neutres ou alcalins; les microphytes (moisissures celluleuses ou à mycélium) se développent au contraire plus communément dans des milieux acides. Mais il ne faut attacher à cette observation qu'une valeur relative; car nous aurons l'occasion de signaler la naissance des bactéries dans des milieux acides; il pourra même arriver, dans certaines expériences avec la craie, que les bactéries se développent difficilement, et que les microzymas se multiplient sans changer de forme; c'est ce qui arrive pour la craie que l'on introduit dans une solution de sucre de canne et de bouillon de levûre : les microzymas recueillis, plus nombreux, sont aussi augmentés en poids.

Mais il ne faudrait pas vous imaginer que le microzyma se convertit en bactérie sans aucune transition : on peut au contraire constater plusieurs formes intermédiaires entre le microzyma et la bactérie. Nous en parlerons tout à l'heure : il faut seulement que vous vous souveniez que le milieu a une grande influence sur l'apparition de telle ou telle forme de l'évolution du microzyma, et qu'il y en a une infinité d'espèces quant à la fonction; enfin, que selon le milieu, le microzyma peut produire des cellules au lieu de bactéries, de véritables microphytes celluleux et des moisissures.

Dans tout ce que je viens de vous dire, il ne s'agit que des microzymas atmosphériques et des géologiques. Nous allons nous occuper maintenant des microzymas des organismes supérieurs, végétaux et animaux.

Pour les voir, il suffit de prendre un fragment d'organe,

un embryon d'amande, le parenchyme d'une feuille, un peu de foie, de pancréas, de thymus ou de rein, un peu de jaune d'œuf; avec un scalpel vous râclez légèrement le fragment dans un peu d'eau sur le porte-objet du microscope, ou bien vous y délayez une parcelle de jaune d'œuf dans un peu d'eau, vous recouvrez la préparation d'une lame mince et vous regardez attentivement, sous un grossissement de 500 à 600 diamètres (objectif 5, oculaire 2, de Nachet), ce qu'il y a de plus petit dans le champ convenablement éclairé. Dans toutes les préparations ce sont de très petites sphères semblables à celles que nous avons décrites dans les poussières de l'air et dans la craie. Si le grossissement est plus considérable, vous y découvrirez comme dans ceux de l'air un centre brillant et une enveloppe. Ils sont mobiles comme eux et agités d'un mouvement de trépidation dit mouvement brownien. Nous aurons l'occasion de les décrire plus minutieusement et d'étudier leurs fonctions chimiques, ce qui constituera à leur égard une preuve analogue à celle que nous avons donnée pour les microzymas atmosphériques. Allons droit au but, et prouvons, par une expérience sans réplique, leur aptitude à se transformer en bactéries.

La pulpe des parties vertes et molles des végétaux ne tarde pas à être envahie par des myriades de bactéries, de grandeur et, sans doute, d'espèces diverses. Or, cette pulpe, avant l'apparition des bactéries, ne laisse voir, au microscope, que des cellules et des granulations moléculaires. Pour expliquer la présence des bactéries on faisait intervenir les germes de l'air, ou bien une génération spontanée. Vous allez juger du peu de fondement de ces deux manières de voir.

A Montpellier, pendant les froids de l'hiver de 1867-68, j'avais eu l'occasion de remarquer deux pieds d'*Echinocactus* gelés. Quelques semaines après le dégel, j'ai examiné le genre d'altération histologique que la congélation avait fait subir aux tissus de cette plante. Son épiderme ne portait la trace d'aucune lésion, il était aussi résistant qu'avant la gelée. Or, vous savez combien cet épiderme est dur, épais, résistant et lisse : évidemment, la grande densité du tissu et l'épaisseur de cet épiderme étaient un obstacle suffisant à la pénétration des bactéries, des vibrions ou de leurs germes atmosphériques ; vous l'admettrez d'autant plus aisément que M. Pasteur assure que le corps d'un animal est impénétrable à ces mêmes bactéries ou germes. Or, une incision étant pratiquée dans la partie gelée, la matière, prise dans la profondeur de la plaie, ou immédiatement sous la couche épidermique, contenait des bactéries en foule, où les espèces qu'on appelle *Bacterium termo* et *putridinis*, extrêmement mobiles, étaient prédominantes.

Cette observation était trop importante pour que je n'essayasse pas de la vérifier.

Pendant les froids qui s'étaient fait sentir du 25 janvier jusqu'à la fin du même mois, j'ai eu une nouvelle occasion d'examiner un grand nombre de plantes gelées au Jardin des plantes de la Faculté de médecine. Je vais vous en citer quelques exemples, car parmi ces observations il y en a qui ont donné lieu à des remarques bien dignes d'intérêt. L'examen était fait dix à douze jours après le dégel.

Le premier exemple est un *Opuntia vulgaris.* Ce cactus n'était gelé qu'en partie. En râclant avec un scalpel la surface extérieure de l'épiderme, je constate qu'il n'y a rien d'anormal. Cet épiderme était intact dans toute son étendue, aucune lésion ne s'apercevait par où l'ennemi aurait pu pénétrer dans la place. Sous l'épiderme incisé et jusque dans les couches profondes de la partie gelée, il y a de petites bactéries ou vibrions très agiles dont plusieurs pirouettaient sur eux-mêmes avec une rare vivacité. Il y a aussi des bactéries plus longues, également mobiles, longues de $0^{mm},02$ à $0^{mm},04$: c'étaient les moins nombreuses. Et, chose digne de toute votre attention, tandis que dans les parties non congelées et restées saines, contiguës aux parties gelées, on ne voyait que des cellules intactes et des microzymas normaux et mobiles ; les microzymas avaient au contraire complètement disparu dans les parties atteintes par le froid.

Le second exemple est offert par un *Calla æthiopica.* La plante était gelée à raz de terre. Les parties gelées, décolorées, se réduisaient en putrilage au moindre contact :

on y découvre les microzymas en voie de transformation, s'allongeant, devenant bactéries mobiles, très petites ; il y a aussi de grandes bactéries mesurant $0^{mm},03$ à $0^{mm},05$ et se mouvant.

Un contrôle précieux a été présenté pour cette observation. Les parties centrales du faisceau de jeunes feuilles, encore entourées de portions gelées, étaient vertes; eh bien! quoiqu'elles eussent été enveloppées des parties tombées en putrilage, on n'y découvre que des microzymas normaux!

Troisième exemple : Agave americana. Dans la partie gelée et noircie de la feuille, il y a une foule de microzymas très mobiles; foule de bactéries semblables au *Bacterium termo ;* plus rares bactéries de $0^{mm},01$ à $0^{mm},03$ de longueur. La portion non gelée, contiguë à l'autre, ne contient que des microzymas.

Quatrième exemple : Agave mexicana. La partie gelée et noircie de la feuille ne contient plus de microzymas, rien que de petites bactéries et quelques bactéries plus longues de $0^{mm},008$ à $0^{mm},02$, le tout très mobile. Dans les parties saines, les microzymas sont normaux; mais à mesure que l'on approche des parties congelées, on voit les microzymas se modifier de forme et de grandeur.

Cinquième exemple : Datura Suaveolens. Les extrémités des branches étaient gelées. Au-dessous de l'épiderme, jusque dans la profondeur, foule de *Bacterium termo*, rares *Bacterium volutans* et quelques grandes bactéries de $0^{mm},03$ à $0^{mm},04$. Il y a en même temps de longues aiguilles cristallisées terminées en fuseau, de $0^{mm},05$ à $0^{mm},10$ qui sont immobiles et n'existent pas dans les parties restées saines. Les parties gelées et flétries sont restées vertes.

D'après d'autres observations, faites sur des plantes de familles et d'espèces différentes, il est clair qu'il n'y a pas d'exception, et que les microzymas végétaux sont de ceux qui produisent aisément des bactéries. Mais il faut que je vous signale un fait qui donne à ces observations leur véritable signification :

Une circonstance favorable m'a permis de me convaincre

que les bactéries trouvées dans les onze cas observés n'avaient pas pour origine une inoculation quelconque, mais bien l'évolution naturelle des microzymas, due à un trouble de nutrition ou à un changement de milieu provoqué par la gelée. Il s'agit d'un pied d'*Echinocactus rucarinus* trouvé dans une serre du Jardin des plantes de la Faculté de Montpellier. Cette plante me parut avoir été atteinte par la gelée. En plusieurs points elle avait l'aspect du sujet que j'avais examiné une année auparavant. Le jardinier, consulté, répondit que ce pied était mort pour avoir été trop arrosé; en effet, les racines étaient pourries. Son épiderme, très dense et très dur, paraissait intact; mais il y avait des moisissures formées par de larges cellules de mucédinée qui déjà se développaient en mycélium : or, cet épiderme ayant été incisé, je n'ai trouvé autre chose que des microzymas normaux, pas une seule bactérie dans l'intérieur de la plaie. Pourtant, tout se réunissait dans cette observation pour un envahissement, s'il avait été possible, à travers l'épiderme de l'*Echinocactus :* moisissures sur cet épiderme, racines pourries : dans la base même du pied il n'y avait que des microzymas, dont un petit nombre formés de deux articles.

Il était naturel, d'après ce que je vous ai dit sur l'influence des milieux pour l'apparition de tel ou tel organisme, d'examiner, pour les comparer, l'état chimique du milieu gelé et du milieu conservé dans l'état normal. Il s'est trouvé que le milieu chimique a changé dans la plupart des cas.

La sève ou les sucs dans les cactus sont à réaction acide. Dans l'exemple que j'ai rapporté, les incisions faites dans les parties gelées, devenues flasques, déterminaient l'écoulement d'un liquide dont la réaction acide au papier de tournesol avait totalement disparu pour faire place à une réaction légèrement alcaline. Les sucs des parties saines, contiguës, étaient à réaction acide.

Pour le *Calla æthiopica*, la réaction, dans les parties saines et dans les parties gelées, n'était ni acide, ni alcaline, du moins les réactifs ne les accusaient pas.

Pour l'*Agave americana*, réaction acide conservée dans la partie saine, réaction alcaline dans la partie gelée. Au contraire, pour l'*Agave mexicana*, la réaction est trouvée acide dans les parties congelées comme dans les autres.

Pour le *Datura suaveolens*, réaction alcaline dans la partie gelée, acide dans celle qui était restée saine.

Dans mon Mémoire (1), après avoir constaté la coïncidence du développement des bactéries et de l'alcalinité du milieu, j'ai ajouté :

« Bien que l'on pense le contraire, des bactéries peuvent se développer dans un milieu acide, pouvant rester acide ou devenir alcalin, aussi bien que dans un milieu absolument neutre ou restant neutre. J'apporterai plus tard de nouvelles preuves à l'appui de cette proposition. »

J'ai déjà eu l'occasion de vous en dire quelque chose. S'il est vrai que certaines espèces de microzymas n'évoluent aisément, pour produire des bactéries, que dans des milieux neutres ou légèrement alcalins, nous verrons qu'il en est d'autres qui se développent très bien dans des milieux normalement acides et le restant.

Et, pour opérer la congélation et constater les résultats qui en sont la conséquence, il n'est pas nécessaire des froids météorologiques ni du dégel en plein air. M. Joseph Béchamp a fait geler des plantes et des parties de plantes dans un mélange de neige et de sel; après avoir bien lavé à l'eau, il a fait dégeler à l'étuve : bientôt les bactéries ont apparu avec le cortège des phénomènes que je viens de vous faire connaître.

Au moment de rédiger la première observation que je vous ai citée sur les deux pieds d'*Echinocactus* gelés, M. Davaine publiait un Mémoire sur l'inoculation des bactéries végétales à diverses plantes. Voici le début de ce Mémoire :

« Les êtres vivants, dit l'auteur, offrent dans leur organisme des milieux variés, qui pourraient être envahis par les vibrioniens s'ils n'étaient préservés par un épiderme protecteur ou par d'autres moyens. On conçoit qu'une espèce de ces petits êtres introduits artificiellement dans l'un de ces milieux vivants, et qui s'y propagerait, serait accessible à nos investigations. Ainsi l'on pourrait étudier,

(1) Comptes-rendus, 22 février 1869.

soit les modifications qu'ils éprouveraient par leur transport d'un milieu dans un autre, soit celles que leur feraient subir divers agents avec lesquels ils seraient mis en rapport (1). »

Il est impossible de n'être pas frappé de ce début d'un travail fait par un médecin dans un but physiologique et pathologique. N'est-il pas étrange que M. Davaine ne s'occupe que des milieux variés que les êtres vivants offrent dans leur organisme, sans se préoccuper de la nature organisée, structurée de ces milieux. M. Davaine inocule à des végétaux les bactéries développées dans la pulpe, réduite en putrilage, des parties végétales, sans même se poser la question de savoir s'il y a quelque chose de plus que de la matière chimique dans le végétal inoculé !

Je vous entretiendrai des expériences de M. Davaine pour les interpréter; mais vous devez retenir de ce que je viens de vous dire que M. Davaine ne voyait pas, dans le tissu végétal, la cause première de la naissance des bactéries.

Je vous ai cité les expériences qui prouvent la production des bactéries dans les parties de végétaux gelés, bien qu'elles aient été faites après celles qui démontrent cette production dans les parties d'animaux, parce qu'elles sont à l'abri de l'objection relative aux germes de l'air. Il serait certainement permis de généraliser et, m'appuyant sur elles, de conclure que les microzymas animaux possèdent exactement la même aptitude que les microzymas végétaux. Je ne le ferai pas, d'abord parce que la question se complique singulièrement quand on considère un animal pour le comparer au végétal. Celui-ci n'est en contact avec l'air que par sa surface externe, si bien protégée par l'épiderme, tandis que l'animal admet de l'air et ses germes dans ses poumons, et que d'ailleurs d'autres ouvertures peuvent être supposées leur donner accès, sans compter les aliments, les boissons, etc. Ensuite, il y a la considération de la pathologie : sans avoir égard aux parasites ordinaires, les gros parasites tels que les vers cestoïdes et les helminthes,

(1) Davaine : *Recherches physiologiques et pathologiques sur les bactéries.* Comptes-rendus, t. LXVI, p. 499 (1868).

il y a certainement à se préoccuper des maladies parasitaires dues à des parasites microscopiques. Il y a donc un intérêt très grand de savoir si oui ou non des bactéries peuvent naître dans les tissus animaux sans apport de germes extérieurs. Vous n'ignorez pas, d'ailleurs, que c'est là le point du grand débat qui est entre M. Pasteur et moi.

Sans nous occuper aujourd'hui de la fonction des microzymas animaux, ce qui fera l'objet d'une conférence spéciale, nous allons donc donner la preuve que des bactéries peuvent apparaître dans un tissu sans qu'on puisse admettre que la cause productrice y a pénétré de l'extérieur, c'est-à-dire a pour origine les germes de l'air.

Rappelons en peu de mots le point de départ de ces recherches.

MM. Schrœder et Dusch, comme M. Helmholtz et comme Schwann, ont vu se conserver sans altération des matières putrescibles diverses. Deux exceptions se sont présentées : malgré l'ébullition le lait s'est caillé et la viande qui n'avait pas été bouillie avec l'eau, mais simplement chauffée en masse, au bain marie, s'est putréfiée.

Pour moi, dans mes recherches sur la génération spontanée, j'ai pu conserver sans altération les substances les plus putrescibles, en y ajoutant une trace de créosote. Et vous savez que cet agent ne modifie en rien l'action des ferments organisés qui auraient pu se développer. Or, en 1865, dans une lettre à M. Dumas, je faisais remarquer que la créosote, employée à dose non coagulante, n'empêche pas le lait de se cailler plus tard, ni la craie de transformer, sans secours étranger, le sucre et la fécule en alcool, acide acétique, acide lactique et acide butyrique. De ces faits, je concluais que la craie et le lait contiennent des êtres vivants, cause des transformations observées, dont la créosote n'empêchait pas l'activité de se manifester. Or, la coagulation du lait est accompagnée d'un développement de bactéries, malgré la présence de la créosote.

Je me suis demandé si dans les expériences avec la viande, les choses ne se passeraient pas comme pour le lait, c'est-à-dire si les microzymas de la viande ne seraient pas susceptibles d'évoluer en bactéries, ce qui expliquerait l'insuccès des expériences de Schrœder et Dusch, etc.

Je vais exposer la méthode d'expérimentation qui m'a permis de résoudre le problème : elle est on ne peut pas plus simple.

Dans des fioles préparées comme nous l'avons déjà dit (lavage à l'acide sulfurique chaud, à l'eau bouillante, à la potasse et enfin à l'eau bouillante créosotée), je prépare de l'empois et dans cet empois bouillant j'introduis un morceau assez gros de viande conservée dans l'eau créosotée et dont les fragments sont coupés en employant des pinces et des couteaux propres, chauffés et conservés dans l'eau créosotée. Je dis créosotée ou phéniquée.

La première expérience a été faite le 7 février 1867. En voici le détail, telle qu'elle est publiée aux *Comptes-rendus* de l'Académie des sciences.

« L'empois est préparé avec 50 grammes de fécule et 1,000 cent. cubes d'eau. L'empois a été maintenu en ébullition pendant une demi-heure. On y introduit alors 100 grammes de viande fraîche de mouton, tandis que l'empois est en pleine ébullition. On adapte aussitôt un bouchon muni d'un tube abducteur dont toutes les parties ont séjourné dans l'eau bouillante pendant longtemps. L'appareil est mis à l'étuve. Le lendemain, bien que toute la surface de la viande fût coagulée, l'empois commençait à se liquéfier. Le 9 février, toute la masse était fluidifiée ; un mélange d'hydrogène et d'acide carbonique commençait à se dégager. Toute la masse était remplie de petites bactéries et de longs bâtonnets mouvants ; ainsi que de granulations diverses. Il n'y a pas de différence lorsque la viande est préalablement hachée à l'air, non lavée, et qu'on l'introduit dans l'empois refroidi. Avec la viande de chien on obtient les mêmes résultats.

» Si dans l'expérience on remplace la fécule par du sucre de canne, toutes les autres conditions restant les mêmes, on ne voit que de toutes petites bactéries et un plus grand nombre de granulations. Et il en est encore de même si, dans toutes ces expériences, on introduit de la créosote à dose non coagulante dans le mélange. »

Et après avoir ainsi exposé les faits, nous disions alors, M. Estor et moi :

« Comment expliquer ces résultats exceptionnels, sinon par la présence dans les muscles de l'animal vivant, non seulement de germes, mais encore de bactéries, à un degré inférieur de développement? »

Nous verrons qu'il faut bannir, dans l'espèce, le mot de germe; quant à l'idée de bactérie à un degré inférieur de développement, je la crois de plus en plus juste; elle nous fera comprendre l'inanité du point de vue qui faisait que l'on cherchait les œufs de bactéries!

Cette méthode nous l'avons appliquée, M. Estor et moi, aux expériences sur l'*origine et le développement des bactéries* (1) dans le foie, le rein, la rate, le pancréas.

Je vais vous redire quelques-unes des expériences qui nous ont permis, non seulement de démontrer que les bactéries se développent sans le concours des germes de l'air, mais quelles sont les diverses phases de ce développement. Pour pouvoir apprécier les conditions diverses de l'évolution, nous avons institué trois séries d'expériences :

I. Les foies étaient abandonnés à l'air libre, dans l'eau, soit ordinaire, soit créosotée.

II. Les foies étaient placés dans une solution créosotée de sucre de canne.

III. Dans l'empois d'amidon créosoté.

Quelquefois on opérait sur le même organe par les trois méthodes à la fois.

A. Le 3 février 1868, un foie de fœtus à terme est abandonné, à l'air libre, dans une capsule pleine d'eau ordinaire qu'on renouvelle de temps en temps. Pendant douze jours ce foie se conserve, sans présenter la moindre odeur de putréfaction; alors cette odeur commence à se développer et va en augmentant. Le seizième jour, le foie, bien lavé à l'extérieur (sa capsule était intacte), est incisé et une portion de sa matière, prise à différentes profondeurs, est examinée au microscope, avec l'obj. 7 de Nachet : on n'y découvre que les microzymas normaux, en grand nombre :

(1) Comptes-rendus, t. LXVI, p. 759 (1868).

pas une bactérie. La température était celle de mon laboratoire, 15 à 20°

B. Le 15 janvier 1868, on fait avec plusieurs portions d'un même foie de lapin les expériences suivantes :

α. Une certaine quantité est réduite en pulpe, par le raclage, et abandonnée à l'air libre. Examiné, vingt-quatre et quarante-huit heures après, on n'y découvre que les microzymas normaux, pas une bactérie.

β. Un fragment du même foie est introduit dans une solution de sucre de canne créosotée (4 pour cent de sucre). Vingt-quatre heures après, on trouve dans le liquide ambiant de nombreux microzymas et quelques bactéries. Le 18, le centre du fragment est examiné : il y a beaucoup de *granulations associées en chapelet;* il n'y a pas encore de bactéries. Le 19, les *granulations en chapelet s'allongent un peu*, sans avoir encore la forme et l'étendue des bactéries.

γ. Un autre fragment du même foie est mis dans de l'empois créosoté. Vingt-quatre heures après, l'intérieur du fragment est examiné. On y trouve, avec des microzymas nombreux, des bactéries nombreuses et volumineuses.

C. Le 17 janvier, on abandonne une certaine quantité de cellules de foie de lapin en digestion dans de l'eau distillée créosotée, au contact de l'air. Le 30 janvier, l'examen microscopique montre des débris de cellules, des microzymas libres et en chapelet; pas une bactérie.

Le même jour, une autre partie du même foie réduite en pulpe est mise dans de l'eau sucrée; le 18, granulations associées, pas de bactéries; celles-ci apparaissent le 20.

Ces expériences nous démontraient que, toutes choses égales d'ailleurs, les bactéries apparaissent dans la solution sucrée beaucoup plus tôt que dans l'eau, et dans l'empois plus tôt que dans l'eau sucrée. Vous remarquerez également que l'apparition des bactéries est précédé de ce que nous avons nommé microzymas associés.

D. Le foie entier d'une souris, étranglée la nuit précédente dans une souricière, est placé dans un flacon contenant de l'eau distillée créosotée. L'examen est fait quarante-huit heures après : il est très instructif. On trouve des microzymas isolés, d'autres associés en chapelet; on voit des microzymas présentant un grand et un petit diamètre, qui progressent à la manière des bactéries; enfin on voit aussi des bactéries véritables. Beaucoup sont associées par groupes linéaires de deux ou trois. N'est-il pas évident que ce sont là les diverses formes des diverses phases de l'évolution des microzymas ?

E. Voici maintenant l'expérience type, celle dans laquelle on élimine toutes les causes d'erreur.

On introduit deux fragments de foie de chien dans de l'empois bouillant créosoté; pendant que l'ébullition continue, on remplit complètement la fiole avec de l'eau distillée bouillante; on bouche sans laisser d'air avec un bouchon porté à 100 degrés dans l'eau bouillante; on refroidit rapidement et on porte l'appareil à l'étuve. Vingt-quatre heures après, on prend un des fragments, l'incise, et dans la partie profonde de l'incision la substance du foie raclé est examinée au microscope : on aperçoit des microzymas encore normaux et des bactéries assez nombreuses et très bien conformées.

Les bactéries, dans cette dernière expérience, ont apparu dans un milieu en apparence privé d'air. Le résultat est le même lorsque, les fragments de foie étant introduits dans l'empois ou l'eau sucrée bouillante et créosotée, on scelle à la lampe le goulot de la fiole, soit après l'avoir laissé refroidir dans de l'air filtré ou calciné, ou même pendant que l'ébullition continue.

D'où il résulte, par conséquent, que, dans ce genre d'expérience, les bactéries apparaissent soit qu'il y ait beaucoup d'air à la pression normale, de l'air à une moindre tension, ou pas d'air du tout. Sur quoi nous insisterons dans un examen approfondi des expériences de Needham et de M. Pouchet.

Voici d'ailleurs une circonstance qui nous a convaincus que les bactéries ne viennent pas de l'extérieur. Dans un grand nombre d'essais, ces bactéries ont apparu dans le centre des foies avant d'être visibles dans le liquide ambiant. Des reins, des pancréas, des rates, placés dans les mêmes conditions, mais habituellement plus lentement, finissent par laisser apparaître des bactéries dans leur centre, alors que le liquide qui les entoure, n'en contient pas encore.

Je reviendrai sur tout ceci, notamment à propos de certaines expériences de M. Pasteur sur le sang, sur le lait, la viande et l'urine. Nous verrons alors que la fibrine elle-même, que l'on regarde comme une matière albuminoïde spéciale et un principe immédiat, est quelque chose qui contient des microzymas, les microzymas propres du sang. Pour le moment, arrêtons-nous un instant sur les conséquences de ces expériences en ce qui concerne les bactéries.

Vous venez de voir comment on dispose les expériences; nous avons introduit devant vous, avec les précautions indiquées, de la viande, du foie, de la fibrine, de la levûre de bière dans l'empois bouillant et créosoté. Pour des études suivies, quand on veut surprendre la marche du phénomène de l'évolution des microzymas en bactéries dans un milieu donné, on prépare, au même moment, une série de cinq ou six appareils contenant la substance organisée. De cette façon, il est possible de suivre l'expérience pendant plusieurs jours sans avoir à s'inquiéter de l'intervention possible des germes de l'air d'une observation microscopique à l'autre. En opérant ainsi, on verra aisément que dans l'eau ordinaire ou créosotée les microzymas conservent pendant fort longtemps leur forme normale : on peut même empêcher cette évolution en employant de plus fortes quantités de créosote ou d'acide phénique, toujours à dose non coagulante. Dans les solutions créosotées de sucre de canne, les bactéries apparaissent plus vite, et bien plus rapidement encore dans l'empois. Il faut donc se servir de tous ces moyens quand on veut pouvoir bien suivre la marche du phénomène.

Au moment de la mort d'un animal sacrifié dans l'état de santé, dans tous les tissus, à tous les âges, les microzymas sont tous indépendants.

Dans les conditions que je viens de spécifier, on peut saisir des microzymas accouplés à deux grains, ou à un plus grand nombre de grains, formant des chapelets. Plus tard, les granulations s'allongent de façon à présenter un petit et un grand diamètre; bientôt ces caractères s'accentuent encore davantage et on a de véritables bactéries, quelquefois même de vrais *leptothrix*, c'est-à-dire de très longs filaments.

Souvent, très souvent, on peut apercevoir toutes ces formes les unes à côté des autres. Il existe aussi des formes intermédiaires difficiles à décrire; il y a des bactéries articulées en série linéaire ou brisées, mobiles, progressant dans diverses directions et agitant leurs articles. Souvent aussi, quand on observe à temps, on voit des vibrions se mouvant avec une rapidité singulière, traversant le champ du microscope comme une flèche, ou tournoyant sur eux-mêmes en progressant; on en voit d'ondulés (*spirillum*), etc. Dans certaines expériences avec la levûre de bière, on voit aussi apparaître les corps organisés que M. Trécul a nommés *amylobacters*. Mais toutes ces formes disparaissent bientôt, et l'on n'a plus que des bactéries typiques, c'est-à-dire un *bâtonnet* plus ou moins long; puis la bactérie devient immobile, s'allonge sans augmenter de largeur, et un seul article peut acquérir jusqu'à $0^{mm},01$ et même davantage. Enfin dans certains milieux on voit apparaître des bactéries mobiles, ayant un point brillant à l'une des extrémités, la bactérie à point brillant ou à tête. En résumé les divers vibrions, le Bacterium chaînette (1), le Bacterium termo, le Bacterium capitatum, la bactéridie, ne sont que les diverses phases du développement des microzymas, ou de certains microzymas, plus ou moins dépendants de la nature du milieu. Mais n'anticipons pas, et disons seulement qu'il sera démontré que le naturaliste ne saurait distinguer les microzymas par une description, car ils sont morphologiquement semblables; et comme la grandeur ne constitue pas, en général, un caractère botanique ou zoologique essentiel, nous verrons qu'on ne peut les distinguer que par leur fonction, laquelle peut varier, ainsi que M. Joseph Béchamp l'a démontré, pour une même glande et un même tissu, avec l'âge de l'animal.

Du reste, des microzymas et des bactéries avec les modifications de forme que l'on peut constater entre le micro-

(1) On a décrit, sous le nom de *torula*, de *microbe* en 8 de chiffre, des productions qui ne sont autre chose que des microzymas associés.

zyma et la bactérie, peuvent se rencontrer, à un moment donné, dans le canal intestinal, depuis la bouche et l'estomac jusqu'au rectum. Les auteurs ont certainement noté les divers vibrioniens qu'on y peut observer, mais, comme partout ailleurs, ils n'ont donné aucune attention aux microzymas qu'on y rencontre. Il est possible, bien que ce ne soit pas démontré, que l'air soit pour quelque chose dans leur existence; mais s'il en vient de cette source, il en vient certainement avec nos aliments. Pourtant il n'est pas douteux que nos tissus fournissent un certain contingent de microzymas au contenu du canal intestinal. Les microzymas de la bouche et ses bactéries sont autres que les microzymas de l'estomac, et ces derniers autres que ceux du rectum, non pas morphologiquement, mais, comme nous le verrons, fonctionnellement. Il peut même arriver que la présence d'un parasite, comme le ténia, dans l'intestin, détermine quelque changement des microzymas intestinaux et modifie leur évolution, tant est grande l'influence des changements de milieu.

Mais nous reviendrons sur tout ceci quand nous nous occuperons des fonctions des microzymas. Pour le moment, il est nécessaire de vous dire que ces faits n'ont pas été admis sans contestation, surtout par M. Pasteur, dont ils contrariaient le système. Je vous ferai connaître ses objections, uniquement fondées sur l'intervention possible des germes de l'air : nous les discuterons et en montrerons l'inanité.

Toutefois ce n'est pas que d'autres expérimentateurs ne se soient préoccupés de ces faits. Il y en a même qui les ont confirmés, mais sans citer les auteurs de la découverte. Pour vous en convaincre, laissez-moi vous lire l'extrait d'un article important, publié par MM. Nencki et P. Giacosa, où la question historique est fort nettement traitée.

Des bactéries ou leurs germes existent-ils dans les organes d'animaux sains et vivants? Telle est la question que se posent les deux auteurs. Et ils répondent : « Voilà une question capitale posée depuis longtemps et qui a donné lieu à bien des controverses, sans que l'on soit arrivé à une solution bien positive. Béchamp a répondu affirmativement il y a une vingtaine d'années, en admettant dans tous les organes vivants l'existence de micrococcus, appelés par lui *microzymas*, qui constitueraient les éléments nécessaires des tissus et joueraient un rôle important dans les phénomènes chimiques dont ceux-ci sont le siège. Béchamp et son école ont apporté maint fait à l'appui de leur manière de voir (expérience de Servel; voir dans *Microzymas* par Joseph Béchamp, Montpellier, 1875, p. 22), et d'autres expérimentateurs, Billroth et Tiegel (*Virchow's Archiv.*, t. LX, p. 453), Burdon Sanderson (*British Medical journal*, janvier 26, 1878), sont arrivés aux mêmes conclusions. Ces expériences avaient toutes pour but de conserver les organes, immédiatement après leur ablation, à l'abri des germes extérieurs, et en même temps de détruire ceux que l'air aurait pu y déposer pendant le court laps de temps de l'opération. On y arrivait en plongeant l'organe soit dans une solution d'acide chromique, soit dans la paraffine chauffée à 110 et 115°, et l'induisant, par plusieurs trempes, d'une certaine couche de paraffine, avant de le noyer dans une grande masse de cette matière surchauffée et refroidie jusqu'à son point de fusion, ou dans de l'huile. Le tout étant exposé ensuite à 20 ou 30 degrés, à l'étuve, on a vu se développer, au bout de quatre à douze jours, des bactéries à l'intérieur de l'organe, preuve évidente que les germes de ces microbes devaient préexister (1). »

Tout cela est très exact, sauf quelques détails d'interprétation, la confusion de *microzyma* avec *micrococcus* et l'emploi du mot *microbe*.

M. Nencki, convaincu depuis longtemps de la réalité des faits et s'en étant expliqué fort catégoriquement déjà en 1875, reprit à son tour la question où l'avaient laissée les précédents expérimentateurs, et, avec M. Giacosa, il a tenté une démonstration par un moyen héroïque.

Un morceau de foie de lapin extrait sous une fine pluie d'eau phéniquée et avec tous les soins du procédé Lister, a été plongé au milieu d'une grande masse d'alliage de Wood (alliage fusible), chauffé préalablement à 300-400 degrés,

(1) *Bulletin de la Société chimique de Paris*, 5 décembre 1880, t. XXXIV, p. 663; extrait du journal *Für praktische chemie* (2), t. XX, p. 34.

refroidi à 100 degrés et recouvert d'une couche d'eau phéniquée à cinq pour cent. Vous le voyez, la matière, déjà empreinte extérieurement d'eau phéniquée, était plongée dans l'alliage fondu à travers une couche d'eau très fortement phéniquée. Le morceau de foie était ensuite maintenu en place jusqu'à la solidification de l'alliage. On avait donc ainsi le foie retenu au centre d'une masse métallique que les germes de l'air auraient eu sans doute beaucoup de peine à traverser. Le tout était porté dans une étuve maintenue à 40° environ pendant quatre jours.

Dans une autre série d'essais, MM. Nencki et Giacosa ont encore opéré d'une autre manière. Une cloche était remplie de mercure et renversée sur du mercure qui était contenu dans une marmite en fer émaillé. Tout l'appareil était ensuite chauffé jusqu'au point d'ébullition du mercure ; on laissait refroidir jusqu'à 120°, et, avec de grandes précautions, pour que la cloche ne se brisât pas, on versait sur le mercure extérieur une couche d'eau phéniquée à 5 pour 100. L'organe destiné à l'expérience était extrait avec les mêmes soins que ci-dessus, et, au moment de l'ablation, on le faisait passer, à travers l'eau phéniquée et le mercure, dans la cloche pleine de mercure, dont il gagnait le sommet.

Dans l'opération où l'on avait plongé le foie dans l'alliage fusible, on découvrit des bactéries.

Dans l'expérience faite avec le mercure, il arriva un moment où des gaz se dégagèrent : la matière de l'organe entrait en fermentation, et à l'examen microscopique, on découvrait des bactéries.

N'avais-je pas raison de dire que le moyen était héroïque ? Il est difficile que les contradicteurs puissent soutenir que le mercure et l'alliage de Wood ont retenu des germes et que la matière animale en avait apporté au centre du métal en fusion et du mercure à 120°. Quant au succès de ces expériences, il repose sur le même principe que les miennes : les parties centrales de la matière animale n'atteignent pas 100° et les microzymas n'y sont pas tués.

Avant l'application du dispositif expérimental que je viens de décrire, M. Servel, préparateur d'anatomie pathologique et d'histologie de M. Estor, à la Faculté de médecine de Montpellier, qui avait été témoin de nos recherches et qui s'occupait d'histologie normale, se proposa d'écarter l'objection relative aux germes de l'air, en plongeant les parties animales dans une solution d'acide chromique. Son expérience a une double portée : d'abord en ce qu'elle explique la cause de phénomènes depuis longtemps observés par les histologistes, et ensuite en ce qu'elle prouve que des organes plongés dans l'acide chromique ne laissent pas moins apparaître des bactéries dans leur centre.

En effet, l'auteur commence par faire remarquer les essais infructueux de l'emploi de l'acide chromique, comme agent durcissant de la matière cérébrale, lorsque les fragments sont trop volumineux. Les histologistes, pour durcir ce tissu, le divisent en tranches minces avant de le plonger dans la solution chromique. Quand on s'écarte de cette règle, on obtient un durcissement limité à une faible profondeur, dépassant peu la surface des fragments immergés ; pour le centre, il ne tarde pas à être dans un état de putréfaction plus ou moins avancé. Vous voyez par là que les histologistes savaient parfaitement bien que la matière cérébrale se désorganisait en s'altérant dans les parties protégées par la couche durcie de la surface.

M. Servel a conclu de ce fait qu'on pourrait se servir de l'acide chromique pour reproduire les faits que nous avions énoncés, M. Estor et moi. Il a fait deux séries d'expériences.

Première série. — Elle est relative au développement des bactéries dans la matière cérébrale du cobaye. L'animal était décapité vivant, en le plaçant de telle sorte que la tête, en quittant le tronc, vint tomber dans le bain de la solution d'acide chromique qui était au centième d'acide réel.

Les couches extérieures de la tête, examinées après six jours d'immersion continue, étaient durcies et conservées ; mais les parties centrales, le cerveau, étaient dans un état de corruption manifeste ; examinée au microscope, la pulpe cérébrale altérée ne montrait plus de traces de la structure normale, mais un grand nombre de bactéries de toute grandeur.

Comme il est impossible que rien de vivant puisse exister ou vivre dans l'acide chromique, il est évident que dans les conditions de l'expérience, en supposant que si, dans l'instant de la chute, la tête a entraîné quelque germe atmosphérique, l'acide chromique a dû le tuer, de même que tous les éléments anatomiques de la surface.

Mais il y avait l'objection de la profondeur des fosses nasales ou de la cavité buccale qui auraient pu conserver les germes insidieux malgré l'immersion. Alors on a entrepris la seconde série.

Seconde série. — Elle a été faite sur le foie ou le rein de chiens sacrifiés par hémorrhagie fémorale. La préparation des organes destinés à l'immersion était faite avec le plus grand soin. Pour éviter l'entrée de l'air par l'ouverture béante des vaisseaux sectionnés, M. Servel a placé une ligature au niveau du hile du foie et du rein; alors seulement il a fait l'ablation totale des organes en respectant scrupuleusement leur enveloppe conjonctive dans toute son étendue; les fils de la ligature lui ont servi à suspendre les organes dans la solution chromique et à les préserver du contact des parois du vase.

L'expérience a été répétée trois fois sur les organes de deux chiens de chasse, puis sur ceux d'un chien mouton. Après cinq jours d'immersion, on procédait à l'examen microscopique. Dans tous les cas :

« Foie et rein plus volumineux qu'à l'état frais, élastiques à la pression. Surface durcie dans toute son étendue, répandant l'odeur particulière des organes plongés dans les solutions d'acide chromique. A la coupe, émanation d'odeurs fétides.

» Examinée au microscope, la couche superficielle se présente dans un état d'intégrité complète; le centre, au contraire, est rempli de bactéries animées de leur balancement caractéristique : les unes, dans le foie, sont volumineuses, quelquefois renflées à une extrémité (*Bacterium capitatum*); dans le rein, elles sont plus rares, plus grêles et mêlées de cellules encore intactes. La solution d'acide chromique arrête immédiatement le mouvement des bactéries (1). »

Vous remarquerez que les bactéries ne paraissent pas de même espèce dans le foie et dans le rein. Nous avons déjà vu quelque chose de semblable dans les observations que je vous ai citées de nos expériences avec l'empois de fécule ou l'eau sucrée.

Enfin, il est utile que vous sachiez que les expériences de M. Servel ont été faites au mois d'octobre et de novembre, sous le climat de Montpellier, par des températures de 15 à 20° au-dessus de zéro; c'est-à-dire bien au-dessous de la température physiologique.

Le Mémoire de M. Servel a été présenté à l'Académie des sciences par M. Balard, qui l'a fait suivre de remarques, démontrant à leur manière que ce savant n'avait aucune idée de ce dont il s'agissait; j'ai dû lui répondre par une note qui a été publiée dans les *Comptes-rendus*. J'y reviendrai dans la prochaine séance.

Je finis par une remarque : n'est-il pas évident que toutes les expériences dont nous venons de voir la confirmation sont semblables à celles de Schwann, de Helmholtz, de Dusch et Schrœder sur le lait, sur la viande? Nous verrons qu'elles en sont l'explication rationnelle autant qu'expérimentale. Concluons donc qu'il y a des microzymas atmosphériques et des microzymas géologiques, susceptibles d'évoluer en bactéries, comme il y a des microzymas physiologiques doués de la même aptitude. Il y a donc parmi les corps que l'on désignait sous le nom de granulations moléculaires des organismes actuellement vivants. Nous rechercherons quelle est leur commune origine.

(1) Servel : *Sur la naissance et l'évolution des bactéries dans les tissus organiques mis à l'abri du contact de l'air.* Comptes-rendus, t. LXXIX, p. 1270 (1874).

QUATRIÈME CONFÉRENCE

Sommaire. Introduction. — La coagulation spontanée du lait. — Expériences de Gmelin et Dusch et de M. Pasteur. — Discussion de l'expérience de M. Pasteur. — Microzymas du lait cause de la coagulation. — Bactéries des microzymas du lait. — Formation de l'alcool et de l'acide acétique dans le lait caillé. — Alcool et acide acétique normaux du lait. — Alcool et acide acétique dans la caillette d'agneau. — Bactéries de la caillette. — Altération spontanée de la viande. — M. Pasteur et la putréfaction de la viande. — Expériences de M. J. Béchamp sur l'alcool et les bactéries de la putréfaction spontanée de la viande. — Alcool dans le foie, le cerveau et dans les muscles frais. — Conclusion concernant ces faits. — Bactéries dans un kyste; dans la gangrène. — Tubercule pulmonaire à l'état crétacé. — Les membranes vivantes impénétrables aux vibrions. — Les microzymas atmosphériques et la respiration. — L'influence des microzymas atmosphériques peut être réduite à zéro. — Multiplication des microzymas. — Fin physiologique d'une cellule et des vibrioniens. — Expériences de M. J. Béchamp sur les microzymas aux différents âges d'un même être. — Conclusions concernant les expériences sur la génération spontanée. — Les expériences des spontéparistes vérifient la théorie du microzyma. — Dilemme de M. Victor Meunier.

MESSIEURS,

Je vous ai fait remarquer que le système de Bonnet, l'universelle dissémination des germes, était une vérité d'intuition à laquelle manquait la démonstration expérimentale ; j'ai ajouté que même en tant que vérité d'intuition, elle ne l'était que relativement, puisque ce qu'il nommait germes, n'en sont pas au sens embryologique, et j'ajoute que les microzymas atmosphériques ou autres, ne peuvent être considérés ni comme des spores, encore moins comme des œufs. A l'égard des formes organisées que, dans leurs expériences, MM. Pouchet et Pasteur ont aperçues, et sur la nature desquelles ils ne sont pas tombés d'accord, je n'ai rien à vous en dire de plus, si ce n'est qu'elles sont les moins nombreuses ; spores ou œufs, leur origine est très naturelle autant que simple, et déjà Spallanzani avait connu la dissémination des spores des mucédinées, comme les botanistes le transport du pollen des fleurs. Mais ce que MM. Pasteur et Pouchet n'ont pas aperçu dans l'air ordinaire, ou qu'ils ont laissé passer sans y prendre garde, ce sont les granulations moléculaires, non seulement de l'air, mais des matières qu'ils employaient dans leurs expériences ; ces mêmes granulations moléculaires dont les chimistes, les physiologistes, les anatomopathologistes et les histologistes eux-mêmes avaient négligé l'étude, bien qu'ils en signalassent la présence dans les fermentations qu'ils étudiaient, dans les tissus pathologiques ou normaux qu'ils décrivaient! Eh bien, nous avons démontré que ces granulations moléculaires, signalées d'abord sous le nom de *petits corps* dans certaines solutions sucrées, pouvaient intervertir le sucre de canne et agir comme ferment, aussi bien que celles que j'ai observées dans certaines roches calcaires et que j'ai nommées, à cause de leur fonction, d'un nom qui rappelle cette fonction de ferment : les microzymas. Nous avons ensuite acquis la certitude nouvelle, que certaines granulations moléculaires, dans les tissus et cellules végétaux et animaux, pouvaient engendrer des bactéries, de même que celles de l'air et des roches, et nous avons conclu, sauf à le démontrer aussi par leur fonction, qu'elles étaient également des microzymas. Enfin vous êtes convaincus que je ne suis plus seul à croire à la réalité et à la valeur de mes démonstrations, puisque d'autres savants, prévenus qu'ils étaient des objections qu'on leur faisait, les ont réfutées en démontrant que les germes de l'air ne sont pas la cause de l'apparition des bactéries au sein des tissus animaux les plus divers : muscles, glandes, matière nerveuse.

Les microzymas, malgré certaines dénégations intéressées, existent donc, et l'une des bonnes démonstrations de leur organisation et vitalité, c'est qu'ils évoluent pour devenir bactéries, êtres que tout le monde considère aujourd'hui comme organisés et vivants. Il y a bien, même chez ceux qui regardent le fait comme démontré, quelque hésitation sur la signification histologique du microzyma ; mais quant à son existence individuelle, considérée comme germe de bactérie, le doute a disparu. Les hésitations, concernant la fonction histologique, tiennent aux idées reçues relativement à l'organisation et à la notion de matière vivante : notions erronées sur lesquelles nous aurons à insister longuement. M. Pasteur lui-même les reconnaît sous un autre nom ; mais fidèle à son système de panspermie atmosphérique, il continue de nier, d'une certaine façon que je mettrai en lumière, l'existence des microzymas dans les organismes vivants. C'est à la manière de voir de M. Pasteur que M. Balard se rattachait quand, sans contester les résultats des expériences de M. Servel, il a fait des remarques auxquelles j'ai dû répondre. Peut-être arriverai-je, dans le cours de cette Conférence, à vous en entretenir. En attendant, je reprends la suite de mon exposition.

La méthode qui a permis de constater la naissance des bactéries dans les tissus animaux, sans qu'on puisse invoquer la présence ou l'influence des germes de l'air, est bonne. Elle est évidemment plus simple, plus commode, que celle de MM. Servel ou Nencki et Giacosa. Nous aurons l'occasion de constater sa rigueur et sa fécondité dans d'autres recherches : elle est surtout confirmée par les expériences dans lesquelles certains tissus, quoique contenant des microzymas, ne laissent point apparaître de bactéries, bien que les conditions favorables à leur évolution soient réunies ; tandis que dans d'autres tissus les microzymas évoluent si facilement, notamment dans l'empois, qu'il est parfois impossible d'observer les phases de l'évolution. C'est pour cela qu'il est nécessaire de changer le milieu dans lequel on introduit la substance organisée que l'on se propose d'étudier. En employant l'eau sucrée, ou simplement l'eau distillée, bouillies et créosotées, l'observation se fait plus commodément et l'on a le temps de noter les changements successifs qui surviennent dans la forme des microzymas et les phases diverses de leur évolution ; la limpidité du milieu supprime toute cause d'erreur. L'empois de fécule est moins avantageux encore à un autre point de vue : sa fluidification peut n'avoir pas lieu, ou être assez incomplète pour que les débris du granule amylacé soient l'occasion d'illusions qui peuvent donner le change, ou entraver l'observation microscopique.

Vous vous souvenez des expériences de Schwann, Schrœder et Dusch sur le lait et la viande : l'application de leur méthode de conservation n'a pas empêché le lait de se cailler, et dans certains cas, la viande de s'altérer. M. Pasteur est arrivé à la même conclusion : tandis que le bouillon de levûre sucré se conserve, quand, après deux minutes d'ébullition, on le laisse refroidir dans l'air calciné, le lait ne se caille pas moins lorsqu'il a été porté à 100 degrés pendant deux minutes, refroidi dans l'air calciné et conservé dans un vase scellé. De mon côté, en recevant du lait au sortir du pis de la vache, dans une fiole préparée avec soin, lavée à l'eau créosotée et contenant la petite quantité de créosote qui empêche les matières les plus putrescibles de s'altérer, j'ai vu ce lait se cailler au bout de plus ou moins de temps, bien que conservé dans des fioles scellées ou dans l'air filtré sur du coton. Les choses sont sensiblement de même sens lorsque le lait a été porté à l'ébullition pendant deux minutes et conservé dans l'eau bouillante pendant une demi-heure.

Quelle est l'explication de ces faits ? La théorie du microzyma peut-elle la donner ? Assurément ! En effet, une théorie nouvelle n'a de valeur réelle, n'est l'expression des faits, que si elle est à la fois capable d'expliquer les difficultés anciennes, d'en résoudre de nouvelles et de conduire à la découverte de nouveaux horizons. Il va donc se trouver que les expériences de Schwann, de Schrœder et Dusch, de M. Pasteur, considérées attentivement, sont, à leur manière, une démonstration de l'existence normale dans le lait, de microzymas d'une catégorie particulière.

L'affaire étant d'importance, je vais lui donner quelque développement. Citons d'abord une expérience de MM. Th. v. Dusch et Gmelin que voici :

Ces chimistes remplissent aux trois quarts de lait frais, deux flacons dont la capacité est d'environ 100 cent. cub. Après les avoir bouchés hermétiquement, ils maintiennent les deux appareils pendant deux heures dans l'eau bouillante. Aussitôt après, ils analysent eudiométriquement l'air de l'un des flacons: il contenait encore 16,7 p. 100 d'oxygène. L'autre flacon, complètement immergé sous l'eau, fut abandonné, pendant dix-neuf jours du mois de juin, à 20-25 degrés. En l'ouvrant, on constata qu'il n'y avait aucun dégagement de gaz. Le *lait n'était pas caillé*, *il ne rougissait pas le papier de tournesol* et possédait la saveur du lait frais et doux; après cela, ce lait, étant exposé à l'air ambiant, devint acide après quelques jours, et se cailla.

Le même essai fut répété dans les conditions suivantes: On prit quatre flacons semblables: Le premier fut rempli aux 5|6; le second aux 2|3; le troisième à 1|2 et le quatrième seulement au 1|4. Etant fermés comme ci-dessus, les quatre flacons furent maintenus pendant deux heures dans l'eau bouillante. L'air du premier flacon, aussitôt analysé, contenait encore 16,4 p. 100 d'oxygène. Les autres flacons ont été maintenus sous l'eau, pendant six semaines en juillet et août, à 20-30 degrés. Le *lait se trouva encore liquide;* mais en ouvrant les flacons il *s'en dégagea du gaz* en abondance; le gaz du second et du troisième flacon fut recueilli et analysé: il ne contenait ni oxygène, ni hydrogène, mais il renfermait beaucoup d'acide carbonique. Le lait du quatrième flacon, qui pourtant était encore liquide, rougissait le tournesol; il n'avait pas d'odeur de putréfaction, mais une odeur spiritueuse. En effet, à la distillation il fournit un peu d'un produit inflammable à odeur d'alcool. Pendant la distillation le lait se cailla, tout en restant à réaction acide, preuve évidente que l'acidité n'était pas causée par l'acide carbonique (1). Les auteurs n'ont pas examiné le phénomène au point de vue des infusoires.

Vous remarquerez que, dans ces expériences, la quantité d'air laissé en présence du lait a quelque influence, non sur la coagulation, mais sur une certaine fermentation dans laquelle se forment de l'alcool et un acide fixe. Si la quantité d'air est très limitée, le lait est conservé en apparence inaltéré; ce n'est que lorsque l'air est dans un rapport très grand que la fermentation s'établit, sans coagu-

(1) Handbuch der Organischen Chemie von L. Gmelin. t. I, p. 93 (1848).

lation. Notez, de plus, que le lait du premier essai, se coagula au contact de l'air, en devenant acide. Quoi qu'il en soit, l'oxygène est absorbé, peu à peu, en totalité dans les expériences de la seconde série.

La recherche de la cause de la coagulation du lait a naturellement exercé la sagacité de M. Pasteur, et je viens de vous dire qu'en expérimentant à sa manière, le lait qui a subi l'action d'une température de 100° pendant deux minutes et que l'on conserve dans l'air calciné, en vase scellé, ne se caille pas moins. Le phénomène de la coagulation se manifeste, dans ce genre d'expérience, à des époques variables, après 4, 7, 10 ou 30 jours. Comme MM. Dusch et Gmelin, M. Pasteur a noté l'absorption de l'oxygène et un dégagement équivalent d'acide carbonique. Il a noté, de plus, que la coagulation se produit, le lait restant alcalin et corrélativement au développement d'une seule espèce de bactérie ou vibrion, dont la longueur était de $0^{mm},004$ à $0^{mm},05$, mobiles ou immobiles.

Pour empêcher le lait de se cailler, M. Pasteur le fait bouillir pendant une à deux minutes à 110° sous une pression de 40 à 50 centimètres de mercure au-dessus de la pression normale. Alors il n'y a presque pas d'oxydation, et à la fin, l'air de l'appareil contient encore plus de 18 °/₀ d'oxygène et un peu d'acide carbonique. Dans ce cas, il n'y a production ni de moisissure, ni d'*Infusoires quelconques*. Enfin, comme MM. Dusch et Gmelin, M. Pasteur reconnaît qu'il suffit de prolonger l'ébullition à 100° pour que la coagulation n'ait pas lieu.

Ces faits ont fort embarrassé M. Pasteur. Pourquoi l'ébullition à 100° n'empêche-t-elle pas le lait de se cailler dans l'air chauffé en produisant des vibrions, et pourquoi la même température suffit-elle pour que l'eau de levûre sucrée, au contact de l'air chauffé, ne produise pas de vibrions ou d'autres ferments?

M. Pasteur admet que cela est dû « vraisemblablement » à ce que le lait est alcalin, tandis que l'eau de levûre sucrée est légèrement acide. Or, dit-il, *les germes de l'air qui tombent dans le lait, pendant qu'on le trait, résistent à la température de* 100° *continuée pendant deux minutes*, et comme le liquide est alcalin, ils produisent des vibrions. Mais les germes du même air qui tombent dans l'eau de levûre sucrée *ne résistent pas à la température de* 100° *continuée pendant deux minutes* et, parce que le liquide est acide, ils ne produisent pas de vibrions.

Voilà l'explication; voici maintenant la preuve.

Pour faire produire au bouillon de levûre sucré des vibrions, « il suffit de faire bouillir la liqueur à 100° en présence d'un peu de carbonate de chaux, qui rend la liqueur neutre ou légèrement alcaline, » de remplir les ballons d'air calciné et de les mettre à l'étuve.

Voici la recette du mélange employé :

10 grammes de sucre.

100 cent. cub. d'eau de levûre (0,5 de matière solide).

1 gramme de carbonate de chaux.

Cinq jours après, le liquide de l'un des ballons est rempli de très petits vibrions dont plusieurs se meuvent visiblement, quoique avec beaucoup de lenteur; « ils sont comme malades, » dit M. Pasteur. Plus tard, dans d'autres ballons, à la surface, il y a un Mucor gélatineux, épais, chagriné, de couleur rougeâtre, constitué par un amas de granulations d'une extrême ténuité; M. Pasteur pense que ce Mucor est une espèce cryptogamique indépendante de la production des vibrions et que le germe de ce Mucor, « aussi bien que le germe des vibrions, a résisté, dans ces conditions particulières, à la température de 100° pendant deux à trois minutes. »

Mais, répétant ces essais en faisant bouillir les liqueurs sous pression, à 105° seulement, comme on l'a fait pour le lait, M. Pasteur assure que « dans aucun cas on ne verra se former le moindre trouble ni mucorée quelconque (1). »

Telle est l'expérience de M. Pasteur (2). Les vibrions

(1) *Annales de chimie et de physique* (3), t. LXIV, pages 58 à 63.

(2) J'ai déjà fait observer que des bactéries peuvent se développer dans des milieux acides. L'explication que M. Pasteur a cherchée n'est donc pas tout à fait conforme aux faits. J'ai, bien des fois, abandonné au contact de l'air du bouillon de levûre acide non sucré et très légèrement créosoté, à la température de 15 à 20 degrés. Il se trouble peu à peu, des microzymas y apparaissent, et bientôt on y peut distinguer de très petites bactéries mobiles, d'autres un peu plus

qui apparaissent dans le lait sont dus aux germes de l'air, et ils ne sont pas tués à la température de 100° pas trop prolongée! Il n'y a pas, dans tout le Mémoire, trace d'aucune autre préoccupation. L'auteur n'est pas embarrassé de ce qu'un peu de carbonate de chaux suffise pour empêcher les germes de l'air d'être tués à 100 degrés ; il se sert de *la craie* employée comme *carbonate de chaux* et ne se préoccupe pas le moins du monde de ce que la craie peut apporter avec elle. Enfin, il constate qu'en introduisant des germes de l'air dans le lait chauffé à 110° et conservé, il apparaît des organismes bien différents de ceux qui se développent dans le lait simplement chauffé à 100° pendant deux minutes, par exemple : le *Bacterium termo* allongé et articulé, le *Vibrio lineola* de petite dimension, et une foule d'articles d'un diamètre presque double, caractérisés par une espèce de tête sphérique à une extrémité, le tout sans mouvements apparents (1).

La conclusion qui ressort évidemment des expériences

grandes et de petits vibrions. Pas une cellule de moisissure ou de mycélium. Et chose digne d'attention, la liqueur devient peu à peu neutre, ou même légèrement alcaline, comme si l'être *se faisait son milieu*.

(1) J'ai dit que je n'avais trouvé, dans le Mémoire de M. Pasteur, la trace d'aucune préoccupation concernant l'origine des *vibrions du lait*. En mettant la dernière main à mon manuscrit, j'ai été pris d'un scrupule et j'ai relu ce qu'il a écrit sur le lait. J'ai vu que je m'étais trompé, je n'avais pas lu la fin que voici :

« J'aurais bien désiré rechercher, dit M. Pasteur, quelle est la véritable origine des germes des vibrions qui apparaissent dans le lait bouilli à 100°, puis exposé à l'air calciné. Ces germes *existent-ils dans le lait naturel? Cela n'est pas impossible*. Cependant je suis plus porté à croire qu'ils appartiennent simplement aux poussières qui tombent dans le lait pendant et après la traite, ou qui se trouvent toujours dans les vases employés pour recueillir le lait. » Et c'est tout. Je laisse donc ma préoccupation de côté, d'autant plus que par ses expériences sur l'urine et sur le sang, il est évident que M. Pasteur croit qu'il n'y a rien dans les liquides issus d'un organisme vivant, ou détachés au moment où ils sont sacrifiés, d'encore doué de vie et capable de produire des vibrioniens! Quoi qu'il en soit, il est évident que les hésitations de M. Pasteur trahissent un état d'esprit inquiet sur la signification véritable de son expérience : le savant chimiste n'est pas bien sûr que les *germes de l'air* sont l'unique cause de l'altération du lait et du développement des bactéries; mais son point de vue systématique l'a entraîné, et les germes de l'air ont fini par devoir tout expliquer !

fort bien faites de M. Pasteur, mais mal interprétées, c'est la confirmation de la théorie expérimentale que je vous expose : les bactéries ou vibrions qui apparaissent dans ses expériences sur le lait bouilli à 100°, et conservé, au contact de l'air calciné, n'ont pas d'autre origine que les microzymas qu'il contient normalement. Elles ne prouvent pas du tout que les germes de l'air ne sont pas tués à 100° en présence de la craie ; mais elles prouvent que les microzymas du lait et ceux de la craie, dans les conditions où ils se trouvent, peuvent supporter pendant quelques minutes cette même température. Bref, M. Pasteur ne s'est pas élevé au-dessus du niveau que la question avait atteint par les expériences de Dusch et Gmelin, sauf qu'il y a recherché les vibrions. Il ne s'est pas préoccupé de la constitution histologique du lait ni de la façon dont il est formé dans la glande mammaire : il n'y a vu qu'un liquide plus ou moins complexe qu'il a étudié de la même manière qu'une infusion quelconque. Vous savez comment j'en suis venu à donner mon attention aux granulations moléculaires animales. Le lait contient-il de ces granulations moléculaires, peut-on en démontrer la présence? Ces questions m'ont occupé au moment même où j'étudiais les microzymas de la craie, et dans une lettre à M. Dumas que je crois vous avoir déjà citée, je disais :

« La craie et le lait contiennent des êtres vivants déjà développés, fait qui, observé en lui-même, est prouvé par cet autre fait, que la créosote, employée à dose non coagulante, n'empêche pas le lait de se cailler plus tard.... »

Ces êtres vivants déjà développés, c'est-à-dire ayant une vie propre, indépendante, pouvant agir comme ferments, quels sont-ils dans le lait? ce sont des microzymas semblables à ceux de la craie! Nous verrons plus tard comment je les ai isolés pour les observer à l'état libre ; faisons seulement comprendre pourquoi ils doivent nécessairement se trouver dans le lait.

La sécrétion lactée se manifeste normalement au moment de la parturition. La glande mammaire constitue alors un appareil admirable où se produisent des réactions chimiques profondes. La caséine, par exemple, ni le sucre de lait, ni certains corps gras, ni d'autres produits dont nous parlerons, n'existent dans le sang ; ils se forment dans les cellules de la glande, qui deviennent le siège de transformations que les histologistes ont notées. Au début de la lactation, le lait s'appelle *colostrum ;* ce liquide dont la composition est bien différente de celle du lait, contient ce que l'on nomme les *corpuscules du colostrum*, savoir : des cellules granuleuses qui disparaissent bientôt ; le colostrum peut encore contenir des cellules glandulaires, ou leurs débris. Les cellules glandulaires (de la glande mammaire) deviennent d'abord plus volumineuses, se remplissent de graisse et, se détruisant par une véritable résorption physiologique, se dissolvent, en quelque sorte, complètement dans l'intérieur de la glande même ; alors, les globules gras du lait et les microzymas deviennent libres et se trouvent dans le produit de la traite.

Donc, lorsque la fonction est bien établie, la formation et la fonte des cellules glandulaires sont, en quelque sorte, simultanées, de façon que les témoins des cellules formatrices du lait ne sont autres, hors de la mamelle, que les microzymas, les globules graisseux, quelques noyaux de cellules et des débris de celles-ci. Notons, enfin, que, d'après les recherches de M. Dumas, les globules graisseux sont eux-mêmes munis d'une enveloppe membraneuse.

J'ai d'abord éprouvé quelques difficultés pour démontrer que les microzymas du lait sont l'unique et première cause de sa coagulation, avant toute apparition de vibrions ou de bactéries, de façon que le problème n'a été complètement résolu qu'en 1873 (1).

Voici comment j'ai opéré :

« J'ai fait arriver le lait d'une vache, au moment où on la trayait à l'heure accoutumée, dans un appareil très propre, contenant un peu d'eau créosotée, plein d'acide carbonique et traversé par un courant de ce gaz pendant qu'on le remplissait. Le lait coulait dans l'appareil à l'aide d'un entonnoir muni d'un linge fin, préalablement lavé à

(1) *Sur les microzymas normaux du lait comme cause de la coagulation spontanée et de la fermentation alcoolique, acétique et lactique de ce liquide.* Comptes rendus de l'Académie des Sciences, t. LXXVI. p. 654.

l'eau bouillante et créosotée. L'appareil ayant été transporté au laboratoire, le lait a été saturé d'acide carbonique; lorsque le gaz a été totalement absorbable par la potasse, l'air a été absolument intercepté et le système mis à l'étuve à 38-40 degrés. Le surlendemain, le lait était caillé.

» L'expérience a été répétée plusieurs fois, toujours avec le même succès. Au moment où la coagulation est accomplie et que l'on distingue nettement le petit-lait séparé du fromage et de la crême, il est impossible de découvrir autre chose que les microzymas d'origine. Dans une expérience qui a duré quinze jours, il y avait des microzymas isolés, des microzymas articulés et des bactéries. »

Vous remarquerez dans quelles conditions l'expérience a été réalisée : ç'a été en l'absence absolue de l'oxygène! Sur quoi j'ai insisté dans une autre communication dont je vous dois faire connaître les résultats, car ils sont la confirmation et la généralisation de l'expérience précédente, et en général de certains faits concernant les microzymas et la théorie générale de la fermentation.

On sait, depuis les expériences de Scheele, que l'acide lactique existe dans le lait aigri. Dans leur expérience, MM. Dusch et Gmelin en signalent la formation, bien que, d'après la manière dont elle a été disposée, on ne puisse pas l'attribuer à un ferment lactique né des germes de l'air. On savait également que le lait peut, dans certaines circonstances, subir une véritable fermentation alcoolique : le lait de jument, par exemple, quand il donne le koumiss, petit-lait que les Russes et les Tartares consomment. Mais on n'a jamais recherché l'alcool et l'acide acétique dans le lait au moment où il vient de se coaguler, ni surtout lorsque la coagulation s'accomplit à l'abri de l'oxygène ou de l'air. Or j'ai constamment trouvé de l'alcool et de l'acide acétique en quantité notable dans mes expériences, que les microzymas aient évolué en bactéries ou non. Mais, vous le comprenez maintenant, si les microzymas, pendant la coagulation du lait, avant d'avoir produit des bactéries, forment de l'alcool, le lait normal doit en contenir, puisque, dans la glande, il contient déjà des microzymas libres. La supposition est devenue une réalité.

J'ai soumis à la distillation du lait de vache au moment où il venait d'être trait, c'est-à-dire aussitôt qu'on l'eut apporté de l'étable dans le laboratoire. J'ai également distillé du lait d'ânesse, et pour qu'il n'y eût presque pas d'intervalle entre la distillation et la traite, j'ai fait venir la bête près du laboratoire. Je vous fais grâce des détails (1). La quantité d'alcool et d'acide acétique trouvés est notable, mais variable, ce qui peut se concevoir aisément si l'on considère qu'ils sont produits par les microzymas dans la glande, et que, par la nature des choses, le lait n'est pas destiné à y séjourner.

Enfin, si les microzymas continuent d'agir hors de la glande, naturellement l'alcool et l'acide acétique doivent augmenter avec le temps, et il doit s'en trouver dans le lait caillé, même sans l'intervention des germes atmosphériques. C'est ce qui a véritablement lieu : l'augmentation peut aller du simple au double et davantage.

J'ajoute que le lait d'ânesse frais peut contenir jusqu'à 1,3 centimètres cubes d'alcool absolu par litre. Le lait de vache en contient toujours bien moins.

Dans mon Mémoire je disais : « Je n'oserais pas soutenir que l'alcool, au même titre que certains autres éléments chimiques du lait, soit un produit de la fonte des cellules glandulaires galacto-poïétiques ; non, je crois plutôt qu'il se forme dans la glande mammaire, d'une traite à l'autre, par l'action même des microzymas lactés sur les matières glucogènes du lait. Ce qui me paraît démontrer qu'il en est ainsi, c'est que cet alcool et l'acide acétique n'y existent qu'en minime et variable quantité, laquelle augmente naturellement hors de la mamelle, sans qu'il intervienne d'autres ferments organisés que les microzymas. » Cette manière de voir pourrait être la vraie, alors même que l'alcool serait un des produits de dédoublement de la matière albuminoïde qui, dans la glande, engendre la caséine. Vous voyez, par cette discussion, combien tout cela est non seulement délicat, mais presque inabordable à l'analyse.

(1) Voir le Mémoire : « *Sur l'alcool et l'acide acétique normaux du lait, comme produit de la fonction des microzymas.* » Comptes-rendus, t. LXXVI p. 836.

Une autre conséquence de cette étude était que la caillette, dans l'estomac des agneaux, devait contenir de l'alcool et de l'acide acétique. Ils y existent en effet, mais j'y ai trouvé en outre de l'acide caproïque. Enfin, ceci m'a permis de constater que dans le lait coagulé de la caillette d'agneau il y a beaucoup de bactéries.

Et, chose très digne d'attention, sur quoi nous insisterons encore ailleurs, dans la coagulation du lait, d'après mes expériences, les matières albuminoïdes se retrouvent absolument inaltérées, ce qui va droit contre la théorie de Liebig relativement à la génération des ferments.

Passons maintenant à l'étude du phénomène de l'altération de la viande dans les expériences de Schwann, de Schroeder et Dusch, etc.

Le premier qui ait repris la question a été M. Pasteur. Nous allons d'abord exposer ses idées et ses expériences pour en déduire les conséquences; nous verrons ensuite comment elles confirment la théorie du microzyma.

Vous vous souvenez que dans l'expérience de la viande chauffée au bain-marie, sans eau, et exposée ensuite dans l'air calciné ou filtré sur du coton, l'altération se produit, sans que les auteurs aient noté la présence d'aucun infusoire. M. Pasteur constate également cette altération de la viande et croit aussi qu'elle se produit sans développement d'infusoires.

En s'appuyant sur des expériences très bien faites, mais mal étudiées et, par suite, mal interprétées, M. Pasteur prétend avoir prouvé que « *le corps des animaux est fermé dans les cas ordinaires, à l'introduction des germes des êtres inférieurs;* d'où il suit que « la putréfaction s'établira d'abord *à la surface* (du cadavre), puis *elle gagnera peu à peu l'intérieur* de la masse solide (1). »

N'oubliez pas cette déclaration, sur laquelle nous aurons à revenir dans la suite, que, dans les cas ordinaires, selon M. Pasteur, *le corps des animaux est impénétrable aux germes de l'air*.

Partant de cette hypothèse, M. Pasteur édifie le système

(1) L. Pasteur : *Recherches sur la putréfaction.* Comptes-rendus, t. LVI, p. 1189.

suivant pour expliquer la putréfaction d'un cadavre ou d'un morceau de viande. Selon ce savant, un animal entier recèle deux causes de putréfaction : la première, les germes de l'air; la seconde, les infusoires du canal intestinal que Leuwenhoeck avait dès longtemps aperçus.

Ecoutez, car il faut citer :

« Un animal entier, soit au contact de l'air, soit à l'abri de l'air, toute la surface de son corps est couverte des poussières que l'air charrie, c'est-à-dire des germes d'organismes inférieurs. Son canal intestinal, là surtout où se forment les matières fécales, est rempli non plus seulement de germes, mais de vibrions tout développés. Ces vibrions ont une grande avance sur les germes de la surface du corps. Ils sont à l'état d'individus adultes, privés d'air, baignés de liquides, en voie de multiplication et de fonctionnement. C'est par eux que commence la putréfaction du corps, qui *n'a été préservée jusque-là que par la vie et la nutrition des organes* (1). »

Ainsi, vous le voyez, si les vibrions du *lieu où se forment les matières fécales*, ne passent pas outre et ne nous putréfient pas, c'est que nous sommes *heureusement* préservés par la vie et la nutrition des organes! Quelle physiologie!! Je vous ferai toucher du doigt que c'est là imagination systématique pure.

Mais alors, un morceau de viande, un organe central, que l'on soustrait à temps au corps de l'animal, avant que ces malencontreux vibrions aient eu le temps d'y arriver, devra se conserver indéfiniment, si on le préserve des germes de l'air? Vous auriez tort de conclure ainsi, car M. Pasteur a un système tout prêt pour vous désabuser. Ecoutez encore; M. Pasteur s'exprime comme ceci :

« Considérons, dit-il, pour fixer les idées, une masse volumineuse de chair musculaire : qu'arrivera-t-il si on empêche la putréfaction extérieure? la viande conservera-t-elle son état, sa structure et ses qualités des premières heures? *On ne saurait espérer un pareil résultat*. En effet, il est impossible aux températures ordinaires de soustraire

(1) L. Pasteur : *Recherches sur la putréfaction*. Comptes-rendus, t. LVI, p. 1193.

l'intérieur de cette chair à la réaction *des solides et des liquides* les uns sur les autres (1). »

Oui, mais que sont ces solides et ces liquides ? M. Pasteur n'en sait rien. Quant à supposer qu'après la mort il y a quelque chose de vivant, nous avons déjà vu qu'il le nie. En quoi consiste la conservation de la structure des premières heures ? il ne s'en explique pas. Pourtant il poursuit comme ceci :

« Il y aura toujours et forcément des *actions* dites *de contact*, des actions *de diastase* (que l'on me permette cette expression), qui développent dans l'intérieur du morceau de viande de petites quantités de substances nouvelles, lesquelles ajouteront à la saveur de la viande leur saveur propre (2). »

Mais M. Pasteur n'a pas montré qu'il y eût dans la viande des *actions de contact*, ni des agents analogues *aux diastases*, ni quelles sont ces substances dont la saveur s'ajoute à celle de la viande. Nous verrons par la suite que c'étaient là de gratuites assertions, tout comme celles que j'ai relevées dans son étude de la fermentation alcoolique.

Pour s'opposer à la putréfaction des couches superficielles du morceau de viande, M. Pasteur enveloppe celui-ci d'un linge imbibé d'alcool et met le tout dans un vase fermé, (et remarquez-le) avec ou sans air, afin que l'évaporation des vapeurs d'alcool ne puisse pas avoir lieu. Les choses étant ainsi disposées, qu'est-ce que M. Pasteur a observé ? Ecoutez encore :

« Il n'y aura pas de putréfaction, dit-il, soit à *l'intérieur parce que les germes des vibrions sont absents;* soit à l'extérieur parce que les vapeurs d'alcool s'opposent au développement des germes de la surface; mais, ajoute M. Pasteur, *j'ai constaté que la viande se faisande* d'une manière prononcée si elle est en petite quantité, et qu'elle *se gangrène* si elle est en masses plus considérables (3). »

Quant à la gangrène, voici ce qu'en pense M. Pasteur : « Loin d'être la putréfaction proprement dite, la gangrène

(1) L. Pasteur : *Recherches sur la putréfaction.* Comptes-rendus, t. LVI. p. 1194.

(2) Ibid. p. 1194

(3) Loc. cit.

me paraît être, dit-il, l'état d'un organe ou d'une partie d'organe conservé, malgré la mort, à l'abri de la putréfaction, et dont *les liquides et les solides* réagissent chimiquement et physiquement en dehors des actes normaux de la nutrition. » Et, en note, M. Pasteur dit encore : « La mort, en d'autres termes, ne supprime pas la réaction *des liquides et des solides* dans l'organisme. Une sorte de *vie physique et chimique*, si je puis ainsi parler, continue d'agir. J'oserais dire que la gangrène est un phénomène du même ordre que celui que nous offre un fruit qui mûrit en dehors de l'arbre qui l'a porté (1) ! »

Tout cela est imagination pure. M. Pasteur, ayant observé, comme ses devanciers, quelque transformation, et ne pouvant pas faire intervenir ses germes atmosphériques, a inventé, imaginativement, *la réaction des solides sur les liquides*, *les actions de contact*, *les actions de diastases*, sans savoir ce que sont les solides dans un organisme et sans connaître les liquides dont il parle. Et remarquez que c'est un chimiste qui s'est occupé de recherches sur les fermentations qui parle d'*actions de contact* absolument comme en parlent ceux qui n'admettent pas l'action physiologique des ferments. Quant à la *vie physique et chimique*, si elle n'est d'un savant qui admet le système des protoplasmas, c'est-à-dire la vie dérivant des propriétés physicochimiques de la matière, elle n'a pas de signification; c'est comme si l'on disait que l'acide sulfurique, qui opère certaines actions chimiques dites de contact, possède une sorte de vie physique et chimique en vertu de laquelle il est agent transformateur ! J'affirme que si l'on mettait ensemble tous les liquides et tous les solides du même organisme, mais préalablement réduits à l'état de principes immédiats, ils ne produiraient rien de semblable à ce que M. Pasteur appelle viande faisandée ou réduite à l'état de gangrène (2). Et je

(1) Loc cit.

(2) Le travail de M. Pasteur sur la putréfaction est de 1863; c'est bien ancien, et on pourrait croire qu'il s'est corrigé; mais un de ses élèves a publié, dans le *Dictionnaire des Sciences médicales* (art. fermentation, p. 604), un article qui est la reproduction exacte du Mémoire de M. Pasteur, sauf qu'avant de parler de l'emploi de l'alcool, il dit : « Bien des moyens peuvent s'opposer à la putréfaction

vous assure que c'est une bien bizarre conception que celle qui consiste à comparer la gangrène au fruit qui mûrit étant détaché de l'arbre !

Quoi qu'il en soit, l'observation et les hésitations, les explications mêmes de M. Pasteur ont une grande importance ; ce savant a constaté, en somme, que la viande ou un fruit, détachés de l'animal ou de l'arbre, subissent quelques transformations matériellement observables, qu'il n'a pas pu attribuer à l'intervention des germes de l'air : la cause en est toute interne ; la viande, le fruit, la portent en eux-mêmes. Si donc nous démontrons que les microzymas du fruit ou de la viande sont les agents transformateurs, il en résultera que M. Pasteur, à sa façon, démontre le rôle de ces microzymas. Reprenons la question.

Nous savons que la viande, comme tous les tissus, contiennent des microzymas susceptibles d'évoluer en bactéries ou vibrions ; que le lait se caille par l'influence de ses propres microzymas en produisant de l'alcool et de l'acide acétique, et ensuite de l'acide lactique. Je vous entretiendrai prochainement des microzymas du foie et des fermentations qu'ils y déterminent. L'altération de la viande est un phénomène du même ordre que ceux-là ; cela résulte des recherches de M. J. Béchamp que je vais vous faire connaître.

Pour pouvoir étudier les produits de l'altération sans avoir à tenir compte de rien d'étranger, il s'est bien gardé d'envelopper la viande d'un linge imbibé d'alcool (1), etc., il n'a même employé aucun agent antiseptique.

M. J. Béchamp, dans une première expérience, a procédé comme ceci : un morceau de viande de cheval pesant

des couches superficielles. Il suffit, par exemple, d'envelopper la viande d'un linge imbibé d'alcool.... » (Duclaux)

Il est donc bon de rappeler que « bien des moyens peuvent s'opposer à la putréfaction des couches superficielles des corps. » L'un de ces moyens, il ne faut pas l'oublier, consiste dans l'emploi de la créosote ou de l'acide phénique.

(1) M. Pasteur n'a pas fait attention que l'alcool, par sa grande diffusibilité, pouvait pénétrer dans l'intérieur du morceau de viande bien plus aisément que les germes, et modifier à sa façon la marche de la putréfaction.

3 kilog., d'une seule masse, a été plongé pendant 10 minutes dans l'eau bouillante pour en coaguler la surface et en tuer les germes atmosphériques. La masse ainsi préparée est aussitôt placée dans un cristallisoir en verre que l'on ferme exactement avec un linge d'un tissu serré, et on abandonne le tout dans un jardin, en lieu couvert, du 8 juin au 16 juillet. A l'ouverture, on constate que la masse de viande a laissé exsuder un peu de liquide ; on l'examine au microscope : il fourmille de vibrions. La masse de viande répand une odeur très désagréable, qui n'est cependant pas celle de la putréfaction franche, mais plutôt celle de la viande très faisandée. Le morceau étant divisé par une incision profonde, un fragment en est détaché du centre même : l'examen microscopique en est très instructif. La viande est encore rouge, mais moins résistante que normalement, la striation du muscle a totalement disparu ; on voit des microzymas libres très rares, des microzymas associés plus nombreux et une grande quantité de diverses bactéries : *Bacterium termo*, *articulatum*, *capitatum*, et même de rares *leptothrix*, mais pas un seul vibrion.

Les microzymas de la viande, entraînés par le liquide qui s'était écoulé au contact de l'air, ont produit des vibrions, ceux-ci ayant besoin d'oxygène pour manifester leur vie ; mais si l'on admet que ces vibrions ont pour origine les germes de l'air, on voit bien que ceux-ci n'ont pas pénétré au centre de la masse musculaire.

En distillant la viande, découpée en petits morceaux, on a obtenu un liquide alcalin que l'on rectifia en présence d'un léger excès d'acide sulfurique. Le nouveau produit distillé est acide. M. J. Béchamp y a constaté la présence d'une quantité d'alcool très notable qu'on a pu déterminer à l'alcoolomètre. Cet alcool, oxydé convenablement, a produit de l'aldéhyde et une quantité d'acide acétique capable de produire près d'un gramme d'acétate de soude. Les acides formés en même temps que l'alcool étaient l'acide acétique, l'acide butyrique, et un peu d'acides supérieurs à celui-ci : valérique, caproïque, etc.

Dans la seconde expérience, l'auteur a employé 4 kilogr. de viande de cheval fraîche qu'il a abandonnée à elle-même pendant quatre jours, au mois de juin, sans lui faire subir aucun traitement préalable. Au centre du morceau il y a déjà des bactéries et beaucoup de microzymas associés, le premier terme de l'évolution des microzymas.

La viande, traitée et distillée comme plus haut, fournit également de l'alcool, de l'acide acétique et de l'acide butyrique.

Si l'alcool et les acides dont on a constaté la formation, sont les produits de l'activité comme ferment des bactéries développées, il devait s'en trouver bien moins dans la seconde expérience : c'est ce qui est arrivé, en effet.

« Mais, dit l'auteur, si l'alcool se trouve dans des produits de sécrétion comme le lait, l'urine, ne devrait-on pas le rencontrer aussi dans les tissus frais des animaux ? Ce que la théorie indiquait a été vérifié par l'expérience. »

Un foie de mouton, pesant 1,840 gr., est enlevé à l'animal dès qu'il est sacrifié ; il est encore chaud au moment où l'on en soumet les fragments à la distillation. L'alcool est nettement reconnu et caractérisé par l'inflammation, l'oxydation par l'acide chromique et la formation de l'aldéhyde et de l'acide acétique.

Des cerveaux de mouton, 450 gr., encore chauds au moment de la distillation, fournissent de l'alcool qui est caractérisé comme ci-dessus.

1,340 gr. de cerveau de bœuf, encore chaud au moment de la distillation, fournissent assez d'alcool pour en déterminer la quantité à l'alcoolomètre.

Et, chose remarquable, le cerveau d'une femme alcoolique, morte de pneumonie, pris 24 heures après la mort, pesant 1,100 grammes, n'a fourni que des traces d'alcool, quoique bien nettement caractérisé.

Enfin, 3,400 gr. de muscles frais, fournissent également de l'alcool en quantité notable, caractérisé comme plus haut.

M. J. Béchamp a tiré toutes les conséquences qui découlaient de ses recherches ; il en a fait les applications toxicologiques les plus importantes, en faisant observer quelle grave erreur serait commise si l'on voulait conclure de l'alcool des liquides ou des tissus de l'organisme à un empoisonnement. Je vous renvoie pour tout cela à son Mémoire (1). J'ajoute seulement que l'auteur a justement fait observer qu'il est probable que dans la putréfaction très avancée on ne trouverait pas d'alcool : celui-ci aurait été détruit par les microzymas mêmes qui l'ont produit. En effet, j'ai constaté depuis longtemps que l'alcool est parfaitement fermentescible et que les produits de sa fermentation sont les acides de la série formique, etc. (2).

Tous ces faits conduisent à affirmer, de la façon la plus certaine, que les tissus animaux, pour parler comme certains auteurs, recèlent des germes de vibrioniens. Pour nous, la signification est plus haute ; elle est la preuve de l'existence des microzymas comme organismes vivant d'une vie propre, indépendante. La propriété d'évoluer en vibrioniens n'est qu'une face de leur histoire, et vous venez de voir comment l'étude de cette propriété nous a conduit à expliquer des faits restés jusque-là sans explication. Laissons donc M. Pasteur avec son système, et continuons de nous convaincre que la même théorie est capable de rendre compte de bien d'autres faits embarrassants pour ceux qui la nient. Je vous parlerai plus tard des expériences sur lesquelles M. Pasteur a fondé son opinion concernant l'impénétrabilité de l'organisme animal aux germes extérieurs. Mais aujourd'hui même, je veux vous entretenir des conséquences de la théorie du microzyma à l'égard de la doctrine des générations spontanées ; pourtant, avant de passer

(1) J. Béchamp : Sur la présence de l'alcool dans les tissus animaux pendant la vie et après la mort, etc. *Annales de chimie et de physique* (5), t. XIX (1880).

(2) Voir les notes suivantes :

1° *Sur la fermentation caproïque, etc. de l'alcool éthylique.* Comptes-rendus, t. LXVII, p. 558 (1868).

2° *Sur la formation de l'alcool caproïque dans la fermentation caproïque de l'alcool ordinaire.* Ibid., p. 560.

3° *De la fermentation de l'alcool par les microzymas du foie.* Comptes-rendus, t. LXVIII, p. 1567 (1869).

4° *Sur la fermentation acétique de l'alcool, méthylique.* Comptes-rendus, t. LXIX, p. 210 (1869).

5° *Recherches des produits de la fermentation de la glycérine par les microzymas.* Ibid, p. 669.

6° Lettre de M. Béchamp à M. Dumas (sur la fermentation de l'alcool par la craie), *Annales de Chimie et de Physique* (4) t. XIII, p. 103 (1868).

outre, laissez-moi vous parler encore de confirmations d'un autre genre.

A peine M. Estor avait-il été convaincu de la réalité de l'existence des microzymas, à la suite des expériences que nous avions poursuivies en commun, que nous en sommes venus à nous demander si dans certaines conditions pathologiques on ne découvrirait pas, sur le vivant, en quelque sorte physiologiquement, les diverses phases de l'évolution des microzymas. En effet, à quelque temps de là, M. Estor publiait la Note que je vous lis en entier, car, bien que très importante, elle n'est pas longue.

« M. Béchamp et moi, dit M. Estor, avons adressé à l'Académie une Note sur l'évolution des microzymas ou granulations moléculaires normales des cellules des animaux. Ces microzymas, dans les conditions que nous avons spécifiées, se groupent deux à deux ou en plus grand nombre, puis s'allongent légèrement, enfin davantage, de manière à représenter de vraies bactéries. Ces faits résultent d'un grand nombre d'expériences faites sur des animaux divers. L'observation suivante démontre que les mêmes transformations peuvent avoir lieu chez l'homme. J'ai extirpé, il y a trois jours, un kyste de la grande lèvre, rempli par une matière demi-liquide, verdâtre. Un examen immédiat, au microscope, a montré des microzymas à toutes les périodes de leur évolution : des granulations isolées, d'autres associées, d'autres un peu allongées, enfin de vraies bactéries (1). »

M. le Dr Liouville, à l'époque même où nous publiions nos premières études, démontrait que la sérosité des vésicatoires contient des microzymas, et que ceux-ci produisent des bactéries.

M. le Dr Onimus, dans un travail important, fit voir aussi que des vibrioniens peuvent apparaître dans la sérosité qui pénètre dans l'eau distillée contenue dans une ampoule que l'on insère sous la peau d'un animal vivant (2).

(1) Estor : *Note pour servir à l'histoire des microzymas contenus dans les cellules animales.* Comptes-rendus, t. LXVII, p. 529 (1868).

(2) Onimus : *Sur la genèse des leucocytes.* Comptes-rendus, t. LXVII. p. 247. Cette note de M. Onimus a une importance exceptionnelle; il

A l'époque où nous avions déjà publié une partie de nos expériences fondamentales, plusieurs observateurs avaient noté l'existence de bactéries, dans les tissus et dans le sang, dans la fièvre typhoïde, les maladies charbonneuses, et on était fort disposé, M. Davaine entre autres, à voir là un fait de parasitisme ordinaire; nous combattions ces conclusions, et nous disions, M. Estor et moi : « Au lieu de soutenir que l'affection observée a eu pour origine et pour cause l'introduction dans l'organisme et l'action consécutive de germes étrangers, on doit affirmer qu'on n'a affaire qu'à une déviation du fonctionnement des microzymas, déviation indiquée par le changement qui s'est opéré dans leur forme. Nous affirmons qu'il en est ainsi de par l'expérience et l'observation (1). »

Vous avez vu tout à l'heure de quel point de vue M. Pasteur considère la gangrène. Voici quelle est la cause de sa production :

« Un malade venait d'être amputé du bras à la suite d'une lésion traumatique grave; la partie supprimée fut immédiatement apportée au laboratoire; l'avant-bras présentait une surface sèche, noire, dont l'insensibilité avait été constatée avant l'opération; tous les symptômes de la gangrène existaient; l'examen microscopique nous montre, non des bactéries, mais des microzymas associés, des chapelets. L'accident avait marché si vite que les bactéries n'avaient pas eu le temps de se former, elles étaient seulement en voie de formation ; elles ne sont donc pas la cause de la gangrène (2). » Dans une autre observation, M. Estor a vu dans la gangrène des bactéries munies d'un noyau à l'une des extrémités (3).

Je vais citer encore un exemple de la présence de microzymas en voie d'évolution dans l'organisme même. Guidés

en sera question dans la conférence qui traitera des microzymas comme facteurs de cellules. Ce savant, pour expliquer la genèse des leucocytes, suppose qu'elle est le résultat de la constitution d'un blastème. — A ce point de vue, les conclusions seront discutées.

(1) A. Béchamp et A. Estor : *Des microzymas des organismes supérieurs*. Montpellier médical. t. XXIV, p. 32.

(2) A. Béchamp et A. Estor. Montpellier médical, loc. cit.

(3) *Revue des Sciences naturelles* de Dubrueil, t. I, p. 533.

par la même théorie, nous avons recherché les microzymas en voie d'évolution dans la matière tuberculeuse du poumon d'une phtisique. D'après Küss, le savant professeur de physiologie de la Faculté de médecine de Strasbourg, le tubercule pulmonaire n'est que l'épithélium malade ou mort. La matière que nous avons étudiée, M. Estor et moi, était contenue dans des kystes à parois fibreuses ; elle était opaque, dure et friable, dans l'état que l'on appelle *crétacé*. Au microscope, sous le grossissement obj. 7, oc. 1 de Nachet, on y distinguait une foule de granulations moléculaires mobiles, isolées ou accouplées deux à deux. Ces molécules étaient insolubles dans l'acide acétique et dans la potasse au dixième, comme tous les microzymas adultes. La matière tuberculeuse, bien isolée de son enveloppe, a été broyée avec un peu d'eau et lavée sur le filtre afin de séparer un peu d'une *zymase* agissant sur l'empois pour le fluidifier. Ainsi préparée la substance a été mise dans l'empois de fécule. Celui-ci a été fluidifié, et bientôt il a fermenté, produisant de l'acide acétique et de l'acide butyrique. En même temps les microzymas étaient en partie transformés en chapelets de 2, 3, 4 ... grains. Dans une expérience nous avons vu apparaître aussi des bactéries (1).

Il est donc possible de constater, même sur le vivant, dans certains états pathologiques, l'existence dans le corps, dans les parties profondes, des divers états de l'évolution des microzymas, jusqu'à l'état de bactérie.

A plusieurs de ces faits on peut objecter, et M. Pasteur objecte toujours, la présence des germes de l'air, que l'on n'a pas évité. Il est vrai pourtant que ce savant prétend avoir démontré l'impénétrabilité du corps des animaux aux germes ; mais il a eu soin d'ajouter : *dans les cas ordinaires*. C'est-à-dire que, toutes les fois que les faits cadrent avec son système, c'est qu'ils sont *dans les cas ordinaires ;* dans le cas contraire, non ! Par conséquent, il est nécessaire que je vous démontre directement cette très réelle impénétrabilité, car l'expérience de M. Pasteur sur laquelle il se fonde est absolument de nulle valeur, comme nous le verrons.

(1) A. Béchamp et A. Estor : *Sur les microzymas du tubercule pulmonaire à l'état crétacé*. Comptes-rendus, t. LXVII, p. 960 (1868).

Je vais vous prouver, par une expérience facile à répéter et que nous avons plusieurs fois reproduite, M. Eustache et moi, dans des recherches dont j'aurai à vous parler, qu'il est absolument certain qu'une membrane vivante de moins de $0^{mm},01$ d'épaisseur constitue une barrière absolument infranchissable aux germes ou aux vibrions.

Voici un jaune d'œuf de poule, reçu au sortir de l'œuf, et débarrassé du blanc, dans une masse d'eau distillée destinée à laver l'extérieur de sa membrane. Si on le laisse séjourner dans l'eau distillée, comme celui qui est sous vos yeux, l'eau y pénètre par endosmose, la membrane enveloppante se gonfle, et il arrive un moment où vous voyez le jaune tombé au fond de l'enveloppe et recouvert d'une couche liquide presque incolore. La membrane ainsi distendue s'amincit encore davantage, et il faut délicatement manier la préparation pour qu'elle ne se rompe point. Mais, si l'eau pénètre, il peut aussi sortir par osmose une partie de la matière albuminoïde du jaune ; c'est ce qui arrive, et bientôt on peut constater, dans l'eau qui entoure le jaune non rompu, une légion de vibrions et de bactéries; avec un peu de soin et d'attention, à l'aide d'un siphon, on peut enlever cette eau extérieure, la remplacer par de l'eau pure, et, en opérant ainsi, laver complètement l'extérieur de la membrane du jaune de l'œuf. Cela fait, si on rompt l'enveloppe pour en examiner le contenu, on n'y découvre, en aucun point de sa masse, ni bactérie, ni vibrion : les microzymas propres du vitellus se retrouvent intactes, ayant conservé, avec leur aspect, les propriétés que nous leur reconnaîtrons plus tard. Dans certaines circonstances des moisissures pénètrent, à travers la coquille, dans le blanc de l'œuf. Nous avons eu l'occasion, M. Eustache et moi, d'étudier des œufs moisis de cette manière : jamais nous n'avons trouvé le mycélium pénétrant dans le jaune. Je vous reparlerai de ces expériences.

On peut donc démontrer la réalité de l'impénétrabilité d'une membrane aux germes atmosphériques. Mais il convient de s'arrêter un moment sur cette considération de la relation des êtres vivants avec l'atmosphère dans laquelle tous sont plongés. Nous ne savons pas, dans l'état actuel de la Science, si les microzymas atmosphériques remplissent quelque condition d'existence à l'égard de ces êtres : jusqu'ici on n'a pas encore réalisé la vie à l'abri des germes atmosphériques. Quant à savoir s'il en pénètre dans l'organisme, il faut d'abord que vous connaissiez exactement quelle quantité d'air, un animal supérieur qui respire normalement, admet dans ses poumons.

M. Dumas a démontré que, à Paris, un homme qui fait 16 inspirations par minute, fait pénétrer dans ses poumons près de 8 mètres cubes d'air (8000 litres) par 24 heures. Or, puisque M. Pasteur objecte sans cesse, à ceux qui refusent de croire à sa panspermie multiple (normale et pathologique), la pénétration possible des germes atmosphériques, et qu'il admet qu'ils sont si aisément retenus par les infusions et les autres substances que l'on expose au contact de l'air, j'ai demandé depuis longtemps pourquoi il n'admet pas qu'ils sont retenus également par toute la surface des voies respiratoires et de cette vaste nappe humide que le poumon supposé étalé en surface représente, et n'y pénètrent pas. Sans doute il est forcé de le nier *dans les cas ordinaires*, car sans cela, en poussant un peu les conséquences, tous les actes chimiques de l'organisme, si semblables aux actes de fermentation, pourraient être attribués aux germes de l'atmosphère ! Eh bien, rien n'empêche d'admettre, bien que rien ne le prouve, qu'ils y pénètrent en tant que microzymas, et je vous prouverai qu'ils ne sont pour rien dans les manifestations chimiques que nous y constatons (1).

Mais indépendamment de l'air qui pénètre par les poumons, il y a celui qui nous enveloppe, et il est bien certain que toute la surface du corps est couverte d'une

(1) M. Pouchet, dans ses *Recherches sur les corps introduits par l'air dans les organes respiratoires des animaux* (Comptes rendus, t. L, p. 1121) a prouvé d'une façon certaine que les particules organisées de l'atmosphère sont en partie retenues par ces organes. Chez les oiseaux, il y a trouvé des granules de fécule jusque dans l'intérieur des os ; chez d'autres, des débris de végétaux, d'épiderme, de chlorophylle. Il faut lire dans son Mémoire ces curieuses observations. Les microzymas, malgré leur petitesse, sont aussi retenus, comment pourrait-il en être autrement ?

myriade de corpuscules microscopiques organisés. Il y a aussi celui qui pénètre avec les aliments et la boisson dans l'estomac ; cet air y laisse la plus grande partie de ces molécules organisées. Enfin, les yeux dont la surface est toujours humide et d'autres ouvertures, naturelles ou accidentelles, peuvent être aussi considérés comme étant les endroits par où les microzymas pourraient s'introduire. En fait, M. Pasteur assure que les vibrions du canal intestinal ont pour origine les germes de l'air ou de l'eau ; il n'en voit pas d'autre ! Pour nous, nous y voyons surtout les vibrions provenant des microzymas de nos propres tissus, de nos aliments et de nos boissons.

Vous voyez par là quelle est la complication du problème, et combien il est difficile d'affirmer que tel résultat ou tel autre doit ou ne doit pas être attribué aux germes de l'air. Le plus simple a été de faire abstraction de ces germes en réduisant leur influence à rien. Vous voyez aussi que la méthode de Spallanzani, plus ou moins modifiée par les auteurs, est caduque lorsqu'il s'agit d'expérimenter sur des organes, ou sur des matériaux dans lesquels on se propose de découvrir des éléments doués de vie, pour en étudier les fonctions chimiques ou physiologiques ; en effet, le principe de cette méthode étant de tuer les germes atmosphériques, microzymas ou autres, son application aurait pour effet de tuer en même temps ce qu'il y a de vivant dans l'objet sur lequel on expérimente.

La question n'est donc pas de savoir si des microzymas pénètrent de l'air dans les organismes, mais si les microzymas de ceux-ci possèdent actuellement des propriétés dont ne jouissent pas ceux de l'atmosphère, et si les résultats dont on constate la réalité doivent être attribués exclusivement à la matière organisée et, comme par la nature des choses, on est obligé d'opérer dans l'air, s'il est possible de supprimer l'influence des microzymas atmosphériques.

Nous savons déjà que, par l'emploi de l'acide phénique ou de la créosote, nous pouvons empêcher l'évolution et la multiplication des germes atmosphériques et conserver indéfiniment inaltérées les matières les plus altérables ; nous avons vu de plus, par les expériences sur le lait, comme sur les moisissures, que si l'on peut enrayer l'évolution des microzymas, on ne supprime pas leur activité.

M. J. Béchamp, dans des recherches d'un ordre tout particulier dont il faut que je vous entretienne, s'est appuyé sur cet ensemble de considérations. Avant de vous les exposer, laissez-moi vous rapporter les expériences qui démontrent la proposition suivante :

L'influence des microzymas atmosphériques sur une matière putrescible peut être rendue aussi petite que l'on veut ou *être réduite à zéro.*

Les expériences qui la démontrent placeront dans son vrai jour l'expérience de M. Pasteur que je citais tout à l'heure, à l'occasion des microzymas du lait.

Au mois de juillet, sous le climat de Montpellier, dans des conditions très favorables à l'évolution des microzymas, on a mis en expérience :

A. Bouillon de levûre, 250 cent. cubes; sucre de canne, 50 grammes; carbonate de chaux pur, 70 grammes; créosote, 3 gouttes.

B. Bouillon de levûre, 250 cent. cubes; sucre de canne, 50 grammes; craie de Sens, extraite depuis un an de la carrière, 70 grammes; créosote, 5 gouttes.

Le bouillon de levûre avait été fait avec 50 grammes de levûre et 500 grammes d'eau; traité par 3 à 4 volumes d'alcool, il louchit à peine et, après trois jours, ne donne aucun précipité, c'est-à-dire ne contient pas d'albumine proprement dite. Le carbonate de chaux avait été préparé au moment de s'en servir; il avait été lavé avec de l'eau distillée légèrement créosotée. Pendant qu'on pulvérisait rapidement la craie, dans un mortier de métal préalablement chauffé à une température élevée et qu'on avait laissé refroidir dans une enceinte créosotée, on agitait le carbonate de chaux à l'air avec une baguette de verre. L'appareil dans lequel on avait introduit le mélange B a été muni d'un bouchon à tube abducteur qui avait été plongé dans l'eau bouillante créosotée; l'appareil A n'était fermé que par un papier enveloppant le goulot du flacon, pour laisser l'air intervenir à son aise, sans poussières. Les choses étant ainsi disposées, on abandonna les deux appareils dans une pièce peu éclairée. Le 1er septembre, les deux préparations sont examinées.

On constate qu'il n'y a de glucose dans aucune. Dans B, fourmillement de microzymas mobiles; il y en a d'accouplés deux à deux et de petites bactéries mobiles. Dans A, quelques granulations moléculaires.

La craie et le carbonate de chaux sont recueillis sur des filtres et complètement lavés. L'un et l'autre sont dissous par l'acide chlorhydrique étendu. Le carbonate de chaux de l'opération A ne laisse pas de résidu appréciable à l'œil ni à la balance. La craie de l'opération B laisse un résidu abondant : il est desséché à 160 degrés; il pèse 1gr. 90; incinéré, il s'est trouvé composé de :

Matière minérale	1gr.47	En centième	Matière minérale	77,35
Matière organique	0, 43		Matière organique	22,65
	1, 90			100,00

Pendant l'incinération, on perçoit nettement l'odeur de corne brûlée.

Or, la craie contenant des microzymas et de la matière organique, on avait déterminé, par une expérience préalable, que le rapport de la matière minérale à la matière organique était, en centièmes, dans la partie insoluble dans l'acide chlorhydrique :

Matière minérale. . . .	92,7
Matière organique. . . .	7,3
	100,0

Vous voyez par là que les microzymas de l'atmosphère, tombés dans le carbonate de chaux pur pendant qu'on l'agitait à l'air, et dans le bouillon de levûre pendant qu'on faisait le mélange, non seulement n'ont pas agi, mais n'ont pas augmenté. Au contraire, la craie, qui contient une foule de microzymas, a augmenté de poids, parce que ses microzymas ont pullulé et se sont partiellement transformés! ils ont plus que triplé!

Pour contrôler cette expérience, on a, le même mois, avec les mêmes craie et carbonate de chaux, la même masse de bouillon de levûre, fait une opération dans laquelle la fécule a remplacé le sucre de canne.

C. Empois préparé avec 16 grammes de fécule et bouillon de levûre créosoté, 250 cent. cubes; carbonate de chaux pur, 25 grammes.

D. Empois préparé dans les mêmes conditions que le précédent, 250 cent. cubes; craie de Sens du même bloc que ci-dessus, 60 grammes.

Le carbonate de chaux était remué à l'air pendant que la craie était pulvérisée avec les précautions accoutumées. Les deux ballons, fermés par un papier entourant le goulot, sont placés à l'étuve. Le 3 août, C n'est pas fluidifié; dans le mélange, rares granulations moléculaires isolées; D est en partie fluidifié : il y a de superbes bactéries de toutes dimensions. Laissé à l'étuve jusqu'au 1er septembre.

C. L'empois est fluidifié; pas de bactéries; il n'y a pas plus de granulations moléculaires que le 3 août; filtré; la liqueur filtrée se colore par la teinture d'iode comme un mélange de dextrine et de fécule soluble, c'est-à-dire en rouge violacé; elle ne donne pas de précipité par l'acide oxalique, c'est-à-dire qu'il n'y a pas de chaux dissoute et par suite pas d'acide produit.

D. Le nombre des *microzymas* de la craie a beaucoup diminué; une foule de bactéries les ont remplacés. La liqueur filtrée précipite abondamment par l'acide oxalique et se colore seulement en jaune par l'iode. La solution, après la précipitation par l'acide oxalique, a été distillée : elle a fourni de l'acide acétique, de l'acide butyrique et un résidu fixe contenant de l'acide lactique (1).

Vous voyez maintenant pourquoi M. Pasteur a vu apparaître des bactéries dans l'infusion de levûre sucrée additionnée de craie. S'il avait employé du *carbonate de chaux* pur, certainement il n'aurait pas été obligé de chauffer son mélange sous pression.

Ainsi, dans les circonstances où M. Pasteur voit si aisément apparaître des vibrioniens, la créosote ou l'acide phénique s'opposent absolument à leur apparition lorsque les

(1) *Comptes-rendus de l'Académie des Sciences*, t. LXXIV, p. 633, et t. LXXV, p. 1285.

substances mises en expérience ne contiennent pas déjà les microzymas qui les produisent. Notons, en outre, ainsi que nous l'avons déjà fait, que la méthode comporte un contrôle qui fait défaut à la méthode de Spallanzani perfectionnée par divers expérimentateurs ; ce contrôle, c'est la réaction chimique accomplie : or, dans les expériences où l'on a employé le carbonate de chaux pur, il n'y a eu ni multiplication des microzymas, ni production de bactéries, ni fermentation.

Cela posé, rapprochons de la multiplication des microzymas de la craie dans le bouillon de levûre sucré, la multiplication des microzymas dans l'organisme.

Les physiologistes ont cherché le lieu de l'organisme où se produisaient les hématies ; Küss supposait que c'était le foie. Mais s'il y a encore incertitude sur ce point, il me paraît hors de doute que le foie est l'une des glandes où se produit une prolifération très active des granulations moléculaires. Je trouve dans les œuvres de Cl. Bernard un renseignement précieux à ce sujet. L'illustre physiologiste a noté chez le lapin en digestion de carottes et de pain, chez le chien en digestion de féculents, que les cellules du foie sont turgides, arrondies et entourées « de myriades de petites molécules animées d'un mouvement brownien excessivement rapide. » Au contraire, chez l'animal à jeun les cellules ne sont pas entourées de granulations moléculaires, les bords de ces cellules sont très nets, et elles sont comme applaties chez le lapin à jeun. Vous voyez sur le tableau le dessin des figures extraites de l'ouvrage de Cl. Bernard : *Leçons de physiologie expérimentale*, t. I, pages 162 et 163 (1855). Nous reviendrons sur cette observation très intéressante, lorsque nous nous occuperons du fonctionnement physiologique et chimique, voire histologique, des microzymas. En attendant rapprochons de ces faits de multiplication des microzymas dans les expériences de laboratoire et dans les organes pendant la vie, ceux de leur multiplication dans les tissus et organes après la mort.

Dans la troisième Conférence, je vous ai dit que, peu de temps après la mort d'un animal, les cellules des organes disparaissent. Que deviennent-elles? A leur place on découvre une multitude de granulations moléculaires! La destruction d'une cellule est évidemment la mort, plus que la mort de cette cellule. A ce propos, je me suis demandé ce que pouvait être la mort d'une cellule et aussi celle d'une bactérie ou d'un vibrion. Et nous le verrons plus tard, ce rapprochement n'a rien de hasardé, car nous démontrerons que si les microzymas produisent les bactéries et vibrions par évolution, ils produisent les cellules par construction. Eh bien, la fin physiologique d'une cellule c'est sa dissolution, sa régression, son retour aux microzymas formateurs: quand la cellule se détruit, les microzymas restent. Il en est de même des bactériens: quand la bactérie disparaît, les microzymas reparaissent. Dans l'estomac d'un chien en digestion, il y a des bactéries qui, physiologiquement, passent avec les produits digérés dans l'intestin grêle ; et un peu au-delà du pylore on n'en retrouve plus, il n'y a que des microzymas ; mais les bactéries reparaissent dans le gros intestin et même un peu auparavant.

Je me suis souvent demandé quelle idée on pouvait se faire du microzyma comparé à la bactérie, qui est le terme final de son évolution, et je me suis pris à le comparer au têtard, dont l'état parfait est la grenouille. Il y a des êtres qui peuvent persévérer à l'état de têtard, l'axolotl, par exemple. De même il y a des microzymas qui peuvent persévérer et vivre sans évoluer ; il faut certaines circonstances déterminées pour qu'un microzyma donné parvienne à évoluer en bactérie, de même que, dit-on, l'axolotl a été vu évoluant à l'état d'être achevé. Il ne faut pourtant pas attacher trop d'importance à ces rapprochements, car la bactérie peut reproduire le microzyma par simple régression, tandis que la grenouille ne peut pas, par le même moyen, redevenir têtard.

Cette discussion m'amène naturellement à vous parler du travail de M. J. Béchamp, que je viens d'indiquer comme ayant été entrepris d'un point de vue particulier, et qui nous montrera les microzymas acquérant peu à peu les propriétés que nous pourrions spécifier comme étant celles de l'état adulte.

M. J. Béchamp s'est proposé de rechercher si les microzymas étaient fonctionnellement les mêmes aux différents âges d'un même être, depuis l'état fœtal jusqu'à l'état adulte ; et quelle pouvait être leur fonction chimique aux différents âges dans le même centre organique. Par exemple, étant donnés et connus les microzymas du foie ou du pancréas d'adulte, la question est de savoir si leur aptitude à évoluer en bactéries est la même dans le fœtus à toutes les périodes et si la fonction chimique y est, dès l'origine, ce qu'elle sera plus tard.

Je vous parlerai avec détail du jaune d'œuf ; je veux aujourd'hui vous en dire ce qui sera nécessaire pour l'intelligence des recherches de M. J. Béchamp. Vous voyez que si l'on délaie le jaune d'œuf de poule dans l'eau, il y forme une sorte d'émulsion qui, examinée au microscope, fourmille d'une infinité de fines granulations, lesquelles se dissolvent instantanément dans l'acide acétique. Lorsqu'on abandonne le jaune d'œuf délayé dans beaucoup d'eau, vous voyez que l'émulsion se défait : il se forme un précipité jaune et une liqueur incolore qui surnage. Par décantation et nouvelle addition d'eau, on enlève au jaune tout ce qu'il contient de matériaux solubles. Si, lorsque ce lavage est effectué, la partie insoluble du jaune est traitée par l'éther additionné d'un peu d'alcool, toute la matière grasse, la lécithine et la matière colorante sont enlevées et, vous le voyez, il ne reste plus que cette masse blanche dans laquelle le microscope fait voir les mêmes fines granulations moléculaires, mais généralement devenues immobiles, tandis qu'elles étaient agitées du mouvement brownien au moment de leur extraction du jaune. Cette matière blanche finement granuleuse, représente les microzymas du jaune de l'œuf de poule. Ces microzymas se retrouvent avec les mêmes caractères dans le vitellus de tous les œufs, dès la vésicule de Graaf, même avant la fécondation. Or, ces microzymas, soit qu'on les considère après leur extraction comme nous venons de le voir, soit dans la matière même du jaune, placés dans les conditions où les tissus adultes donnent si aisément des vibrioniens, n'évoluent que difficilement pour produire des bactéries. Ce qui constitue déjà une précieuse confirmation de la méthode, car, certainement, le jaune d'œuf constitue un excellent milieu pour l'évolution des germes atmosphériques ; s'ils n'évoluent pas, c'est que l'acide phénique ou la créosote les en ont empêchés; et si les microzymas de l'œuf n'évoluent pas non plus, c'est qu'ils sont d'ordre particulier.

Eh bien! M. J. Béchamp s'est demandé s'il n'y aurait pas des états intermédiaires entre les microzymas de l'œuf et les microzymas de l'animal adulte qui en est issu. A l'époque où l'auteur a entrepris son travail comme sujet de thèse pour le doctorat, on ne connaissait que les microzymas du foie et du pancréas comme étant fonctionnellement différents. « Il s'agissait de savoir, dit-il, si les microzymas des différents centres organisés ne seraient pas, eux aussi, doués d'une activité variable, et si, de plus, cette variation ne pourrait pas être constatée aux différents âges d'un même être. »

Pour résoudre ce problème, l'auteur a opéré sur les muscles, le poumon, le cerveau et les glandes, aux divers âges depuis l'état fœtal, de certains animaux et de l'homme. Il a d'abord étudié les tissus de vache et de chien adultes ; puis ceux de fœtus de veau, enfin ceux de l'homme dans l'état fœtal et adulte.

Les fioles, tubes et autres appareils dans lesquels les mélanges devaient être introduits, étaient préparés comme nous avons vu, c'est-à-dire lavés successivement à l'acide sulfurique concentré, à la potasse, à l'eau et enfin à l'eau créosotée bouillante.

L'empois de fécule était préparé dans la fiole même et chauffé à l'ébullition pendant quelques minutes ; on y ajoutait la quantité nécessaire de créosote ou d'acide phénique pendant l'ébullition. La dissolution filtrée d'eau sucrée était également portée à l'ébullition et créosotée bouillante. Les fioles étaient alors fermées d'un papier, ou les appareils, s'il y avait lieu, munis de bouchons et de tubes qui avaient subi un lavage à l'eau bouillante créosotée. Les appareils étaient alors prêts à recevoir les tissus ou les matières destinés à l'étude. Lorsque les fioles étaient seulement couvertes de papier, c'était dans le but de laisser les matières au contact de l'air, c'est-à-dire dans la situation physiologique qui leur est habituelle.

Les tissus sur lesquels on voulait expérimenter étaient enlevés à l'animal à peine sacrifié, et il l'était généralement par hémorrhagie. Les lambeaux de tissu, ou les petites glandes, étaient saisis avec des pinces lavées à l'eau créosotée et plongés aussitôt dans l'eau également créosotée; au moment de les introduire dans les appareils, on les lavait dans une nouvelle solution étendue de créosote. Le mélange, quand il s'agissait de l'empois, était vivement agité pour mettre les matières en contact plus intime. Les appareils, munis de leurs obturateurs, étaient enfin placés dans une étuve dont la température oscillait entre 30 et 40 degrés C.

Mais quand il s'agit d'étudier la fonction chimique d'un tissu ou d'un organe, il y a à considérer trois choses :

1° Leur matière albuminoïde soluble sans fonction chimique;

2° Leurs zymases ;

3° Leur partie insoluble, dans laquelle il faut encore considérer l'élément anatomique et les principes immédiats organiques qui la constituent.

Or, M. J. Béchamp fait justement observer que l'organe, ou ses éléments histologiques, peuvent être doués d'une activité chimique que ne posséderait pas la matière qui les compose. La question se pose donc en ces termes : L'élément chimique isolé, le principe immédiat, possède-t-il la fonction de l'organe ou de l'élément anatomique ?

L'organisation, avons-nous dit, suppose l'insolubilité. L'élément organisé, chimiquement actif, du muscle, par exemple, doit se trouver dans la partie insoluble. Un lavage à l'eau créosotée peut enlever au muscle les parties actuellement solubles dans ce liquide. Mais la partie restée insoluble contient une substance que l'acide chlorhydrique au millième peut dissoudre : c'est la *syntonine* ou *musculine*. Ce sera donc dans la partie insoluble qui résistera à ce dissolvant que devront se trouver les microzymas du muscle. Cette question particulière, il importait de la résoudre avant toute recherche sur la fonction chimique de la portion essentiellement organisée des tissus.

A un chien récemment sacrifié on enlève un fragment de muscle de la cuisse. La matière du muscle réduite en pulpe a été délayée dans l'eau créosotée et jetée sur un filtre. Le liquide filtré contenant les parties solubles dans un état de concentration aussi grand que possible, est mis à part. Le résidu insoluble, sur le filtre, est lavé à l'eau créosotée jusqu'à ce que l'alcool ne produisit plus de précipité dans la liqueur filtrée, signe que toute matière albuminoïde soluble était enlevée.

Le résidu insoluble est alors partagé en deux parties égales. L'une est conservée dans l'eau créosotée, l'autre est traitée par l'acide chlorhydrique au millième, créosoté, pour dissoudre la musculine. On obtient un nouveau résidu insoluble qui est recueilli sur le filtre.

La solution chlorhydrique est exactement saturée par l'ammoniaque étendue, qui en précipite la *musculine*. Celle-ci, recueillie, est lavée à l'eau créosotée.

Les expériences sont sous vos yeux. Vous en voyez les résultats.

Action de la partie soluble du muscle sur la fécule. — Le liquide filtré est mis avec de l'empois créosoté. La liquéfaction de l'empois, à l'étuve, n'est constatée que trois jours après ; la partie soluble du muscle contient donc une zymase peu active, qui, ainsi qu'il a été constaté, ne va que jusqu'à la transformation de la fécule dans cette modification soluble appelée granules de Jacquelain, sans dextrine ni glucose. Et, de plus, malgré ces conditions si favorables à l'évolution des germes atmosphériques, l'examen microscopique le plus attentif n'a pas fait découvrir le *moindre vestige* d'aucun organisme microscopique quelconque dans la liqueur. En outre, celle-ci est restée jusqu'à la fin d'une *neutralité absolue*. Vous verrez plus loin quelle est l'importance de cette observation.

Action de la musculine du même muscle sur l'empois. — La musculine, étant mise avec l'empois dans les mêmes conditions, n'en a aucunement opéré la fluidification, même après trois semaines.

Action sur l'empois de la partie insoluble du muscle, lavé à l'eau et à l'acide chlorhydrique au millième. — Les parties insolubles dans l'eau et dans l'acide chlorhydrique au millième bien lavées à l'eau créosotée jusqu'à ce que les eaux de lavage ne fussent plus acides, ont été mises avec l'empois créosoté, dans les mêmes conditions. Deux jours après, il était fluidifié. Il s'était formé de la fécule soluble sous la forme de granules de Jacquelain. En outre, le liquide était devenu franchement acide par la formation d'un acide volatil. Au microscope on ne découvre que des microzymas extrêmement petits, libres, et quelques microzymas associés ; pas de bactéries.

Ainsi, là où la théorie faisait prévoir l'existence des microzymas, ils ont été trouvés commençant à évoluer et opérant une fermentation se trahissant par la fluidification de l'empois et par la formation d'un acide. Au contraire, dans la matière simplement organique, mais non organisée, musculine ou zymase, il n'y a ni formation d'organismes, ni formation d'acides.

Nous reviendrons, dans une autre conférence, sur les fonctions chimiques des microzymas des différents tissus. Nous allons nous occuper surtout de leur inégale aptitude à évoluer en bactéries, soit dans l'empois, soit dans l'eau sucrée.

Vous avez sous les yeux plusieurs tableaux dans lesquels sont inscrits les résultats des très nombreuses expériences de M. J. Béchamp. Elles sont aussi instructives que significatives. Elles prouvent que les germes de l'air n'ont absolument pas eu d'influence sur les phénomènes observés. Vous allez en juger par la discussion à laquelle nous allons nous livrer, en suivant l'auteur, de quelques-uns de ces résultats.

Considérons dans chaque série successivement les tissus non glandulaires et les glandes.

Muscle. — Dans l'empois, les bactéries apparaissent toujours, mais plus difficilement dans l'expérience où l'on emploie le muscle de fœtus.

Dans la solution de sucre de canne, les bactéries apparaissent plus lentement, et l'on peut aisément suivre les diverses phases de leur évolution; avec le muscle de fœtus, il peut arriver que l'on ne constate pas l'apparition des bactéries et que les microzymas associés existent seuls.

Poumon. — Les choses se passent à peu près comme pour le muscle, dans l'empois et dans l'eau sucrée. Il semble même que les bactéries apparaissent plus lentement.

Pour le poumon de fœtus de veau dans l'eau sucrée, les poumons de trois et quatre mois n'ont donné que des microzymas associés sans bactéries.

Cerveau. — La matière cérébrale a fourni des résultats très dignes d'attention. Celle d'adulte, dans l'empois, ne donne pas de bactéries; l'évolution s'arrête aux microzymas associés. Dans l'eau sucrée, il peut arriver qu'il ne se développe pas même de microzymas associés. La matière cérébrale de fœtus de veau ne donne pas non plus de bactéries, mais un peu plus facilement des microzymas associés.

Dans ces expériences comme dans les suivantes, tout a été semblable comme quantité de tissu, d'empois et de créosote; la température a été la même dans toutes, et les observations microscopiques ont été faites dans des temps égaux. Pourtant, quoique tout ait été semblable, quelles différences dans l'évolution des microzymas!

Avec la matière cérébrale, *bien que des phénomènes de putréfaction véritable se fussent manifestés*, les bactéries n'apparurent à aucun moment; si bien que des observateurs non prévenus, considérant les granulations moléculaires à la façon de M. Robin et de M. Berthelot, auraient affirmé que la putréfaction s'était produite sans l'influence d'aucune production organisée.

D'un autre côté, n'est-il pas remarquable que le poumon, dont le contact avec l'air a lieu sur une si grande surface, n'ait pas plus facilement que le muscle, par exemple, laissé apparaître des bactéries? J'essayerai de donner l'explication de ce fait.

Examinons maintenant le tableau des expériences faites avec les divers tissus glandulaires.

Toutes choses égales d'ailleurs, les microzymas des

glandes évoluent plus facilement en bactéries que ceux des tissus non glandulaires.

Le foie. — Le foie produit les bactéries avec la plus grande facilité, et on a noté que l'évolution est plus lente dans l'eau sucrée. Les microzymas de fœtus de veau, à trois ou quatre mois, dans l'eau sucrée, n'ont pas donné de bactéries ; l'évolution a paru s'arrêter aux microzymas associés.

Le *pancréas* est à peu près dans le même cas que le foie. Il convient de noter que les bactéries y acquièrent souvent la longueur des leptothrix.

Glandes salivaires. — Ces glandes ont présenté cette particularité de donner facilement naissance aux *bactéridies* (bactéries immobiles) et aux leptothrix (très longues bactéries immobiles). — Les remarques relatives à l'eau sucrée s'appliquent également à ces glandes.

Enfin, tout cela, à quelque nuance près, se vérifie avec les tissus humains. Vous remarquerez que le cerveau de fœtus humain produit des bactéries dans l'empois de fécule, plus aisément pour les fœtus les moins âgés. La faculté de produire des bactéries diminue avec l'âge du fœtus, si bien que la matière cérébrale, à l'âge de six mois, ne produit que des microzymas associés légèrement allongés, sans vraies bactéries, et que celle d'adulte ne produit que des microzymas associés.

Relativement à l'évolution bactérienne des microzymas, M. J. Béchamp a remarqué, ainsi que M. Estor et moi, qu'elle est incomparablement plus facile dans l'empois que dans tout autre milieu. Il a noté, en outre, comme vous le voyez par les tableaux, que la transformation des microzymas en bactéries se faisait plus facilement dans les tissus d'adultes, et, à ce propos, il rappelle que ce sont les microzymas du jaune d'œuf qui subissent le plus difficilement cette évolution. Mais ce qui a paru à l'auteur profondément digne d'attention, « c'est que les bactéries sont ordinairement grêles quand le développement des microzymas s'accomplit dans le sucre de canne. Elles sont ordinairement plus volumineuses et plus longues ou articulées dans l'empois de fécule. A cet égard, il n'y a guère de différence entre les divers tissus. Une particularité s'est manifestée dans les expériences faites avec les glandes salivaires d'adultes et l'empois de fécule. Les bactéries y deviennent à la fois plus nombreuses, plus volumineuses et plus longues. Il y en a de si grandes, qu'elles méritent le nom de *Leptothrix*, que M. Robin donne aux bactéries analogues que l'on trouve dans le tartre des dents de certaines personnes; comme celles que M. Robin a appelées *Leptothrix buccalis*, elles sont immobiles. » Et M. J. Béchamp ne pense pas qu'il faille s'arrêter à la grandeur particulière des bactéries buccales pour en faire une espèce distincte ; car, en histoire naturelle, généralement, la dimension n'est pas un caractère suffisant pour fonder la spécificité.

Je ne veux pas laisser passer l'occasion qui m'est offerte de vous faire remarquer une vérification importante. Nous avons vu que M. Estor avait trouvé des bactéries et les phases diverses de l'évolution des microzymas dans la matière d'un kyste, examinée au moment de son ouverture.

Il s'agit, en premier lieu, du placenta d'un avortement arrivé au cinquième mois de la grossesse. M. J. Béchamp a étudié les divers tissus du fœtus, et, ayant pu se procurer le placenta, il a pu l'étudier comparativement. Or, le placenta a opéré la liquéfaction presque complète de l'empois, et on a trouvé dans la préparation des microzymas associés, de petites bactéries et des bactéries chaînette ; puis des bactéridies, longues et immobiles. Bref, le tissu du placenta s'est comporté comme un tissu d'adulte, se rapprochant beaucoup de la manière d'être du foie, ce qui est d'accord avec certaines observations de Cl. Bernard, qui, ayant trouvé du glucose dans le placenta, l'a rapproché, quant à cette fonction, du foie lui-même.

En second lieu, il s'agit du fœtus d'un avortement à six mois. Il avait séjourné, douze jours après sa mort, dans l'utérus. Il était dans l'état que l'on appelle macéré ; il n'offrait aucune trace de putréfaction, n'exhalant qu'une odeur fade ; tous ses tissus sont considérablement congestionnés et flasques. Au moment de commencer les expériences, on examine au microscope l'état histologique des tissus, au point de vue de la conservation des cellules et de l'état des microzymas.

Muscle (grand pectoral). — Dans le tissu, microzymas associés et rares petites bactéries.

Foie. — Toutes les cellules propres ont disparu; on ne retrouve que les noyaux, beaucoup de microzymas libres et quelques rares petites bactéries, parmi lesquelles le *bacterium termo.*

Poumon et cœur. — Rien à noter.

Pancréas. — Microzymas associés et *bacterium termo.*

Thymus. — Rares microzymas associés.

Rate. — Rien à noter.

Les tissus de ce fœtus contenaient donc des bactéries bien que n'ayant pas eu le contact de l'air.

Nous reviendrons, dans une autre Conférence, sur une autre face des études de M. J. Béchamp, ayant spécialement trait à la fonction purement chimique des granulations moléculaires des tissus adultes ou de fœtus qu'il a examinés. Pour une infinité de détails secondaires, la thèse est à consulter (1). L'auteur insiste à chaque instant sur les preuves établissant que les résultats qu'il y a consignés sont absolument indépendants des germes atmosphériques. Il en est vraiment ainsi, et vous voyez, par tous ces faits accumulés, que lorsque l'animal meurt, quelque chose de vivant, au sens chimique, persiste dans le cadavre : le *microzyma.*

Je suis bien loin d'avoir achevé cette étude, mais nous sommes pourtant arrivés à pouvoir formuler une conclusion que rien ne faisait prévoir il y a près de vingt ans, lorsque M. Ch. Robin, un physiologiste et histologiste éminent, et M. Berthelot, un chimiste non moins éminent, ne voyaient, l'un, dans un tissu enlevé au cadavre, que de la matière amorphe, sans autre structure que celle de Bichat; l'autre, de la matière albuminoïde en décomposition. Aujourd'hui même, après de si considérables vérifications, et des faits d'une toute autre valeur dont je vous entretiendrai, c'est presque un scandale, aux yeux de plusieurs, notamment de M. Pas-

(1) *Des microzymas et de leurs fonctions aux différents âges d'un même être*, par Joseph Béchamp. Thèse de la Faculté de médecine de Montpellier (1875). Paris, Adrien Delahaye.

teur, de croire à quelque chose de vivant dans un cadavre.

Et il est bien entendu que les spontéparistes, M. Pouchet en tête, étaient dans les mêmes dispositions d'esprit. Sans doute, dans la matière morte, ils admettaient, comme Needham, une *force productrice*, une *force végétative;* mais, cette force, ils ne la supposaient pas résider dans quelque chose d'actuellement organisé et structuré, puisque des infusions purement chimiques, transparentes, absolument filtrées, où le microscope ne laissait rien apercevoir de figuré, en étaient supposées animées ! Mais vous pourriez croire que c'est là une interprétation en l'air des idées de ces savants : détrompez-vous.

M. N. Joly, discutant contre M. Pasteur, disait, en ce qui concerne les œufs des infusoires non ciliés (vibrioniens, bactériens) : « Ces œufs sont beaucoup moins faciles à voir que ne le supposent certains observateurs..., Rudolph Wagner et Rudolph Leuckhart disent qu'ils n'existent pas. Ehrenberg lui-même affirme n'en avoir jamais vu. Nous n'avons pas été plus heureux, MM. Pouchet, Musset et moi, quand nous avons cherché les œufs des *bactéries*, des *vibrions* et des *monades*, dont des millions de milliards d'individus ont cependant passé sous nos yeux.... Or, M. Pasteur lui-même est forcé d'avouer que le « *Bacterium*, qui » apparaît le premier dans toutes les infusions, est si petit » qu'on ne saurait distinguer son germe, et encore moins » assigner la présence de ce germe, s'il était connu, parmi » les corpuscules organisés des poussières en suspension » dans l'air. »

Et, à propos de cette ténuité extrême des germes, M. Joly approuve les considérations d'ordre métaphysique que voici :

« On nous a fait souvent cette objection, dit M. Joly, qui se reproduit encore toutes les fois qu'il est question de l'*hétérogénie*, on nous a dit : « Si les germes atmosphériques sont invisibles pour vous, cela tient à ce que leur » extrême ténuité les soustrait à l'œil armé du meilleur » microscope. »

» Voici, ajoute M. Joly, voici notre réponse, ou plutôt

celle d'un jeune et brillant professeur, qui porte dignement un nom deux fois illustre :

« Selon mon opinion, nous écrivait M. Emile Burnouf, » cette objection est plus spécieuse que solide, et s'il est » évident que, réduite à une abstraction géométrique, la » matière, comme l'espace, est divisible à l'infini, il y a » tout lieu de croire qu'il n'en est pas ainsi des formes » *vivantes*, lesquelles ne peuvent pas être des *atomes*.

» De plus, je suis très porté à admettre que l'homme n'est » pas dans un milieu vague entre deux infinis, mais que » les formes vivantes sont, par rapport à lui, dans des » proportions déterminées et mesurables; de sorte qu'il y » en a qui sont plus petites que toutes les autres, et d'autres » qui sont les plus grandes de toutes, mais ne sont point » infinies. N'êtes-vous pas frappé de cette vérité, que tout » ce qui se dit de l'infini en petitesse se peut dire de l'infini » en grandeur? Pourquoi donc ne s'avise-t-on pas de raisonner sérieusement sur des êtres vivants, dont l'homme » ne serait qu'un petit élément, tandis qu'on ne se fait » aucun scrupule de supposer des êtres infiniment petits? » Cette dernière supposition ne me paraît pas plus soutenable que l'autre, et il y a là une illusion.

» Je suis donc porté à croire que nos instruments perfectionnés atteignent les dernières formes de la vie ici-bas, » et qu'au delà de ces animaux très petits et très simples » dont vous recherchez l'origine, il n'y en a pas d'autres » plus petits encore. Entre autres raisons qui me portent » vers cette opinion, c'est que le microscope peut atteindre » bien au delà de ces formes encore passablement grandes, » et que cependant il ne voit pas qu'elles se perdent dans » cet infini en petitesse, comme les étoiles dans la profondeur des cieux. Je n'aperçois donc pas de raison métaphysique solide qui doive vous arrêter dans votre » voie (1). »

On peut trouver qu'il y a là une réfutation du système de Bonnet; c'est donc bien d'une substance absolument

(1) N. Joly : *Examen critique du Mémoire de M. Pasteur relatif aux générations spontanées*. Extrait du *Moniteur scientifique*. — Quesneville (1er juillet 1860), p. 6.

dénuée de formes vivantes que les auteurs entendaient parler : ainsi, une solution, une infusion, une matière *absolument dépourvue de formes vivantes* était considérée comme étant le siège d'une *force végétative* et capable de passer spontanément à la vie résidant en quelque chose de figuré et d'observable au microscope.

Cela posé, nous allons examiner la proposition ainsi formulée et essayer de montrer en quoi la théorie du microzyma peut rendre compte des résultats, en tant qu'il s'agit de la naissance des moisissures et des vibrioniens. En même temps, comme il peut être intéressant de reconnaître dans le présent des idées anciennes, je vais en peu de mots vous rappeler que, dans la première Conférence, j'ai essayé de vous donner une esquisse des systèmes de Needham et de Buffon. Le premier, comme les modernes spontéparistes, admettait une *force productrice* ou *végétative* dans les matières des infusions. Le système de Buffon est évidemment bien différent, puisque, tout en parlant, comme Needham, de *matière productive*, il la voyait sous la forme de *molécules* qu'il supposait *vivantes*, *universellement répandues et indestructibles*, lesquelles, dans une *matrice convenable*, *un moule intérieur* préexistant, étaient supposées s'y assimiler, produisant là un animal, ici un végétal; mais qui, livrées à elles-mêmes, sans direction, produisaient des êtres nouveaux, dénués de parents, pouvant se nourrir et se reproduire, ou se nourrir sans pouvoir se reproduire ! J'ai fait observer aussi qu'il y avait quelque chose de moins vague, de plus concret dans le système de Buffon, sur quoi il convient d'insister pour mieux comprendre celui de M. Pouchet.

Pénétrons-nous bien, avant tout, de cette pensée, que Buffon n'avait aucune idée de ce que nous appelons aujourd'hui *matière organique*, au sens chimique; sans doute, on distinguait la matière organique de la matière minérale, mais on la croyait d'essence spéciale et particulière aux végétaux et aux animaux. De plus, et nous l'avons déjà indiqué dans la première Conférence, l'illustre naturaliste voyait dans les aliments la matière brute associée à ses molécules organiques. Ces molécules organiques sont, à proprement parler, des *molécules d'organisation*. C'est ce que je veux faire comprendre en résumant quelques passages de ses œuvres. Sans doute, il n'avait aucune idée de nos *cellules* et des notions d'histologie que nous avons, loin de là ; mais en observateur plein de sagacité, il a certainement vu plus clair que ses contemporains et que plusieurs savants d'aujourd'hui.

Buffon tenta de reconnaître les parties organiques vivantes dont il pensait que tous les animaux et les végétaux tiraient leur origine. « Si, dit-il, tous les animaux et tous les végétaux contiennent une infinité de parties organiques vivantes, on doit trouver ces mêmes parties organiques dans leur semence, et on doit les y trouver en bien plus grande quantité que dans aucune autre substance, soit animale, soit végétale, parce que la semence n'étant que l'extrait de tout ce qu'il y a de plus analogue à l'individu et de plus organique, elle doit contenir un très grand nombre de *molécules organiques; et les animalcules qu'on voit dans la semence des mâles, ne sont peut-être que ces mêmes molécules organiques vivantes,* ou du moins ils ne sont que la *première réunion* ou le *premier assemblage de ces molécules*... et puisque les parties organiques vivantes sont communes aux animaux et aux végétaux, on doit aussi les trouver dans les semences des plantes... qui contiennent les *molécules organiques* nécessaires à la reproduction. »

C'est dans le temps que ces questions le préoccupaient, que Buffon fit la connaissance de Needham et qu'il se servit de *son excellent microscope* afin de faire une suite de recherches, pour trouver « des corps en mouvement dans les parties les plus substantielles des végétaux, comme dans tous les germes des amandes des fruits (1).... »

Les *molécules organiques* sont donc bien des *molécules d'organisation* (2). Sans doute, il y a beaucoup d'erreurs

(1) *Matières générales*, t. XVIII. p. 242.

(2) Buffon croyait si bien à ses molécules organiques et à son système qu'il a écrit ceci, qui nous paraît aujourd'hui si étrange : « La qualité de la chair, dit-il, varie suivant les différentes nourritures. Cette matière organique que l'animal assimile à son corps par la nutrition, n'est pas absolument indifférente à recevoir telle ou telle modification ; elle retient quelques caractères de l'empreinte de son

dans cette partie de l'œuvre de Buffon, et des interprétations sans fondement. Mais il faut se reporter à l'époque où il écrivait; alors on sera forcé d'avouer que ce fut un très grand mérite chez lui d'avoir conçu que la vie ne pouvait résider que dans quelque chose de concret, de figuré, et que l'ensemble de l'être, animal ou végétal, recélait la vie dans une infinité de molécules figurées.

Buffon, certainement, n'a pas vu les granulations moléculaires et n'a pas connu les microzymas; mais je m'assure qu'il en tirerait parti aujourd'hui, en rectifiant ses idées d'autrefois, dont voici la plus singulière :

Après avoir expliqué qu'après la mort, la putréfaction met les molécules organiques en liberté et comment celles-ci, travaillant à remuer la matière putréfiée, s'en approprient quelques particules brutes pour former, par leur réunion, une multitude de petits corps organisés et ensuite toute cette chaîne d'êtres qui descend de l'animal le mieux organisé à la molécule simplement organique, Buffon nous dit que, prise seule, cette molécule organique est fort éloignée de la nature de l'animal; plusieurs ensemble aussi en sont bien éloignées ; mais elles s'approprient de la matière brute, la disposent dans une certaine forme plus ou moins semblable à un *moule intérieur* de végétal ou d'animal; « et comme cette disposition de forme doit varier à l'infini, tant pour le nombre que par la différente action des molécules vivantes contre la matière brute, il en résulte des êtres de tous les degrés d'animalité. » Et cette manière de génération, la plus fréquente, la plus générale, la plus ancienne, la plus universelle est aussi la première, si bien que s'il plaisait « au souverain Etre de supprimer la vie de tous les individus actuellement existants, que tous fussent frappés de mort au même instant, les molécules organiques

premier état, et agit par sa propre forme sur celle du corps organisé qu'elle nourrit.... L'on peut donc présumer que des animaux auxquels on ne donnerait jamais que la même espèce de nourriture, prendraient en assez peu de temps une teinture des qualités de cette nourriture.... Ce ne serait plus la nourriture qui s'assimilerait en entier à la forme de l'animal, mais l'animal qui s'assimilerait en partie à la forme de la nourriture. » (*Hist. nat. du Cerf*; in *Matières générales*, t. XIX, p. 181).

ne laisseraient pas de survivre à cette mort universelle; le nombre de ces molécules étant toujours le même, et leur *essence indestructible aussi permanente* que celle de la matière brute que rien n'aurait anéantie, la nature posséderait toujours la même quantité de vie, et l'on verrait bientôt paraître des espèces nouvelles qui remplaceraient les anciennes; car les molécules organiques vivantes se trouvant toutes en liberté, et n'étant ni pompées ni absorbées par aucun moule subsistant, elles pourraient travailler la matière brute en grand, produire d'abord une infinité d'êtres organisés, dont les uns n'auraient que la faculté de croître et de se nourrir, et d'autres plus parfaits, qui seraient doués de celle de se reproduire.... etc., etc (1).

Tel est le système de Buffon, avec toutes ses conséquences; on peut juger par là en quoi ce système diffère de celui de Needham. Nous allons voir en quoi celui de M. Pouchet s'en distingue.

Je ne me propose pas d'examiner toutes les parties des recherches de M. Pouchet. C'est ainsi que je veux absolument laisser de côté ce que l'on a appelé les infusoires proprement dits : Infusoires ciliés et autres, Paramécies, Kolpodes, Stentors, Vorticelles, Volvoces, Monades, etc. Je vous renvoie pour l'état de la question, à un travail de M. Coste et à la discussion que le célèbre embryologiste a soutenue contre M. Pouchet, au plus fort du débat sur les générations spontanées (2). Mais je veux vous entretenir des expériences dans lesquelles on emploie des matières organisées qu'on laisse dans l'infusion : du foin, du poivre, de la farine, de la noix de galle, etc. Avant l'apparition des infusoires proprement dits, des *kolpodes*, par exemple, M. Pouchet constate que la surface de l'infusion se recouvre d'une *pellicule* qu'il a appelée *proligère, stroma proligère*,

(1) *Matières générales*, t. XIX, p. 194 et suiv.

(2) Coste : *Développement des infusoires ciliés dans une macération de foin.* Comptes-rendus, t. LIX, p. 149 (1864).

Pouchet: *Embryogénie des infusoires; réponse à des observations de M. Coste.* Ibid. p. 276.

Coste : *Réponse à M. Pouchet.* Ibid. p. 358.

Pouchet : *Développement des infusoires ciliés; réponse à M. Coste.* Ibid. p. 422.

membrane proligère. C'est dans cette membrane que naîtront les kolpodes. Et, pour mettre beaucoup de précision dans ce que je vais vous dire sur ce sujet, j'emprunte à M. Coste la description d'une pellicule proligère que M. Pouchet lui montrait, au Jardin des Plantes, dans le laboratoire de M. Fremy. « Il (M. Pouchet) a bien voulu me montrer, sur des lambeaux de la pseudo-membrane placés sous le microscope, les agglomérations plus ou moins régulièrement sphéroïdales de monades, de vibrions, de bactéries, qu'il désigne sous le nom de *nébuleuses;* puis, à côté de ces groupements de molécules organiques, j'ai vu les corps qu'il considère comme ces mêmes nébuleuses transformées en œufs. Les monades, les vibrions, les bactéries seraient les granules vitellins de ces œufs spontanés, d'où sortiraient tous ces microzoaires ciliés que nous voyons dans les infusions. La pellicule qui se forme à la surface des infusions deviendrait donc, dans cette théorie, une sorte de couche proligère comparable au *stroma* de l'ovaire des animaux. Telle est, en effet, la pensée de M. Pouchet (1). »

La question est ramenée, quand elle est posée en ces termes, à la génération spontanée de la *couche* ou *pellicule proligère*.

Laissons M. Pouchet nous exposer le mécanisme de la formation de la couche proligère :

« Entassez du foin dans un gros ballon d'un demi-litre de capacité, et remplissez-le d'eau jusqu'à la moitié du col. Même par une température de 25 degrés, la fermentation sera fort longue à s'y manifester et mettra trois à quatre jours avant d'apparaître; et pendant ce temps là, il ne se produira pas de membrane proligère.... Au contraire, mettez à côté de ce matras 10 grammes seulement du même foin dans 250 grammes d'eau contenue dans un vase à large surface ; et, après trois jours, vous avez dans celui-ci une membrane proligère fort épaisse. Dans le premier cas, il n'y aura que fort peu de microzoaires ou pas du tout ; au contraire, dans le second, une immense population de microzoaires ciliés. »

(1) Coste. Loc. cit., p. 149.

Voilà pour les conditions : il faut que l'infusion soit, en large surface, à l'air.

Voici maintenant de quelle manière la pellicule se forme :

« Je prends 10 grammes de foin, dit M. Pouchet, que je plonge dans une éprouvette contenant 250 grammes d'eau de source filtrée. Celle-ci est ensuite placée sous une cloche plongeant dans l'eau et contenant un décimètre cube d'air.

» *Première phase de l'expérience.* — Après six à dix heures, par une température moyenne de 24 à 28 degrés, lorsqu'il n'existe aucun phénomène de fermentation et que le liquide conserve encore sa translucidité, on trouve parfois dans celui-ci quelques rares infusoires.

» *Seconde phase de l'expérience.* — Mais, vers le second jour, lorsque la fermentation est commencée et que le liquide est devenu trouble et semblable à de l'urine, ce qui est dû aux bactéries et aux vibrions qui l'ont envahi et sont en pleine activité, on n'y trouve plus aucun animalcule cilié. Le nouvel état chimique de la macération a tué ceux qu'on y avait découverts précédemment. Il n'y a pas encore de membrane proligère.

» *Troisième phase de l'expérience.* — Les bactéries et les vibrions meurent eux-mêmes successivement et forment le *stroma proligère.* Alors seulement apparaissent dans celui-ci les œufs spontanés et les microzoaires ciliés qui les suivent (1). »

Telle est l'expérience : la pellicule proligère se produit lorsque la fermentation a débuté par la naissance des vibrions et des bactéries, et après que ceux-ci sont morts, d'après l'auteur.

Évidemment, pour M. Pouchet, le foin est *matière morte,* tout comme pour Buffon ; morte aussi pour nous, en tant que formé de végétaux. Buffon, rendant compte d'une telle expérience, aurait dit : « Les *molécules organiques* du foin, mises en liberté par la fermentation, ont travaillé à remuer la matière fermentée, se sont approprié quelques particules brutes de l'infusion pour former, par leur réunion, la

(1) Pouchet. Comptes-rendus, t. LIX, p. 277.

pellicule proligère qui donne naissance à un moule intérieur (l'œuf spontané) d'animalcule, etc. » M. Pouchet, à la manière de Needham, explique la fécondité de l'infusion en invoquant la force végétative.

Il est vrai que cette expérience a été faite avec de l'eau et du foin non chauffés et avec de l'air naturel. Mais dans la note de 1858, M. Pouchet seul, ou en collaboration avec M. Houzeau, se sont servis de foin chauffé à 100 degrés pendant trente minutes, d'eau bouillante, d'oxygène pur ou d'air artificiel préparé exprès par le mélange de l'azote et de l'oxygène purs. Malgré cela, et en évitant le contact de l'air ordinaire, en opérant sur la cuve à mercure, ils ont obtenu des moisissures, des vibrions et des animalcules. Notons que le foin restait dans l'infusion pendant toute la durée de l'expérience (1).

MM. N. Joly et Ch. Musset ont pris pour sujets d'expériences les développements d'animalcules par l'œuf de poule, le lait, l'urine, l'ovaire de truite, la graine de lin pilée, la fécule de pomme de terre, la levûre de bière, délayés dans l'eau distillée très pure (2).

Après que M. Pasteur eut reconnu, à son tour, que le lait se caillait même après avoir subi la température de l'ébullition, M. Pouchet reprit ses expériences en opérant autrement. Sa nouvelle manière d'opérer consiste à chauffer les matières putrescibles à l'état solide (gélatine et sucre, tiges de *Solanum dulcamara*, *d'Aster chinensis*, des racines de *Glycirrhiza glabra*, etc.) à 150°, et à les faire arriver dans l'eau bouillie, seulement après qu'elle a été refroidie dans l'air calciné, et sans qu'elles aient le contact de l'air (3). Après un temps variable, « dont la durée est en rapport avec la température, la proportion et *la nature du corps employé*, le liquide se trouble ; et bientôt après il y apparaît des microzoaires et des mucédinées. » Mais voici, dans le même travail, une autre remarque extrêmement importante de M. Pouchet : « Et,

(1) Comptes-rendus, t. XLVII, p. 979 et 982.

(2) Ibid. t. L, p. 934.

(3) Ibid. t. L, p. 1014.

dit-il, ce qui est essentiellement à remarquer et ce que cependant les physiologistes ont passé inattentivement, c'est que *jamais* ces microzoaires *ne sont identiques avec ceux qui apparaissent dans les mêmes décoctions placées au contact de l'air*. Tous appartiennent à des degrés inférieurs de l'échelle zoologique. Il en est presque toujours de même pour les cryptogames. » Ces microzoaires sont du genre *Amiba*, *Monas*, *Trachelius*, *Bacterium*, *Vibrio*, *Spirillum*.

A ce sujet, toujours dans la même Note, M. Pouchet fait de nouveau la remarque suivante : « Tous les physiologistes sont unanimement d'accord sur ce point, c'est qu'aucun œuf, aucun animal, aucune plante ne résiste à la température humide de 100 degrés. »

Et l'auteur conclut, très légitimement, que telle est l'opinion de Cl. Bernard, de M. Milne Edwards et de M. Chevreul. Mais il pense à tort que, lorsque dans ses expériences avec l'air calciné il voit apparaître des microzoaires « ces animaux n'ayant pu résister à la température des appareils, ni provenir du dehors, l'hétérogénie seule peut en expliquer l'invasion. »

Sans doute, M. Pouchet a raison contre M. Pasteur qui ne se préoccupe que des *germes de l'air*, mais non contre la théorie du microzyma, que ses expériences vérifient, ainsi que nous y insisterons tout à l'heure.

Les auteurs, n'ayant égard, pour répondre à M. Pasteur, qu'aux germes de l'air, cherchaient par des expériences faites avec de l'oxygène pur ou de l'air artificiel, à réfuter l'objection. MM. N. Joly et Ch. Musset ont même été recueillir « l'air ou les gaz renfermés dans les cavités closes des corps » organisés. La vessie natatoire des poissons, la gousse du ba- » guenaudier, le fruit du piment annuel, l'énorme baie des » cucurbitacées potagères, etc., venaient pour ainsi dire au » devant de nos souhaits, » disent-ils. Dans une expérience faite avec l'air de la courge potiron et des morceaux de foie bouilli en fragments dans l'eau distillée, ils ont vu apparaître de nombreuses bactéries (1). Et vous le voyez, là aussi

(1) Comptes-rendus, t. LI, p. 627.

on emploie une matière organisée qu'on laisse dans l'infusion.

Et la préoccupation de répondre à l'objection des germes de l'air ordinaire, a suggéré aux mêmes savants l'expérience que voici :

Après avoir cité l'opinion de M. Hofmann, que l'ébullition suffit pour faire périr ces germes, et l'expérience de M. Pasteur sur le lait où, malgré l'ébullition de quelques minutes, les bactéries ont apparu, ils s'expriment comme ceci :

« Nous faisons bouillir dans de l'eau ordinaire deux cœcums de mouton et de petits morceaux de viande. Après une heure d'ébullition, nous remplissons les cœcums de notre décoction encore très chaude, et nous y introduisons un des morceaux de viande. Alors, nous en servant comme d'éprouvette, nous y faisons arriver un courant d'hydrogène bien lavé et nous lions fortement quand le gaz remplit environ les 3/4 de la capacité des cœcums. Cela fait, nous les plaçons dans un vase plein d'eau, en ayant soin de constater l'intégrité des membranes. L'hydrogène, après quelques heures, se dégage, et l'air atmosphérique filtré le remplace. Les cœcums ont, pour ainsi dire, respiré. » Qu'arriva-t-il? Après douze jours (température 3° à 25°), les cœcums ouverts contenaient une assez grande quantité de *bactéries* très agiles. Dans une expérience témoin où les cœcums n'avaient pas été chauffés, le résultat a été le même, sauf que les bactéries étaient bien plus nombreuses (1).

M. Pouchet a opposé l'expérience suivante à M. Pasteur. « Dans un ballon d'un demi-litre de capacité, le savant naturaliste introduit 150 cent. cub. d'eau, et assez de noix de galle en morceaux pour que ceux-ci s'élevassent un peu au-dessus du liquide. On fait bouillir l'eau pendant un quart d'heure, puis ensuite on ferme l'appareil avec un bouchon de cristal traversé par un tube à boules, en partie rempli d'acide sulfurique. Après, on entretient encore l'ébullition pendant quinze minutes, et l'on éteint la lampe. L'air rentre lentement en traversant l'acide sulfurique, et au bout d'un

(1) Comptes-rendus, t. LII, p. 99.

temps variable, l'appareil se remplit d'une végétation on ne peut plus évidente (1)! »

C'était pour faire voir que son appareil, mieux que certains ballons à cols sinueux de M. Pasteur, mettait l'infusion à l'abri des germes de l'air, que M. Pouchet a publié cette expérience : « Elle est, dit-il, au fond celle de Schultze.... M. Pasteur aurait vu que l'air, pour parvenir dans mon ballon, a non seulement traversé une route fort accidentée, mais encore qu'il a dû aussi remonter de bas en haut, et s'épancher dans cinq boules on ne peut plus propres à arrêter tous les corpuscules, et enfin qu'il a même traversé de l'acide sulfurique. »

Et M. Pouchet a raison de le dire : « Cette expérience, répétée et variée tant de fois par moi depuis quatre ans, n'aurait-elle pas dû prouver à M. Pasteur que son expérience des ballons à col tortueux ne peut nullement être inscrite sérieusement dans la science, et que s'il ne réussit pas, lui, ce que d'autres obtiennent, c'est qu'il se sert de procédés défectueux. »

Et en disant que M. Pouchet a raison, je ne veux pas critiquer l'emploi des ballons à col tortueux, lesquels, dans les expériences avec des solutions limpides et suffisamment chauffées, donnent toujours des résultats négatifs; mais je veux vous faire remarquer que, réellement, quand on laisse les matières solides dans les infusions et qu'on n'a pas fait intervenir la chaleur humide pendant trop longtemps à 100°, ou la température d'ébullition sous pression, les vibrioniens et certaines moisissures se développent invariablement.

Les expériences suivantes ont été faites par M. Victor Meunier, également pour réfuter M. Pasteur; ce qui a donné lieu, entre ces deux savants, à une polémique fort instructive, dont j'ai encore besoin de vous entretenir, pour que vous puissiez vous faire une idée nette de l'état de la question à l'endroit des expériences des hétérogénistes.

L'un des procédés d'expérimentation de M. Pasteur consiste à introduire la matière putrescible dans un ballon dont on étire le col, le recourbe et lui donne une forme sinueuse;

(1) *Courrier des sciences et de l'industrie*, t. I, p. 430.

alors la solution qu'il contient est portée à l'ébullition, de façon que la vapeur s'échappe à travers les sinuosités du col et son extrémité effilée. Cette disposition, qui rappelle les ballons étirés et effilés de Spallanzani, empêche l'arrivée des germes dans la solution, et les matières ne s'altèrent plus. C'est cette expérience que M. V. Meunier a répétée en variant un peu la confection de l'appareil, à cause de ce que l'on voulait introduire dans le ballon.

M. Meunier commence par déclarer (l'expérimentation à la façon de M. Pasteur étant supposée rigoureuse) que c'est un fait d'expérience qu'aucun germe ne résiste à l'ébullition. Cela étant, on pourra donc employer indifféremment toute substance organique pour la soumettre à cette épreuve.

En conséquence, l'auteur s'est servi de 100 gr. de viande et de 95 gr. de haricots.

Il a fait bouillir les haricots pendant trente minutes, et la viande pendant quinze minutes; puis il les a mis avec de l'eau de Seine dans un ballon de six litres à col large terminé en entonnoir et les a fait bouillir encore pendant vingt-deux minutes. Les matières étant en pleine ébullition, il a fermé le col du ballon par un bouchon maintenu depuis une demi-heure dans l'eau bouillante. Ce bouchon était traversé par neuf tubes de 1 à 2 millimètres de diamètre intérieur, deux fois coudés, et dont les branches descendantes excessivement sinueuses atteignaient l'équateur du ballon. Par-dessus le bouchon, et l'ébullition continuant toujours, on a versé du plâtre chauffé à 100 degrés et gâché avec de l'eau bouillante; par-dessus le plâtre, l'appareil étant toujours sur le feu, on a versé du mercure chauffé à 100 degrés; enfin par-dessus le mercure, on a versé de l'acide sulfurique monohydraté. Le volume de la macération était de 700 cent. cub. L'expérience a duré, à Paris, du 3 juin au 21 août. — Le liquide s'était en partie recouvert de moisissures, formant de petits îlots blancs, mais dont l'organisation n'était pas assez avancée pour que la détermination en fût possible.

M. Meunier conclut de l'opération ce que voici :

« Cette expérience nous met en présence de ce dilemme : ou les moisissures qu'elle a données sont dues à la génération spontanée, ou les germes en suspension dans l'atmosphère peuvent s'introduire dans un ballon à col sinueux !

» Il n'y aurait qu'un moyen d'échapper à cette alternative, ce serait de prouver l'existence de germes qui résistent à l'ébullition, cas dans lequel on infirmerait du même coup l'expérience qui précède, la plupart de celles des hétérogénistes et toutes celles de leur adversaire (1). »

Dans une autre Note, M. V. Meunier expose une autre expérience conduite de la même manière. Trois moitiés d'écrevisses cuites et 35 grammes de haricots sont mis dans un ballon avec de l'eau de Seine. Quinze minutes d'ébullition. Même mode de fermeture, etc., sauf que dix tubes traversent le bouchon dont les branches descendantes forment de six à dix coudes. L'expérience, commencée le 30 avril, a été terminée le 2 juin suivant. Résultat : un grand nombre de monades et de bactéries ; pas de microphytes.

Et l'auteur conclut que sa nouvelle opération laisse subsister le dilemme auquel conduisait la précédente (2). M. Meunier a raison.

Dans une troisième Note, M. Victor Meunier a expérimenté en se servant des ballons à cols sinueux de M. Pasteur et en opérant comme lui.

Les ballons contiennent de la mannite pure, de la mannite additionnée de phosphate et d'azotate d'ammoniaque, le tout en solution aqueuse, ou de la bile ; après une ébullition de trois et de deux minutes, aucune des liqueurs ne s'est altérée.

Une série de ballons avec du bouillon de viande : cinq minutes d'ébullition ; une autre série contenant de l'urine humaine de diverses provenances : cinq minutes d'ébullition, sont mises en expérience.

Sur trois ballons de bouillon, deux s'altèrent et se

(1) Comptes-rendus, t. LXI, p. 377 (1865).

(2) Comptes-rendus, t. LXI, p. 449. — M. Meunier réfute cette assertion de M. le Dr Lemaire, que les macérations donnent le spectacle des mêmes harmonies que nous observons entre les règnes végétal et animal, les microphytes y servant de nourriture aux animalcules. M. Meunier n'a pas de peine à la détruire, car les plus grosses espèces peuvent pulluler dans les infusions où il n'y a aucune trace de plantes.

peuplent d'une innombrable quantité de bactéries ; un seul est resté sensiblement inaltéré et ne contient pas de bactéries : celui-ci, M. Meunier le fait remarquer, contenait moins de bouillon que les autres, c'est-à-dire, proportionnellement, avait subi plus longtemps l'action de la chaleur.

Sur trois ballons d'urine, deux laissent apparaître des bactéries, mais dans l'un des deux il y en a une quantité innombrable; le troisième ballon est resté très longtemps limpide, et a fini par laisser apparaître un Aspergillus (1).

Et M. Meunier, entre autres conclusions, tire celle-ci des observations précédentes : « D'après M. Pasteur, tout ballon à col recourbé doit être stérile, les sinuosités du col s'opposant à l'introduction des germes atmosphériques. Si mes expériences sont exactes, M. Pasteur se trompe; suivant qu'ils contiennent telle ou telle substance, les ballons sont stériles ou ils sont féconds, et la forme de leurs cols est sans action sur le résultat obtenu. M. Pasteur pensait que celle de ses expériences que je viens de répéter avait « porté un coup mortel à l'hétérogénie : » il n'en est rien; et cette expérience nous a seulement appris que la substance employée par le savant académicien reste inaltérée dans les conditions où il l'emploie. »

M. Meunier a dit avec beaucoup de raison que « dans cette grande question il y a encore beaucoup d'inconnues à déterminer, et que c'est la seule conclusion qu'on puisse tirer des faits dans lesquels on a cru voir la condamnation de l'hétérogénie. » Il est certain, en effet, que les expériences de M. Meunier, comme plusieurs de celles de M. Pouchet, sont irréprochables : s'ils ont vu des infusoires et si leurs germes ne venaient pas de l'air ou d'ailleurs, ils ont eu le droit de conclure à la génération spontanée ! M. Pasteur ne devait avoir rien à répondre.

Et M. Meunier termine par ces sages paroles :

« A mon avis, la variété des résultats offerts par les expériences des ballons à cols droits vient de ce que, ni pour la capacité des vases, ni pour la quantité et la qualité du liquide, ni pour la durée de l'ébullition, ces ballons ne sont rigoureusement comparables entre eux (2). » Oui, cela est

(1) Comptes-rendus, t. LXI, p. 1060. (2) Ibid. p. 1060.

vrai. Souvenez-vous de ce que je vous ai dit des conditions de milieu : il faut si peu de chose pour que le résultat varie !

Avant de vous dire ce que M. Pasteur a répondu, il est bon que vous sachiez que M. Meunier a critiqué aussi les conséquences que M. Pasteur déduisait de ses expériences avec ballons à cols étirés et tortueux.

M. Pasteur, ayant préparé un grand nombre de ballons à cols droits, bouillis et scellés, allait les ouvrir en divers lieux. Or, ces ballons parfois se remplissaient d'animalcules et de moisissures et parfois ne s'altéraient point ; l'expérimentateur concluait de ces résultats variables que, selon les temps et les lieux, l'air tantôt contient des germes et tantôt en est dépourvu. Et M. Meunier fait remarquer que les ballons à cols recourbés fournissent des résultats tout aussi variables que les ballons à cols droits ; certaines substances putrescibles sont stériles dans les mêmes circonstances et conditions où certaines autres sont fécondes, etc. Faut-il attribuer cette diversité à l'inégale répartition et à la variété des corpuscules de l'air ? Non ; car M. Pasteur admet qu'aucun corpuscule organisé n'entre dans les ballons à cols contournés en bas et sinueux, quand leur température s'est assez abaissée pour ne plus s'opposer au développement de la vie !

Telle est l'argumentation de M. Meunier.

Qu'est-ce que M. Pasteur a répondu ? Rien ; du moins rien de sérieux !

Il a soutenu que les germes ne pénètrent pas dans un ballon à un seul col, mais qu'ils pénètrent dans un autre qui aurait neuf ou dix cols recourbés. Il a rappelé l'expérience de l'eau de levûre sucrée bouillie avec carbonate de chaux, sans dire qu'il avait employé de la craie, et l'expérience sur le lait. Il a répété « que les infusions à réaction légèrement acide n'exigent qu'une température de 100 degrés ou inférieure à 100 degrés, et que les liquides neutres, ou mieux très légèrement alcalins, doivent être portés, comme le lait, à plus de 100 degrés (1). » Et voilà tout : il n'a pas vu que

(1) Comptes-rendus, t. LXI, p. 1091 (1865).

M. Meunier laissait la viande, les haricots, les écrevisses dans la macération, que l'urine n'était pas filtrée, etc.

M. Meunier est revenu à la charge sept ans plus tard (1), en répondant à M. Pasteur ce que voici : « Mes résultats, dit-il, n'ont pas été contestés par M. Pasteur ; il reconnaît que son expérience ne réussit pas toujours, mais il ajoute que, ne réussît-elle qu'une fois sur mille, le succès « serait à ses yeux tout aussi probant ! »

Encore une fois, M. Meunier a raison dans son argumentation ; car, certainement, en opérant comme il a fait, il obtiendra toujours les résultats qu'il a obtenus.

Eh bien, n'êtes-vous pas frappés de ce que, toutes les fois que les expérimentateurs ont employé le lait, la viande, le foin, des parties de végétaux, la racine de réglisse, la noix de galle, les haricots, les écrevisses, l'urine, et qu'ils ont laissé les matières organisées dans l'infusion, jamais ils n'ont obtenu les résultats négatifs que M. Pasteur n'obtient lui-même qu'en se servant de liqueurs filtrées, bouillies, ou en chauffant le lait à 110° sous pression et le mélange de craie et de bouillon de levûre sucré au moins à 105°, également sous pression ? N'est-ce pas là l'unanime vérification de la théorie du microzyma ?

Ne remarquez-vous pas que toutes les fois que l'on s'est contenté de faire bouillir, à la pression ordinaire, les matières infusées, sans filtrer, on a obtenu des vibrioniens ?

Et vous voyez bien que la pellicule proligère de M. Pouchet n'est, elle-même, dans l'état qu'il appelle *nébuleux*, qu'un amas de microzymas, isolés ou en voie d'évolution jusqu'à l'état de vibrion ou de bactérie !

C'est ainsi que la théorie du microzyma rend compte des faits qu'aucune expérience de M. Pasteur n'est en état d'expliquer.

Et pour ce qui est du dilemme en présence duquel M. Meunier nous a mis, ne voyez-vous pas également, que les microzymas du lait, ainsi que je l'avais démontré pour ceux de la craie, les microzymas de toutes les matières que les auteurs ont employées, sont des organismes, des germes de bactéries qui résistent à la température de l'ébullition ? Mais

(1) Comptes-rendus, t. LXXIV, p. 382 (1872).

pas à l'ébullition par trop prolongée, car, vous l'avez vu, le lait chauffé à 100° pendant deux heures ne se coagule pas. Et je suis certain, pour m'en être assuré, que si M. Meunier, ou Pouchet, avaient porté les matières à 110°, aucun organisme n'aurait apparu, parce que les microzymas des matières infusées auraient été tués. Enfin, dans toutes ces expériences, l'emploi de l'acide phénique à dose non coagulante n'empêche pas l'apparition des bactéries. Mais nous reviendrons encore sur tout ceci.

CINQUIÈME CONFÉRENCE

Sommaire. — Introduction. — M. Pouchet et l'action léthifère de la créosote.— La nature essentielle des corpuscules organisés de l'atmosphère, de la craie et d'autres roches. — Extraction des microzymas de divers organes d'animaux et de végétaux. — La fibrine est une membrane à microzymas. — Les microzymas de la fibrine, leurs propriétés et leur action sur l'eau oxygénée. — Les microzymas du sang et des hématies. — Faits anciens expliqués. — Expériences de M. J. Birot sur la formation de la couenne dans un liquide d'ascite. — Réponse à M. Balard. — Expériences sur le sang au point de vue de l'évolution bactérienne.— Le globule sanguin a une enveloppe.— Dans l'expérience de M. Pasteur, le sang ne reste pas inaltéré. — Signification de cette expérience. — Microzymas de l'œuf de poule. — Constitution du vitellus de l'œuf de poule.— Les microzymas vitellins évoluent difficilement. — Conclusions.

MESSIEURS,

Les tissus de tous les êtres vivants, depuis l'arbre le plus grand jusqu'à la plus infime moisissure, depuis l'homme jusqu'au plus humble animal, recèlent des microzymas pouvant, par évolution, produire des bactéries. Telle est la conclusion qui découle de toutes les expériences que j'ai rapportées précédemment, des miennes, de celles des savants qui les ont vérifiées et confirmées, aussi bien que de celles des hétérogénistes lorsqu'ils employaient des macérations dans lesquelles ils laissaient les matières solides destinées à les préparer. En effet, les résultats positifs obtenus dans ces conditions, bien que contestés par M. Pasteur, non pas en eux-mêmes, mais quant à la cause, n'ont d'explication que dans l'existence des microzymas, dont certaines espèces peuvent, comme ceux du lait, résister à la température de l'eau bouillante pas trop prolongée. Mais les microzymas n'ont pas, à tous les âges d'un même être, la même aptitude à évoluer en bactéries : les microzymas de l'œuf évoluent difficilement, et M. J. Béchamp a démontré qu'il en était de même, dans l'état fœtal, des microzymas de certains centres organiques.

Ces expériences ont mis hors de doute que la créosote ou le phénol, à dose non coagulante, quoique pouvant la retarder, n'empêche pas l'évolution bactérienne des microzymas, et que, grâce à cette influence ou à celle de certains milieux, on peut s'assurer que la bactérie ne naît pas tout d'une pièce du microzyma générateur ; au contraire, elle est précédée de certaines formes où le microzyma est toujours reconnaissable; c'est ce que j'ai appelé les microzymas associés à deux ou plusieurs grains, en chapelets de grains, ce dont on a fait des genres et des espèces sous diverses dénominations. Et nous avons vu qu'il peut arriver que les microzymas se multiplient après la mort de l'individu ou de l'organe qui les contient; et si la multiplication se fait dans une macération, ils peuvent se réunir en formant une sorte de membrane où l'on peut voir tous les degrés de leur évolution jusqu'à la bactérie, le vibrion, etc.; c'est là ce qui constitue ce que M. Pouchet a appelé *la membrane* ou le prétendu *stroma proligère*, et ce que d'autres nomment *zooglea*. Sans doute, il ne faut pas nier que les mêmes phénomènes ne se puissent manifester, au contact de l'air, dans des infusions dépourvues de toute trace de matière organisée ; et nous le nions d'autant moins que nous savons à quoi nous en tenir sur la cause qui les produit, savoir : les microzymas atmosphériques ; mais certainement, dans les dernières expériences de Pouchet et de M. Victor Meunier, il n'est pas possible d'en invoquer l'intervention! Les germes de l'air n'ayant été pour rien dans l'apparition des moisissures ou des bactéries dans leurs macérations, nous en avons trouvé la cause dans les microzymas des matières macérées, et c'est parce que ces microzymas n'ont pas été tués par l'application de la chaleur qu'il n'y a pas eu de génération spontanée dans les observations de ces auteurs; mais Pouchet, comme M. Meunier, ne connaissait pas les microzymas ; il pouvait donc, sincèrement et sérieusement, croire à la naissance équivoque des organismes apparus et continuer la lutte contre M. Pasteur, en lui empruntant ses armes. Bref, les expériences de

M. Pasteur n'ont pas « porté un coup mortel à l'hétérogénie, » ainsi qu'il s'en était flatté ; et les hétérogénistes ont eu raison de ne pas se croire mortellement atteints !

Revenons un moment en arrière pour résumer les faits acquis. Nous savons comment Redi avait ramené la génération des mouches au mode normal, c'est-à-dire par leurs œufs. Après cette explication d'un cas particulier, le savant médecin n'a pas généralisé les conséquences qui découlaient de sa découverte, et il a continué de croire à la génération spontanée, et, plus tard, Buffon et avec lui un grand nombre de savants les plus autorisés. C'est parce que M. Pasteur n'a pas expliqué les derniers résultats de M. V. Meunier, qu'il y a des spontéparistes restant convaincus de la solidité de la doctrine. J'ai certainement donné la solution la plus irrécusable que les moisissures ne sont pas le fruit de la génération spontanée, c'est-à-dire les produits des propriétés générales de la matière, puisque j'ai fait remarquer qu'elles apparaissent dans des milieux privés de matières albuminoïdes ou plastiques : dans l'eau sucrée, dans l'eau distillée, dans des solutions purement salines, etc., c'est-à-dire dans des liqueurs que personne ne peut comparer à un *blastème*, à un *protoplasma* et regarder comme douées de *force génésique* ou *productive*. Ensuite, étendant la méthode d'observation, j'ai fait voir que, dans les liqueurs filtrées où existent des matières plastiques, on peut à volonté, au contact de l'air ordinaire, laisser apparaître ou empêcher la production d'organismes vivants d'ordre inférieur.

Malgré des faits aussi concluants, malgré les expériences de Schwann, de Helmholtz, d'Ure, de Schrœder et Dusch, de M. Pasteur, les spontéparistes ont continué d'affirmer leur doctrine, en l'appuyant d'expériences fort bien faites, d'où ils avaient raison de croire qu'ils avaient exclu l'influence des germes de l'air. Oui, si dans le passé et dans le présent tant d'hommes distingués ont cru à la génération spontanée, c'est que le nœud de la difficulté n'était pas où il était cherché. Dès 1865, je montrais que les germes de l'air ne suffisaient pas à tout expliquer dans les expériences pour ou contre l'hétérogénie, et je faisais voir que les matières issues des organismes vivants, le lait, par exemple, contenait des organismes actuellement vivants : c'étaient les microzymas; ce sont eux qui sont en état de rendre compte de l'apparition des bactéries, vibrions, etc., dans les expériences pour la préparation desquelles on prend des matières animales ou végétales qu'on laisse ensuite dans la macération. Ces matières, on les croyait dépourvues d'organisation, et elles étaient encore organisées ! Nous insisterons plus tard sur tout cela, lorsque nous discuterons à fond les graves questions que soulèvent tous ces mots d'organisation, d'organismes vivants, etc., et nous montrerons qu'une matière n'est vivante que par ses microzymas.

Mais puisqu'il est démontré que les microzymas produisent des bactéries par évolution et qu'on admet la vie et l'organisation des bactéries au même titre que la vie et l'organisation de la levûre de bière, c'est-à-dire au titre de ferments, il semble qu'il en découle comme conséquence que les microzymas sont, eux aussi, vivants et organisés. Cependant on conteste cette vitalité et organisation en se fondant sur les idées reçues dans la science, lesquelles supposent qu'il peut y avoir vie dans de la matière non morphologiquement constituée, c'est-à-dire dans une substance douée seulement de propriétés physico-chimiques. Le moment n'est pas venu de discuter ces idées; il faut, auparavant, démontrer que les microzymas, comme leur nom l'indique, sont personnellement des ferments, avant toute évolution bactérienne ou autre.

Il est déjà acquis que les microzymas de la craie, sans évolution, opèrent la fermentation de la fécule et du sucre de canne; que le lait qui se caille produit de l'alcool et de l'acide acétique, voire de l'acide lactique ; que le lait, au sortir de la glande mammaire, contient déjà de l'alcool ; que, d'après les recherches de M. J. Béchamp, le foie, le cerveau, les muscles d'un animal venant d'être abattu, contiennent de l'alcool. Tout cela a été soit le point de départ ou la conséquence de la découverte des microzymas. Mais on a expliqué, M. Pasteur notamment, les phénomènes qui s'accomplissent dans le lait et dans la viande comme la conséquence de la vie chimique et physique continuée de la matière organisée ! Il est donc nécessaire de démontrer que les microzymas isolés, seuls, dans des expériences *in vitro*, sont susceptibles d'agir comme ferments, et, de plus, si c'est possible, que les microzymas des différents centres organisés ne sont pas doués des mêmes fonctions chimiques, ce qui éliminera l'influence de la cause unique à laquelle on prétend faire remonter tous ces phénomènes.

Dans le Mémoire sur les moisissures de l'eau sucrée, j'ai déjà fait voir que les microzymas *(les petits corps)* étaient capables d'intervertir le sucre de canne, ce qui est déjà un phénomène qui n'est produit que par l'influence d'un être organisé, comme je vous l'ai expliqué. Je n'ai pourtant pas considéré ce fait comme une démonstration suffisante de l'activité chimique de ces microzymas.

Nous consacrerons cette séance à démontrer que les microzymas de toute origine sont, par eux-mêmes, des ferments de l'ordre des ferments organisés. Nous verrons, en outre, comment on parvient à les isoler dans certains cas, et à les étudier quand ils sont séparés des cellules qui les contiennent ou des tissus qu'ils servent à former.

Mais dans l'étude que nous allons entreprendre, nous nous servirons fréquemment d'acide phénique ou de créosote pour empêcher l'intervention accidentelle ou fortuite des microzymas et germes atmosphériques, comme nous l'avons fait pour étudier leur évolution. Je vous ai déjà entretenu de la théorie concernant l'influence de la créosote dans les expériences de génération spontanée. Pour ne plus avoir à y revenir, laissez-moi vider une question de priorité et vous lire ce que l'on a pensé, au plus fort du débat, du rôle de ces agents dans ce genre de recherches.

C'était en 1863, je venais de communiquer à l'Académie des sciences la lettre à M. Flourens, dont je vous ai parlé dans la seconde Conférence. Or *le Moniteur scientifique* du docteur Quesneville, rendant compte de cette séance du 7 décembre 1863, s'exprime comme ceci :

« .... Les expériences si importantes de M. Béchamp et les conclusions qu'il en tire ont déjà été faites par le docteur Lemaire, qui a démontré que, lorsqu'on met quelques gouttes d'acide phénique dans des liqueurs fermentescibles, ces liqueurs ne deviennent pas fécondes; mais, selon

M. Pouchet, cela n'est pas une preuve de la non existence des générations spontanées. Si les liqueurs ne deviennent pas fécondes, dit le rude joûteur rouennais, c'est que les êtres se détruisent au fur et à mesure qu'ils prennent naissance, et que l'acide phénique empêche leur formation (1). »

Et comme on a dit, qu'en employant la créosote ou l'acide phénique, je ne faisais rien de nouveau, puisque l'on connaissait les propriétés des antiseptiques, il est utile de vous citer l'opinion du physiologiste le plus intéressé dans la question, de Pouchet lui-même.

Et ce savant, répondant au docteur Lemaire, disait : « Il oublie que tous les physiologistes qui ont expérimenté sur ce sujet, ont fort bien reconnu que toutes les substances empyreumatiques, les huiles volatiles, tuaient les protozoaires ; mais que si celles-ci disparaissaient ensuite dans les macérations, la production de ces proto-organismes y reprenait son cours (2). »

Le 24 décembre 1863, Pouchet écrivait à M. Quesneville : « On me demande de divers côtés si je répondrai à M. Béchamp? Je n'ai rien à répondre. J'ai beau me tordre la cervelle, je ne vois pas en quoi ses expériences ont le *moindre rapport* avec les générations spontanées. Il dit bien, il est vrai, que lorsqu'il emploie une substance léthifère, il n'apparaît pas d'animaux. Parbleu! je m'en serais bien douté à l'avance. Si je voulais élever des poissons dans un étang, je commencerais par ne pas empoisonner l'eau. Ce sont de telles puérilités que l'on nous oppose sans cesse. On est plus sérieux que cela dans les laboratoires de Toulouse et de Rouen (3)! »

A l'égard du docteur Lemaire, il suffit que je rappelle que mes expériences et mes conclusions ont été publiées au début de 1858, et que mon Mémoire était à l'Académie avant la fin de 1857. Ce médecin a confirmé mes expériences sans citer la source où il avait puisé ; c'est assez.

A l'égard de M. Pouchet, 1° il confirme ce que j'avais dit,

(1) *Moniteur scientifique*, n° du 1er janvier 1864, p. 10.
(2) Loc. cit., p. 10.
(3) Ibid.

savoir que la créosote ou l'acide phénique ne tue pas la faculté génésique, puisque, ces agents disparus, les liqueurs redeviennent fécondes. 2° Il démontre que les physiologistes croyaient que les agents antiseptiques étaient léthifères : or j'avais prouvé que les moisissures continuaient de vivre dans le milieu créosoté ou phéniqué ; bref, la théorie de l'antisepticité n'était pas connue. 3° Il prouve, par son langage, qu'il n'avait pas compris mes expériences et qu'il n'en avait pas saisi la portée.

Tout ce que j'ai à vous dire aujourd'hui, et jusqu'à la fin de ces Conférences, vous prouvera que Pouchet se trompait quand il croyait que la créosote, employée dans les conditions de mes recherches, était léthifère pour tous les proto-organismes. Non, la créosote ne tue pas les microzymas, ni les moisissures, ni les bactéries, pourvu que la dose ne soit pas suffisante pour coaguler la matière albuminoïde de leurs tissus ; elle peut même ne pas tuer certains infusoires plus élevées que les bactéries. Je vous le prouverai en étudiant la glairine de Molitg, la mère de vinaigre et la levûre de bière elle-même. La véritable théorie de l'antisepticité se dégagera de tous les faits dont vous serez témoins.

Commençons par les microzymas et germes atmosphériques. Si la créosote ou l'acide phénique les tue, ils ne devront pas transformer le sucre de canne et ne pas le faire fermenter.

Dans l'appareil dont je me sers et que vous avez vu fonctionner dans une précédente séance, on a mis 100 grammes d'une solution aqueuse contenant 20 grammes de sucre de canne pur, ne réduisant pas le réactif cupropotassique et créosotée à quatre gouttes pour cent. La quantité d'air (pris dans un jardin, pendant une série de jours de pluie, quelquefois interrompue) qui a traversé la solution, a été d'environ 3,000 litres. La solution était devenue trouble ; à l'œil nu on, y voyait des flocons blanc grisâtres ; il ne se forma pas de dépôt au fond de l'allonge, preuve qu'il n'y avait que peu de matières minérales en suspension dans l'air, dans les conditions où il a été employé. Huit jours après la cessation du courant d'air, la liqueur est filtrée sur un bon filtre en papier à tissu serré. La plus grande partie des corpuscules en suspension ont été retenus, et on a pu recueillir dans le volume d'environ un cent. cube, presque tout ce qu'il y avait dans la solution. L'examen microscopique y a montré, par champ, en moyenne deux à quatre formes que l'on pouvait prendre pour des spores, et des microzymas innombrables, libres ou agglomérés. Parmi les formes les plus grosses, il y avait un fin mycélium terminé par une boule granuleuse, simulant un sporange. Le grossissement était formé par la combinaison obj. 7 (à immersion) *oc.* 1 de Nachet. Par ce moyen, on a pu apercevoir des granulations de moins d'un millième de millimètre. Il n'y avait certainement pas une seule bactérie; sauf le brin de mycélium déjà décrit, je n'ai rien aperçu d'étranger à ce que je viens de signaler. Après cet examen, le filtre a été lavé avec une solution d'acide chlorhydrique au 20ᵉ; les produits non dissous ont été observés de nouveau : le résultat a été exactement le même.

Qu'était-il advenu de l'eau sucrée? Sa réaction était manifestement acide, elle réduisait abondamment le réactif cupro-potassique.

Donc la créosote ne tue pas les germes de l'air : le commencement de fermentation constatée met ce fait hors de doute. Et si dans mes premières expériences le même agent a empêché l'interversion du sucre de canne, ce n'est pas pour avoir tué ces germes, mais pour avoir arrêté leur évolution et multiplication. On comprend, en effet, qu'un petit nombre de microzymas ne peut opérer qu'une action chimique proportionnelle à ce nombre : ce qui veut dire que la quantité de sucre interverti formé ne s'est pas trouvée appréciable, ni au réactif cupro-potassique, ni au polarimètre.

Les expériences sur la craie conduisent aussi à la conclusion que la créosote n'est pas léthifère pour les microzymas, puisque la craie seule, malgré sa présence, peut opérer la fermentation alcoolique, acétique, lactique et butyrique du sucre de canne et de l'amidon ; cependant, là aussi les microzymas conservent leur forme, c'est-à-dire n'évoluent pas, si les conditions voulues sont réalisées.

Mais il ne faudrait pas s'imaginer qu'une quantité minime de craie soit capable de manifester l'activité de ses microzymas : pour que l'agent antiseptique n'entrave pas la fermentation, il est nécessaire que la quantité de cette craie, c'est-à-dire des microzymas, soit considérable, afin que le phénomène soit mesurable.

On a prétendu expliquer l'activité comme ferment de la craie à microzymas par les germes atmosphériques. Mais on veut oublier que le carbonate de chaux chimiquement pur, employé dans les mêmes conditions, reste absolument inactif. D'ailleurs, la craie elle-même devient inactive, dès qu'on la soumet à l'action d'une température suffisamment élevée; enfin, je l'ai déjà fait remarquer, tous les calcaires à microzymas ne possèdent pas les mêmes propriétés que certains échantillons de craie. Il faut conclure de là, non pas que la craie doit son activité à des microzymas venus de l'atmosphère, mais que les calcaires de diverses provenances contiennent des microzymas, sinon d'espèces différentes, au moins de fonctions dissemblables. Mais n'insistons pas; nous y reviendrons quand nous rechercherons quelle est l'origine des microzymas de ces calcaires, aussi bien que de ceux de l'atmosphère.

D'ailleurs, je n'ai pas conclu à l'existence des microzymas géologiques seulement de l'activité chimique des roches qui les contiennent. Je les ai isolés.

Pour isoler les microzymas de la craie et des calcaires qui en renferment, j'ai traité la matière par l'acide chlorhydrique étendu; il y a toujours un résidu insoluble notable; celui-ci, bien lavé, contient souvent beaucoup de sulfate de chaux; pour s'en débarrasser, il est nécessaire de délayer le résidu insoluble dans une quantité suffisante de solution étendue de carbonate de soude : on forme ainsi du sulfate de soude et du carbonate de chaux. Un nouveau lavage à l'eau d'abord, puis à l'acide chlorhydrique étendu, laisse la matière contenant les microzymas à l'état insoluble. Or cette matière contient encore beaucoup de substances minérales : pour déterminer la quantité de matière organique, il suffit d'incinérer; la perte exprime la matière organique des microzymas; enfin, l'analyse élémentaire permet de prouver que cette matière contient le carbone, l'hydrogène et l'azote que doit contenir tout ferment organisé. Eh bien, lorsque l'on a sous la main un calcaire qui n'agit pas sur l'eau sucrée ou sur l'empois d'amidon, et que le microscope montre riche en microzymas, on peut isoler ceux-ci de la même manière. Enfin, nous verrons que certains échantillons de craie qui sont capables de fluidifier l'empois sans le faire fermenter autrement, en opèrent la fermentation lactique, butyrique, acétique et alcoolique, lorsque l'on fait intervenir en même temps du bouillon de levûre ou de viande. Et les microzymas de certains calcaires peuvent opérer des fermentations bien plus difficiles, puisque, en présence d'une matière animale sans structure qui leur sert de nourriture, la musculine, par exemple, ils sont capables de faire fermenter l'alcool lui-même. Nous reviendrons sur tout cela.

La créosote et l'acide phénique, qui, dans certaines circonstances, n'empêchent pas l'évolution des microzymas en bactéries, ne suppriment donc pas leur activité chimique. Pouchet avait donc tort de prétendre que si dans mes infusions je ne voyais pas naître de microorganismes, c'est que je les tuais d'avance ! La créosote est léthifère à dose coagulante, elle ne l'est pas à dose non coagulante; mais elle peut être considérée comme modératrice de la double propriété des microzymas de produire des bactéries et d'être des ferments.

Voyons maintenant comment il est possible d'isoler les microzymas des animaux et des végétaux, pour les étudier à l'état de liberté, dans leurs propriétés, leur composition et leurs fonctions.

Ce sont ceux des glandes que l'on peut le plus facilement séparer. C'est sur le foie que M. Estor et moi avons d'abord opéré. Je vais, avec quelques détails, vous dire comment on en peut isoler les microzymas, et nous appliquerons ensuite le procédé à d'autres glandes.

Le foie a d'abord été hydrotomisé, c'est-à-dire qu'après avoir enlevé cette glande à un animal, à jeun ou en digestion, nous avons, comme vous le voyez ici, placé une canule dans une des branches principales de la veine porte ; à l'aide de cette canule et d'un tube de caoutchouc communiquant avec un réservoir d'eau placé à une hauteur suffisante, nous y avons fait passer pendant deux heures un courant continu d'eau distillée ; puis nous avons, pour un foie de chien, injecté, par la même voie, un litre d'eau créosotée (dix gouttes de créosote ou d'acide phénique par litre). Comme vous le voyez, le foie se décolore de plus en plus. Lorsque l'on veut procéder de façon à répondre à M. Pasteur que les germes de l'air ne sont pas intervenus, on n'emploie pour l'hydrotomisation que de l'eau créosotée à une goutte pour 100^{cc}. Le lavage du foie étant achevé, toutes les matières solubles lui étant enlevées, on le réduit, par le raclage, en pulpe aussi divisée que possible. La pulpe est placée dans un nouet de linge bien propre, lavé à la potasse, à l'eau, puis à l'eau créosotée bouillante. Sous un filet d'eau légèrement créosotée, le nouet, contenant le foie, est malaxé avec les mains très propres et d'avance lavées à l'eau créosotée. Les microzymas et les cellules non rompues traversent les mailles du linge. Le liquide trouble est abandonné au repos; les cellules et les noyaux libres se déposent les premiers; les microzymas restent plus longtemps en suspension, et vous les voyez dans ces préparations sous le microscope : il n'y a plus aucune cellule, plus aucun noyau. Le liquide surnageant, qui est trouble, est décanté après qu'on s'est assuré de nouveau que les cellules hépatiques ont été éliminées , et on laisse reposer. Au bout de 24 heures, il s'en dépose assez pour que, malgré leur petitesse, ils puissent être recueillis sur un filtre à tissu serré. Lorsque l'eau de lavage ne contient plus de matière albuminoïde, c'est-à-dire ne donne plus de précipité par l'addition d'un volume triple d'alcool très concentré, le lavage peut être considéré comme terminé.

Au lieu d'opérer ainsi, il est préférable de passer la pulpe délayée dans beaucoup d'eau, par un tamis, puis par un linge fin, à tissu assez serré ; la séparation par décantation en devient plus rapide.

Après ces longs traitements, les microzymas ont été retrouvés inaltérés ; leur forme et leur mobilité étaient restées les mêmes.

Il est bon, surtout en été, d'opérer toujours dans un

milieu créosoté, ou d'ajouter de temps en temps un peu d'éther au mélange. De cette manière, on ne constate aucune altération des matériaux organiques au sein desquels les microzymas sont plongés.

J'ai aussi séparé les microzymas du foie non hydrotomisé : ils sont en apparence les mêmes, du moins morphologiquement ; mais la composition chimique m'a paru un peu différente, sans doute parce que, dans ce cas, ils peuvent être souillés par les microzymas du sang dont je vous parlerai tout à l'heure.

Isolés comme je viens de le dire, les microzymas du foie sont dans l'état où ils fonctionnent dans la glande elle-même.

Pour les obtenir dans leur plus grand état de pureté, tel qu'il faut les employer quand on veut en faire l'analyse élémentaire, il est nécessaire de les traiter par l'éther qui leur enlève la matière grasse qui les souille. Ce traitement doit être fait pendant qu'ils sont encore humides ; si ce lavage est fait avec de l'éther un peu alcoolisé, de façon que toute l'eau leur soit enlevée (au moins l'eau adhérente), puis par l'alcool et encore par l'éther, le produit, rapidement séché dans le vide, se présente sous la forme de masses peu colorées, friables et tendres. Les microzymas du foie de mouton hydrotomisé sont d'un blanc presque pur; mais si la dessication est faite sans soins, ils prennent l'aspect corné et plus ou moins brunâtre de certaines matières albuminoïdes.

A l'époque où nous avons, pour la première fois, isolé des granulations moléculaires animales pour les étudier en dehors des tissus, nous avons dû les distinguer d'autres granulations identiques de forme. Les auteurs, disions-nous, les considèrent parfois comme étant des granulations graisseuses ; quelques-uns, se taisant sur leur nature, se bornent à les représenter comme douées du mouvement brownien. Pour nous, nous les avons caractérisées en disant que, pour les apercevoir distinctement, comme de petites sphères, il faut un grossissement de près de 600 diamètres ; qu'elles sont insolubles dans l'acide acétique et dans la potasse caustique au dixième, de même que dans l'éther, ce qui exclut leur nature graisseuse et albumineuse ; et nous ajoutions : l'eau ne les altère en aucune façon, même après plusieurs jours de contact ; ils sont, en quelque sorte, imputrescibles. Le mouvement de trépidation, dit brownien, leur appartient en propre.

La manière d'extraire les microzymas du pancréas est, au fond, la même ; mais elle exige beaucoup plus de soins, à cause de leur activité spéciale. L'opération ne réussit bien qu'à basse température ; c'est donc en hiver qu'il convient de faire cette étude.

Supposons qu'il s'agisse de les extraire du pancréas de bœuf. Le tissu de la glande est détruit par un raclage aussi parfait que possible. La pulpe est délayée dans l'eau distillée créosotée ; elle est passée et exprimée dans un linge bien propre : les parties solubles et les parties divisées traversent le tissu. La pulpe exprimée qui reste sur le linge est broyée une seconde fois, encore délayée dans l'eau et traitée de même. Trois ou quatre traitements semblables, toujours dans l'eau légèrement créosotée ou phéniquée, laissent le tissu conjonctif de la glande pour résidu. Les liqueurs troubles sont jetées sur des filtres assez nombreux pour que la filtration soit aussi promptement achevée que possible ; au besoin on opère par aspiration. Il est nécessaire que les filtres soient placés dans un endroit très frais. Les liquides filtrés sont employés à la préparation de la pancréazymase (pancréatine de Cl. Bernard).

La matière solide que les filtres retiennent est délayée dans une grande quantité d'eau additionnée de 1/6 de son volume d'alcool à 40 degrés centésimaux et phéniquée (trois à quatre litres d'eau pour deux à trois cents grammes de la masse restée sur les filtres). On passe par un tamis de soie à tissu très serré pour retenir encore quelques débris de tissu conjonctif. Alors on laisse reposer la liqueur dans le but de séparer les parties grossières qui se déposent les premières. Enfin, par lévigations, décantations répétées, filtration et lavage, on finit par recueillir sur le filtre une masse, semblable à celle qui est sous vos yeux, qui a l'apparence de belle levûre de bière blonde : elle est formée des microzymas tels qu'ils existent dans la glande. Au microscope, elle se résout en une foule de sphères assez volumineuses, plus grosses que les microzymas purs tels que nous allons les obtenir. Dans cet état, ils possèdent néanmoins déjà les propriétés chimiques que nous leur reconnaîtrons.

Mais, tels que vous les voyez là, ils ne sont pas purs, ils sont empâtés dans une couche de corps gras, qui leur forme comme une atmosphère assez épaisse : c'est là ce qui a fait croire que les granulations moléculaires du pancréas étaient des granulations grasses. Pour enlever cette couche de corps gras, la masse bien égouttée, et encore humide, est délayée dans l'éther préalablement additionné d'un dixième d'alcool à 90 degrés centésimaux. Le mélange est vivement agité dans un ballon ; par deux ou trois lavages éthérés et décantation, on enlève la plus grande partie des corps gras. Alors on jette sur un filtre où l'on achève le lavage à l'éther. Après un nouveau lavage à l'eau, qui enlève toute trace de leucine, de tyrosine, de xanthine, d'hypoxanthine, etc., les microzymas peuvent être réputés purs. Au microscope, ils paraissent bien plus petits que ceux du foie; ils ont certainement moins de $0^{mm},0005$ de diamètre. Malgré la longueur du traitement, on n'y découvre pas trace de bactéries et à peine quelques microzymas associés ; il est pourtant difficile d'en séparer absolument quelques débris de membranes cellulaires et de corps d'apparence cristallisée.

Ces microzymas présentent ce caractère particulier, que, malgré le lavage à l'éther le plus prolongé et la dessication dans le vide le plus rapide, ils se réunissent toujours en une masse brune assez dure, et comme cornée. En masse et humides, leur couleur est brun olive, grisâtre.

Vingt pancréas de bœuf fournissent plus de 130 grammes de microzymas humides, bien égouttés, contenant environ 12 p. 100 de matière sèche.

Le procédé est applicable à l'extraction des microzymas des pancréas du chien, du lapin, et sans doute des autres animaux.

J'ai extrait de cette manière les microzymas du thymus, de la rate, du rein.

Les microzymas stomacaux, je les ai d'abord isolés du mucus

qui s'écoule, en même temps que le suc gastrique, de l'estomac d'un chien à fistule gastrique et à jeun. Ce mucus est formé des débris des cellules des glandes stomacales et d'une foule de microzymas. Lorsque, l'animal étant à jeun depuis 15 à 20 heures, on lui fait avaler un fragment d'os, le suc gastrique qui coule et ces débris sont jetés sur un filtre. Le produit insoluble, mêlé de corps gras, est épuisé par l'éther; alors on le broie pour détruire les cellules, on passe au tamis de soie, recueille sur un filtre, lave à l'eau et sépare par décantation les microzymas des parties grossières. Les microzymas gastriques sont fort petits. Je vous parlerai plus tard de l'extraction des microzymas des glandes stomacales elles-mêmes.

Un procédé semblable peut être appliqué pour isoler les microzymas du canal intestinal, soit à jeun, soit pendant que l'animal est en digestion.

Et il s'applique également à l'isolement des microzymas de l'orge, du blé, des amandes, des noisettes, etc.

On peut se proposer d'étudier séparément les microzymas des cotylédons et des embryons d'amandes ou de noisettes. Dans ce but, on fait infuser les amandes ou les noisettes dans l'eau froide pendant vingt-quatre heures : l'épisperme s'enlève alors facilement. Après avoir détaché les embryons, pour les étudier à part, les amandes, étant de nouveau séchées, sont réduites en poudre et soumises à la presse. Le tourteau, aussi bien exprimé que possible, est alors réduit en poudre et broyé au mortier avec de l'eau comme pour faire une émulsion. On passe le produit par un linge fin et on sépare les microzymas comme à l'ordinaire. On les considère comme purs lorsque au microscope ils sont sans mélange, que le lavage à l'éther les a privés de corps gras et que l'eau avec laquelle on les lave n'acquiert plus la propriété de dédoubler l'amygdaline pour produire l'odeur d'essence d'amandes amères et d'acide cyanhydique. Quant aux embryons, il faut les broyer directement, délayer la pulpe dans l'eau et la passer par un linge fin: les microzymas se séparent alors par lévigation, décantation, filtration, lavage à l'éther, etc.

Mais le procédé général n'est pas applicable à tous les

cas, à celui des microzymas des glandes gastriques et de la fibrine, par exemple.

Il peut vous paraître singulier de m'entendre parler des microzymas de la fibrine. Cette substance que l'on extrait du sang est considérée, en effet, comme une matière albuminoïde spéciale, un principe immédiat comparable à la musculine. Il n'en est rien. Et comme la chose est d'importance autant au point de vue de l'histoire des microzymas qu'à celle du sang, il est nécessaire que je vous dise comment nous sommes arrivés, M. Estor et moi, à regarder la fibrine comme une sorte de fausse membrane contenant des microzymas d'une espèce particulière (1).

La démonstration comporte plusieurs sortes d'expériences — et pour suivre l'ordre que nous avons adopté, je vais d'abord vous prouver que la fibrine, comme le lait, la viande, le foie et d'autres tissus ou glandes, peut dans des conditions déterminées laisser apparaître des bactéries.

L'étude que nous allons entreprendre aura encore un autre objet : la recherche de la cause qui détermine la formation de la fibrine ; ce qui nous conduira à la découverte des microzymas du sang et de leurs propriétés.

Pour préparer la fibrine destinée à nos expériences, nous recevions le mélange de sang veineux et artériel dans un peu d'eau distillée bouillie et créosotée, afin d'annihiler l'influence des microzymas atmosphériques. Aussitôt que, par le battage, la fibrine était séparée, elle était lavée dans un courant rapide d'eau distillée, à laquelle on ajoutait de la créosote. Lorsque la fibrine fut complètement blanche, sans l'avoir touchée avec les doigts, nous l'introduisions dans les mélanges suivants :

a. Dans l'empois de fécule créosoté, préparé au moment de s'en servir ;

b. Dans l'empois de fécule créosoté additionné de carbonate de chaux pur, préparé au même instant dans des liqueurs bouillantes créosotées ;

c. Dans du sucre de canne dissous dans l'eau distillée bouillante et créosotée.

d. Dans la même eau sucrée créosotée, additionnée de

(1) Comptes-rendus, t. LXVIII, p. 408 et t. LXIX, p. 713 (1869).

carbonate de chaux, préparé, comme plus haut, au moment même.

Les fioles contenant les mélanges étaient aussitôt hermétiquement closes et mises à l'étuve : à 25 à 35 degrés.

L'empois est rapidement fluidifié, souvent au bout de cinq à six heures, douze à vingt-quatre heures au plus. Et remarquez-le bien, la fluidification précède généralement toute apparition de formes autres que les microzymas; la fibrine se désagrège de plus en plus : à sa place on trouve bientôt tous les états intermédiaires entre le microzyma et la bactérie.

Dans l'eau sucrée, on constate que l'interversion succède à l'évolution des microzymas; mais, remarque déjà faite pour d'autres tissus, l'évolution est plus lente que dans l'empois.

La présence du carbonate de chaux a pour effet de hâter la fluidification de l'empois et l'évolution bactérienne des microzymas.

Cependant, bien que telle soit la marche générale du phénomène, il faut signaler quelques particularités.

Les physiologistes ont depuis longtemps reconnu que la fibrine n'est pas identiquement douée des mêmes propriétés selon qu'elle provient du sang veineux ou du sang artériel; du sang de telle ou telle région d'un animal très jeune ou d'un animal adulte, etc.

Dans les expériences que je viens de rapporter, il s'agit du sang de la saignée générale, mélange de sang veineux et artériel d'un animal encore jeune. Or, nous avons observé dans la marche des expériences, de légères différences qui tiennent précisément à l'âge et à l'espèce de l'animal, à la région dont le sang provient et à son état veineux ou artériel.

Dans la plupart des cas, surtout lorsque la fibrine est fournie par un animal très jeune, sa disparition est si rapide, qu'il est difficile de suivre les phases de la transformation des microzymas. Nous avons cherché un moyen de ralentir le phénomène, et nous avons trouvé que les microzymas de la fibrine peuvent ne pas être tués par la chaleur à la température de l'eau bouillante. Je vais, à cause de l'importance du fait, rapporter une des nombreuses expériences que nous avons tentées : elle est comme le type des autres.

Nous avons pris environ 60cc de sang à un chien de taille moyenne, en plaçant une canule dans la veine crurale ; le sang a été reçu dans une capsule de porcelaine contenant un peu d'eau créosotée et aussitôt battu pour en séparer la fibrine, qui a été lavée comme plus haut. Cette fibrine a été mise à bouillir pendant cinq minutes avec de l'eau distillée créosotée et introduite dans l'empois créosoté et bouillant. La fiole est fermée, le mélange étant encore en ébullition, et placée à l'étuve. La liquéfaction ne commence que le surlendemain ; le troisième jour l'empois est encore légèrement visqueux. En ce moment nous faisons l'examen microscopique : dans le liquide ambiant il y a quelques bactéries ; dans quelques fragments ténus et transparents de fibrine on distingue nettement des microzymas normaux, des microzymas un peu allongés et des bactéries. Un bâtonnet, formé de trois bactéries bout à bout, se détache, au moment de l'observation, d'un petit amas composé d'une foule d'autres petits bâtonnets semblables et se meut dans le liquide avec le balancement caractéristique. D'autres fois il nous est arrivé de voir de longs chapelets se détacher d'une plaque de fibrine formée simplement de granulations, et les granulations du chapelet faisant nettement suite à un certain nombre de granulations de la plaque.

Donc, qu'elle se désagrège ou non, fraîche ou préalablement soumise à l'action de la chaleur, la fibrine laisse apparaître des bactéries et les formes qui précèdent celles-ci : elle contient donc des microzymas ; et cette expérience nous la montre bien comme constituée à la manière d'une fausse membrane tissée de microzymas réunis par une matière albuminoïde spéciale ; ce qui sera directement démontré.

Vous ne manquerez pas de rapprocher l'expérience dans laquelle la fibrine a été chauffée, de celles de Pouchet ou de M. Meunier dans lesquelles ils laissaient les matières dans la macération ; vous la rapprocherez aussi des expériences sur le lait, sur la viande, et vous en concluerez que les microzymas de la fibrine sont de ceux qu'un certain degré de chaleur ne tue pas.

Nous verrons que la production végétale appelée *Mère de Vinaigre* rappelle, par sa constitution, la fibrine; elle est aussi une membrane à microzymas manifestant dans les mêmes circonstances des phénomènes semblables. La glairine de Molitg est pareillement une production naturelle dont toute l'organisation réside dans les microzymas.

Et la démonstration que la fibrine est une fausse membrane qui contient des microzymas explique bien des choses. D'abord l'apparence striée des lambeaux de fibrine, que l'on a voulu considérer comme étant l'indice d'un commencement d'organisation; ces stries, M. Ch. Robin les a vues rectilignes, entre-croisées dans toutes les directions; elles donnent aux lambeaux, sous le microscope, l'aspect d'amas de fibrilles; elles apparaissent dès que la fibrine se sépare, soit spontanément, soit par le battage; mais si l'on examine attentivement la petite quantité de fibrine fournie par le sang de petits chats, âgés de 3 à 4 jours, elle se présente, au microscope, (obj. 7 de Nachet) sous la forme de petits lambeaux minces et transparents, dans lesquels on voit distinctement les microzymas : on dirait de la mère de vinaigre très finement granuleuse.

Les faits constatés par M. Marchal (de Calvi) (1), d'après qui certaines circonstances font varier la quantité de fibrine dans le sang, reçoivent aussi leur explication dans la théorie de la constitution microzymateuse de la fibrine. D'après ce médecin, la proportion de fibrine augmente dans un même sang sous l'influence de la chaleur ; et le sang d'une même saignée paraît toujours plus riche en fibrine quand on le laisse se coaguler au repos, que lorsqu'on l'en sépare par le battage. Et ces faits ont été confirmés par M. Corne (2).

Or, s'il est vrai que les microzymas de la fibrine préexistent dans le sang, ainsi que nous allons le démontrer, et si la fibrine est le résultat de leur action, hors des vaisseaux (ce qui constitue une condition nouvelle pour eux), sur les

(1) Comptes-rendus, t. XXX, p. 30 (1850).
(2) Ibid. p. 1316.

matières albuminoïdes du plasma sanguin, il est clair que moins la coagulation sera rapide, plus abondante sera la fibrine. Or la défibrination par le battage réalise une circonstance où les microzymas agissent avec le plus de rapidité, et la proportion de fibrine obtenue doit diminuer.

Le procédé qui permet d'isoler les microzymas des glandes n'est pas applicable à la fibrine. Aussi ai-je eu recours à l'action de l'acide chlorhydrique étendu ; et cette circonstance m'oblige à entrer dans quelques détails historiques.

La fibrine a été considérée par les chimistes comme étant un principe immédiat défini, que l'on a pendant longtemps confondu avec la fibrine musculaire. Or, la fibrine musculaire se dissout aisément et instantanément dans l'acide chlorhydrique au millième (une partie d'acide chlorhydrique fumant par litre d'eau), employé en quantité suffisante. Il n'en est pas de même de la fibrine du sang (dans tout ce que je vais dire, il s'agit de la fibrine de bœuf obtenue par le battage du sang de l'animal saigné) ; pour la dissoudre il faut employer de l'acide à 1,5 à 3 millièmes, et encore faut-il réaliser quelques conditions particulières.

M. Bouchardat a reconnu le premier que la fibrine pouvait se dissoudre dans l'acide chlorhydrique très étendu, et il croyait que la matière contenait la même substance que les solutions d'albumine et de caséine dans le même acide et dans les mêmes circonstances. C'était une erreur; quoi qu'il en soit, MM. Dumas et Cahours ont confirmé le fait de la solubilité en mieux spécifiant les conditions : il faut l'acide à plus de un millième et une température de 36 degrés cent. environ. Liebig a sans cesse nié la solubilité de la fibrine dans l'acide chlorhydrique Vous le comprenez, j'avais un intérêt très grand à étudier cette question, car j'avais pensé que j'arriverais ainsi à démontrer directement la présence des microzymas dans la fibrine. Les hétérogénistes, en effet, pouvaient invoquer le développement des bactéries par la fibrine comme une preuve de la génération spontanée; tandis que pour M. Estor et pour moi, les bactéries constituaient une démonstration de la préexistence des microzymas. Mais si la fibrine n'est pas un principe immédiat, si elle recèle vraiment le germe de l'évolution bactérienne, elle rentre dans la catégorie des matières organisées, et il n'y a plus de génération spontanée.

En fait, la fibrine est, en tant que fibrine, absolument insoluble dans l'acide chlorhydrique à 1,5 à 3 millièmes. Considérons d'une part de la caséine récemment précipitée et de la fibrine fraîche, venant de l'abattoir, et aussitôt lavée à blanc. J'en mets la même quantité dans volumes égaux d'acide chlorhydrique à 3 millièmes. Vous le voyez, la caséine est dissoute en une solution transparente incolore, tandis que la fibrine n'a pas eu l'air d'être attaquée. Avant de se dissoudre, elle se gonflera dans l'acide, pour former une sorte de gelée comme celle que vous voyez dans ce ballon. Pour que cette gelée se liquéfie et que la fibrine se dissolve, il est nécessaire de mettre l'appareil à l'étuve à 30-40° C. Alors vous avez le liquide trouble que voici. Ce liquide, étant jeté sur un filtre mouillé, finit par passer absolument limpide; ce qui occasionnait le trouble est retenu par le filtre et contient les microzymas. Après les avoir lavés à l'acide de plus en plus étendu, et à l'eau, on les laisse égoutter et on les reprend par l'éther, pour enlever le corps gras dont ils sont souillés.

Voilà les microzymas de la fibrine isolés. Prouvons qu'ils sont la cause directe de la fluidification de l'empois. J'ai opéré sur la fibrine de sang de chien; or les microzymas de 60gr. de fibrine, bien lavés à l'eau (il y en avait des myriades, fort petits, dont le diamètre n'atteignait certainement pas 0mm,0005), ont été mis dans 50 cent. cub. d'empois. Le mélange, placé à l'étuve à 45-50 degrés, était complètement liquéfié 16 heures après. Le surlendemain, on pouvait même constater la réduction du réactif cupro-potassique, preuve qu'il s'était formé un peu de dextrine ou de glucose. En même temps, peu après que la fluidification était commencée, le mélange contient des microzymas en chapelets, des bactéries grêles, courtes ou longues, articulées, mobiles. Certainement l'épaisseur de ces bactéries est moindre que 0mm,0005.

Les microzymas de la fibrine reproduisent donc deux

propriétés essentielles de cette substance : celle de fluidifier l'empois et de produire des bactéries.

Ils en reproduisent une troisième. Vous savez que Thenard a découvert la propriété curieuse de la fibrine de décomposer l'eau oxygénée et d'en dégager l'oxygène ; et on sait, en outre, qu'elle perd absolument cette propriété lorsqu'elle a été chauffée pendant quelques minutes dans l'eau bouillante. J'ai pensé que l'unique cause de cette singulière aptitude, la fibrine la devait à ses microzymas. En effet, lorsqu'on introduit de ces microzymas dans l'eau oxygénée, à 12 p. °/₀ de bioxyde d'hydrogène, on constate aussitôt un dégagement abondant d'oxygène paraissant se dégager des particules de la masse. Lorsque les microzymas ont été bien préparés, c'est-à-dire lorsqu'ils ne cèdent plus rien à l'acide chlorhydrique à 1,5 à 2 millièmes et qu'ils ont été absolument lavés à l'eau, de façon que le papier de tournesol le plus sensible n'en soit plus rougi, la décomposition de l'eau oxygénée est même plus active que par la fibrine elle-même dans les mêmes conditions.

Et vous comprenez que j'ai dû étudier de plus près cette importante propriété des microzymas de la fibrine.

On pouvait d'abord se demander s'ils la conserveraient dans toutes les circonstances où ils possèdent, avec leur nature chimique, leur forme. Il pouvait se faire aussi qu'elle dépendît de quelque matière innomée qui les souillerait et enfin, que les granulations, considérées comme microzymas, ne fussent minérales, et par là, comme le bioxyde de manganèse, capables de décomposer l'eau oxygénée.

En premier lieu, il m'a paru qu'elles ne décomposent pas l'eau oxygénée en présence de l'acide chlorhydrique. La condition première serait donc la neutralité du milieu.

En second lieu, quand on les a portées à 100°, pendant quelques minutes, dans l'eau, elles ne dégagent plus d'oxygène quand on les introduit dans une solution de bioxyde d'hydrogène. A cet égard, elles se comportent donc comme la fibrine elle-même. Or l'ébullition avec l'eau ne leur fait pas perdre leur forme.

En troisième lieu, les microzymas, bien lavés à l'acide

au millième, puis à l'eau, jusqu'à ce que l'eau de lavage ne soit plus acide du tout, enfin à l'éther alcoolisé, n'en décomposent pas moins l'eau oxygénée; et cette propriété ils la conservent pendant assez longtemps, même lorsqu'on les a fait sécher dans le vide.

En quatrième lieu, ces microzymas ne contiennent, à l'état humide et essorés, que fort peu de matières minérales, puisque leur composition, en centièmes, est la suivante :

Matière organique azotée. . .	13,553
Matières minérales (cendres) .	0,384
Eau.	86,063
	100,000

A l'état de siccité complète, à 100°, leur composition devient :

Matière organique azotée. . .	97,245
Cendres.	2,755
	100,000

C'est-à-dire que les cendres y sont en quantité moindre que dans certains ferments organisés.

Il est difficile d'admettre que la propriété de décomposer l'eau oxygénée dépende d'une si petite quantité de matière minérale dissimulée dans une aussi grande masse de matière organique. D'ailleurs la propriété est annihilée par l'ébullition, qui n'altère en rien la matière minérale; il en faut donc chercher la cause ailleurs. Serait-elle une propriété de la matière organique des microzymas considérée en tant que composé chimique? Mais alors pourquoi l'application de la chaleur la supprime-t-elle? Pour moi, je crois que la propriété appartient au microzyma en tant qu'organisé, ce qui deviendra évident lorsque, dans une prochaine Conférence, nous rapprocherons ce fait de certaines observations de Thenard qui a nettement distingué ce qui revient à l'organisation dans le phénomène de la décomposition de l'eau oxygénée par les substances d'origine animale et végétale; nous nous servirons de ces observations pour nous faire une idée plus exacte de ce qu'est la matière organisée.

Tous ces faits sont contrôlables. Lorsque l'on prend

beaucoup de précautions, il est facile de s'assurer que le pôids des microzymas représente la moindre part de la fibrine : humides, environ un pour cent ; tout le reste est entré en solution. Les auteurs regardaient la partie dissoute comme représentant la fibrine même. Il n'en est rien, car la solution contient au moins trois produits. Vous le voyez, je prends cette solution limpide que nous avons séparée des microzymas ; elle est très légèrement acide au papier de tournesol ; je la sature par de l'ammoniaque très étendue, en agitant : il se produit un précipité blanc, volumineux, et, aussitôt que la saturation est arrivée à neutralité, la précipitation est totale.

Le précipité étant séparé, les nouvelles liqueurs sont mises à concentrer au bain-marie. Lorsque la concentration a été suffisante, la liqueur étant filtrée, pour séparer un peu de produit insoluble, donne par l'alcool un précipité très notable, que l'on soumet à un lavage à l'alcool à 80°, pour enlever les matières étrangères. Ce nouveau précipité étant essoré, et repris par l'eau, fournit deux produits : l'un qui est soluble, l'autre insoluble. Voilà donc, que la fibrine *insoluble* s'est partagée en trois produits, dont l'un jouit d'une solubilité définitive.

Le premier précipité par l'ammoniaque représente la plus grande partie de la fibrine, environ 77 p. °/₀. Je l'appelle *fibrinine*. Les 23 p. °/₀ restants sont représentés par les deux produits que nous avons obtenus par la concentration des liqueurs et la précipitation par l'alcool. La substance dissoute par l'eau après cette précipitation et dont la solubilité est définitive, je l'appelle *fibrimine ;* quant à la matière insoluble après l'action de l'alcool, elle possède les propriétés et le pouvoir rotatoire de la fibrinine, ou à peu près ; je ne l'ai pas encore caractérisée suffisamment pour en faire une espèce.

La fibrimine est le moins abondant des produits de l'action de l'acide chlorhydrique sur la fibrine : 2 à 3 p. °/₀.

A cause de ce que j'ai encore à vous dire sur ce sujet, il est nécessaire que vous soyez convaincus que la fibrimine n'est pas le résultat de l'action que la chaleur pourrait exercer sur la matière pendant l'évaporation. En effet, on peut l'isoler des liqueurs séparées de la fibrinine, avant l'évaporation, par l'addition d'une quantité suffisante d'alcool très concentré.

Cela posé, voici comment on peut contrôler tous les faits que je viens de vous faire connaître, et se convaincre qu'ils ne peuvent s'expliquer autrement qu'en admettant la réalité de l'existence des microzymas dans la fibrine même.

Soit un échantillon de fibrine fluidifiant aisément l'empois, produisant des bactéries et décomposant l'eau oxygénée. On prend une partie de la masse et on en isole les microzymas. De la solution, la fibrinine est précipitée par l'ammoniaque et, de la nouvelle liqueur filtrée, la fibrimine par l'alcool.

Après avoir constaté que les microzymas isolés possèdent toutes les propriétés que j'ai énumérées, on essaie de faire agir la fibrinine bien lavée sur l'empois et sur l'eau oxygénée. Voici ce que l'on observe :

1° Deux à trois grammes de fibrinine récente, recueillie au contact de l'air, bien lavée, encore humide, sont introduits dans 50 cent. cubes d'empois créosoté. Le mélange, mis à l'étuve, reste épais sans fluidification, même après 36 et 48 heures. On n'y constate aucune trace de moisissure ou de bactéries.

2° La même fibrinine, mise dans l'eau oxygénée, ne la décompose en aucune façon.

Quant à la fibrimine, elle possède les propriétés d'une zymase, c'est-à-dire qu'elle peut fluidifier l'empois : mais, si l'empois a été créosoté, il n'y apparaît pas de bactéries, ni avant la fluidification, ni après. Enfin la solution de fibrimine ne décompose pas l'eau oxygénée.

La conclusion est donc légitime : la fibrine du sang est une *fausse membrane* qui contient des microzymas, et ceux-ci lui communiquent les propriétés qu'on lui connaît.

Nous expliquerons, plus tard, comment les microzymas interviennent dans la dissolution de la fibrine par l'acide chlorhydrique très étendu. Nous prouverons que cette fluidification est fonction de l'activité des microzymas.

Je n'ai pas hésité à rapporter en détail ces expériences,

car, indépendamment de leur valeur intrinsèque, elles servent à mieux faire comprendre l'histoire des microzymas du sang.

Il ne se pouvait pas que le sang ne contint des microzymas, puisque c'est un liquide dans lequel, nécessairement, se trouvent toujours deux éléments anatomiques cellulaires : *globules rouges* ou *hématies* et *globules blancs* ou *leucocytes*. Il existe, en effet, dans le sang de tous les animaux que nous avons examinés (chien, chat, bœuf, lapin, reptiles), un nombre innombrable de granulations moléculaires mobiles, ayant tous les caractères des microzymas. Pour les découvrir, il fallait que nous fussions guidés, M. Estor et moi, par la théorie que je développe et par nos recherches antérieures sur les microzymas du foie.

Mais, vous le comprenez bien maintenant : pour que l'observation soit concluante, il faut qu'elle porte sur le sang au moment où il sort des vaisseaux, avant la formation du caillot, c'est-à-dire avant qu'ils n'aient servi à former la fibrine et surtout sur du sang que l'on sait donner peu de cette substance ; le sang des animaux très jeunes est dans ce cas. Nous nous sommes habituellement servis de petits chats de 3 à 40 jours. Au milieu des globules, on voit toujours une foule énorme de microzymas. Ils sont assez semblables à ceux du foie, mais plus petits et plus transparents. C'est leur ténuité et leur transparence qui a empêché les histologistes de les apercevoir. En outre, à cause de leur petitesse, il y a utilité de se servir de l'objectif à immersion, n° 7 de Nachet. Dans le sang défibriné par le battage, la presque totalité des microzymas a disparu. Ils sont difficiles à apercevoir dans le sang mêlé d'eau. Mais après leur action sur l'empois ou sur l'eau sucrée et leur évolution en chapelets de deux à vingt grains, ils sont positivement insolubles dans la potasse au 20e et dans l'acide acétique à 3 ou 4 équivalents d'eau. Dans le sang et dans la fibrine récente, ils sont déjà difficiles à apercevoir à cause de leur petitesse et de leur transparence ; après l'addition de l'acide acétique, ils deviennent invisibles, leur transparence ayant augmenté ; de sorte qu'on ne peut pas se prononcer sur leur résistance à l'action de ce réactif.

Le sang, contrairement à ce que l'on croyait, ne contient donc pas seulement deux formes histologiques : les microzymas sont le troisième élément organisé du sang. Mais les globules eux-mêmes contiennent-ils des microzymas? Nous avons répondu affirmativement, M. Estor et moi (1).

Les globules rouges avaient été considérés comme étant de véritables cellules, constituées par un contenant, enfermant un contenu, à peu près par tous les savants qui les avaient étudiés. Peu à peu on en vint à ne plus considérer les hématies de l'homme et des mammifères comme des cellules, mais bien comme de petites masses élastiques, plus ou moins homogènes, sans membrane enveloppante et sans noyau.

Nous avons dit que des granulations moléculaires, très petites, se voyaient en foule dans certains sangs au sortir des vaisseaux. Voici comment nous sommes parvenus à les isoler.

Le sang est reçu directement, au sortir du vaisseau qui le fournit, dans un vase contenant de l'alcool à 45 degrés centésimaux : le mélange reste liquide, il ne se dépose ni fibrine, ni globules ; il paraît d'abord rouge et limpide ; mais bientôt il s'y produit un dépôt abondant, formé presque exclusivement de granulations moléculaires libres et mobiles.

L'expérience peut être faite avec du sang battu et défibriné : dans ce cas, les granulations moléculaires proviennent évidemment des globules.

On peut du reste faire voir directement les microzymas des globules par quelques artifices de manipulation.

Par exemple, on mêle le sang avec trois à quatre fois son volume d'une solution saturée de sulfate de soude et on jette sur un filtre. Les globules sont retenus : on les en détache et on les broie avec une molette de verre, sur une lame de même substance : les globules sont déchirés, et les microzymas, devenus libres, nagent dans le liquide avec le mouvement oscillatoire qui leur est propre.

Mais s'il est facile de voir les microzymas du sang, il est fort difficile d'isoler et d'étudier à part ceux des globules, soit que l'eau les altère ou les déforme.

(1) Comptes-rendus, t. LXX, p. 265 (1870).

Quoi qu'il en soit, les microzymas des globules sont de ceux qui produisent difficilement des bactéries.

Dans plusieurs expériences nous avons observé, M. Estor et moi, que les microzymas des globules fluidifient l'empois créosoté, sans jamais le saccharifier. Si l'empois est en même temps additionné de carbonate de chaux, il peut se produire une véritable fermentation lactique ou butyrique. Nous avons noté, en outre, que même en présence du carbonate de chaux, les microzymas ne produisent pas de bactéries; à peine voit-on les premières phases de l'évolution, les microzymas associés en 8 de chiffre ou en chapelet.

Cependant il est souvent arrivé que les globules rouges, bien isolés, n'ont pas fluidifié l'empois. Je vais vous détailler l'une de ces expériences. Du sang de bœuf défibriné a été traité par une solution concentrée de sucre de canne pour en isoler les globules. Ceux-ci ont été recueillis sur le filtre, lavés avec l'eau sucrée et introduits dans l'empois créosoté (dans le rapport de 1 à 4 de ce dernier); huit jours après, aucune trace de fluidification; l'empois était seulement un peu moins épais. A l'examen microscopique on découvre encore quelques globules inaltérés et une quantité considérable de microzymas isolés en 8 de chiffre ou en chapelets de plusieurs grains. Les choses se passent à peu près de même dans l'eau sucrée à 10 p. %.

Et si l'empois est très épais, il peut arriver que les globules s'y conservent inaltérés, sans production de bactéries et sans trace de fluidification, même quand on emploie le sang lui-même, mais défibriné. C'est le moyen que j'ai employé pour démontrer directement que les globules rouges ont toujours une enveloppe propre, même ceux qui n'ont pas de noyau (1).

Quoi qu'il en soit, les microzymas du sang existent; ils existent si bien, que plusieurs auteurs, même Français, en attribuent la découverte à un savant Allemand, M. Tiegel. Mais cette découverte est française, tout comme la démonstration que certaines granulations moléculaires, que l'on croyait sans fonction et non vivantes, en France et en

(1) Comptes-rendus, t. LXXXV, p. 761.

Allemagne ou en Angleterre, sont des microzymas. Tenez donc la chose pour certaine.

On a beaucoup écrit et disserté sur la cause de la coagulation du sang hors des vaisseaux, sur la nature de la fibrine et sur la question de savoir si elle existe à l'état soluble dans le sang.

Cl. Bernard croyait que, dans l'état physiologique, « les globules sont en suspension dans un liquide albumino-fibrineux. » Il pensait que « la fibrine ne peut rester liquide que dans l'économie (1). » Plus tard on a cherché dans le sang une matière *fibrino-plastique*, ou *fibrinogène*. Tout cela est fort obscur. Une seule chose est certaine, c'est que dans le sang d'une saignée générale on ne trouve, quand on l'examine à temps, que des globules blancs, des globules rouges et des microzymas flottant dans un liquide appelé *plasma*, lequel constitue un mélange fort complexe de plusieurs matières albuminoïdes que j'ai étudiées, de sels minéraux et, sans doute, d'une foule d'autres combinaisons organiques, variables de quantité et de nature, mais qui, quoique destinées à être éliminées par les divers émonctoires, n'en constituent pas moins les conditions de milieu, nécessaires au fonctionnement normal des éléments histologiques du sang.

A mon avis, on ne tient pas assez compte de l'action des glandes sur le sang qui les traverse. Ces glandes, outre une structure propre, contiennent dans leurs cellules, ou à l'état de liberté, des microzymas, dont nous apprendrons à connaître les fonctions. Or, ces microzymas exercent nécessairement une action chimique sur l'un ou l'autre des matériaux que le sang y amène; les microzymas du sang eux-mêmes, en subissant, comme les globules, l'influence du milieu nouveau, peuvent acquérir des fonctions nouvelles qui se manifesteront, à la sortie de la glande, par des propriétés nouvelles du sang qui les contient; car, ne l'oubliez pas, les microzymas résument en eux-mêmes ce qu'il y a d'essentiel dans le fonctionnement chimique d'une cellule ou d'une humeur données. Je vais vous expliquer ma pensée.

(1) Liquides de l'organisme, t. I, p. 452 (1859).

Le sang qui arrive dans le foie par la veine porte, possède certaines propriétés; il contient des globules rouges d'une certaine grandeur et des globules blancs dans un rapport déterminé.

Or, le sang qui sort du foie par la veine sushépatique, est-il doué des mêmes propriétés? Ses éléments histologiques sont-ils dans le même état et dans le même rapport les uns par rapport aux autres? Examinons cela :

D'après Lehmann, le sang qui arrive au foie par la veine porte, fournit aisément la fibrine par le battage, en quantité sensiblement normale. Le sang de la veine sushépatique ne donne pas de fibrine par ce moyen.

Selon le même auteur, le sang de la veine porte contient un certain nombre de globules rouges; le nombre des globules a augmenté dans le sang de la veine sushépatique, comme l'indiquent les chiffres suivants :

Globules du chien.	Sang porte . . .	44—45 %
	Sang sushépatique.	64—74 %
Globules du cheval.	Sang porte . . .	25—60 %
	Sang sushépatique.	57—77 %

Et les globules du sang sushépatique sont notablement plus petits que ceux du sang porte. En outre, les premiers seraient moins déprimés au centre et résistant mieux à l'action de l'eau.

Les leucocytes augmentent dans les veines sushépatiques; par exemple, si l'on trouve :

Dans la veine porte : — 1 leucocyte pour 524 hématies, on trouvera :

Dans les veines sushépatiques : — 1 leucocyte pour 136 hématies.

Vous voyez par là que le foie exerce une certaine action sur le sang qui y arrive; je ne veux pas rechercher avec Lehmann si le foie est le lieu où se forment les globules rouges, ni avec d'autres physiologistes, s'il est le lieu où ils se détruisent, car tel est l'abîme qui sépare les opinions des savants; mais je ne peux pas ne pas revenir sur l'observation déjà faite concernant l'influence de la digestion sur l'augmentation des microzymas dans le foie. Vous vous rappelez les deux figures de Cl. Bernard touchant l'état histologique du foie dans l'état d'abstinence et dans l'état de digestion de féculents. « Quand, dit-il, on examine au microscope le foie d'un animal en digestion de substances féculentes, on voit dans les cellules hépatiques une infinité de petits globules de graisse; autour de ces cellules sont répandues des myriades de petites molécules, qui offrent également l'aspect de la matière graisseuse, et qui sont animées d'un mouvement brownien excessivement rapide (1). » Nous savons que ces granulations moléculaires, que Cl. Bernard prenait pour de la graisse, sont les microzymas du foie. Or, dans l'état d'abstinence on ne retrouve plus, ou l'on retrouve moins de ces microzymas. Que sont-ils devenus? Les auteurs ne s'en préoccupent pas!

Et le cas du foie n'est pas isolé. Simon (de Berlin), ayant cherché, par le battage, la fibrine dans le sang de l'aorte et dans celui de la veine rénale, pour en comparer la quantité, en obtint du sang de l'aorte et n'en trouva point dans le sang de la veine rénale.

Citons encore pour vous bien faire comprendre l'immense rôle des glandes, que, d'après M. Malassez, le nombre des globules rouges du sang artériel, chez le chien, est à celui du sang veineux splénique : : 100 : 111 sur l'animal à jeun et : : 100 : 121 sur l'animal en digestion. La rate a donc aussi son genre d'influence.

Eh bien ! le sang des veines sushépatiques et rénale, d'après Cl. Bernard, bien que ne donnant pas de fibrine par le battage, ne fournissent pas moins un caillot. Seulement ce caillot redevient liquide si on le bat de nouveau (2).

Cl. Bernard rapporte une expérience de Magendie qui consistait à saigner un chien aussi abondamment qu'on pouvait le faire sans le tuer ; à battre le sang pour le défibriner et à réinjecter le sang défibriné qu'on avait passé par un linge.

Le chien ne paraissait pas affecté par cette opération, et le lendemain, on répétait l'expérience pour recommencer tous les jours jusqu'à la mort de l'animal.

(1) Leçons de physiologie expérimentale, t. I, p. 163.
(2) Cl. Bernard. Liquides de l'organisme, t. I, p. 457.

Or, savez-vous ce qui arriva à la fibrine de la pauvre bête ? La quantité de l'opération du lendemain était aussi abondante que le premier jour et aussi le surlendemain. Les jours suivants, la quantité de fibrine allait même en augmentant. Mais était-ce la même fibrine ? Vous en allez juger :

« La fibrine, dit Cl. Bernard, d'abord filamenteuse, élastique et résistante, devenait moins élastique et prenait une consistance molle, analogue à celle du papier mâché. » Vous le savez, la fibrine peut être conservée très longtemps dans l'eau sans se dissoudre ; eh bien ! M. Fremy, qui examina les divers échantillons de l'expérience de Magendie, ayant abandonné de la fibrine des derniers jours dans l'eau sur le poêle du laboratoire, la trouva dissoute le lendemain ; dans les mêmes conditions les échantillons des opérations des premiers jours se conservaient sans se dissoudre dans l'eau tiède. Voici comment Cl. Bernard interprète ces observations :

« La fibrine soluble dans l'eau chaude était une fibrine jeune, n'ayant pas encore acquis les propriétés physiques de son état d'organisation parfaite (1). »

Mais qu'est-ce que la fibrine jeune ? Qu'est-ce que l'organisation parfaite de la fibrine ?

Les auteurs, à la suite de Denis (de Commercy), ont noté qu'il y a des fibrines capables de se dissoudre dans les solutions de certains sels. Par exemple, Denis avait trouvé que la fibrine se dissout dans le nitrate de potasse rendu légèrement alcalin par un alcali caustique. Mais on a remarqué que l'expérience ne réussit pas avec la fibrine de sang artériel et qu'il faut nécessairement se servir de la fibrine de sang veineux. Et en rapportant ces expériences, je disais autrefois : « Il y a donc une différence entre la fibrine de ces deux origines. M. Denis trouve que la solution de fibrine ainsi obtenue se coagule par la chaleur, comme l'albumine. Cette intéressante expérience ne prouve qu'une chose : c'est que la solution de fibrine du sang veineux dans le nitre possède la propriété de se coaguler par la chaleur ! On connaît beaucoup de substances, même en chimie minérale,

(1) Cl. Bernard. *Liquides de l'organisme*, t. I. p. 454 (1859).

dont la dissolution se détruit dans des circonstances semblables (1). »

J'ai étudié cette question à un autre point de vue, et j'ai trouvé que certaines fibrines se dissolvent plus facilement que d'autres dans l'acide chlorhydrique à 2/1000 ; que celle du mélange de sang veineux et artériel de bœuf, préalablement soumise, dans l'eau, à l'influence de la température de l'ébullition pendant quelques minutes, ne se dissout plus dans cet acide. Bref, les choses se passent comme si les diverses variétés de fibrine devaient leurs propriétés bien plus aux microzymas qu'elles contiennent qu'à la nature du principe immédiat qui les constitue en masse. Dans ce sens, on peut dire qu'il y a des fibrines jeunes; mais quant à la perfection de l'organisation, elle est la même, puisque dans tous les cas elle est ce qu'est l'organisation des microzymas.

Ces considérations portent à penser que la coagulation du sang et la formation de la fibrine sont immédiatement sous la dépendance des microzymas. Et voici une expérience qui nous montre une production plus ou moins semblable à la fibrine ne se formant que dans un liquide où l'on a laissé des microzymas. Elle est de M. J. Birot; elle a été faite à Montpellier, dans mon laboratoire de la Faculté de médecine.

M. J. Birot, le 3 avril 1873, par une température chaude, recueille du liquide d'une ascite. Au moment de sa sortie, le liquide était limpide, de couleur citrine. Le microscope n'y laisse apercevoir que quelques leucocytes et quelques microzymas. L'auteur en fait deux parts :

a. — L'une est filtrée et refiltrée cinq fois sur le même filtre. Le liquide filtré est abandonné dans un vase à large surface (un cristallisoir) simplement recouvert d'une feuille de papier.

b. — Un même volume du liquide *non filtré* est placé dans un cristallisoir en tout semblable au premier, également recouvert d'une simple feuille de papier.

Je vais reproduire textuellement la suite de l'expé-

(1) Essai sur les substances albuminoïdes. Thèses de Strasbourg (1856).

rience, telle qu'elle a été consignée dans le travail de M. Birot.

« Deux jours après, la portion (b) non filtrée s'est prise en masse; une fausse membrane occupe tout le cristallisoir. Aucune mauvaise odeur. Au microscope, cette fausse membrane est constituée par une trame fibreuse, granuleuse, englobant des leucocytes; on trouve en dehors quelques microzymas.

» La portion (a) filtrée ne présente pas trace de coagulation. Aucune fausse membrane.

» Rien à noter jusqu'au cinquième jour, où un peu de mauvaise odeur commence à se faire sentir dans (b). Le septième jour, elle répand une franche mauvaise odeur. Les fausses membranes commencent à se dissocier et à disparaître.

» La portion (a) répand à son tour une légère odeur; le liquide, jusqu'alors limpide, se trouble. Une pellicule couvre la surface, elle n'est formée que de microzymas et de petites bactéries.

» Le neuvième jour, la putréfaction est très avancée dans les deux cristallisoirs. La couenne a complètement disparu dans le liquide non filtré. Au microscope on trouve des masses de bactéries de toutes grandeurs et des microzymas seuls et associés. »

Et M. Birot étudie ensuite la membrane couenneuse formée dans son expérience. Quelques fragments de couenne, au début de sa formation, sont mis avec de l'empois créosoté. L'empois se fluidifie, au microscope il voit des bactéries mobiles et des bactéries immobiles (bactéridies). Les microzymas sont rares à l'état isolé, il y en a d'associés deux à deux et en chapelet, la matière fibrineuse a disparu. Quelques jours après, les bactéries immobiles ont augmenté de nombre et de longueur, quelques-unes deviennent toruleuses, et il n'y a que quelques rares microzymas libres (1).

Cette expérience rappelle en un point (la disparition de la couenne dans le milieu même où elle s'était for-

(1) J. Birot. Thèses de Montpellier. nº 56 (1874). Essai sur les albumines pathologiques.

mée) celle de Magendie sur la fibrine de la saignée des derniers jours. Pour le reste, c'est l'histoire générale de l'évolution des microzymas. Quant à la formation de la couenne ou membrane fibrineuse, elle est, de toute évidence, l'œuvre des éléments organisés du liquide de l'ascite, puisque les microzymas atmosphériques, qui ont pu produire des bactéries et la putréfaction de la partie filtrée, n'ont pas pu former la membrane couenneuse.

Revenons aux microzymas du sang. Vous vous souvenez que dans une précédente Conférence (la 3ᵉ) je vous ai dit que M. Balard, en présentant la Note de M. Servel, sur l'évolution des microzymas en bactéries, l'avait accompagnée de remarques. « Je ne peux pas, a-t-il dit, m'empêcher de rappeler ce que j'ai vu, récemment encore, dans le laboratoire de M. Pasteur, des ballons contenant depuis onze ans du sang retiré directement des organes d'un animal vivant. Ce sang se conserve depuis cette époque, dans des vases effilés ouverts, et dans lesquels, dès lors, l'air peut se renouveler, sans qu'il se manifeste de fermentation putride ou qu'on y observe des bactéries. » Il y a encore une autre remarque relative aux œufs ; nous en parlerons ailleurs. J'ai répondu à M. Balard par une Note (1) dans laquelle je lui demandais en quoi les faits qu'il avançait contredisent ceux qui découlent de la théorie du microzyma. Je n'ai pas contesté les expériences de M. Pasteur que M. Balard m'opposait, mais j'ai répondu que le sang était un des liquides où apparaissent le plus difficilement des bactéries, et que le poumon, l'organe qui est le plus directement en contact avec l'air, est, après la mort, le viscère qui se putréfie le dernier ; tous les médecins légistes savent cela. J'ajoutais encore ceci : « Mais en quoi l'absence de bactéries et d'odeur putride, dans le sang conservé de l'expérience que M. Balard m'oppose, prouve-t-elle qu'il n'y a pas eu de changement? » Récemment, M. Pasteur a invoqué de nouveau cette célèbre expérience dans son livre sur la bière. Nous l'examinerons tout à l'heure, et vous jugerez en

(1) Comptes-rendus, t. LXXX. p. 494.

connaissance de cause, que cette expérience vérifie la théorie du microzyma.

J'ai déjà parlé de l'évolution des microzymas du sang en bactéries. Voici une série d'expériences inédites que j'ai faites à Montpellier au mois de septembre 1873. Elles sont destinées à démontrer que le milieu a une influence considérable sur l'évolution des microzymas et sur la conservation plus ou moins prolongée du globule rouge.

Le 1er septembre 1873, à deux heures de l'après-midi, on prépare sept ballons (lavés à l'acide sulfurique concentré, à l'eau, à la potasse, encore à l'eau distillée et à l'eau distillée fortement créosotée) et on y met séparément :

a. Quelques centimètres cubes d'alcool à 40 degrés centésimaux.

b. Quelques centimètres cubes d'eau distillée créosotée.

c. Quelques centimètres cubes d'une solution de fécule soluble et créosotée.

d. Quelques centimètres cubes d'eau distillée créosotée.

e. Quelques centimètres cubes d'eau distillée, saturée d'acide carbonique et créosotée.

f. Quelques centimètres cubes d'eau sucrée créosotée.

g. On n'y met rien : il n'y a de créosote que celle de l'eau qui mouille le ballon.

Immédiatement une canule d'argent, droite, lavée à l'acide sulfurique à l'eau et à l'eau créosotée, est placée dans l'artère crurale d'un petit chien et on fait directement couler le sang dans chaque ballon de façon à en introduire environ 20 cent. cubes, c'est-à-dire en telle quantité que les mélanges, dans les cas où l'on a employé un liquide créosoté, fussent tels que les globules se conservassent.

Le ballon e, contenant le sang avec l'eau chargée d'acide carbonique, a été ensuite parcouru par un courant d'acide carbonique pur, de façon à en expulser tout l'air et on l'a fermé par un bon bouchon lavé à la créosote.

Les autres ballons ont été simplement fermés par un papier.

Cela posé, les fioles ont été placées dans les situations suivantes :

I. b et g ont été mis à l'étuve, à 25-30 degrés.

II. a, c, e, f, ont été laissés à la température du laboratoire.

III. d a été soumis à un courant continu d'air au moyen d'une trompe.

Examen des préparations :

Le 2 septembre, à neuf heures du matin. — Rien à noter.

A six heures du soir. On ne découvre dans les fioles que les microzymas libres, les globules sanguins très reconnaissables, devenant framboisés et granuleux. Ceux de l'acide carbonique sont bien plus granuleux.

Le 3 septembre :

I. Fioles à l'étuve :

g. Sang pur. Pas de changement; globules framboisés; caillot résistant, pas d'odeur. Rares microzymas, certainement pas de bactéries.

b. Sang et eau distillée créosotée. Il y a des microzymas associés; certainement pas de bactéries. Pas d'odeur.

II. Fioles à la température du laboratoire.

a, c, f. A peu près comme la veille; les globules sont plus granuleux, il y a davantage de microzymas. Pas d'odeur.

e. Sang et acide carbonique créosoté. Grand nombre de bactéries. Les globules sont d'ailleurs encore entiers. Le sang, qui avait une couleur rouge un peu violacée, paraît plus noir. Pas d'odeur.

III. *Sang, eau et courant d'air.* — Rien de plus que la veille. Globules conservés, microzymas rares, certainement pas de bactéries. Couleur rouge franche; pas d'odeur.

Le 4 septembre, à une heure.

I. Fioles à l'étuve :

g. *Sang pur.* — Comme la veille. Pas de bactéries, pas d'odeur.

b. *Sang et eau distillée créosotée :* Microzymas associés; pas de bactéries, pas d'odeur.

II. Fioles au laboratoire.

a. *Sang et alcool.* Globules conservés. Pas de bactéries.

c. *Sang et fécule soluble.* Globules très bien conservés. Pas de bactéries. Le mélange était devenu brun. Pas d'odeur.

e. *Sang et acide carbonique.* Beaucoup de bactéries, pas d'odeur.

f. *Sang et eau sucrée.* Bactéries très grêles, mais très nombreuses.

III. *Sang, eau et courant d'air.* Pas de bactéries, pas d'odeur.

Les résultats, en ce qui concerne l'influence de l'acide carbonique et du courant d'air, méritaient d'être vérifiés.

Le 4 septembre, on recommence, dans les mêmes conditions une autre série, en prenant le sang à un autre chien, avec les mêmes soins.

1, 2, 3. Trois fioles reçoivent quelques centimètres cubes d'eau saturée d'acide carbonique, puis on expulse l'air par un courant de ce gaz et on bouche hermétiquement.

4, 5. Deux fioles contenant quelques centimètres cubes d'eau distillée créosotée.

6. Une fiole avec quelques centimètres cubes d'eau sucrée créosotée.

Chacune des fioles a reçu directement environ 20^{cc} de sang.

7. Le sang a été défibriné avec soin, dans des vases lavés de la même manière que les fioles. Le sang a ensuite été passé par un linge fin, bien propre, au moment où l'on venait de le sortir de l'eau bouillante. Ajouté à ce sang 1/8 de son volume d'une solution de fécule soluble. Mis dans un vase à précipité couvert d'un papier.

Le n° 4 a été soumis au courant d'air de la trompe.

Le n° 5 a été traversé par un courant d'air du laboratoire aspiré à l'aide d'un aspirateur.

Le 5 septembre. Il n'y a de bactéries dans aucune des préparations. Les globules paraissent framboisés dans plusieurs des appareils. Ils sont davantage déformés dans l'eau sucrée.

Le 6 septembre.

1. *Acide carbonique.* Bactéries, par plaques et dans la

masse. La plupart des globules sont détruits, les autres très pâles.

2. *Acide carbonique.* Pas de bactéries. On remarque de grandes cellules, comme des leucocytes, dont plusieurs sont granuleuses ou à noyaux. La plupart des globules rouges détruits, les autres très pâles.

3. *Acide carbonique.* Les globules ont conservé leurs caractères. Pas de bactéries.

4. *Air de la trompe.* Globules normaux, sang rouge franc.

6. *Eau sucrée créosotée.* Pas de bactéries. Les globules sont presque détruits. Le mélange est brun.

7. *Fécule soluble.* Les globules sont admirablement conservés. Pas de bactéries. Le mélange est brun.

Le même jour, six heures plus tard, j'ai refait l'examen.

1 et 2. *Acide carbonique.* Il y a des bactéries dans les deux, par plaques, comme si c'étaient des plaques de fibrine qui se convertissent peu à peu en bactéries. On trouve de ces plaques qui sont encore granuleuses au centre, alors que du pourtour se détachent des bactéries. Or si ces bactéries avaient pour origine les microzymas atmosphériques, elles seraient uniformément répandues partout. On retrouve les grosses cellules de plusieurs dimensions dont plusieurs granuleuses ou à noyaux. Les globules rouges sont de plus en plus pâles.

3. *Acide carbonique.* Pas de bactéries, pas de grosses cellules. Les globules sanguins sont conservés. Je remarque que la quantité du sang est plus considérable dans cette expérience que dans 1 et 2. Il semblerait d'après cela qu'une certaine dilution est nécessaire pour l'apparition des grosses cellules et qu'elle favorise l'apparition des bactéries. Pas d'odeur dans aucune des trois préparations.

Le 7 septembre.

1. *Acide carbonique.* Bactéries et cristaux d'hémato-cristalline. Il n'y a presque plus de globules. Il y a beaucoup de bactéries isolées et mobiles, mais elles sont surtout par groupes. Pas d'odeur.

2. *Acide carbonique.* Bactéries dans la masse et par plaques, il y a de longs leptothrix mobiles. Les grosses cellules ont diminué de nombre.

3. *Acide carbonique.* Bactéries libres et par plaques. Il y a encore beaucoup de globules presque inaltérés. Cristaux d'hématocristalline. La liqueur est un peu plus franchement rouge que celle de 1 et 2.

4. *Air de la trompe.* Encore beaucoup de globules sanguins bien normaux. Il y a quelques grosses cellules et beaucoup de microzymas, certainement pas de bactéries. Les microzymas sont extrêmement petits. Le sang est d'un beau rouge. Pas d'odeur.

6. *Eau sucrée créosotée.* Plus de globules, pas de bactéries, myriades de granulations moléculaires.

7. *Fécule soluble, large contact de l'air.* Pas de bactéries. Les globules rouges sont presque tous conservés et normaux. Il y a quelques grosses cellules, plus grosses que les plus gros leucocytes et granuleuses. Certainement pas de bactéries.

Le 8 septembre.

1. 2. 3. *Acide carbonique.* Bactéries nombreuses. Pas d'odeur, comme la veille.

4. *Air de la trompe.* Pas de bactéries; les globules sont peu altérés, belle couleur rouge. Pas d'odeur, celle de la créosote a disparu sous l'influence du courant d'air, et la liqueur s'est concentrée. On ne perçoit que l'odeur spéciale au sang de chien.

5. *Courant d'air par l'aspirateur.* Depuis le commencement de l'expérience, l'appareil n'avait pas été ouvert. On l'ouvre pour la première fois. Pas de bactéries ; les globules paraissent intacts ; belle couleur rouge, pas d'odeur autre que celle de la créosote, très affaiblie.

7. *Fécule soluble.* Pas de bactéries, il y a davantage de microzymas, les globules se déforment. Pas d'odeur.

Le 10 septembre.

1. 2. 3. *Acide carbonique.* Bactéries aussi nombreuses, il n'y en a plus par plaques. La plupart sont immobiles, généralement plus longues et plus grêles ; quelques-unes sont articulées. Il y a quelques microzymas associés ; il n'y a plus de globules d'aucune sorte. Les cristaux d'hématocristalline persistent. Pas d'odeur.

4. *Air de la trompe.* Le sang se concentre de plus en

plus ; il est d'un beau rouge de sang artériel. Pour observer au microscope, il faut ajouter un peu d'eau, tant le sang est épais. Retrouvé les globules en apparence intacts. Pas de bactéries, myriades de microzymas, certainement pas de bactéries.

6. *Eau sucrée créosotée*. Il n'y a plus de globules du tout. Myriades de microzymas ou granulations moléculaires très nettes et d'une grosseur de $0^{mm},001$ au moins. Il y a des microzymas associés, certainement pas de bactéries.

7. *Fécule soluble*. Il n'y a certainement pas de bactéries. Microzymas rares. Les globules sanguins paraissent conservés. La masse, qui était parfaitement fluide, s'est prise en gelée, brun rouge.

A un examen plus attentif les globules rouges paraissent plus volumineux, et, ce qui est bien remarquable, on peut ajouter deux à trois volumes d'eau à la masse sans que les globules disparaissent sous le microscope : dans les mêmes conditions, les globules normaux frais ne s'apercevraient pas. Enhardi, je délaye la masse dans vingt fois son volume d'eau, et les globules restent toujours visibles : l'observation a duré dix minutes, les globules restant toujours aussi visibles. Dans ces conditions on a le sentiment que le globule sanguin a vraiment une enveloppe (1).

5. *Courant d'air par l'aspirateur*. Globules la plupart intacts, quelques-uns granuleux sur les bords, framboisés. Foule de microzymas. Pas de bactéries, pas du tout. J'ai voulu m'assurer que les globules avaient conservé la propriété de disparaître dans l'eau : ils disparaissent réellement quand on délaye une goutte de ce sang déjà concentré, dans 3 à 4 gouttes d'eau. Après l'addition de l'eau, les microzymas sont extrêmement mobiles, très agiles et quelques-uns sont en chapelets de grains, on dirait de très petits vibrions. Il n'y a certainement pas de bactéries et pas d'odeur de putréfaction.

Ainsi, pendant le même temps, le sang qui a subi l'influence d'un courant d'air chargé des poussières du laboratoire, n'a pas été profondément altéré ; il a conservé l'apparence du sang artériel, et ses globules rouges sont restés

(1) C'est cette expérience qui m'a permis d'en démontrer la réalité.

sensiblement inaltérés et capables de disparaître quand on les délaye dans une quantité suffisante d'eau. Et, telle est l'influence des conditions de milieu, que les globules rouges du même sang, en présence de la fécule soluble, sans changer de forme, deviennent insolubles dans l'eau.

Le même jour, je reprends l'examen de quelques-unes des préparations de la première série.

e. *Acide carbonique.* Il n'y a plus que de rares globules : ils sont trouvés solubles dans l'eau, c'est-à-dire disparaissant par l'addition de trois à quatre volumes d'eau. Le nombre des bactéries a diminué, elles sont même rares. Foule de microzymas et de très petits vibrions d'une extrême agilité. L'odeur n'est pas celle de la putréfaction, quoique désagréable. La couleur du mélange est rouge violacée, ce que l'on appelle la couleur de l'hématosine réduite.

g. *Sang pur.* Pas de bactéries, foule de microzymas libres, quelques-uns d'accouplés deux à deux. L'odeur de créosote a disparu. Plus de globules dans la partie liquide ; il y en a encore dans le caillot. Un peu d'odeur de putréfaction.

c. *Fécule soluble.* Pas de bactéries ; microzymas simples et accouplés. Globules sanguins non déformés : ils ne disparaissent pas quand on ajoute quatre, cinq, six, dix volumes d'eau. Pas d'odeur.

a. *Sang et alcool.* Globules altérés. Pas de bactéries.

Le 13 octobre.

7. Enfin, le sang additionné de fécule soluble est jeté sur un filtre le 14 septembre et abandonné jusqu'au 13 octobre. La surface était couverte d'une couche blafarde, fourmillant de toutes petites bactéries, très mobiles. A quelques millimètres au-dessous, la masse encore molle était rouge sang veineux : dans cette masse, les globules rouges, non déformés ou à peu près circulaires, existent en nombre très grand : on n'y découvre pas une bactérie. Une certaine quantité de cette masse est délayée dans une grande quantité d'eau : les globules ne disparaissent pas ; ils apparaissent avec leurs contours nets, un peu gonflés, mais avec leur forme habituelle : on a sous le microscope l'apparence d'une vésicule aplatie qui se replie et se développe en se

mouvant. Ainsi que je l'ai dit ailleurs, la membrane enveloppante a l'air de se nourrir dans ce milieu et de devenir moins attaquable par l'eau et moins transparente, ce qui la rend visible.

Je n'ai pas hésité à vous donner tous ces détails pour vous convaincre que le sang est un des liquides ou tissus animaux dans lequel apparaissent le plus difficilement des bactéries, dans quelque condition que ce soit, sauf dans l'acide carbonique. Toutes les expériences que j'ai citées prouvent donc que les microzymas du sang sont d'espèce spéciale. Cependant nous avons trouvé des différences dépendant de l'animal et de la région du système vasculaire dont le sang provient. Ce sont là, sans doute, les causes des quelques différences de peu d'importance que vous remarquerez entre nos premières expériences avec M. Estor et celles des deux séries que je viens de vous citer. Dans celles-là nous avons souvent vu que le sang fluidifie l'empois ; j'en ai noté où le sang n'opérait pas cette fluidification. Ce qu'il faut retenir de tout ceci, c'est que l'air, dont on n'a pas évité le contact, dont on a même exagéré l'intervention dans quelques expériences, n'est pour rien dans les phénomènes observés, si ce n'est une influence conservatrice, comme lorsque le sang est soumis pendant 6 jours à l'action de l'air et de ses microzymas.

M. Dumas avait déjà remarqué que hors des vaisseaux l'oxygène était une condition de conservation de l'intégrité du globule rouge.

Ce qu'il faut encore retenir de ces expériences, c'est que le sang est un mélange extrêmement variable, un produit de l'organisme dans lequel retentissent toutes les vicissitudes de la nutrition et des conditions diverses auxquelles un organisme peut être soumis. Et ces considérations ont une importance majeure en pathologie : il peut se faire que les microzymas du sang soient placés, pendant la vie, dans des conditions telles qu'ils évoluent pour donner des bactéries dans les vaisseaux mêmes, ce qui coïncide sans doute avec un changement de fonction. Mais nous aurons à insister avec plus de force sur cette face de nos études.

Revenons maintenant à l'objection de M. Balard basée

sur une expérience célèbre de M. Pasteur, à laquelle ce dernier savant attache une signification très particulière, mais qui, loin de contredire la théorie du microzyma, la confirme à sa façon. Et pour vous la faire connaître, j'en prendrai la description dans un ouvrage de l'auteur publié bien longtemps après.

M. Pasteur prépare un ballon à robinet comme pour les expériences de génération spontanée. Cela fait, dit-il, « on met à nu une veine ou une artère de l'animal, un chien par exemple, on pratique une incision dans laquelle est introduite l'extrémité de la branche libre du robinet, préalablement chauffée et refroidie, qu'on fixe par une ligature dans la veine ou l'artère, puis on ouvre le robinet : le sang coule dans le ballon; on referme le robinet, et l'on porte le ballon dans une étuve à une température déterminée. » Et M. Pasteur veut bien nous apprendre qu'il a pu mener à bien ces manipulations grâce au concours de Cl. Bernard.

Telle est l'expérience. Quels en sont les résultats ? Voici comment l'auteur en parle :

« Le sang ne se putréfie pas, même aux plus hautes températures de l'atmosphère; son odeur reste celle du sang frais ou prend une odeur de lessive. Contrairement à ce qu'on aurait pu croire, l'oxydation directe des principes du sang par combustion lente n'est pas très active ; après une exposition des ballons dans une étuve à 25 ou 30° pendant plusieurs semaines, on n'observe encore qu'une absorption de 2 à 3 pour 100 de gaz oxygène, lequel est remplacé par un volume sensiblement égal de gaz acide carbonique. »

Est-ce tout? Non, car heureusement, il y a une note qui nous donne de plus amples renseignements! La voici, textuellement.

Après avoir fait remarquer, comme chose qui lui a paru curieuse, que des *cristaux du sang* (hématocristalline) se forment dans ces conditions, M. Pasteur continue comme ceci :

« Dans les circonstances dont je viens de parler, où le sang de chien exposé au contact de l'air pur ne se putréfie pas du tout, *les cristaux du sang se forment* avec une remarquable facilité. Dès les premiers jours de son exposition à l'étuve, lentement à la température ordinaire, le sérum se colore peu à peu en brun foncé. Au fur et à mesure que cet effet se produit, *les globules du sang disparaissent*, et le sérum et le caillot se remplissent de cristaux très nets, teints en brun ou en rouge. Après quelques semaines, *il ne reste plus aucun globule sanguin*, ni dans le sérum, ni dans le caillot; chaque goutte de sérum renferme de ces cristaux par milliers, et la plus petite parcelle de caillot écrasée sur la lame de verre offre de la fibrine incolore, très élastique, associée à des amas de cristaux, sans que l'on puisse découvrir nulle part la moindre trace de globules du sang. Si l'on attend plus longtemps encore, il arrive quelquefois que toute la fibrine se rassemble en une seule masse hyaline qui a expulsé peu à peu de son intérieur tous les cristaux. »

Voilà le résultat. Je vous le demande, est-ce là du sang conservé? Sans doute, il n'a pas d'odeur de putréfaction proprement dite, c'est-à-dire l'odeur horrible du sang vraiment putréfié, mais il prend une odeur de lessive; mais il change de couleur, mais il s'y produit des cristaux; mais les globules disparaissent, mais il y a oxydation. Et sans doute, si M. Pasteur avait poussé plus loin l'analyse, il y aurait trouvé d'autres produits de fermentation. L'auteur n'y a pas vu de bactéries; mais nous savons qu'il n'en a pas vu non plus dans la viande qui *se faisande*, comme il s'exprime. Je veux bien que M. Pasteur n'ait pas vu de longues bactéries, de celles que tout le monde peut distinguer; mais il a négligé pour ne les avoir pas vues, ou pour les avoir regardées comme sans signification, les granulations moléculaires, isolées ou accouplées. Quand M. Pasteur dit que le sang n'est pas putréfié, il se paye de mots, comme quand il dit que la viande se faisande par des actions *de diastase*. Je veux bien que dans le sang altéré de son expérience il n'y ait pas d'hydrogène sulfuré, de sulfhydrate d'ammoniaque, de *scatol* et d'autres substances odorantes ou infectes, mais cela ne suffit pas pour affirmer qu'il n'y a pas de fermentations d'un autre genre. C'est avec cette légèreté que M. Pasteur conclut en matière aussi grave : il a agi en cette circonstance exactement comme dans ses études sur le lait, sur la viande, et, nous aurons à y revenir, sur l'urine.

Bref, sans s'en douter, M. Pasteur a vérifié la théorie du microzyma. Ce sont les microzymas du sang qui ont opéré les transformations que M. Pasteur a notées et qu'il n'a pas pu expliquer. Je reviendrai sur tout cela.

Je vais maintenant vous faire voir comment il faut s'y prendre pour isoler les microzymas du jaune d'œuf. Ce me sera une occasion de répondre à de nouvelles attaques de M. Pasteur et à réfuter des erreurs du même ordre que pour le sang.

J'ai opéré sur l'œuf de poule. Il est très facile, comme vous le voyez, de séparer le jaune du blanc ; grâce à la suffisante résistance de la membrane vitelline, on peut, de deux manières, se débarrasser du blanc d'œuf qui y adhère : ou bien on l'essuie en le faisant rouler sur un linge fin, ou bien on le fait tomber dans une masse assez grande d'eau distillée pour l'y laver. Lorsqu'il est préparé de l'une ou de l'autre manière, le jaune d'œuf est délayé dans 20 ou 30 fois son volume d'eau distillée créosotée à une ou deux gouttes pour 100 cent. cub. L'émulsion que l'on obtient ainsi est passée par un linge fin (préalablement lavé à l'eau bouillante et créosotée), afin de séparer les membranes. Alors on la laisse reposer au froid. Vous voyez, par cette expérience préparée d'avance, qu'il se fait un dépôt jaune et une liqueur presque limpide et légèrement jaune. Le liquide est décanté (il contient deux matières albuminoïdes que j'ai séparées et étudiées : la *lécithozymase* et la *lécithoonine*) ; le précipité est de nouveau délayé dans le même volume d'eau très légèrement créosotée ou phéniquée. Après deux ou trois traitements semblables, la masse insoluble est reçue sur un filtre, comme vous le voyez ici ; elle y est soumise à un nouveau lavage. Lorsque la matière égouttée est détachée du filtre, on la délaye dans l'éther pur (rectifié, non acide) mêlé d'un vingtième d'alcool à 90 degrés centésimaux. Vous voyez qu'il se fait une solution jaune et se sépare un produit blanc. Par un lavage à l'éther alcoolisé il est facile d'enlever toute la matière jaune (huile d'œufs, lécithines et matières colorantes). Lorsque ce résultat est atteint, il faut opérer un nouveau lavage à l'eau, puis à l'éther alcoolisé, et enfin à l'éther pur. La matière ainsi obtenue, rapidement séchée dans le vide sec, se présente, ainsi que vous le voyez ici, avec l'aspect d'une masse friable qui est d'une grande blancheur. Ce sont les microzymas du jaune d'œuf. On peut ainsi préparer les microzymas de tous les jaunes d'œufs d'oiseaux.

Je dis que ce sont les microzymas ou granulations moléculaires du jaune, c'est-à-dire quelque chose d'organisé. Et d'abord, il est facile de s'assurer que les microzymas isolés sont identiquement les mêmes que dans le jaune avant tout traitement. Vous avez là des préparations sous le microscope qui vous feront voir deux choses: 1° que la matière du jaune apparaît comme uniformément granuleuse lorsque, sans la délayer dans l'eau, on l'observe en couche très mince; 2° qu'elle se résout en une infinité de granulations moléculaires agitées d'un mouvement brownien très vif et en globules très petits qui, jusqu'à un certain point, pourraient être pris pour de la graisse. En outre, il peut arriver que dans l'une et l'autre préparation on découvre de grosses cellules de divers diamètres, appelées sphérules ou globules vitellins.

Lorsqu'à la préparation sous le microscope, on fait arriver de l'acide acétique, toutes les granulations disparaissent et on ne voit plus que les globules graisseux ; les globules vitellins peuvent résister un peu plus. La potasse caustique au 10e produit le même effet. Si l'on ajoute de l'éther, les granulations ne disparaissent pas, mais bien les corps gras, lesquels peuvent aussi se réunir en plus grosses gouttes.

Eh bien, les microzymas, isolés par le traitement que je viens de décrire, se présentent également, sous le microscope comme de fines granulations, qui disparaissent dans l'acide acétique ou dans la potasse caustique au 10e tant qu'elles n'ont pas été desséchées. Une fois sèches, l'acide acétique ne les fait plus aussi facilement disparaître. Et remarquez bien que je ne dis pas que l'acide acétique ou la potasse les dissolvent, mais qu'ils les font disparaître, car il n'est pas certain que l'apparence sous le microscope soit le fait d'une solution plutôt que le résultat d'un simple phénomène de transparence.

Donnons maintenant, comme nous l'avons fait pour le sang, une idée de la constitution générale de l'œuf, relativement aux microzymas.

Le jaune de l'œuf de poule est comme suspendu dans le blanc. Celui-ci n'est pas un liquide, mais il doit être considéré comme une solution d'albumine enfermée dans de gros utricules à parois extrêmement minces. Si par le battage, on vient à déchirer ces utricules, le liquide albumineux s'échappe et les membranes rompues se réunissent avec une apparence fibreuse. Si l'on examine le liquide albumineux au microscope, on n'y découvre que de rares microzymas, qu'il est facile d'éliminer par la filtration. L'albumine ainsi isolée est un mélange de trois substances (la primovalbumine, la secondovalbumine et la leucozymase), unies à la soude. Ce mélange, bien filtré, se conserve aisément au contact de l'air et se putréfie très difficilement et pas du tout, si on a soin de le créosoter à dose non coagulante. Au contraire, le blanc, tel qu'il est issu de l'œuf, et battu, s'altère très rapidement, grâce aux microzymas qu'il recèle. Notez que le blanc d'œuf ramène au bleu le papier de tournesol rougi par un acide.

Le jaune d'œuf, qui est renfermé dans la membrane vitelline, contient au contraire un nombre innombrable de granulations moléculaires ; 100 grammes de jaune en contiennent de 12 à 13 grammes, à l'état sec après le lavage à l'eau et à l'éther. Dans ce poids sont compris les globules ou sphérules vitellins, qui d'ailleurs n'existent pas dans le vitellus à certaines périodes de son développement. Les corps gras et certains matériaux du jaune, ne paraissent pas être à l'état libre, mais unis, d'une certaine façon, aux granulations moléculaires ; vous en avez la preuve dans ce fait que le jaune délayé dans l'eau ne laisse jamais les corps gras se séparer, comme cela arriverait si ceux-ci étaient libres. Enfin, nous avons dit que l'eau enlevait des matières albuminoïdes solubles ; elle dissout en même temps certains sels minéraux et quelques matières organiques, notamment un sucre.

Comme le sang, le jaune d'œuf contient donc des substances solubles et dissoutes, qui forment une liqueur dans laquelle sont plongés des matériaux qui y sont insolubles. Bref, on peut se figurer le contenu de la sphère vitelline, abstraction faite de la structure embryologique, c'est-à-dire, après sa rupture, comme une agglomération de deux sortes d'éléments histologiques : les sphérules vitellines, transitoires, de dimensions et apparences diverses (ayant un ou plusieurs noyaux ou n'en ayant point, à structure finement granuleuse ou homogène d'apparence) et les microzymas ; le tout plongé dans un plasma ou sérum aqueux, très concentré, qui contient en solution la lécithoonine, la lécithozymase, des sels, du sucre, des matières extractives, etc. Mais les microzymas ne sont pas absolument isolés : la lécithine et les corps gras, formant une sorte d'alliage, leur constituent comme une atmosphère ; de telle façon que la granulation moléculaire du vitellus peut être représentée comme une petite vésicule albuminoïde entourée de cet alliage. Ce n'est que lorsqu'on emploie trop peu d'eau pour délayer le jaune, qu'une partie de cette sorte d'enduit du microzyma entre partiellement en solution, grâce aux matières albuminoïdes du plasma. Mais, comme nous l'avons vu, si la quantité d'eau est suffisante, il n'entre en solution aucune quantité appréciable de cet enduit ; dans ces circonstances les globules vitellins peuvent se rompre, et l'on ne voit plus au microscope que les granulations moléculaires et les débris de la membrane enveloppante de ces globules.

Pour terminer je n'ai plus qu'à vous faire voir que le contenu de la sphère vitelline rougit très notablement le papier de tournesol. La réaction est donc en sens contraire de celle du blanc ; cette remarque, ainsi que nous le verrons, a une certaine importance.

Il y a donc des microzymas dans l'œuf ; ils sont rares dans le blanc, innombrables dans le jaune.

Nous avons déjà fait observer que la membrane vitelline est impénétrable aux bactéries et vibrions. Lorsque le jaune non rompu séjourne dans l'eau, celle-ci pénètre par endosmose vers les matériaux intérieurs ; en même temps, l'eau ambiante reçoit des matières qui en sortent pas exosmose : aussi dans celle-ci apparaissent rapidement des vibrions et des bactéries. Les choses étant ainsi, vient-on, après lavage convenable, à rompre la membrane, on constate aisément que les microzymas sont restés inaltérés dans leur forme et dans leurs propriétés ; il n'y a jamais de bactéries. Et j'ai vérifié qu'il en était ainsi, même avant que le vitellus, arrivé dans l'oviducte, s'y entoure d'albumine.

Le jaune d'œuf, au large contact de l'air, la membrane vitelline étant rompue, peut se conserver longtemps inaltéré ; il peut s'y dessécher sans qu'on y découvre autre chose que des microzymas.

Les microzymas du jaune, isolés, ou en présence des matériaux qui les accompagnent, mis dans l'empois créosoté à dose non coagulante, ou dans l'eau sucrée, ne produisent pas de bactéries, si ce n'est accidentellement ; et lorsque le phénomène se produit, il est toujours possible de constater qu'il est précédé de l'apparition des microzymas associés.

En résumé, les tissus et les liquides de l'organisme recèlent tous, sans exception, des granulations moléculaires de l'ordre des microzymas ; et ces microzymas, avec des aptitudes inégales, sont capables de produire des vibrioniens. Jusqu'ici nous n'avons étudié que cette face de leur histoire et l'art de les isoler. Nous allons maintenant les étudier au point de vue de leur fonctionnement comme ferments, et légitimer ainsi, mieux que nous ne l'avons fait jusqu'ici, le nom que je leur ai donné.

SIXIÈME CONFÉRENCE

Sommaire. — Aperçu historique des théories de la fermentation. — Les êtres organisés inférieurs des fermentations. — Les ferments qui font le vin existent sur le raisin. — Critique des expériences de M. Pasteur. — Double fonction des ferments organisés. — Ferments organisés et zymases : leur relation de dépendance. — De quel ordre est l'activité des zymases. — Théorie physiologique de la fermentation. — Objection de M. Pasteur réfutée. — Spécificité de la fonction des zymases. — Fonctions chimiques des microzymas. — Microzymas du foie. — Microzymas du pancréas. — Microzymas gastriques. — Microzymas amygdaliques de l'orge et de la levûre de bière. — Théorie de l'action chimique des microzymas. — Conclusion et généralisation.

MESSIEURS,

Bien que je vous aie plusieurs fois parlé de la vie et de l'activité chimique des microzymas, je n'ai guère conclu à leur vitalité que de la démonstration de leur aptitude à devenir vibrions ou bactéries, en passant par les diverses formes qui précèdent leur évolution bactérienne. Bref, de ce point de vue, le microzyma est organisé et vivant comme le germe qui produit l'embryon. Mais on nie leur vitalité et leur organisation, soutenant que les bactéries qui en proviennent sont le fruit de la génération spontanée. Cette négation, nous le verrons, tient à l'état de la science : on ne sait pas ce que c'est que la matière vivante ! L'étude des microzymas nous fera pénétrer le mystère. En attendant, souvenons-nous que l'appellation de germe n'est pas applicable aux microzymas ; ils ne sont pas quelque chose comme des œufs, des ovules de vibrions ou de bactéries ayant besoin de la fécondation pour se multiplier. Cette face de leur histoire nous occupera longuement. Pour le moment nous allons prouver qu'ils sont vivants, au sens physiologique et chimique, au même titre que ce que l'on nomme les ferments figurés : levûre de bière, moisissures diverses et bactéries ;

c'est-à-dire qu'ils sont, eux aussi, producteurs de zymases, d'alcool, d'acide acétique, d'acide butyrique, d'acide lactique, etc. Mais pour que la démonstration soit claire, il est nécessaire de mieux connaître la théorie physiologique de la fermentation ; et pour cela un point d'histoire de la science doit, d'abord, être fixé. Cela est devenu nécessaire parce que M. Pasteur a cru devoir élever une réclamation de priorité à l'égard de mes recherches concernant la théorie physiologique de la fermentation, comme il l'avait fait pour quelques points de détail. En outre, M. Pasteur croit avoir, le premier, aperçu les infusoires des fermentations lactique et butyrique. Je dirai les mérites de ce savant dans cet ordre de découvertes ! Mais il s'agit de savoir si, avant lui, oui ou non, on avait constaté la présence de certains infusoires dans les fermentations dites lactique, butyrique, etc. ? Et, de plus, si quelqu'un, toujours avant lui, a nettement considéré certains infusoires, compris sous la dénomination générale de moisissures, comme étant des êtres organisés et des ferments ?

Un rapide exposé de l'histoire des ferments n'est pas ici hors de propos.

Les phénomènes de fermentation ont de tout temps frappé les observateurs. Les médecins ont appelé l'attention des savants sur ces phénomènes et en ont appliqué les théories aux maladies. La cause productrice du phénomène, ils l'appelaient *le ferment;* ils connaissaient même les conditions de sa production : la présence nécessaire de certaines matières d'origine animale ou végétale en même temps qu'une quantité suffisante d'eau, un certain degré de chaleur et, à un moment donné, au début, le contact de l'air. Mais ils en ignoraient la nature et, ne la connaissant pas, ils imaginèrent que c'était une matière en décomposition, capable de provoquer la décomposition d'une autre matière. Cependant, on avait des connaissances assez exactes sur les fermentations qui s'accompagnent de dégagement gazeux avec boursoufflement, comme dans la fermentation panaire lorsque la pâte lève ; ou dans la fermentation alcoolique, lorsque le dégagement du gaz est assez vif pour simuler une ébullition ; on avait même noté une certaine élévation de température dans la pâte qui lève et dans la fermentation vineuse : de là sont venus les noms *de ferment*, de *fermentation* (*fervere*, être chaud). Enfin, on avait distingué, sous le nom de *putréfaction*, les fermentations qui s'accompagnent de la production de matières fétides. Plus tard on en arriva à appeler fermentation, même des phénomènes purement d'ordre chimique, comme la conversion des matières amylacées en glucose.

Avec Lavoisier, la science fit un grand pas en avant. Jusque-là on avait bien pu distinguer les matières d'origine organique des matières purement minérales, mais on n'en connaissait pas vraiment la composition. Après les mémorables découvertes de Lavoisier, la matière organique put être définie autrement que par son origine, et lorsque ce grand homme eut reconnu que le ferment appelé *levûre de bière* est une matière riche en azote, on soupçonna qu'il pouvait y avoir une certaine relation entre la propriété d'être ferment et la composition chimique, et nous avons vu comment M. Berthelot a développé cette idée.

Les expériences de Needham et de Spallanzani conduisirent Appert à la découverte de son procédé de conservation des matières animales et végétales ; Gay-Lussac expliqua cette conservation en admettant que l'absence de l'oxygène en est une condition nécessaire ; nous savons ce qu'il faut penser des expériences de l'illustre chimiste ; il n'en resta pas moins que pendant longtemps on crut, comme lui, que l'oxygène est indispensable pour commencer une fermentation. Liebig accepta les idées de Gay-Lussac et, les rattachant aux opinions des anciens et à la notion que le ferment est une matière riche en azote, il supposa qu'un ferment est une matière albuminoïde en état de décomposition et l'oxygène la cause initiale, provocatrice de cette décomposition. Et, il faut bien en convenir, la découverte des ferments solubles (diastase, synaptase, etc.), c'est-à-dire de substances voisines des matières albuminoïdes, capables d'opérer des transformations chimiques, sembla donner raison à Liebig et à tous les chimistes partisans des doctrines anciennes sur l'altérabilité spontanée des matières organiques.

Les choses en étaient là jusque vers 1835. Malgré les expériences pour et contre la génération spontanée des infusoires, productions que les naturalistes décrivaient avec les moisissures comme organisées et vivantes, personne n'avait encore tenté de rechercher s'il existe quelque relation de cause à effet entre les organismes qui apparaissent dans les infusions et les phénomènes de fermentation et de putréfaction, lorsque Cagniard-Latour entreprit ses recherches sur la *levûre de bière*. Cet illustre physicien, le premier, a démontré, non pas que la levûre est quelque chose de vivant (les naturalistes la décrivaient parfaitement comme espèce végétale), mais qu'elle opère la fermentation alcoolique en tant qu'être vivant ; bref, selon lui, la fermentation alcoolique est un phénomène corrélatif de l'activité physiologique de cet être ou, comme il s'exprimait, après qu'il eût admis sa nature végétale, *un effet de la végétation de la levûre*.

Eh bien, malgré les lumineuses démonstrations de Cagniard; malgré l'appui que leur prêta Turpin et l'assentiment de M. Dumas qui, bien mieux que Cagniard et Turpin, comprit l'essence du phénomène physiologique, les savants les plus considérables, chimistes, physiciens et physiologistes ou médecins, nièrent que l'organisation fut pour quelque chose dans le phénomène et que la fermentation alcoolique fût un acte tout physiologique. On a même nié que la levûre fût quelque chose de vivant. Berzelius, presque jusqu'à la fin de sa vie, a refusé de voir dans la levûre autre chose qu'un précipité de matière organique sous forme globulaire, et il comparait ces globules à l'apparence qu'affectent certains précipités de matières purement minérales. Liebig aussi a nié d'abord le fait de l'organisation dans la levûre et il n'a jamais cessé de confondre, comme étant des phénomènes du même ordre, l'action de la levûre pour opérer la fermentation alcoolique et l'action de la diastase sur l'empois du fécule pour en opérer la saccharification. Il est vrai, plus tard, Liebig a reconnu son erreur première et a admis que la levûre est bien un être vivant et de nature végétale ; mais il n'en a pas moins continué à affirmer que c'était en s'altérant qu'elle opérait la fermentation alcoolique du sucre.

Quelques années après la publication du Mémoire de Cagniard-Latour, un naturaliste très distingué, Félix Dujardin, publiait un livre important sur les infusoires; dans cet ouvrage il reprend les travaux d'Ehrenberg sur le même sujet et les rectifie; ceux d'entre vous qui voudraient connaître de plus près l'histoire des animalcules des infusions trouveront là de très amples et de très intéressants renseignements (1). Je me borne à y rechercher la preuve qu'à la date de sa publication, on n'avait pas imaginé d'attribuer aux infusoires le rôle d'agent transformateur de la matière des infusions.

Dujardin fait observer que, s'il est facile de préparer des infusions et d'y voir se produire des infusoires, il n'y a rien de plus difficile que d'obtenir des résultats semblables de deux infusions préparées en apparence dans les mêmes conditions. C'est que, dit-il : « en supposant que la dose et la qualité des ingrédients soient les mêmes, la température, l'état hygrométrique et l'état électrique, ainsi que l'éclairage, et l'agitation ou le renouvellement de l'air, n'auront pas pu être les mêmes ou varier de la même manière dans les deux cas. » Or, toutes ces causes, pensait-il avec raison, exercent sur le développement des infusoires une influence qui, pour n'être pas scientifiquement déterminée, n'en est pas moins réelle et souvent considérable. Dès lors, Dujardin n'est pas surpris de voir que dans certains cas, une infusion éprouve rapidement la fermentation alcoolique, la fermentation acide ou la fermentation putride, ou se couvre entièrement de moisissures, tandis qu'une autre infusion, préparée dans les mêmes conditions apparentes, se sera comportée tout autrement (2). Le savant naturaliste donne les recettes des infusions qu'il a étudiées : dans toutes il voit apparaître successivement des bactéries, des vibrions, des monades et d'autres infusoires plus gros (3). Mais, quant à supposer que les moisissures, ou les vibrio-

(1) *Histoire naturelle des zoophytes-infusoires*, comprenant la physiologie et la classification de ces animaux et la manière de les étudier à l'aide du microscope; par Félix Dujardin, professeur de zoologie, doyen de la Faculté des sciences de Rennes. Paris, 1841.

(2) Dujardin, *loc. cit.*, p. 171.

(3) Ibid., p. 175.

niens, bactériens et autres infusoires sont la cause des fermentations observées ou de la putréfaction, on n'en voit le soupçon dans aucun article de son livre si rempli de faits.

Quoi d'étonnant qu'on ait tenu comme non avenue, en quelque sorte, la théorie de Cagniard-Latour et qu'on ait refusé de croire à l'activité transformatrice des infusoires, bactéries, vibrions ou moisissures ! On en constatait la présence, et plusieurs, le plus grand nombre des savants, en niaient l'influence. Rien n'est plus instructif à cet égard que les passages suivants d'un livre paru en 1856, précisément à l'époque où je commençais la seconde série d'expériences sur la cause de l'interversion spontanée du sucre de canne. Ce que je vais vous lire est de Ch. Gerhardt, un chimiste de premier ordre, qui avait épousé la manière de voir de Liebig à l'égard des théories de la fermentation. Le savant chimiste s'exprime comme ceci :

« Toute substance azotée peut agir comme ferment, lorsqu'elle est capable d'être influencée par l'air et de communiquer son ébranlement moléculaire à d'autres matières qui se trouvent en contact avec elle. L'oxygène de l'air est donc le *primum movens* des fermentations !... Parmi les substances azotées, les substances albuminoïdes se distinguent surtout par leur aptitude à remplir le rôle de ferments ; c'est à elles que la lie de vin, la levûre de bière, la diastase, le fromage, le sang, la chair musculaire, la synaptase, doivent la propriété d'exciter la fermentation ou la putréfaction dans d'autres substances. Tous ces ferments commencent par s'altérer au contact de l'air, puis, quand la décomposition s'est établie, elle se continue sans le secours de cet agent et se communique à d'autres substances !... Les ferments sont toujours dépourvus de forme géométrique ; comment d'ailleurs seraient-ils capables de prendre une forme régulière et de cristalliser, *leurs éléments se trouvant dans un état de conflit, dans un état de transposition continuelle ?*... Le mouvement et le développement des globules de la levûre *n'est pas un phénomène vital ;* on aperçoit un mouvement semblable dans tous les liquides qui tiennent un corps solide en suspension pendant qu'ils éprouvent eux-mêmes une réaction chimique ; et l'accroissement de volume n'est aussi qu'apparent, par suite du contact immédiat des globules déjà formés avec le liquide qui contient la matière nécessaire à la production de nouveaux globules, cette intimité de contact étant précisément indispensable pour qu'une matière qui se trouve dans un état d'altération opère la décomposition d'une autre matière... D'ailleurs, les ferments n'ont pas toujours les caractères de la levûre de bière ; ils peuvent *même être liquides ou en dissolution*, (comme, par exemple, la diastase), et ils ne se multiplient que dans les matières qui en renferment les éléments nécessaires. Dans le moût de bière, on observe une génération de nouvelle levûre, parce qu'il renferme des matières albuminoïdes qui s'y transforment peu à peu, tandis que l'eau sucrée pure, mise en fermentation avec de la levûre, n'en engendre pas de nouvelles (1). »

C'est là le résumé de toutes les théories anciennes, rajeunies et exprimées dans le langage plus précis de la chimie de Lavoisier. Quoi d'étonnant, dès lors, que Gerhardt s'exprime ensuite comme ceci au sujet des infusoires :

« Sans doute, dit-il, on observe fréquemment, dans les matières putrides, des infusoires ou des moisissures ; mais la présence de ces êtres microscopiques est entièrement fortuite, et s'explique si l'on songe que l'eau la plus pure n'en est jamais exempte, à moins d'être portée à une température qui en détruise les germes, et d'être entièrement préservée du contact de l'air qui les y apporte. Il est naturel d'ailleurs que les infusoires se multiplient dans les matières en putréfaction, puisque celles-ci, en se décomposant, fournissent précisément les matériaux nécessaires à l'entretien des plantes et des animaux placés au bas de l'échelle (2). »

Vous le voyez, c'est là comme une réminiscence des doctrines des hétérogénistes, et l'auteur, continuant, ajoute :

« Dans tous les cas, les êtres organisés ne sont jamais les causes déterminantes des fermentations ou des putréfactions ; des infusoires, des vers, des moisissures ou des champignons s'y développent lorsque les germes, déjà con-

(1) Ch. Gerhardt, *Traité de chimie organique*, t. IV, 540-543 (1856).
(2) Ibid., p. 543.

tenus dans les matières avant la décomposition ou apportés du dehors *pendant qu'elle s'opère*, trouvent un terrain favorable à leur développement (1). »

On connaissait donc la présence des infusoires dans certaines fermentations tout comme celle de la levûre de bière, dans la fermentation alcoolique : vous venez de voir ce que l'on en pensait. Et les expériences de Schwann, d'un savant qui s'était occupé de la levûre de bière, en même temps que Cagniard-Latour, et qui était si compétent en matière d'histologie, sont tenues comme non avenues.

C'est dans cet état de la science, ou plutôt dans cette disposition d'esprit des savants, que j'ai entrepris, dans les circonstances que vous connaissez, mes expériences sur la cause de l'interversion du sucre de canne dans les solutions exposées au contact de l'air. Je démontrais trois choses : 1° que l'interversion était produite par plusieurs espèces de moisissures et par les *petits corps* que j'ai nommés plus tard microzymas ; 2° que l'interversion était consécutive au développement des moisissures et qu'il se formait en même temps un acide ; 3° que la cause directe de l'interversion était due à une substance soluble analogue à la *diastase*, et que je nommais plus tard d'un nom qui rappelait cette analogie : *zymase*. Et il y a dans ces trois points toute la théorie physiologique de la fermentation, telle que je l'ai développée dans la suite, et dont M. Pasteur n'a pas encore compris la signification, ainsi que je vous le montrerai bientôt. Voici l'énoncé de cette théorie : au lieu de dire que la fermentation alcoolique est *un effet de la végétation de la levûre*, comme s'exprimait Cagniard-Latour et plus tard M. Pasteur, m'inspirant des idées et d'un énoncé lumineux de M. Dumas, j'ai, en me fondant sur des expériences précises, considéré la fermentation alcoolique comme un phénomène de nutrition. La levûre digère le sucre de canne par le moyen de la zymase ; assimile le glucose formé et désassimile de l'alcool, de l'acide acétique, de l'acide carbonique et les autres produits que l'on trouve dans le résidu

(1) Ibid., p. 543. Et Ch. Gerhardt, qui connaissait les expériences de Schwann, de Schrœder et Dusch, de Helmholtz, etc., les rapporte sans s'y arrêter.

de la distillation du liquide fermenté, produits au nombre desquels M. Pasteur a eu la gloire de découvrir la glycérine et, après un chimiste allemand, l'acide succinique. C'est là l'énoncé de la théorie physiologique de la fermentation.

Dans le même temps, M. Pasteur, imitant Cagniard-Latour, faisait voir que les infusoires de la fermentation lactique étaient les agents actifs du phénomène. Mais, ayant comparé l'infusoire observé à la levûre de bière, M. Pasteur a cru à un ferment lactique spécifique, ce qui est une grave erreur que je vous signale en passant. Je ne prétends pas avoir devancé M. Pasteur dans la découverte qu'il y a un ferment organisé dans la fermentation lactique, vous avez vu qu'on ne l'ignorait pas ; mais il a prouvé que, si la fermentation alcoolique est le résultat de l'activité d'un être organisé, démonstration qui appartient à Cagniard, la fermentation lactique est aussi le fruit de l'activité d'un organisme vivant. M. Pasteur a publié sa première communication sur ce sujet, à la fin de 1857. Or, mes expériences remontent à 1854, et par une suite ininterrompue d'abord jusqu'au 26 juin 1856. Or, à cette dernière date, M. Pasteur n'avait encore rien publié. Je n'ai donc pas pu m'inspirer de ses idées, lesquelles d'ailleurs n'auraient pu que m'égarer, ainsi que cela deviendra évident par la suite. J'ai donc répondu aux deux questions que je posais tout à l'heure : M. Pasteur n'est pas le premier à avoir vu des infusoires dans la fermentation lactique.

Avant de reprendre la suite des études concernant les microzymas, il est indispensable de vider une autre querelle et de discuter la valeur de la méthode de M. Pasteur.

Nous sommes partis, M. Pasteur, et moi avant lui, du point de vue que les germes de tous les ferments existent dans l'air ; que tous les phénomènes de fermentation et de putréfaction reconnaissaient pour cause ces mêmes germes. Or, en 1863, à propos de leçons sur la fermentation vineuse (1), j'ai publié quelques expériences entreprises en

(1) A. Béchamp : *Leçons sur la fermentation vineuse et sur la fabrication du vin.* Montpellier, Coulet (1863).

1862 sur la fermentation du moût de raisin. J'avais exposé au contact de l'air du moût d'une même masse, dont une partie avait été décolorée par le noir animal et filtrée, une autre partie simplement filtrée, et la troisième dans l'état où il est employé pour faire le vin. Ces trois parties n'entrèrent pas en fermentation au même moment ; le moût naturel, non filtré, dégageait depuis longtemps de l'acide carbonique, que celui qui était simplement filtré commençait seulement à montrer du ferment et à donner quelques signes du mouvement gazeux, et que celui qui avait été décoloré était encore limpide. Cependant tous les trois ont fini par donner du vin ; mais celui qui n'avait pas été filtré produisit le vin le meilleur; les deux autres étaient détestables. Les ferments, examinés, ne se trouvèrent pas les mêmes dans les trois appareils, bien que ceux-ci fussent placés identiquement dans les mêmes conditions atmosphériques et de température. Quelle que soit l'explication que j'ai donnée alors de ces différences, j'en ai cherché la cause ailleurs que dans les germes de l'air. Je me suis demandé s'il était vrai, comme je l'avais enseigné jusque-là, qu'un phénomène aussi constant que celui de la fermentation vineuse, fût livré aux hasards des germes de l'air. La différence dans les produits fermentés obtenus ; la forme des ferments dans les liqueurs filtrées, qui n'était pas la même que celle du ferment des lies, me poussèrent à me demander si le raisin ne serait pas naturellement porteur des germes des ferments qui font le vin. Pour que la réponse que je me proposais de faire fût sans réplique, il fallait combattre deux erreurs enracinées : l'erreur qui attribue à l'air par ses germes une trop grande généralité d'action et l'erreur qui attribue à l'oxygène la production du ferment. Voici comment j'ai opéré :

Une solution de sucre de canne, de concentration convenable et portée à l'ébullition, a été mise à refroidir pendant qu'un courant d'acide carbonique la traversait. L'appareil fut transporté à la vigne et, pendant que l'acide carbonique barbotait dans la liqueur sans interruption, on y introduisit des grains de raisin, à l'aide d'une pince qui servait à les détacher de la grappe encore fixée au cep. Lorsque la quantité voulue de raisin fut introduite, le gaz carbonique passant toujours, l'appareil a été muni de son tube de dégagement et transporté au laboratoire après avoir fermé l'extrémité du tube abducteur par une colonne de mercure. La fermentation s'établit bientôt, et le sucre fut détruit, comme si on avait employé la levûre de bière. Un dépôt de ferment identique à celui de la lie finit par se déposer au fond du ballon.

J'ai ensuite cherché, sur le raisin, le ferment lui-même ; il a suffi pour cela de racler la surface des grains avec un scalpel, de délayer la masse cireuse dans un peu d'eau, pour découvrir, au microscope, les globules du ferment à divers états de développement. Cette expérience est de 1864 ; elle démontrait que « le ferment qui fait fermenter le moût est une moisissure qui vient de l'extérieur du grain du raisin ; que l'air, par son oxygène ou par ses germes, n'est pour rien dans la production du ferment de la fermentation vineuse (1). »

Or, en 1872, M. Pasteur faisait la même découverte et publiait de « Nouvelles expériences pour démontrer que le germe de la levûre qui fait le vin provient de l'extérieur des grains de raisin (2). » Il trouvait comme moi à la surface des grains « des corpuscules organisés ressemblant, à s'y méprendre, soit à des spores de moisissure, soit à une levûre alcoolique. » J'ai pris acte de la confirmation, faite 8 ans après, de mon travail ; je n'en dirais pas davantage si je ne trouvais dans la Note de M. Pasteur l'occasion de juger sa manière d'expérimenter et de vous prouver que sa méthode ne met pas ses liqueurs à l'abri des germes de l'air. Et puisque, du succès de certaines expériences négatives, il conclut qu'il a évité l'accès de ces germes, et que, d'ailleurs, il accuse sans cesse les expérimentateurs qui obtiennent des résultats différents, de n'avoir pas évité cet accès, je vais vous faire juger, sur deux exemples, que M. Pasteur est moins exigeant pour lui-même que pour les autres.

Voici comment M. Pasteur a opéré, pour prouver, à son tour, que les grains de raisin portent avec eux les ferments qui font le vin. Je prends la description du manuel opé-

(1) Comptes-rendus, t. LIX, p. 626 (1864).
(2) Ibid., t. LXXV, p. 781 (1872).

ratoire, non dans les Comptes-rendus de l'Académie mais dans son livre sur la bière, qui en contient tous les détails (1).

Je cite textuellement : « Dans quelques centimètres cubes d'eau, je lave, dit-il, un fragment d'une grappe de raisin, les grains seuls, ou les grains et le bois de la grappe, ou même le bois de la grappe seul. (Ce lavage se fait bien au moyen d'un pinceau de blaireau très propre, l'eau de lavage recueille toutes les poussières qui sont à la surface des grains et du bois de la grappe.) On constate facilement, au moyen du microscope, que cette eau tient en suspension une multitude de corpuscules organisés ressemblant, à s'y méprendre, soit à des spores de moisissure, soit à des levûres alcooliques, soit à du *mycoderma vini*, etc. Cela fait, on dépose, à l'aide de la tubulure droite du ballon, quelques gouttes du liquide d'eau de lavage de la grappe de raisin... »

Le ballon, par la tubulure droite duquel on dépose l'eau de lavage des raisins, a une capacité de 250 à 300 cent. cub. Son col contourné sert en même temps de tube de dégagement pour les gaz ; une tubulure droite est soudée sur le corps du ballon : elle peut être fermée par un tube de caoutchouc garni d'un bâton de verre plein. Le ballon étant rempli à moitié de moût de raisin filtré, on l'y fait bouillir quelques instants ; après quoi, ainsi que cela arrive pour *tous les liquides acides*, d'après M. Pasteur, il demeure intact. Pour introduire le liquide porteur des ferments dans le moût refroidi, on ouvre la tubulure droite, on verse et on referme aussitôt.

Vous admirez, sans doute comme moi, que pendant ces manœuvres, l'air n'ait rien laissé tomber dans les liquides à expérimenter. N'est-il pas vrai que M. Pasteur a pris les précautions les plus prodigieuses ? Voyez plutôt :

L'habile expérimentateur emploie quelques centimètres cubes d'eau, il ne dit pas qu'elle a été distillée, ni si elle a été soumise à l'ébullition ! Si le vase dans lequel a été fait le lavage a été *flambé* ou non ! Admettons que cela ait été fait, ce qui est certainement probable, et passons. Il nous

(1) *Etudes sur la bière*, p. 54 (1876).

assure ensuite qu'il s'est servi d'un pinceau de blaireau très propre pour opérer le lavage des grains de raisin et des grappes. C'est bien : mais qu'est-ce qu'un pinceau de blaireau, même très propre, quand M. Pasteur prétend que le verre simplement lavé n'est pas propre, quand le mercure essuyé, lui-même, ne l'est pas ! Comment s'est-il assuré que les poils de ce pinceau (qu'il n'a pas pu *flamber*, qu'il ne dit pas même avoir été mis dans l'eau bouillante), n'ont pas retenu les germes ? Mais pour laver les grains de raisin il a dû opérer au contact de l'air, et cet air a pu apporter son contingent de germes qui se sont ajoutés à ceux du pinceau de blaireau ; mais pour introduire le liquide du lavage des grains, il a fallu ouvrir le col droit du ballon, dont le bouchon a eu le contact de l'air ; des germes ont pu y tomber pendant que le liquide était versé, etc.

Et remarquez que je ne conteste pas le résultat, que j'admets. Je dis seulement que dans cette expérience ainsi conduite, il y a plus de causes d'erreur que dans la mienne, et qu'au point de vue de la méthode et du système panspermique de M. Pasteur, son expérience ne prouve rien, mais absolument rien ! Je ne veux pas en dire davantage, si ce n'est que je montrerai plus tard, dans le Mémoire sur les fermentations, qu'il est incontestable que l'expérience de M. Pasteur a produit des ferments et du mycélium, qui n'existent jamais dans le moût fermenté régulièrement.

Il y a une autre expérience de M. Pasteur qui est tout aussi fautive quant aux conclusions. Elle consiste à puiser, à l'aide de la pointe effilée d'un ballon à double tubulure, un peu de matière dans le centre d'un grain de raisin, pour la mettre en contact avec du moût filtré et bouilli, à l'abri de l'air normal. Par ce moyen, M. Pasteur introduit dans le moût bouilli *une goutte* du liquide pris dans le grain de raisin intact, et il trouve que le moût reste inaltéré, mais avec une restriction : « quoiqu'on ne puisse pas toujours répondre d'éloigner, dit-il, sans exception, les causes d'erreur inévitables dans des expériences si délicates. » Cela signifie qu'en plongeant la pointe effilée du ballon à double tubulure dans le grain, cette pointe, qui a été chauffée et refroidie, entraîne avec elle des germes auxquels M. Pasteur attribue certains insuccès. Mais le savant chimiste, qui a fait cette expérience pour réfuter certaines objections très sérieuses de M. Fremy, c'est-à-dire pour démontrer que le grain de raisin ne contient rien d'organisé, capable de donner des cellules de ferment, du mycélium ou des bactéries, a raisonné en très mauvais physiologiste, en ce qu'il n'a pas remarqué que le suc bouilli n'est plus dans les conditions du suc non bouilli et que par conséquent les microzymas du grain de raisin sont dans une situation anormale. Du reste, malgré cela, et la restriction de M. Pasteur en fait foi, il paraît que souvent le résultat est loin d'être négatif. Il y a enfin une dernière objection : M. Pasteur ne nous a pas dit ce qu'il voit dans une goutte de la matière puisée au centre du grain : vous comprenez très bien que les microzymas étant contenus dans les cellules du grain, si en piquant dedans on n'en déchire aucune, il peut arriver que la goutte ne contienne aucun microzyma, et il n'est pas étonnant qu'alors M. Pasteur obtienne des résultats négatifs, c'est-à-dire le moût conservé, sans rien d'organisé.

Et ce que je viens de vous dire de la méthode, s'applique également à l'expérience sur le sang. Lorsque M. Pasteur plonge dans la veine ou l'artère ouverte l'extrémité servant de canule, de son robinet chauffé et refroidi, il est obligé d'admettre que cette canule qui est dans l'air, ne refoule pas dans le vaisseau ouvert, qui est aussi dans l'air, aucun germe, absolument aucun. C'est par là que son expérience est caduque selon sa méthode !

Et c'est avec de telles expériences que M. Pasteur « met à néant » les expériences de ses adversaires et « qu'il les met au pied du mur. » Mais nous aurons à discuter d'autres observations de M. Pasteur, par lesquelles il réfute « victorieusement » les travaux d'autrui.

Ce que je viens de vous dire a pour but de vous faire voir d'abord ce que valent les réclamations de priorité de M. Pasteur ; ensuite que les faits sur lesquels se fonde la doctrine que j'enseigne, sont contrôlés par celui qui se les approprie. Mais les livres qui sont là témoignent qu'en aucune circonstance importante, je n'ai négligé de rétablir la vérité dans ses droits. La justice n'est pas toujours respectée par les savants: cependant, M. Paul Schützenberger, après avoir attribué à M. Pasteur la découverte des ferments du vin sur le grain de raisin et avoir rapporté tout au long son expérience, sans la discuter, a eu la bonté d'ajouter que « M. Béchamp avait déjà prouvé, par des expériences antérieures, que les grappes de raisin portent à leur surface tout ce qui est nécessaire pour faire fermenter l'eau sucrée, même à l'abri de l'air (1). »

Encore un mot. Vous avez entendu dans l'exposé de son expérience que M. Pasteur répète une fois de plus cette assertion : que les germes de l'air sont facilement tués *dans un milieu acide* chauffé à 100°. Puisque nous trouvons l'occasion d'insister encore une fois sur cette erreur, saisissons-la au passage. Je vous ai fait voir que les microzymas de certaines parties de végétaux peuvent évoluer en bactéries dans un milieu acide, comme l'est le parenchyme de certains Cactus. C'est à l'occasion du lait et de sa coagulation que cette assertion a été produite pour la première fois par son auteur. Si, dit-il, pour empêcher le lait de se cailler il faut le chauffer à plus de 100°, c'est que dans un milieu alcalin, comme est le lait, les germes de l'air ne sont pas tués à 100 degrés. Et vous vous souvenez que pour donner de son assertion une démonstration « victorieuse », il prend du bouillon de levûre sucré, qui est acide, et y ajoute du carbonate de chaux ; dans le milieu devenu neutre ou légèrement alcalin, il faut, dit-il, pour empêcher les bactéries de naître, chauffer à 105 degrés et non pas seulement à 100 degrés. Eh bien, quand M. Pasteur est obligé de chauffer à 105 degrés, c'est qu'il a employé, au lieu de carbonate de chaux, de la craie, qui contient des microzymas, lesquels, en effet, résistent à la température de 100 degrés. Mais si l'on prend, comme je l'ai fait, du carbonate de chaux pur, artificiel, eût-il été pendant plus d'un an exposé au contact de l'air, une température de 100 degrés est parfaitement suffisante pour que, dans le bouillon de levûre

(1) P. Schützenberger : *Les fermentations* (1876). Germer-Baillère, p. 277.

sucré, les bactéries n'apparaissent point. Bref, M. Pasteur a trop de confiance en son système, et il publie trop tôt ses observations, sans aller suffisamment au fond des choses. Comprend-on qu'un chimiste emploie de la craie au lieu de carbonate de chaux dans des expériences de précision comme celles que M. Pasteur a la prétention de faire? Pour moi, j'ose vous l'assurer, je suis, en matière scientifique, du sentiment de Boileau en matière de poésie :

Hâtez-vous lentement ; et sans perdre courage,
Vingt fois sur le métier remettez votre ouvrage,

et je ne publie une expérience qu'après m'être vingt fois rappelé le précepte de Lavoisier que je vous ai cité.

De tout ce que je viens de vous dire, il ressort évidemment que M. Pasteur n'a rien à voir dans la découverte des microzymas ; son système et sa méthode devaient nécessairement le porter, non seulement à les nier en tant qu'organisés, mais à nier leur activité comme ferments, et, en effet, lui et ses élèves n'ont pas manqué de le faire ; ils ont cherché dans le système de la panspermie atmosphérique et dans la méthode que ce système suppose chez eux, les moyens de faire croire que les microzymas ne sont que les produits de mon imagination. Vous savez maintenant à quoi vous en tenir, et la suite de cette conférence vous apportera de nouvelles preuves.

Nous allons donc étudier les microzymas considérés du point de vue dont on considère la levûre de bière et les autres ferments organisés, c'est-à-dire en eux-mêmes, en tant qu'agents capables d'opérer des transformations chimiques. Nous verrons ensuite qu'indépendamment de cette *fonction chimique*, ils en ont une autre que l'on peut considérer comme étant d'*ordre physiologique et histologique*.

Leur fonction chimique à l'état isolés ou encore contenus dans le tissu séparé de l'animal, qui est de l'ordre de celle des ferments organisés, ou figurés, comme quelques-uns s'expriment, nous expliquera le rôle qu'ils jouent, pendant la vie, dans les tissus, dans les glandes ou dans l'organisme même, soit qu'ils conservent leur forme, soit qu'ils évoluent en bactéries.

Occupons-nous d'abord de leur fonction chimique. Pour la bien comprendre, voyons quelle idée vous devez vous faire de ce que l'on nomme un ferment organisé et, en général, de ce que les savants, dans l'état actuel de la science, appellent ferment !

Les idées sont loin d'être nettes chez plusieurs. Et comme la plupart d'entre vous seront médecins, il importe que je vous donne d'abord la définition que la majorité des médecins avaient adoptée ; c'est celle du *Dictionnaire de médecine de MM. Littré et Robin :* « On donne le nom de *ferments* à des substances, ordinairement azotées, qui ont la propriété, sous certaines influences, de développer dans les corps avec lesquels on les met en contact, une action moléculaire ou chimique particulière d'où résultent différents produits tels que de l'alcool, de l'acide acétique, etc.

Cette définition est bien trop générale. *D'abord*, un ferment quelconque, dans le langage adopté, n'est pas *ordinairement azoté :* il est *toujours azoté. En second lieu,* toute substance azotée n'est pas capable d'acquérir les propriétés des ferments ; la quinine, la strychnine, tous les alcaloïdes et une foule d'autres composés sont azotés, même très azotés (l'urée, par exemple, est l'une des plus riches en azote après le cyanogène et l'acide cyanhydrique, puisqu'elle en renferme plus de 46 0/0) et ne sont jamais capables d'agir comme ferment, ainsi que nous l'avons vu par les recherches de M. Berthelot. Si, tenant compte de la composition, on veut parler des substances qui agissent comme ferments, il faut les nommer : ce sont toujours des substances plus ou moins voisines des matières albuminoïdes. *En dernier lieu,* l'action des ferments, dans les fermentations proprement dites, ne s'exerce jamais que sur des composés de nature organique, c'est-à-dire formés de carbone, d'hydrogène et d'oxygène, de carbone, d'hydrogène, d'oxygène et d'azote, etc.

Les chimistes, de leur côté généralement, appellent *ferment* une *matière organique azotée d'ordre albuminoïde,* capable de produire quelque transformation chimique dans une *matière organique donnée.* Ils ont ensuite distingué deux ordres de ferments : les *ferments insolubles,* et les *ferments solubles*. La *levûre de bière* était le type des insolubles, la *diastase*, de ceux qui sont solubles.

Aujourd'hui, tout le monde reconnaît *que les ferments insolubles sont tous organisés*.

Mais on persiste à considérer l'activité des uns et des autres du même point de vue. Ainsi, on appelle *fermentation* aussi bien le phénomène de l'action de la levûre sur le sucre, que celui de l'action de la diastase sur l'empois de fécule ; de l'action de certaines bactéries en présence du carbonate de chaux sur la même fécule, ou de la synaptase sur l'amygdaline. Bref, on ne distingue pas, *fonctionnellement,* entre un organisme vivant, insoluble parce qu'il est organisé, et un agent purement chimique. On ne se demande même pas s'il existe quelque relation de dépendance entre les ferments organisés et les ferments solubles ; à plus forte raison ne soupçonne-t-on pas même que le ferment soluble soit un produit de l'activité du ferment organisé. Cependant, le lien de dépendance existe si bien, que vous pouvez affirmer ceci : *tout ferment soluble suppose un ferment organisé* (cellules analogues a celles de la levûre, bactérie, microzyma) *qui l'engendre*. Et j'ai d'autant plus l'obligation de vous démontrer cette proposition qu'elle a été plus explicitement contestée, niée, par M. Pasteur, ainsi que j'aurai l'occasion de vous le démontrer par la suite. Nous en avons déjà implicitement la démonstration dans ce que je vous ai dit de l'interversion du sucre de canne par les moisissures. Mais la question a une importance si capitale, en physiologie et peut-être en pathologie, qu'il est absolument nécessaire que je développe la démonstration de façon à ne pas laisser de doute dans vos esprits.

C'est à propos des recherches sur les microzymas du foie que j'ai écrit l'énoncé suivant :

« Une zymase, ou ferment soluble, est toujours le produit de l'activité d'une cellule ou d'un groupe de cellules vivantes. Spontanément, aucune matière albuminoïde ou autre ne devient une zymase, ou n'acquiert les propriétés des zymases ; partout où celles-ci apparaissent, on est sûr de trouver quelque chose d'organisé (1). »

(1) Comptes-rendus de l'Académie des sciences, t. LXVI, p. 422.

Et vous voyez que cet énoncé est très général, puisqu'il comprend tous les cas. Or, il y a des zymases produites par des végétaux (la *diastase*, dans l'orge germé, la *synaptase*, dans les amandes, l'*anthozymase*, dans les pétales de certaines fleurs) ; par les animaux (la *sialozymase* ou *diastase salivaire*, la *pancréazymase*, la *pepsine*) ; par les ferments (la zymase de la levûre de bière ou *zythozymase*, celle des moisissures qui intervertissent le sucre de canne).

Mais la levûre, qui intervertit le sucre de canne pour le transformer dans les deux glucoses qui composent le sucre interverti, de la même manière que la diastase saccharifie la fécule, la levûre, dis-je, possède en outre la propriété de produire avec le sucre interverti ou le glucose, les différents composés qui accompagnent l'alcool dans la fermentation alcoolique, savoir : l'acide carbonique, l'acide acétique, la glycérine, l'acide succinique, etc.

Comme ferment, la levûre possède donc deux fonctions : celle d'intervertir le sucre de canne et celle de produire l'alcool. Ces deux phénomènes sont-ils du même ordre ?

C'est ce qu'il faut examiner.

Je vous ai fait voir, dans la seconde Conférence, que la levûre, comme les moisissures que nous avons examinées, contient la zythozymase préformée dans son tissu ; que l'on peut isoler cette zymase et la faire agir sur le sucre de canne et que celui-ci en est interverti, bien que le microscope démontre, avec certitude, qu'aucune cellule de levûre n'est présente. Or, on peut laisser la zymase en contact avec le sucre, aussi longtemps qu'on le veut, sans qu'il se forme aucune trace d'alcool, ou se manifeste aucun indice de fermentation, et cela, quelle que soit la proportion de zymase employée. C'est là un fait de haute importance, mais on peut dire, et M. Pasteur l'a soutenu, « que l'interversion (et par suite la zymase) est le fruit d'une fermentation alcoolique non encore manifestée. » Insistons donc, malgré ce que je vous ai déjà dit.

Voici de la levûre bien lavée, essorée et amenée à un état de siccité physiologique si complète, qu'elle est pulvérisable entre les doigts ; dans cet état elle contient encore plus de 70 pour cent d'eau ; c'est ce que j'appelle la siccité physiologique : la levûre est sèche comme ma main est sèche, bien que sous l'enveloppe qui la limite dans l'espace comme sous mon épiderme, il y ait beaucoup d'eau.

Je prends une certaine quantité de cette levûre ; j'y ajoute, dans ce verre à pied, un poids de sucre pulvérisé supérieur au sien ; à l'aide d'une baguette de verre je mêle intimement les deux substances pulvérulentes : la masse se ramollit de plus en plus, et la voilà tellement liquide, que je peux la faire couler dans un autre verre. Et remarquez-le, il n'y a aucun indice de dégagement gazeux ; je délaye dans l'eau et je verse une partie du mélange sur un bon filtre préalablement mouillé. La liqueur filtrée est absolument limpide et vous pouvez constater que même dans les premières gouttes, on ne peut pas retrouver, au microscope, un seul globule de levûre. Quant à l'autre partie du mélange délayé dans l'eau, je la mets dans cet appareil muni d'un tube de dégagement. Nous avons ainsi du sucre soustrait à l'action des cellules de levûre, et du sucre laissé au contact de ces cellules. Attendons!

Qu'est-il arrivé du sucre de canne dans la solution filtrée? Le voici : le sucre de canne employé ne réduisait pas le réactif cupropotassique et déviait à droite le plan de polarisation de la lumière ; au contraire, ma solution, dans le peu de temps qui s'est écoulé depuis le commencement de l'expérience, réduit énergiquement le même réactif ; et si nous l'examinons au polarimètre, nous trouverons que la rotation passera insensiblement vers la gauche, après être devenue nulle. Quelque chose est donc sorti de la levûre qui a interverti le sucre de canne ; nous savons que c'est la zythozymase.

Voyons maintenant l'autre partie du mélange, où nous avons laissé les cellules de levûre, qu'est-il devenu? Vous le voyez, il y a déjà un peu de mousse, et d'ici à la fin de la leçon, nous pourrons recueillir du gaz, et, après quelques jours, tout le sucre aura disparu, la fermentation alcoolique sera achevée.

Il y a donc deux fonctions de la levûre, indépendantes l'une de l'autre; la première, la fonction intervertissante s'accomplit hors de la levûre, sans son concours direct; l'autre, la fonction de ferment alcoolique, exige impérieusement sa présence. Lorsque, donc, on met du sucre de canne avec de l'eau et de la levûre, pour faire une fermentation alcoolique, la cellule sécrète sa zymase, laquelle transforme le sucre de canne, après quoi commence seulement la seconde phase du phénomène, le dégagement gazeux, la formation de l'alcool, etc.

Mais peut-être que cela ne se passe ainsi que pour la levûre? Détrompez-vous. Voici des ferments d'une origine bien différente, puisqu'ils sont d'origine animale, bien plus, d'origine humaine! Sur ce filtre on a filtré de la salive buccale d'homme. Le filtre a retenu des microzymas, des bactéries, des leptothrix et quelques cellules épithéliales ou de mucus. On les a bien lavés, et voilà que nous les mettons dans l'empois de fécule au vingt-cinquième, c'est-à-dire, un gramme de fécule pour vingt-quatre parties d'eau distillée. Vous le voyez, l'empois est immédiatement fluidifié, même à la température actuelle de la salle; dans quelques instants la liqueur réduira le réactif cupropotassique, ce que ne fait pas l'empois.

Ce phénomène est évidemment du même ordre que celui que nous observons pour la levûre. Les microzymas, bactéries, etc., de la salive sont insolubles comme la levûre; pour opérer la fluidification, elles ont donc sécrété quelque chose : ce quelque chose c'est la *sialozymase*. Mais si nous abandonnons ce mélange à lui-même comme on l'a fait pour celui-ci, qui a été préparé il y a quelques jours, il deviendra acide, d'absolument neutre qu'il est. C'est que, au phénomène de la fluidification et de la saccharification de l'empois, a succédé la fermentation acide. Et si en même temps on ajoute du carbonate de chaux au mélange, on détruira toute la matière de la fécule, et on obtiendra un dégagement d'hydrogène, d'acide carbonique avec formation d'alcool, d'acide acétique et d'acide lactique ou butyrique.

Et tous les ferments organisés, sans exception, jusqu'aux microzymas, possèdent ces deux fonctions distinctes et indépendantes. Voilà quelque chose que j'ai, le premier, mis en lumière. Sur quoi il faut insister.

Evidemment, la première phase est une action purement chimique produite par la zymase que sécrète le ferment organisé. Mais la seconde est-elle *purement* chimique? Oui, sans doute, elle est chimique quand nous la considérons dans les résultats; elle ne l'est pas *purement* si nous y regardons de plus près; elle nous apparaît alors comme un phénomène de nutrition : idée qui exige quelque développement pour être bien comprise. Je vais développer devant vous ces points de doctrine et de fait. En attendant, conformément aux expériences que nous venons de faire, nous pouvons écrire cette proposition :

Les ferments organisés ont deux fonctions :

Une fonction chimique qui s'exerce au dehors par leur zymase;

Une fonction de nutrition.

Considérons l'action des *zymases* ou *ferments solubles*; et comme exemple prenons la *diastase*. Cette substance est très voisine des matières albuminoïdes; sa solubilité est presque infinie, c'est-à-dire que l'eau en dissout énormément plus que son propre poids. Mise à *petite dose* (non pas *infiniment petite*, comme on a coutume de le dire), en présence de l'empois de fécule, elle en opère la fluidification et transforme la fécule successivement en fécules solubles, en dextrines et en glucose. On a très justement comparé cette action à celle de l'acide sulfurique, qui, lui aussi, opère la transformation de la fécule, successivement dans les mêmes composés. Le glucose produit dans les deux actions est identiquement le même, ainsi que les fécules solubles et les dextrines. La diastase et l'acide sulfurique ne se retrouvent pas dans les produits de la transformation et peuvent en être séparés absolument : de telle sorte que l'on peut dire que ces agents ne perdent rien, ne gagnent rien pendant l'action; ils agissent, selon une expression consacrée, *par leur présence, par leur contact :* ce qui ne signifie rien, puisque toutes les actions chimiques exigent la présence et le contact des matières réagissantes. Mais l'analogie fonctionnelle ne va que jusque-là; elle n'existe que quant aux produits formés sous leur influence. Si l'on y regarde de près, il est facile de saisir entre les deux agents des différences profondes dans les conditions de leur activité. Je vais vous le faire voir.

Si l'empois est traité par l'acide sulfurique, en quantité convenable, et si, en même temps, on ne fait pas intervenir la chaleur, il n'y a pas fluidification. Pour qu'elle ait lieu, il faut absolument le concours de la chaleur à un certain degré ; mais la transformation étant commencée, elle s'arrête au point qu'elle a atteint, si l'on vient brusquement à refroidir le mélange au-dessous de 15 à 20 degrés centigrades. Bref, la transformation est fonction de l'acide et de la température à la fois (1). Et j'ai démontré depuis, que la chaleur seule peut fluidifier et saccharifier l'empois, si l'on opère en tubes scellés, à une température d'au moins 160°. Retenez bien ce fait.

Au contraire, si, au lieu d'acide sulfurique, on ajoute une quantité incomparablement moindre de diastase, ou de sialozymase, la fluidification de l'empois s'opérera à la température ordinaire et même à partir de celle de la glace fondante ; la chaleur, jusqu'à un certain point, concourt à l'action, mais elle l'annihile précisément au point où elle porte au maximum celle de l'acide sulfurique.

Vous saisissez la différence ; elle est plus grande qu'on ne se l'imagine ! L'acide sulfurique conserve indéfiniment son activité, et elle ne varie qu'en raison de la masse des produits de transformation qui se forment ; de telle sorte que si on l'isolait, il opérerait avec la même intensité sur une nouvelle masse d'empois. Au contraire, la diastase épuise vite son activité, et la perd sans retour. On dirait que les zymases se souviennent de leur origine, qui est un organisme vivant : elles y ont puisé une force qui supplée la chaleur. Enfin, la chaleur, appliquée directement à l'acide sulfurique, ne diminue ni n'augmente son activité ; au contraire, la diastase, les zymases en général, portées à 100 degrés, sans perte de poids, sans changement notable dans leur pouvoir rotatoire, en restant substantiellement les mêmes par conséquent, perdent toute activité chimique de l'ordre de celle que nous avons étudiée. La chaleur, à un certain degré,

(1) A. Béchamp, *Annales de chimie et de physique* (3), t. XLVIII, p. 458 (1856).

détruit donc la force qui réside dans une zymase et que celle-ci a puisée dans l'être organisé, cellule, bactérie ou microzyma, comme elle détruirait celle même de l'être qui l'a produite. Mais, pour être d'un ordre spécial, l'activité d'une zymase et les transformations qu'elle opère, n'en sont pas moins tout simplement chimiques, non vitales, car une substance soluble, ne pouvant pas être considérée comme organisée, ne peut pas être dite vivante.

Après ce que je viens de vous dire, il est bien clair que les zymases sont des agents purement chimiques, dont l'activité, dans certaines circonstances, peut être suppléée par celle des acides et de la chaleur. J'ai donc démontré que l'une des fonctions des ferments organisés est une fonction *purement chimique.*

L'autre fonction, que je désigne par *fonction de nutrition*, en quoi consiste-t-elle ? Que peut bien être la fonction de nutrition dans un ferment organisé, dans un être réduit à l'état le plus élémentaire de cellule ?

Ce sont là des questions très importantes et très délicates qui touchent aux régions les plus élevées de la physiologie. Vous ne serez donc pas étonnés si j'y consacre une grande partie de cette Conférence.

Lorsque Cagniard-Latour eut introduit dans la science la notion que la levûre de bière est un être organisé, qui décompose le sucre *par un effet de sa végétation*, il exprima une idée nouvelle qui, nous l'avons vu, ne fut pas acceptée. Mais en étudiant les conditions de la production de la levûre et de sa multiplication dans le moût des brasseurs, il employa un langage encore bien plus inaccoutumé. On sait que le brasseur qui introduit dans le moût la quantité nécessaire de levûre, en récolte ensuite 6 à 7 fois davantage. Cagniard-Latour et Turpin disaient que la levûre ainsi *ensemencée* se nourrissait dans ce milieu favorable à sa multiplication. Je ne sais pas si Cagniard et Turpin avaient clairement entrevu ce qu'il y avait de profond dans cette manière de comprendre le phénomène; quoi qu'il en soit, dans le Rapport qu'il fit sur le Mémoire de Cagniard, Turpin a souvent, à ce sujet, employé le langage le plus significatif. Plus tard, M. Dumas, développant la pensée de ces illustres savants, s'exprima comme ceci : « Le ferment nous apparaît comme un être organisé.... Les fermentations sont des phénomènes du même ordre que ceux qui caractérisent l'accomplissement régulier des actes de la vie animale.... Le rôle que joue le ferment, tous les animaux le jouent ; on le retrouve même dans toutes les parties des plantes qui ne sont pas vertes.... Tous ces êtres ou tous ces organes *consomment* des matières organiques, les dédoublent et les ramènent vers les formes les plus simples de la chimie minérale.... Il faut souvent plusieurs fermentations successives pour produire l'effet total (1). »

Beaucoup plus tard, dans une Note *sur les fermentations par les ferments organisés*, je m'exprimais comme ceci : « Pour moi, la fermentation alcoolique et les autres fermentations par les ferments organisés, ne sont pas des fermentations proprement dites : ce sont des actes de nutrition, c'est-à-dire de digestion, d'assimilation, de respiration et de désassimilation.... Le tableau complet de la fermentation alcoolique m'apparaît de la façon suivante, quand il s'agit de l'action de la levûre sur le sucre de canne. Cet être transforme d'abord, en dehors de lui-même, le sucre de canne en glucose, par le moyen d'un produit qu'il contient tout formé dans son organisme et que je nomme zymase : c'est *la digestion ;* il absorbe ensuite ce glucose et s'en nourrit ; il assimile, se multiplie, s'accroît (si les conditions de milieu sont suffisantes) et désassimile. *Il assimile*, c'est-à-dire qu'une portion de la matière fermentescible modifiée fait momentanément ou définitivement partie de son être et sert à son accroissement et à sa vie. Il *désassimile*, c'est-à-dire qu'il rejette au dehors les parties usées de ses tissus, sous la forme des composés nombreux qui sont les produits de la fermentation alcoolique.

« On se demande (c'est M. Pasteur qui se posait ces questions) si ces composés viennent du sucre ou de la levûre. Ils doivent, d'après la théorie, venir tous de la levûre. Ils doivent venir d'elle, de même que l'urée et les autres produits que nous expulsons, viennent toujours de nous, c'est-à-dire des matériaux qui ont d'abord composé notre orga-

(1) Dumas, *Traité de chimie appliquée aux arts*, t. VI, p. 303 (1843).

nisme, quel qu'ait été le genre d'alimentation précédent ou l'état d'inanition actuel. De même que le sucre que M. Cl. Bernard voit se former dans le foie, vient du foie et non directement des aliments, de même l'alcool vient de la levûre. »

Il est clair qu'en partant de ce point de vue, ces phénomènes ne sont pas expliqués, sans doute; mais ils rentrent ainsi dans la classe de ceux qui caractérisent la vie physiologique et chimique de tous les êtres vivants de la création. Nous ne savons pas plus comment et pourquoi le sucre se forme dans le foie, que l'alcool dans la levûre.

Or, Cl. Bernard avait démontré que même dans l'état d'inanition un animal carnivore forme du sucre; un animal quelconque, que l'on ne nourrit pas, que l'on force au jeûne, ne produit pas moins de l'urée, etc.

Si donc les choses se passent dans la levûre comme dans un animal, elle doit produire l'alcool, l'acide acétique, l'acide carbonique sans sucre. Et j'ai démontré qu'il en était vraiment ainsi; que la levûre, délayée dans l'eau pure, dégageait de l'acide carbonique et formait de l'alcool et de l'acide acétique, etc. Or ces produits venaient nécessairement de la levûre, laquelle était démontrée exempte de sucre, et pas d'ailleurs, car l'eau ne peut pas être réputée fermentescible (1).

Telle est la théorie physiologique. Il faut pourtant distinguer deux circonstances dans la nutrition d'un être : celle où tous les aliments dont il a besoin pour l'accomplissement régulier de cet acte nécessaire lui sont fournis et celle où quelqu'un de ces aliments lui est refusé. Un animal carnivore ne peut pas être nourri exclusivement de sucre ou de matière albuminoïde; il peut vivre quelque temps de l'un ou de l'autre terme, mais il dépérit; il faut les deux pour qu'il prospère. Il en est de même de la levûre. Celle à qui l'on ne donne que du sucre, loin de se multiplier en nombre et en poids, diminue de poids. Pour qu'elle se multiplie en nombre et en poids, il faut lui donner en même temps ce qu'elle trouve dans le moût du brasseur, c'est-à-dire, outre le glucose, des matières albuminoïdes et

(1) A. Béchamp, Comptes-rendus, t. LVIII, p. 321 (1864).

des matières minérales appropriées. Nous verrons tout à l'heure les conséquences de cette remarque. En attendant, il est nécessaire que vous le sachiez : des objections ont été faites à cette théorie physiologique; vous verrez ce qu'elles valent.

Dans un autre travail qui avait suivi le précédent, j'avais démontré, contre M. Pasteur, que dans la fermentation alcoolique, l'acide acétique était un produit constant du phénomène. Un élève de M. Pasteur, M. Duclaux, appliquant la manière de voir de son maître, et reprenant mes expériences sur les acides volatils de la fermentation alcoolique pour les confirmer, s'exprime comme ceci :

« M. Béchamp n'a pas remarqué qu'ils pouvaient avoir deux origines très distinctes, et qu'ils pouvaient provenir soit du sucre, soit de la levûre. »

Or, j'avais admis que ces acides provenaient nécessairement de la levûre. Mais c'était une façon d'attaquer la théorie physiologique, laquelle, en effet, l'est directement dans le passage suivant du Mémoire de M. Duclaux :

« Lorsque, dit M. Duclaux, dans une fermentation alcoolique, on voit un poids déterminé de sucre être transformé en alcool par un poids de levûre cent et mille fois plus petit, *il est bien difficile de croire* que ce sucre a fait, à une époque quelconque, partie des matériaux de la levûre et qu'il est (l'alcool) quelque chose comme un produit d'excrétion (1). »

Longtemps après, M. Pasteur lui-même s'exprimait à peu près dans le même sens :

« Ce qui sépare, a dit ce savant, les phénomènes chimiques des fermentations d'une foule d'autres, et particulièrement des actes de la vie commune (c'est-à-dire de la nutrition des animaux), c'est le fait de la décomposition d'un poids de matière fermentescible bien supérieur au poids du ferment en action (2). »

C'est donc M. Pasteur lui-même que j'ai pour contradic-

(1) Duclaux, *Annales scientifiques de l'Ecole normale supérieure*, t. II, p. 249 (1865).

(2) Pasteur, Comptes-rendus, t. LXXV, p. 785 (1872).

teur. Or, j'avais répondu comme ceci à M. Duclaux (1) :

« On fait à cette théorie physiologique une objection : on dit que l'on ne saurait admettre que, dans une opération où un poids donné de levûre peut décomposer plusieurs centaines de fois son poids de sucre, celui-ci ou l'alcool dans lequel il s'est décomposé ait pu, à aucun moment du phénomène, faire partie de la substance de la levûre. Parler ainsi, c'est ne pas comprendre l'essence des opérations physiologiques. L'objection est du genre de celle-ci : supposez un homme adulte, ayant vécu un siècle et pesant en moyenne 60 kilogrammes; il a consommé, en même temps que d'autres aliments, l'équivalent de 20,000 kilogrammes de viande, et produit à peu près 800 kilogrammes d'urée. Dirait-on qu'il est impossible d'admettre que cette masse de viande ou d'urée ait pu, à aucun moment de sa vie, faire partie de son être ? Or, de même qu'un homme ne consomme tout cela qu'en répétant le même acte un grand nombre de fois, la cellule de levûre ne consomme les grandes masses de sucre qu'en assimilant et désassimilant sans discontinuité. Mais ce qu'un homme ne consommerait et ne produirait que dans un siècle, un nombre suffisant d'hommes l'absorberaient et le fourniraient dans un jour. Il en est de même de la levûre : le sucre qu'un petit nombre de cellules ne consomme que dans un an, un plus grand nombre le détruit en un jour : plus nombreux sont les individus, plus rapide est la consommation. »

Vous vous souvenez sans doute que M. Pasteur, s'étant demandé en quoi consiste l'acte chimique du dédoublement du sucre et quelle en est la cause intime, a déclaré l'ignorer complètement, se bornant à assurer que « les faits lui disaient seulement que toutes les fermentations par ferments organisés sont corrélatives de phénomènes physiologiques. » C'est précisément le langage de Cagniard-Latour, pour qui la fermentation alcoolique était un *effet de la végétation* de la levûre. Ce n'est pas que M. Pasteur ignorât qu'on avait parlé de phénomènes de nutrition; non, il le savait, mais il ne comprenait pas. Et son étonnement de ce que le ferment

(1) Béchamp, *De la circulation du carbone dans la nature*, p. 71 (1867), et Comptes-rendus, t. LXXV, p. 1522.

décompose bien plus que son poids de sucre, prouve qu'il n'avait aucune idée des phénomènes physiologiques dont il parle. Quant à savoir si la décomposition se fait dans la levûre, nous avons vu que l'un de ses élèves ne le pouvait pas croire; sans doute parce que M. Pasteur ne le croyait pas. On comprend ainsi pourquoi M. Pasteur ne pouvait pas s'imaginer que les fermentations par ferments organisés fussent des phénomènes de nutrition : un phénomène de nutrition qui ne s'accomplirait pas *dans le ferment* serait, en effet, incompréhensible.

Au fond, M. Pasteur partage la manière de voir de Mitscherlich. Ce grand savant admettait l'organisation et la vie dans la levûre ; mais, pour expliquer la décomposition du sucre par elle, il imagina la *théorie du contact*. C'est le contact de la levûre qui opère la décomposition, selon M. Pasteur, puisque le sucre ne pénètre pas dans la levûre selon ses disciples et lui-même.

Sans doute, en disant que la fermentation est un phénomène de nutrition, c'est-à-dire d'assimilation et de désassimilation, je n'explique pas la décomposition du sucre ; de même il est certain qu'en disant que je me nourris des aliments que j'absorbe, je n'explique pas comment le pain, la viande, etc., se changent en ma propre substance ; mais je sais pertinemment que ces aliments, transformés par la digestion, sont absorbés et ne deviennent partie intégrante de mon être qu'après cette absorption. Je connais les phénomènes physiques de l'absorption, je distingue les phénomènes chimiques, dans l'organisme, après cette absorption, et, sans connaître la cause intime de ces derniers, j'affirme qu'ils s'accomplissent dans ce qu'il y a de plus profond dans cet organisme. La théorie du microzyma est destinée à nous faire faire un pas en avant pour la solution de ces problèmes, sans que nous puissions découvrir la cause de l'activité de ces microzymas. A cet égard, il faut être discret, et nous contenter de ce qui est observable. Je connais l'activité des zymases, je connais leur origine, je sais qu'elles opèrent telle ou telle réaction : en sais-je davantage sur la cause de cette activité et comment elle a été communiquée à la matière qui en est le support ? Je vais plus loin : l'acide sulfurique est cause de la fluidification de l'empois quand la chaleur intervient ; le même acide peut intervertir le sucre de canne à la température ordinaire ; je constate les faits, je vois que l'acide sulfurique ne s'est combiné ni avec la matière amylacée, ni avec le sucre ; comment a-t-il donc agi ? On répond que c'est par sa présence, et on ne voit pas que répondre ainsi c'est se payer de mots ou faire aveu d'ignorance.

Ce qui empêche M. Pasteur et ses élèves d'admettre la pénétration du sucre digéré par la zythozymase, dans la levûre pour y être décomposé, c'est que l'on ne peut pas directement constater cette pénétration comme nous constatons celle des aliments digérés dans un animal.

J'avais plusieurs fois essayé de saisir cette pénétration, sans y parvenir ; c'est ainsi qu'il est impossible de découvrir jamais du glucose dans la levûre, à aucun moment de son séjour dans le milieu sucré qu'elle décompose. C'est pour cela que j'ai étudié le phénomène de l'action de la levûre sur elle-même en l'obligeant de vivre dans l'eau pure. Si, étant insoluble, elle dégage pourtant, dans cette situation, de l'acide carbonique, forme de l'alcool, de l'acide acétique, élimine de l'acide phosphorique et d'autres produits, c'est qu'il y a en elle une cause désassimilatrice. En quoi réside-t-elle ? C'est encore la théorie du microzyma qui nous répondra ! Quoi qu'il en soit, je constate *dans la levûre* une activité permanente : elle vit, même quand on ne la nourrit pas ; comme un animal vit, plus ou moins longtemps, quand on le prive d'aliments. Ce sont là des faits solidement établis.

Il faut maintenant, pour donner un fondement solide à ce que je vais vous dire des microzymas, que j'essaye de vous prouver la pénétration des aliments dans la levûre ; et ce sera la production des zymases qui m'en fournira le moyen.

Voici du bouillon de levûre obtenu en faisant bouillir pendant quelques secondes 50 grammes de levûre dans 1000 cent. cub. d'eau, et exactement filtré. On y a dissous 20 grammes de sucre par 100^{cc}. De cette solution limpide, faisons deux parts égales. Dans l'une, ajoutons une goutte d'acide phénique par 100^{cc}, et abandonnons-les, l'une à côté de l'autre, bien filtrées et absolument limpides, dans un lieu dont la température soit comprise entre 15 et 25 degrés C. Au moment où je viens de les faire, vous le voyez, les solutions ne contiennent aucune trace de glucose, car le réactif cupro-potassique n'en est pas réduit. Attendons quelques jours et observons de nouveau. Il arrivera ce que je vous montrerai dans le contenu de ces deux fioles ; elles contiennent la même préparation faite il y a environ 10 jours.

La liqueur phéniquée est restée limpide ; nous la chauffons après y avoir ajouté du réactif cupro-potassique, et vous voyez, qu'après l'ébullition du mélange, la liqueur est restée bleue, il n'y a pas de trace de réduction.

Le liquide du vase non phéniqué s'est troublé peu à peu : des microzymas atmosphériques y sont tombés, ont pullulé, puis de petites cellules, plus ou moins semblables à la levûre de bière, s'y sont développées. Je filtre pour recueillir ces cellules et pour observer la solution filtrée. Vous voyez que le réactif cupro-potassique en est réduit, même avant que la liqueur ait atteint le point de son ébullition. Le sucre de canne a donc été interverti, une zymase s'est produite où il n'y en avait pas. Et les globules recueillis sur ce filtre, bien lavés à l'eau, broyés avec du sucre de canne, l'intervertiront rapidement. Que s'est-il passé ?

Le bouillon de levûre qui ne contenait pas le ferment soluble inversif, la zymase, le contient maintenant, puisque le sucre de canne est interverti ; mais les matériaux du bouillon de levûre ne deviennent pas spontanément, malgré le contact de l'air, capables d'opérer cette intérversion. Celle-ci est donc une fonction des moisissures qui y sont nées. Leur organisme, pour se développer, s'est nourri des matériaux complexes du bouillon de levûre ; il a constitué ses tissus et à formé la zymase avec des matériaux qui n'en contenaient pas la substance. Et cette conclusion est valable aussi lorsque la levûre se multiplie par ensemencement dans la cuve du brasseur ; cette cuve ne contient aucun agent capable d'intervertir le sucre de canne ; mais les matières albuminoïdes qui y existent produiront la zythozymase dans les cellules de levûre.

Dans la seconde Conférence, à propos des générations spontanées, j'ai rapporté ce qui arrive lorsqu'on expose au contact de l'air une solution de diastase et de sucre. La diastase, qui n'exerce aucune action sur le sucre de canne, est restée inactive dans la solution créosotée ; dans celle qui ne l'a pas été, des cellules se sont formées, la zythozymase s'est produite et le sucre a été interverti. Donc, dans les cellules produites, la diastase, une zymase qui n'agit pas sur le sucre de canne, a été transformée en une autre zymase qui l'intervertit. Enfin, dans une autre expérience de la même Conférence, nous avons vu les solutions de gélatine sucrées s'intervertir ; la gélatine, elle-même, peut donc, dans la moisissure, produire une zymase qui intervertit le sucre de canne !

Mais qu'avons-nous besoin de tous ces faits pour nous convaincre que tout se *passe dans un organisme* par un acte de nutrition, lorsque nous savons que les moisissures qui naissent dans l'eau sucrée pure, voire dans l'eau distillée, créent, de toutes pièces, les éléments de leurs tissus et la zymase qui intervertit le sucre de canne ?

Concluons donc, que sans la notion que la fermentation est un acte physiologique de nutrition, rien de tout cela ne serait compréhensible. Or, un acte de nutrition suppose la pénétration, l'absorption de l'aliment dans l'intimité de cet organisme, homme ou simple cellule de levûre, végétal ou simple moisissure, même réduite au microzyma.

Et tout ceci m'amène à vous signaler une fois de plus la profonde différence qui existe entre un *ferment organisé* et *un ferment soluble : celui-ci* est produit par *celui-là*. Le ferment organisé est insoluble, parce qu'il est organisé et, répétons-le, *solubilité* et *organisation* sont termes contradictoires.

Il résulte de là que les ferments organisés, qui sont insolubles du fait de l'organisation, ne devraient pas s'appeler des ferments. On ne peut pas dire d'un être qui se nourrit qu'il est ferment ; un homme n'est pas un ferment, à moins qu'il ne soit un *ferment de discorde*, comme il y en a tant qui le sont. Mais on peut dire qu'il est producteur de ferments solubles, de zymases, comme il l'est des matériaux organiques qu'il s'assimile et fait siens pour vivre et se reproduire. Vus par ce côté, les ferments organisés nous apparaissent donc aussi comme des appareils de synthèse.

On peut donc dire que dans certaine phase de son activité, un ferment organisé se nourrit. On ne peut pas dire d'une zymase, de la diastase, par exemple, qu'elle se nourrit quand elle transforme la fécule.

Les zymases sont uniquement des agents doués d'activité chimique, mais d'ordre spécial, qui se suffit à elle-même, qui s'épuise vite et qui a rarement besoin, comme la pepsine, du concours d'un autre agent (un acide) également d'ordre chimique.

Les zymases sont produites : elles ne se reproduisent pas.

Et vous comprenez maintenant pourquoi j'ai formé le mot *zymase*, qui rappelle leur origine, et, par définition, leur fonction chimique.

Mais si l'on ne doit pas dire d'un être qui se nourrit qu'il est ferment, il en est autrement des zymases.

Les zymases, à cause de leur activité souvent spécifique, et de l'ignorance où nous sommes encore de l'explication de leur étrange activité, les zymases méritent seules le nom de *ferments*.

L'action des zymases est spécifique (1), disais-je ; il convient d'ajouter que les transformations spéciales qu'elles déterminent sont toujours susceptibles d'être traduites par une équation, ce qui n'est presque jamais possible quand il s'agit des phénomènes de nutrition dans les ferments organisés, pas plus que dans les êtres supérieurs ; non pas qu'il n'y ait équation entre ce qui entre et ce qui sort, mais parce que le phénomène varie trop dans certaines limites, et à cause de la multitude des composés qui sont désassimilés.

Encore une remarque pour conclure.

(1) Il ne faut pas prendre cette spécificité dans un sens trop absolu. En effet, la *synaptase*, qui opère le dédoublement de l'amygdaline, peut aussi fluidifier l'empois. La zythozymase, qui intervertit le sucre de canne, peut également fluidifier l'empois.

Qu'un alcali caustique, un acide puissant, attaque et transforme des matières organiques, il n'y a là rien qui surprenne. Mais que des zymases, des corps sans réactions chimiques violentes, pas du tout acides ou alcalins, opèrent des transformations aussi profondes que l'acide sulfurique ou la potasse, et à dose extraordinairement moindre, et à température peu élevée (généralement la température physiologique : 37 à 40°), voilà qui a lieu de surprendre. Et c'est là l'effet d'une merveilleuse harmonie : les acides auraient produit des désordres redoutables là où les zymases agissent avec une douceur physiologique digne de la plus grande attention et qui provoque l'étonnement !

Nous pouvons, maintenant, utilement entreprendre l'étude de la fonction chimique des microzymas. Nous trouverons, comme pour les autres ferments organisés, qu'ils peuvent avoir une fonction zymasique et une fonction de nutrition, c'est-à-dire une fonction comparable à celle de la levûre qui intervertit le sucre de canne, et une seconde comparable à celle qui produit la fermentation alcoolique.

Les premiers microzymas d'origine animale que nous ayons étudiés, M. Estor et moi, sont les microzymas du foie. Plus tard, j'ai successivement étudié ceux du pancréas et des autres glandes telles que le thymus, la rate, le rein ; plus tard, ceux des amandes douces, de la noisette, de l'orge et de l'orge germée ; puis ceux de la levûre de bière elle-même ; enfin les microzymas gastriques.

Les microzymas du foie sont capables de fluidifier l'empois de fécule, mais sans le saccharifier. Pour vous faire une idée de leur activité, je vais vous redire l'expérience que nous avons faite. « Nous avons introduit environ 4 cent. cub. de bouillie de microzymas et d'eau dans 240^{cc} d'empois contenant 6 grammes de fécule. Moins d'une heure après, la température étant de 30 à 40 degrés C., la fluidification de l'empois était complète. Et cette fluidification se fait sans changement de forme des microzymas, qui au microscope apparaissent aussi mobiles qu'auparavant. Cette expérience répétée avec des microzymas de chien à jeun, ou en digestion, ou avec des foies de lapin dans les mêmes conditions, a toujours conduit au même résultat. »

Et remarquez-le bien à cause des comparaisons futures que nous aurons à faire des microzymas de différentes origines d'animaux adultes, la transformation de la fécule ne va guère au delà de la fécule soluble. Nous avons constaté que 24 heures, 48 heures après, il ne s'était formé que des traces de glucose ou de dextrine. Et nous avons cherché pourquoi les microzymas du foie n'opéraient pas la saccharification de la matière amylacée.

Si, au lieu des microzymas du foie isolés, on emploie la pulpe du foie (de chien ou de lapin, à jeun ou en digestion), la fluidification est bien plus rapide et le glucose se produit.

Le foie était raclé et la pulpe bien lavée par décantation. Quelques centimètres cubes de cette pulpe, introduits dans 240^{cc} d'empois préparé comme ci-dessus, en ont opéré la fluidification dans quelques minutes, et après quelques heures, il était facile, par la réduction du réactif cupro-potassique, de s'assurer que des proportions notables de glucose s'étaient formées.

Voici quel est l'intérêt physiologique de ces expériences : Cl. Bernard avait constaté qu'un foie bien hydrotomisé, ne contenant plus de glucose, en contenait 24 heures après, si on l'abandonnait à lui-même. Et il en concluait, avec raison, que la matière glucogène, au bout d'un certain temps, reproduisait le glucose que les lavages enlevaient. Or, la matière glucogène est une substance voisine de la fécule soluble. Mais dans quelle portion de la glande réside la cause transformatrice de la matière glucogène en glucose ? Mais de quelle nature est cette cause ? Si c'est une zymase, quel est l'organe ou l'élément anatomique qui la produit ? Tout cela avait été laissé sans solution par Cl. Bernard.

Les expériences qui précèdent ont fourni la réponse. En effet, la pulpe du foie, dans la seconde expérience, avait été essayée : elle ne contenait pas de glucose. Nous nous sommes assurés, par des expériences de contrôle qu'aucune cause étrangère, venue de l'air, ne pouvait être intervenue ; la créosote d'ailleurs nous mettait à l'abri de l'influence des germes de l'air. D'un autre côté, les microzymas ou la pulpe, portés, dans l'eau, à une température de 100 degrés, n'agissent plus sur l'empois; celui-ci conserve sa consistance pendant plusieurs jours, bien que, à dessein, le contact de l'air n'eût pas été évité. Cependant, pourquoi la pulpe est-elle plus active que les microzymas libres? Cette différence peut se concevoir : c'est que la pulpe contient encore les cellules du foie, et que ces cellules renferment encore le produit de l'activité des microzymas; c'est la zymase engendrée par eux qui saccharifie la fécule; or cette zymase ils ne peuvent la former qu'avec les matériaux albuminoïdes de la cellule.

Les microzymas du pancréas. Le pancréas verse dans l'intestin un suc liquide et limpide comme la salive, et les physiologistes avaient depuis longtemps comparé le pancréas aux glandes salivaires. Valentin, cité par Cl. Bernard (1), avait constaté que le tissu du pancréas transforme l'amidon en sucre.

MM. Bouchardat et Sandras (2) démontrèrent non seulement que le tissu du pancréas, mais le suc pancréatique de poule et d'oie possèdent la même propriété au plus haut degré. En imitant le procédé d'extraction de la diastase que M. Mialhe avait appliqué à la salive pour extraire la diastase salivaire, ces savants isolèrent le principe actif du suc pancréatique. Enfin ils firent voir que le pancréas haché, mêlé au double de son poids d'eau, fluidifie et saccharifie énergiquement l'empois.

Cl. Bernard a confirmé tout cela. Le tissu du pancréas, le suc pancréatique que l'on peut recueillir, à l'aide d'une canule, de la glande elle-même et l'infusion aqueuse de la glande, possèdent donc les propriétés de la diastase. Mais Cl. Bernard est allé plus loin : il a reconnu au pancréas et au suc pancréatique une seconde fonction : celle d'émulsionner et d'acidifier les corps gras, et le fait a été confirmé avec beaucoup de netteté par M. Berthelot en se servant de butyrine; de plus, il a démontré que le suc pancréatique coagulé par la chaleur n'opère plus cette acidification. Enfin

(1) Supplément aux Comptes-rendus hebdomadaires des séances de l'Académie des sciences, t. I, p. 379-409.

(2) Comptes-rendus, t. XX, p. 1085 (1845).

le savant physiologiste a appelé *pancréatine* la matière active du suc pancréatique.

C'est pourquoi Cl. Bernard a écrit cette singulière assertion : « La transformation de l'amidon en glucose ne distingue pas le suc pancréatique des autres liquides alcalins de l'économie ; au contraire, sa faculté d'émulsionner et de modifier les matières grasses, constitue son rôle essentiel et spécial dans la digestion (1). » C'était s'avancer trop, comme nous allons voir. En outre, il n'est pas exact de dire que *les autres* liquides alcalins de l'économie soient capables de saccharifier l'amidon ; à cet égard, l'illustre savant partageait l'erreur commune à plusieurs.

Enfin, une troisième fonction du suc pancréatique, assurément la plus remarquable, a été découverte par M. L. Corvisart (2) : c'est son action transformatrice sur les matières albuminoïdes. L'auteur, après avoir rapporté une observation de MM. Purkinje et Pappenheim, dit : « Le suc pancréatique, en digérant les aliments albuminoïdes, opère en eux une transformation identique ou analogue à celle que l'estomac produit. Mais le liquide du pancréas n'agit que sur la partie de l'aliment qui a échappé à la digestion gastrique. La partie de l'aliment transformée par le suc de l'estomac est *un produit définitif*, sur lequel le pancréas n'a plus d'action. » Nous reviendrons sur ces assertions, qui ne sont pas exactes de tous points ; l'action transformatrice seule a été très bien constatée ; sur le reste M. Corvisart n'avait pas, alors, les moyens de se prononcer en connaissance de cause. Mais voici une série de faits dignes d'une très grande attention. M. Corvisart a reconnu que les aliments crus sont violemment digérés par le pancréas. L'infusion de la glande opère aussi des digestions ; mais la propriété digestive de cette infusion a été trouvée maximum quand on prend à un chien le pancréas, la cinquième heure après un repas copieux : Le suc pancréatique exerce son action indépendamment de la réaction alcaline, acide ou neutre. Enfin, l'action digestive sur les corps azotés est une action propre, primi-

(1) Comptes-rendus, t. XXVIII, p. 253 (1849)

(2) Sur une fonction peu connue du pancréas : la digestion des aliments azotés. *Comptes-rendus*, t, XLIV, p. 720 (1857).

tive, qui réside dans le suc pancréatique avant toute immixtion avec le suc intestinal, biliaire, gastrique.

M. Corvisart avait été jusqu'à démontrer que l'infusion aqueuse de pancréas d'homme pouvait digérer l'albumine coagulée et la fibrine, sans qu'il fût possible d'attribuer la transformation à un phénomène de putréfaction. Malgré cela, il se trouva quelqu'un en Allemagne pour contredire l'importante découverte de M. Corvisart.

Pour l'intelligence de ce que j'ai à vous dire sur les microzymas pancréatiques, il est bon que vous sachiez que les confirmations n'ont pas manqué; si bien que les auteurs admettent généralement que la fibrine du sang se transforme, dans les digestions pancréatiques artificielles, en albumine et peptone dont les propriétés se confondent avec celles de la peptone gastrique, dont nous parlerons plus loin. Mais, d'autre part, on a observé dans les produits des digestions par le pancréas, la présence de la leucine, de la tyrosine et d'autres composés cristallisables, sans pouvoir affirmer qu'ils ne viennent pas du pancréas qui les contient.

La préoccupation de la spécificité des ferments solubles a porté quelques auteurs à rechercher, dans les produits de l'infusion du pancréas, les trois ferments solubles dont l'un saccharifierait l'amidon, un autre acidifierait les graisses, un troisième digérerait les matières albuminoïdes, et qui, réunis, constitueraient la *pancréatine* de Cl. Bernard. Cette question préoccupe en ce moment M. J. Béchamp. N'oublions pas cependant que la spécificité dans l'action des zymases n'a rien d'absolu : une zymase, unique de nature, peut fort bien posséder la propriété de transformer plusieurs substances. C'est ainsi que la synaptase fluidifie l'empois et dédouble l'amygdaline.

Les microzymas pancréatiques que j'ai étudiés sont ceux du chien et du bœuf. La glande était dilacérée aussitôt après la mort de l'animal et tandis qu'elle était encore chaude. J'ai étudié l'activité des microzymas isolés et absolument lavés à l'eau, avant et après le traitement par l'éther.

Les microzymas pancréatiques sont très propres à nous démontrer la relation de dépendance qu'il y a entre les microzymas et les zymases, celles-ci étant, d'après ce que je vous ai dit, les produits de l'activité de ceux-là.

Action des microzymas pancréatiques sur l'empois et sur le sucre de canne. — En premier lieu, voici des expériences commencées il y a deux heures environ; en voici d'autres que nous préparons séance tenante : nous mettons des microzymas encore entourés de leur atmosphère de corps gras (ils sont reconnaissables à leur couleur claire) avec de l'empois; nous en mettons également de ceux qui ont été lavés à l'éther (ils sont brun olive en masse) avec un certain volume du même empois. Et vous remarquez combien est petite la quantité de microzymas que j'emploie. Les fioles qui contiennent le mélange sont mises dans ce bain, qui est à 35-40 degrés C. Avant la fin de la leçon, l'empois sera fluidifié, et nous pourrons y constater la formation du glucose, comme je vous montre qu'il y en a abondamment dans les liqueurs filtrées qui avaient été préparées d'avance. — Eh bien, $0^{gr.}3$ de microzymas lavés à l'éther, et encore à l'eau, humides, contenant à peine $0^{gr.}036$ de matière sèche, suffisent pour fluidifier et saccharifier 60 cent. cub. d'empois.

Et j'ajoute que l'eau de lavage des microzymas, après les longs traitements qu'exige leur extraction, possède presque indéfiniment la propriété de fluidifier l'empois, exactement comme l'eau de lavage de la levûre possède celle d'intervertir le sucre de canne.

Les microzymas pancréatiques opèrent la transformation de la fécule en conservant leur forme; ce n'est qu'après un séjour prolongé qu'ils évoluent en toutes petites bactéries linéaires et en chapelets de grains ou en 8 de chiffre. Ces expériences s'accomplissent aussi bien en présence de la créosote à dose non coagulante.

Les microzymas pancréatiques sont absolument sans action sur le sucre de canne. Dans l'expérience que voici, on a mis $0^{gr.}6$ de microzymas en pâte, humides, avec $20^{cc.}$ d'eau sucrée contenant $5^{gr.}$ de sucre de canne. L'expérience est en train depuis vingt-quatre heures : vous voyez que le réactif cupropotassique n'est pas réduit par la solution filtrée. Après trois, quatre, six jours et plus longtemps, il en serait de même. Seulement, lorsqu'on veut la prolonger, il faut ajouter de la créosote au mélange, pour se mettre à l'abri de l'influence possible des germes de l'air.

Et cette expérience négative a la même importance que celle qui a été faite sur l'empois. On sait, en effet, que le suc pancréatique, aussi bien que les infusions du pancréas, sont sans action sur le sucre de canne.

Action des microzymas pancréatiques sur les corps gras. — J'ai essayé l'action des microzymas lavés à l'éther sur les corps gras. Une bouillie de ces microzymas a été vigoureusement agitée avec une petite quantité d'huile d'olives. Le mélange, d'abord neutre au papier bleu de tournesol sensible, après quelques heures de séjour à l'étuve, finit par rougir manifestement le papier bleu. Cependant, il est bien remarquable que le corps gras enlevé par l'éther aux microzymas de la glande fraîche, soit sensiblement neutre. C'est une question à étudier.

Action des microzymas pancréatiques sur les matières animales. — Mais la propriété, assurément la plus remarquable de ces microzymas, est de dissoudre et transformer profondément les matières albuminoïdes les plus diverses. Jusqu'ici, j'ai opéré sur les substances suivantes :

La fibrine du sang de bœuf;

La fibrinine ;

La musculine ;

La modification insoluble du blanc d'œuf que l'on obtient dans l'action de l'acide chlorhydrique concentré sur le blanc d'œuf, que quelques chimistes appellent *acidalbumine* et confondent avec la musculine ;

La caséine;

La primovalbumine (la portion du blanc d'œuf de poule que l'extrait de saturne précipite) ;

La secondovalbumine (la partie du blanc d'œuf qui est précipitable par l'extrait de saturne ammoniacal après que la précédente a été enlevée) ;

L'osséine d'os de mouton, préparée par le procédé de M. Fremy.

Parmi ces substances, il n'y en a que deux de solubles; la primovalbumine, et la secondovalbumine. Les insolubles sont rapidement dissoutes, ou, comme on dit, digérées et transformées par les microzymas pancréatiques; les solubles sont profondément modifiées et transformées également.

Je n'aurais pas le temps de développer ce sujet très intéressant si je voulais traiter le côté purement chimique qui le concerne. Le tableau qui est sous vos yeux vous en dira assez après les explications que je vais vous donner.

Insistons d'abord sur le fait de la dissolution des matières albuminoïdes insolubles.

Voici de la fibrine, très blanche, très pure. Vous ne doutez pas que ce ne soit un corps d'une insolubilité absolue.

Voici de la fibrinine et de l'osséine, substances également insolubles.

Je les mets avec une quantité d'eau distillée suffisante pour que les matières y soient complètement immergées, et j'y ajoute des microzymas pancréatiques en pâte, bien lavés à l'eau, à l'éther et encore à l'eau. Notez que les microzymas sont également insolubles, et que la quantité de ceux-ci est peu de chose comparée à celle de la matière animale. Les préparations sont abandonnées à la température de 40-45 degrés, à l'étuve ou dans un bain d'eau. Vous ne verrez pas la dissolution s'opérer; mais voici une expérience semblable à l'une de celles-ci, avec la fibrine; elle a été commencée à midi; elle était dans l'état que vous voyez entre cinq à six heures du soir, et maintenant, huit heures trois quarts, c'est un liquide trouble où vous ne distinguez plus aucun filament de fibrine; je jette sur un filtre, et un liquide limpide s'écoule qui contient toute la fibrine transformée, moins ses microzymas, qui restent mêlés aux microzymas pancréatiques. Je vous parlerai tout à l'heure de l'influence ultérieure des microzymas de la fibrine sur le mélange résultant de la réaction. Je vous prie seulement de constater que ce mélange n'est pas putréfié; il n'a d'autre odeur que l'odeur particulière à ces substances.

Pour vous faire une idée de l'intensité de l'action, sachez que dans cette expérience on avait employé 140gr. de fibrine humide, exprimée, 10gr. de microzymas pancréatiques en pâte, contenant 1gr.06 de matière supposée sèche. Il a fallu moins de six heures, pour que la solution se fit. Avec une plus grande quantité de microzymas elle eût été plus rapide et aurait pu être terminée en une heure, ainsi que je m'en suis assuré. Et les choses se passent de la même manière quand on fait usage de microzymas non lavés à l'éther : seulement il en faut employer davantage si l'on veut obtenir les mêmes résultats.

La fibrinine, toutes choses égales d'ailleurs, est aussi vivement attaquée.

Vous vous rappelez que la fibrine se gonfle avant de se dissoudre dans l'acide chlorhydrique très étendu. Le phénomène est tout autre dans le cas actuel : la fibrine se désagrège et disparaît sans aucun gonflement.

L'osséine, réduite en menus fragments, se dissout, couche par couche, sans se désagréger. 10$^{gr.}$ d'osséine fraîche humide, traités par 4$^{gr.}$ de microzymas pancréatiques lavés à l'éther, en pâte humide, et 30 cent. cub. d'eau étaient aux trois quarts dissous dans l'espace de vingt-quatre heures. Il y avait près de 3 grammes d'osséine, supposée sèche, de dissoute.

La caséine, la musculine sont aussi rapidement dissoutes ; la rapidité est, nécessairement, en rapport avec la quantité de microzymas employés.

La primovalbumine et la secondovalbumine, bien qu'employées à l'état soluble, sont plus lentement digérées ou transformées.

Tels sont les faits, relativement à l'activité des microzymas pancréatiques ; ils paraissent étranges quand on ne se place pas au point de vue de la théorie que je vous ai exposée en commençant cette Conférence ; nous y reviendrons tout à l'heure.

Mais pour l'intelligence du tableau, il faut que j'insiste sur quelques particularités qui expliquent les contradictions des auteurs et rectifient certaines opinions trop tôt émises.

Vous savez que les auteurs appellent *peptones*, le produit ou les produits des digestions stomacales. La tendance était, depuis Lehmann, qui a créé ce mot inutile, de regarder comme unique le produit de la digestion des matières animales les plus diverses ; et cela n'avait rien d'étrange, puisque les chimistes, du moins presque tous, et Lehmann en particulier, croyaient à l'unité substantielle des matières albuminoïdes; ce que d'autres considéraient comme des espèces n'étant, d'après eux, que la même matière plus ou moins souillée, mélangée ou combinée avec des matières minérales.

Or, les auteurs affirment, à peu près unanimement, l'identité des peptones pancréatiniques avec les peptones gastriques. C'était aussi l'opinion de M. Corvisart, qui, en outre, avait admis que les produits de la digestion gastrique étaient des produits définitifs sur lesquels les liquides pancréatiques n'avaient plus d'action.

Enfin, plusieurs auteurs ont découvert, parmi les produits des digestions par les liquides pancréatiques, de la leucine, de la tyrosine, de la xanthine et autres produits cristallisables. Mais comme le pancréas contient ces composés, on ne pouvait pas affirmer qu'ils fussent les résultats de la digestion. Bref, on ne savait pas s'ils avaient pour origine la matière albuminoïde ou la substance employée pour les transformer.

Dans un travail étendu, dont je vous ai parlé dans le cours de cette année, j'ai démontré non seulement que les diverses matières animales que les chimistes autrefois considéraient comme différentes et dont les analyses de MM. Dumas et Cahours avaient démontré la spécificité, l'étaient réellement, mais que beaucoup d'entre elles, le blanc d'œuf, par exemple, que l'on regardait comme formé d'une substance unique, étaient des mélanges. C'est ainsi que la substance du blanc d'œuf, que l'on nommait *l'albumine*, est formée de trois espèces de corps absolument distincts, etc. C'est par des analyses minutieuses et par l'étude des pouvoirs rotatoires que j'ai établi la multiplicité et la diversité des matières albuminoïdes. Et les recherches de M. J. Birot, celles de M. J. Béchamp, sur les albumines pathologiques, ont eu pour résultat d'en augmenter encore le nombre.

Après avoir appris à préparer des matières albuminoïdes pures, j'ai étudié les produits qui en résultent quand on les soumet à l'action du suc gastrique de chien. Je ne peux pas même vous donner une idée de la méthode, tant le temps me presse ; mais, tenant compte, par un calcul très simple, du pouvoir rotatoire propre au suc gastrique que j'ai employé, j'ai pu déterminer le pouvoir rotatoire du produit résultant de la digestion gastrique. J'ai pris de même le pouvoir rotatoire des produits des digestions *micropancréatiques* (expression facile à comprendre), et c'est de la comparaison de ces pouvoirs rotatoires, faite au tableau que vous avez sous les yeux, que résulte la preuve de la non identité des produits de ces digestions avec une même matière albuminoïde. J'ai poussé plus loin l'analyse des produits des actions du suc gastrique et des microzymas pancréatiques sur les matières albuminoïdes ; il en est résulté que les composés isolés ne sont pas les mêmes ; ils diffèrent non seulement par leurs propriétés, mais par leur pouvoir rotatoire.

Tableau du pouvoir rotatoire de quelques matières albuminoïdes pures et après les digestions gastriques et micropancréatiques (1).

Pouvoir rotatoire de la solution chlorhydrique de fibrine. $[\alpha]_j$	= 72°
— — de la digestion gastrique de fibrine.	— 66° à — 73°
— — — — micropancréatique de fibrine.	— 39°,5
Pouvoir rotatoire de la fibrinine en solution acétique.	— 66°,5
— — de la digestion gastrique.	— 69°,3
— — de la digestion micropancréatique.	— 36°,7
Pouvoir rotatoire de la musculine en solution acétique	— 63°,6 à — 69°
— — de la digestion gastrique de musculine.	— 73°,9
— — de la digestion micropancréatique.	— 37°,2
Pouvoir rotatoire de la caséine en solution ammoniacale.	— 120°
— — de la digestion gastrique.	— 101° à — 112°
— — de la digestion micropancréatique.	— 68° à — 83°
Pouvoir rotatoire de la primovalbumine.	— 33°,7
— — de la digestion gastrique.	— 42°,3 à — 47°,3
— — de la digestion micropancréatique.	— 30°,5
Pouvoir rotatoire de la secondovalbumine.	— 52°,7
— — de la digestion gastrique.	— 49°,8 à — 68°
— — de la digestion micropancréatique.	— 44°,4
Pouvoir rotatoire de l'osséine soluble. t. = 15°.	— 386°
— — de la digestion gastrique. t. = 16°.	— 250°,6 à — 266°,6
— — de la digestion micropancréatique t. 15°	— 147°,7

(1) Bulletin de l'Académie de médecine, 17 mai 1881.

Cette étude m'a permis de démontrer que dans la digestion micropancréatique se forment des composés cristallisables qui n'apparaissent jamais dans les digestions gastriques. Par ce moyen, j'ai résolu le problème relatif à l'origine des composés cristallisables des digestions pancréatiniques. Pour cela, il suffisait de s'assurer que les microzymas pancréatiques, qui ne contiennent ni leucine, ni tyrosine, etc., produisent ces composés dans leur action sur les matières albuminoïdes; et la démonstration devenait d'une évidence indiscutable lorsque le poids des composés cristallisés obtenus était plus grand que celui des microzymas employés.

Par exemple, dans une opération faite avec la fibrinine, dans ce but, on avait employé 15 gr. de cette substance supposée sèche et 6 gr. de microzymas pancréatiques très égouttés, contenant 0 gr. 8 de matière sèche. Or le poids des composés cristallisés ayant été de 2 gr. 5, on voit qu'il représente le sixième de la matière albuminoïde et trois fois le poids des microzymas secs.

Un mot encore sur ce sujet. Je disais récemment, à l'Académie de médecine : « Qu'il me soit permis de dire tout haut qu'il est regrettable que l'on ait adopté le mot de *peptone*, qui est de Lehmann, quand un savant français, membre de cette Académie, M. Mialhe, avait déjà créé pour les produits des digestions le mot *albuminose*. Eh bien, je crois qu'il serait logique et équitable de revenir à cette appellation, et je ne crains pas de trop m'aventurer en disant qu'il y a des *albuminoses*, des *caséinoses*, des *fibrinoses*, des *musculinoses*, des *osséinoses*, etc. C'est ainsi qu'un mot bien formé permet un langage clair, au lieu de désignations compliquées. »

On dit avec raison que la science n'a pas de patrie; c'est évident! Mais il y a une patrie française! et ce n'est pas faire tort aux autres que de l'aimer, de la défendre en défendant ses fils et leurs œuvres! Nous n'emploierons plus que la nomenclature de M. Mialhe.

Les microzymas gastriques et les microzymas des glandes stomacales. — Nous venons de voir que les microzymas pancréatiques opèrent les mêmes transformations que le suc pancréatique et les infusions aqueuses du pancréas et, de plus, que les produits de ces digestions : albuminoses, fibrinoses, caséinoses, osséinoses, etc., ne sont pas les mêmes qu'on obtient, des mêmes substances albuminoïdes, par l'action du suc gastrique.

La théorie du microzyma m'a porté naturellement à rechercher si les microzymas des glandes de l'estomac, que l'on nomme glandes pepsigènes, ne jouiraient pas des propriétés de la pepsine et du suc gastrique. Ce que la théorie faisait prévoir s'est trouvé exact. Mais certaines difficultés ne m'ont permis d'arriver à la solution du problème que grâce à un détour et à la suite de considérations d'ordre tout physiologique.

J'ai d'abord étudié les microzymas gastriques qui sont contenus dans le mucus qui s'écoule avec le suc gastrique recueilli de l'estomac d'un chien muni d'une fistule. Nous avons vu comment on les en extrait. Ainsi préparés, vus en masse, ils sont de couleur brunâtre. L'eau qui filtre sur eux n'est pas acide ; je les ai employés après un lavage soigné et tandis qu'ils sont en pâte humide.

Mais avant d'exposer les expériences dont ils ont été l'objet, il est nécessaire de connaître avec quelque précision l'histoire du suc gastrique telle qu'elle résulte de mes recherches.

Le suc gastrique de chien obtenu à l'aide d'une fistule, après l'administration d'un fragment d'os à l'animal à jeun depuis vingt-quatre heures, est un liquide acide, c'est-à-dire rougissant vivement le papier de tournesol. Les matières organiques qu'il tient en dissolution sont douées du pouvoir rotatoire et dévient à gauche le plan de polarisation : mais ce pouvoir rotatoire est variable.

Soit, pour fixer les idées, un suc gastrique dont le pouvoir rotatoire est de

$$[\alpha]_j = -64^\circ,2$$

pour les matières organiques actives qu'il contient. Il donne, quand on le chauffe, un léger coagulum et contient plusieurs substances solubles de pouvoirs rotatoires inégaux.

Action du suc gastrique sur le sucre de canne et sur la fécule. — Le suc gastrique même étendu de son volume d'eau, agit sur le sucre de canne et l'intervertit rapidement. Mais l'interversion est due à l'acidité du suc gastrique et non pas aux matériaux organiques qu'il contient; voici comment on le démontre :

Le même volume de suc gastrique, dans les mêmes conditions, est exactement saturé par le carbonate de soude, ce qui détermine la formation d'un précipité blanc de phosphates. Or, le suc ainsi saturé ayant été employé à dissoudre la même quantité de sucre, celui-ci ne s'est pas interverti dans le même temps que le suc acide agit; le suc neutralisé a laissé le sucre inaltéré, le réactif cupropotassique n'a pas été réduit.

Les matériaux organiques, pepsine et autres, que le suc gastrique contient, sont donc sans action sur le sucre de canne. J'ajoute qu'ils sont aussi incapables de saccharifier l'empois de fécule.

Le suc gastrique agit donc sur le sucre de canne par son acide et non par sa zymase. On sait, d'autre part, que la pepsine ou gastérase n'agit sur les matières albuminoïdes, pour les digérer, que dans un milieu convenablement acidulé. Physiologiquement, ce sont les glandes stomacales qui fournissent l'acide chlorhydrique nécessaire pour que la pepsine manifeste son activité, dans le suc gastrique normal, sur les matières albuminoïdes.

De l'acidité du suc gastrique. — On a beaucoup discuté sur l'acidité du suc gastrique, sur la nature de l'acide auquel il faut l'attribuer et sur la question de savoir si cet acide y est à l'état de liberté ou de combinaison.

D'après mes observations, il n'y a pas d'autre acide dans le suc gastrique physiologique que le chlorhydrique. Mais y est-il libre ou combiné?

M. Rabuteau admet que l'acide chlorhydrique n'est pas en combinaison; pour le prouver, on a donné comme décisive l'expérience suivante de ce savant :

Un mélange d'iodure de potassium et d'iodate de potasse, en dissolution aqueuse, ajouté à l'empois d'amidon, n'y détermine aucun phénomène de coloration, parce que l'iode ne devient pas libre. Mais, vous le voyez, si j'y ajoute une trace d'acide chlorhydrique, aussitôt l'iode est mis en liberté, et l'empois prend une belle coloration bleue.

Or, M. Rabuteau a fait voir que « le suc gastrique bleuit un mélange d'amidon, d'iodure et d'iodate de potasse..» Et l'auteur du livre qui rapporte cette expérience (1) ajoute qu'elle constitue la plus concluante de toutes les démonstrations au sujet de la question tant controversée de l'acidité du suc gastrique.

Assurément, le fait est exact ; mais il a été mal interprété et ne prouve pas ce qu'on voudrait lui faire prouver. Il n'est pas nécessaire qu'un acide soit libre pour que le phénomène se manifeste, puisque l'addition de certains sels, réputés neutres par la théorie, ajoutés au mélange d'iodure, d'iodate et d'empois, peut déterminer le dégagement de l'iode et la coloration bleue corrélative de la matière amylacée.

En effet, voici qu'au mélange d'iodate, d'iodure et d'empois, j'ajoute une solution aqueuse de chlorure d'aluminium anhydre, récemment faite, et à froid : vous le voyez, la coloration bleue apparaît immédiatement. Et ne croyez pas que c'est parce que le chlorure d'aluminium a décomposé l'eau et que le phénomène a été provoqué par l'acide chlorhydrique dégagé ; car, si à la solution du chlorure d'aluminium j'ajoute d'abord de la potasse jusqu'au moment où l'alumine commence à se précipiter, la nouvelle liqueur, malgré la présence de l'excès d'alumine, mais rougissant encore le papier de tournesol, détermine aussitôt le bleuissement du mélange d'iodure, d'iodate et d'amidon. Il y a plus, si au même mélange on ajoute un peu d'alun, de crême de tartre ou de phosphate acide de chaux, la coloration bleue, intense, se développe aussitôt. Le sulfate de cuivre lui-même, bien pur, recristallisé, ne contenant aucune trace d'acide libre, détermine aussi, bien que plus lentement, la coloration bleue du mélange ; et il est probable que d'autres sels neutres, à réaction acide ou des bisels très stables comme l'est la crême de tartre, agiraient de même.

Donc, l'expérience de M. Rabuteau ne prouve pas que l'acide chlorhydrique soit libre dans le suc gastrique ; j'ajoute

(1) Hoppe-Seyler : *Traité d'analyse chimique appliquée à la physiologie et à la pathologie*, *etc.* Traduction F. Schlagdenhauffen (1877).

que cet acide ne peut pas y exister dans cet état. Quelle est donc la cause de l'acidité et dans quel état se trouve l'acide chlorhydrique du suc gastrique ? Le voici :

Dans un Mémoire sur les matières albuminoïdes, j'ai démontré que ces matières sont des amides complexes et que, comme beaucoup d'amides et de composés amidés, elles peuvent contracter combinaison avec les acides. MM. Millon et Commaille avaient déjà étudié quelques chlorhydrates d'albuminoïdes; mais j'ai démontré que certaines de ces substances pouvaient contenir jusqu'à 14 pour cent d'acide chlorhydrique qui ne se dégage pas par la dessication dans le vide sec par la chaux vive; et ces combinaisons résistent même à la température de 100 degrés et au delà. Voici une de ces combinaisons, du chlorhydrate de musculine; vous le voyez, il est absolument sec; j'en introduis quelques fragments dans le mélange d'empois, d'iodure et d'iodate : la coloration bleue se manifeste bientôt vive, intense, comme lorsque j'y verse quelques gouttes d'acide chlorhydriqué étendu : un chlorhydrate de matière albuminoïde se comporte donc comme le chlorure d'aluminium.

Or, l'analyse du suc gastrique physiologique m'a permis d'y reconnaître, outre la pepsine, c'est-à-dire la zymase de ce suc, des matières albuminoïdes spéciales qui sont pareillement capables de se combiner avec l'acide chlorhydrique; et ces combinaisons peuvent être desséchées dans le vide sec, sur la chaux vive sans que l'acide fixé se dégage. Je me suis assuré que la quantité d'acide chlorhydrique fixé par ces matières pouvait s'élever jusqu'à 13 à 18 pour cent. Or, ces combinaisons chlorhydriques, comme celles des autres matières albuminoïdes, ajoutées au mélange d'iodure et d'iodate dans l'empois, déterminent le bleuissement de la fécule.

Donc le suc gastrique ne contient pas l'acide chlorhydrique libre, puisque cet acide ne peut pas se trouver en présence des albuminoïdes sans s'y combiner; et si le suc gastrique est acide, c'est parce que les chlorhydrates albuminoïdes solubles rougissent le tournesol comme beaucoup de sels. J'ajoute qu'il n'est pas démontré que le suc gastrique normal contienne quelque autre acide libre, l'acide lactique par exemple.

Mon intention n'est pas de vous faire l'histoire de la digestion, ni de vous entretenir longuement de mes recherches sur le suc gastrique : qu'il me suffise de vous dire que la zymase qu'il contient, la pepsine ou gastérase, y est accompagnée de quelques autres matières albuminoïdes ; que cette zymase et les autres matières sont incapables d'intervertir le sucre de canne ou de saccharifier l'empois ; que la pepsine isolée est également impuissante, toute seule, à digérer les substances animales, c'est-à-dire à dissoudre et transformer celles qui sont naturellement insolubles, à modifier celles qui sont naturellement solubles. Pour que la gastérase agisse sur les matières albuminoïdes, il faut nécessairement la présence de certains acides. Cette condition se trouve physiologiquement remplie dans le suc gastrique, lequel contient l'acide chlorhydrique combiné soit à la gastérase, soit aux autres matières albuminoïdes, soit aux unes et aux autres.

Maintenant nous pouvons utilement commencer l'exposition des expériences concernant les microzymas qui accompagnent le suc gastrique et ceux que j'ai enfin appris à isoler des glandes propres de l'estomac, nous reconnaîtrons qu'ils résument les propriétés de la pepsine de la même manière que les microzymas du pancréas résument celles du suc pancréatique et de la pancréazymase.

Des propriétés des microzymas gastriques. — Dans ma manière de voir, conforme à la théorie, le suc gastrique qui se ramasse dans l'estomac à jeun, après l'administration d'un fragment d'os, devait contenir en suspension les microzymas qui s'échappent des glandes dites pepsigènes, et ces microzymas devaient posséder les propriétés de la pepsine, de même que la levûre de bière possède celles de la zythozymase, etc. Je les ai donc étudiés du même point de vue que la pepsine elle-même.

Action sur l'empois. — Les microzymas isolés du suc gastrique, privés de l'acide adhérent par un lavage soigné, fluidifient l'empois sans le saccharifier ; mais l'action est lente à se manifester : c'est ainsi que six décigrammes, à l'état de pâte humide, n'opèrent la fluidification que dans l'espace de vingt-quatre heures à la température de 40 degrés. Il ne se produit point de glucose ni de dextrine ; la fécule soluble seule apparaît, colorable en bleu pur par l'iode avec son pouvoir rotatoire normal. Si la réaction est prolongée, le mélange devient acide et les microzymas évoluent, produisant des chapelets de microzymas et des bactéries grêles.

Action sur une solution de sucre de canne. — Six décigrammes des mêmes microzymas en pâte ajoutés à 20^{cc} d'eau sucrée au 1/5 et créosotée, n'y agissent pas, dans les mêmes conditions de température : après quarante-huit heures, le réactif cupropotassique n'est pas réduit, et le sucre de canne se retrouve avec son pouvoir rotatoire : les microzymas n'avaient pas changé de forme, à peine en voit-on quelques-uns d'accouplés en 8 de chiffre.

Action sur les matières albuminoïdes. — La pepsine, dans l'eau pure, ne digère pas les matières albuminoïdes ; celles qui sont insolubles, par conséquent, ne se dissolvent pas. Il en est de même des microzymas gastriques : dans l'eau pure, leur action sur la fibrine est nulle ; celle-ci reste indissoute. Leur activité se manifeste, au contraire, énergiquement quand on les fait agir sur la fibrine dans l'eau acidulée par l'acide chlorhydrique.

Pour l'essai de la pepsine, c'est de la fibrine dont on se sert habituellement. Je me suis d'abord servi de la même substance. Gros comme une forte noix de fibrine de sang veineux et artériel de bœuf, très blanche, est mis avec 0^{gr}.6 de microzymas en pâte dans 40 cent. cubes d'eau acidulée par 0^{gr}.02 d'acide chlorhydrique. Après dix minutes, le mélange était pâteux, liquide une heure après, et complètement liquifié trois heures plus tard. On a laissé réagir pendant vingt-quatre heures à la température de 35 à 40 degrés; les microzymas étaient complètement déposés ; au microscope, on ne découvre dans le dépôt aucune bactérie, c'est-à-dire que ni ceux de la fibrine ni les autres n'avaient évolué.

Je me suis assuré que la caséine et la primovalbumine étaient pareillement digérées dans les mêmes circonstances.

et nous allons voir qu'il en est de même de la musculine, etc.

Pour que la conclusion qui va découler de ces expériences se présente à vos esprits dans toute son évidence, il est nécessaire que je vous fasse observer que l'acide chlorhydrique tout seul, dans les mêmes conditions de concentration, de température et de durée, ne produit rien de semblable. Et j'ajoute que les produits digérés d'une même matière albuminoïde sous l'influence des microzymas gastriques en présence de l'acide chlorhydrique, sont les mêmes que fournit le suc gastrique avec la même matière.

Des microzymas des glandes stomacales. — Dans la dernière Conférence, je vous ai promis de vous parler des microzymas des glandes pepsigènes. Si je ne vous en ai encore rien dit, c'est que leur extraction ne peut pas se faire par le procédé qui a réussi pour ceux du foie ou du pancréas; cela tient à l'état muqueux du tissu de ces glandes, qui empêche les cellules glandulaires et leurs microzymas de s'en séparer. Mais en réfléchissant aux deux faits suivants, que maintenant vous connaissez, savoir :

1° Les microzymas de la fibrine sont insolubles dans l'acide chlorhydrique étendu ;

2° Les microzymas gastriques ne sont pas dissous par le suc gastrique, et tandis qu'ils digèrent les matières albuminoïdes insolubles, *ils ne se digèrent pas eux-mêmes.*

J'ai pensé, conformément à ces faits, que si ces microzymas se retrouvent dans le suc gastrique, c'est que, sans doute, la substance chimique qui compose la trame de leur tissu est inattaquable par l'acide chlorhydrique à un degré de concentration convenable, de même que la matière constitutive des microzymas de la fibrine.

Cette remarque était fondée, et j'ai réussi à isoler, enfin, les microzymas des glandes stomacales elles-mêmes, et je les ai trouvés doués de la même puissance digestive que ceux que j'avais d'abord isolés du suc gastrique.

J'ai isolé, par le procédé suivant, les microzymas de la muqueuse stomacale de veaux n'ayant encore été nourris que de lait, de veaux ayant mangé, de porcs et de chiens adultes.

La caillette du veau, l'estomac du porc ou du chien, ouverts, sont lavés à grande eau, pour en débarrasser très exactement les parois et les anfractuosités de toute espèce de détritus d'aliments. Alors, à l'aide d'une brosse de chiendent, neuve, bien lavée à l'eau phéniquée, à 2 gouttes pour 100^{cc} et imbibée de cette eau, on détache la muqueuse en intéressant le moins possible le tissu sous-jacent. On obtient ainsi, de six estomacs de porcs, par exemple, environ 1500 gr. d'un magma muqueux et filant. Au microscope, on y découvre des tubes glandulaires non déformés avec leurs cellules incluses, des cellules libres plus ou moins déformées et des noyaux de ces cellules.

Le magma muqueux est acidulé par l'acide chlorhydrique étendu (à 2 pour cent d'acide chlorhydrique fumant) et abandonné à la température de 30° à 40° pendant douze heures; on le jette sur un filtre et on obtient ainsi une première solution et un nouveau magma moins visqueux que l'on délaye dans beaucoup d'éther. Le traitement éthéré a pour objet d'enlever les corps gras; en même temps, le plus souvent, l'éther se colore en rouge. Le lavage à l'éther doit être complet; il est nécessaire qu'il ne reste plus de graisse dans la masse. Après ce traitement, la matière est presque dépourvue de viscosité; on la délaye dans environ son volume d'acide chlorhydrique étendu (0,5 à 1,0 pour cent) et on l'abandonne à l'étuve pendant seize à vingt-quatre heures. Le mélange, étant jeté sur des filtres, fournit une nouvelle solution et un produit insoluble, très divisé, presque pulvérulent; si ce résultat n'est pas obtenu, un second traitement semblable est nécessaire, en employant moitié moins d'acide étendu. Le produit très divisé est alors lavé à l'eau, passé au tamis de soie et séparé ensuite par lévigation des parties les plus grossières (1). Parvenue à cet état, la matière se résout au microscope en fines granulations moléculaires et en noyaux granuleux de cellules gastriques; toute trace de la structure glandulaire a disparu :

(1) Il va sans dire que tous les vases, ustensiles, filtres, sont lavés à l'eau créosotée ou phéniquée, et que l'on prend les plus grands soins de propreté. Pendant les traitements à l'acide, on ajoute également un peu d'acide phénique au mélange.

on n'y découvre aucune autre forme organisée que les microzymas et les amas granuleux de microzymas qui sont représentés par les noyaux des cellules glandulaires. Egouttée et réduite en pâte humide, la masse de ces microzymas est gris-jaunâtre ; un estomac de chien fournit environ 4 grammes de cette pâte ; une caillette de veau de 4 à 6 grammes.

A cause des discussions auxquelles la découverte des microzymas gastriques et de leur fonction a donné lieu, soit à l'Académie des sciences, soit à l'Académie de médecine, je vais vous parler avec quelque détail de la nature chimique et de quelques propriétés des microzymas gastriques.

De la nature de la matière des microzymas des glandes pepsigènes. — Ils sont insolubles dans l'eau et même dans l'acide chlorhydrique au centième, quelque prolongé que soit le contact. Ils ne se dissolvent pas même dans l'acide au vingtième, bouillant ; mais les amas granuleux des noyaux se résolvent de plus en plus en microzymas libres. L'acide chlorhydrique fumant étendu de son volume d'eau, ne les dissout pas non plus, même à chaud.

La potasse caustique au dixième les déforme en les gonflant. A chaud, la potasse concentrée les dissout en dégorgeant de l'ammoniaque, ou du moins, un gaz alcalin.

Traités, à chaud, par le réactif de Millon, ils se colorent en rose.

L'acide nitrique les dissout en les colorant faiblement en jaune.

Pendant qu'on les incinère, ils répandent une odeur qui n'est pas précisément celle de la corne brûlée.

La matière qui les compose est donc albuminoïde, mais spéciale.

A l'état frais, bien égouttés, ils contiennent, en centièmes :

Matière organique fixe. .	13
Eau.	87
	100

Secs, ils ne laissent, étant brûlés, que 1,02 pour cent de cendres.

Telle est la nature de la substance de ces microzymas ; bien qu'insolubles, nous allons le reconnaître, ils possèdent, eux aussi, la propriété de digérer les matières albuminoïdes et les autres propriétés des microzymas qui accompagnent le suc stomacal.

Action sur l'empois de fécule. — Lorsque les microzymas des glandes stomacales ont été bien lavés à l'eau, ils sont privés de toute acidité. Dans cet état, ils opèrent lentement et péniblement la fluidification de l'empois en ne produisant que de la fécule soluble. Si l'on abandonne le mélange liquéfié à lui-même, les microzymas évoluent, et des microzymas associés et de petites et grêles bactéries apparaissent.

Si on les fait agir sur l'empois en présence de l'acide chlorhydrique étendu, la fluidification est retardée ; ils ne produisent plus de bactéries, à peine apparaît-il des microzymas associés en 8 de chiffre.

Action sur le sucre de canne. — Elle est nulle, comme celle des microzymas du suc gastrique.

Action sur les matières albuminoïdes. — Elle est nulle dans les liqueurs neutres. L'activité ne se manifeste qu'en présence de l'acide chlorhydrique, comme celle des microzymas du suc gastrique ou de la pepsine. Les matières albuminoïdes insolubles ou coagulées : la fibrine, la musculine, la caséine, sont digérées par eux de la même manière que par le suc gastrique lui-même. Il convient de vous donner la preuve de tout cela.

Relativement à l'inactivité dans un milieu neutre, voici comment je l'ai démontrée :

a. D'abord en ce que, mis avec la fibrine et l'eau, tout reste insoluble ; mais si pour 12 grammes de fibrine fraîche on ajoute à 60^{cc} d'eau 0^{gr}.5 d'acide chlorhydrique fumant, en moins d'une heure la fibrine est dissoute, la température étant de 35 à 40 degrés.

Au même moment la même quantité de fibrine est introduite dans la même quantité d'acide d'égale acidité et l'appareil placé à côté de celui-là. Vingt-quatre heures après, la fibrine n'était pas dissoute, elle était seulement gonflée. Alors on ajoute à la masse gonflée autant de microzymas en pâte (gros comme une noisette) que dans la première expérience : la dissolution de la fibrine n'a pas tardé à être complète. La transformation et la dissolution de la fibrine est donc le résultat de l'action des microzymas.

b. Ensuite, parce que, si on met une solution de primovalbumine dont le pouvoir rotatoire est connu, avec une quantité considérable de microzymas (pour 2 gr. de cette albumine on avait employé 1gr.5 de microzymas en pâte), on retrouve, après vingt-quatre heures d'action, la primovalbumine douée de toutes ses propriétés et de son pouvoir rotatoire. Ce fait étant constaté, si l'on acidule le mélange par l'acide chlorhydrique, au titre du suc gastrique, la digestion s'opère, la primovalbumine est transformée, et le pouvoir rotatoire du produit digéré devient le même que celui des digestions de la même primovalbumine par le suc gastrique physiologique.

c. Quant à l'identité d'action avec celle du suc gastrique lui-même, elle résulte des propriétés et des pouvoirs rotatoires des produits digérés. L'identité résulte en outre du fait suivant : quand on traite la caséine pure par le suc gastrique physiologique, elle n'est jamais dissoute tout entière ; il reste toujours de la matière inattaquée, que le suc gastrique ne parvient pas à digérer. Eh bien, cette substance, qui est un produit de dédoublement de la caséine, se forme aussi dans les digestions par les microzymas gastriques ou les microzymas des glandes pepsigènes. Et ce n'est pas tout. Chaque matière albuminoïde donne des produits de digestion qui lui sont propres, et chacune d'elles en donne de plusieurs sortes qui diffèrent par leur solubilité et surtout par leur pouvoir rotatoire. Bref, il y a, par exemple, plusieurs *fibrinoses*, *albuminoses*, *caséinoses*, *musculinoses*, formées par le suc gastrique physiologique : il en est encore de même des produits des digestions des mêmes substances par les microzymas gastriques du suc ou des glandes gastriques.

Il est très remarquable que, pendant leur séjour, souvent prolongé au delà de 24 heures, dans le liquide résultant de la digestion d'une matière albuminoïde donnée, les microzymas gastriques ou ceux des glandes pepsigènes conservent leur forme sans évoluer en bactéries.

Et ces microzymas n'épuisent pas leur activité par une

première digestion ; ils peuvent servir encore une fois, et davantage, soit pour digérer la même matière albuminoïde ou pour en digérer une autre : ainsi, ceux qui ont transformé la fibrine peuvent encore agir sur la caséine et réciproquement.

Tels sont les faits ; ils sont importants en eux-mêmes, autant qu'à cause des comparaisons qui établissent la spécificité fonctionnelle des microzymas stomacaux.

En premier lieu, ils prouvent que ces microzymas n'agissent pas sur les matières albuminoïdes dans un milieu neutre : on sait qu'il en est de même de la pepsine ; ceci nous porte à regarder celle-ci comme produite par ceux-là, de même que la pancréazymase est formée par les microzymas pancréatiques et la zythozymase par la levûre.

En second lieu, la propriété des microzymas gastriques et des glandes stomacales d'agir sur les matières albuminoïdes seulement dans un milieu acide, porte à les considérer comme ayant même origine.

En troisième lieu, cette même propriété les distingue des microzymas pancréatiques. En effet, ces derniers n'agissent bien, ne manifestent toute leur activité que dans les milieux neutres ou très légèrement alcalins ; cependant ils peuvent opérer la digestion de la fibrine dans un milieu faiblement acidulé par l'acide chlorhydrique, mais leur activité est suspendue dans une liqueur un peu plus acide que le suc gastrique. Toutefois, ce qui distingue surtout les microzymas pancréatiques, qu'ils agissent dans des liqueurs neutres ou très légèrement acides, c'est la production *d'albuminoses* d'un pouvoir rotatoire plus petit que celui des albuminoses gastriques et la formation de composés de dédoublement cristallisables (leucine, tyrosine, acide aspartique, etc.), lesquels n'accompagnent jamais les digestions par le suc ou les microzymas gastriques.

En quatrième lieu, les microzymas gastriques se rapprochent des microzymas pancréatiques en ce qu'ils n'opèrent pas l'interversion du sucre de canne ; mais ils en diffèrent en ce qu'ils se bornent à fluidifier l'empois pour former de la fécule soluble, tandis que les autres en opèrent aisément la saccharification.

En cinquième lieu, vous comprenez combien il était important de s'assurer que les microzymas du foie ne possèdent en aucune façon les aptitudes des microzymas pancréatiques ou gastriques à l'égard des matières albuminoïdes. En effet, les microzymas hépatiques, dans les conditions où ceux-là agissent, soit dans un milieu neutre ou acide, sont absolument incapables de dissoudre la fibrine.

Il en est exactement de même des microzymas du thymus de veau. Ils n'ont aucune action sur la fibrine, dans un milieu neutre ou acide. Ils agissent même très difficilement sur l'empois ; après 24 heures, dans les conditions où ceux du pancréas opèrent la saccharification de la fécule, l'empois était même incomplètement fluidifié.

Il me semble que les expériences sont démonstratives. N'est-il pas évident que toutes les propriétés connues du pancréas et du suc pancréatique sont vraiment concentrées dans les microzymas pancréatiques? que les microzymas stomacaux possèdent toutes les propriétés de la pepsine ? Et ces microzymas qui sont insolubles, qui dissolvent, chacun à sa manière, des matières insolubles, ont une activité qui, malgré ce que je connais de leur histoire, me frappe toujours d'étonnement (1)!

(1) Les faits concernant les microzymas gastriques, je les ai communiqués à mes auditeurs en juillet 1881. Je ne les ai publiés qu'en 1882, dans deux lettres à M. Dumas, la première du 27 février sous le titre : *Des microzymas gastriques et de leur pouvoir digestif.* La seconde du 27 mars, sous le titre : *Les microzymas des glandes stomacales, et leur pouvoir digestif. Réponse à cette question : l'estomac se digère-t-il?* (*Comptes-rendus*, t. XCIV, p. 582 et 879.) Le 6 mars, M. Armand Gautier publia une Note intitulée : « Sur les modifications solubles et insolubles du ferment de la digestion gastrique. » (Ibid., p. 652.) M. Gautier débute comme ceci : « L'Académie me permettra, sans doute, de lui faire part d'expériences encore incomplètes, mais que je crois devoir faire immédiatement connaître, obligé que j'y suis par la Note de M. Béchamp, insérée au dernier numéro des *Comptes-rendus*, Note ayant pour titre : *Des microzymas gastriques et de leur pouvoir digestif.* M. Gautier s'est posé sérieusement la question de savoir si la pepsine est soluble : « Le ferment du suc gastrique passe pour être soluble, » dit-il ; mais « une démonstration satisfaisante de cette propriété ne paraît pas toutefois avoir encore été donnée. » Et l'auteur sépara des pepsines commerciales des particules qui peuvent être considérées comme des microzymas échappés à une filtration imparfaite : ces particules souvent associées deux à deux en forme de 8, opéraient la digestion de la fibrine en présence de l'acide chlorhy-

Nous rechercherons, dans la prochaine Conférence et dans celle qui la suivra, comment les microzymas produisent les zymases ; quelle est par exemple la théorie de la *pancréatinogénie*, c'est-à-dire de la production de la pancréazymase dans le pancréas et celle de la formation du suc gastrique. Nous examinerons alors la question de savoir pourquoi le pancréas et l'estomac ne se digèrent pas eux-mêmes, tandis qu'ils produisent les agents qui dissolvent les matières albuminoïdes.

Microzymas des amandes douces. — Les amandes douces fournissent une zymase que Robiquet a appelée *synaptase*. Cette substance a la propriété de dédoubler les solutions aqueuses d'amygdaline en essence d'amandes amères, glucose et acide cyanhydrique. Les microzymas amygdaliques devaient théoriquement opérer la même transformation. Ils l'opèrent réellement et, après quelques heures d'action, à la température de 30 à 40 degrés, on peut constater, par l'odorat, la formation de l'hydrure de benzoyle et de l'acide cyanhydrique ; par la réduction du réactif cupropotassique,

drique à 3 millièmes. Mais M. Gautier pense que ces particules « ne sont probablement que les granulations du protoplasma des cellules peptogènes, représentant une pepsine insoluble très active... » et il ajoute qu'il « a la preuve que cette pepsine insoluble se transforme lentement dans l'eau pure en pepsine soluble. » La communication de M. Gautier prouve que ce savant considère le problème d'un point de vue qui n'a rien à voir avec la théorie du microzyma, si ce n'est de l'attaquer dans ce qu'elle a d'essentiel, puisque les particules qu'il a vues ne sont, suivant lui, ni organisées ni vivantes, mais capables de se transformer spontanément en pepsine soluble. J'ai dû répondre à M. Gautier par une Note qui a été insérée dans les *Comptes-rendus*, t. XCIV, p. 970, sous le titre : *Les Microzymas gastriques et la pepsine. Remarques sur la Note de M. Gautier du 6 mars dernier.* La même communication a donné lieu, à l'Académie de médecine, à une discussion dont on trouvera les détails dans le *Bulletin de l'Académie de médecine*, seconde série, t. XI; p. 296, 347, 497, 579, 626. Les éléments de cette discussion, je les ai puisés dans ces Conférences, dont les principes m'ont servi de guide.

M. Duclaux, dans deux Notes, *Sur la digestion gastrique*, *Comptes-rendus*, t. XCIV, p. 736 et *Sur la digestion pancréatique*. Ibid., p. 808, présentées par M. Pasteur, et publiées à l'occasion de ma lettre à M. Dumas sur les microzymas gastriques, s'efforce, conformément au système de M. Pasteur, de trouver « les ferments se montrant capables de remplacer les liquides normaux de l'organisme » dans les phénomènes de digestion. J'avais d'avance réfuté le système de M. Duclaux dans la septième Conférence.

celle du glucose. Ils sont capables aussi de fluidifier l'empois.

Microzymas de l'orge, germée ou non germée. — Vous savez que l'orge germée qu'emploient les brasseurs, est celle dont on se sert pour préparer la diastase. Les microzymas étant isolés et lavés jusqu'à ce que l'eau de lavage n'agît plus sur l'empois de fécule, ont été mis avec de l'empois. Au bout de quelques heures, à la température ordinaire, de quelques minutes à 50-60 degrés, l'empois était fluidifié comme par la diastase ; et il a été facile de démontrer que 75 pour cent de la fécule avait été transformée en glucose.

Les microzymas sont moins nombreux dans l'orge non germée, de sorte que la germination a pour effet non de créer, mais de multiplier les microzymas; mais s'ils sont moins nombreux, ils sont presque aussi actifs; l'empois en est fluidifié et saccharifié. Il résultait de cette observation que l'orge non germée devait contenir, et contient, en effet, une zymase possédant quelque chose de l'activité de la diastase.

Microzymas de la levûre de bière. — Les microzymas de la levûre de bière peuvent être isolés en broyant la levûre, à la mollette, sur un plan de verre dépoli, avec un peu de carbonate de chaux pur. Lorsque, au microscope, on s'est assuré que toutes les cellules de levûre sont rompues, les microzymas mêlés de carbonate de chaux, sont lavés sur un filtre, jusqu'à ce que l'eau de lavage n'agisse plus sur le sucre de canne. Dans cet état, si on les ajoute à de l'eau sucrée, le sucre est rapidement interverti.

La zythozymase, qui intervertit le sucre de canne, fluidifie aussi l'empois, sans le saccharifier : il en est de même des microzymas de la levûre (1).

Je vous parlerai, dans la prochaine Conférence, des microzymas buccaux et de leurs relations avec l'activité de la salive buccale ; l'heure est trop avancée pour que je commence à vous parler de cet intéressant sujet, et je ne

(1) Les faits concernant l'action des microzymas du pancréas, de l'orge, des amandes et de la levûre sont publiés depuis longtemps. *Comptes-rendus*, t. LXXXIII, p. 358 (1876).

veux pas finir sans insister sur l'ensemble des faits que nous venons de constater.

Et d'abord il s'en dégage cette importante conclusion, que les microzymas des différentes glandes, quoique morphologiquement semblables ou identiques, n'ont pas les mêmes fonctions et activité chimique ; relativement à une même substance, la fécule par exemple, la transformation peut être nulle, comme pour les microzymas du thymus de veau ; aller jusqu'à la fécule soluble comme pour les microzymas du foie et des glandes gastriques ; et jusqu'à la saccharification, comme pour ceux du pancréas et de la bouche. Les uns digèrent les matières albuminoïdes : ceux du pancréas et de l'estomac par exemple, mais les produits de la transformation ne sont pas les mêmes.

Nous voyons ensuite que les tissus des grands végétaux comme ceux des amandes et de l'orge ; ou d'un végétal cellulaire, tel que la levûre de bière, récèlent également des microzymas qui, quoique semblables de forme et de grandeur, sont également doués d'activités spéciales, quelquefois multiples, comme il arrive pour ceux des grands animaux, puisque les microzymas des amandes agissent sur l'amygdaline et sur l'empois ; ceux de la levûre sur le sucre de canne et sur le même empois de fécule.

Et maintenant, n'est-il pas clair que les microzymas ont agi sur les substances qu'ils transforment et dissolvent, exactement comme lorsque la levûre de bière intervertit le sucre de canne, sans manifester sa puissance de ferment alcoolique ? Sans doute, pour la levûre, nous avons le moyen de contrôler l'assertion que l'interversion est déterminée par la sécrétion de la zythozymase, par la levûre elle-même, en isolant cette zymase ; or, il peut être prouvé que les microzymas du pancréas, ou tous autres, sécrètent vraiment une zymase correspondante à cette activité. Assurément, cette contre-épreuve nous manque pour certains microzymas dont nous avons étudié l'activité, mais je vous montrerai qu'il est possible de la donner effectivement et directement pour les microzymas du jaune d'œuf, comme pour les pancréatiques. Je ne veux cependant pas qu'un doute reste dans vos esprits à ce sujet, et je vais vous prouver que, sans les notions que j'ai développées au début de la Conférence, il ne serait pas possible de se rendre compte des faits.

En effet, qu'un agent soluble, un acide, un alcali, une zymase, attaque et transforme un composé organique soluble ou même insoluble pour produire des corps solubles, il n'y a là rien qui ne se conçoive aisément et que les analogies n'expliquent. Mais, qu'un corps insoluble par essence, comme les microzymas du pancréas, agisse, pour les dissoudre, sur des corps insolubles comme la fécule dans l'empois, la fibrine, la fibrinine, la caséine, l'osséine, etc., sans se dissoudre lui-même, voilà qui n'est pas concevable, sans les explications que je vous ai données en commençant et qui devaient vous aider à comprendre. Il m'a toujours semblé et je l'ai manifesté dès le début de mes recherches, à propos des microzymas de la craie, qu'il n'y avait qu'une alternative : qui était d'affirmer que les granulations moléculaires de l'ordre des microzymas, c'est-à-dire qui sont douées d'activité chimique, sont quelque chose d'organisé, de vivant, une cellule réduite au moindre volume, ayant un contenu soluble dans un contenant insoluble, celui-ci s'échappant par osmose lorsque les conditions du phénomène sont réalisées.

Rendons-nous compte de ce qui se passe pour la levûre. Lorsqu'on la soumet à un lavage à l'eau, elle ne se dissout pas, mais l'eau acquiert la propriété de transformer le sucre de canne ; la quantité de zymase, qui est issue, par ce lavage, du globule de levûre à travers la membrane enveloppante, est en quantité si minime que sa présence dans l'eau n'est guère manifestée que par son activité sur le sucre de canne. Or, au contact de l'eau sucrée, la matière active s'échappe plus abondamment, comme si une irritation provoquait l'activité osmotique de la membrane. Et cette issue de la zythozymase, comme vous l'avez vu, est maximum au contact du sucre en poudre ou de l'acétate de soude, et nous pouvons même l'isoler, parce que nous pouvons opérer sur des masses suffisantes de levûre.

Il en est de même des microzymas du pancréas et des autres glandes, etc. Au contact de la matière de l'empois ou de la matière albuminoïde, ou de telle autre, le contenu du microzyma s'échappe, et la zymase qu'il contient, substance soluble, va dissoudre les matières insolubles sur lesquelles son action peut s'exercer. Souvenez-vous de l'aphorisme des anciens chimistes : *corpora non agunt nisi soluta*. Deux corps insolubles ou infusibles, et le restant tous les deux, ne réagissent jamais. Si donc les microzymas, malgré leur insolubilité, réagissent, c'est que quelque chose de soluble s'échappe de leur substance. Or, dans ces actions leur forme ne change pas ; c'est que leur enveloppe, comme celle de la levûre, est insoluble : il faut donc que le contenant se dissolve et sorte, soit sécrété à travers la membrane enveloppante. Or, vous le savez, les microzymas pancréatiques étant soumis à un lavage à l'eau, celle-ci acquiert pendant très longtemps la propriété de fluidifier l'empois, c'est donc parce que sa zymase s'en échappe ; de même l'eau de lavage des microzymas amygdaliques possède pendant longtemps la propriété de dédoubler l'amygdaline, et c'est là un contrôle qui a une grande importance : il doit vous convaincre que les explications que je viens de vous donner sont l'expression de la réalité même.

Mais nous aurons, dans la prochaine Conférence, à développer encore cette théorie et à vous montrer que les microzymas sont les agents producteurs des zymases qui sont versées, par certaines glandes ouvertes, dans le canal intestinal, et nous verrons alors qu'il est naturel de penser que ce sont eux qui sont les agents producteurs des zymases que l'on peut rencontrer dans les liquides de l'organisme ou qui déterminent les modifications des matières albuminoïdes dans certains états pathologiques, ainsi que cela ressort des expériences et déterminations de MM. J. Birot et J. Béchamp.

SEPTIÈME CONFÉRENCE

Sommaire. — Explications concernant la théorie physiologique de la fermentation. — La doctrine de l'altération. — Le ferment soluble de l'urée et M. Pasteur. — Les ferments solubles sont produits par des cellules autonomes. — Deux fonctions chimiques dans les ferments organisés. — La salive et ses ferments. — Variabilité de la fonction des microzymas. — Fonction chimique ou zymasique et fonction physiologique des ferments organisés : explication. — Composition élémentaire des microzymas en général. — La fermentation spontanée des œufs. — Fermentation par microzymas vitellins. — Fermentation par microzymas buccaux. — Autres fermentations par microzymas. — Conclusion. — Appendice.

MESSIEURS,

Le début de la dernière Conférence a été consacré à l'exposé d'un aperçu des théories de la fermentation et à quelques remarques critiques concernant l'origine et la nature des ferments. J'ai essayé ensuite de vous faire comprendre en quoi la méthode de M. Pasteur était fautive. Nous avons aussi expliqué comment on peut constater une double fonction dans les ferments organisés : une fonction chimique appartenant à la zymase que le ferment organisé sécrète, et une autre fonction, chimique aussi par les produits engendrés, mais qui est d'ordre physiologique si on la considère d'un point de vue particulier. Et avant de rechercher si ces deux fonctions se retrouvent dans les microzymas, je me suis demandé s'il existe quelque lien de dépendance entre les ferments organisés et les zymases. Et nous avons reconnu que les zymases sont toujours les produits de l'activité physiologique d'une cellule, ou d'un microzyma. Cette notion qui ressortait naturellement de mes études sur les moisissures qui intervertissent le sucre de canne, je l'ai formulée, en 1868, dans le travail fait en commun avec M. Estor sur la fonction des microzymas du foie. Arrêtons-nous encore un peu sur ce sujet, car, je ne vous le dissimule pas, si la proposition n'a pas été formellement niée ou déclarée fausse, elle a passé inaperçue, ou n'a pas été comprise.

C'était en 1871 ; Liebig, dans un Mémoire inséré dans les *Annales de chimie et de physique*, soutenait encore, mais avec une légère variante, la doctrine de l'altération et rapprochait, quant à la fonction, les zymases (la diastase, la synaptase) et les ferments organisés. Pour prouver que la zythozymase est un produit d'altération de la levûre, il invoquait le fait que l'eau dans laquelle on fait infuser celle-ci, acquiert la propriété d'intervertir le sucre de canne. Et Liebig ayant repris pour son compte une de mes anciennes expériences sur la levûre, pour l'interpréter au profit de sa doctrine, j'ai répondu à son Mémoire par une Note (1) où je maintenais ma manière de voir. Après la démonstration (par l'une des expériences dont je vous ai rendus témoins) que la levûre la moins altérée, la plus récente, au sortir de la cuve du brasseur, contient la zymase toute formée, je disais : « Les zymases sont, non le fruit de l'altération d'une substance albuminoïde, mais celui de la fonction normale et physiologique d'un organisme actuellement vivant. Un organisme engendre les ferments solubles pour s'en servir. Ainsi la levûre contient et forme sans cesse, comme les autres moisissures que j'ai étudiées, la substance que j'ai appelée zymase (la zythozymase). Celle-ci est une substance albuminoïde aussi bien que la diastase, etc. Elle n'est, pas plus que ces substances, un produit de décomposition ; elle est formée par la levûre pour son usage, c'est-à-dire dans le but physiologique de transformer le sucre de canne en glucose qu'elle puisse consommer..... La zymase n'est donc pas un produit de décomposition, et, vraiment, je ne vois pas quelle différence il y a entre l'orge qui, en germant, produit *la diastase*, l'amande qui contient la *synaptase*, la fleur qui contient l'*anthozymase*, le pancréas qui renferme la *pancréazymase* et la levûre ou les moisissures qui contiennent ou sécrètent la zymase (zythozymase). A mes yeux, la levûre de bière et les autres ferments organisés sont des êtres réduits à l'état de cellule, dans lesquels s'accomplissent

(1) Comptes-rendus, t. LXXIV, p. 185 (1872).

des phénomènes du même ordre que ceux qui se manifestent dans un animal qui digère et se nourrit, dans une plante qui fleurit, dans un fruit qui mûrit.... Les ferments solubles sont des *produits chimiques*, doués d'activité chimique, sans doute, mais des produits de l'activité normale de ces êtres ou de ces organes, ne se formant qu'en eux, et seulement en eux pendant qu'ils sont vivants.... Tant que l'on ne tiendra pas compte de la partie organisée de la levûre et des microzymas qui la constituent, on ne comprendra rien à la formation des produits qu'elle est capable de sécréter par elle-même. »

Cinq ans plus tard, à propos d'un travail de M. Musculus sur le ferment soluble de l'urée d'une urine pathologique, M. Pasteur, à son tour, a fait connaître son opinion sur la relation qui lie les ferments aux organismes qui les produisent. Le Mémoire de M. Pasteur a été publié en commun avec M. Joubert. J'insisterai plus longuement sur le ferment soluble de l'urée lorsque nous nous occuperons de la fermentation de l'urine et des rapports des microzymas avec la pathologie. Je ne vous en parle en ce moment qu'autant qu'il est nécessaire pour l'intelligence de mon sujet.

M. Musculus avait dit : « Le ferment de l'urée n'a aucune des propriétés qui caractérisent les ferments organisés : il a au contraire beaucoup de ressemblance avec les ferments solubles. »

MM. Pasteur et Joubert, après avoir vérifié le fait et l'avoir trouvé exact, sans faire assez attention que les urines capables de fournir le ferment soluble de l'urée sont d'origine pathologique, ont fait voir que ce ferment soluble *suppose un ferment organisé*, ce qui était conforme à ce que je soutenais depuis longtemps. Ils ont profité de l'occasion pour émettre leurs idées sur les rapports des zymases et des ferments organisés : voici, textuellement, les réflexions que leurs observations leur ont suggérées :

« Les physiologistes, disent-ils, feront sans doute la remarque qu'on a ici le *premier exemple* d'un ferment organisé, autonome, cultivable dans *des liquides quelconques*, sous *la seule condition* que ceux-ci *soient propres à sa nutrition* et *pouvant former pendant son développement une matière soluble susceptible de déterminer la fermentation même que l'être microscopique engendre. La diastase n'est pas formée par des cellules autonomes ; il en est de même de la pepsine, de la synaptase, des ferments solubles du pancréas*, etc.... Tous sont produits par des cellules faisant partie d'organismes élevés dont la *vie générale* et *les fonctions ne sont pas concentrées dans la sécrétion de ces ferments solubles.* La levûre de bière produit un ferment soluble, inversif du sucre de canne, mais *indépendant de la fonction de la levûre*, tout au moins quand celle-ci s'exerce sur les glucoses proprement dits où *l'inversion est sans objet.* En d'autres termes, *la fonction du ferment inversif soluble* des levûres alcooliques *ne se confond pas avec la fonction de ces levûres.* Il n'en est pas ainsi du ferment soluble de l'urée. *Ferment soluble et ferment organisé* agissent de même *sur leur matière fermentescible*, c'est-à-dire sur l'urée, parce que le ferment soluble présuppose l'existence de l'être organisé et qu'inversement le petit végétal donne lieu, pendant sa vie et d'une manière nécessaire, au ferment soluble. » Et dans une discussion avec M. Berthelot, à l'Académie des Sciences, sur ce sujet, M. Pasteur a répété que « c'est le premier exemple d'un ferment organisé, autonome, *dont la fonction se confond avec la fonction d'un de ses produits non organisés* (1) ».

Et notez ceci : M. Pasteur croit *sérieusement* que le ferment producteur du ferment soluble de l'urine, *qui décompose l'urée*, vient de l'atmosphère.

Examinons attentivement ce document : car là se trouve toute la pensée actuelle de M. Pasteur sur ce grave sujet. En l'écrivant, il s'était proposé, non seulement le triomphe de son système de la panspermie atmosphérique et de sa théorie de la fermentation, mais de contredire la doctrine de la formation des zymases par des cellules, *autonomes*, comme il dit. La question m'intéressait trop pour que je ne répondisse pas aussitôt à l'attaque (2).

(1) Pasteur et Joubert : *Sur la fermentation de l'urine.* Comptes-rendus, t. LXXXIII, p. 5 (1876).

(2) Comptes-rendus, t. LXXXIII, pp. 239, 283, 358. Voir aux pièces justificatives.

Si vous aviez présentes à l'esprit toutes les expériences qui vous ont été présentées et les conséquences que j'en ai déduites dans la précédente Conférence, vous pourriez sans peine vous convaincre que ce document renferme autant d'erreurs qu'il contient d'affirmations. Il faut que je vous le prouve; cela est d'autant plus nécessaire que les erreurs, à cause de l'autorité qui s'attache à la réputation de leur auteur, y sont plus accentuées.

Il y a, évidemment, dans l'esprit de M. Pasteur une lacune qu'il n'a pas encore réussi à combler. Ainsi, le savant chimiste parle de nutrition : mais notez bien les termes dont il se sert : « *Le ferment organisé autonome*, dit-il, est cultivable dans *des liquides quelconques* »; mais aussitôt il fait cette énorme restriction : « à condition que ces liquides *puissent les nourrir*, et puissent former *pendant son développement* » la matière soluble qui détermine la même fermentation que lui! J'ai pesé les termes dont se sert M. Pasteur, et j'ai traduit sa pensée comme ceci : « Pendant que le ferment se développe, c'est-à-dire végète, la matière organique ambiante se transforme en une matière soluble douée de la même activité que lui. » Ce n'est pas en lui, par un acte physiologique intime, que le phénomène s'accomplit, non, c'est à côté, à son contact; c'est corrélativement, par un effet de son développement, de sa végétation, comme se serait exprimé Cagniard-Latour, dont M. Pasteur reproduit l'énoncé en d'autres termes.

Du reste, c'est si bien là le fond de sa pensée et de sa théorie de la fermentation que, à son point de vue, Liebig l'a compris comme moi, écoutez : Selon M. Pasteur, dit-il, « l'acte chimique de la fermentation est essentiellement un phénomène corrélatif d'un acte vital, commençant et s'arrêtant avec ce dernier. Il pense qu'il n'y a jamais fermentation alcoolique sans qu'il y ait simultanément organisation, développement, multiplication de globules, ou vie poursuivie, continuée, de globules déjà formés. M. Pasteur envisage donc la fermentation comme un phénomène chimique, *accompagnant* un acte physiologique et *indépendant*; les actes vitaux du ferment sont la condition de la décomposition de l'atome de sucre. » Et avec justesse,

Liebig prétend que l'opinion de M. Pasteur cadre avec la sienne : « un acte vital, » dit-il, est « un phénomène de mouvement, » et, dans ce sens, l'opinion de M. Pasteur n'est pas en contradiction avec la mienne et n'en est pas une réfutation (1) ». Bref, Liebig a vu dans les énoncés de M. Pasteur la confirmation de sa doctrine de l'altération.

Encore une fois, si j'ai bien compris ce que M. Pasteur a voulu dire, le ferment de l'urée se forme comme ceci : « Pendant le développement du ferment, la matière du liquide dans lequel il est cultivable, par une communication d'ordre indéterminé, vitale, acquiert la propriété de décomposer l'urée que le ferment possède. » Et, pour prendre un exemple dans l'ordre des faits observables : « comme l'aimant communique la propriété magnétique qui est en lui au fer doué de force coercitive, ainsi son *ferment organisé autonome* communique la propriété qui est en lui à la matière de l'infusion qui est capable de la recevoir et de la garder. »

Toute la suite du document est l'expression de cette singulière physiologie. Que penser, en effet, de cette assertion aussi dénuée de preuves que de réalité, que « la diastase, la pepsine, la synaptase, les ferments solubles du pancréas ne sont pas formés par des cellules autonomes, etc. ? » Mais même si l'on ne tient pas compte des microzymas, de leur vie propre et indépendante, c'est là une erreur manifeste ! En effet, les cellules des glandes gastriques et celles du pancréas sont parfaitement autonomes ; elles sont vraiment indépendantes dans leur fonction et ne suivent que la loi de leur nature. Elles sont aussi indépendantes, chacune dans sa sphère, que la levûre de bière l'est d'un autre microphyte cellulaire quelconque. Les unes ne fabriquent que du suc gastrique contenant la pepsine, les autres que le suc pancréatique contenant sa zymase ou ses zymases particulières. Le fait d'appartenir à des « organismes élevés » ne fait rien à l'affaire. La formation du suc gastrique et du suc pancréatique, est parfaitement concentrée dans des cellules *autonomes*. Les glandes gastriques et le pancréas, dont la structure n'est pas la même, contiennent des cellules

(1) *Annales de chimie et de physique* (4), t. XXIII, p. 4 (1871).

spéciales, de fonction déterminée. Ce sont des appareils qui, sans doute, sont en relation de continuité avec certaines parties de l'organisme auquel ils appartiennent, mais les matériaux que le sang y apporte, à un moment donné, s'y transforment, là en suc gastrique, ici en suc pancréatique. Et laissez-moi, par une comparaison saisissante, vous faire comprendre l'indépendance de la fonction des glandes, des cellules en général et même des microzymas. Considérez le fœtus et sa mère ! Le fœtus est en relation de contiguité avec sa mère, par le placenta, qui est greffé sur la paroi de l'utérus. Mais le fœtus, et la mère, qui lui fournit les matériaux chimiques de son développement, vivent chacun de sa vie propre, bien que s'influençant réciproquement. Il en est de même des glandes !

En est-il autrement des végétaux. Pas le moins du monde ; chez eux aussi on constate cette indépendance fonctionnelle, malgré la continuité de tissu. Dans un végétal phanérogame qui fleurit, les fonctions chimiques sont autres dans les parties vertes et dans la fleur. Les parties vertes contiennent des cellules qui sont des appareils de synthèse ; les fleurs, des cellules qui sont des appareils d'analyse. Voyez l'*Agave mexicana* : cette plante, pendant la période de sa vie qui précède la floraison, emmagasine du sucre. Ses feuilles en contiennent des quantités assez considérables pour que les indigènes du Mexique fassent de leur sève une liqueur fermentée : le *pulque*. M. Boussingault a noté qu'un seul plant d'Agave peut fournir environ 1,000 litres de sève sucrée en cinq mois. Pendant la floraison tout ce sucre est absorbé en peu de temps et détruit. Eh ! bien, il fallait pour cela que la fleur transformât ce sucre ! Et j'ai cherché dans les fleurs de certaines plantes de nos pays le témoin de l'activité des cellules de la fleur et j'ai trouvé l'*anthozymase*, laquelle possède la double propriété de saccharifier la fécule et d'intervertir le sucre de canne ; or les parties vertes des mêmes plantes ne contiennent pas de zymase possédant cette fonction.

Sans doute, nous ne connaissons pas, dans l'orge et dans les amandes, les cellules dans lesquelles se forment la diastase et la synaptase ; mais nous savons que les microzymas sont de petites cellules qui sécrètent les ferments solubles qui, dans l'orge, agissent comme la diastase et, dans les amandes, comme la synaptase.

Que vous dirai-je de cette proposition de M. Pasteur, que « la levûre de bière produit *un ferment inversif* du sucre de canne, *indépendant de la fonction de la levûre* quand celle-ci s'exerce sur les glucoses où l'interversion est sans objet? » Et de cette autre : « que la *fonction de ce ferment inversif ne se confond pas avec la fonction de la levûre?* »

Je vous l'avouerai, je suis très embarrassé de vous dire ce que j'en pense. Si elles n'avaient pas été formulées par M. Pasteur, il faudrait les traiter très légèrement : ce que je ne peux pas faire.

Je dirai donc qu'il est très vrai que le ferment inversif est sans objet quand il est sécrété par la levûre en présence d'un glucose, absolument comme il est sans objet lorsqu'il est sécrété dans l'eau dans laquelle on fait séjourner la levûre. Néanmoins le ferment inversif, séparé de la levûre, et, sans que celle-ci soit présente, peut agir sur le sucre de canne; mais on ne peut pas dire, pour cela, qu'il est indépendant de la levûre! puisque celle-ci est l'organisme qui la produit! M. Pasteur n'a pas remarqué que sa proposition ressemble à celle de quelqu'un qui émettrait comme une assertion remarquable que le suc gastrique est sans action sur des produits déjà digérés, ou sur des corps sur lesquels il est sans action et qui en conclurait que ce suc est indépendant des cellules glandulaires qui le produisent!

Le *ferment inversif n'est donc pas indépendant* de la fonction de la levûre, *puisque l'une des fonctions du globule de la levûre est de le produire.*

Il est vrai, que *la fonction du ferment inversif* isolé *ne se confond pas avec la fonction de la levûre.* En effet, à l'égard du sucre de canne, la fonction du premier est seulement de l'intervertir sans pouvoir former d'alcool et de plus il ne peut pas *se reproduire*, ni *produire la levûre.* Au contraire, la levûre peut *intervertir le sucre de canne*, *produire le ferment inversif* qui est l'agent de l'interversion, *se reproduire* et *faire fermenter alcooliquement le sucre interverti.* La proposition est donc évidente. En quoi, donc, M. Pasteur se trompe-t-il? Je vais vous le dire.

Ce savant n'en est pas encore arrivé à considérer un ferment organisé du même œil qu'un autre être vivant quelconque. Pour lui, un tel être est ferment *par essence :* ferment lactique, ou butyrique, ou alcoolique, etc. ; bref, la fermentation est un phénomène à part, sans analogue. Il ne considère dans la levûre qu'une seule face; il n'y distingue qu'une seule chose comme essentielle, celle d'opérer ce que l'on nomme la *fermentation alcoolique :* c'est là ce qu'il appelle *la fonction de la levûre.* Pour lui, se multiplier en se nourrissant, produire le ferment inversif, ne sont pas des fonctions essentielles. Voilà l'erreur! Le vrai c'est qu'il y a plusieurs fonctions dans la levûre, comme dans les autres ferments organisés et dans un organisme vivant quelconque.

Nous voici arrivé à la dernière proposition du document.

A l'égard du ferment soluble de l'urée M. Pasteur nous dit : « *Ferment soluble* et *ferment organisé* agissent de même *sur leur matière fermentescible,* c'est-à-dire sur l'urée.... » C'est très vrai : mais absolument comme la zythozymase et la levûre agissent de même sur leur matière fermentescible, qui est le sucre de canne, lorsque le phénomène est borné à l'interversion. Je reviendrai sur ce sujet, lorsque je vous parlerai de la fermentation de l'urine. Pour le moment je vous assure seulement que l'observation de MM. Pasteur et Joubert est insuffisante parcequ'elle est incomplète. Le *ferment soluble de l'urée* décompose l'urée, et n'a que la fonction chimique des zymases; mais le *ferment organisé de l'urée* possède outre la fonction de produire une zymase la seconde fonction de la levûre, la fonction de nutrition, pourvu qu'on lui fournisse l'aliment qu'il puisse consommer.

J'ose vous l'assurer, il ne reste rien des critiques de M. Pasteur ; vous pouvez tenir pour certains les faits et la doctrine que j'ai exposés dans la dernière Conférence. Mais en vous parlant des microzymas buccaux dont j'ai réservé l'étude, nous aurons l'occasion de mieux préciser ce qu'a d'erroné la manière de voir de M. Pasteur.

Les microzymas de la salive buccale de l'homme. Mon intention n'est pas de faire l'histoire de la salive. Je ne vous en dirai que ce qui est nécessaire pour l'intelligence du sujet.

La salive buccale humaine possède à un très haut degré le pouvoir de saccharifier la matière amylacée : on peut soutenir qu'aucun liquide de l'organisme ne peut lui être comparé sous ce rapport. C'est seulement en 1831 que cette propriété a été découverte par un savant allemand, Leuchs. Pour vous faire une idée de la masse de travaux et d'expériences dont la salive a été l'objet sous ce rapport, il faut lire : le *Traité de physiologie* de Longet, les leçons de *physiologie expérimentale* et sur les *liquides de l'organisme* de Cl. Bernard et aussi celles de M. Ch. Robin *sur les humeurs ;* rien n'est plus instructif que cette lecture à cause de la singularité des interprétations et des explications des phénomènes, par des hommes qui prétendaient prendre la méthode expérimentale pour guide.

Leuchs avait étudié la salive humaine et on croyait pouvoir expliquer ses propriétés en étudiant celle des animaux : du chien, du cheval, de la vache ! Non seulement celle de leur bouche, mais le liquide même qui peut s'écouler de leurs glandes salivaires.

On sait que la salive buccale provient de plusieurs glandes : *parotide*, *sous-maxillaire*, *sublinguale*, *bucco-labiale*.... Le mélange des liquides sécrétés par ces glandes (liquide qu'on appelle salive) a été appelé *salive mixte ;* il contient en outre le mucus propre de la bouche.

La salive mixte, est quelque chose de fort complexe formé de matériaux solubles et insolubles.

Cette salive mixte, humaine, a été analysée par Tiedemann et Gmelin et par Berzélius ; les analyses ne concordent pas, ce qui tient à la méthode. Berzélius évaporait la salive et la séchait à la température de 100° C. Le résidu sec représentait environ 7 millièmes pour la totalité de la salive, parties solubles et insolubles réunies. Après un traitement à l'alcool, il reste un nouveau résidu insoluble, lequel, acidulé par l'acide acétique, de nouveau desséché, est encore épuisé par l'alcool. Le nouveau résidu insoluble est repris par l'eau, qui lui enlève une matière soluble, de nature plus ou moins albuminoïde, que Berzélius appelle *ptyaline* et qui représente un peu moins de 3 millièmes du poids de la salive totale. Les parties insolubles dans l'eau qui restent après le dernier traitement sont considérées comme étant du mucus, ce qui n'est pas tout-à-fait exact.

Or, Leuchs avait vu que la *ptyaline* de Berzélius était sans action sur la matière amylacée réduite à l'état d'empois, et qu'il en était de même de l'albumine.

M. Mialhe a confirmé la découverte de Leuchs et a fait voir que l'amidon, avant de se transformer en glucose, produisait de la dextrine, de la même manière que l'infusion d'orge germée. Mais là n'est pas le seul mérite des très importantes observations de M. Mialhe. Ce savant a fait rentrer l'étude de la salive dans l'ordre des plus hautes questions de la physiologie. Vous allez en juger :

Si la salive saccharifie les matières amylacées et si la ptyaline de Berzélius est incapable de le faire, à quoi doit-elle cette singulière propriété ?

C'est dans un Mémoire lu à l'Académie des Sciences, le 31 mars 1845, que M. Mialhe a donné la solution du problème, en démontrant que la salive contient une substance comparable à la diastase de l'orge germée, que Payen et Persoz avaient découverte. Cette diastase salivaire s'extrait de la salive filtrée en la précipitant par l'alcool absolu, employé en quantité suffisante. Le précipité obtenu, desséché rapidement à 40 ou 50 degrés constitue la *diastase salivaire;* sa quantité excède rarement deux millièmes, précisément dit M. Mialhe, la proportion de diastase qui est contenue dans l'orge germée. L'énergie de cette matière est telle, qu'une partie en poids, peut transformer en dextrine et glucose plus de 2000 parties de fécule ; comme la diastase, elle perd toute action transformatrice sur la fécule lorsqu'on l'a portée, humide, à la température de 100°. Et l'auteur démontre qu'elle est sans action, non seulement sur les matières albuminoïdes, mais sur l'inuline, la gomme, le sucre de canne, le ligneux (1).

Le fait que l'action d'une température suffisamment élevée supprime l'activité de la diastase salivaire, explique pourquoi Leuchs a trouvé que la ptyaline ne saccharifie pas l'amidon. Le produit isolé par Berzélius est évidemment un produit altéré par la chaleur.

M. Mialhe a étudié, en physiologiste et en chimiste, toutes les faces de son sujet ; il n'a rien laissé dans l'ombre. Cependant le précipité que fournit l'alcool ajouté à la salive filtrée n'est point une matière unique ; c'est un mélange. Mais M. Mialhe ne pouvait pas s'en apercevoir, l'histoire des matières albuminoïdes n'était pas faite. En réalité la diastase salivaire ne se confond avec la diastase que relativement à son activité transformatrice sur l'empois ; elle en diffère par son pouvoir rotatoire qui est moitié plus petit.

La diastase salivaire, débarrassée de la matière albuminoïde qui l'accompagne, et que l'alcool coagule et rend insoluble, je l'appelle *sialozymase*. La sialozymase, dans ma salive a varié de $0^{gr},4$ à $1^{gr},08$ pour mille. Quoiqu'il en soit, le fait est incontestable, la salive humaine contient une zymase très active, et c'est M. Mialhe qui a mis ce grand fait hors de doute.

Mais, comme tout ce qui n'est pas dans le courant vulgaire des idées admises, les efforts de M. Mialhe n'eurent pas le don de convaincre tout le monde. Vous trouverez l'histoire de ses luttes dans son livre et surtout dans son Mémoire publié en 1879, à l'occasion duquel l'Académie des Sciences a décerné une médaille d'or à son auteur (2).

On était loin de croire à l'analogie de la diastase salivaire et de la diastase végétale. Les idées étaient tournées du côté de la doctrine de l'altération, et Cl. Bernard s'en faisait le champion. Ecoutez-le, et remarquez comment il opère :

« Les chimistes modernes, dit-il, se sont beaucoup pré-

(1) Comptes-rendus, t. XX, p. 954 (1845). Voir aussi : Mialhe, *Chimie appliquée à la physiologie et à la thérapeutique* (1856).

(2) *Recherches sur la digestion, l'assimilation et l'oxydation organique ou vitale*, par M. le docteur Mialhe, membre de l'Académie de médecine, etc. G. Masson. 1879.

occupés d'une propriété qu'*aurait* la salive d'agir sur les matières féculentes pour les transformer en sucre.... On a depuis longtemps observé qu'elle jouissait de la propriété de changer l'amidon, préalablement hydraté, en dextrine et en sucre.... Ces expériences sont aujourd'hui fort connues. Voici de la fécule hydratée... nous allons y ajouter une certaine quantité de salive de l'homme obtenue en crachant dans un verre, et la transformation va être en effet très rapide (1). »

Vous le voyez, il prend la totalité de la salive qu'il obtient en crachant dans un verre, sans se préoccuper de ce que ce mélange contient!

Parlant de la diastase salivaire obtenue, par M. Mialhe, de la salive filtrée, Cl. Bernard s'écrie : « On a prétendu séparer la matière active de la salive sur la fécule, et la comparer à la matière qui, dans les végétaux, produit la transformation de la fécule en sucre; on a dit qu'il y avait là une *diastase salivaire.* Mais cette propriété de transformer la fécule hydratée en glucose est loin d'être spéciale à la salive; *une foule d'autres substances organiques, surtout quand elles sont en voie de décomposition, jouissent de la même activité* (2). » Et pour réduire à rien la découverte de M. Mialhe, il ajoutait : « La *fécule hydratée* et *le glucose* représentent *deux états successifs d'une même substance*, tellement voisins l'un de l'autre qu'il suffit de la plus légère impulsion pour opérer le passage du premier au second état. C'est ce que fait le liquide des sérosités et une foule d'autres substances organiques (3) ! »

Que Cl. Bernard ait sérieusement cru que l'amidon hydraté et le glucose représentent « deux états successifs d'une même substance », on peut le lui pardonner, car il n'était pas chimiste; mais c'est chose grave d'oser soutenir qu'une foule de substances, dans l'organisme humain, possèdent l'activité transformatrice si considérable de la sialozymase et de croire qu'elles sont le fruit d'une altération que l'on n'explique pas! Car ce n'est pas une explication que de

(1) *Leçons de physiologie expérimentale*, t. II, p. 155 (1856).

(2) Ibid., p. 156.

(3) Ibid., p. 156.

dire : « Cette diastase salivaire *est évidemment* le résultat d'une altération ou d'une décomposition spontanée de la ptyaline ou des autres matières salivaires (1). »

Et le célèbre physiologiste pour se donner raison, met de la fibrine, du gluten dans l'eau et trouve que, pendant les chaleurs de l'été, une partie de la fibrine ou du gluten se dissout, et que le liquide acquiert la propriété de transformer très nettement l'empois d'amidon en dextrine et sucre, et il ne se demande pas si la fibrine et le gluten ne contiennent pas naturellement, avant toute altération, quelque agent capable de fluidifier l'empois! Bien mieux, ayant constaté que lorsque l'altération est devenue maximum, qu'il y a des produits de putréfaction, la solution n'agit plus sur la matière amylacée pour la transformer en sucre, il n'en recherche pas la cause et il conclut de nouveau que « si la salive posséde la propriété de saccharifier l'amidon, cela tient à ce que certains de ses éléments sont en voie de décomposition spontanée (2) ».

Et voyez jusqu'où peuvent aller, chez un grand savant, les influences des opinions préconçues : La salive de tous les animaux ne possède pas la même intensité d'action que la salive humaine, ou ne possède aucune activité transformatrice à l'égard de l'empois ; vous vous imaginez que cela va faire réfléchir Cl. Bernard, et le faire revenir de son erreur? Détrompez-vous, car il nous dit expressément :

« Si la salive humaine a sur ce point une activité plus grande que la salive des autres animaux, çela tient à ce que normalement, par suite de l'accès continuel de l'air dans la bouche, à cause de l'acte de la phonation, il y a constamment dans cette cavité des matières organiques en voie d'altération qui entraînent la saccharification de l'empois.... Ainsi le rôle physiologique de la salive dans la digestion des matières féculentes me paraît être le résultat d'une altération spontanée qui engendre le ferment diastasique (3).... »

C'est par de tels arguments que l'illustre physiologiste

(1) Ibid., p. 160.

(2) Ibid., p. 161.

(3) Ibid., p. 162.

prétendait ruiner par la base les importantes observations de M. Mialhe.

J'aurai l'occasion de revenir sur l'assertion de la facile transformation de la fécule en sucre par l'influence d'une foule de matières organiques en voie d'altération, ainsi que sur cette autre « qu'une infusion d'empois abandonnée à elle-même peut en quelques jours se transformer spontanément en sucre (1). » N'oubliez pas, que la transformation chimique spontanée d'une substance donnée est une réaction sans cause !

Longet a vivement combattu le système de ce physiologiste ; il répondait que la salive d'individus peu soucieux de la propreté de leur bouche et celle de personnes dans des conditions tout opposées « et immédiatement après que les dents et leurs intervalles avaient été frottés avec une brosse, la langue râclée sur le dos et la bouche scrupuleusement rincée » étaient, l'une et l'autre, douée de la même propriété saccharifiante. En eût-il été ainsi, dirai-je avec Longet, si réellement la salive n'empruntait son activité chimique qu'à des matières en décomposition ?

Cela n'empêcha pas, malgré le travail si net et si précis de M. Mialhe, la doctrine de l'altération spontanée d'être seule enseignée, puisque l'on admettait que la diastase salivaire était elle-même le produit d'une altération spontanée.

Et il n'est pas sans importance de vous faire remarquer que Cl. Bernard écrivait ce que je viens de vous dire en 1856, avant les grands débats sur la génération spontanée. Modifia-t-il sa manière de voir après ? Je n'ai pas pu m'en convaincre !

Quoi qu'il en soit, il est certain que ces débats n'ont pas eu d'influence sur l'esprit des savants. Pourtant il y a dans la salive des molécules évidemment organisées que Leuwenhoeck avait déjà aperçues. M. Ch. Robin en parle comme ceci :

Le dépôt gris blanchâtre de la salive buccale mixte est dit-il « composé de cellules de l'épithélium buccal, de leucocytes nombreux, de granulations graisseuses avec d'autres

(1) Ibid., p. 164.

détritus alimentaires venant de l'interstice des dents, tels que fragments de cellules végétales, de fibres musculaires, grains de fécule, etc. On y voit aussi parfois quelques vibrions avec de petits amas de substance amorphe, quelques tubes de *Leptothrix buccalis*, et des granulations calcaires ; le tout venant du dépôt formé entre les dents, détaché par les mouvements d'expuition (1). »

Mais c'est là ce que l'on trouve dans une bouche qui n'est pas soignée. Dans la salive buccale de personnes qui ont l'habitude d'une grande propreté, on ne découvre guère, outre l'épithélium, quelques globules de mucus, que des microzymas et des bactéries. Cependant Cl. Bernard ne tenait aucun compte, je ne dis pas des cellules épithéliales, des globules de mucus, mais des leptothrix, ou des bactéries et, bien entendu, encore moins des microzymas ! Et M. Ch. Robin, en 1874, n'en tient pas compte non plus, au moins pour expliquer comment les matériaux de la salive s'altèrent, au contact de l'air, dans la bouche, pour acquérir la propriété de jouer le rôle de ferment à l'égard de l'amidon, et il continue de professer l'opinion que « c'est le produit résultant de l'altération des *ptyalines* dans la salive mixte qui a été étudié sous le nom de diastase salivaire (2) ».

Je me propose de vous démontrer que la salive est ce que la fait l'organisme vivant ; qu'elle est ce qu'elle doit être, physiologiquement, dans la glande même qui la fournit et que son activité transformatrice à l'égard de l'empois lui vient des cellules ou des microzymas de cette glande et de la cavité buccale même.

Mais avant de vous faire connaître mes expériences il est nécessaire que vous soyez convaincus que la propriété de saccharifier l'empois n'est pas la même pour la salive buccale de tous les animaux et qu'il y a des différences dans l'activité des salives d'une même glande, la parotide par exemple, de divers animaux.

D'une part, la salive buccale du chien saccharifie l'empois, bien qu'avec moins d'intensité que la salive buccale

(1) Ch. Robin, *Leçons sur les humeurs*, p. 597 (1874).
(2) Ibid., p. 604.

humaine, tandis que la salive mixte de même origine de la vache ou du cheval sont sans activité saccharifiante d'après M. Mialhe (1). Toutefois, il y a quelque incertitude à l'égard de celle du cheval, car, d'après Magendie et Rayer, la salive buccale de cet animal se différencie de la salive parotidienne par sa propriété de transformer l'amidon en glucose (2).

D'autre part, la salive parotidienne du chien, comme celle du cheval, n'a pas d'action saccharifiante sur l'empois, tandis que, nous le verrons, celle de l'homme possède cette activité.

On ne peut donc pas parler de salive en général; il faut spécifier, même quand il s'agit de salive mixte buccale, de quel animal elle provient. M. Mialhe avait déjà insisté sur cette remarque. Et le même savant, à qui j'emprunte ces renseignements, nous apprend : « qu'on s'est demandé si la diastase était fournie par les glandes salivaires ou par la muqueuse buccale? Si ce principe actif est fourni par la membrane qui tapisse la bouche ou bien le résultat d'une modification qu'éprouverait, dans la cavité buccale, le produit de la sécrétion salivaire (3)? »

Et M. Mialhe répond que la véritable question n'est pas là : il a étudié le fluide salivaire dans lequel il a reconnu l'existence de la diastase, sans s'occuper de son origne!

Les savants ont analysé les salives de diverses glandes et de divers animaux : ces analyses, relativement à la cause de leur activité, quand elles la possèdent, ne nous ont rien appris; on ne sait même rien de précis sur la nature des matières organiques qu'elles contiennent. Malgré les recherches de Cl. Bernard dont j'aurai à vous parler, on ne sait rien de bien exact sur les liquides normaux des glandes salivaires de l'homme. La salive buccale humaine pourrait bien être douée d'activité transformatrice sur l'amidon, sans le concours d'une cause étrangère et sans altération quelconque des liquides glandulaires dont le mélange la constitue.

(1) Comptes-rendus, t. XX, p. 1486.
(2) *In Leçons de physiologie expérimentale*, par Cl. Bernard, t. II, p. 31.
(3) Mialhe, *Chimie appliquée à la physiologie*,, p. 58.

Les études concernant les microzymas nous ont conduit, MM. Estor, Saintpierre et moi, à nous occuper des organismes buccaux et à rechercher s'ils ne seraient pas destinés à jouer quelque rôle dans la digestion. Notre travail a été communiqué à l'Académie des Sciences le 2 avril 1867; il a été renvoyé à l'examen d'une commission composée de MM. Longet et Ch. Robin; mais il ne figure au Compte-rendu de la séance que par son titre. Il a été publié plus tard (1). Le Mémoire expose, dans les termes suivants, sous l'empire de quelles préoccupations nous nous sommes occupés de la salive :

« Ces expériences ont été entreprises d'après les idées de M. Béchamp sur la production des ferments solubles (zymases). M. Béchamp a démontré que certains phénomènes dus aux ferments organisés, étaient véritablement le résultat de l'action des ferments solubles sécrétés par les premiers; et réciproquement, il a été conduit à penser que la présence des zymases impliquait l'existence d'organismes producteurs. Sous l'empire de ces idées théoriques, nous nous sommes demandé si les organismes microscopiques, que l'on sait exister dans le liquide buccal, ne seraient pas *les agents indispensables de la digestion salivaire.* »

Cette citation était nécessaire en ce qu'elle sert à fixer une date. Vous retrouverez là les pensées du Mémoire de 1857; les moisissures formant le ferment inversif, les organismes microscopiques de la bouche pouvaient être les organismes producteurs de l'agent qui, dans la salive, opère la saccharification de la matière amylacée; bien plus, devaient par eux-mêmes opérer cette saccharification. Ce que la théorie faisait prévoir hypothétiquement, s'est trouvé expérimentalement vrai. Et le travail que nous entreprenions n'était dans notre pensée qu'un point de départ. En effet, en terminant nous priions l'Académie de considérer notre Communication comme une prise de date pour une série de

(1) Du rôle des organismes microscopiques de la bouche (ou de Leuwenhoeck) dans la digestion en général et particulièrement dans la formation de la diastase salivaire, par MM. Béchamp, Estor et Saintpierre. *In Montpellier médical*, novembre 1867.

travaux sur le rôle des organismes microscopiques dans la digestion. Les circonstances ont empêché que les recherches annoncées fussent entreprises en commun ; j'ai dû les continuer seul, et vous savez quel en a été le résultat, touchant les digestions gastrique et pancréatique.

Je vais donner quelque développement à l'exposé des expériences concernant les organismes buccaux, parce que ce me sera l'occasion de rechercher si les germes de l'air, les microzymas atmosphériques, jouent quelque rôle dans le phénomène et aussi pour réfuter, une fois de plus, la doctrine de l'altération spontanée des liquides organiques !

Il s'agit, en effet, non seulement de prouver que les microzymas et bactéries buccaux sont capables de saccharifier l'empois, mais de rechercher s'ils ne communiqueraient pas à la salive parotidienne du chien et du cheval, qui en sont incapables, la propriété qui est en eux !

Les salives parotidiennes nous les avons empruntées au cheval et au chien à l'aide d'une canule introduite dans le canal de Sténon. Le liquide de la glande était reçu dans un vase lavé à l'eau créosotée et contenant un peu de créosote dissoute dans l'eau. L'empois était préparé avec les précautions accoutumées et créosoté; il en était de même de l'eau sucrée.

Expériences préliminaires sur les salives parotidiennes de chien et de cheval. Je vous ai fait remarquer que la salive parotidienne du cheval ne saccharifie pas la matière amylacée, même cuite. Il importait de mettre ce fait hors de doute. Et il ne fallait pas négliger de soumettre la salive de même origine du chien à la même épreuve.

Action de la salive parotidienne du cheval sur l'empois. La salive employée nous avait été procurée par M. Tabourin, professeur à l'école vétérinaire de Lyon.

A $25^{gr.}$ d'empois on ajoute 2^{cc} de salive parotidienne filtrée. Après 24 heures de séjour à l'étuve, l'empois n'est pas fluidifié ; il n'y a pas de réduction du réactif cupro-potassique.

Cette expérience répétée plusieurs fois, donne toujours le même résultat négatif.

Il est donc bien certain que la salive parotidienne de

cheval ne contient aucun principe capable d'agir sur l'empois (1).

Action de la salive parotidienne de chien sur l'empois. Sans doute cette salive ne saccharifie pas, mais son action n'est pas nulle. Voici les deux expériences de 1867.

« 1° A $50^{gr.}$ d'empois on ajoute 1^{cc} de salive parotidienne pure de chien. Après 24 heures, 48 heures et même quatre jours, il n'y a pas la moindre trace de glucose formé. L'empois, cependant, a été fluidifié; la solution parfaitement limpide bleuit franchement par l'iode, comme la fécule soluble de M. A. Béchamp.

» 2° A $25^{gr.}$ d'empois on ajoute 1^{cc} de la même salive. Après 24 heures, liquéfaction, coloration bleue par l'iode; pas trace de glucose. »

Et nous avons opéré sur la salive parotidienne de plusieurs chiens, toujours avec le même succès.

Il y a donc une différence notable entre la salive parotidienne du cheval et celle du chien; la seconde contient une zymase capable de transformer la fécule insoluble de l'empois en fécule soluble. C'est là un point d'une certaine importance sur lequel nous insisterons tout à l'heure. Les physiologistes et les chimistes n'ont fait attention qu'au phénomène ultime de l'action des zymases sur la fécule, qui est de produire du glucose; mais ce que je viens de vous dire prouve qu'il peut exister des zymases animales dont l'activité est bornée à la transformation de la fécule insoluble en sa modification allotropique soluble, ou du moins en l'une d'elles, car il y en a au moins deux.

Les organismes buccaux de l'homme. — Je veux parler des organismes que la salive contient, infusoires ou autres, chez l'homme seulement, car il n'est pas dit qu'on les découvrirait, identiquement les mêmes dans la bouche de tous les animaux; je veux dire identiques fonctionnellement, car ils peuvent l'être morphologiquement. Et c'est là une première présomption qu'ils n'ont pas les germes de l'air pour origine.

Les organismes buccaux dont nous nous sommes servis, MM. Estor, Saintpierre et moi provenaient des matières

(1) Voir l'addition à la fin de cette Conférence.

adhérentes au bord libre des gencives d'un militaire qui n'avait pas l'habitude de soigner sa bouche. Ces matières recélaient une multitude de granulations moléculaires, des bactéries de diverses grandeurs, mobiles et immobiles, de rares globules de mucus et des cellules épithéliales. Elles ont été lavées sur le filtre à l'eau distillée et créosotée de façon à les débarrasser absolument de tout liquide buccal.

Mais il ne faudrait pas s'imaginer qu'il soit nécessaire d'employer les matériaux adhérents aux gencives. La salive d'une bouche soigneusement entretenue dans un grand état de propreté contient toujours une foule de granulations moléculaires et des bactéries plus ou moins développées, en même temps que des cellules épithéliales et des globules de mucus.

Action comparée de la salive humaine filtrée, des organismes buccaux et de l'eau de leur lavage. — Voici une telle salive, provenant d'une bouche propre, qui a été jetée sur un filtre. Le liquide filtré est d'une limpidité absolue; les produits insolubles, contenant les organismes microscopiques, restés sur le filtre, ont été lavés à grande eau et nous avons là les dernières eaux du lavage : Vous pouvez vous assurer, sur cette préparation qui est sous le microscope, que le produit insoluble contient une foule de microzymas, quelques bactéries et de rares cellules épithéliales ou de mucus.

Voici trois ballons contenant chacun 50^{cc} d'empois au vingtième de fécule, très épais, par conséquent, et préalablement créosoté.

I. Dans l'un j'ajoute 2^{cc} de la salive filtrée.

II. Dans le second 5^{cc} de la dernière eau de lavage des organismes restés sur le filtre.

III. Dans le dernier, gros comme un pois du résidu insoluble de la salive.

Suivez bien l'ordre de la transformation.

Dans le premier ballon l'empois est presque instantanément fluidifié et la solution est d'une limpidité presque parfaite.

Dans le second, il n'y a pas de changement.

Dans le troisième, qui contient les organismes buccaux,

la fluidification se fait peu à peu, elle sera bientôt complète et nous pourrons y constater la présence du glucose. Il y a déjà du glucose dans la fiole où nous avons mis la salive et après une demi-heure, à la fin de la leçon, il y en aura dans celle où nous avons mis le résidu insoluble de la même salive. Quant à l'eau de lavage, elle a laissé l'empois aussi consistant qu'au début et nous n'y observons pas la réduction du réactif cupropotassique : aucune trace de glucose ne s'est formée.

Les microzymas et bactéries buccaux opèrent donc la saccharification de la fécule de la même manière que la salive elle-même.

Mais il ne suffit pas, pour conclure à l'identité, de se borner à constater la réduction du réactif cupropotassique. En effet, parmi les produits de la transformation de la matière amylacée par la diastase ou par la salive, le glucose n'est pas le seul qui opère cette réduction; avant le glucose se forment successivement les fécules solubles et les dextrines. Or, les dextrines peuvent réduire, quoique avec une intensité différente, le même réactif, et cela a fait commettre plusieurs erreurs dans l'étude de ces transformations; de plus, parmi les dextrines, il en est (ce sont celles d'un pouvoir rotatoire inférieur à $+ 176°$) qui opèrent la réduction presque comme le glucose (1).

Il pourrait donc arriver que l'action ne fût pas identique et, par suite, que la conclusion que je veux tirer des expériences ne soit pas fondée, si les microzymas buccaux se bornaient à produire quelque dextrine réductrice.

J'ai donc comparé, en en prenant le pouvoir rotatoire, les produits de l'action de la salive filtrée et des organismes buccaux que j'en ai isolés, sur l'empois; je laissais réagir les deux agents transformateurs jusqu'à ce que le pouvoir rotatoire ne baissât plus dans l'une et l'autre expérience.

Pouvoir rotatoire des produits formés sous l'influence de la salive filtrée, ou de la sialozymase pure :

$$[\alpha]_j = + 155°$$

(1) A. Béchamp, *Association française pour l'avancement des Sciences*. Congrès de Nantes, p. 535.

Pouvoir rotatoire des produits obtenus sous l'influence des organismes buccaux :

$$[\alpha]_j = +\ 155°,4$$

La seule différence que j'aie constatée, c'est qu'il faut à peu près quatre fois plus de temps pour obtenir le même résultat avec les organismes. Mais à part cela, la quantité de glucose formé était sensiblement la même dans les deux expériences, soit environ 75 pour cent de la fécule employée.

Mais, ce n'est pas tout. Nous avons vu que les microzymas gastriques et les pancréatiques n'épuisent pas leur activité par une première action sur une substance donnée. Il en est de même des microzymas et bactéries de la salive.

Les ferments isolés de l'opération précédente, séparés, par le filtre, de l'empois transformé, ont été mis dans une nouvelle masse d'empois préparé avec du bouillon de levûre. La fluidification et saccharification ont été rapides. Les ferments, recueillis de nouveau, ont été remis avec de l'empois préparé à l'eau ; la fluidification a été encore presque instantanée. Enfin des microzymas qui avaient ainsi agi plusieurs fois, ont encore transformé l'empois, mais la quantité de glucose va en diminuant avec l'épuisement du ferment; si bien que le pouvoir rotatoire du produit témoignait que la dextrine formait la majeure partie du produit de la réaction, il était de :

$$[\alpha]_j = +\ 195°,3$$

N'est-il pas évident que si les germes de l'air étaient la cause de ces transformations, l'activité, au lieu d'aller en diminuant, devrait aller en augmentant? car on n'a pris d'autre précaution que l'emploi de la créosote pour le mettre à l'abri de leur influence. Mais nous discuterons plus tard la part qui peut revenir aux microzymas atmosphériques dans le phénomène.

Les microzymas buccaux, etc., possèdent donc la même fonction que la salive qui les contient.

Nous pouvons maintenant utilement commencer l'étude du genre d'action que les organismes de la salive humaine exercent sur les salives parotidiennes de chien et de cheval.

I. *Organismes buccaux et salive parotidienne de chien.*

a. Dans 50gr. d'empois on introduit 1cc de salive parotidienne de chien et un milligramme de microorganismes buccaux bien lavés et humides. La fluidification a été rapide et, après 24 heures de séjour à l'étuve, (35-40 degrés) il n'y a plus de coloration bleue ou violette par l'iode, et le réactif cupropotassique est énergiquement réduit.

Mais on pourrait soutenir, malgré la faible quantité du ferment insoluble qui a été employée, que la transformation leur est exclusivement attribuable.

b. *Pour démontrer que les organismes buccaux sécrètent la zymase qui transforme l'amidon*, on peut les faire infuser pendant quelque temps dans l'eau pure, après les avoir bien lavés. Pourvu que l'on puisse en employer une quantité suffisante, il est facile de s'assurer que l'infusion filtrée saccharifie la matière amylacée, de la même manière que l'infusion aqueuse de levûre de bière intervertit le sucre de canne.

Mais il est plus simple d'agir comme nous l'avons fait, MM. Estor, Saintpierre et moi.

Les organismes buccaux, pesant frais 0gr.,01 environ, ont été lavés sur le filtre avec 5cc d'eau distillée ; le lavage a été répété neuf fois. L'eau du neuvième lavage a servi pour une expérience témoin. Cela fait, nous avons préparé en même temps les quatre expériences suivantes.

A. A 25gr. d'empois on ajoute 3cc de salive parotidienne de chien.

B. A la même quantité d'empois on ajoute 3cc de la même salive et environ 1m.gr. d'organismes buccaux lavés à l'eau.

C. A la même masse d'empois on ajoute les 5cc de la neuvième eau de lavage.

D. On filtre sur les organismes buccaux neuf fois lavés 3cc de la même salive parotidienne de chien, et au besoin on repasse une seconde fois le liquide filtré sur les ferments, et les 3cc de salive ainsi traités sont ajoutés à 25gr. d'empois.

Voici les phénomènes observés, les appareils étant mis à l'étuve.

A. Après 18 heures, la liquéfaction n'est pas achevée ; le mélange bleuit par l'iode, pas de glucose.

B. Une heure après, liquéfaction achevée et réduction du réactif cupropotassique. 18 heures après, plus de traces de fécule, glucose abondant.

C. Après 18 heures, liquéfaction ; la solution bleuit par l'iode, pas trace de glucose.

D. Dans une heure, liquéfaction et réduction du réactif cupropotassique. Dix-huit heures après, plus trace de fécule, glucose abondant.

Le fait est constant, la filtration de la salive parotidienne de chien sur les microzymas buccaux, suffit pour la rendre active, et j'ajoute que le microscope ne révèle rien d'organisé dans la liqueur. A plus forte raison devient-elle très active quand on la laisse plus longtemps en contact. Et nous avons bien souvent répété cette expérience intéressante.

II. *Organismes buccaux et salive parotidienne de cheval.* — La salive de la parotide du cheval, étant traitée par les microzymas buccaux dans les mêmes conditions que celle du chien, devient pareillement active. Après 24 heures, non seulement l'empois était fluidifié, mais le réactif cupropotassique abondamment réduit. Mais il m'a semblé que la quantité de glucose produit, toutes choses égales d'ailleurs, était moindre que dans les expériences faites avec la salive parotidienne de chien. De telle sorte qu'il y aurait une certaine relation entre l'activité initiale de la salive et la faculté de nourrir les microzymas buccaux.

Arrêtons-nous un moment, pour en bien comprendre la signification, sur les faits que nous venons de constater.

La salive humaine dans sa totalité, telle qu'elle existe dans la bouche, fluidifie et saccharifie l'empois d'amidon ; et si, par une filtration soignée, les parties solubles qu'elle contient sont séparées des insolubles, on trouve que ces deux parties possèdent la même activité transformatrice à l'égard de la matière amylacée ; de plus, M. Mialhe a démontré que la partie soluble doit son activité à un produit déterminé, constant, qui est la diastase salivaire ou sialozymase.

Mais avec Cl. Bernard, qui a épousé la doctrine de l'altération de Liebig, on soutient que c'est grâce à une altération spontanée, dans la bouche, au contact de l'air, que la salive mixte doit sa propriété saccharifiante ; propriété que posséderaient une foule de matières animales également altérées et à réaction alcaline comme la salive normale.

Et on était d'autant plus disposé à admettre cette doctrine, qu'on citait à l'appui le fait, constaté par plusieurs auteurs, que les salives parotidiennes du cheval et du chien pures et récentes n'opèrent pas la saccharification.

Mais il ne faut pas vous en laisser imposer par ces objections, car, si l'air et le séjour des salives mixtes dans la bouche sont la cause de l'activité acquise par ces salives, vous devez vous demander pourquoi la salive mixte buccale du chien ou du cheval ne possède pas la même puissance que celle de l'homme ; car, enfin, les causes d'altération invoquées y sont les mêmes.

La force du préjugé était si grande que l'on ne devait pas faire cette remarque très simple, si bien que Cl. Bernard fera sur les salives parotidienne et sous-maxillaire de l'homme de très importantes observations qui ne le désabuseront pas.

Je vous ai dit, et je le répète, que la salive est ce que la fait l'organisme vivant dans la glande qui la produit, de telle façon, qu'en principe, on a tort de conclure du cheval et du chien à l'homme.

J'ai insisté sur le fait que la salive parotidienne du cheval ne fluidifie pas l'empois, tandis que celle du chien opère cette fluidification et transforme l'amidon en fécule soluble. Eh bien ! plusieurs savants avaient eu occasion d'étudier la salive parotidienne de l'homme chez des malades atteints de fistule du canal de Sténon et constaté que cette salive saccharifie la fécule. Cl. Bernard a vérifié le fait ; bien plus, il a recueilli lui-même de la salive parotidienne ou sous-maxillaire sur l'homme sain, et il « l'a trouvée active sur l'amidon (1). » Bref, la salive parotidienne humaine saccharifie l'empois. Vous croyez peut-être que cette importante

(1) Cl. Bernard, *Physiologie expérimentale*, t. II, pp. 165, 166, 167.

constatation va faire revenir l'illustre physiologiste de son erreur? Non, il n'en professe pas moins la doctrine de l'altération ; mais l'altérabilité est transportée à la glande elle-même qui produit la salive, ainsi que nous le verrons tout à l'heure (1).

Je n'ai pas eu l'occasion de m'assurer si la salive parotidienne humaine possède l'activité saccharifiante au même degré que la salive mixte buccale, et si son activité peut être augmentée par son contact avec les organismes buccaux, ce qui est très probable. Mais de ce que la salive buccale du chien, du cheval sont moins actives ou inactives, il en faut conclure que les microzymas buccaux du chien et du cheval ne sont pas fonctionnellement les mêmes que ceux de la bouche humaine.

En résumé, ces expériences démontrent :

1° Que ce n'est pas à une altération par putréfaction, ni à l'action de l'air que la salive buccale doit son activité ;

2° Mais que cette activité est ce que la font la glande ou les microzymas buccaux ;

3° Que la diastase salivaire est le résultat d'une fonction physiologique comparable à celle qui dans la levûre engendre la zythozymase.

Et vous voyez que nous n'avons pas conclu, comme MM. Pasteur et Joubert dans leur Mémoire sur le ferment soluble de l'urée, que dans la salive : *ferment soluble* et *ferment organisé agissent de même sur leur matière fermentescible*, c'est-à-dire la fécule. Nous nous sommes

(1) M. le professeur E. Baltus a publié, depuis que cette Conférence a été faite, sous le titre de *Considérations sur l'origine du ferment salivaire* (*Revue médicale française et étrangère*, t. I, 1881, pp. 433 et 512), un important Mémoire écrit à propos d'un cas de fistule du canal de Sténon chez un enfant de trois ans. « Une *goutte* du liquide recueilli est déposée dans 25^{cc} d'empois. Au bout de 15 secondes, l'empois était entièrement fluidifié, et une minute après, on constatait une abondante réduction du réactif cupropotassique avant l'ébullition... et la fermentation par levûre de bière démontra que la fécule était complètement transformée en glucose. » Le savant physiologiste a donc démontré que :

Dans les cas où la salive ne possède le pouvoir saccharifiant qu'en dehors de l'appareil glandulaire, il convient de rapporter cette action transformatrice, non à un phénomène d'altération, mais au travail physiologique de nutrition des organismes normaux de la bouche.

bien gardés de conclure à l'identité fonctionnelle ; nous avons considéré la *sialozymase* comme un produit de fonction spéciale de la fonction de nutrition des microzymas ou des organismes buccaux ; et nous verrons bientôt que ces organismes ont, en effet, la seconde fonction des ferments organisés.

III. *Action des salives et des organismes buccaux sur le sucre de canne.* — M. Mialhe avait constaté que la diastase salivaire était sans action sur le sucre de canne, sur la gomme, sur l'inuline et sur le ligneux. Pour ma part, j'ai pu laisser en contact de la salive humaine et une solution de sucre de canne créosotée, pendant six mois, sans qu'il se produisît du glucose. Mais c'est à une condition : c'est que la salive ait été exactement filtrée. Si l'on emploie la salive en totalité, l'interversion ne se produit pas d'abord ; mais au bout d'un temps plus ou moins long, une fermentation se manifeste, dont je vous parlerai tout à l'heure. Quoi qu'il en soit, dans l'intervalle de quelques heures, même de 24 heures et davantage, les organismes buccaux mêlés à la salive humaine, à la salive parotidienne de chien ou de cheval, ne transforment pas le sucre de canne.

Mais les microzymas ou organismes buccaux isolés et lavés à grande eau, sont capables, plus ou moins rapidement, d'intervertir le sucre de canne. Dans une expérience on avait mis un milligramme de ces microzymas dans 20^{cc} d'une solution à 5 pour cent de sucre de canne : 24 heures après, l'interversion était commencée, car le réactif cupropotassique était réduit par le produit de la réaction.

Insistons sur ce fait.

Vous avez vu que les mêmes organismes, en présence de la salive parotidienne, n'intervertissent pas le sucre de canne. Les micro-organismes agissent donc autrement sur le sucre de canne selon qu'ils sont seuls ou qu'ils sont en contact avec le liquide parotidien. Ce fait qui était d'accord avec la doctrine que j'enseignais, nous l'avons expliqué comme ceci, mes collaborateurs et moi : « Il est donc très remarquable, disions-nous, de voir les organismes seuls transformer si rapidement le sucre de canne et perdre cette propriété par leur mélange avec la salive parotidienne. Ce qui s'explique par ce fait que les organismes buccaux, se nourrissant de salive parotidienne, sécrètent une zymase qui agit différemment de la zymase qu'ils produisent dans la solution du sucre de canne. »

Avant de continuer, rapprochons ces faits de ceux que nous connaissons déjà, et comparons la singulière activité des organismes buccaux à l'activité des microzymas d'une autre origine. Et d'abord laissez-moi vous redire que la salive d'une bouche entretenue propre ne contient guère que des microzymas ; il y a sans doute des cellules épithéliales et des globules ou cellules d'une autre forme, mais qui sont eux-mêmes porteurs de microzymas et qui en se détruisant les laissent libres. Je ne mets pas en doute que les microzymas buccaux n'ont d'autre origine que les cellules épithéliales de la desquamation continue des parois de la bouche, des globules de mucus et de ceux qui viennent dans la bouche, de la profondeur, par la respiration ou autrement. Du reste nous verrons plus loin que les bactéries et autres formes qui peuvent naître des organismes buccaux, sont également douées de la propriété de saccharifier l'empois. Or, nous avons vu que les microzymas des différents centres organiques n'ont pas tous la même manière d'agir sur la fécule. Ceux du pancréas, par exemple, agissent très vivement pour saccharifier l'empois ; ceux du foie, au contraire, se bornent à la fluidification, et il en est de même de ceux du thymus, de la levûre de bière ou des amandes. Nous avons vu aussi que l'action sur le sucre de canne est tout aussi diverse. Tous ces faits doivent vous convaincre que les germes de l'air ne sont pour rien dans les résultats : s'ils étaient la cause des phénomènes observés, ces phénomènes, au lieu de varier avec l'origine du microzyma, devraient être constamment identiques, et il n'en est rien.

Encore une fois, la fonction d'un microzyma peut varier, non seulement suivant les substances sur lesquelles on le fait agir et les conditions, mais ils sont divers de fonction dans les divers centres de l'organisme ; et sans doute ils sont divers aussi dans les différents centres organiques des différents êtres organisés.

En effet, considérons dans trois êtres organisés, dont on connaisse suffisamment la fonction d'une glande donnée, le foie, par exemple. Cette glande produit de la bile dans le bœuf, dans le porc et dans l'oie. Or, la bile de bœuf contient un acide biliaire appelé acide *cholique;* la bile du porc contient l'acide que l'on nomme *hyocholique,* et celle de l'oie, l'acide *chénocholique.* Pourquoi des noms différents? Mais c'est parce que les produits le sont. Voilà donc un organe de même structure et de même fonction générale, qui produit, dans le bœuf un certain acide, un autre dans le porc, un autre dans l'oie. Les cellules de ces foies ne diffèrent que peu par leur forme, point par leur structure; leurs microzymas sont de même forme et peut-être de même composition chimique; ils agissent de même sur la fécule et sont également sans action sur le sucre de canne. Ils sont cependant fonctionnellement différents quand on les considère comme producteurs des acides biliaires. Je reviendrai sur ces considérations pour les développer.

Ainsi, c'est un fait démontré, la fonction des microzymas varie non seulement dans les différents organes d'un même être; elle varie aussi dans le même organe d'êtres différents et, ainsi qu'il résulte des recherches de M. J. Béchamp, aussi avec l'âge de cet être.

On comprend ainsi que les glandes parotides du cheval, du chien, de l'homme, etc., ne fabriquent pas des salives identiques ni de composition, ni de fonction, et que la bouche de ces différents êtres ne contienne pas les mêmes microzymas.

Dans la quatrième Conférence, nous avons vu, d'après les expériences de M. J. Béchamp, que les bactéries, toutes choses égales d'ailleurs, n'apparaissent pas avec la même facilité dans le tissu d'un même organe à tous les âges de l'organisme auquel il appartient. Par exemple, tandis que le cerveau d'adulte en produit difficilement, celui de fœtus en laisse apparaître aisément. Eh bien, le même savant a démontré que la fonction chimique, même quand on n'opère pas sur les microzymas isolés, mais sur le tissu tout entier d'un organe qui les contient, varie pour un même organe avec l'âge de l'animal.

Pour l'intelligence de ce que j'ai à vous dire encore sur ces intéressants objets, je vais rapidement exposer la suite des observations de M. J. Béchamp. Mais auparavant il est nécessaire que j'insiste sur quelques particularités peu connues de l'histoire de la fécule dont la connaissance est indispensable pour comprendre certaines expériences de l'auteur.

Les chimistes croyaient qu'entre la fécule et le glucose il n'existait aucun terme de transformation intermédiaire capable de réduire le réactif cupropotassique. C'était une erreur, et c'est là sans doute ce qui a permis à Cl. Bernard de croire qu'une foule de produits alcalins de l'organisme, altérés ou non, sont capables de saccharifier la matière amylacée.

J'ai étudié, il y a longtemps, les transformations que la fécule éprouve par les acides et par les zymases. Or, parmi les produits que j'ai isolés, il y a deux états solubles de la fécule : l'un est insoluble à froid, mais soluble à 60 ou 70 degrés et pouvant rester dissous, c'est ce que j'ai appelé les granules de Jacquelain, du nom du chimiste qui a découvert cette modification sans en discerner la véritable nature; l'autre, qui est soluble dans l'eau froide, en toute proportion, c'est ce que j'ai nommé la fécule soluble. Or, dans ses expériences, M. Joseph Béchamp a remarqué que, très souvent, l'action des microzymas n'allait pas plus loin que ce terme.

Après les fécules solubles se forment les *dextrines*. On croyait qu'il n'existait qu'une seule matière de ce nom ; or il existe plusieurs dextrines qui diffèrent par leur pouvoir rotatoire, qui sont compris entre 200 et 128° à droite ; j'ai, de plus, fait voir que les dextrines réduisent d'autant plus énergiquement le réactif cupropotassique que leur pouvoir rotatoire est moindre.

M. J. Béchamp, qui a très minutieusement analysé les produits de l'action des microzymas sur la fécule, s'est assuré que dans certains cas, pour voir apparaître le phénomène de la réduction du réactif cupropotassique par les produits de la réaction, il fallait user d'un artifice. Lorsque la quantité de glucose ou de dextrine est considérable, la réduction s'opère directement par l'application de la chaleur ; et, à ce propos, laissez-moi vous faire voir que si les dextrines réduisent le réactif cupropotassique, elles le font autrement que le glucose : en effet, vous voyez que, dans ce tube, où j'ai mis le glucose, la réduction est opérée, la coloration jaune ou rouge s'est produite, bien avant l'ébullition ; dans cet autre tube, où il y a le même poids de dextrine pour le même volume de réactif, au contraire, la réduction se fait plus longtemps attendre : le liquide commence à bouillir, et la réaction commence seulement. Bref, le glucose réduit, avant l'ébullition, les dextrines aux environs de 100°. On est donc averti de la nature du produit formé, par la manière même dont le réactif cupropotassique se comporte. Quoi qu'il en soit, lorsque la réduction se manifeste sans artifice, M. J. Béchamp l'indique par la mention : *réduction directe*. Mais si la proportion du glucose formé ou de la dextrine est minime, la réduction n'est pas directement manifestée par la chaleur ; dans ce cas, on ajoute peu à peu de l'acide acétique, de manière à saturer une partie ou la totalité de l'alcali du réactif cupropotassique ; ce n'est qu'après cela que, dans certaines circonstances, apparaît le précipité jaune de protoxyde de cuivre : c'est ce que l'auteur désigne par cette autre mention : *réduction avec l'acide acétique*.

Cela posé, voici une série des observations de M. J. Béchamp. Il s'agit des tissus humains, dans l'état adulte et dans l'état fœtal.

Action des tissus humains non glandulaires d'adultes sur l'empois de fécule. Il s'agit d'un homme mort 24 heures après fracture du crâne.

Poumon. Liquéfaction après 24 heures. *Réduction directe* 2 jours après.

Muscle. Liquéfaction 24 heures après. *Réduction directe* 2 jours après.

Cerveau. A peine liquéfié 2 jours après. *Pas de réduction.*

Et l'action de ces tissus sur le sucre de canne est insignifiante. Il y a cependant des traces de *réduction avec l'acide acétique* pour le poumon et le cerveau.

Action des tissus glandulaires humains d'adulte sur l'empois. Il s'agit du même sujet.

Foie. Liquéfaction en 24 heures. *Réduction directe* deux *jours après*.

Pancréas. Liquéfaction en 1 minute. *Réduction directe*.

Parotides. Liquéfaction en 10 minutes. *Réduction directe* 24 heures après.

Et M. J. Béchamp a fait la remarque que les microzymas n'ont pas la même fonction transformatrice chez l'homme et chez le chien. Ceux-là saccharifient l'empois, ceux-ci n'y arrivent pas.

L'action de ces glandes sur le sucre de canne est très faible ; il n'y a eu *réduction avec l'acide acétique* que pour le foie.

Action des tissus de fœtus humain sur l'empois de fécule :

Muscle d'un fœtus de 5 mois. Liquéfaction incomplète 5 jours après. *Pas de réduction*.

Muscle d'un fœtus de 6 mois mort depuis 12 jours dans l'utérus. Liquéfaction 3 jours après. *Légère réduction avec l'acide acétique*.

Cerveau ; fœtus de 2 mois. Liquéfaction.

Id.; — fœtus de 5 mois. Liquéfaction complète. 48 heures après, le mélange est pris en masse par les granules de Jacquelain. *Pas de réduction*.

Id.; — fœtus de 6 mois, ci-dessus. Liquéfaction incomplète. *Pas de réduction*.

Poumon ; fœtus de 5 mois. Liquéfaction incomplète. *Pas de réduction après 5 jours*.

Id.; — fœtus de 6 mois, ci-dessus. Liquéfaction complète 3 jours après. *Réduction directe*, faible.

Pancréas ; fœtus de 5 mois. Liquéfaction incomplète. *Traces de réduction* avec l'acide acétique.

Id.; — fœtus de 6 mois, ci-dessus. Liquéfaction complète 1 jour après. *Réduction avec l'acide acétique*.

Parotide ; fœtus de 5 mois. Liquéfaction complète. 5 jours après, *pas de réduction*.

Rate. Presque pas liquéfié 5 jours après. *Pas de réduction*.

Rein ; fœtus de 5 mois. Liquéfaction presque nulle, même 5 jours après. *Pas de réduction.*

Id.; — fœtus de 6 mois. Liquéfaction complète 3 jours après. *Réduction directe faible.*

Thymus ; fœtus de 5 mois et de 6 mois. Liquéfaction incomplète. *Pas de réduction.*

Foie ; fœtus de 2 mois. Liquéfaction incomplète.

Id.; — fœtus de 5 mois. Liquéfaction presque incomplète 5 jours après. *Réduction très faible avec l'acide acétique.*

Id.; — fœtus de 6 mois. Liquéfaction complète 1 jour après. *Réduction avec l'acide acétique*, 4 jours après.

Les tissus de fœtus agissent mieux sur le sucre de canne que sur l'empois et mieux aussi que ceux d'adulte. Ainsi la *réduction a été directe* pour le thymus, le muscle et le cerveau. La *réduction* n'a apparu qu'après la saturation *par l'acide acétique*, pour le foie, le rein et le poumon.

Et, à des nuances près, les résultats sont semblables lorsque l'on prend pour sujets d'expériences les tissus analogues de fœtus de veau, avec cette différence que l'activité se manifeste un peu plus énergique pour les organes du fœtus humain.

Les microzymas du cerveau de fœtus fluidifient plus ou moins rapidement l'empois, ce qui, en général, ne se produit pas avec le cerveau d'adultes. Cette propriété est en raison inverse de l'âge. Pour les autres tissus, les microzymas de fœtus sont moins actifs que ceux d'adultes. L'activité va en croissant avec l'âge. C'est entre six et sept mois de la vie intra-utérine que les microzymas des glandes commencent à prendre la fonction qu'ils manifestent chez l'adulte.

Tous les expérimentateurs ont noté la singulière activité du tissu du pancréas pour saccharifier la fécule. Eh bien, tandis que la fluidification et la saccharification de l'empois étaient obtenues avec le pancréas d'adulte dans l'espace d'une minute, la liquéfaction est incomplète pour le pancréas du fœtus de 2 à 5 mois ; elle n'est complète pour le pancréas de 6 mois qu'après un jour, et la réduction n'est directe dans aucun des deux cas.

L'action de la glande parotide est aussi intéressante. La

glande d'adulte fluidifie l'empois dans quelques minutes, et le réactif cupropotassique se trouve réduit 24 heures après, directement, par la seule application de la chaleur. Au contraire la parotide du fœtus de 2 à 5 mois n'avait déterminé la liquéfaction complète que trois jours après, sans que le résultat de la réaction réduisît le même réactif (1).

Je ne peux pas m'empêcher de tirer les conclusions de ces faits au double point de vue de la doctrine des germes atmosphériques et de celle de l'altération spontanée.

A l'égard de la première, si les germes étaient la cause productrice des transformations observées, nous aurions dû obtenir les mêmes effets avec les tissus de tous les âges, car, sans doute, ils ne distinguent pas entre ce qui est vieux et ce qui est jeune en fait de matière organique. Donc, de même que l'air n'est pour rien dans la naissance des bactéries que ces tissus ou organes peuvent laisser apparaître, de même aussi il n'est pour rien dans les phénomènes chimiques qui se manifestent corrélativement. Vous devez aussi conclure de ces faits que les bactéries possèdent la même activité transformatrice que les microzymas des tissus dont elles sont issues.

A l'égard de la doctrine de l'altération spontanée, elle me semble ruinée par ces expériences comme par tout ce que je vous ai dit jusque-là. Je ne veux cependant pas quitter ce sujet sans faire quelques rapprochements qui, je l'espère, vous convaincront : une théorie nouvelle ne manifestant toute sa valeur que si, découvrant de nouveaux horizons, elle n'explique en même temps ce qui n'avait pas pu l'être auparavant.

M. J. Béchamp n'a eu garde de négliger de confirmer les résultats observés en les comparant à des questions connexes que Cl. Bernard avait étudiées.

C'est ainsi que l'illustre physiologiste avait fait voir que le foie du fœtus ne contient du sucre qu'à partir d'une certaine période de son développement. Ce n'est que vers le quatrième ou le cinquième mois de la vie intra-utérine (2)

(1) Voir pour les expériences développées, la Thèse de M. J. Béchamp, *Sur les microzymas aux différents âges d'un même être.*

(2) Cl. Bernard, *Leçons de physiologie expérimentale*, t. I, p. 81.

que le glucose apparaît dans le foie du veau ou de l'homme. Or, dit M. J. Béchamp, c'est précisément vers la même époque que, chez ces êtres, le tissu du foie acquiert la propriété de liquéfier et de saccharifier l'empois (1). Et, remarquez-le, Cl. Bernard citait le fait de l'apparition du sucre dans le foie à une époque déterminée, pour faire comprendre que le sucre ne venait pas de la mère, mais était bien une fonction propre de la glande. « L'inaptitude des microzymas de très jeunes fœtus à produire du glucose avec la fécule, explique pourquoi, dit M. J. Béchamp, Cl. Bernard n'a pas trouvé de glucose dans le foie de ces fœtus : c'est que ces microzymas ne sécrètent pas encore la zymase nécessaire. Or, le sucre du foie, d'après Cl. Bernard, provient de la saccharification de la matière glucogène, substance analogue ou identique à la fécule soluble. Si donc ces microzymas sont incapables de saccharifier la fécule, ils ne doivent pas davantage avoir d'action sur la matière glucogène. Or les foies hydrotomisés qui ne donnent plus la réaction du glucose, la produisent de nouveau après un certain temps : c'est que les cellules du foie hydrotomisé sécrètent ensuite la zymase nécessaire... Les foies de fœtus très jeunes, même s'ils contenaient de la matière glucogène, ne pourraient pas la saccharifier. Voilà donc un fait empiriquement constaté, dont la cause est parfaitement expliquée par la nouvelle théorie (2). »

Cl. Bernard avait noté l'activité de la salive parotidienne d'homme, et il n'a pas vu que le pouvoir saccharifiant de ce produit normal, pur, physiologiquement formé, tel qu'il est sécrété par la glande, est un fait absolument destructeur de la théorie de l'altération. Il avait trouvé, en outre, que l'infusion des glandes salivaires de l'homme transforme l'amidon en dextrine et en glucose avec une grande rapidité et qu'il n'en est pas de même des mêmes glandes du chien, etc. (3) Mais la force du préjugé, chez lui, était telle, qu'elle lui voilait la véritable interprétation du phénomène, et il pensait que « l'altérabilité plus grande du tissu de la glande chez

(1) J. Béchamp, *Thèse*, p. 106.

(2) Ibid., p. 107.

(3) *Physiologie expérimentale*, t. II, p. 165.

l'homme que chez le chien expliquerait peut-être que la salive parotidienne ou sous-maxillaire de l'homme obtenue à l'état pur change l'amidon en sucre, tandis que chez le chien, le cheval, etc., cela n'a pas lieu (1). » Et c'est le savant qui a écrit sur le suc pancréatique et sur la digestion qui parle ainsi ! Pourquoi n'a-t-il pas soutenu que le suc pancréatique et le suc gastrique doivent leur activité à l'altération du pancréas et des glandes gastriques (2) ? Encore une fois, c'est le préjugé ; c'est lui qui fait obstacle, en ce moment, à la théorie du microzyma.

Vous le voyez, soit que l'on étudie les microzymas absolument isolés, ou dans les organes mêmes qui les contiennent, ils possèdent ou ne possèdent pas certaines activités chimiques qu'ils doivent à la zymase qu'ils sont capables de produire et de sécréter. Toutefois, l'activité chimique qu'ils peuvent manifester, grâce à cette zymase, n'est ni la seule ni la plus importante. Ils en possèdent une autre, bien plus générale qui, sans doute, quand on considère les produits nouveaux de transformation qui apparaissent sous leur influence, est chimique aussi, mais dont l'essence est d'ordre physiologique. Cette autre activité est corrélative du phénomène de nutrition s'accomplissant dans l'intimité de leur être, de leur corps cellulaire.

Mais avant de les étudier sous ce second rapport, il faut que nous nous fassions une idée nette de la différence qu'il y a entre les transformations que les ferments organisés opèrent par leurs zymases et celles qui sont le résultat de la nutrition. Cette différence, on peut l'exprimer en disant que la nutrition s'accompagne de réactions qui détruisent, ou modifient profondément, la matière nutritive ou fermentescible, pour produire des combinaisons qui n'ont plus que des relations très éloignées avec elle, tandis que cette relation est bien plus simple quand on ne considère que la fonction zymasique du ferment organisé.

Considérez, par exemple, l'action de la diastase sur la fécule ou celle de la zythozymase sur le sucre de canne. La fécule se transformera en fécules solubles, en dextrines et

(1) Ibid.

(2) Voir l'appendice à la présente Conférence.

enfin en glucose. Il pourra se faire que les trois produits coexistent à la fois dans la solution, mais chacun d'eux est en relation très simple avec la matière initiale : les fécules et les dextrines ont la même composition et peut-être la même formule que la fécule elle-même :

$$C^{12} H^{10} O^{10}$$

les fécules sont de simples modifications isallotropiques d'une même substance, et les dextrines, les produits de modifications isomériques. Quant au glucose, il résulte d'une fixation d'eau sur la dextrine :

$$C^{12} H^{10} O^{10} + 2 HO = C^{12} H^{12} O^{12}$$

mais dans le glucose on peut toujours faire apparaître la molécule génératrice qui est $C^{12} H^{10} O^{10}$.

Pour ce qui est de la zythozymase, on ne connaît jusqu'ici que le produit d'hydratation appelé sucre interverti ; phénomène d'hydratation et de dédoublement :

$$C^{24} H^{22} O^{22} + 2 H O = \underset{\text{glucose}}{C^{12} H^{12} O^{12}} + \underset{\text{lévulose}}{C^{12} H^{12} O^{12}}$$

le sucre interverti étant le mélange, à équivalents égaux, de glucose et de lévulose.

La synaptase agissant sur l'empois ne détermine que la transformation allotropique de la fécule et engendre des granules de Jacquelain et de la fécule soluble ; il en est de même de l'action de la zythozymase sur la matière amylacée. Mais quand la synaptase agit sur l'amygdaline, l'action, pour être plus profonde, n'en est pas moins très simple, très nette et exprimable par une équation :

$$\underset{\text{amygdaline}}{C^{40} H^{27} Az O^{22}} + \underset{\text{eau}}{4HO} = \underset{\text{glucose}}{2 C^{12} H^{12} O^{12}} + \underset{\text{essence d'amandes amères}}{C^{14} H^{6} O^{2}} + \underset{\text{acide cyanhydrique}}{C^{2} Az H}$$

C'est encore là un phénomène de simple hydratation. Et quand on connaîtra mieux les matières albuminoïdes, il deviendra évident que l'action du suc gastrique et du suc pancréatique sur ces matières, rentre tout à fait dans des phénomènes du même ordre que les précédents. Dans tous les cas, c'est de la même manière que le ferment de l'urée, celui qui est soluble aussi bien que l'organisé, agissent sur l'urée : c'est aussi un phénomène d'hydratation avec dédoublement :

$$C^2 H^4 Az O^2 + 4 H O = 2 C O^2 Az H^4 O$$

urée — eau — carbonate d'ammoniaque

Mais quand les ferments organisés, cellules, bactéries ou microzymas, ont produit, par leur zymase, les transformations allotropiques, isomériques, ou d'hydratation, avec ou sans dédoublement, qu'ils sont capables de produire, un autre phénomène commence, le phénomène de nutrition, pourvu que la matière transformée puisse y convenir; je dis, puisse y convenir, car il est visible que le carbonate d'ammoniaque ne pourra pas être consommé par le ferment organisé de l'urée.

Voyez ce qui se passe dans ce que l'on nomme la fermentation alcoolique du sucre de canne : le premier phénomène, celui qui a si bien échappé à l'attention de M. Pasteur, c'est la formation du glucose, c'est-à-dire du mélange qui constitue le sucre interverti, ce sucre interverti ou le glucose qu'on pouvait directement employer, est ensuite consommé : de l'acide carbonique se dégage, de l'alcool se forme. Lavoisier et après lui les chimistes, avaient conçu le phénomène comme un dédoublement :

$$C^{12} H^{12} O^{12} = 2 C^4 H^6 O^2 + 4 C O^2$$

glucose — alcool — acide carbonique

même sous cette forme, vous voyez qu'il est bien plus compliqué que celui de l'interversion. Mais plus tard on a trouvé dans les produits de la fermentation alcoolique plusieurs autres composés. M. Schmidt de Dorpat y a trouvé de l'acide succinique, M. Pasteur de la glycérine, moi j'y ai trouvé de l'acide acétique, de l'acide butyrique, des éthers de ces acides, de la zythozymase, de l'albumine, quelquefois de la leucine et même de la tyrosine. Il est évident que la zythozymase vient de la levûre, de même que l'albumine, ainsi que la leucine et la tyrosine qui sont azotées; quant aux autres produits, on peut dire que c'est le sucre qui en a fourni les matériaux. Mais enfin, même en admettant que ce soit par un phénomène purement chimique que la levûre produit ces derniers, comparez les formules de tous ces composés à celle du glucose : savoir, d'un côté, $C^{12} H^{12} O^{12}$, et de l'autre les composés qu'on suppose en être issus :

$C^4 H^6 O^2$.	alcool
$C^4 H^3 O^4$.	acide succinique
$C O^2$.	acide carbonique
$C^4 H^4 O^4$.	acide acétique
$C^8 H^8 O^4$.	acide butyrique
$C^4 H^5 O, C^8 H^7 O^3$. . .	éther butyrique
$C^6 H^5 O^3, 3 HO$ . . .	glycérine

et voyez l'énorme différence !

M. Pasteur, croyant que, dans la fermentation alcoolique, le sucre ne produisait que de l'alcool, de l'acide carbonique, de l'acide succinique et de la glycérine, admettant d'ailleurs pour l'alcool et l'acide carbonique la relation déjà exprimée, a tenté de représenter les résultats de ses analyses, en ce qui concerne l'acide succinique et la glycérine, par l'équation suivante où n'interviennent que le sucre de canne et l'eau, savoir :

$$49 C^{12} H^{11} O^{11} + 109 HO = 24 C^4 H^3 O^4 + 72 C^6 H^5 O^3, 3 HO + 60 CO^2$$ (1)

et, malgré ses énormes coefficiants, cette équation ne représente qu'approximativement la réaction ; si bien que M. Monoyer, partant des déterminations analytiques de M. Pasteur, interprétées autrement, arrive à l'équation plus simple que voici :

$$4 C^{12} H^{11} O^{11} + 10 HO = 2 C^4 H^3 O^4 + 6 C^6 H^5 O^3, 3 HO + 4 CO^2 + O^2$$

Mais ces équations, que je ne veux pas autrement discuter, seraient bien plus compliquées si l'on voulait en même temps y faire entrer l'alcool, et l'acide acétique avec l'acide butyrique, termes aussi constants que les autres, de la fermentation alcoolique.

Et encore n'est-ce pas tout. M. Pasteur suppose que tout l'alcool et l'acide carbonique viennent du sucre ; or je vous ai montré que la levûre et l'eau, toutes seules, produisent non seulement de l'alcool et de l'acide carbonique, mais aussi de l'acide acétique ; l'équation, si on rapportait tout au sucre, serait fausse de ce chef, fût-elle d'ailleurs mathématiquement exacte. Ces équations n'expriment donc pas même la réalité dans la limite où elles ont été établies ; qu'est-ce

(1) *Annales de chimie et de physique*, (3), t. LVIII, p. 353.

si l'on tenait compte de toutes les circonstances. J'ai déterminé l'acide acétique dans plusieurs conditions où la levûre fait fermenter le sucre ; eh bien, la quantité d'acide acétique peut varier du simple au double, et dans certains cas, son poids peut être plus grand que celui de la levûre qui a détruit un poids donné de sucre. Le phénomène est donc variable ; c'est que la levûre est un être organisé vivant, qui, comme tel, s'accommode de son mieux aux circonstances où on l'oblige de vivre et, en même temps qu'elle détruit le sucre, elle se détruit elle-même, car tout être qui se nourrit met du sien dans le phénomène : une équation doit tenir compte de tout cela.

Faut-il conclure de ce que je viens de dire qu'il n'y ait pas équation entre ce que la levûre consomme et ce qu'elle désassimile ? Assurément si ; mais cette équation est variable à chaque instant, et c'est cette variation que les équations que l'on a cherchées sont impuissantes à représenter. Et il en est de même toutes les fois que l'on étudie cette phase particulière de l'activité des ferments organisés que je considère comme phénomène de nutrition.

Ainsi, vous le voyez clairement, j'espère, les produits du phénomène de fermentation, considérés comme phénomène de nutrition, n'ont plus aucune analogie de composition avec la matière dite fermentescible qui a été détruite. Et si l'on m'objectait que le dédoublement de l'amygdaline est déjà très compliqué, je répondrais que l'amygdaline est un glucoside et que la synaptase nous permet de retrouver le glucose intact de ce glucoside ; dans tous les cas, l'équation de cette transformation ne présente aucune ambiguité.

Et pour les ferments figurés, dans cette phase de leur activité, les choses se passent comme pour les animaux. Vous avez vu que ceux-ci produisent de l'alcool, de l'acide acétique dans leurs tissus ; et lorsqu'on considère les produits qu'ils éliminent en même temps, l'eau, l'acide carbonique, l'urée, etc., on trouve pareillement que ces composés ne présentent plus aucun rapport de composition avec les aliments divers dont ils proviennent et que les animaux ont ingérés et absorbés. Ici aussi il y a équation entre ce qui est absorbé et ce qui est rendu ou éliminé, seulement vu la variabilité du phénomène, cette équation ne peut pas non plus être mathématiquement représentée en général.

Revenons maintenant aux microzymas et considérons-les comme agissant, dans une seconde phase de leur activité, à la manière de la levûre de bière.

J'ai analysé les microzymas de quelques glandes, du jaune de l'œuf de poule et des amandes douces, pour comparer leur composition élémentaire à celle de la levûre. Voici les résultats exprimés en centièmes. Les dosages sont faits, cendres déduites.

	Carbone.	Hydrogène.	Azote.	Cendres.
Levûre de bière . . .	49,6 à 50,6 .	68, à 7,3 .	9,17 à 15,0 .	7,5 à 9,7
Microzymas du pancréas .	52,4 . . .	7,9 . .	14,01 . .	4,48
— du foie. . .	53,8 . . .	7,6 . .	16,2 . .	3 à 4
— du jaune d'œuf	52,4 . . .	7,17 . .	15,7 . .	2,9 à 4,3
— de l'ovule de l'œuf de poule, pris dans l'ovaire	50,5 . . .	7,50 . .	15,67 . .	—
— des amandes douces	41,8 . . .	6,56 . .	13,2 . .	38,1
Bactéries de pancréas élevés dans gélatine	53,82 . . .	7,76 . .	13,92 . .	5,03(1)

Dans ce tableau, l'oxygène n'est pas inscrit : sa quantité s'obtient en retranchant de 100, la somme du carbone, de l'hydrogène et de l'azote.

Relativement aux cendres ou matières minérales de la levûre et des microzymas, vous remarquerez que, malgré la purification, on ne peut pas les en débarrasser : c'est que ces matières minérales leur sont essentielles comme à tous les êtres organisés. La composition de ces cendres mérite quelque attention : celles du pancréas contiennent beaucoup de fer. Il est très digne de remarque que les cendres de la levûre et des microzymas des amandes douces contiennent énormément d'acide phosphorique ; comme si l'abondance de cet acide était la caractéristique de la nature végétale de ces organismes. La grande abondance des cendres des microzymas amygdaliques m'a beaucoup frappé : je n'ai jamais pu les obtenir moins riches en cendres.

Les relations de composition entre ces divers organismes est d'une assez grande simplicité et rappelle la composition

(1) M. Nencki et F. Schaffer. Bulletin, Société chimique de Paris, t. XXXIV, p. 665.

des matières albuminoïdes ; or, toute cellule vivante, animale ou végétale, a plus ou moins la même composition, à l'exception de certains utricules ou fibres végétaux.

Est-ce que cette analogie de composition n'expliquerait pas l'analogie de fonction ?

Etudions maintenant les microzymas en tant que ferments organisés pouvant produire des fermentations comparables à la fermentation alcoolique, c'est-à-dire de l'ordre des phénomènes de nutrition.

Il est très singulier que les événements m'aient conduit à étudier d'abord la fonction, comme ferments organisés, des microzymas du jaune d'œuf. M. Donné, le savant à qui la micrographie doit de si utiles observations, ne partageait pas les opinions de M. Pasteur sur l'universelle influence des germes atmosphériques pour déterminer des altérations et des putréfactions. Et pour que l'on ne puisse pas invoquer ces germes, il chercha à déterminer la putréfaction des œufs, sans les ouvrir. M. Donné était alors Recteur de l'Académie de Montpellier ; j'avais souvent l'occasion de l'entretenir de mes recherches auxquelles, avec sa bienveillance habituelle et sa compétence, il s'intéressait vivement.

M. Donné, au début de la Note qu'il adressa à l'Académie des Sciences (1), commence comme ceci : « Il n'est pas si facile qu'on le croit d'obtenir des œufs pourris. Depuis deux ans je n'ai cessé d'avoir des œufs abandonnés à eux-mêmes et à toutes les variations de température et d'influences atmosphériques ; eh bien, la plupart de ces œufs s'altèrent sans doute, mais ils se dessèchent, ils se momifient plutôt qu'ils ne se pourrissent ; pour déterminer la putréfaction, il faut exposer les œufs *non fécondés* à une température supérieure à 40 degrés, au soleil par exemple, ou dans une étuve, ou mieux encore, les faire couver par une poule. »

Ces expériences avaient pour but de constater si la putréfaction « donnait lieu à la formation de quelque substance organisée, à la génération de végétaux ou d'infusoires microscopiques. » L'auteur, pour y parvenir, a soumis des œufs à toutes les causes les plus efficaces de putréfaction : à

(1) Nouvelles observations sur la putréfaction des œufs. Comptes-rendus, t. LXI, p. 332 (1865).

la chaleur solaire pendant les mois de juin et juillet, jusqu'à ce que, par suite de la fermentation intérieure et du dégagement du gaz, ils fussent prêts à éclater... Enfin M. Donné se procura des œufs d'autruche, dont la coquille, épaisse et solide comme de l'ivoire, pouvait paraître une garantie contre l'éclatement ; eh bien ! les œufs d'autruche s'altèrent facilement et même éclatent par suite de la tension des gaz intérieurs. Plusieurs de ceux qu'on lui expédia d'Afrique éclatèrent même en route.

M. Donné, le micrographe aussi habile que savant, qu'a-t-il vu à l'examen de ces œufs ?

« Voilà, dit-il, des œufs de diverses sortes, bien positivement altérés, décomposés, putréfiés et dans un état de fermentation développant des gaz qui s'échappent avec violence.

» Eh bien ! cette décomposition donne-t-elle naissance à des êtres organisés ? Est-elle accompagnée de quelque production végétale ou animale ? trouve-t-on dans cette bouillie en fermentation, sinon des animalcules, du moins des globules de ferment quelconque ?

» Non, rien, *absolument rien d'organisé* ne se montre ; il m'a été impossible, après une multitude d'observations microscopiques, de découvrir la moindre trace d'être, vivant de la vie végétale ou de la vie animale. »

Et cette déclaration, produite avec tant d'insistance, souvenez-vous qu'elle est d'un savant grave, d'un micrographe très exercé, très compétent.

Mais M. Donné alla plus loin : « Ainsi, disait-il, voilà une *matière animale très compliquée*, renfermant tous les éléments de l'organisation la plus élevée, qui, sans être soumise à aucun agent extérieur ni exposée à un degré de température capable d'anéantir les germes de la vie ; voilà, dis-je, une sorte de cadavre à l'abri de l'air extérieur qui se putréfie, qui entre en décomposition, qui fermente, sans donner naissance à aucun être organisé et sans l'intervention d'aucun agent connu de fermentation.... Tous les œufs que j'ai soumis à l'expérience, œufs de poule et de pintade, se sont comportés comme les œufs d'autruche. J'espérais arriver à un résultat plus piquant, à la production de quelque moisissure microscopique à l'aide des œufs cuits durs qui s'altèrent assez facilement, qui répandent une odeur plus fétide que les autres, et qui même laissent échapper les gaz à travers leur coquille ; mais non, rien de semblable n'a eu lieu ! »

Et M. Donné venait dans mon laboratoire et examinait avec moi le contenu de ses œufs ; là où il ne voyait rien d'organisé, je lui montrais les granulations moléculaires, et je lui disais : voilà la cause de la fermentation que vous observez ! mais lui me répondait que c'était de la matière amorphe, sans structure, que je me faisais illusion.

Lorsqu'il eut reçu ses œufs d'autruche, il accourut pour m'en montrer un. Nous l'examinâmes ensemble : il n'y avait rien autre, dans tous les champs du microscope, que les granulations moléculaires et les globules de corps gras. Et c'est après cette constatation en commun qu'il publia sa Note ; en la terminant M. Donné voulut bien ajouter cette mention : « J'ai remis un de mes œufs (d'autruche) à M. le professeur Béchamp qui en a fait l'analyse et qui l'étudie au point de vue de ses idées sur la fermentation ; il fera probablement connaître le résultat de ses recherches. »

Cette mention sert aussi à fixer une date ; c'est en 1865 que j'ai commencé à étudier les fermentations par microzymas, et c'est en 1866 que j'ai publié les faits relatifs aux microzymas de la craie.

J'ai rapporté avec quelque détail la Note de M. Donné, afin de vous faire bien remarquer que ce savant était prévenu de ce que je cherchais ; que lui-même, en ce moment, faisait des expériences pour appuyer la doctrine de la génération spontanée ; il cherchait, il avait intérêt à trouver un argument pour soutenir sa nouvelle manière de voir ; je dis nouvelle, parce que quelque temps auparavant il avait combattu la doctrine ; nous en verrons quelque chose dans la prochaine séance. Quoi qu'il en soit, vous le voyez une fois de plus, M. Donné, comme tout le monde alors, refusait aux granulations moléculaires l'organisation ; il ne voyait rien d'organisé dans l'œuf en putréfaction : c'était pour lui une putréfaction spontanée, sans cause : il faisait comme

Cl. Bernard, il admettait la doctrine de l'altérabilité que je combattais.

Je vais maintenant vous parler des expériences sur l'œuf d'autruche que M. Donné m'avait remis. Je ne les ai publiées que trois ans après, en 1868. Dans l'intervalle, j'avais répété toutes les tentatives de M. Donné ; j'avais appris à isoler les microzymas du jaune, et je m'étais convaincu que ces microzymas étaient vraiment organisés et doués de la fonction des ferments organisés. Je vous ai promis de vous en parler plus longuement dans cette séance.

Vous avez vu combien il est difficile de faire putréfier un œuf. Pour y arriver plus sûrement, M. Donné, par de vigoureuses secousses, mêle le jaune et le blanc. Dans ce cas, les œufs, même fécondés, s'altèrent avec la plus grande facilité, soit sous l'influence de la chaleur artificielle, soit à la température du climat de Montpellier, en été, bien que la coquille conserve son intégrité et que l'on ne puisse pas admettre la pénétration de germes extérieurs de ferments, lorsque l'on a pris soin de les garantir de l'humidité.

Pour comprendre le sens des phénomènes dont je vais parler, il faut se souvenir que le blanc d'œuf est à réaction légèrement alcaline : le papier de tournesol rougi par un acide en est bleui, s'il est suffisamment sensible. Quant au jaune, qu'il est possible d'isoler absolument du blanc, il est au contraire à réaction légèrement acide : il rougit manifestement et franchement le papier de tournesol, suffisamment sensible aussi. Quelques auteurs ont nié cette acidité de la matière vitelline : je puis vous assurer que je n'ai pas trouvé une seule exception; lorsqu'on a vu le contraire, c'est qu'on a employé un papier de tournesol trop alcalin. Eh bien ! lorsque l'œuf ayant été vivement secoué et que son contenu a été intimement mêlé, la matière, examinée au moment même, est à peu près neutre aux papiers sensibles de tournesol. Mais si l'on attend quelques jours, par une température convenable, la réaction acide se manifeste, d'autant plus nette que la durée a été plus grande.

L'œuf d'autruche, que M. Donné m'avait apporté le 24 juillet 1865, était dans l'état d'un œuf secoué ; le blanc et le jaune étaient exactement mêlés ensemble; il fermentait, c'est-à-dire dégageait du gaz. Sa réaction examinée, au moment où il venait d'être ouvert, était franchement acide. L'odeur de la matière qui s'en échappait était désagréable sans doute, mais bien différente de l'odeur ordinaire des œufs pourris, qui est horrible. Cette odeur avait quelque chose de fade. Evidemment les matières albuminoïdes de l'œuf n'avaient subi aucune décomposition putride; car, on sait combien est repoussante et persistante l'odeur des matières animales putréfiées. Cependant un papier imprégné d'acétate de plomb, placé à l'orifice de l'œuf ouvert, y noircissait, preuve que de l'hydrogène sulfuré y était libre. Une seconde ouverture ayant été pratiquée au sommet opposé de l'œuf, à l'aide d'un vilebrequin, le contenu a été transvasé dans une fiole très propre, préparée comme pour les expériences de génération spontanée. La fiole ayant été aussitôt bouchée par un bouchon muni d'un tube abducteur, j'ai pu constater, en agitant la fiole, que le gaz dégagé contenait vraiment de l'hydrogène sulfuré et de l'acide carbonique. Cela fait, l'appareil a été abandonné à lui-même, de façon à recueillir le gaz dégagé. N'oublions pas que l'expérience se faisait à Montpellier le 24 juillet, c'est-à-dire à une température voisine de 20 à 30 degrés. Le dégagement gazeux continua sans interruption pendant longtemps. Le 4 août et le 8 août, le gaz ne contenait déjà plus que des traces d'hydrogène sulfuré et n'était formé que d'acide carbonique et d'hydrogène, environ 78 pour cent du premier et 22 pour cent du second.

Le 15 août, le dégagement du gaz avait beaucoup diminué; la quantité d'hydrogène allait de plus en plus en diminuant; si bien que le 29 août, il n'y en avait plus du tout.

Je vous dirai tout à l'heure quels ont été les produits de cette singulière fermentation.

Par la force des choses, le contenu de l'œuf d'autruche, que M. Donné m'avait apporté, avait eu le contact de l'air depuis chez lui jusqu'à mon laboratoire et pendant la durée du transvasement; on aurait pu attribuer une partie du phénomène aux germes de l'air. J'ai prié M. Donné de me procurer un second œuf et de me permettre de l'ouvrir dans mon laboratoire ; il a eu la bonté de m'en faire venir un d'Afrique, et le 8 décembre 1865, il voulait bien assister à la disposition de l'expérience. Dès que le trou circulaire au sommet de l'œuf fut percé, un jet de matière spumeuse fut projeté au dehors. Aussitôt j'appliquai sur l'ouverture un tube abducteur muni d'un bouchon en caoutchouc, dont toutes les parties étaient plongées depuis une demi-heure dans l'eau bouillante.

La matière spumeuse, examinée séance tenante au microscope par M. Donné, ne lui laissa rien voir d'étranger au contenu habituel des œufs dans ces conditions : il n'y avait que des microzymas. Quant à la réaction de cette matière, elle était franchement acide, rougissant vivement le papier de tournesol.

Les gaz se dégagèrent, par le tube abducteur appliqué sur l'œuf comme à un appareil à fermentation, immédiatement, et j'en pus recueillir assez pour constater que la moitié environ était de l'acide carbonique absorbable par la potasse.

Vingt-quatre heures après, le 9 décembre, je constate que le gaz dégagé ne contient que des traces non mesurables d'hydrogène sulfuré et, en centièmes, 51 volumes d'acide carbonique et 49 d'hydrogène. Les jours suivants, l'acide carbonique tendait à augmenter et l'hydrogène à diminuer.

Le 12 décembre, pour ne pas augmenter les influences que l'on pouvait redouter à cause du contact instantané de l'air, j'ai mis fin à l'expérience.

Voici maintenant les résultats fournis par l'analyse. Le premier œuf, dont la fermentation avait été plus prolongée, a fourni :

Alcool absolu. . . .	1cc,4
Acide acétique. . .	1gr,86
Acide butyrique, etc.	traces.

L'acide acétique a fourni 3gr,95 d'acétate de soude parfaitement cristallisé : c'est dans les eaux mères séparées de ce sel qu'on a trouvé un peu des traces, quelques gouttes d'acides gras odorants, butyrique ou autre.

Le second œuf a donné :

Alcool absolu. . . .	1cc,8
Acide acétique. . . .	1gr,7

Les eaux mères de l'acétate de soude cristallisé fournis par cet acide acétique ne contenaient pas une trace d'acide gras.

Quelle substance dans l'œuf a servi à former cet alcool et ces acides ?

Vous savez que le blanc d'œuf et le jaune contiennent du sucre (glucose). Eh bien! le sucre avait disparu, la recherche la plus attentive ne permit pas de le retrouver.

Qu'étaient devenues les matières albuminoïdes du blanc et du jaune : elles ont été trouvées encore coagulables par la chaleur, pendant la distillation qui a permis d'isoler l'acide acétique et l'alcool. Quant aux microzymas, ils ont été trouvés mêlés aux corps gras et à la lécithine retenus sur le filtre.

Je dois ajouter qu'indépendamment de l'hydrogène sulfuré on trouve un peu d'ammoniaque dans les produits de la distillation ; mais c'est là, sans doute, un terme accessoire de la réaction.

Je redis ici ce que j'ai dit en publiant ce travail (1) : « Nous avons dans ces expériences tous les caractères de la fermentation alcoolique et de la butyrique. » L'alcool est, en effet, le terme caractéristique de la fermentation alcoolique ; le dégagement d'acide carbonique et d'hydrogène, caractérisent, d'une certaine façon, la fermentation butyrique.

Les microzymas de l'œuf ont donc détruit le glucose de la même manière que la levûre de bière et que les microzymas de la craie ou les bactéries de la fermentation butyrique.

Quant aux microzymas ou granulations moléculaires de l'œuf, ils sont restés sans transformation. On ne distinguait rien autre chose à la fin, que ce que l'on avait vu au début. Et en terminant mon Mémoire, je disais :

« L'œuf porte en lui-même, normalement, la cause de cette fermentation, et c'est surtout dans le jaune que réside cette cause. » Un autre travail montrera que j'aurais pu intituler cette Note :

Des microzymas de l'œuf considérés comme organismes producteurs d'alcool et d'acide acétique (2).

(1) A. Béchamp, *Sur la fermentation alcoolique et acétique spontanée des œufs*. Comptes-rendus, t. LXVII, p. 523 (1868).

(2) Ibid., p. 528.

Avant de vous donner la démonstration directe que toute l'action doit être attribuée aux microzymas de l'œuf, tâchons de nous faire une idée exacte de la structure de cet œuf. La fonction essentielle, primitive, je dirai volontiers providentielle d'un œuf d'oiseau est de donner un oiseau; non seulement un oiseau de l'espèce qui le produit et le féconde et non un autre, mais un mâle ou une femelle. Bref c'est tel ou tel organisme en puissance. Pendant l'incubation de l'œuf complet, c'est-à-dire de l'œuf fécondé, en même temps que l'embryon se développe, des actes chimiques s'y accomplissent, à la fois dans le jaune et dans le blanc; ces deux parties sont d'abord nettement séparées, mais peu à peu certains organes du nouvel être vont puiser jusque dans le blanc les matériaux qui doivent pourvoir à sa nutrition. Pendant tout ce temps, comme après, de cette masse de matière ne se dégagent que les gaz normaux de la respiration. Avant l'incubation, l'œuf respirait déjà et dégageait de l'acide carbonique. Comment cela peut-il se faire? car il est certain que si l'on isolait avec soin tous les principes immédiats qui composent la matière de l'œuf, aucun d'eux ne respirerait, c'est-à-dire n'absorberait l'oxygène pour donner de l'acide carbonique. Tout cela ne s'explique qu'en disant que l'œuf est organisé. Mais, direz-vous, personne n'en doute! Assurément. Mais en quoi consiste cette organisation et en quoi est-elle en quelque sorte concentrée?

Ah! certainement l'œuf est organisé, savamment organisé. Et que de précautions pour que rien ne vienne troubler naturellement l'ordre admirable qui y règne. Que de précautions sont prises pour l'isoler des accidents du dehors. La coquille, la membrane qui la tapisse et qui par ses replis forme vers le gros bout la *chambre à air*. Le jaune ou vitellus y est comme suspendu par les chalazes dans le blanc, formé lui-même de deux couches concentriques d'inégale fluidité. Dans le jaune il y a une partie réservée, le *cumulus proligère*, la cicatricule, cette tache blanche que l'on voit en un point de la surface du jaune où se développera l'embryon. Le vitellus lui-même, pendant son séjour dans la vésicule de Graaf, comme il est protégé avant d'arriver dans l'oviducte, où il est aussitôt enveloppé par l'albumine qui est sécrétée par des glandes spéciales.

Les embryologistes ont admirablement décrit toutes ces parties et tous ces arrangements : ils l'ont fait en descripteurs exacts, assignant très bien à chacun sa destination. Mais après avoir noté ces arrangements merveilleux, ont-ils cherché, ce qui est doué d'activité transformatrice dans l'œuf, ce qui y est vraiment vivant, ce qui tisse les cellules, les tissus de l'être qui en proviendra? Et s'ils l'ont cherché, l'ont-ils reconnu? En attendant que je réponde à ces questions, demandons-nous ce qui arrive quand on brouille tout dans l'œuf par de vives secousses?

Il arrive que ce qui, dans le plan divin, constituait un arrangement prémédité, quelque chose de structuré, de bâti en vue d'un but déterminé, a été détruit; de façon que les choses qui, dans l'édifice, étaient destinées à rester séparées, ont été confondues; ce qui était acide a été mêlé avec ce qui était alcalin; par suite le résultat voulu n'est plus atteint, bien que toute la matière nécessaire soit encore présente; et l'œuf qui par l'incubation devait donner un poulet, ne donnera plus que les produits d'une fermentation alcoolique, acétique, butyrique que nous avons reconnus. Oui, dans l'œuf brouillé, toute la matière nécessaire et suffisante qui devait faire un poulet, est encore présente! Qu'y a-t-il donc de changé? les conditions : peu de chose en apparence, mais l'indispensable en réalité, ce sans quoi la matière restera stérile!

Pourtant, ce qui, tout à l'heure, était capable de produire un poulet, avec tout son *devenir*, est-il absolument détruit par le fait d'avoir secoué l'œuf? Sans doute c'est un cadavre d'œuf, pour parler comme M. Donné; mais au sens chimique est-ce un cadavre? Non, puisqu'une activité s'y manifeste. Cependant M. Donné et M. Pasteur refusent d'y voir rien d'organisé, et à plus forte raison rien de vivant!

M. U. Gayon, un élève de M. Pasteur, a fait de mon étude sur la fermentation spontanée (je dis spontanée parce qu'aucune cause extérieure n'est intervenue) des œufs, l'objet d'une thèse pour le doctorat ès sciences (1). Croyez-vous que M. Gayon ait admis que le jaune d'œuf contient quelque chose d'organisé? Point! Il a cherché à démontrer que les germes de l'air sont la cause des réactions chimiques qui s'accomplissent dans les œufs brouillés. Les germes de l'air, a-t-il prétendu démontrer, pénètrent du cloaque dans l'oviducte et vont porter dans l'œuf la cause des fermentations observées! Ah! oui, M. U. Gayon a prétendu que les microzymas du jaune d'œuf sont les produits de mon imagination! J'ai pris acte de sa déclaration qui, naturellement, est celle de M. Pasteur. Donc dans l'œuf il n'y a rien de chimiquement vivant. Eh bien! lui et son maître se sont trompés. Je lui ai fait plusieurs réponses, dont je vous dirai un mot dans la prochaine leçon (2).

Revenons à la fonction des microzymas du jaune d'œuf.

En voici qui ont été préparés d'avance. Je vais vous montrer qu'ils sont des ferments et qu'on peut en extraire une zymase. Mais auparavant il est indispensable de vous dire ce que les chimistes pensaient du jaune de l'œuf.

John et après lui les chimistes ont nommé *vitelline* la matière qu'on obtient en épuisant par l'éther le jaune d'œuf cuit dur, c'est-à-dire coagulé par la chaleur et desséché. Plus tard on remarqua que le jaune d'œuf contient une matière albuminoïde soluble qui fut considérée comme étant la *vitelline soluble*. Mais le jaune d'œuf contient, naturellement, un produit insoluble dans l'éther et dans l'eau; cette substance fut considérée par les uns comme étant la *vitelline coagulée*, et par Lehmann comme de la caséine, mais une prétendue *caséine exempte* d'alcali. Une analyse minutieuse du jaune de l'œuf de poule m'a démontré que parmi les matières solubles dans l'eau qu'il contient il y a une matière vraiment albuminoïde que j'ai nommée *lecithoonine*, laquelle est coagulable par l'alcool et une zymase que l'alcool ne coagule pas : la *lécithozymase*. Quant à la partie qui est insoluble dans l'éther et dans l'eau, vous le savez, ce sont les microzymas; ce que Lehmann a appelé *caséine exempte*

(1) U. Gayon; Thèse présentée à la Sorbonne : *Recherches sur les altérations spontanées des œufs*. 1875.

(2) Voir aux pièces justificatives.

d'alçali. Lehmann faisant autorité, il faut que je vous prouve qu'il n'y a pas là une trace de caséine.

Voici de la caséine pure, réduite en poudre; vous le voyez, elle ne laisse pas de cendres : elle est donc *exempte d'alcali ;* vous voyez aussi avec quelle facilité elle se dissout dans l'ammoniaque, dans le carbonate d'ammoniaque, dans le carbonate de soude, dans l'acide acétique et dans l'acide chlorhydrique étendu. Eh bien, la matière naturellement insoluble du jaune de l'œuf ne se dissout dans aucun de ces véhicules : elle s'y gonfle sans s'y dissoudre. C'est vraiment une merveille que Lehmann et avec lui d'autres chimistes aient pu confondre des substances aussi dissemblables. Une bonne observation microscopique aurait suffi pour les désabuser. En effet, le jaune de l'œuf, outre les granulations moléculaires ou microzymas, contient, le plus souvent, ce que nous apprendrons à connaître sous le nom de *globules vitellins*, de véritables *cellules vitellines.* Il y a donc dans le jaune, même pour ceux qui nient les microzymas, quelque chose d'incontestablement organisé, qui, par le fait de l'organisation, est nécessairement insoluble.

Les microzymas et les globules vitellins sont les deux éléments anatomiques essentiels du jaune de l'œuf. Mais, nous le verrons, les globules vitellins sont transitoires ; les microzymas seuls sont permanents et ne manquent jamais.

Les microzymas vitellins ont la même forme sphérique que les autres : ils sont un peu plus volumineux. Par leur composition, ils sont albuminoïdes comme ceux du foie, etc., ainsi que nous l'avons vu tout à l'heure. Nous discuterons plus tard la question des preuves de leur état organisé. Cherchons à leur appliquer les preuves chimiques que nous avons précédemment invoquées, et voyons si, comme ceux du *pancréas*, ou comme le globule de levûre, ils peuvent sécréter une zymase, c'est-à-dire un produit soluble capable d'activité chimique.

Action des microzymas vitellins sur l'empois. Dans 30^{gr} d'empois créosoté, on a mis 4^{gr} de microzymas humides, en pâte. Il a fallu 12 à 16 heures pour que la fluidification s'opérât ; mais elle est complète ; au-dessus des microzymas déposés au fond de la fiole, vous voyez un liquide mobile, aisément filtrable, se colorant en bleu par l'eau d'iode. En effet, quand on emploie les microzymas vitellins de poule, l'action est bornée à la formation de la fécule soluble. Mais les microzymas vitellins des œufs de certains oiseaux peuvent aller jusqu'à la formation de la dextrine et même du glucose.

Et notez qu'après la transformation qu'ils ont opérée, les microzymas se retrouvent avec leur forme : il n'apparaît pas de bactéries, à peine quelques microzymas associés. En effet, vous le savez, les microzymas vitellins sont de ceux qui évoluent difficilement. A l'égard de cette fonction, ils se rapprochent donc de ceux du foie.

Les microzymas vitellins n'intervertissent pas l'eau sucrée.

Extraction de la zymase des microzymas vitellins. Les microzymas vitellins du jaune de l'œuf de poule sont les premiers dont j'ai réussi à extraire la zymase. La chose a été aisée, car il est facile de s'en procurer une grande quantité, puisque 100 grammes de jaune d'œuf peuvent en fournir 12 à 13 grammes. Les diverses phases de l'expérience sont sous vos yeux.

Remarquez qu'ils sont absolument insolubles dans l'eau ; vous en jugez par ce fait que l'eau qui a séjourné sur eux et que je filtre, ne précipite ni ne se trouble par l'addition d'un excès d'alcool concentré.

Le moyen qui m'a réussi pour isoler leur zymase consiste à les délayer dans une eau alcaline contenant, par litre, 2 grammes à 2 gr, 5 de carbonate de soude cristallisé. Après quelque temps d'infusion, le mélange est jeté sur un filtre. Le liquide écoulé étant saturé par l'acide acétique, un louche se produit, et en ajoutant de l'alcool, un précipité notable. Le lavage des microzymas sur le filtre est continué, à l'eau alcaline, aussi longtemps que la précipitation par l'acide acétique et l'alcool est obtenue. Le précipité recueilli sur un filtre y est lavé à l'alcool pour le débarrasser de l'acétate de soude. Après le lavage à l'alcool, le précipité essoré est traité par l'eau : une partie se dissout, une autre reste insoluble. Le produit non dissous constitue une matière albuminoïde particulière que je nomme *lécimicroonine* ; la substance dissoute est la *lécimicrozymase*.

La lécimicrozymase des microzymas vitellins de poule opère la fluidification de l'empois sans saccharifier la matière amylacée, absolument comme les microzymas dont elle est issue; c'est une vraie zymase; car, si on la chauffe, dans sa solution aqueuse, jusqu'à l'ébullition, elle cesse de fluidifier l'empois. D'ailleurs, elle possède la propriété de certaines autres zymases de n'être pas coagulable par la chaleur. Et, chose digne d'attention, par son pouvoir rotatoire, elle diffère de la zymase des parties solubles du jaune : la lécithozymase.

Les microzymas vitellins épuisés de leur zymase n'agissent plus sur l'empois. Les microzymas qui ont été épuisés par l'eau alcaline, n'ont pas changé de forme : en apparence, il n'y a rien de changé, ils sont seulement un peu gonflés. Si l'épuisement a été complet, et si on les lave ensuite avec de l'eau légèrement acidulée par l'acide acétique et ensuite à l'eau pure jusqu'à ce que l'eau de lavage ne soit plus acide, on trouve qu'ils n'opèrent plus du tout la liquéfaction de l'empois. Voici une expérience commencée depuis quatre jours : malgré ce long contact et celui de l'air, l'action est nulle, l'empois est aussi épais que le premier jour.

Donc de même que les microzymas vitellins au contact de l'empois sécrètent leur zymase et opèrent la fluidification, ils sécrètent leur contenu en présence de l'eau faiblement alcaline; après le traitement alcalin, il ne reste que l'enveloppe, laquelle est formée d'une substance probablement encore complexe que j'ai nommée *lécihistoonine.* Comme vous le voyez, nous sommes bien loin de la caséine sans-alcali de Lehmann. La démonstration est complète : les microzymas vitellins sont organisés ; ils représentent une cellule en miniature : un contenant insoluble enfermant un contenu soluble. La théorie que j'ai exposée leur est donc applicable comme à la levûre de bière, aux microzymas pancréatiques, gastriques, etc.

Voilà l'activité zymasique des microzymas vitellins démontrée ; possèdent-ils aussi l'activité physiologique que nous avons rapportée au phénomène de nutrition ? C'est ce que nous allons rechercher.

Les microzymas vitellins considérés comme producteurs

d'alcool, etc. Les œufs d'autruche brouillés fermentent dans leur coquille, et il en est de même des autres œufs. L'expérience peut être reproduite très simplement. Des œufs de poule sont bien lavés à l'extérieur avec de l'eau créosotée. On en introduit le contenu dans un appareil à fermentation, préparé comme pour les expériences de génération spontanée. Par l'agitation on mêle bien le jaune au blanc et on met l'appareil à l'étuve chauffée à 25-30 degrés. Bientôt les gaz commencent à se dégager ; il y a un peu d'hydrogène sulfuré ; mais après quelques jours il cesse de se produire ; pendant trois jours le rapport de l'acide carbonique à l'hydrogène a été de 42 volumes du premier pour 58 du second. L'expérience a été terminée au bout de 15 jours. Le mélange était devenu très acide. L'analyse a fourni de l'alcool, de l'acide acétique, mais pas une trace d'acide butyrique, les matières albuminoïdes étaient conservées ; le sucre avait disparu comme dans les œufs d'autruche fermentés. Dans les produits insolubles restés sur le filtre, ou dans le liquide fermenté, à l'ouverture de l'appareil, le microscope ne découvre pas trace de bactéries, il y a seulement quelques microzymas accouplés.

Je note que dans ces sortes de fermentations de la totalité de la matière de l'œuf, les microzymas vitellins paraissent solubles dans l'acide acétique comme dans le jaune non fermenté, c'est-à-dire que si l'on ajoute de l'acide acétique à la préparation sous le microscope, toutes les granulations moléculaires s'évanouissent, sauf les corps gras.

Fermentation de l'empois et du sucre par microzymas vitellins isolés. Il s'agissait de démontrer que les microzymas vitellins isolés peuvent agir sur l'empois et sur le sucre comme dans l'œuf en totalité. Deux jaunes d'œuf sont bien lavés à l'extérieur avec de l'eau créosotée et rapidement traités pour en isoler les microzymas. L'opération avait duré quarante-huit heures. Les 2/3 de la masse sont aussitôt introduits dans 250^{cc} d'empois créosoté, et l'autre tiers dans l'eau sucrée, aussi créosotée. L'expérience a été faite à Montpellier, à la température du mois de juin ; commencée le 11 juin, elle n'a été terminée que le 24 décembre suivant. L'empois était fluidifié le 12. Le 19, on examine et on ne trouve que les microzymas normaux. Pas de bactéries. Les deux appareils sont refermés, et on ne s'en occupe plus que le 24 décembre.

Voici le résultat de cette longue observation. A l'examen microscopique on ne découvre pas une bactérie dans l'empois fluidifié, les microzymas sont isolés ou accouplés, ou agglomérés en amas granuleux. Les microzymas libres sont parfaitement mobiles, on voit encore quelques globules vitellins. L'acide acétique ne dissout plus tous les microzymas ni les globules vitellins qui apparaissent granuleux comme de gros leucocytes. Il n'y a pas non plus de globules de ferments ou de moisissures. Dans l'eau sucrée, il en est de même.

Le produit de la réaction, pour l'empois, était très acide ; il ne se colore qu'en jaune par l'eau d'iode ; la fécule a disparu. La liqueur réduit légèrement le réactif cupropotassique, comme le fait la dextrine. La solution filtrée, distillée, a fourni :

Alcool absolu . . $0^{cc},6$
Acide acétique. . $0^{gr},072$

Le résidu de la distillation n'était que de la dextrine.

La liqueur de l'eau sucrée est également acide. Distillée, elle fournit :

Alcool . . . . $0^{cc},75$
Acide acétique. . $0^{gr},22$

Le résidu de la distillation est du glucose à peine acide.

Ces deux expériences sont importantes. A l'égard de la matière amylacée, l'absence de glucose est significative ; c'est donc la dextrine qui a produit l'alcool et l'acide acétique.

La solution sucrée réduisait énergiquement le réactif cupropotassique : or, nous avons vu que les microzymas vitellins n'intervertissent pas le sucre de canne ; l'interversion observée est due à l'acide acétique formé, et non pas à une zymase. Il faut donc admettre que, de même que pour la dextrine, les microzymas ont directement consommé le sucre de canne : dans ce cas, l'interversion est donc vraiment consécutive à la production d'un acide.

Je dois ajouter que l'alcool a été caractérisé en l'oxydant par le bichromate de potasse et l'acide sulfurique, ce qui a produit de l'aldéhyde et de l'acide acétique.

J'ai varié ces expériences en les répétant ; j'ai employé des microzymas lavés à l'éther et d'autres qui n'avaient pas subi ce traitement : les choses se passent toujours comme je viens de vous le dire.

Lorsque les microzymas isolés agissent sur l'empois et sur le sucre de canne pour leur faire subir la fermentation alcoolique, ils subissent quelque changement, non dans leur forme, mais dans leur substance. Dans le jaune normal ou après leur action sur la totalité de la matière de l'œuf, nous avons vu qu'ils semblaient disparaître lorsqu'on les traitait par l'acide acétique ; ils ne disparaissent plus quand ils ont subi pendant longtemps l'influence du milieu créé par leur action sur l'empois et sur le sucre de canne. Quelque changement s'est donc accompli en eux.

Les microzymas vitellins sont donc des ferments producteurs d'alcool et d'acide acétique, aussi bien quand ils agissent sur la totalité de la substance de l'œuf, mais ce sont des ferments lents. Si au lieu de les laisser agir pendant cinq ou six mois, on avait arrêté l'expérience après quelques jours, l'alcool et l'acide acétique n'auraient pas été aperçus, et on aurait légitimement conclu qu'ils ne possèdent pas la seconde fonction des ferments organisés. Vous voyez par là qu'il ne faut pas se hâter de conclure : la seconde fonction peut se manifester très lentement. Si M. Pasteur avait étudié le ferment organisé de l'urine comme je viens de le faire pour les microzymas vitellins, il n'aurait pas conclu que ferment soluble et ferment organisé possèdent la même fonction, car le ferment soluble agissant sur l'empois n'aurait pas fourni d'alcool, tandis que le ferment organisé en aurait produit, et je vous le prouverai.

Et n'oubliez pas que grâce à la créosote ou à l'acide phénique, nous avons le droit d'affirmer que les germes de l'air ne sont pour rien dans le résultat de ces expériences, car en mettant l'empois et l'eau sucrée, dans les mêmes conditions, en présence de matières albuminoïdes pures, exemptes de microzymas, on n'obtient ni alcool, ni acide acétique, quelque longue que soit la durée.

Nous allons maintenant nous assurer que les microzymas buccaux possèdent eux aussi la double fonction des ferments organisés. Ce sera pour nous l'occasion de faire quelques observations importantes sur les transformations que peuvent subir les bactéries ou leptothrix.

Les organismes buccaux considérés comme ferments alcoolique et lactique.

I. Le 16 août 1867, 300^{gr} d'empois contenant 40^{gr} de fécule sont insalivés dans la bouche. Le mélange aussitôt fluidifié est mis dans une fiole munie d'un tube de dégagement ; il était sensiblement neutre. Le lendemain, il était acide, bientôt il se dégagea de l'acide carbonique. Le 2 septembre, la liqueur est très acide. On filtre et on distille. Dans le produit de la distillation on trouve :

Alcool absolu. . . .	0^{cc},6
Acide acétique. . . .	0^{gr},096

Le résidu de la distillation, étant concentré et convenablement traité par l'alcool et l'éther, fournit un résidu insoluble de dextrine et une solution éthérée d'acide lactique, qui a fourni :

Lactate de chaux, cristallisé : 1^{gr}, 5.

II. Les ferments de cette opération, bien lavés, sont formés de petites bactéries et de microzymas : on n'y voit plus de cellules épithéliales, ni de globules de mucus. Ils sont aussitôt mis dans 200^{cc} d'empois faits avec 20^{gr} de fécule. Dans moins de dix minutes, à froid, l'empois était fluidifié, et un quart d'heure après, la solution réduisait le réactif cupropotassique. L'expérience, commencée le 2 septembre, a été terminée le 2 janvier suivant. L'analyse a donné :

Alcool absolu. . . .	0^{cc},4
Acide acétique. . . .	traces
Lactate de chaux. . .	1^{gr},95.

Les ferments étaient surtout des microzymas et de toutes petites bactéries.

III. Je vous rappelle que le sucre de canne n'est pas influencé par la salive filtrée. Les organismes mêmes, en présence de la salive, comme nous l'avons vu, n'agissent pas sur le sucre de canne pour l'intervertir. Voici maintenant une expérience qui démontre que la salive buccale peut faire subir la fermentation alcoolique au sucre de canne.

Le 19 août 1867, 50^{gr} de sucre de canne pur sont machés pour l'insaliver. On fait du résultat, avec de l'eau distillée, 200 cent. cub. Le 21 août, le mélange ne réduit pas encore le réactif cupropotassique, si ce n'est à l'ébullition. Il n'y a pas de dégagement de gaz. Le 30, des bulles de gaz apparaissent ; la liqueur est acide ; le réactif cupropotassique est énergiquement réduit. Le 6 septembre, le gaz analysé n'est que de l'acide carbonique. Le 28 octobre, on filtre, distille et trouve :

Alcool absolu. . . .	24^{cc}
Acide acétique. . . .	0^{gr}, 222

Le résidu de la distillation, séché à 100°, pèse 3^{gr}, 75. L'alcool éthéré, tel que l'emploie M. Pasteur dans l'analyse des résidus de la fermentation alcoolique, le dissout presque sans résidu. C'est un mélange de glycérine et d'acide succinique, qui n'a pas été autrement analysé.

Le ferment est formé de globules plus petits que ceux de la levûre de bière dont une partie en chapelets de 2 ou 3 grains et de différentes grandeurs. Rares microzymas, bactéries plus rares.

Et j'ai observé que ces ferments, bien lavés, fluidifient rapidement l'empois. C'est un fait bien significatif que ces organismes, même après cette fermentation alcoolique et la formation de cellules nouvelles, aient conservé l'aptitude qu'ils possédaient auparavant.

Mais voici une autre expérience qui nous montre la forme initiale conservée et la fonction la plus accentuée de ferment lactique.

IV. Le 23 décembre 1869, on fait de l'empois avec 1200^{cc} de bouillon de levûre créosoté et 80^{gr} de fécule. Le mélange étant encore chaud, ajouté 16^{cc} de salive buccale. La fluidification est instantanée et complète. Cinq minutes après, ajouté 60^{gr} de carbonate de chaux pur (non de la craie). Le mélange étant fait, on procède à l'examen microscopique. Dans chaque champ il y a un ou deux leptothrix ou bactéries plus ou moins longues, quelques granulations moléculaires, une ou deux cellules épithéliales par cinq ou six champs ; ces cellules sont granuleuses. En somme peu de leptothrix, moins de cellules épithéliales et un assez grand nombre de microzymas.

Le 27 décembre, on constate un dégagement de gaz. On fait sortir un peu de liquide de l'appareil sans l'ouvrir : on trouve les leptothrix augmentés ; des microzymas il y en a des centaines par champ, ils sont mobiles ; il y en a d'accouplés en 8 de chiffre, des chapelets de 3 à 15 et 20 grains : il y a aussi des bâtonnets comme de petites bactéries ; elles sont mobiles ; les grands bâtonnets et les leptothrix sont immobiles.

Le gaz dégagé est de l'acide carbonique presque pur.

Le 31, les microzymas simples ont diminué de nombre ; on ne voit plus guère que des chapelets.

Le 22 janvier suivant, il n'y a plus de glucose. Du lactate de chaux a cristallisé. On jette sur le filtre pour séparer le lactate et les ferments. Le lactate est dissous par de l'eau tiède, et l'on peut voir alors que les leptothrix et les longues bactéries ont disparu ; il n'y a plus que des microzymas et de toutes petites bactéries comme le *Bacterium termo*, il y en a qui sont évidemment à deux articles.

Je reviendrai plus loin sur ces changements survenus dans la forme des ferments.

L'analyse a donné :

Alcool absolu. . . .	4^{cc}, 80
Acide acétique. . . .	0^{gr}, 98
— butyrique. . . .	traces
Lactate de chaux. . .	120^{gr}

Les ferments issus de cette fermentation fluidifient rapidement l'empois. Ils ont conservé, malgré les changements survenus, les propriétés des ferments initiaux de la salive. J'ai répété et varié ces expériences ; elles sont de celles qui prouvent le mieux qu'il y a *un grand nombre de ferments lactiques* comme il y a un grand nombre de ferments alcooliques. Mais vous remarquerez la présence constante de l'alcool et de l'acide acétique dans ces fermentations.

Vous le voyez donc bien, les microzymas buccaux ont la double fonction de la levûre de bière, d'opérer des transformations par leur zymase et ensuite des fermentations de l'ordre des phénomènes de nutrition. Et de même que la levûre, après avoir fait fermenter alcooliquement le sucre, conserve la propriété de l'intervertir, de même aussi les organismes buccaux, après avoir fait fermenter lactiquement la fécule, etc., et subi quelques changements dans leur apparence, ont conservé l'aptitude à fluidifier et saccharifier l'empois.

Les microzymas du foie considérés comme ferments alcoolique et lactique. Les microzymas du foie, dans la glande hydrotomisée ou non, produisent également la seconde fermentation. Un foie de mouton entier (privé de sa vésicule biliaire), lavé à l'eau créosotée, est plongé, dans un appareil approprié, au milieu d'une masse suffisante d'eau créosotée. L'appareil, muni de son tube abducteur, est mis à l'étuve après qu'on en a expulsé l'air par un courant d'acide carbonique. Bientôt l'acide carbonique et l'hydrogène se dégagent. Le surlendemain le foie gonflé nageait dans le liquide ambiant. L'expérience dure quatre jours; avec l'acide carbonique et l'hydrogène il y avait une trace d'hydrogène sulfuré; à l'ouverture de l'appareil l'odeur est aigre, mais non de putréfaction. L'analyse a fourni :

Alcool absolu. . . .	2^{cc}
Acide acétique.. . . .	$2^{gr},64$

Dans une autre expérience j'ai trouvé, parmi les produits fixes de la réaction, des quantités notables d'acide lactique.

Lorsque la fermentation est arrêtée à temps, on ne découvre pas d'acide butyrique parmi les produits de la fermentation. Les matières albuminoïdes du foie n'avaient pas pris part à la réaction; mais, comme dans la fermentation des œufs brouillés, le glucose et la matière glucogène avaient disparu.

A l'examen microscopique, les cellules du foie sont trouvées désagrégées; on découvre des microzymas encore libres, des accouplés, des bactéries, des bactéridies grêles et grosses, mobiles et immobiles. Evidemment le phénomène a commencé par les microzymas, et malgré l'acidité du milieu, les bactéries ne se sont pas moins produites. Ce qui va contre une opinion que nous avons déjà reconnue inexacte de M. Pasteur.

Et les choses ne sont pas d'une autre nature quand on broie le foie. C'est ainsi que 500^{gr} de pulpe de foie délayés dans 200^{cc} d'eau créosotée, mis dans une fiole munie d'un tube abducteur, conduisent aux mêmes résultats. A la température de 30 degrés, du gaz se dégage, et quatre jours après, le mélange ne sentant pas mauvais, fournit une liqueur rouge de sang, à réaction très acide, coagulable par la chaleur qui, distillée, fournit :

Alcool absolu. . . . 0^{cc}, 9
Acide acétique . . . 0^{gr}, 6

Au microscope, les cellules du foie sont détruites, et on trouve les microzymas simples, en chapelet jusqu'à la bactérie.

J'ai naturellement cherché à m'assurer que les bactéries qui apparaissent dans ces expériences peuvent varier de forme et même revenir au microzyma. Nous reviendrons sur ces faits dans une prochaine Conférence.

Et maintenant rappelez-vous les expériences de la quatrième Conférence, sur le lait; celles de M. J. Béchamp sur l'alcool de la viande abandonnée à elle-même; sur l'alcool du foie de mouton, de la viande de cheval, du cerveau de mouton, qui à peine enlevés à l'animal, recèlent des quantités notables d'alcool, et vous comprendrez que, dans ces différentes circonstances, les germes de l'air ne peuvent pas être invoqués. L'alcool se forme donc normalement dans l'organisme animal dans des milieux où le sang porteur d'oxygène circule sans cesse et malgré cet oxygène. Le mécanisme de la fermentation est donc le même après la mort que pendant la vie, malgré l'évolution des microzymas, en bactéries. Et il n'y a à cela rien d'étonnant, puisque la bactérie n'est qu'un état, souvent transitoire, du microzyma, et que, comme nous l'avons vu à propos des fermentations par organismes buccaux, elle possède la même fonction que le microzyma dont elle procède; rappelez-vous, en effet, que les microzymas buccaux saccharifient l'empois et que les bactéries qui en proviennent sont douées de la même faculté.

Les microzymas du foie qui, isolés, ne saccharifient pas l'empois, mais le fluidifient seulement, n'en font pas moins fermenter la matière glucogène *hépatique*.

Les microzymas de certains tissus ne peuvent pas même

fluidifier l'empois et encore moins le saccharifier, qu'ils soient isolés ou encore contenus dans les tissus. M. J. Béchamp a mis ce fait hors de doute dans ses expériences sur les fœtus aux différents âges ; les microzymas de différentes origines peuvent également ne pas agir sur le sucre de canne. Mais, de même que les microzymas buccaux agissant sur le sucre de canne le font lentement fermenter, de même M. J. Béchamp a vu, *dans tous les cas*, qu'il y eût ou qu'il n'y eût pas transformation préalable de l'empois, la fermentation acide se produire et souvent de l'alcool se former. Je veux vous en citer deux exemples remarquables :

M. J. Béchamp prend à un *chien ratier* adulte une glande parotide : La glande, débarrassée avec soin de tous les tissus adhérents, est mise dans 200gr d'empois créosoté. Le lendemain, l'empois est liquéfié : le surlendemain et les jours suivants, la fermentation nutritive se manifeste ; la glande gonflée par les gaz nage à la surface du liquide. Trois jours après, pas trace de glucose. Au microscope, bactéries en foule, mobiles ; superbes bactéridies très longues, de véritables leptothrix ; bactéries en chaîne, chaînettes de microzymas d'une longueur égale à celle des bactéridies. Les gaz dégagés sont de l'acide carbonique et de l'hydrogène. Cinq jours après, on filtre : la liqueur est acide ; l'iode la colore en bleu violacé ; pas trace de glucose. L'analyse fournit :

Alcool, quantité suffisante pour l'enflammer.
Acide acétique et butyrique . 0gr, 42
Lactate de chaux 0gr, 17
Fécule soluble et dextrine (1).

Et, remarquez-le bien, les microzymas, les bactéries, les leptothrix, même en présence de la matière animale de la glande, n'ont pas opéré la saccharification. Ils ne sont donc pas les mêmes que ceux de la muqueuse buccale ! sur quoi nous insisterons longuement dans la prochaine Conférence.

Vous le voyez, la fécule peut fermenter sans donner de glucose !

D'autre part le même chimiste a cherché, en employant dans une série d'expériences la même quantité de chaque

(1) J. Béchamp, thèse citée, p. 59.

tissu et la même masse d'empois, à déterminer l'activité des microzymas et bactéries de diverses glandes de fœtus de veau de 8 mois, en dosant la quantité d'acides volatils produits par chacune; voici les résultats :

	Acides volatils exprimés en acide acétique.
Foie	0^{gr}, 042
Rate.	0^{gr}, 036
Thymus.	0^{gr}, 032
Pancréas.	0^{gr}, 018
Rein.	0^{gr}, 012
Parotide.	traces (1).

J'aurai l'occasion d'appeler votre attention sur une série d'autres faits, qui conduisent à la même conclusion; mais je ne veux pas finir cette Conférence sans vous assurer que le ferment organisé producteur de la zymase qui décompose l'urée, possède aussi la double fonction que nous venons de reconnaître aux microzymas en général ou aux productions organisées de leur évolution; c'est-à-dire que dans de bonnes conditions il peut agir comme ferment produisant de l'alcool, de l'acide acétique et de l'acide butyrique.

La tendance actuelle, qui est celle de M. Pasteur, est de supposer que chaque ferment organisé n'a qu'une fonction; un seul mode d'agir : « *Ferment soluble* et *ferment organisé*, dit M. Pasteur, en parlant du ferment de l'urée, *agissent de même sur leur matière fermentescible.* » Eh bien, cela n'est pas exact : un même ferment peut agir sur plusieurs matières fermentescibles, non seulement par la zymase qu'il peut sécréter, mais par lui-même, par un phénomène de nutrition. Le ferment lactique qui produit de l'acide lactique avec le glucose, produit de l'acide butyrique avec le lactate de chaux. Les microzymas de la craie et ceux du foie qui opèrent la fermentation lactique du sucre de canne, peuvent aussi faire fermenter l'alcool lui-même. La loi de la conservation de l'individu et de l'espèce, voulait que l'existence des êtres organisés fût garantie par une faculté de s'accommoder, au moins pour un temps, à un mode de nutrition qui ne leur serait pas habituel.

(1) J. Béchamp, thèse citée, p. 86.

HUITIÈME CONFÉRENCE

Sommaire. — De l'influence exercée par Pouchet. — Les nouvelles expériences de M. Donné sur la génération spontanée. — Opinions et *vertus de transformation* de M. Pasteur. — Cause de la totale destruction d'un organisme. — L'alcool de l'orge qui germe et des fruits qui mûrissent ou blessissent. — M. Pasteur et ses *idées nouvelles*. — Vertus de transformation que la chaleur détruit. — Microzymas que la chaleur ne tue pas. — Fonction des microzymas dans les glandes. — Pancréatinogénie, etc. — Quatrième fonction des microzymas. — La Mère de vinaigre et la glairine. — Régression des cellules pour revenir aux microzymas. — Microzymas de levûre facteurs de cellules et évoluant en bactéries. — Objections et confirmations. — Le mycoderma aceti de M. Pasteur n'est pas la Mère de vinaigre. — Conclusion.

MESSIEURS,

Il faut considérer que ç'a été une bonne fortune pour la Science que M. Pouchet ait de nouveau appelé l'attention des savants sur les problèmes que les expériences de Schwann, Schrœder et Dusch, etc., avaient laissés sans solution. La communication du savant naturaliste de Rouen a eu pour résultat de provoquer de nouvelles expériences et des discussions d'une haute portée, touchant aux principes de plusieurs sciences : de la chimie, de la physiologie et de la pathologie....

Vous vous souvenez que M. Schrœder est resté très étonné de ce que le lait, la viande, etc., malgré la filtration de l'air sur le coton, ne se fussent pas conservés sans quelque altération, bien qu'il ne vît apparaître rien de vivant, moisissures ou autres productions organisées ; en somme ce savant a renoncé à spécifier la nature de l'agent qui, dans l'air filtré, est la cause de l'altération subie. Ce qu'il y a de certain, c'est qu'il n'a pas cherché dans les matières qu'il étudiait la cause de l'altération constatée. Nous savons aussi que M. Pasteur a été plus hardi ; pour lui pas d'obscurité : la panspermie a été et est en état d'expliquer tout ce qui ne l'était pas pour Schrœder. Pas plus que cet observateur il n'a recherché dans le lait, dans la viande, dans le sang, dans les œufs, la cause efficiente de l'altération.

Les spontéparistes modernes, avec M. Pouchet, admettaient bien, dans les matières organisées, *mortes*, qu'ils employaient pour faire leurs infusions et qu'ils y laissaient, une *faculté génésique*, quelque chose que la mort n'ôtait pas à la matière organique ; mais ils ne recherchaient pas si quelque élément anatomique de la matière employée était la cause des phénomènes qu'ils observaient. S'ils chauffaient, c'était comme pour Spallanzani et pour M. Pasteur, afin de tuer *le germe venu de l'air ;* ils ne se demandaient pas si dans les matières chauffées, quelque élément anatomique producteur de bactéries ou de moisissures résistait à la température de 100 degrés. Tous, tacitement, de même que M. Pasteur, admettaient que les matières animales et végétales : le lait au sortir de la glande mammaire, l'urine de la vessie, le foie ou le muscle ; le foin, les haricots, les écrevisses mortes, ou telle autre production organisée, ne sont que de la matière organique au sens chimique, où tous les éléments anatomiques, que l'histologie considère comme vivants dans l'animal ou le végétal en vie, ne sont plus que cadavre.

L'expérience de M. Donné sur l'altération spontanée des œufs n'ouvrit les yeux à personne ; et lorsque vers le même temps, M. Pasteur vint à s'occuper de la viande qui s'altère hors de l'influence des *germes* atmosphériques, c'est dans une *action* qu'il appelle de *diastase* qu'il crut trouver l'explication de l'odeur de *faisandé* que la viande acquiert, et non pas dans l'activité de quelque élément anatomique resté vivant.

Il est très curieux, pour moi du moins, de rechercher aujourd'hui ce que les savants pensaient alors de la vie et de l'organisation, et des conditions de cette vie dans la matière que l'on admettait pourtant comme organisée.

Les premières expériences de M. Donné remontent à 1863 (1). C'est là que, pour la première fois, il examina ce qui se passe quand les œufs s'altèrent dans la coquille, et

(1) Donné, *Expériences sur l'altération spontanée des œufs.* Comptes-rendus, t. LVII, p. 448.

qu'il provoqua, d'une manière constante, l'altération en mêlant dans la coquille le blanc et le jaune par de vigoureuses secousses. De ce qu'il pouvait y avoir d'organisé dans l'œuf, il ne s'en préoccupa point; mais il s'enquit avec soin de la composition des gaz de *la chambre à air* de l'œuf. Il voulut bien me demander d'analyser l'air des œufs de poule qu'il employait. Dans deux séries d'expériences où l'air de plusieurs œufs était réuni, j'ai trouvé, abstraction faite d'une trace d'acide carbonique :

Azote. . .	80,93	79,75
Oxygène . .	19,07	20,25
	100,00	100,00

C'est presque la composition de l'air naturel, ce qui est conforme à une ancienne observation de MM. Baudrimont et Martin Saint-Ange.

Sans doute, tout le monde parle de la matière des œufs comme étant organisée. M. Donné dit même qu'elle est d'un ordre élevé d'organisation, « car elle contient tous les principes constituants d'animaux haut placés dans l'échelle des êtres.... Ces éléments sont tout prêts à entrer dans le mouvement vital sous l'influence du germe animal qu'ils renferment et qu'ils sont chargés de nourrir : ils vivent presque, c'est déjà presque un animal vivant ! » Après cela, M. Donné, étant assuré que l'air de l'œuf contient de l'oxygène, s'exprime comme ceci : « C'est donc à peu près de l'air atmosphérique très pur et très propre à l'entretien de la vie, puisqu'il doit servir à allumer la première étincelle de vie dans l'embryon qui va naître. » Et voyant les choses ainsi, il s'écrie : « N'y a-t-il pas là toutes les conditions les plus favorables à une génération spontanée ? » Pourtant, dans cette matière, M. Donné ne voit ni les globules vitellins, ni les microzymas, et, à propos des œufs secoués qu'il vient d'examiner et qui sont altérés, il dit : « Rien, absolument rien ne bouge dans cette matière, rien ne vit, et l'examen microscopique le plus attentif et le plus répété n'y fait pas découvrir le moindre être organisé ou vivant ! »

Et, en 1866 (1), M. Donné, revenant sur ce sujet, repro-

(1) Comptes-rendus, t. LXIII, p. 301.

duit de nouveau les mêmes idées et, se préoccupant de la pénétration des germes par les pores de la coquille, réduit l'objection à néant et conclut qu'il y avait là en apparence les circonstances les plus favorables à la génération spontanée.

Et M. Pasteur, à qui M. Donné avait adressé la communication de 1863, approuvait et trouvait concluantes les observations et les conclusions de son correspondant, en ce qu'elles confirmaient les siennes propres. Cela nous a valu la publication de la lettre que M. Pasteur écrivit, à cette occasion, à M. Donné. Il faut absolument, dans l'intérêt de ces Conférences et des idées que je vous offre à méditer, que je vous lise quelques passages de cette lettre :

« .... Si les partisans de l'hétérogénie, dit-elle, avaient été plus avisés, ils auraient vu que le point faible de mon travail consistait en ce que toutes mes expériences s'appliquaient à des matières cuites. Ils auraient dû réclamer de mes efforts un dispositif d'épreuves permettant de soumettre à un air pur des *substances naturelles*, telles que la vie les élabore, et à cet état où l'on sait bien qu'elles ont *des vertus de transformation* que *l'ébullition détruit*. Cette objection, je me la suis faite... et je n'aurais pas été satisfait tant que je n'eusse pas trouvé le moyen de réaliser des expériences sur des matières non chauffées préalablement, telles que le sang et l'urine. Ce sont des expériences de cette nature, et peut-être encore plus probantes, que vous venez de tenter avec un plein succès. Votre idée a été très ingénieuse. En voyant les œufs *rester intacts* si longtemps en présence d'un air qui a la composition de l'air ordinaire, il est difficile de prétendre que la *matière organique* peut s'organiser d'elle-même au contact de l'oxygène, de façon à produire des êtres nouveaux (1). »

Substances naturelles, telles que la vie les élabore ! — *Vertus de transformation que l'ébullition détruit !* voilà ce que M. Pasteur voyait dans la matière organisée de l'œuf, dans le sang, dans l'urine... en 1863. Mais pas un mot qui suppose que *la substance naturelle, que la vie élabore* est quelque chose qu'un histologiste puisse décrire ; pas un mot

(1) Comptes-rendus, t. LVII, p. 302 (1863)

qui nous dise en quoi consistent les *vertus de transformation que l'ébullition détruit.*

Le nouveau travail de M. Donné sur les œufs, concluait à la *génération spontanée de moisissures et d'animalcules* dans la matière de l'œuf placée, il est vrai, dans d'autres conditions.

M. Pasteur trouva tout à fait fautives les nouvelles expériences de son contradicteur. La réponse qu'il fit à M. Donné ne nous intéresse que par ces quelques mots : « Les expériences que M. Donné a publiées en 1863.... sont, à mon avis, irréprochables, dit M. Pasteur. Alors comme aujourd'hui je n'y entrevois pas de cause d'erreur, et les idées qui leur servent de point de départ sont exactes (1). »

Il y avait cependant une remarque importante dans le récit des nouvelles expériences de M. Donné : c'est que « l'eau est nécessaire au développement des animalcules infusoires » ; la matière de l'œuf, avec son état d'hydratation, actuelle et normale, n'est pas dans les conditions qui permettent l'apparition de ces animalcules. Dans sa réfutation, M. Pasteur s'en est tenu à l'objection tirée des germes de l'air et des résultats, qu'il croit négatifs, de ses expériences sur le sang et sur l'urine (2) ! Nous verrons, en discutant les expériences que je vous présenterai sur le développement des cellules, combien l'observation de M. Donné était juste.

Tout cela est très instructif ; c'est un écho de l'opinion qui regarde comme possible la vie dans une matière que l'on dit organisée et où l'on croit qu'il n'y a rien de structuré ; cette matière, on la dit vivante sans savoir en quoi réside sa vitalité ; l'œuf, dit M. Donné, est presque un animal vivant, mais sa matière est une matière dans laquelle l'air atmosphérique doit servir « à allumer la première étincelle de vie dans l'embryon qui va naître. » La matière de l'œuf, d'après M. Pasteur, est une *substance naturelle que la vie élabore,* douée *de vertus de transformation que l'ébullition détruit...* et M. Gayon a étudié la fermentation des œufs appuyé de cette opinion préconçue de son maître. Si l'œuf n'est que cela, il n'y a rien d'étonnant que M. Pasteur n'ait

(1) Ibid., t. LXIII, p. 305.

(2) Ibid., p. 306.

vu dans un cadavre que de la matière où n'existe plus rien de vivant et qui a besoin des germes de l'air pour se putréfier ! N'oubliez pas ces expressions : *de substances naturelles, que la vie élabore, de vertus de transformation que l'ébullition détruit* : je vous les rappellerai quand nous nous occuperons des blastèmes et des protoplasmas. Vous savez ce qu'il faut penser de cette opinion car vous savez que le foie, le muscle, le cerveau, le lait et les œufs, issus d'animaux vivants, ou pris dans le cadavre, contiennent des microzymas qui ne meurent pas, mais qui, placés dans de nouvelles conditions, opèrent des transformations chimiques analogues ou identiques à celles qu'ils opéraient dans l'être vivant, soit qu'ils évoluent, à même les tissus, pour devenir bactéries, soit qu'ils ne changent pas.

M. Pasteur a étudié la putréfaction de la viande, mais préoccupé de faire triompher son système de la panspermie, il a tout expliqué par les germes de l'air. Je ne veux pas revenir sur ce que je vous ai dit de son système : retenons seulement que, selon ce savant, à part ce qu'il appelle les *actions de diastase*, un cadavre se conserverait éternellement sans autre altération ; que, d'après lui, si pendant la vie, le corps des animaux est fermé à l'introduction des germes des êtres inférieurs, il n'en est pas de même après la mort ! Encore une fois, vous savez à quoi vous en tenir : M. Pasteur n'a pas bien vu ; pour avoir nié l'existence des microzymas, il n'a pas aperçu les bactéries au centre des morceaux de viande qu'il examinait.

Il y a longtemps que je pense comme aujourd'hui ; pour vous le prouver, je vais faire une citation.

En 1869, lors du Congrès scientifique de Montpellier, nous avons, M. Estor et moi, fait une Communication dans laquelle les microzymas des organismes supérieurs ont été considérés même au point de vue de la pathologie. Voici la conclusion de ce travail :

« Après la mort — nous sortons ici du domaine de la pathologie pour entrer dans celui de la physiologie de l'espèce — il faut que la matière revienne à son état primitif, car elle n'a été prêtée que pour un temps à l'être organisé vivant. On a fait, dans ces derniers temps, jouer un rôle excessif aux germes apportés par l'air ; l'air peut en apporter, en effet, mais ils ne sont pas nécessaires. Les microzymas à l'état de bactéries suffisent pour assurer par la putréfaction, le mouvement circulaire de la matière... L'être vivant, rempli de microzymas, porte donc en lui-même, les éléments essentiels de la vie, de la maladie, de la mort et de la destruction. Eh ! Messieurs, que cette diversité dans les résultats ne nous étonne pas trop, les procédés sont les mêmes ; nos cellules, c'est un fait d'observation de tous les instants, se détruisent sans cesse, par suite de fermentations fort analogues à celles qui succèdent à la mort ; en entrant dans l'intimité des phénomènes, on pourrait vraiment dire, n'était le caractère choquant de l'expression, que nous nous putréfions sans cesse (1). »

Plusieurs passages de cette citation seront plus amplement expliqués et développés plus tard ; mais, en attendant, voilà comment, il y a douze ans, nous comprenions la théorie expérimentale du microzyma. Dans des publications postérieures, dont vous connaissez une partie, la théorie a été de plus en plus développée.

Nous pouvions nous exprimer aussi catégoriquement, parce que la question avait été nettement posée et expérimentalement résolue longtemps auparavant.

Il importe que vous soyez de plus en plus convaincus de l'activité des microzymas dans les parties d'organismes qui sont soustraites à la vie de l'ensemble, et que les phénomènes de fermentation sont de ceux qui caractérisent la vie régulière des êtres les plus élevés en organisation.

Dans une Conférence faite à Montpellier pendant l'hiver de 1866 à 1867, j'avais déjà fait le rapprochement que voici :

« La graine, pendant toute la durée de la germination, fonctionne comme un organisme animal. Une zymase y naît, qui digère la fécule ou les matériaux qui en tiennent lieu ; et, en Note, j'ajoutais : Je ne parle ici que du phénomène de la digestion dans la graine qui germe. Mais l'analogie avec ce qui se passe dans les fermentations va plus loin. Il

(1) Des microzymas des organismes supérieurs. *Montpellier médical*. Janvier 1870.

me paraît certain que la fécule, ou le sucre dans lequel elle a été transformée, produit, pendant la germination, dans les cellules de la graine, certains termes que l'on rencontre dans les fermentations ordinaires. M. Becquerel, et plus tard MM. Edwards et Collin, avaient signalé l'acide acétique comme un produit de la germination ; de mon côté, j'ai pu isoler assez d'alcool pour l'enflammer, en distillant de l'orge que j'avais fait germer après l'avoir lavée pour la débarrasser des poussières adhérentes (1). »

Poursuivant le même ordre d'idées j'en vins à distiller des poires, des pommes, des pêches mûries à l'air, et à y constater avec certitude la présence de l'alcool. Mais c'est par l'étude de ce qui arrive aux sorbes qui blessissent que j'ai pu démontrer que le phénomène s'accomplit vraiment dans les cellules du fruit.

L'étude de la maturation des fruits et des phénomènes qui l'accompagnent avait été proposée comme question de prix par l'Académie des Sciences. Le prix a été remporté par E. Bérard, celui qui mourut étant mon vénéré Doyen à Montpellier. Dans son Mémoire (2), il établit d'une façon incontestable le fait capital que voici :

« ... Tous les fruits mûrs qu'on expose à l'air et qui y subissent des altérations, commencent par transformer une portion de l'oxygène qui les entoure en acide carbonique et produisent ensuite *d'eux-mêmes une grande quantité d'acide carbonique*, » Et cet autre qui ne le cède pas au premier :

« Lorsque les fruits sont conservés dans le vide, dans l'hydrogène, dans l'azote, dans l'acide carbonique, ils perdent au bout d'un certain temps, quoique bien conservés en apparence, leur parfum, leur saveur agréable et sucrée, pour prendre une saveur acide et désagréable. En même temps ils dégagent tous une petite quantité d'acide carbonique. »

(1) De la circulation du carbone dans la nature et des intermédiaires de cette circulation. Exposé d'une théorie chimique de la vie de la cellule organisée. Paris. Asselin. 1867, p. 88.

(2) E. Bérard, Mémoire sur la maturation des fruits : *Annales de chimie et de physique*, par Gay-Lussac et Arago, t. XVI, p. 151 (1821).

Bref, Bérard a établi que le fruit séparé de l'arbre est le siège de transformations chimiques profondes. C'est là un fait capital. Il est certain qu'un fruit peut n'être pas altéré en apparence, que rien n'y ait pénétré du dehors, et que pourtant il s'y accomplisse des transformations chimiques. Si Bérard avait distillé les fruits qu'il avait soumis à ses expériences variées, il y aurait trouvé ce que j'ai découvert dans le lait, dans l'urine, dans les œufs brouillés, c'est-à-dire l'alcool et l'acide acétique.

Dans le but d'étudier ce qui se passe dans un fruit qui devient blet j'ai étudié deux de ceux qui blessissent naturellement : les sorbes (*pyrus sorbus, sorbus domestica*) et les nèfles (*mespilus germanica*).

Je me suis d'abord assuré, conformément à ce que j'avais fait pour les poires, les pommes, etc., que les sorbes mûres, mais non blettes contiennent de l'alcool et de l'acide acétique. 500^{gr} de ces fruits, ont donné, par la distillation du suc aussitôt distillé qu'exprimé :

Alcool. . . .	quantité suffisante pour l'enflammer.
Acide acétique.	0^{gr},036

D'autre part le suc de 1500 grammes de sorbes blettes de la même récolte, mais naturellement blessies à l'air, ont donné :

Alcool absolu	1^{cc}, 3
Acide acétique. . . .	0^{gr},48

Donc, tout naturellement ces fruits produisent de l'alcool et de l'acide acétique.

Pour que vous puissiez bien juger du sens du phénomène quand on place les sorbes dans une situation non physiologique, je vais vous détailler l'une de mes expériences.

1350 grammes de sorbes entières, non tachées, saines et bien essuyées, sont introduites dans un appareil approprié, muni d'un tube pour recueillir les gaz, mais de façon à ne pas les meurtrir. Le volume de l'air resté dans l'appareil est de 600^{cc} environ. L'expérience commence le 22 septembre ; quelques heures après on constate déjà un dégagement de gaz. On recueille pendant cinq jours de 50 à 60^{cc} de gaz par 24 heures. Le 27 septembre le gaz est analysé ; il contient en centièmes :

Oxygène décelable par l'acide pyrogallique : traces.

Acide carbonique	54 vol.
Azote.	46 vol.
	100

Le dégagement se ralentit et le 3 octobre il ne se dégage plus de gaz.

Le 4 octobre, à l'aide d'un soufflet adapté à l'un des tubes de l'appareil, je fais rentrer de l'air. Presque aussitôt le dégagement gazeux recommença ; bientôt il s'arrêta : mais quoique j'eusse encore fait rentrer de l'air, le phénomène ne se reproduisit plus.

Le 18 octobre j'examine les sorbes. Il y en avait de molles, mais la plupart au lieu d'être brunes dans toute la masse, ne l'étaient que dans les parties voisines du péricarpe; au centre, la pulpe molle avait la couleur du fruit mûr. Il y en avait 500gr dans cet état. J'en ai soumis le suc à la distillation, etc.

Alcool absolu. . . .	3cc,6
Acide acétique. . . .	0gr,78

Le reste des sorbes avaient l'aspect ordinaire. Elles sont remises dans l'appareil. Il ne se dégagea plus guère de gaz. Le 30 octobre, je fais sortir du gaz pour l'analyser ; il était composé, en centièmes et en volume de :

Oxygène	0,9
Acide carbonique. . .	74,5
Azote.	24,6
	100,0

Les sorbes étaient la plupart demi-molles, un petit nombre très molles, plusieurs encore aussi dures qu'au début de l'expérience. Il y en avait 830 grammes. Le suc distillé a donné :

Alcool absolu. . . .	4cc,5
Acide acétique . . .	0gr,26

Réduisons les dosages de l'alcool et de l'acide acétique à 1000gr de sorbes : nous obtenons le tableau suivant :

1000 grammes.	Alcool.	Acide acétique.
Sorbes mûres naturelles.	traces .	$0^{gr},072$
Sorbes blessies à l'air.	$0^{cc},86$.	$0^{gr},320$
Sorbes devenues molles dans l'air limité.	$7^{cc},20$.	$1^{gr},560$
Sorbes demi-molles, etc., dans l'air limité.	$5^{cc},20$.	$0^{gr},310$

Vous le voyez, les sorbes absorbent de l'oxygène, et n'en forment pas moins de l'alcool; une partie de cet oxygène est, sans doute, employé à former de l'acide carbonique, mais une grande partie de ce gaz est évidemment formé par le fruit lui-même, comme celui que nous avons vu apparaître dans la fermentation des œufs et comme il s'en produit dans la fermentation alcoolique à l'abri complet de l'oxygène. Mais vous voyez aussi que l'alcool et l'acide acétique sont bien plus abondants dans les sorbes qui ont été placées dans une atmosphère limitée où l'acide carbonique s'accumule.

Les nèfles devenues naturellement blettes ont également donné de l'alcool. Pour 1500 grammes j'ai obtenu :

Alcool absolu. . . .	$0^{cc},6$
Acide acétique . . .	$0^{gr},52$

Ici non plus l'oxygène n'a pas empêché la production de l'alcool.

Que faut-il conclure de là? c'est que l'agent organisé producteur de cet alcool s'accommode tant bien que mal aux circonstances où on le place. Quel est cet agent? Sont-ce les cellules du fruit? Ou bien les microzymas de ces cellules?

Un examen attentif de ce qui se passe dans le tissu propre des sorbes, soit qu'elles blessissent dans l'air atmosphérique indéfini, ou dans l'air limité, va vous en donner la réponse.

Vous vous souvenez que la surface des grains de raisin est porteur de cellules de ferments. Il en est de même des nèfles et des sorbes. Ce ne sont pas ces ferments, cellules ou microzymas, qui sont la cause des phénomènes observés et vous vous souvenez que les raisins font fermenter le sucre de canne dans la solution duquel on les fait plonger, sans qu'ils fassent fermenter le contenu des grains sur lesquels ils se trouvent.

La surface des sorbes porte aussi des cellules : elles sont toutes petites et différentes de celles qui existent sur les grains de raisin : elles sont ovales ou sphériques et à noyaux. Avant d'examiner l'intérieur les sorbes étaient soigneusement lavées et essuyées. Après cette opération, on examinait couche par couche, de la surface au centre, l'intérieur du fruit, avant de l'introduire dans l'appareil et après chaque phase de l'expérience. Cet examen ne révèle à l'intérieur la présence d'aucune des cellules de l'extérieur; il n'y a aucune apparence de ferment organisé, globules, torula, bactérie, mycélium.

Il y a pourtant, indépendamment de la transformation chimique survenue (d'acerbe leur saveur devient vineuse, etc.), quelque changement dans le tissu des sorbes.

Les sorbes blessies, au lieu d'avoir l'air flétries et la peau ridée comme les nèfles blettes, sont gonflées; leur surface est lisse et dépourvue de taches.

Lorsqu'on examine, au microscope, sous un grossissement suffisant, des coupes minces des sorbes mûres et non blettes, on y distingue aisément le tissu réticulé et les cellules du tissu propre de la pulpe du fruit. Les parois formant réseau du premier polarisent vivement la lumière, et si on les regarde entre deux prismes de Nicol, après l'interposition d'une lame mince de quartz ou de gypse, sur le trajet de la lumière polarisée, elles apparaissent avec les colorations caractéristiques de rouge, de vert, lorsqu'on tourne le nicol analyseur. Les cellules du tissu propre de la pulpe sont pâles et incolores, entières, sans solution de continuité, et ne polarisent pas la lumière. Leurs parois sont nettes, unies, et leur contenu paraît homogène, c'est avec peine qu'on y distingue des particules solides.

Les choses sont tout autres dans les fruits blessis. Les cellules du tissu réticulé ont conservé leur forme, leur aspect et leur action sur la lumière. Au contraire les cellules de la pulpe sont flétries ; la plupart, presque toutes, sont rompues, crevées, percées de trous béants, comme si la rupture avait eu lieu de dedans en dehors. Et, tandis que dans le fruit mûr, non blessi, le contenu des cellules est homogène et incolore, dans les fruits qui ont blessi à l'air libre il est brun et très visiblement finement granuleux, comme serait une masse de microzymas. La masse granuleuse s'est agglomérée et concentrée vers le centre, de sorte que l'on distingue nettement cette masse séparée de la paroi de la cellule. Un examen plus attentif permet de constater dans ces mêmes cellules des bulles de gaz ; et ces bulles se trouvent précisément dans la masse finement granuleuse et brune, comme si les granulations étaient la cause du dégagement gazeux et des transformations accomplies dans le fruit et les cellules. Celles-ci, je viens de vous le dire, ont crevé, les déchirures sont tantôt nettement circulaires, et tantôt à bords frangés et déchiquetés, comme si la cellule fortement distendue avait tout à coup éclaté. La cause de l'apparence gonflée et tendue du fruit blet est donc intimement liée à cet état des cellules. Les choses se passent exactement de la même manière dans les fruits qui se trouvent placés dans l'atmosphère confinée ; la seule différence physique, c'est que la pulpe ramollie est blanche dans la profondeur, mais les cellules y ont subi les mêmes transformations.

Ces résultats prouvent invinciblement, à mes yeux, que c'est dans les cellules du parenchyme du fruit que s'accomplit le phénomène du blessissement, le dégagement gazeux et la formation de l'alcool.

L'examen de ce qui se passe pour les nèfles, conduit à la même conclusion. Sans doute je n'ai pas constaté la rupture des cellules : mais elles ont pris la coloration brune et leur contenu est devenu granuleux et brun ; mais elles sont flétries. Si elles n'ont pas éclaté, c'est que sans doute elles sont plus perméables aux gaz, de même que l'apparence ratatinée de la nèfle blessie témoigne de la plus grande perméabilité de son péricarpe (1).

Voilà un ensemble de faits extrêmement important. C'est là ce qui me faisait dire (2), il y a longtemps déjà : « Vous le voyez, toutes les fois que l'on a cherché la cause des transformations de la matière organique, on l'a trouvée. Je puis donc l'affirmer de nouveau : naturellement, physio-

(1) A. Béchamp. Sur le blessissement des sorbes, et sur la cause productrice de l'alcool qu'on y découvre. *Revue des sciences naturelles de Dubrueil*, t. III, p. 385.

(2) Circulation du carbone..., p, 80 (1867).

logiquement, les seuls intermédiaires de la circulation du carbone sont des organismes et dans ces organismes des cellules; et ces cellules sont un laboratoire où s'élaborent les matériaux de leur propre nutrition, des agents à l'aide desquels elles peuvent se préparer le milieu où elles sont destinées à vivre, et enfin le lieu où la matière de constitution compliquée se transforme en produits de constitution plus simple, et ceux-ci enfin, grâce au concours de l'oxygène, en acide carbonique, eau, oxyde d'ammonium ou azote. » C'est là l'énoncé le plus général de la fonction cellulaire; soit de la cellule isolée, soit de la cellule qui est élément histologique d'organisme supérieur.

Et vous ne manquerez pas d'observer que l'oxygène peut intervenir dans le fonctionnement de la cellule, mais comme auxiliaire; non comme agissant directement, sur quoi j'aurai à m'expliquer plus loin.

Par tout ce que je vous ai rapporté des opinions des auteurs, il est visible que l'on n'avait aucune idée de la fonction des cellules ou des microzymas comme ferments, en tant que faisant partie constituante essentielle des tissus des organismes supérieurs. On n'avait même aucune idée des fonctions de la cellule simple de la levûre de bière. A plus forte raison n'en avait-on aucune idée du temps de E. Bérard. Et Saussure, dit Bérard, pensait que *les fruits ne conservent presqu'aucune force de végétation lorsqu'ils sont séparés du végétal qui les a produits*; si bien que Bérard s'arrangeait de façon que ses premières expériences ne durassent que peu de temps, afin que les fruits ne perdissent point entièrement leur force végétative, force en vertu de laquelle ils étaient capables d'absorber l'oxygène et de produire l'acide carbonique. Et comme il avait observé qu'il se dégageait plus d'acide carbonique que d'oxygène absorbé, Bérard croyait que le blessissement était un phénomène de fermentation déterminé par une petite quantité d'oxygène comparable à celle que Gay-Lussac croyait nécessaire pour le début de la fermentation des sucs sucrés des fruits. Les recherches de M. Cahours ont confirmé les observations de Bérard en tant qu'il s'agit de la respiration, c'est-à-dire de l'absorption d'oxygène, et d'un dégagement d'acide carbonique dont le volume est supérieur à celui de l'oxygène absorbé.

M. Pasteur s'est occupé également de la fermentation spontanée des fruits et y a trouvé de l'alcool. Ce savant laissait séjourner des *prunes de Monsieur* dans l'acide carbonique, à la manière de Bérard. Il y a trouvé de l'alcool. Et il en a trouvé dans tous les fruits acides, dans les melons, placés dans les mêmes conditions. L'auteur « a étudié avec soin l'intérieur des fruits mis en expérience et il a constaté qu'il ne s'y était développé ni cellules de levûre, *ni ferment organisé quelconque* (1). »

Notez que M. Pasteur n'a pas vu de ferment organisé dans les fruits. — Je vous en prie, rapprochez ce fait constaté par M. Pasteur, du fait, non moins vérifié, des œufs secoués qui fermentent. Ni dans l'un, ni dans l'autre cas, il n'y a, d'après les deux savants, de ferments organisés quelconques. Mais alors quelle est donc la cause qui produit l'alcool, c'est-à-dire la fermentation?

Ecoutez M. Pasteur : « Voici, dit-il, à mon sens, la véritable interprétation de ces faits. Lorsqu'un fruit, et en général un organe quelconque, est séparé de la plante ou de l'animal dont il faisait partie, la vie n'est pas éteinte dans les cellules qui le composent (2).... Ce que nous appelons ferments organisés sont des organismes qui peuvent continuer pour un temps leur vie et même se régénérer, sans que l'oxygène libre doive nécessairement intervenir pour brûler et mettre en œuvre les matériaux de leur nutrition; des organismes, en d'autres termes, qui peuvent s'assimiler directement des matières oxygénées, le sucre par exemple, capables de former de la chaleur par leur décomposition. Envisagée sous ce point de vue, la fermentation nous apparaît comme un cas particulier d'un phénomène extrêmement général, et l'on pourrait dire que tous les êtres sont des ferments dans certaines conditions de leur vie; car il n'en est pas chez lesquels on ne puisse momentanément suspendre l'action de l'oxygène libre. Que l'on frappe de mort... un être quelconque, ou un organe dans

(1) Comptes-rendus, t. LXXV, p. 791 (1872).

(2) Ibid., p. 788.

cet être, ou dans cet organe un ensemble de cellules, la vie physique et chimique, ne pouvant être instantanément suspendue, se poursuivra, et si cela a lieu sous la condition de la privation de gaz oxygène libre (intérieur ou extérieur), alors l'être, l'organe, les cellules prendront forcément la chaleur dont ils ont besoin pour les nouveaux actes de nutrition, ou de mutations dans leurs tissus, aux matériaux qui les entourent; dès lors ils les décomposeront, et l'on verra apparaître le caractère propre des fermentations, si la quantité de chaleur développée correspond à la décomposition d'un poids de la matière fermentescible sensiblement supérieur au poids des matériaux mis en œuvre corrélativement par l'être, par l'organe ou par la cellule (1). .... Je n'ai pas encore suivi convenablement *ces idées nouvelles* chez les organes des animaux (2).... Les quelques essais que j'ai tentés sur des organes du règne animal sont trop incomplets pour être mentionnés; mais je pressens déjà, par les résultats qu'ils m'ont offerts, qu'une voie nouvelle est ouverte à la physiologie et à la pathologie médicale. J'espère qu'une vive lumière sera jetée sur les phénomènes de putréfaction et de gangrène. La production de gaz putrides en dehors de l'action des ferments organisés recevra sans doute une explication aussi naturelle que la formation de l'alcool et de l'acide carbonique en dehors de la présence des cellules de levûre alcoolique (3).... On peut entrevoir... que tout être, tout organe, toute cellule qui vit ou qui continue sa vie sans mettre en œuvre l'oxygène de l'air atmosphérique, ou qui le met en œuvre d'une manière insuffisante pour l'ensemble des phénomènes de sa propre nutrition, doit posséder le caractère ferment pour la matière qui lui sert de source de chaleur totale ou complémentaire. Cette matière paraît devoir être forcément oxygénée et carbonée, puisqu'elle sert d'aliment au ferment. Toutes les matières fermentescibles comptent, en effet, ces deux corps simples au nombre de leurs principes élémentaires (4). »

(1) Ibid., p. 788.
(2) Ibid., p. 790.
(3) Ibid., p. 790.
(4) Ibid., p. 785.

Je viens de vous lire quelques passages significatifs de ce morceau. Le mot microzyma n'y est pas, mais le mot *cellule* y est. Laissons de côté ce qu'il y a de vague touchant le rôle de l'oxygène, dont je vous parlerai à mon tour; laissons aussi, pour y revenir, ce que M. Pasteur appelle *ses idées nouvelles*, mais notons attentivement que, ce qu'il y a au fond de tout cela, c'est l'affirmation qu'après la mort il y a encore quelque chose de vivant dans un organisme. Or c'est là ce que j'affirme contre M. Pasteur depuis vingt ans; ce que nous affirmions si catégoriquement, M. Estor et moi au Congrès scientifique de Montpellier. Vous pouvez bien penser que nous n'avons pas laissé sans réponse cette manière de M. Pasteur d'affirmer *ses idées nouvelles;* et ce qu'il y a de très digne d'attention, c'est qu'il les énonçait dans la même séance de l'Académie où il venait d'annoncer *sa découverte* que le ferment du vin ne vient pas de l'air, huit ou dix ans après que je l'eusse nettement démontré.

Ah! c'est que M. Pasteur est très habile à concevoir des *idées nouvelles!* C'est ainsi que dans la même communication il annonce *sà découverte* que *les moisissures* peuvent former de l'alcool. Tout cela est entremêlé d'une méthaphysique à sa façon, et d'une manière de présenter les choses qui fait illusion à ceux qui ne sont pas tout à fait au courant de mes recherches. C'est ainsi qu'après avoir dit que « ce qui sépare les phénomènes chimiques des fermentations d'une foule d'autres et particulièrement des actes de la vie commune, c'est le fait de la décomposition d'un poids de matière fermentescible bien supérieur au poids du ferment en action, » il ajoute : « Je soupçonne depuis longtemps que ce caractère particulier doit être lié à celui de la nutrition en dehors du contact de l'oxygène libre. Les ferments seraient des êtres vivants, mais d'une nature à part, en ce sens qu'ils jouiraient de la propriété d'accomplir tous les actes de leur vie, y compris celui de leur multiplication, sans mettre en œuvre d'une manière nécessaire, l'oxygène de l'air atmosphérique (1). » C'est en procédant ainsi que M. Pasteur espère arriver à faire croire qu'il est l'auteur de la théorie physiologique de la fermentation! Et pour compléter le dé-

(1) Ibid., p. 785.

veloppement de *ses idées nouvelles* et faire croire qu'il se passe quelque chose dans le ferment, il nous apprend que la moisissure appelée *Penicillum glaucum* qui, pour se développer en végétal, a besoin de l'oxygène libre et n'est pas ferment, le devient si, « vivant à la surface de son *substratum*, on gêne l'arrivée de l'air atmosphérique ; » alors, « la vie de la moisissure, les changements qui s'effectuent dans le *plasma* de ses spores en germination, de son *mycélium*, s'accompagnent de la formation (1) de quantités d'alcool et de bulles de gaz carbonique, » c'est-à-dire que le phénomène s'accomplit dans l'organisme même de la moisissure.

Je n'ai pas le temps d'expliquer comment, au milieu d'idées vraies, il y en a de fausses dans la communication de M. Pasteur, qui n'avait pas encore compris ce qu'est un phénomème de nutrition. Pour ce qui est du rôle de l'oxygène, il entre dans le programme de ces Conférences de vous en parler ; nous y reviendrons plus tard. Mais il ne faut pas que vous croyiez que j'ai attendu ce jour pour réclamer ce qui m'appartient, dans les choses qui sont vraies, dans le travail étonnant de M. Pasteur. Dans le volume même des *Comptes-rendus* où a paru ce travail, j'ai répondu pour mon compte d'abord, et nous avons répondu, M. Estor et moi, pour ce qui nous était commun.

J'écrivais à l'Académie : « Sous ce titre : *Faits nouveaux pour servir à la connaissance de la théorie des fermentations proprement dites*, M. Pasteur a publié une Note dont la lecture m'a d'autant plus vivement intéressé, que j'y ai trouvé plusieurs pensées qui me sont depuis longtemps familières. Mon profond respect pour l'Académie, le soin de ma propre dignité, m'imposent l'obligation de présenter quelques observations sur cette communication ; autrement, les personnes qui ne sont pas au courant de la question pourraient croire que j'en ai imposé au public en m'attribuant des faits et des idées qui ne seraient pas de moi (2). » Et, par les dates et les citations, je prouve que

(1) Ibid., p. 787.

(2) Ibid., p. 1519.

j'ai été le premier à mettre en lumière ces deux points essentiels, savoir :

1° Que les ferments organisés et vivants peuvent naître dans des milieux dépourvus de matières albuminoïdes;

2° Que les phénomènes de fermentation par ferments figurés, considérés au point de vue que M. Dumas avait formulé en 1844, sont essentiellement des phénomènes de nutrition (1).

Dans la réponse que nous avons faite en commun, M. Estor et moi disions (2) :

« Tout être, ou plutôt un organe dans cet être, ou, dans cet organe, un ensemble de cellules, peuvent se comporter comme des ferments. Cette proposition, nous l'avons émise et expérimentalement démontrée depuis longtemps, et nous avons, de plus, fait voir les parties qui, dans la cellule, dans l'organe, ou dans l'être, étaient vraiment actives et comme impérissables..... La cellule est un agrégat d'un nombre infini de petits êtres, ayant une vie indépendante, une histoire naturelle à part. Cette histoire naturelle, nous l'avons faite tout entière. Nous avons vu les microzymas des cellules animales s'associer deux à deux, ou en plus grand nombre, s'allonger jusqu'à devenir des bactéries ou même des bactéridies. Nous avons vu des bactéridies très longues (sorte de *mycelium*), un peu plus larges, et, dans les tubes qu'elles représentaient, des granulations qui n'attendaient qu'un milieu favorable pour renouveler la série des phénomènes observés. Et pendant toute cette évolution nous avons démontré que les microzymas sont personnellement des ferments.... La cellule, dit-on, ne meurt pas « en même temps que l'être ou que l'organe dont cette cellule fait partie. » Cette proposition est mal formulée : la cellule meurt assez vite, si l'on considère comme cellule l'enveloppe extérieure ou même le noyau.... Ce qu'il faut

(1) A. Béchamp : Seconde observation sur quelques communications récentes de M. Pasteur, notamment sur la théorie de la fermentation alcoolique : *Comptes-rendus*, t, LXXV, p. 1519. Voir aux pièces justificatives.

(2) Observations sur la communication faite par M. Pasteur le 7 octobre 1872. Par MM. A. Béchamp et A. Estor. *Comptes-rendus*, t. LXXV, p. 1523 (1872). Voir aux pièces justificatives.

dire, c'est que la cellule ne meurt pas tout entière; nous l'avons depuis longtemps prouvé, en élevant les parties qui survivent en elles.... M. Pasteur pressent qu'une nouvelle voie est ouverte à la physiologie.... Cette nouvelle voie, nous ne l'avons pas seulement pressentie, nous l'avons vraiment ouverte depuis des années et hardiment parcourue! »

M. Pasteur a répondu... qu'il répondrait! Et nous avons répliqué : « Nous prions l'Académie de nous permettre de constater que les observations insérées au nom de M. Béchamp et au nom de MM. Béchamp et Estor, sont restées, au fond, sans réponse (1). »

C'est ainsi que la vérité s'impose. M. Pasteur, pour en arriver à écrire ce à quoi nous avons été obligé de répondre, est revenu de très loin. Il a été obligé de renier tous ses premiers travaux sur la putréfaction, puisqu'il en arrive à chercher l'origine des gaz putrides, de la putréfaction et de la gangrène, en dehors des germes de l'air (il dit « en dehors des ferments organisés »). Oui, la théorie du microzyma s'impose si bien, que son adversaire le plus intéressé en vient à ne pouvoir pas s'en passer.

Il était indispensable que je vous fisse connaître ce débat, car il porte avec lui une importante démonstration du changement survenu dans l'esprit de M. Pasteur; ce changement a été amené par la série des publications, sur les microzymas et sur les fermentations, que je poursuis depuis 1857. Vous savez maintenant où en était la question en 1872 : la mort, même pour M. Pasteur, ne tue pas tout dans un organisme qui cesse de vivre; des phénomènes de fermentation peuvent s'y manifester et s'y manifestent nécessairement.

Avant de reprendre la suite de notre sujet, laissez-moi encore faire une remarque à propos de l'hypothèse de M. Pasteur, qu'un être organisé, une cellule, etc., agissent comme ferments, produisent de l'alcool, lorsqu'ils sont privés d'oxygène libre. L'hypothèse ne repose que sur une illusion; et vous pouvez vous-mêmes, aujourd'hui, la réduire à néant. Souvenez-vous que le lait au sortir de la glande

(1) Comptes-rendus, t. LXXV, p. 1831.

mammaire, le cerveau et le foie, pris à des animaux au moment où ils viennent d'être sacrifiés et encore chauds, les sorbes, les pommes mûres, contiennent de l'alcool. Or, tous les liquides de l'organisme, tous les tissus sont chargés d'oxygène; les pommes ont vécu, mûri, dans l'air libre : l'alcool s'est pourtant formé. Non, l'hypothèse de M. Pasteur est démentie par les faits. Ce qu'il faut dire, c'est que selon les conditions où il est placé, selon la nourriture qu'on lui donne et qu'il puisse consommer, un être organisé, ferment ou autre, produit, manifeste des phénomènes différents. Lorsque le *Penicillum* végète dans l'air, il est dans la situation d'un végétal quelconque; lorsqu'il est plongé dans le sucre, il produit de l'alcool, parce que les microzymas changent de fonction. Nous insisterons avec soin sur cette notion du changement de fonction.

M. Pasteur ne se fait pas encore une idée nette de l'organisation. Selon la doctrine de *ses idées nouvelles*, ce n'est que dans certaines conditions de sa vie qu'un organisme manifesterait des phénomèmes analogues à ceux que nous appelons improprement fermentations, et les cellules seraient les productrices du phénomène. Il y a là une double erreur. L'une, je l'ai déjà indiquée, consiste à admettre que les phénomènes de fermentation, la production de l'alcool, etc., ne se manifestent qu'en l'absence de l'oxygène. Or, un organisme animal, d'ordre le plus élevé, produit de l'alcool pendant sa vie la plus régulièrement normale : il en contient dans sa chair, dans ses glandes, dans sa matière nerveuse (J. Béchamp); dans son lait (A. Béchamp) et jusque dans son urine (urine humaine) (A. Béchamp); et cet alcool se forme dans sa chair, dans son foie, dans son lait, dans son urine, lorsque ces organes ou ces liquides sont soustraits à l'influence de sa vie généralisée et totale. Ils produisent donc le phénomène de fermentation pendant la vie en présence de l'oxygène libre; ils en produisent après la mort; et s'il s'en produit davantage, en apparence, dans un poids donné de muscles, de glande, de lait, d'urine, après qu'ils lui ont été soustraits, c'est tout simple, puisque la circulation ne l'enlève pas à mesure qu'il se forme. Et si, dans tous les cas, ils en forment seulement de petites quantités, c'est, comme nous le verrons, qu'il est de la nature des microzymas, en général, d'agir ainsi, ou bien parce que l'alcool peut être repris par d'autres cellules, ou d'autres microzymas, comme produit récrémentitiel.

La seconde erreur, c'est de croire que les cellules sont les agents qui, après la mort, produisent le phénomène de fermentation. Vous pouviez l'apercevoir vous-mêmes, puisque vous savez que les cellules animales périssent bien vite et disparaissent, pour ne laisser d'autre trace de leur existence que les microzymas. Ce ne sont donc pas elles qui agissent après la mort. Je vous montrerai, tout à l'heure, quel est le mécanisme de la destruction des cellules et de la mise en liberté physiologique des microzymas. Et rappelez-vous enfin, que les microzymas isolés, devenus libres dans un tissu, après la mort, peuvent évoluer pour produire des bactéries, et qu'artificiellement isolés, ils peuvent agir sur l'empois pour produire de l'alcool et de l'acide acétique. Il ne reste donc rien qui appartienne à M. Pasteur dans cet ordre d'études.

Et maintenant vous comprendrez aisément que *les vertus de transformation que l'ébullition détruit*, comme s'exprimait M. Pasteur, ne sont autres que les *microzymas*. Dans un organisme quelconque, les microzymas seuls sont doués d'une vie propre au sens chimique ; c'est en eux que réside la vertu de transformation, et bien d'autres vertus que M. Pasteur ne *soupçonne* pas encore : leur pérennité, par exemple.

Et ces *vertus de transformation*, cette activité chimique n'est pas anéantie, pour tous les microzymas, à la même température. Tandis que les microzymas de l'air perdent, non seulement leur activité chimique, mais leur aptitude à produire des bactéries après quelques minutes d'ébullition, dans des solutions neutres, légèrement alcalines ou légèrement acides, il y a des microzymas qui ne la perdent qu'après plusieurs heures d'ébullition ou par une température supérieure à 100° : tels sont les microzymas du lait, ceux de la craie et d'une foule d'autres origines, comme il résulte des expériences des spontéparistes. Et que cela ne vous surprenne pas trop : cela peut dépendre des circonstances et des conditions particulières où ces microzymas sont placés. Enfin, il y a des organismes très inférieurs qui résistent assez bien à une température voisine de l'ébullition, d'autres à une température beaucoup plus basse : la levûre de bière est entièrement rendue inactive avant 60 degrés. Les graines des plantes phanérogames cessent de germer quand elles ont été portées à 100 degrés dans l'eau, ne fût-ce que pendant quelques minutes. Cependant, M. Pouchet a fait voir que la graine d'une plante légumineuse, un *Médicago* d'Amérique, pouvait être maintenue pendant quatre heures dans l'eau bouillante sans perdre la faculté de germer. Mais c'est à une condition, c'est que l'eau ne pénètre pas dans la graine : que son tégument n'ait pas été gonflé, infiltré de cette eau. Si cela arrive, le tégument se déchire, les cotylédons et la plantule se gonflent et sont plus ou moins mis à nu : alors la germination n'a plus lieu. Mais les graines qui, par une disposition organique particulière, sont protégées contre l'infiltration de l'eau, celles-là, malgré l'action continuée d'une température de 100 degrés, pendant quatre heures, germent encore. En d'autres termes, ces graines ont en quelque sorte été chauffées à sec (1), et bien que le centre ait certainement atteint 100 degrés, l'embryon n'est pas tué. Peut-être que les microzymas du lait ne sont pas rendus inactifs par une courte ébullition, grâce à une atmosphère de corps gras qui les préserve. Mais c'est assez de ces remarques pour aujourd'hui, revenons aux microzymas et montrons, par deux exemples topiques, qu'ils agissent par eux-mêmes dans les cellules des glandes qui les contiennent.

Considérons d'abord le pancréas. Cette glande contient un réseau vasculaire très développé qui lui apporte le sang et un réseau de canaux collecteurs capillaires, qui aboutissent à de gros canaux où les produits élaborés par la glande sont recueillis pour être versés dans l'intestin. Les vésicules glandulaires contiennent les cellules propres du pancréas, le tout plongé dans une masse de tissu conjonctif. Telle est la constitution de la glande, et vous en aurez une idée nette si vous ajoutez que les cellules sont plus ou moins

(1) Comptes-rendus, t. LXIII, p. 939 (1866).

abondamment pourvues de microzymas. C'est dans cet appareil que se produit le suc pancréatique destiné à être versé dans le duodénum. Comment ce suc se produit-il? à l'aide de quels matériaux les corps qu'on y trouve se forment-ils ?

Remarquez d'abord que la glande ne reçoit rien que par le sang. Or, le sang, Cl. Bernard en a déjà fait la remarque, ne contient pas le principe actif du pancréas. Sans doute, et je m'en suis assuré, le sang contient une zymase ; mais cette zymase possède tout au plus la propriété de fluidifier l'empois, de former la fécule soluble et un peu de dextrine, mais pas de glucose ; en outre, plusieurs des composés, que l'analyse révèle dans le tissu du pancréas, n'existent pas dans le sang, ni dans le milieu complexe dans lequel la glande est plongée.

Or, indépendamment des zymases, le suc pancréatique contient plusieurs composés cristallisables : leucine, tyrosine, xanthine, hypoxanthine ou sarcine et d'autres produits mal connus ou variables selon la nature de l'animal.

Cela posé, remarquez que les microzymas pancréatiques possèdent la propriété de fluidifier et de saccharifier l'empois de fécule, comme le suc pancréatique ; de dissoudre et transformer profondément les matières albuminoïdes avec autant d'énergie que le suc pancréatique lui-même et que la pancréazymase. Mais, en outre, ces microzymas, qui ne contiennent ni leucine, ni tyrosine, etc., en produisent en même temps que d'autres composés cristallisables dans l'action qu'ils exercent sur ces matières albuminoïdes.

Je me suis assuré que lorsqu'on a débarrassé le tissu du pancréas, par un broiement soigné, et par un lavage suffisant, de tous les microzymas, ce tissu, bien qu'absolument inaltéré au point de vue chimique (1), finissait par ne plus agir sur l'empois d'amidon. Bref, toute l'activité du tissu de la glande est concentrée dans les microzymas.

Il y a un moment où l'activité de la glande est maximum. En effet, M. L. Corvisart assure que c'est « en l'absence de la digestion gastrique, c'est-à-dire à jeun, que le pancréas

(1) Le tissu ainsi lavé (tissu conjonctif) m'a paru formé de deux substances, dont l'une peut donner de la gélatine.

est au minimum d'action, n'étant pas vigoureusement nourri ; pour avoir le suc pancréatique le plus normal possible, le moment le plus favorable, chez le chien non pourvu de fistule pancréatique, est la cinquième heure après le repas. » D'autres auteurs ont aussi noté une sorte de repos de la glande. Ceci s'entend de la sécrétion du suc pancréatique, car je n'ai pas trouvé, chez l'adulte, au point de vue de l'activité des microzymas pancréatiques, qu'il y eût lieu, chez le chien ou le bœuf, de se préoccuper de la digestion ou du jeûne. Et cela devait être si les microzymas sont, dans la glande, les agents producteurs du suc pancréatique ; d'autre part, on comprend très bien que la sécrétion du suc ne peut se produire que si les matériaux nécessaires arrivent dans la glande.

Avec ces données nous avons les éléments des réponses aux deux questions posées. Les matériaux qui, dans la glande, produisent le suc pancréatique et les principes immédiats que l'analyse y révèle, sont fournis par le sang ; là les matériaux apportés arrivent au contact des cellules propres du pancréas qui contiennent les microzymas, et ceux-ci, agissant sur ces matériaux dans les cellules mêmes, s'en nourrissent et produisent avec eux les divers termes du dédoublement, que les matières albuminoïdes subissent par l'action de ces microzymas : leucine, tyrosine, etc., des matières albuminoïdes nouvelles (albuminoses pancréatiques) et la pancréazymase ou zymases pancréatiques. Le réseau des canaux collecteurs recueille ce produit et le verse dans l'intestin par le conduit qui aboutit au duodénum. Bref, de même que la levûre forme la zythozymase avec des matières albuminoïdes données ; que les microzymas buccaux forment la sialozymase avec le liquide de la glande parotide, de même aussi les microzymas pancréatiques forment la pancréazymase avec les matériaux sanguins que la circulation, à un moment donné, y apporte.

Telle est la *pancréatinogénie.*

Sans doute, les microzymas pancréatiques ne forment pas la pancréazymase avec n'importe quelle matière albuminoïde ; mais c'est absolument comme la levûre ne forme pas la zythozymase, et les microzymas buccaux la sialozymase avec une matière albuminoïde quelconque. Il y faut des matières particulières telles qu'elles sont fournies par la circulation générale d'un animal où tous les centres d'activité fonctionnent normalement.

Le sang, je vous en ai déjà dit un mot, est le produit résultant d'une foule d'activités particulières ; il n'est pas le même dans tous les points du système vasculaire, et sans doute celui qui arrive au pancréas est lui-même un sang contenant certains principes déterminés et nécessaires. Ce sont ces matériaux nécessaires que les microzymas pancréatiques transforment pour produire la zymase pancréatique, pendant que d'autres matières albuminoïdes y subissent des transformations semblables à celles que les microzymas pancréatiques libres provoquent dans des matières albuminoïdes données.

Cette théorie acquiert de l'importance si on la rapproche d'une remarque de M. Schiff. Ce physiologiste a constaté que chez les animaux auxquels on enlève la rate et qui survivent, le suc pancréatique perd absolument la propriété de digérer les matières albuminoïdes, mais conserve celle de fluidifier l'empois en le saccharifiant, et d'émulsionner et acidifier les graisses : faits que M. Vulpian a confirmés. Bref, la rate fournirait un des termes de la fonction régulière du pancréas.

En résumé, le pancréas fonctionne comme un appareil dans lequel les matériaux que la circulation générale et particulière y amènent, sont transformés en produits nouveaux grâce à l'influence transformatrice des microzymas ; de là résulte, entre autres produits, la pancréazymase qui est, dans l'état normal, douée de l'activité multiple qui est en eux. La leucine, la tyrosine, etc., que l'on retrouve dans la glande et dans le suc pancréatique, témoignent de la légitimité de la conclusion.

M. Haidenhein rapporte une expérience que je n'ai pas répétée, mais qui, si elle est exacte, confirmerait la théorie. L'auteur assure avoir eu affaire à un pancréas qui, infusé dans l'eau, n'a pas produit de solution active. Voici l'expérience : le pancréas dont il s'agit a été divisé en deux ; l'une des parts, mise immédiatement en infusion, fournit une solution dépourvue d'activité ; l'autre partie, abandonnée à elle-même pendant vingt-quatre heures, produisit ensuite une infusion active. M. Haidenhein appelle *zymogène* ou *pancréatinogène* la substance que, par hypothèse, il suppose donner naissance à la pancréazymase. Je ne sais pas ce que vaut l'observation, mais il n'y a pas d'autre agent *pancréatinogène* que les microzymas. Quoi qu'il en en soit, on conçoit qu'une glande qui ne contiendrait pas actuellement la pancréazymase dans son tissu, en contienne quelque temps après, grâce aux microzymas qui la sécrètent comme nous avons vu. Le phénomène serait l'analogue de celui qui a été constaté par Cl. Bernard sur le foie ; cette glande hydrotomisée, qui ne donnait plus de glucose, en contenait le lendemain, parce que les microzymas hépatiques avaient reproduit la zymase qui saccharifie la matière glucogène.

Souvenez-vous d'ailleurs que le pancréas ne possède pas d'abord la fonction qu'il aura plus tard. D'après les observations de M. J. Béchamp, les microzymas pancréatiques et le tissu même de la glande, pris à des fœtus de veau ou à des fœtus humains, avant l'âge de quatre à cinq mois, sont sans action sur l'empois. M. Korowin a même fait voir, sur le pancréas d'un enfant nouveau-né, mais mort de mort violente, que le liquide de l'infusion était encore sans action sur l'empois. Ce n'est qu'après le second mois de la naissance que l'action fluidifiante commence à se manifester. Malheureusement on ne possède encore aucun renseignement sur l'époque où les microzymas pancréatiques agissent sur les matières albuminoïdes.

La fonction du pancréas, telle qu'on la constate chez l'adulte, ne s'établit donc que peu à peu, et l'activité propre des microzymas dans la glande, comme dans les autres centres organiques, est le résultat d'une sorte de maturation, d'évolution fonctionnelle, qui témoigne de la spontanéité de l'organisme en même temps que du changement de fonction de ses éléments histologiques fondamentaux : les microzymas. C'est un point de l'histoire des microzymas sur lequel j'insisterai avec détail de façon que vous acquerriez une idée très nette de cette notion du changement de fonction.

Le second exemple sur lequel je veux appeler votre attention, concerne la sécrétion du suc gastrique. Si la structure du pancréas est déjà fort remarquable, il en est bien autrement des glandes stomacales. Ces glandes sont entourées d'un réseau capillaire abondant et remplies d'une grande quantité de cellules qui, à jeun, sont pâles et transparentes, tandis que les tubes ou culs-de-sac glandulaires qui les contiennent sont affaissés, ratatinés. Quelque temps après le repas, au contraire, les cellules sont gonflées, augmentées de volume, et leur contenu est troublé par de fines granulations. A la fin de la digestion, toutes les cellules diminuent de nouveau de volume, mais sont encore granuleuses. On a distingué, dans les glandes à suc gastrique, au moins deux sortes de cellules. On s'est demandé si ces deux sortes de cellules possèdent des fonctions différentes ; si les unes sont destinées à produire la pepsine (zymase gastrique), les autres l'acide que l'on rencontre dans le suc gastrique. Jusqu'ici la question est restée sans solution. Quoi qu'il en soit, voyons ce qui se passe quand les aliments arrivent dans l'estomac.

A jeun, toute la muqueuse stomacale est pâle et recouverte d'un enduit gluant, à réaction tantôt faiblement acide, neutre ou même alcaline, sécrétée par les glandes.

Dès que les aliments pénètrent dans l'estomac, ou bien que l'on excite la muqueuse par des agents chimiques ou même simplement physiques, la circulation devient très active ; le sang affluant dans le réseau capillaire de la muqueuse, les veines se dilatent, le sang qu'elles renferment prend une teinte plus claire, toute la surface de l'organe une teinte rosée, et le suc gastrique coule par les orifices glandulaires.

La comparaison du suc gastrique avec le sang, dont l'afflux détermine le fonctionnement des cellules glandulaires, nous montrera le travail prodigieux qui s'accomplit dans les cellules de la glande.

Vous connaissez la composition du sang, et vous savez que sa réaction est légèrement alcaline. Le sérum sanguin est coagulable par la chaleur ; mais dans certaines circonstances le sang contient une matière albuminoïde à pouvoir rotatoire assez élevé

$$[\alpha]_j = -71°$$

qui se coagule difficilement, mais qui est coagulable par l'alcool dans certaines conditions ; il contient en outre la substance que j'ai nommée *hémazymase*, dont le pouvoir rotatoire est :

$$[\alpha]_j = -55°,7$$

Cette matière n'est pas coagulable par l'alcool, mais elle l'est par la chaleur.

Ces deux substances sont assurément albuminoïdes ; à mon avis, elles sont comparables aux substances que l'on trouve dans les glandes salivaires et qui sont transformées en sialozymase par les microzymas buccaux. — Quoi qu'il en soit, il faut que les matières albuminoïdes du sang qui pénètrent dans les tubes que forment les culs-de-sac de la glande et qui arrivent aux cellules propres qu'ils contiennent, soient douées de propriétés osmotiques suffisantes et de propriétés spéciales. En même temps que ces matières albuminoïdes, les sels du sang, notamment des chlorures et des phosphates, pénètrent dans les tubes de la glande. Sans doute que les vaisseaux lymphatiques de la muqueuse stomacale fournissent un contingent de matériaux.

C'est ce mélange de matières albuminoïdes et de sels que les cellules propres sont chargées de transformer.

Le suc gastrique, variable dans la quantité de matière organique et de sels qu'il renferme, est constamment à réaction énergiquement acide, rougissant le papier de tournesol à la manière des acides les plus puissants. Il contient de fortes proportions de chlorure de sodium, de potassium, de calcium et d'ammonium, avec une petite quantité de phosphate de chaux, de magnésie et de fer. La quantité de matière organique du suc gastrique est toujours très minime. Je n'en ai jamais trouvé plus de 2 pour cent et le plus souvent moins de 2 pour cent dans le suc gastrique de chien. Le suc gastrique de mouton et d'homme en contiennent bien moins encore.

On admet que l'acidité du suc gastrique est due à l'acide chlorhydrique libre. Mes propres recherches m'ont conduit à une opinion différente. Il n'y a pas d'acide chlorhydrique libre dans le suc gastrique, mais un chlorhydrate de matière albuminoïde : rappelez-vous ce que je vous ai dit à ce sujet.

Le suc gastrique, tel qu'on le recueille par une fistule gastrique, après l'administration d'un fragment d'os à un chien, et titillation de la muqueuse, est un liquide trouble, qui fournit après filtration un liquide limpide, très peu coloré ou incolore. Le filtre retient invariablement, avec un peu de corps gras, des débris organisés qui proviennent en partie de la muqueuse et des débris des cellules des glandes gastriques. Cette masse affecte un aspect muqueux, mais le microscope y décèle une quantité très grande de microzymas. En divisant cette masse et la passant par un tamis de soie, puis la traitant par lévigation, on en sépare, comme nous l'avons vu, les microzymas. Il est très difficile de les obtenir absolument purs, parce qu'on ne peut opérer que sur de petites quantités de matière. Mais tels que je les ai isolés, ils sont capables, ainsi que je vous l'ai dit, de digérer les matières albuminoïdes, de la même manière que le suc gastrique lui-même, dans un milieu légèrement acide par l'acide chlorhydrique.

J'ai cherché avec persistance la leucine, la tyrosine, dans le suc gastrique et dans les produits des digestions faites, soit par le suc gastrique ou par les microzymas gastriques, et je ne les ai jamais trouvés. Encore une fois cela prouve suffisamment que les microzymas gastriques, morphologiquement identiques aux microzymas pancréatiques, sont fonctionnellement distincts de ceux-ci.

Si nous pouvions nous procurer le liquide qui pénètre dans les culs-de-sac glandulaires, pour y faire agir les microzymas ou les cellules gastriques, comme nous nous procurons le liquide de la parotide du cheval ou du chien, pour y faire agir les microzymas buccaux pour produire la salive active, je ne mets pas en doute que nous produirions le suc gastrique. Mais nous pouvons conclure, vu l'activité des microzymas gastriques isolés, que ce sont eux qui, dans les cellules, agissent sur les matériaux ambiants, pour produire, à l'aide de ces matériaux, non seulement la zymase gastrique, mais l'acide chlorhydrique qui reste uni à la matière albuminoïde du suc gastrique. Peut-être que l'un des termes du dédoublement des matières albuminoïdes est un acide organique qui décompose le chlorure de sodium, ou de potassium ou de calcium, pour mettre en liberté l'acide chlorhydrique que nous trouvons uni à la matière albuminoïde.

Il résulte de ces deux exemples que la production du suc pancréatique et du suc gastrique sont les résultats de l'activité de cellules spéciales, à microzymas spéciaux ; des phénomènes du même ordre, appelés fermentation, que ceux par lesquels la levûre produit la zymase et les autres principes de la nutrition. Quand on connaîtra mieux la composition du suc gastrique, sans doute on y découvrira d'autres principes, comme on prétend y avoir trouvé l'acide lactique, qui rendront plus évident pour tous le fait qu'il s'agit là d'une fermentation interne, s'accomplissant dans l'intimité des tissus.

En somme, les glandes sont des appareils où les cellules et leurs microzymas accomplissent des transformations plus ou moins semblables à celles qu'ils opèrent dans nos expériences *in vitro*. On a la preuve de l'action chimique produite dans la glande par l'élévation de température qui s'y développe au moment où le fonctionnement s'y manifeste. Les glandes sont toujours plus chaudes que le sang qui y pénètre et que celui qui en sort. Le sang est en partie destiné à répartir cette chaleur en même temps que les matériaux nouveaux dont il s'est chargé en traversant la glande.

J'ai plusieurs fois employé les expressions de *centre organique*, *centre d'activité*. Vous pouvez comprendre maintenant ce qu'il faut entendre par là. Les glandes sont des centres d'activité, puisque chacune a sa fonction propre, indépendante et caractérisée par la nature des produits qu'elle élabore. Elles sont chargées de fournir des agents chimiques destinés à des réactions et transformations particulières, dans des cavités déterminées ou dans l'organisme dans sa généralité : les glandes salivaires dans la bouche, les glandes gastriques dans l'estomac, les glandes intestinales dans l'intestin, etc. Les glandes dont je viens de parler sont en communication avec le système général par la circulation sanguine ; mais elles sont aussi pourvues de conduits excréteurs, par le moyen desquels elles déversent le fruit de leur activité dans la cavité où elles s'ouvrent. D'autres glandes sont à vésicules closes, elles ne possèdent pas de conduit excréteur et ne communiquent avec l'ensemble de l'organisme que par le système vasculaire, tels sont la rate, le thymus, la capsule surrénale. Vous savez déjà que le sang qui sort des glandes n'est pas le même que celui qui y pénètre ; cela a été constaté pour les glandes closes comme pour les autres, et cela suffit pour nous assurer qu'il s'accomplit en elles un travail qui est d'ordre chimique et attribuable aux microzymas de leurs cellules. On a constaté que certaines glandes ne fonctionnent qu'à un moment donné, nous en avons vu la preuve pour le foie, pour le pancréas, pour les glandes gastriques. Il en est probablement ainsi des autres. Eh bien ! et c'est là une de ces admirables harmonies dont une étude plus attentive de l'organisme nous révèle chaque jour l'existence, vous avez vu que, selon M. Corvisart, le pancréas fonctionne le plus activement, produisant le suc pancréatique le plus actif, quelques heures après l'acte de la digestion stomacale ; que selon M. Schiff, l'extirpation de la rate avait pour effet de priver le suc pancréatique de la propriété de digérer les matières albuminoïdes ; mais il a noté aussi que l'activité du suc gastrique en était augmentée.

Que faut-il conclure de ces faits ainsi rapprochés ? Le voici : les glandes et même certains tissus agissent, pour les transformer, sur les matières albuminoïdes du sang, soit sur leur totalité, soit sur des produits élaborés ailleurs qui en proviennent et que le liquide nourricier leur apporte à propos. Mais c'est là un point de vue qu'il est nécessaire de bien établir.

Je rappelle d'abord que, contrairement à ce que l'on croyait, la matière albuminoïde du sérum n'est pas unique et que celles qu'il contient sont différentes du blanc d'œuf, lequel en renferme trois, absolument irréductibles à celles-là ; pourtant le blanc d'œuf était considéré comme l'albumine type.

Un savant qui a beaucoup étudié les substances albumineuses écrivait, il n'y a pas longtemps : « Au point de vue physiologique, il est important de savoir que l'albumine du lait et celle du liquide de l'ascite ne sont autres que l'albumine du sérum du sang n'ayant subi aucune modification ; identité déjà admise par M. Hoppe-Seyler et que dans le sang même *la fibrine n'est que l'albumine* dissoute dans le sérum ayant pris une autre figure, tandis que l'albumine des globules rouges s'en éloigne pour se confondre avec celle en dissolution dans le suc qui baigne la substance cérébrale et les muscles, suc qui fournit encore l'albumine des urines pathologiques. La vitelline ressemble au blanc d'œuf durci, etc., etc. (1). »

Or, la *lactalbumine* et la *galactozymase* sont absolument distinctes des albumines du sang. La fibrine, nous allons nous en convaincre, n'est pas même un principe immédiat bien loin d'être l'albumine. A peu de chose près, les matières albuminoïdes du sang sont complètement coagulables par la chaleur ; la vitelline est si peu l'albumine coagulée que celle des auteurs ne contient pas moins de cinq substances différentes, dont trois se trouvent constituer les microzymas vitellins !

J'ai, autrefois, analysé le liquide d'un spermatocèle : il contenait, dans 1,000 parties, 2gr44 d'une albumine coagulable par la chaleur, et 5gr75 d'une albumine non coagulable (2). Et il résulte des recherches de M. J. Birot (3) et de M. J. Béchamp (4) que les liquides d'ascite ne contiennent pas du tout d'albumines du sang ; d'après M. J. Béchamp, les liquides albumineux d'hydrocèle contiennent également plusieurs albumines. De ses recherches, M. J. Béchamp a conclu que les membranes que traversent les albumines du sang sont la cause des modifications constatées. De même dans la glande mammaire, les albumines du sang subissent des transformations si profondes qu'il en résulte, outre la lactalbumine et la galactozymase, la caséine, substance qui n'est formée que là.

(1) A. Commaille. Comptes-rendus, t. LXXVIII, p. 1359 (1874).

(2) *Montpellier médical*, t. X, p. 326, Note inscrite dans un Mémoire de M. Bouisson.

(3) J. Birot. *Thèses de Montpellier*. 1874.

(4) J. Béchamp, *Annales de chimie et de physique*.

Tous ces faits conduisent à croire, comme à une démonstration, que chaque tissu comme chaque glande, chaque cellule spéciale, sont autant de centres d'activités transformatrices qui agissent sans cesse sur le milieu au sein duquel ils sont plongés, pendant qu'eux-mêmes subissent des modifications intérieures, d'ordre chimique et d'ordre physiologique. Et cette remarque me ramène à l'étude particulière des microzymas considérés comme cause des transformations signalées et ensuite comme constructeurs des cellules et des tissus.

Jusqu'ici j'ai considéré les microzymas sous trois points de vue : ils sont générateurs de bactéries par évolution ; ils exercent une fonction chimique par la zymase qu'ils peuvent sécréter ; et une fonction de nutrition en vertu de laquelle ils opèrent des transformations profondes de la matière fermentescible d'où naissent l'alcool, l'acide acétique et, dans certaines circonstances, l'acide lactique, l'acide butyrique et d'autres produits plus ou moins nombreux. Cet alcool, ces acides, etc., sont dits des produits de fermentation : en réalité, ils sont des produits de désassimilation. C'est aussi en vertu de la fonction de nutrition, qu'ils engendrent, chacun selon son espèce, les zymases qu'ils sont capables de produire.

Ils en ont une quatrième : une fonction physiologique d'ordre bien plus élevé. Ils sont facteurs de cellules et, de proche en proche, ce sont eux qui sont chargés de construire l'être organisé que nous appelons un animal ou un végétal.

La difficulté de démontrer ce point de leur histoire, est beaucoup plus grande que quand il s'est agi de constater leurs autres fonctions. Les études embryologiques sont infiniment plus délicates et exigent une grande attention si l'on veut saisir la nature sur le fait, au moment où elle met les microzymas en œuvre ; d'ailleurs il n'est pas en notre pouvoir, même quand nous avons tous les genres de microzymas à notre disposition, de constituer avec eux un végétal ou un animal d'ordre un peu élevé. Heureusement, il existe des organismes, possédant tous les attributs de l'organisation et de la vie, qui sont réduits à l'état de cellule : grâce à eux il est possible de procéder à des observations fructueuses sur le mécanisme de la construction des cellules dans les organismes élevés. C'est en étudiant le mécanisme de la construction d'une cellule, de tissus sans cellules, c'est-à-dire de ce qu'il y a de plus simple en fait d'organisation, bref, en allant du simple au composé, que l'on peut espérer de pénétrer le mystère de la constitution des organismes les plus compliqués dans lesquels la division du travail physiologique a atteint ses dernières limites.

Mes recherches ont mis hors de doute, non seulement qu'une moisissure ou une bactérie, mais qu'un microzyma ne peut être le produit de la génération spontanée, c'est-à-dire qu'il n'est pas le résultat des transformations des forces physico-chimiques de la matière. Vous êtes, sans doute, convaincus, maintenant, qu'on peut étudier les microzymas en tant qu'organismes indépendants, et que, pourvu qu'on puisse en réaliser les conditions, ils sont susceptibles de devenir des bactéries, en général des vibrioniens, par évolution. Mais il ne faut pas se figurer que les microzymas d'une origine quelconque pourront subir cette évolution; indépendamment des conditions réalisées, il faut tenir compte de la spécificité du microzyma et de l'âge de l'être dans les tissus duquel ils existent. Et si, comme je l'ai supposé, une cellule de moisissure, ou un tissu, ne naît pas tout d'une pièce, mais est le produit, par construction, du concours de plusieurs microzymas, on conçoit que pour réaliser cette sorte de synthèse cellulaire ou tissulaire, ils exigeront la réalisation de conditions déterminées et plus compliquées. Rappelez-vous que, dans mes expériences, les moisissures variaient avec la nature du sel que j'ajoutais aux solutions; et que M. Raulin, dans ses recherches sur la culture de *l'Aspergillus niger*, a noté que cette moisissure, pour atteindre son complet développement, exigeait impérieusement la présence, dans le liquide de culture, ne fût-ce que des traces, de certaines matières minérales, zinc ou fer. N'oubliez jamais que des influences, en apparence insignifiantes, peuvent avoir une action considérable sur l'évolution d'un microzyma, la naissance d'un tissu, d'une cellule, d'un organisme, sur sa conservation ou sa destruction.

Pour résoudre le problème de la synthèse cellulaire et tissulaire, j'ai cherché s'il n'existerait pas quelque production naturelle, réputée vivante, organisée par conséquent, que l'on puisse considérer comme exclusivement tissée de microzymas. De tels êtres existent vraiment. J'en ai spécialement étudié deux : l'un est connu sous le nom de *Mère de vinaigre*, l'autre sous celui de *Glairine.*

La Mère de vinaigre. Etudions d'abord la première. La Mère de vinaigre est la production membraneuse, gélatineuse au toucher que tout le monde connaît. Son aspect rappelle celui des fausses membranes animales. Elle se développe dans beaucoup de liquides fermentés : vin, bière, sucs végétaux aigris, qui deviennent vinaigre. Lorsque la bière, ou un mélange qui contient de l'acide acétique, du vin et certaines matières albuminoïdes végétales s'acidifient à l'air, il s'y forme à la surface une mince pellicule continue, qui, bientôt, s'épaississant, tombe au fond des vases. Si le vin est rouge, elle peut être colorée plus ou moins en rouge, mais dans les liqueurs incolores elle est incolore. La membrane est continue, résistante à la traction : bref on peut la comparer à une sorte de peau molle demi transparente. On la regarde comme étant le *mycoderma aceti.* Mais, malgré Kutzing et tous ceux qui s'en sont occupés, je crois bien que les naturalistes sont très embarrassés quand ils veulent lui trouver une place dans la classification des végétaux inférieurs. Lorsqu'on la lave bien à l'eau, on lui enlève aisément les dernières traces d'acide acétique qu'elle contient. Après ce lavage et dessication, Mulder a constaté qu'elle ne cède rien à l'eau ni à l'alcool et laisse fort peu de cendres à l'incinération. Le même savant a constaté que la potasse caustique avec laquelle on la fait bouillir en dégage de l'ammoniaque, laquelle provient de la petite quantité de matière albuminoïde qu'elle contient. Après ce traitement, le résidu a la composition de la cellulose ($C^{12} H^{10} O^{10}$). L'analyse élémentaire de la mère de vinaigre a donné à M. Mulder :

Carbone	46,13
Hydrogène. . . .	6,50
Azote.	3,95
Oxygène	43,42
	100,00

C'est donc une substance bien moins azotée que la levûre de bière et que les microzymas dont je vous ai donné l'analyse élémentaire. C'est aussi une substance très pauvre en matières minérales.

Notons, enfin, que l'on a depuis longtemps constaté que la mère de vinaigre qui séjourne dans le vinaigre, au contact de l'air, finit par ne laisser pour résidu que de l'eau : sous son influence l'acide acétique est brûlé, c'est-à-dire transformé en acide carbonique et en eau. M. Mulder avait cru que grâce à sa présence l'acide acétique se changeait en cellulose, ce qui certainement n'est pas exact.

On a beaucoup écrit sur la Mère de vinaigre : ce sur quoi tout le monde est d'accord, c'est qu'elle est une production végétale et organisée, mais dont on décrit mal l'organisation. D'après certains auteurs, elle serait composée d'une substance muqueuse avec de rares filaments, d'une algue indéterminée et de beaucoup de spores. J'ai étudié attentivement ce corps. Je me la suis procurée très pure, c'est-à-dire développée dans des liqueurs limpides, à l'abri des poussières. Lorsqu'on l'examine attentivement au microscope, sous un grossissement suffisant (obj. 7 oc. 2 de Nachet), surtout quand elle est jeune, mais en membranes bien prises, homogènes et souples et en minces lambeaux, on la trouve formée seulement de fines granulations englobées dans une masse de matière hyaline sans structure apparente. Si on la dilacère, ces fines granulations s'échappent, et on a sous les yeux les petites formes sphériques qui sont les microzymas.

Dans certains échantillons, les lames, minces de la membrane laissent apercevoir des formes linéaires, droites ou courbes qui ressemblent à des bactéries; il semble que l'évolution a déjà formé ces bactéries; mais si l'on dilacère la membrane par le raclage, elle se réduit intégralement en granulations moléculaires très fines ayant un ou moins d'un millième de millimètre de diamètre. Jamais, dans la Mère de vinaigre pure, normale, on ne voit autre chose : ni spores, ni cellules, ni mycélium, ni algue filamenteuse.

En un mot, la Mère de vinaigre du vin est une membrane formée par des microzymas simples, peut-être quelquefois déjà développés en bâtonnets, engagés dans une matière intercellulaire hyaline, qui en est comme la gangue. Elle n'est, en quelque sorte, qu'un conglomérat de microzymas ; n'a d'autre *spécificité botanique et morphologique* que celle des petits corpuscules qui la constituent. Je vous montrerai tout à l'heure que M. Pasteur la confond à tort avec une production organisée qu'il a aussi appelée *mycoderma aceti*, mais qui en est bien différente.

Bref, j'ai considéré les microzymas comme étant les éléments histologiques vivants de la membrane et qui lui communiquent la propriété d'être ferment.

Mon attention a été de bonne heure appelée sur cette singulière production. Je me suis d'abord assuré qu'elle pouvait se conserver presque indéfiniment dans l'eau créosotée et dans le vinaigre, ainsi que dans l'eau sucrée créosotée, sans modification sensible de sa texture et de ses propriétés.

La première étude que j'en aie faite comme ferment remonte à 1863. Il en est fait mention dans une Note sur la fermentation alcoolique (1). Je constatais alors qu'elle agissait lentement sur le sucre de canne pour l'intervertir en formant de l'alcool et de l'acide acétique, avec dégagement d'acide carbonique très faible. L'alcool très peu abondant.

Dans une de ces expériences sur l'eau sucrée, l'action avait duré du 28 septembre 1867, jusqu'au 15 juin 1868. La membrane n'avait guère changé d'aspect. On y découvrait les mêmes fines granulations : on aurait dit un tissu de microzymas avec tendance à devenir bactéries. On n'y découvre absolument rien d'étranger.

Mère de vinaigre dans le bouillon de levûre sucré. J'ai alors essayé de faire agir la Mère de vinaigre sur des

(1) Comptes-rendus, t. LVIII, p. 601 (1864).

mélanges sucrés et de fécule dans des conditions diverses.

D'abord sur du sucre de canne dissous dans du bouillon de levûre créosoté. 100gr de sucre sont dissous à l'ébullition dans 500 cent. cub. de bouillon de levûre (40gr de cette dernière pour 500cc d'eau) et six gouttes de créosote. Le mélange était encore bien filtré, introduit dans une fiole préparée comme dans les expériences de génération spontanée contenant la Mère de vinaigre pure, exempte d'acide et, au besoin, ayant séjourné, comme dans l'expérience précédente, dans l'eau sucrée pendant plus de huit mois. L'appareil muni de son tube abducteur était abandonné à lui-même, à la température du mois de juin, climat de Montpellier. L'expérience avait commencé le 23. Le 24, on constate déjà un dégagement gazeux ; le 1er juillet, sur 200 volumes de gaz recueilli, presque tout est absorbable par la potasse : c'était de l'acide carbonique. Le 2 août, tout le sucre a disparu. L'analyse du produit fermenté fournit :

Alcool absolu. . . .	55cc
Acide acétique . . .	0gr,33
Glycérine.	2gr,25
Acide succinique. . .	un peu.

Il n'y a pas une trace d'acide butyrique, ni d'acide lactique.

Vous le voyez, la présence du bouillon de levûre a suffi pour que le phénomène s'accentuât d'une façon remarquable. Tandis qu'avec le sucre seul, le dégagement gazeux est insensible, la quantité d'alcool très petite, en présence du bouillon de levûre, nous avons une fermentation alcoolique franche, presque normale. A quoi cela tient-il ? Ah ! c'est que la Mère de vinaigre avait subi de grands changements : des cellules superbes, de plusieurs formes, différentes de la levûre de bière, s'étaient développées, et presque toute la membrane était profondément modifiée. La figure dessinée au tableau vous montre la forme de ces cellules.

Et n'allez pas croire que l'air a eu de l'influence sur la formation de ces cellules, du moins par ses germes ! Non, car 60cc du bouillon de levûre créosoté, employé à l'expérience, ont été prélevés, mis dans une fiole simplement fermée par un papier et abandonnés dans le même lieu, à la même température : il était resté limpide, rien d'organisé n'y était développé, aucune apparence de fermentation, et le sucre n'était pas interverti : la solution ne donnait qu'une réduction insignifiante du réactif cupropotassique. D'ailleurs, ne perdez pas de vue que tout cela s'est accompli nonobstant la présence de la créosote, qui avait pour effet d'empêcher l'évolution des microzymas atmosphériques.

Cette expérience si nette m'a paru si grosse de conséquences que je l'ai répétée un grand nombre de fois, en la variant soit par l'emploi de milieux différents, soit de Mère de vinaigre de diverses préparations et origines.

C'est ainsi que pour ôter l'objection relative à la présence accidentelle d'un globule de levûre, le bouillon de levûre a été remplacé par le bouillon de viande bien filtré. La fermentation s'est produite régulièrement et les cellules ont apparu.

Grâce aux dessins qui sont sous vos yeux, vous pouvez vous faire une idée de cette production des cellules. Il y en a de complètement isolées, ce sont celles qui nagent dans le liquide ambiant; mais dans la masse de la membrane on en voit qui sont en voie de formation au milieu d'un amas de microzymas; elles sont encore sans contours bien déterminés, d'autres sont déjà achevées, et si l'on examine attentivement le bord du lambeau, vous pouvez voir de ces cellules à moitié engagées dans la gangue hyaline qui les retient : par des pressions sur la lame porte objet, petit à petit, on peut les dégager et les voir distinctement.

Voilà, au point de vue histologique, un fait très intéressant. La première fois que j'en ai parlé en public, ç'a été en 1868, au mois de mars, dans une Conférence faite au Palais St-Pierre à Lyon (1). Je disais : « Ce sera en partant d'une expérience réduite à ses termes les plus simples que nous pourrons nous persuader que les microzymas, que nous savons doués d'activité chimique et de vie, sont aussi des facteurs de cellules. Toutefois, je n'aborde ce point de vue nouveau qu'avec la plus grande

(1) *De l'alimentation.* Conférence faite à Lyon. Mars 1868. In *Montpellier médical*, t. XXIV, p. 208.

circonspection. Vous jugerez combien ma prudence doit être tenue en éveil, par les conclusions qui vont naturellement ressortir de l'expérience que je vais rapporter ! » Et je développais la démonstration que vous venez d'entendre.

Si l'on fait varier les conditions de milieu, les cellules ne naissent pas, ce sont les bactéries qui apparaissent, ou seulement les formes qui précèdent leur complet développement. Et sous cette nouvelle face les microzymas de la Mère de vinaigre se comporteront comme ceux d'une origine quelconque. Vous acquerrez ainsi une nouvelle preuve de l'énorme influence des conditions de milieu.

Mère de vinaigre, sucre, et blanc d'œuf. J'ai essayé d'employer, au lieu de bouillon de viande ou de levûre, une solution d'albumine de l'œuf de poule.

Un blanc d'œuf a été délayé dans 600 cent. cub. d'eau ; dans la solution exactement filtrée et additionnée de six gouttes de créosote, 50^{gr} de sucre de canne ont été dissous, et la nouvelle solution encore filtrée a été introduite dans un appareil à fermentation avec 40 grammes de Mère de vinaigre pure, à texture granuleuse normale. L'expérience a été faite à Montpellier et commencée le 20 août. Le 31 août, on ne voit pas se produire de dégagement gazeux. Le 1er septembre, la solution paraît louche, on n'y constate la présence que de microzymas flottants. On laisse réagir jusqu'au 28 novembre. Le mélange est franchement acide. A l'analyse on trouve l'albumine encore coagulable ; des traces non dosables d'acide acétique, un peu d'alcool, de l'acide lactique, de la mannite et la matière visqueuse que j'ai nommée *viscose.* Quant à la membrane de la Mère de vinaigre, elle paraît seulement plus molle, plus lâche, granuleuse comme avant, avec l'aspect qu'elle prend lorsque des bactéries s'y développent. Il y avait du reste des bactéries dans la liqueur.

Ainsi, le seul changement des matières albuminoïdes a suffi pour empêcher les cellules de se former, mais en même temps les produits de la réaction sont devenus autres, à l'exception de l'alcool qui n'existe qu'en petite quantité et de l'acide acétique.

Vous savez avec quelle facilité les microzymas en général produisent des bactéries dans l'empois. Il n'en devait pas être autrement de ceux de la Mère de vinaigre.

Mère de vinaigre dans l'empois. Dans 600^{gr} d'empois créosoté contenant 30^{gr} de fécule on ajoute 40^{gr} de Mère de vinaigre. L'empois est lentement fluidifié ; il ne l'est complètement que quatre jours après ; bientôt du gaz commence à se dégager. Quinze jours plus tard, on constate un dégagement d'acide carbonique et d'hydrogène, sensiblement à volumes égaux ; la proportion d'hydrogène augmente ensuite. Un mois après, on met fin à l'expérience. La liqueur, franchement acide, ne réduit pas le réactif cupropotassique ; il ne s'est pas formé de glucose. Il n'y a que de la fécule soluble et des granules de Jacquelain (modification de la fécule, soluble à chaud). Parmi les produits volatils il y a :

Alcool absolu.	2^{cc}
Acétate de soude cristallisé. . . .	5^{gr}
Acide butyrique.	2^{gr}

Pas d'acide lactique.

Il y a dans le mélange quelques grandes bactéries libres. La Mère de vinaigre n'a pas changé d'aspect, elle est toujours granuleuse ; mais dans la membrane désagrégée, on distingue des bactéries. Et remarquez que les microzymas ont manifesté la double activité de la plupart de ceux que nous avons étudiés : l'activité due à une zymase qui opère la fluidification de l'empois, mais sans atteindre la formation du glucose ; puis l'activité de nutrition qui produit l'alcool, etc.

Le même jour, avec une partie de la même masse de Mère de vinaigre, j'institue les expériences suivantes, qui ont une grande importance.

Mère de vinaigre et empois avec bouillon de levûre. Au lieu d'empois fait à l'eau distillée, on fait l'empois avec du bouillon de levûre : 600^{gr} de cet empois sont additionnés de 40^{gr} de Mère de vinaigre, le tout créosoté. La fluidification s'opère peu à peu, elle est complète en trois jours. Six jours après le début de l'expérience, le dégagement gazeux est notable et devient abondant ensuite.

Le gaz dégagé est de l'acide carbonique, sans hydrogène.

Environ deux mois après le début de l'opération, on y met fin, bien qu'il se dégage encore du gaz. La liqueur filtrée est très acide. Il y a dans la masse un dépôt de fécule soluble sous la forme de granules de Jacquelain. La distillation fournit :

Alcool absolu.	9^{cc}
Acétate de soude cristallisé.	$5^{gr},25$
Acide butyrique.	traces
Pas d'acide lactique.	

L'examen microscopique fait voir : des microzymas libres, des bactéries et de belles cellules. La Mère de vinaigre est désagrégée, molle comme du mucus ; on y trouve empâtées comme dans une gangue des bactéries et des cellules ; celles-ci sont, comme celles qui nageaient dans la liqueur, de plusieurs formes, et toutes semblables.

Ainsi, par l'influence du bouillon de levûre, la nature du phénomène a notablement changé, puisqu'il ne se dégage pas d'hydrogène ; mais les produits, à l'abondance près de certains termes, sont restés les mêmes. Et il est évident que nous avons eu là les produits de deux activités : ceux des microzymas et des bactéries, et ceux des cellules qui se sont développées : ce sont elles qui ont augmenté la quantité d'alcool.

Mère de vinaigre, empois avec bouillon de levûre et carbonate de chaux. L'expérience précédente a été faite en variant l'une des conditions : l'empois au bouillon de levûre, pendant qu'il était en ébullition, fut additionné de carbonate de chaux pur et on fit encore bouillir. Le mélange étant créosoté et refroidi, on ajouta la Mère de vinaigre. Les proportions employées étaient les suivantes :

Fécule 250^{gr}; bouillon fait avec 140^{gr} de levûre 5000^{cc}; carbonate de chaux pur 200^{gr}; Mère de vinaigre 50^{gr} créosoté à une goutte pour 100^{cc}.

L'empois était liquéfié au bout de deux jours ; trois jours après, le dégagement gazeux était abondant, mélange variable d'acide carbonique et d'hydrogène. Environ un mois après, l'opération était terminée, il ne se dégageait plus de gaz. L'analyse du résultat de la fermentation a donné :

Alcool absolu.	8^cc
Acide butyrique. . . .	51^gr
Acide propionique . . .	5^gr
Acétate de soude crist. .	62^gr

Dans le liquide fermenté, il y avait une foule de microzymas libres et de superbes bactéries mobiles de toute grandeur. La Mère de vinaigre est en partie désagrégée ; dans son tissu, on distingue très nettement de belles et longues bactéries. Il n'y a pas trace de cellule, mais absolument pas.

C'est là, en somme, une fermentation butyrique. Mais si l'on arrête l'opération avant qu'elle ne soit terminée, on découvre l'acide lactique parmi les produits de la réaction. Nous tirerons plus loin les conséquences de ce résultat.

Comme témoin de cette opération, on a prélevé une partie de l'empois au bouillon de levûre additionné de carbonate de chaux et créosoté. Le mélange a été mis dans une fiole simplement fermée par un papier. Un mois après, on ne constate aucune trace de fluidification ; l'empois est aussi consistant que le premier jour. L'examen microscopique n'y révèle absolument rien d'organisé, mais absolument rien, si ce n'est par-ci par-là quelque microzyma ou granulation moléculaire.

Comme autre témoin, on met de la même masse de Mère de vinaigre dans un volume assez considérable du bouillon de levûre créosoté qui avait servi aux expériences. Deux mois après, le bouillon de levûre est aussi limpide que le premier jour ; on n'y voit rien de ce qui y apparaît quand on l'abandonne à lui-même à l'air et qu'il se putréfie. On ne parvient à y découvrir que quelques microzymas libres de la Mère de vinaigre. Celle-ci est aussi granuleuse qu'au début : peut-être y distingue-t-on un peu mieux les filaments qu'on peut y apercevoir à l'état normal.

Ces deux expériences-témoins nous garantissent que les phénomènes observés ne tiennent d'aucune façon à l'intervention des germes de l'air et qu'ils sont exclusivement dus à la Mère de vinaigre elle-même.

Et les phénomènes sont sensiblement les mêmes quand on remplace le bouillon de levûre par le bouillon de viande ;

on obtient aussi de l'alcool, de l'acide acétique, de l'acide lactique et de l'acide butyrique.

Je vais terminer l'exposition de ces expériences par la description d'une opération faite avec du sucre de canne et du bouillon de levûre en présence du carbonate de chaux, et d'une autre avec bouillon de viande.

Mère de vinaigre, bouillon de levûre ou de viande, sucre et carbonate de chaux. Le bouillon de levûre sucré, additionné de carbonate de chaux pur, le mélange étant créosoté, fermente sous l'influence de la Mère de vinaigre, tout autrement que sans addition de carbonate de chaux. Dans ce dernier cas, nous l'avons vu, la fermentation est la même que par la levûre de bière, parce que des cellules se développent. Les cellules n'apparaissent pas en présence du carbonate de chaux; c'est ce qui résulte des deux expériences suivantes.

120gr de sucre de canne sont dissous dans 600cc de bouillon de levûre; on y ajoute 100gr de carbonate de chaux pur; le mélange étant créosoté à la dose ordinaire, on constate bientôt le dégagement du gaz. C'est d'abord de l'acide carbonique pur, sans trace d'hydrogène. Dans une opération qui a été arrêtée avant que de l'hydrogène se dégageât, on a trouvé :

Alcool.	très petite quantité.
Acétate de soude cristallisé. . . .	62gr
Lactate de chaux cristallisé. . . .	38gr

Dans une autre expérience, toute semblable avec 90gr de sucre, la réaction ayant continué plus longtemps, l'hydrogène a apparu à un moment donné; le dégagement gazeux ayant cessé, l'analyse a fourni :

Alcool absolu.	3cc
Acide butyrique. . . .	25gr
Acétate de soude crist. .	15gr
Pas d'acide lactique.	

La fermentation d'abord lactique est devenue butyrique. Mais qu'est devenue la Mère de vinaigre? Elle est toujours granuleuse, mais désagrégée. Dans la liqueur existent des foules de très petites bactéries, plus ou moins semblables au *Bacterium putredinis*; il y a en même temps des microzymas libres et en chapelet, aussi bien durant la période où la fermentation est lactique, que plus tard, quand elle est devenue butyrique. Il n'y a rien, absolument rien qui ressemble à une cellule analogue à celles qui apparaissent dans les expériences correspondantes sans addition de carbonate de chaux. Et j'ajoute qu'une partie du bouillon sucré créosoté, employé dans les expériences, abandonné à lui-même avec du carbonate de chaux pur, est resté absolument limpide pendant tout le temps et que le sucre n'y a pas été interverti.

Voici maintenant l'expérience dans laquelle le bouillon de levûre a été remplacé par le bouillon de viande.

Sucre de canne 150gr, carbonate de chaux pur 120gr, bouillis ensemble avec de l'eau pendant quelques minutes, ajouté 500cc de bouillon de viande et 40gr de Mère de vinaigre humide et gorgée d'eau, comme dans les précédentes expériences. Le tout créosoté à l'ordinaire.

Dès le lendemain, du gaz se dégage, d'abord de l'acide carbonique pendant plusieurs jours, puis acide carbonique et hydrogène. Un mois après, il n'y avait plus de glucose.

Les ferments sont formés des microzymas et des bactéries ordinaires que fournit la Mère de vinaigre. Pas autre chose, rien qui ressemble à une cellule ou à du vrai mycélium. L'analyse du produit fermenté a donné :

Alcool absolu.	1cc,6
Lactate de chaux cristallisé. . . .	55gr
Acétate de soude fondu.	28gr
Acide butyrique.	10gr
Mannite	petite quantité.

J'ai fait toutes sortes d'autres essais qui seront publiés ailleurs et qui ont un intérêt chimique considérable quand on considère l'ensemble du phénomène ; mais pour l'objet que j'ai en vue, ce qui précède suffit. Il n'y a pas de doute possible, la Mère de vinaigre est un tissu de microzymas ; ces microzymas sont capables de produire des cellules ou des bactéries, selon les milieux dans lesquels on les oblige de vivre.

Et, à cause des conséquences qui, à mes yeux, découlaient de ces expériences, ce n'est que le 30 décembre 1868 que j'en ai adressé les conclusions à l'Académie des Sciences dans un pli cacheté. Ce pli a été ouvert le 12 avril 1869 (1).

Parmi les conclusions du pli cacheté s'en trouvent trois qui vous feront voir quelle est la portée que j'attribuais à ces expériences. Je crois devoir vous les communiquer avant de passer outre. Je disais :

« La nature du monde organisé étant une dans ses multiples manifestations, on peut considérer que les granulations moléculaires que j'ai nommées microzymas sont, dans les végétaux et dans les animaux, *ab semine et ab ovo, les travailleuses qui*, les conditions favorables étant données, *sont chargées de tisser les cellules.*

» Dans les études sur la génération dite spontanée, le microzyma doit dorénavant être pris en considération.

» Cette théorie nouvelle de l'origine de la cellule n'infirme pas l'énoncé axiomatique de M. Virchow : *omnis cellula e cellula.* Une cellule peut dériver d'une autre cellule suivant un autre mode, voilà tout. »

Etudions maintenant une production singulière, réputée organisée qui a beaucoup exercé la sagacité des naturalistes : *la glairine.*

De la Glairine. Les médecins appellent de ce nom une matière d'apparence glaireuse qui se forme dans certaines eaux sulfureuses naturelles. Anglada en distinguait sept variétés. Les eaux de Molitg en produisent d'une espèce particulière que j'ai étudiée. Une production semblable à la glairine de Molitg a été regardée comme anhiste, c'est-à-dire sans apparence tissulaire, sans structure, tout en y admettant un certain état d'organisation, par Turpin et par Bory de Saint-Vincent; le premier l'appelait *matière chaotique, matière amorphe ;* le second la classait dans ses *chaodinées.* M. Montagne, qui s'est tant occupé des végétaux inférieurs, pensait qu'un travail *ex professo* sur ce difficile sujet était désirable. M. Bouis, un chimiste très distingué, n'y voyait qu'une gelée de silice plus ou moins mêlée de matière organique. Je l'ai étudiée à mon tour à propos de mes recherches sur les microzymas géologiques. J'avais

(1) *Conclusions concernant la nature de la Mère de vinaigre et des microzymas en général.* Comptes-rendus, t. LXVIII, p. 877 (1869).

observé des microzymas libres dans les dépôts d'un puits de l'eau minérale de Vergèze (Gard) ; et je me suis demandé si ce que Turpin et Bory de Saint-Vincent considéraient comme anhiste, ne serait pas formé de microzymas analogues aux autres microzymas géologiques (1).

M. Bouis, de même que ces savants, ne put y constater « la moindre organisation (2). » Et, en effet, avec les idées reçues, cela devait être, car, examinée au microscope, avec la combinaison obj. 7 oc. 1 de Nachet, en couche mince, elle apparaît comme une matière finement granuleuse, formée d'une agglomération de fines granulations moléculaires emprisonnées dans une gangue hyaline, quelque chose d'analogue, pour l'aspect, à *la Mère de vinaigre* pure. Je n'y vis aucune autre forme organisée que ce que j'y considérais comme étant des microzymas. Pour savoir à quoi m'en tenir, je lui ai appliqué la méthode d'observation qui avait réussi pour la Mère de vinaigre. Il en est résulté que la glairine de Molitg est capable de faire fermenter l'empois et l'eau sucrée, tandis que les microzymas évoluent pour devenir bactéries ou produisent d'autres formes organisées. Voici le détail de deux expériences, telles que je les ai publiées.

I. *Action sur l'empois.* — Le 23 août 1872, introduit 50gr de glairine (contenant 2gr,9 de matière fixe et 1gr,2 de matière organique), préalablement lavée à l'eau créosotée, dans 250cc d'empois récent et créosoté ; etc.

Le 26 août, à la température ordinaire, l'empois est liquéfié, limpide. La solution bleuit par l'iode ; il n'y a pas de glucose.

L'examen de ce que devinrent les microzymas est fort instructif. Le 26 août, il y a des bactéries de toutes sortes, mobiles et immobiles ; des vibrions. Mais, en outre, il y a des formes qui ressemblent à des *navicules* et aux *amylobacters* de M. Trécul, mobiles les uns et les autres ; on y voit aussi des productions qui ressemblent aux *Monas* et

(1) A. Béchamp. *Faits pour servir à l'histoire de la constitution histologique et de la fonction chimique de la glairine de Molitg.* Comptes-rendus, t. LXXVI, p. 1484 (1873).

(2) Comptes-rendus, t. XLI, p. 1161 (1855).

aux *Amibes*; dans la masse on devine de longs et grêles *leptothrix*. Le nombre des microzymas a beaucoup diminué. Le 28 août, les formes semblables aux navicules ont augmenté, le nombre des microzymas a encore diminué. Le 1er octobre, les formes ressemblant aux *navicules* et aux *amylobacters* ont disparu; il n'y a plus guère que des bactéries et un plus grand nombre de microzymas. On laisse aller l'expérience et on n'y met fin que le 18 avril 1873. La glairine a conservé son apparence de gelée. Il n'y a plus que des microzymas et des bactéries de toute grandeur et des bactéries granuleuses, comme des chapelets de microzymas.

Quant aux transformations chimiques subies par la matière amylacée, elles sont ordinaires : la solution ne bleuit plus par l'iode; elle réduit le réactif cupropotassique, et l'analyse y découvre de l'alcool, de l'acide acétique et de l'acide lactique.

II. *Action sur le sucre de canne.* — Le même jour, avec les mêmes soins, on met en expérience 100gr de glairine et 150gr d'eau sucrée contenant 20gr de sucre de canne.... Le 26 août, la solution ne réduit pas le réactif cupropotassique; il y a des microzymas associés, de longs filaments granuleux comme de longs chapelets de microzymas, mais aucune des autres formes apparues dans l'empois.

Le 1er octobre, il y a quelques bactéries et quelque chose comme de grandes cellules mal délimitées. Il y a des amas de microzymas qui paraissent plus gros que ceux d'origine. Le 18 avril 1873, dans la masse de glairine, on découvre une foule de bactéries grêles, longues et courtes et de petites cellules ovales, un peu plus grandes que le corpuscule de Cornalia, dont quelques-unes à noyau et bourgeonnant.

Les produits de la fermentation sont : l'alcool, l'acide acétique et un acide fixe, différent de l'acide lactique.

Tels sont les faits : retenez-en que certaines formes sont transitoires et que toutes tendent à revenir aux microzymas.

Vous le voyez, la glairine de Molitg n'est pas anhiste, et cette production géologique, par ses microzymas, est productrice d'alcool, d'acide acétique et capable de donner des bactéries et d'autres organismes ou des cellules.

La conclusion qui découle naturellement de cette étude, aussi bien que des expériences avec la Mère de vinaigre, c'est qu'il y a des microzymas, certaines conditions favorables étant données, qui sont facteurs de cellules et qui évoluent pour former des bactéries. Je rechercherai quel est le mécanisme de la formation des cellules par les microzymas : le fait est constaté, cela suffit pour le moment.

Ayant donc reconnu qu'il y a des circonstances où certains microzymas sont capables de produire des cellules et d'autres où ils évoluent en bactéries, je me suis demandé si la réciproque ne serait pas vraie, c'est-à-dire si l'on ne pourrait pas trouver les conditions où, par une action physiologique inverse, une cellule ou une bactérie ne pourraient pas, par régression, en quelque sorte, reproduire les microzymas, ainsi que cela a paru se réaliser dans les expériences avec la glairine.

Je vais vous démontrer que la chose est possible. Vous savez que les histologistes prennent toutes sortes de précautions pour conserver aux tissus qu'ils veulent étudier leur intégrité; que sans ces précautions les cellules disparaissent et qu'à leur place ils ne découvrent plus que des microzymas sous l'apparence de granulations moléculaires ou le résultat de leur évolution bactérienne. Quelle est l'explication de ce fait intéressant depuis longtemps constaté ? J'ai pensé qu'il fallait la chercher en étudiant, non les tissus des organismes supérieurs, mais les êtres qui possèdent la plénitude de la vie de nutrition et de reproduction, tout en conservant l'organisation cellulaire. Je me suis servi de la levûre de bière. Grâce aux résultats que nous allons obtenir, nous arriverons à comprendre que les choses ne se passent pas autrement dans les organismes plus élevés en organisation.

Vous avez là, sous les yeux, un appareil où la levûre de bière est soumise à un lavage méthodique, à l'abri des germes de l'air. Si le lavage est fait avec de l'eau fortement créosotée (trois à quatre gouttes d'acide phénique par cent centimètres cubes), la levûre s'épuise, c'est-à-dire que, n'étant pas nourrie, elle sécrète de plus en plus les matériaux que sa cavité contient, et il arrive un moment où elle semble réduite à son enveloppe, à sa membrane cellulaire, à son squelette extérieur si l'on peut ainsi parler, et alors on y distingue nettement, comme vous le voyez dans ces préparations, les granulations moléculaires qui n'étaient pas visibles d'abord. Naturellement son poids se trouve énormément réduit en valeur absolue. Le nombre des cellules semble n'avoir pas diminué. Notez ce fait, car il est important; nous y insisterons plus tard quand nous en serons aux applications médicales : oui, retenez que la présence de l'acide phénique ou de la créosote à dose suffisante, mais non coagulante, a pour effet d'empêcher la destruction de la cellule.

Mais si le lavage méthodique est fait avec de l'eau faiblement phéniquée et, à plus forte raison, avec de l'eau distillée pure, il arrivera un moment où toutes les cellules disparaîtront, et à leur place vous ne découvrirez que des microzymas plus ou moins évolués en bactéries.

Lorsque l'épuisement se fait sans destruction de l'enveloppe, et qu'il a atteint son extrême limite, la pâleur du globule de levûre est si grande, que la cellule est à peine visible au microscope; elle ne s'aperçoit distinctement que grâce aux granulations moléculaires intérieures : on dirait des globules de mucus petits et ratatinés : on la croirait morte. Cependant, dans cet état, elle est encore capable d'intervertir le sucre de canne, c'est-à-dire de sécréter la zymase; et si l'épuisement n'est pas poussé trop loin, elle peut même former de l'alcool, de l'acide carbonique, quoique avec beaucoup de lenteur (1).

Mais si la destruction du globule de levûre est possible dans l'eau, les personnes qui n'y regardent pas de près pourront soutenir, et ont soutenu, que ce sont les germes de l'air qui en sont la cause, ne comprenant pas, ou n'admettant pas le fonctionnement des microzymas intérieurs de

(1) A. Béchamp, *Sur l'épuisement physiologique et la vitalité de la levûre de bière*. Comptes-rendus, t. LXI, p. 689 (1865).

Sur la cause de la fermentation alcoolique par la levûre de bière, et sur la formation de la leucine et de la tyrosine dans cette fermentation. Comptes-rendus, t. LXXIV, p. 184 (1872).

Nouvelles recherches sur l'épuisement physiologique de la levûre de bière, etc. Comptes-rendus, t. LXXVIII, p. 645 (1874).

la cellule. C'est pour cela que j'ai cherché à atteindre le même but par d'autres moyens.

De la destruction physiologique du globule de levûre. La fécule à l'état d'empois, pas plus que la dextrine ou la fécule soluble, ne subissent la fermentation alcoolique par la levûre de bière. Cependant cette dernière n'est pas sans action sur l'empois : elle le fluidifie à la température de 30 à 35 degrés en produisant de la fécule soluble et même de la dextrine, mais jamais de glucose. Et si on abandonne un pareil mélange à lui-même, on peut voir la levûre subir certaines modifications : apparaître des microzymas, des vibrions, des bactéries et la levûre s'évanouir. Et les mêmes choses arrivent, avec quelques différences dignes d'attention, lorsqu'en même temps on fait intervenir le carbonate de chaux pur. Examinons les choses de près, et souvenez-vous que les expériences dont je vais vous parler ont été faites avec la préoccupation constante que les germes de l'air pourraient être invoqués pour expliquer les résultats ; elles ont été faites comme lorsqu'il s'agit d'expérimenter en vue d'écarter les objections des adversaires de la génération spontanée. En conséquence, la levûre était purifiée par lévigation à l'eau distillée créosotée; elle était recueillie sur des filtres lavés à l'eau créosotée et mise à égoutter dans une enceinte imprégnée de vapeur d'acide phénique ; le carbonate de chaux était préparé artificiellement dans des liqueurs bouillantes créosotées, et lavé de la même manière ; on s'assurait de plus, par l'examen microscopique, que rien d'étranger ne les souillait. L'empois était préparé avec de la fécule de pomme de terre choisie, très pure, et créosoté ou phéniqué.

Supposez un mélange de 10 à 20 grammes de levûre dans 300^{gr} d'empois, à la température de 25 à 35 degrés. Voici ce que vous constaterez : l'empois se fluidifiera peu à peu, non pas tout à coup, comme lorsqu'on emploie la diastase ou la salive ; et, de plus, la fluidification sera retardée en proportion des doses croissantes de créosote ou de phénol. Supposons que le mélange ait été créosoté à une goutte par 100 cent. cub.; la levûre subira des changements assez remarquables : au début, on dirait que la cellule se tuméfie; son noyau, ou ce que l'on considère comme tel, envahit la cavité presque tout entière; peu à peu on voit apparaître dans ce noyau un ou plusieurs points brillants qui s'y meuvent en tous sens en ne dépassant pas le contour de la cavité; pendant ce temps la cellule pâlit de plus en plus, le noyau est comme résorbé et, à sa place, le plus souvent accumulées contre les parois de la cellule, un amas de granulations moléculaires devenues immobiles. En même temps que ces phénomènes se manifestent, apparaissent des myriades de microzymas d'une extrême agilité : sous le microscope, le champ de la préparation en est recouvert. Les globules de levûre pâlissent de plus en plus, et la moindre pression sur le porte-objet les déforme. Leur nombre diminue, des vibrions paraissent, se mouvant avec rapidité d'un mouvement ondulatoire, et en même temps que leur nombre s'accroît, celui des microzymas décroît. Et, chose très digne d'attention, les vibrions disparaissent à leur tour, et, à leur place, des légions de bactéries envahissent la préparation. Les globules de levûre disparaissent de plus en plus, comme par une résorption individuelle; et, à un moment donné, on n'en voit réellement plus aucun et presque plus de microzymas : on n'aperçoit que des bactéries de toute grandeur et mobilité; il y en a d'immobiles et d'articulées. Enfin, peu à peu, les bactéries elles-mêmes disparaissent, semblent se diviser, et la préparation ne présente plus, sous le microscope, que des microzymas simples, ou associés de la grandeur du *Bacterium termo*.

Tel est le tableau de ce que devient successivement la levûre que l'on force à vivre dans l'empois faiblement créosoté. Les mêmes choses se voient dans l'empois non créosoté. Et ce tableau est l'expression de ce qui arrive toutes les fois que la levûre est placée dans les conditions de l'inanition; il se reproduit quand on laisse séjourner les globules dans l'eau distillée, seulement alors des phénomènes de putréfaction se manifestent, et le passage des vibrions aux bactéries est plus lent ou plus difficile.

Je vous l'avoue, la première fois qu'il m'a été donné de voir se confirmer ainsi l'une des conséquences de la théorie, j'ai été émerveillé. Naturellement, je me suis fait à moi-même l'objection que la fluidification de l'empois n'est pas le fruit de l'activité personnelle de la cellule de levûre, mais bien celui de l'action des bactéries, vibrions, microzymas provenant peut-être des germes de l'air. Vous comprenez bien qu'il n'est pas possible de manier de la levûre de brasserie ou de la Mère de vinaigre qui n'ait pas eu le contact de l'air ; mais nous savons qu'on peut réduire à rien l'influence des germes atmosphériques. Or, dans les conditions où cette action a été réduite à zéro, la levûre n'en manifeste pas moins les mêmes phénomènes, mais avec des apparences différentes, très dignes d'attention, selon que l'on augmente la quantité de créosote.

Retenons que l'empois créosoté à une goutte par 100 cent. cub., que l'eau sucrée dans les mêmes conditions et le bouillon de levûre sucré créosoté à la même dose, avec ou sans addition de carbonate de chaux *pur*, se conservent inaltérés, malgré le contact de l'air, dans des appareils simplement fermés par un papier, comme dans les expériences de Redi pour empêcher la naissance des larves de mouches.

Pour s'assurer que la levûre fluidifie l'empois par elle-même, il suffit de forcer un peu la dose de créosote ou d'acide phénique. A deux gouttes pour 100 cent. cub., les mêmes phénomènes se reproduisent, mais évidemment avec moins de rapidité. Lorsque la dose atteint quatre à six gouttes par 100 cent. cub. du mélange, on retarde presque indéfiniment la destruction totale du globule de levûre ; mais l'empois ne se fluidifie pas moins, quoique plus lentement, et des myriades de microzymas envahissent la préparation; ils ne changent pas, ils n'évoluent pas, et, ni vibrions, ni bactéries n'apparaissent. Retenez ce fait, il nous servira à expliquer le rôle des agents antiseptiques en médecine et en chirurgie.

Et souvenez-vous que les bactéries apparaissent dans les mélanges de levûre et d'empois, malgré l'acidité naturelle du milieu et la présence d'une petite quantité de créosote, faits que nous avons déjà constatés pour le foie, la viande, etc.

Toutefois, l'acidité du milieu a eu une certaine part d'influence sur l'apparition des infusoires, produits de l'évolution des microzymas de la levûre : vous allez en juger par l'expérience suivante :

Tout étant d'ailleurs semblable — même quantité d'empois et de levûre, le mélange étant créosoté à une goutte pour cent centimètres cubes, — si l'on ajoute du carbonate de chaux pur, préparé comme je l'ai dit, les phénomènes d'ordre physiologique que je viens d'énumérer, sont notablement différents. La fluidification de l'empois s'accomplit de la même manière, mais un peu plus rapidement. Au début, la levûre de bière présente les apparences déjà décrites; ensuite les vibrions succèdent aux microzymas, et les bactéries aux vibrions. Mais voici où les différences s'accentuent : dans presque toutes les expériences, quand j'ai observé à temps, j'ai vu les vibrions précédés ou accompagnés d'une foule de productions dont je n'ai pas encore eu l'occasion de vous parler, savoir : des êtres de forme elliptique qui ressemblent étrangement aux *amylobacters* de M. Trécul; ils se meuvent lentement, on pourrait dire majestueusement, en s'avançant dans le sens de leur grand diamètre. Ils sont très brillants et paraissent homogènes dans toute leur masse; il y en a qui semblent soudés bout à bout, l'un plus gros que l'autre, le plus gros entraînant le plus petit. Et ces formes sont quelquefois accompagnées d'une grosse bactérie cylindrique, également mobile, à l'une des extrémités de laquelle on voit un noyau brillant. La durée de l'existence de ces formes qui rappellent les amylobacters est médiocre; elles disparaissent presque en même temps que les vibrions, et il ne reste plus que des bactéries. Les globules de levûre s'évanouissent ensuite peu à peu, la préparation prenant enfin la même apparence que dans l'expérience avec l'empois sans addition de carbonate de chaux.

Je me suis assuré que les mêmes formes apparaissent également quand on remplace la fécule par la fécule soluble, qui est un produit artificiel. D'où il suit que ce n'est pas la fécule qui apporte le germe de *ces amylobacters*.

Et si, dans les expériences où l'on a fait intervenir le

carbonate de chaux, on force un peu la quantité d'acide phénique ou de créosote, la résorption de la cellule est pareillement retardée ou empêchée, ainsi que l'apparition des vibrions, bactéries, etc.

Il est donc certain que la cellule si vivante, si résistante, qui constitue la levûre de bière, peut se détruire elle-même, soit qu'on l'oblige de vivre dans l'eau pure, soit dans un milieu qui ne peut pas la nourrir, tel que l'empois seul ou additionné de carbonate de chaux. Il est certain, aussi, que la créosote ou l'acide phénique, dans les mêmes milieux, empêche la totale destruction, la résorption de la cellule, c'est-à-dire la disparition de l'enveloppe. Et vous ne manquerez pas de rapprocher ce dernier fait de cet autre, si souvent répété dans ces Conférences, que les mêmes agents empêchent l'évolution des microzymas en bactéries. Enfin vous retiendrez le fait du passage des vibrions, *amylobacters*, à l'état de bactérie et enfin à l'état de granulation moléculaire ou microzyma.

En résumé, d'après ces faits, les choses se sont passées comme si la levûre, en se résorbant elle-même, se réduisait en microzymas, et ceux-ci évoluaient en vibrions, bactéries, etc. Et il est incontestable qu'il en est ainsi, car la fécule, ni l'empois, ni le carbonate de chaux ne possèdent la vertu de dissoudre la cellule de levûre, ni de produire des microzymas. Il faut donc conclure que les microzymas propres de la levûre se sont attaqués aux tissus de la cellule pour la détruire en se multipliant.

Il faut pourtant que je vous mette en garde contre une objection que l'on pourrait faire : c'est que les transformations ultérieures de l'empois, c'est-à-dire de la fécule, ont produit quelque substance capable de dissoudre le globule de levûre, ou bien que le globule de levûre se putréfie.

Cela est certain, à mesure que la quantité de microzymas augmente, qu'ils donnent des bactéries, le mélange devient plus acide. Cependant, l'action chimique qui succède à la fluidification de l'empois est peu intense ; il ne se dégage presque pas de gaz, et dans les produits on ne trouve que fort peu d'alcool, d'acide acétique, d'acide lactique, sans trace d'acide butyrique. Il n'y a donc pas de putréfaction de la levûre, et celle-ci résiste fort bien à l'influence de milieux bien plus acides. D'ailleurs, la résorption de la cellule se fait même plus aisément dans le milieu conservé neutre par le carbonate de chaux.

Et pour rapprocher ces expériences de celles faites avec la Mère de vinaigre, je vous prie de remarquer que dans l'empois sans addition de carbonate, les produits organisés, issus de la destruction de la levûre, n'ont formé qu'une petite quantité d'alcool, d'acide acétique, etc. Au contraire, en présence du carbonate de chaux, les bactéries ont dégagé d'abord de l'acide carbonique pur, puis un mélange de ce gaz et d'hydrogène, produisant alors une véritable fermentation butyrique, avec formation d'alcool et d'acide acétique. Et les ferments issus de cette dernière opération ont pu, ensuite, servir indifféremment à faire des fermentations lactique ou butyrique. Nouvelle preuve que le ferment lactique de M. Pasteur n'est pas spécifique.

Et pour vous convaincre, de plus en plus, que ce sont là des phénomènes dépendants d'un défaut de nutrition de la levûre, je vais vous citer des expériences où celle-ci s'est conservée active, et avec sa forme celluleuse, pendant très longtemps dans des conditions très particulières.

Vous savez que la levûre de bière se développe et se multiplie dans la cuve du brasseur dans un milieu acide; que la levûre de cette provenance fait fermenter le sucre de canne dans l'eau pure; or dans cette manière de l'employer, elle est dans des conditions bien différentes de celles où elle agit dans le moût de bière; ici elle trouve réunies toutes les conditions de sa vie complète: matières albuminoïdes dans un état particulier, sucre à l'état de glucose, matières minérales suffisantes, tout lui est offert en abondance. Quand on la met dans l'eau sucrée, elle est dans la situation d'un animal qui ne serait nourri que d'une seule espèce d'aliment, c'est-à-dire à peu près dans l'état d'inanition; elle dépérit et s'épuise assez vite, se modifie dans sa structure; mais conserve sa forme inaltérée: la cellule n'est pas détruite, et pourtant, ce que Thenard avait déjà observé, elle cesse bientôt de pouvoir faire fermenter complètement le sucre de canne: après deux ou trois fermentations, c'est-à peu près fini. J'ajoute que la levûre peut être conservée indéfiniment avec sa forme inaltérée dans le produit de la fermentation du sucre qu'elle vient d'opérer. J'en ai conservé ainsi pendant dix ans; pourtant le milieu qui la conserve est très acide, grâce à l'acide acétique, à l'acide succinique qu'elle forme et à l'acide phosphorique qu'elle sécrète.

J'ai cherché ce qui arriverait si l'on conservait la neutralité du milieu par l'addition d'une certaine quantité de carbonate de chaux pur, suffisante pour saturer les acides formés : il se trouva que, dans ces conditions, c'est-à-dire dans un milieu se saturant sans cesse, elle fait fermenter aussi complètement et *plus longtemps* le sucre de canne en alcool que dans l'opération classique. J'ai fait servir la même masse de levûre — 50 grammes — du 28 juillet 1869 au 8 février 1870, sans interruption : elle n'a dégagé que de l'acide carbonique et a détruit successivement 200, 90, 30, 50 et 100 grammes de sucre de canne. Après cette longue activité, qui n'était pas tarie, la levûre se retrouva à l'état de cellule; mais elle était pâle, comme épuisée et très granuleuse; un grand nombre de granulations moléculaires devinrent libres, de nouvelles cellules plus petites apparurent, mais point de bactéries, si ce n'est accidentellement. La quantité d'alcool fourni était normale.

Donc, si la levûre se détruit dans l'empois, c'est qu'elle ne peut pas se nourrir des produits dans lesquels elle transforme la fécule (fécule soluble et dextrine); elle s'attaque à ses propres tissus et se détruit en mettant ses microzymas en liberté. Bref, la levûre conserve sa structure, bien que modifiée, dans un milieu qui peut la nourrir, même incomplètement, que ce milieu soit acide ou conservé neutre ; elle se détruit, au contraire, dans les milieux qui ne peuvent pas lui fournir d'aliment, que ce milieu soit acide ou neutre.

La réciproque est donc vraie : les microzymas, dans des conditions déterminées, peuvent évoluer en bactéries ou produire des cellules ; une cellule, des bactéries, dans d'autres milieux appropriés, peuvent régresser et reproduire des microzymas.

De la destruction mécanique du globule de levûre. — J'ai tenté une expérience qui peut paraître téméraire. En la publiant, j'ai dit que je ne le faisais qu'avec la plus grande réserve, tant elle me paraissait grosse de conséquences! Vous allez en comprendre la portée.

Sur une plaque de verre dépoli, j'ai fait broyer, avec une mollette, de la levûre de bière jeune, très pure; et pour déchirer plus sûrement la membrane enveloppante, j'y ajoutais du carbonate de chaux pur. Pour maintenir la masse suffisamment humide, on l'arrosait de temps en temps avec de l'eau légèrement créosotée. De cette façon la levûre est peu à peu réduite en particules si ténues qu'elles ressemblent absolument aux granulations moléculaires des cellules animales. Sous le microscope elles en ont la mobilité; dans le champ de la préparation on aperçoit un fourmillement des innombrables et fines granulations. J'ai supposé que ces granulations étaient des microzymas, et je les ai soumises aux mêmes épreuves que les granulations moléculaires de la Mère de vinaigre. Je vais vous exposer le détail d'une expérience.

La levûre jeune, sortant du brassin, était lavée par décantation dans l'eau légèrement créosotée; on n'employa que celle qui était débarrassée de détritus par un dépôt suffisamment prolongé. 2^{gr} de cette levûre égouttée sont broyés avec un volume triple de carbonate de chaux pur, récent, préparé comme il a été dit plus haut, encore humide et créosoté. Pendant le broiement, on arrosait la préparation avec de l'eau créosotée à cinq gouttes par 100 cent. cub. Le broyage pour ces quantités a exigé quatre heures. Alors il a été presque impossible d'y découvrir des globules de levûre ayant échappé au broiement. La masse broyée a été partagée en deux parties égales qui ont été employées aux deux expériences suivantes :

a. L'une a été introduite dans 100 cent. cub. d'empois contenant 5^{gr} de fécule et additionné du quart de son volume de bouillon de levûre soigneusement filtré. L'expérience a été faite à Montpellier et commencée le 21 juillet, à la température de mon laboratoire, à quatre heures du soir.

Le 22 juillet, à neuf heures du matin, l'empois n'est pas

encore complètement fluidifié. Il n'y a pas encore de véritables bactéries; il n'y a que des granulations moléculaires et des chapelets de deux ou de quatre microzymas associés, accouplés deux à deux; le tout mobile. Ceux qui sont à quatre articles ont à peu près la forme de deux 8 soudés, et se meuvent tout d'une pièce autour de la soudure du milieu. Un peu plus tard, la forme s'allonge comme si chacun des deux articles de chaque couple s'étaient un peu allongés.

Le 24 juillet, l'empois est plus fluide; la transformation des microzymas est plus avancée, il y a évidemment des bactéries, les unes encore petites, d'autres plus grandes, mobiles ou immobiles. Il y en a qui ont l'apparence du *Bacterium catenula*, formées de quatre couples de 8 dont chacun s'est étiré, l'étranglement médian disparaissant.

Le 27 juillet, la préparation est remplie de bactéries innombrables, de toute grandeur et mobilité. Il n'y a plus de microzymas libres comme au commencement, presque tous sont articulés. Les grands chapelets ont disparu, mais on voit un beau mycélium de leptothrix d'une grande ténuité. Ainsi les microzymas ont diminué de nombre, ils deviennent articulés et les bactéries augmentent. On ne remarque aucune cellule de levûre ou autre quelconque. Laissé l'appareil muni de son tube de dégagement abandonné à lui-même.

Le 30 août, il n'y a pas une cellule. Il paraît y avoir moins de bactéries que précédemment; il y a des microzymas innombrables, plus nombreux, dirait-on, qu'au début. Les grandes bactéries ou leptothrix ont disparu; il y a surtout des bactéries très petites, très mobiles, semblables au *Bacterium termo*.

b. L'autre partie a été ajoutée à une solution de sucre de canne créosotée, bouillie, contenant 10^{gr} de sucre de canne pour 80 cent. cub. et additionnée du 1/4 de son volume de bouillon de levûre également créosoté, le tout soigneusement filtré sur un filtre lavé à l'eau créosotée. Le mélange étant fait, il s'agissait de savoir combien il pouvait y exister de globules de levûre incomplètement détruits. Pour cela, on en a examiné 4 prises et dans chaque prise 30 champs, deux à deux, dans des directions opposées et entrecroisées. On notait en même temps les champs nuls et les champs où l'on pouvait apercevoir un globule plus ou moins altéré. Voici le tableau de cet examen :

Couples d'observations.	Préparations ou prises. 1	2	3	4
1	0 — 1	0 — 0	0 — 0	0 — 0
2	0 — 1	0 — 0	0 — 0	0 — 0
3	0 — 0	0 — 0	0 — 0	0 — 0
4	0 — 0	0 — 0	0 — 0	0 — 0
5	0 — 0	0 — 0	0 — 0	1 — 0
6	0 — 0	1 — 0	0 — 0	0 — 0
7	0 — 1	1 — 0	0 — 0	0 — 0
8	0 — 0	0 — 0	0 — 1	0 — 0
9	0 — 0	0 — 1	0 — 0	0 — 1
10	0 — 0	0 — 0	0 — 0	0 — 0
11	0 — 0	0 — 0	0 — 0	0 — 1
12	0 — 0	0 — 0	0 — 0	0 — 0
13	0 — 0	0 — 0	0 — 0	0 — 1
14	0 — 0	0 — 0	0 — 0	0 — 0
15	0 — 0	0 — 0	0 — 0	0 — 0

Il y avait donc, dans 120 champs, 11 globules plus ou moins intacts ; un peu moins d'un globule pour 10 champs.

Le 22 juillet, à 9 heures du matin, aucune trace de fermentation ; on ne voit que des granulations moléculaires, *pas une bactérie*, et pas plus de globules que la veille.

Le 24 comme le 22.

Le 26, indices de fermentation. Le nombre des globules est évidemment augmenté.

Le 27, microzymas isolés, pas de chapelets de microzymas, et point de bactéries. Le nombre des globules est très augmenté. Je les compte.

Champs.	Globules.	Champs.	Globules.	Champs.	Globules.
1.	11	6.	14	11.	5
2.	2	7.	4	12.	5
3.	7	8.	12	13.	6
4.	6	9.	7	14.	6
5.	8	10.	6	15.	1

La fermentation est très vive.

Le 30 août, le nombre des globules est encore augmenté. Il n'y a pas du tout de bactéries. On voit encore des granulations moléculaires, mais leur nombre a singulièrement diminué. Il y en a quelques-unes d'accouplées à deux ou trois grains, voilà tout. Compté les globules.

Champs.	Globules.	Champs.	Globules.	Champs.	Globules.
1.	7	7.	18	13.	12
2.	12	8.	6	14.	9
3.	16	9.	19	15.	10
4.	14	10.	14	16.	10
5.	19	11.	15	17.	15
6.	20	12.	14	18.	16

Le 31 août, il n'y avait plus de sucre.

Mais comme on pouvait objecter, malgré la disparition des granulations moléculaires, que les globules restés dans la solution, quoique fort altérés, ont produit les globules formés, j'ai, le même jour, institué deux expériences qui devaient me servir de témoin pour démontrer que, ni ces globules, ni les germes de l'air, ne sont pour rien dans le phénomène.

c. Dans un même volume de la même eau sucrée, additionnée du 1/4 de son volume du même bouillon de levûre et du même carbonate de chaux, créosotés de la même manière, j'ai ajouté gros comme une lentille de la levûre qui avait servi à l'expérience. J'ai aussitôt compté les globules :

Couples d'observations.	Globules par champ.	Couples d'observations.	Globules par champ.
1. . . .	0 — 2 — 1	9. . . .	1 — 2 — 3
2. . . .	3 — 4 — 2	10. . . .	4 — 0 — 1
3. . . .	0 — 0 — 3	11. . . .	3 — 1 — 1
4. . . .	0 — 3 — 1	12. . . .	1 — 3 — 0
5. . . .	0 — 3 — 2	13. . . .	1 — 0 — 2
6. . . .	3 — 1 — 1	14. . . .	4 — 1 — 2
7. . . .	1 — 3 — 1	15. . . .	1 — 0 — 1
8. . . .	1 — 0 — 0		

Le 30 août, le nombre des globules n'a pas énormément augmenté ; mais il y a de beaux chapelets de microzymas qui figurent de longues bactéries chaînette. Je compte le nombre des globules :

Champs.	Globules.	Champs.	Globules.	Champs.	Globules.
1.	4	7.	6	13.	3
2.	6	8.	6	14.	4
3.	6	9.	2	15.	1
4.	2	10.	10	16.	9
5.	5	11.	4	17.	6
6.	3	12.	3	18.	12

Je répète qu'il n'y a pas, dans la préparation, une seule vraie bactérie ; mais il y a des microzymas en foule et des chapelets de microzymas, bien mobiles, sauf les chapelets les plus longs.

Notons que dans la préparation, au début, il y avait environ 1,5 globule par champ en moyenne. Les globules ont donc à peine quintuplé. On juge par là que dans l'expérience avec la levûre broyée, ce ne sont pas les globules maltraités qui ont produit les cellules.

d. Comme autre témoin, j'ai fait broyer, à l'air, le même carbonate de chaux avec le même bouillon de levûre créosoté ; on arrosait avec la même eau créosotée, dans le même lieu, sur la même table, pendant le même temps. De la masse ainsi broyée j'ai fait deux parts : l'une a été mise dans l'empois, l'autre dans l'eau sucrée, dans les mêmes conditions que pour l'expérience avec la levûre broyée.

α. Dans l'empois, le 22 juillet, on ne voit que des granulations moléculaires mobiles, pas une bactérie. L'empois est en partie fluidifié.

Le 24, il y a quelques microzymas accouplés en 8, mais bien différents d'aspect que dans l'expérience avec la levûre broyée. Il y a de tous petits bâtonnets menus, qui n'existent pas dans celle-là. Il y a aussi des chapelets de 20 à 30 microzymas.

Le 27, il y a de superbes bactéries, mobiles et immobiles, articulées et non articulées. Il n'y a presque plus de granulations moléculaires isolées, mais des microzymas en 8.

Le 30 août, comme le 27 juillet. Il y a seulement, en plus, des bactéries à point brillant à l'une des extrémités, qui flottent dans le liquide, la tête ou point brillant en haut.

β. Dans l'eau sucrée, avec bouillon de levûre, etc., le 22 juillet, à 9 heures du matin, il n'y a plus que des granulations moléculaires mobiles, sans indice de fermentation.

Le 24 comme le 22.

Le 27, granulations moléculaires mobiles, simples et de rares accouplés à 3 et 5 articles. Pas une bactérie. Pas une cellule.

Le 30 août, il y a de grandes bactéries, pas une cellule ; les granulations moléculaires sont toujours mobiles, mais évidemment diminuées. Il y a des chapelets d'un grand nombre de grains qui simulent des bactéries, mais qui n'en sont pas encore.

Il est donc prouvé que l'air n'est pas la cause de la formation des cellules de levûre dans l'expérience où elles ont apparu dans le mélange contenant la levûre broyée, et, en outre, dans les mêmes circonstances, que les cellules de levûre intactes, ensemencées, ont, toutes choses égales d'ailleurs, produit moins de globules que les microzymas de la levûre.

Donc les microzymas de la levûre sont capables de produire des bactéries et des cellules, exactement comme ceux de la Mère de vinaigre. C'est ce que l'on peut exprimer en disant que les microzymas, évidemment capables d'évoluer en bactéries, sont aussi facteurs de cellules.

Ainsi, la levûre de bière, par régression nutritive et physiologique, reproduit des microzymas, capables d'évolution bactérienne ; et les microzymas issus de la levûre broyée, peuvent donner aussi des bactéries et, en outre, reproduire, dans d'autres conditions, les cellules qui les ont contenus. Dans ce cas, les choses se sont passées comme si le broiement avait réduit la cellule dans les éléments histologiques fondamentaux qui ont servi à la construire, de la même manière que la démolition d'un palais révèle les matériaux qui ont servi à l'édifier.

Et j'ai constaté que les bactéries des microzymas de levûre par broiement faisaient fonction de ferment lactique ou butyrique ; que les cellules engendrées, formées par les mêmes microzymas, produisaient l'alcool et l'acide acétique, comme la levûre elle-même.

Les faits que je viens de vous faire connaître concernant la levûre de bière, ont été communiqués à l'Académie des Sciences le 23 octobre 1871 (1). En voici un autre, concernant l'influence de la chaleur sur l'évolution des microzymas de la levûre, qui peut contribuer à vous convaincre que l'air n'est pas la cause des phénomènes observés. Vous vous souvenez que j'ai expliqué les succès des spontéparistes, quand ils emploient des matières organisées dans leurs expériences, en admettant que les microzymas ne sont pas tous tués, c'est-à-dire devenus incapables de produire des bactéries, quand on leur a fait subir l'action de la chaleur à la température de l'ébullition ; et, en outre, que Pouchet a reconnu que les semences d'un *Medicago* donné, dans certaines conditions, peuvent germer après avoir supporté pendant quatre heures l'ébullition dans l'eau. Enfin vous vous rappelez que le bouillon de levûre sucré, bouilli avec le carbonate de chaux pur, ne produit pas de bactéries quand on le conserve dans une fiole simplement fermée par un papier, par conséquent en large communication avec l'air. Cela posé, voici l'expérience :

Influence de la chaleur sur la levûre. — Levûre fraîche, lavée, pure, superbe, sans bactérie, ne contenant que de rares granulations moléculaires libres, 50gr; carbonate de chaux pur préparé dans des liqueurs bouillantes et créosotées, etc., 20gr; fécule pure 25gr, eau distillée 30gr.

La levûre a été bouillie, dans la fiole même (préparée comme pour les expériences de génération spontanée) où devait se faire l'expérience, avec les 3/4 de l'eau, pendant une minute; délayé la fécule et le carbonate de chaux dans le 1/4 restant de l'eau et versé dans le liquide en ébullition où était la levûre; l'empois étant fait, créosoté à une goutte pour 100cc, bouché bouillant avec un bouchon préparé muni de son tube abducteur et mis à l'étuve. Commencé le 24 septembre 1869. A la température de 35 à 40 degrés, l'empois est liquéfié le 26. Le 27, il y a des bactéries de toute grandeur, de petits vibrions d'une agilité vertigineuse. Il y a des *Bacterium capitatum* peu nombreux, des formes ellip-

(1) A. Béchamp, *Recherches sur la nature et l'origine des ferments;* in Annales de chimie et de physique (4), t. XXIII. p. 443. (1871).

soïdales plus ou moins semblables aux *amylobacters* plus nombreuses qui se meuvent lentement en ligne droite et dont le plus grand diamètre est à peine cinq ou six fois plus grand que le petit. Le 28, il y a une infinité de microzymas, il y a moins de vibrions ; il n'y a plus de ces formes grosses, ellipsoïdales, mais un plus grand nombre de belles et longues bactéries. Les globules de levûre sont intacts et restent intacts jusqu'au 27 octobre. Il y a eu fermentation, dégagement d'acide carbonique et d'hydrogène ; presque pas d'alcool, pas d'acide butyrique, mais de l'acide acétique et de l'acide lactique.

L'heure est trop avancée pour essayer de vous expliquer par quel mécanisme les microzymas forment les cellules. Je veux employer le temps qui me reste avant de nous séparer à vous faire connaître des expériences qui sont dans le sens des précédentes. Bien que datant de 1864, 1868 et 1869, elles n'ont été publiées qu'en 1872 (1).

Une solution de sel de seignette (tartrate de potasse et de soude) exposée à l'air avait produit une sorte de membrane *(zooglea)* qui, sous le microscope, n'était constituée que par des microzymas et des bactéries. Il y en avait, humide, 6 décigrammes. On la met dans du bouillon de levûre sucré créosoté. L'expérience, commencée le 24 avril 1868, n'a été finie que le 25 août 1869, bien que tout le sucre (20^{gr}) n'ait pas été détruit. La fermentation a produit de l'alcool, de l'acide acétique, mais pas d'acide lactique. A l'examen microscopique, on trouve qu'il y a beaucoup moins de microzymas, mais beaucoup de belles cellules fort différentes de la levûre de bière : les bactéries ont persisté.

C'est là un nouvel exemple de microzymas produisant des cellules ; en voici un autre.

Des microzymas libres et associés, retirés d'un tonneau de vinaigre de vin, sans aucune apparence de structure membraneuse, sont mis dans du bouillon de levûre sucré, créosoté. Dès le lendemain, le gaz carbonique se dégageait. L'expérience ayant été commencée le 18 août, tout le sucre était détruit le 6 octobre suivant. Les microzymas étaient transformés en belles cellules analogues à celles de la levûre.

(1) Comptes-rendus, t. LXXV, p. 1199 (1872).

En voici trois autres qui, par leurs résultats négatifs, sont très propres à nous assurer que les microzymas qui produisent des cellules les forment, nonobstant les germes de l'air, qui n'y sont pour rien.

a. Dans une solution d'acide tartrique, il y avait de belles moisissures blanches ; elles étaient formées d'un mycélium grêle, enchevêtré, dont les tubes filamenteux étaient remplis de granulations. Il y en avait, humides (après un lavage soigné), 10 grammes. Introduites, le 30 octobre, dans une solution de sucre de canne dans du bouillon de levûre créosoté, on ne constate, jusqu'au 21 décembre, aucun dégagement gazeux. Le sucre de canne est en partie interverti ; mais il n'y a pas d'alcool et seulement un peu d'acide acétique. Les filaments du mycélium *sont en partie désagrégés*, et il n'y a pas d'autres productions que des *microzymas libres*.

Les microzymas libres et les filaments du mycélium, sortis de l'épreuve précédente, sont introduits dans de l'empois préparé avec de la fécule de pomme de terre et du bouillon de levûre créosoté. Cinq jours après, l'empois est fluidifié et, bientôt, il se dégage de l'acide carbonique. Trois semaines après, *tous les filaments du mycélium ont disparu ;* à leur place, il y a *des myriades de microzymas simples et accouplés deux à deux* ou *en chapelets,* le tout d'une mobilité propre ; c'est à peine si, par-ci, par-là, on voit une vraie bactérie.

Retenez, de cette expérience, la régression d'un mycélium en microzymas ; c'est le pendant de l'expérience avec la levûre de bière.

b. Une solution d'oxalate d'ammoniaque avait produit une moisissure formée d'un mycélium et de petites cellules ovales. Il y en avait 0gr38 à l'état humide. Elle est introduite dans une solution de sucre de canne dans du bouillon de levûre créosoté. L'expérience a duré du 7 avril 1869 au 30 août suivant. Le sucre n'a pas même été interverti et aucune production étrangère n'est apparue.

c. M. Pasteur appelle *Mycoderma aceti* une production particulière qui se forme à la surface d'un mélange de vinaigre d'Orléans et de vin blanc. Sa forme est différente de celle des microzymas de la Mère de vinaigre ; elle est un peu allongée au lieu d'être sphérique et très semblable à celle du ferment lactique du même auteur. Celle dont je me suis servi était formée de deux articles un peu allongés, séparés par un léger étranglement.

Le 11 octobre 1868, je mets en expérience : 3 grammes de ce ferment à l'état humide, 100gr de sucre de canne, 608cc de bouillon de 100 grammes de levûre, créosoté. Le 21 janvier, on met fin à l'expérience. Pendant tout ce temps, il ne s'est pas dégagé une bulle de gaz. Le mycoderme de M. Pasteur n'a pas changé.

Le 21 janvier 1869, le ferment recueilli sur le filtre, est introduit dans une nouvelle solution de bouillon de levûre, sucré, additionné de carbonate de chaux pur, préparé comme nous l'avons vu. Il ne se dégage pas une bulle de gaz jusqu'au 15 mars 1869. Ce jour, on met fin à l'expérience. Le mycoderme de M. Pasteur n'a pas changé : pas une bactérie, pas une cellule d'un ferment quelconque. Et dans ma Note de 1872, j'ai dit : « Ce *mycoderma* n'est donc pas un microzyma analogue à celui de la Mère de vinaigre (1). »

M. Pasteur a pris texte et prétexte des expériences sur la *Mère de vinaigre*, pour dire ce qu'il pense des microzymas en général, et en particulier des microzymas de la Mère de vinaigre et de leur aptitude à évoluer en bactérie ou à faire des cellules. Il y a, dans ce que le savant chimiste a écrit, des renseignements précieux à recueillir. Il va sans dire que M. Pasteur traite d'hypothétique tout ce qui ne cadre pas avec son système et qu'il explique tout par l'intervention intempestive des germes de l'air : il ne sort pas de là. En attendant, tenez pour certain que les microzymas de la Mère de vinaigre sont des réalités tangibles, actives, tout comme les microzymas pancréatiques, gastriques et autres. Dans la prochaine séance, dès le début, je vous parlerai des opinions de mon persévérant contradicteur.

(1) Comptes-rendus, *loc. cit.*, p. 1202.

NEUVIÈME CONFÉRENCE

Sommaire. — L'origine de la cellule. — Expériences de M. Onimus, sur la genèse des leucocytes, expliquées. — M. de Seyne et les microzymas. — M. Pasteur et la Mère de vinaigre : erreur redressée. — Idée du fonctionnement de la cellule : rôle de la membrane enveloppante. — Expérience de Küss. — Cause de la destruction des cellules. — Les microzymas et leur origine : sont-ils animaux ou végétaux. — L'œuf selon M. Milne Edwards et M. Courty. — Constitution du vitellus et globules vitellins. — Génération et rôle des globules vitellins : expériences. — Les microzymas sont facteurs des cellules embryonnaires. — Les cellules embryonnaires ne proviennent pas de cellules préexistantes. — Diverses opinions concernant la formation mécanique des cellules. — La cellule est un élément anatomique transitoire. — Le microzyma est le support de l'activité vitale.

MESSIEURS,

Rien n'est plus vivement controversé, parmi les physiologistes, que l'origine de la cellule organisée. Tandis qu'une école affirme que la matière, en vertu de ses énergies ou aptitudes propres, peut d'emblée passer de l'*état inorganique* à l'*état organique* pour constituer d'abord une sorte de *protoplasma cosmique* et ensuite *la cellule;* passer par conséquent de l'état purement physique et chimique à l'*état organisé*, je veux dire *physiologique* et vivant; une autre, au contraire, soutient que la substance qui donne naissance à la cellule ou aux organismes inférieurs, est préexistante, déjà *organique*. La première est celle des spontéparistes absolus. La seconde est celle des spontéparistes modernes qui, avec M. N. Joly et Pouchet, admettent une matière organique ambiante, laquelle, en vertu de sa *faculté génésique*, de sa *force végétative*, certaines conditions étant réalisées, se constitue à l'état organisé et vivant. Ces deux écoles, au fond, n'en font qu'une, car elles aboutissent, en dernière analyse, à l'affirmation, combattue par M. Milne Edwards et par la plupart des zoologistes, que la vie devrait être considérée, non comme l'effet d'une force qui aurait été donnée en propre aux êtres organisés, mais comme une propriété générale de la matière organisable, qui se manifesterait dès que les conditions favorables seraient réalisées.

Parmi les adversaires des doctrines hétérogénistes, il y a une école qui affirme hautement, que la substance capable de donner naissance à la cellule, et de proche en proche à l'être complet, provient nécessairement d'un organisme vivant préexistant; cette substance, ils la nomment *protoplasma* ou *blastème*, et ils la regardent, non pas comme une production morphologiquement définie, mais comme anhiste, amorphe, non structurée et pourtant vivante. Je rechercherai si les sectateurs de cette école, qui a compté Cl. Bernard parmi ses adeptes, ne sont pas spontéparistes sans le savoir!

Il y a une école formellement opposée à celle-là : elle soutient que la *cellule* est le dernier terme anatomique de l'organisation; qu'une cellule dérive nécessairement d'une autre cellule, de même qu'un végétal ou un animal quelconque procède plus ou moins directement d'un être semblable à lui-même. Au fond, cela revient à dire que la vie a pour support quelque chose de morphologiquement défini qui est la cellule.

Nous savons dans quel sens la génération spontanée est une chimère : nous avons acquis la conviction que les propriétés vitales ne sont pas réductibles aux forces physico-chimiques de la matière *organique chimiquement définie*. Mais à l'égard des adversaires de cette doctrine nous pouvons dire : les uns admettent qu'il peut y avoir organisation et vie dans une substance non structurée et, par conséquent, exister des phénomènes de fermentation, de nutrition, sans le concours d'un organisme vivant structuré quelconque; les autres affirment, au contraire, que la vie non seulement débute par la cellule, mais qu'elle suppose la cellule; bref, la vie n'existe pas sans la structure, et par suite un phénomène de fermentation, de nutrition, ne se conçoit pas sans l'existence antérieure d'un être vivant!

Je professe l'opinion que c'est une erreur de croire qu'il

puisse exister des substances vivantes, *protoplasma* ou *blastème*, anhistes, non morphologiquement définies. Toutes les expériences de ces Conférences prouvent qu'il n'y a vie que dans une substance complexe par sa composition chimique et structurée : le microzyma est le dernier élément histologique de toute forme vivante! Mais est-il vrai qu'une cellule procède toujours d'une autre cellule? N'y a-t-il pas un autre mode de genèse cellulaire?

Il y a un très grand intérêt à répondre nettement à ces deux questions et à nous faire une idée exacte de ce qu'il faut entendre par ces mots : matière vivante!

Nous avons déjà constaté qu'une cellule peut être produite sans le concours d'une autre cellule. Les exemples de celles formées par les microzymas de la Mère de vinaigre, par ceux de la Glairine de Molitg et de la levûre broyée, sont des plus simples, mais ne se rapportent qu'à des êtres qui vivent sous la forme cellulaire conservée. Voici des exemples aussi simples où il s'agit de la formation d'une cellule animale d'ordre supérieur.

M. Onimus a fait des expériences sur la genèse des leucocytes. Sa méthode consiste à renfermer, dans de la baudruche, dans du papier parchemin, dans la vessie natatoire de poisson, de la sérosité de vésicatoire filtrée, de l'eau distillée et divers autres liquides, puis à introduire les ampoules ainsi formées sous la peau d'animaux à sang chaud.

Ses premières expériences ont porté sur la sérosité de vésicatoires. Vingt-quatre heures après, il trouvait un grand nombre de leucocytes dans l'ampoule. Et l'auteur concluait que « dans un *liquide amorphe* et *en voie de rénovation nutritive*, il se formait *spontanément* des éléments anatomiques. »

On a objecté que les leucocytes ne sont pas le fruit d'une génération spontanée, aux dépens du liquide renfermé dans la membrane, mais proviennent du dehors. Selon M. Lortet, l'auteur de l'objection, les mouvements amiboïdes permettraient aux leucocytes extérieurs de s'allonger, de s'étirer et de pénétrer ainsi la trame de la baudruche, ou de la vessie natatoire. En effet, ce savant vit apparaître des leucocytes dans la vessie natatoire contenant de l'albumine d'œuf pure, du liquide céphalorachidien, des solutions sucrées et gommeuses, de l'eau distillée, ou même seulement de l'air, vingt-quatre heures après les avoir placées sous la peau de chevaux ou d'ânes. Et M. Onimus a confirmé les observations de son contradicteur.

Cependant si des leucocytes, de véritables cellules, peuvent ainsi apparaître dans l'eau distillée elle-même, et dans une vessie natatoire ne contenant que de l'air, ce n'est pas, d'après M. Legros, parce que les leucocytes y ont pénétré du dehors, mais parce que, en raison de leur petite quantité, les liquides des ampoules, à cause de la rapidité des phénomènes d'endosmose et d'exosmose, changent de nature, sont complètement modifiés au point de constituer un *blastème normal.* Et si la vessie qui ne contient que de l'air laisse aussi apparaître des leucocytes, « c'est qu'il est évident que le liquide qui pénètre dans l'ampoule, lorsqu'on l'introduit dans une plaie récente, est un liquide normal, le type du blastème. »

Et M. Onimus, adoptant l'interprétation de M. Legros, a institué des expériences nouvelles pour démontrer que les leucocytes apparaissent sans qu'on puisse invoquer leur pénétration du dehors.

Il importe que je vous fasse connaître les nouvelles tentatives de M. Onimus, afin de les interpréter.

L'auteur s'étant servi de papier parchemin, pour y enfermer de la sérosité de vésicatoire normale, non coagulée, des leucocytes se sont formés. Mais en y mettant de la sérosité de vésicatoire dont la fibrine s'était coagulée ou de l'humeur aqueuse de l'œil, il n'y a pas eu de leucocytes, mais *des vibrions* et des *bactéries.* Or, on sait, dit M. Onimus, que ces liquides ne sont pas de ceux qui font cesser les mouvements sarcodiques ou amiboïdes des leucocytes. Par conséquent, si les leucocytes n'ont pas apparu dans les deux dernières expériences, ce n'est pas parce qu'ils n'ont pas pu pénétrer, mais parce que les liquides étaient incapables d'en produire, n'étant pas des blastèmes.

D'un autre côté, si les liquides sont enfermés dans une membrane non endosmotique, une membrane de caoutchouc plus mince que la baudruche, quels que soient ces liquides, on n'y voit jamais apparaître de leucocytes. Il en est de même si la baudruche, ou la trame des vessies natatoires, sont préalablement imbibées d'huile, en vue d'empêcher ou de diminuer les phénomènes d'endosmose : la sérosité de vésicatoire, l'albumine d'œuf pure, l'eau gélatineuse, l'eau pure, n'y laissent point apparaître de leucocytes. Cependant, les mêmes liquides, renfermés dans les ampoules non imbibées d'huile, et dans les mêmes plaies, donnent des leucocytes.

Si l'on ajoute de l'alcool à de l'eau albumineuse ou à de l'eau distillée, on ne trouve pas non plus de leucocytes dans l'intérieur de l'ampoule, tandis qu'ils existent en très grand nombre sur la paroi externe de cette ampoule. Et si la baudruche ou la vessie natatoire contiennent de l'albumine altérée ou de la diastase végétale, on ne trouve pas non plus de leucocytes, jamais, mais un grand nombre de *vibrions* et de *bactéries*.

Enfin, M. Onimus a introduit sous la peau des animaux, enfermés dans la baudruche ou dans des vessies natatoires, de l'huile, du jaune d'œuf, de la bile, de l'empois, toutes substances sans action nuisible sur les leucocytes. Il ne se produit cependant de leucocytes dans aucun cas ; dans le jaune d'œuf, on retrouve les cellules vitellines ; dans la bile, on voit des cellules épithéliales et des globules de graisse ; dans l'empois d'amidon, on trouve une quantité innombrable de *vibrions*.

En résumé, M. Onimus croit que des liquides, « facilement modifiables dans leur composition immédiate par les phénomènes d'endosmose et d'exosmose, reçoivent des tissus de l'animal, dans l'épaisseur desquels est plongée l'ampoule, des principes qui les transforment en un blastème normal, à l'aide et aux dépens duquel naissent des éléments anatomiques (1). »

C'est là une explication du système de M. Robin. Les leucocytes naissent par génération spontanée dans un liquide amorphe, le blastème, où ne préexiste rien d'organisé.

(1) Onimus, *Expériences sur la genèse des leucocytes*. Comptes-rendus, t. LXVII, p. 247 (1868).

M. Onimus n'a pas fait attention aux granulations moléculaires; comme tout le monde, il les croit sans aucune activité physiologique et histologique. Les faits doivent être interprétés autrement. Il n'y a pas là de génération spontanée de leucocytes, qui sont de véritables cellules, mais la réunion des conditions où les microzymas, comme dans les expériences sur la Mère de vinaigre, sont capables de se réunir pour former des cellules; et, la preuve qu'il en est ainsi, c'est que, lorsque ces conditions ne sont pas toutes réunies, les microzymas évoluent pour produire des vibrions ou des bactéries, ainsi que M. Onimus le constate dans plusieurs de ses expériences.

Ce qu'il y a d'important à noter dans les observations de M. Onimus, c'est la démonstration que les leucocytes extérieurs ne pénètrent pas dans les ampoules par une sorte de diapédèse, et que pourtant il en apparaît dans les circonstances où quelque chose qu'on appelle blastème a pu se constituer. Ils ne se produisent pas dans les ampoules dont la substance n'est pas endosmotique; ni dans les ampoules endosmotiques qui renferment certaines substances particulières ou qui ont été mélangées avec de l'acide arsénieux. Cela prouve évidemment que l'animal, sous la peau duquel on a inséré les ampoules, fournit les éléments et réunit les conditions de cette production. Dans les cas où l'auteur n'a pas vu de leucocytes ou de bactéries, il ne nous dit pas qu'il n'y avait pas de granulations moléculaires, mais le fait que des bactéries ou des vibrions ont été constatés nous est un sûr garant qu'il y avait là des microzymas qui ont évolué pour les produire. Bref les leucocytes apparaissent seulement dans les circonstances où les microzymas se sont trouvés dans les conditions où ils forment les leucocytes dans l'organisme.

Mais il faut que vous soyez convaincus que des microzymas existaient vraiment dans les ampoules de M. Onimus.

En premier lieu, la sérosité des vésicatoires contient des leucocytes et des granulations moléculaires. Si les microzymas ne s'y découvrent pas aisément, à cause de leur réfringence égale à celle du liquide ambiant, ils deviennent facilement apparents dans la fibrine que donne cette sérosité lorsqu'on l'abandonne à elle-même : cette fibrine apparaît, sous le microscope, comme une membrane finement granuleuse. Mais la sérosité récente peut être filtrée et séparée de ses leucocytes ; et c'est celle-ci qui a été employée par M. Onimus.

En second lieu, les microzymas, dans certaines liqueurs douées de viscosité, traversent les filtres les plus serrés et les membranes comme la baudruche et la vessie natatoire. Dans les expériences de M. Onimus, les microzymas des liquides de la plaie passent avec les liquides dans l'ampoule ; vous le concevrez d'autant plus aisément, si le fait de la naissance des bactéries ne vous suffisait pas, en remarquant qu'il y a des microzymas si petits qu'ils ne sont visibles qu'à l'aide des objectifs à immersion de Nachet; si petits qu'il faut savoir les chercher pour les découvrir.

Les observations de M. Onimus ont paru à l'époque où je faisais mes expériences sur la Mère de vinaigre ; aussi, dans la Note où j'en publiais les conclusions, je disais : « Les expériences de M. Onimus ne vont pas à démontrer l'organisation spontanée de ce que l'on est convenu d'appeler un blastème : il n'a pu s'assurer qu'aucun microzyma n'est intervenu. »

Bref, les faits observés par M. Onimus ont leur explication dans ceux que je vous ai fait connaître sur la Mère de vinaigre, circonstance où le phénomène est réduit à ses termes les plus simples. Dans la théorie de M. Robin, pour expliquer le fait, il faudrait dire que le bouillon sucré que j'emploie est le blastème à l'aide et aux dépens duquel se forment les cellules qui y apparaissent. Or si l'on supprime la Mère de vinaigre, c'est-à-dire les microzymas, les cellules n'y naissent point; pas plus, en variant les conditions, que les bactéries, sans la présence des mêmes microzymas.

Ainsi, les microzymas de la Mère de vinaigre, ceux des tissus animaux dans les expériences de M. Onimus, suivant les milieux, tantôt ne changent pas, tantôt donnent des bactéries, tantôt des cellules.

Essayons maintenant de nous faire une idée du mécanisme de la génération des bactéries et des cellules dans les expériences que j'ai rapportées. Selon moi, on a trop obéi à la tendance de notre esprit, tendance presque irrésistible, qui nous pousse à expliquer les phénomènes que nous observons en mettant, paresseusement, à la place des données qui nous manquent et que nous ne cherchons pas assez à découvrir, les systèmes préconçus que crée notre imagination. Pour moi, je me suis borné à ce que l'observation patiente m'a révélé de positif dans l'expérimentation réduite à ses termes les plus simples. En agissant ainsi, nous pourrons ensemble, sans trop de témérité, nous élever jusqu'à la compréhension de ce qui se passe dans les cas les plus compliqués. C'est la méthode qu'appliquent les physiologistes et les anatomistes en anatomie comparée ; quand ils veulent comprendre le développement d'un organe, ils observent ce qui se passe dans les êtres les plus simples où cet organe est réduit à sa plus simple expression, et suivent son perfectionnement graduel jusque dans l'homme.

Ce que je vais vous dire est presque textuellement tiré de la *Conférence sur l'alimentation*, faite à Lyon en 1868, dont je vous ai déjà parlé.

Voyons donc d'abord comment dans la Mère de vinaigre la bactérie procède du microzyma ; nous verrons ensuite comment naît la cellule. Dans les circonstances où l'on constate la naissance des bactéries, voici ce que l'on remarque : ce petit organisme n'apparaît pas tout d'une pièce, comme le *deus ex machinâ ;* non, mais les microzymas qui étaient isolés, prolifèrent réellement ; ensuite on en voit qui sont d'abord comme agglutinés à deux, en 8 de chiffre, puis en chapelets droits, de trois, de quatre et davantage de grains, sans doute par suite d'un bourgeonnement semblable à celui qui préside à la multiplication de la levûre de bière ; puis les grains des chapelets de microzymas semblent s'allonger, la bactérie elle-même apparaît comme par la fusion, en quelque sorte, de tous ces grains en un tout continu et linéaire que l'on a comparé à un bâtonnet. Pl. I. fig. 1, 2, 3 (1). En même temps que ces transformations s'opèrent, la

(1) C'est à peu près ce que l'on constate quand une cellule, dans le végétal, s'allonge pour devenir *clostre*, et par la soudure *fibre*.

membrane se désagrège, comme nous avons vu, et son tissu n'apparaît bientôt plus formé que de bactéries.

Voyons maintenant ce qui se passe lorsque les conditions sont telles que des cellules se forment. N'oublions pas que la Mère de vinaigre est membraneuse et que les microzymas y sont réunis par une matière unissante, hyaline. A mesure que les cellules apparaissent, les choses se passent comme si les microzymas consommaient en même temps et les aliments qui leur sont fournis par le bouillon sucré et la matière hyaline qui les unit, et, s'agglomérant, sécrétaient la matière qui forme l'enveloppe, les parois de la cellule. En effet, pendant que les cellules sont formées, le mouvement de fermentation, qui produit l'alcool, débute. Le fait est que les cellules ne naissent pas dans toute la masse de la Mère de vinaigre à la fois ; mais à la surface d'abord et, peu à peu, dans la profondeur ; si bien qu'à la fin on a une membrane formée d'une agglomération de cellules lâchement réunies et s'en détachant aisément par le plus léger frottement. Et si l'on observe attentivement, on voit des microzymas sur les bords des lambeaux, des microzymas séparés, dégagés de la membrane, qui se réunissent, et des cellules, naître dans le liquide ambiant, par le même mécanisme. Dans le dessin qui est sous vos yeux et fait d'après nature, vous remarquez de ces cellules ainsi formées dont le contenu granuleux simule un noyau, et dans cette masse finement granuleuse de microzymas, qui se sont agglomérés après être devenus libres, vous voyez d'autres cellules qui sont en voie de formation ; elles sont encore vagues, bien qu'ayant la forme des autres, comme si la membrane enveloppante n'était pas encore complètement achevée (Pl. I. fig. 5).

Et il faut noter l'indépendance générale des deux phénomènes : l'apparition des bactéries exclut la formation des cellules proprement dites, et réciproquement, quand les cellules naissent, les bactéries sont absentes. C'est aussi ce que M. Onimus a vu : quand les leucocytes sont formés, il ne note pas de vibrioniens, et quand ceux-ci apparaissent, il n'y a pas de leucocytes. Enfin, vous avez vu que les mêmes faits se constatent, lorsque ce sont les microzymas de la levûre broyée que l'on met en jeu.

Il était naturel de rechercher directement si, pendant le développement embryonnaire, les cellules des tissus animaux ne naîtraient pas par un mécanisme semblable à celui des cellules par les microzymas de la Mère de vinaigre et de la levûre. Mais avant de vous entretenir de ce sujet, il est indispensable de vider une nouvelle querelle suscitée par M. Pasteur, afin que plus tard vous soyez prêts à répondre à l'objection.

Quelques années après la publication des conclusions concernant la Mère de vinaigre, M J. C. de Seynes, un botaniste, a écrit ce qui suit :

« Pour M. Béchamp, *les bactéries* ou *les microzymas* s'associent pour former une cellule ; « ce sont les travail- » leuses chargées de tisser les cellules, » et l'auteur renvoie au Mémoire où j'aurais écrit cette sottise, qui confond les microzymas avec les bactéries. Il ajoute : « Cette théorie n'est pas nouvelle, M. Pineau l'a défendue en 1845 (1). »

Or voici textuellement ce que j'avais écrit : « On peut considérer que les granulations moléculaires que j'ai nommées microzymas sont, dans les végétaux et dans les animaux, *ab semine et ab ovo*, les travailleuses qui, les conditions favorables étant données, sont chargées de tisser les cellules. » Evidemment M. de Seynes avait mal lu, sans cela il serait de ceux qui feraient pendre un homme avec une ligne de son écriture. Le mot de bactérie n'est même pas dans l'alinéa dont il cite une phrase en la tronquant. Il n'avait pas vu avec quel soin je distinguais le microzyma de la bactérie, celui-là étant à celle-ci ce qu'est un spore à son mycélium, — ou bien M. de Seynes en était-il encore à ne pas savoir distinguer un microzyma d'une bactérie ?

Pour ce qui est de M. Pineau, j'ai avoué sans détour que je ne connaissais pas son travail. J'ai ajouté, ce qu'il est bon de vous dire en ce moment à vous-mêmes, que je n'avais jamais confondu microzyma avec bactérie ; que je n'avais jamais soutenu qu'une bactérie pût directement engendrer

(1) Note sur les prétendues transformations des bactéries et des mucédinées en levûres alcooliques ; par M. J. C. de Seynes (extrait d'une lettre à M. Pasteur). Comptes-rendus, t. LXXIV, p. 113 (1872).

une cellule, soit par évolution, soit par association ; d'ailleurs, à l'époque où M. Pineau écrivait, on n'avait aucune idée de la fonction des granulations moléculaires ou microzymas, comme je l'avais conçue d'après l'observation et l'expérience. Je rappelais que, à la vérité, quelques savants avaient fait jouer un rôle aux granulations moléculaires dans la genèse des cellules, mais que c'étaient là de gratuites suppositions, ne tenant à rien, car on n'avait pas même cherché à savoir si les granulations moléculaires étaient organisées, ni si elles possédaient quelque fonction chimique ou physiologique, indépendante du milieu où on les rencontrait (1).

M. Pasteur, à son tour, s'est attaqué à mes conclusions concernant la Mère de vinaigre. Il faut que je reproduise devant vous les termes mêmes de l'attaque : « M. Béchamp, dit M. Pasteur, *croit avoir observé* que la Mère de vinaigre, introduite dans divers liquides sucrés, en présence du carbonate de chaux, engendre des bactéries qui produisent avec le sucre ou la fécule, des acides butyrique, lactique et acétique ; que cette même Mère de vinaigre, sans addition de carbonate de chaux, « engendre, au contraire, de belles » cellules opérant la fermentation alcoolique normale du » sucre de canne. » D'ailleurs, M. Béchamp pose cette hypothèse que la Mère de vinaigre est un conglomérat de microzymas, et, comme il ne voit pas que dans ses expériences, dont je viens de rappeler les conclusions, l'origine des bactéries *provient d'ensemencements spontanés* qui n'ont aucun lien avec la présence de la Mère de vinaigre, sur laquelle il opère, il arrive à cette conclusion : « Dans les » expériences que je viens de résumer, les choses se sont » passées comme si le microzyma, certaines conditions favo- » rables étant données, était le facteur et des bactéries et » des cellules (2). »

Il n'est pas possible d'être plus *courtois* et plus *rigoureusement exact* que mon honorable et savant contradicteur. *Je crois avoir observé ! je pose une hypothèse ! je ne vois*

(1) Observations, à propos d'une Note de M. de Seynes, sur les microzymas, par M. A. Béchamp. Comptes-rendus, t. LXXIV, p. 538,

(2) Pasteur, *Etudes sur la bière*, ch. IV, p. 123 (1876).

pas qu'il peut y avoir ensemencement spontané ! ce que j'ai vu, *je crois l'avoir observé !* mais cela n'a *aucun lien avec la présence de la Mère de vinaigre !*

Je suis désolé d'être obligé de parler sévèrement comme je vais le faire, et de donner à quelques-unes de ces Conférences, comme à certaines de mes publications antérieures, le caractère d'une polémique contre M. Pasteur, dont cependant j'aime à proclamer la haute valeur d'expérimentation et quelquefois la sagacité. C'est que ce savant, cédant trop facilement à l'entraînement du parti pris, ne juge les travaux d'autrui qu'à travers les illusions du système préconçu qu'il veût faire prévaloir. J'affirme que M. Pasteur en impose au lecteur quand il ose dire que je ne me préoccupe pas des *ensemencements spontanés*, c'est-à-dire des germes de l'air. Mais il faut une fois de plus que je relève, pour en montrer l'erreur, cette persévérante redite, qui serait ridicule si elle n'était la conséquence d'un système erroné.

Ni M. Pasteur, ni moi, ne pouvons faire que la Mère de vinaigre n'ait eu le contact de l'air ; la question est de savoir si ce que l'on voit apparaître dans les milieux où elle est mise, vient d'elle ou des germes qui y ont pénétré pendant la préparation de l'expérience. Or, vous savez que, par l'emploi de l'acide phénique ou de la créosote, j'annihile l'influence des germes atmosphériques, et nous verrons plus loin que M. Pasteur est convaincu de ce fait.

Considérez, je vous en prie, l'expérience de laquelle M. Pasteur a conclu, après moi, que les ferments du vin viennent de l'extérieur des grains de raisin ; et dites-moi s'il a pris autant de précautions que moi pour annihiler l'influence de ces germes ou pour les écarter : rappelez-vous le pinceau de blaireau, le vase, le long séjour dans l'air, l'ouverture de son appareil, etc. Qui l'a assuré que les cellules qu'il a vues se multiplier n'étaient pas le fruit de cet ensemencement spontané qu'il m'objecte ? D'ailleurs les grains de raisin, le bois, etc., avaient eu, comme la Mère de vinaigre, le contact de l'air. Je pourrais multiplier les exemples où il a conclu comme moi, sans avoir pris autant de précautions que moi. Sa méthode, d'ailleurs, est caduque dans toutes les circonstances où il s'agit de matières organisées, animales ou végétales.

Pour démontrer que les microzymas de la Mère de vinaigre sont d'espèce spéciale, je vous ai cité les expériences que j'ai faites avec ce que M. Pasteur appelle *Mycoderma aceti*, et qu'il confond, à tort, avec la Mère de vinaigre que l'on avait appelée de ce nom avant la confusion qu'il a faite. Or, je le répète, le prétendu mycoderma aceti de M. Pasteur, placé dans les mêmes milieux que la Mère de vinaigre, dans les mêmes conditions d'expérimentation, n'a donné ni cellules, ni bactéries. L'expérience a duré du 11 octobre 1868 au 15 mars 1869.

Cette expérience, M. Pasteur l'a répétée *pour me l'objecter*. Il a opéré d'après sa méthode : qu'a-t-il obtenu ? Précisément la même chose que moi : son *mycoderma aceti* n'a pas changé : il n'y a pas eu formation de cellules, ni bactéries, il n'y a pas eu fermentation alcoolique, ni fermentation lactique (1). En vérité, je ne comprends pas M. Pasteur !

J'ai conclu, moi, que le *Mycoderma aceti* de M. Pasteur n'est pas le *Microzyma de la Mère de vinaigre*. Sans doute M. Pasteur a donné à son *mycoderma* le même nom que celui que les auteurs ont donné à la Mère de vinaigre. Je n'ai pas fait cette confusion, et de fait, le *mycoderma aceti* de M. Pasteur et le *microzyma de la Mère de vinaigre* sont morphologiquement différents, autant qu'ils le sont de grandeur. Le microzyma est une sphère, le mycoderma de M. Pasteur, beaucoup plus gros, est une forme allongée un peu étranglée vers son milieu. L'expérience de M. Pasteur, confirmative de la mienne, ne prouve donc rien contre mes expériences sur la Mère de vinaigre. J'expérimente sur *des microzymas*, et il me répond par une expérience sur son *mycoderma* que j'avais déjà faite. *M. Pasteur a ainsi implicitement confirmé mes expériences*, loin de les réduire à néant ; et il n'est pas vrai que les résultats que j'ai obtenus, *n'ont aucun lien avec la présence de la Mère de vinaigre ;* ce sont les expériences de M. Pasteur qui n'ont aucun lien avec ce qu'il a voulu démontrer.

(1) Pasteur, *Etudes sur la bière*, *loc. cit.*, p. 123-125.

M. Pasteur dit que je « *pose l'hypothèse* que la Mère de vinaigre est un conglomérat de microzymas. » Mais il n'y a qu'à savoir regarder pour voir ! Il n'y a pas là d'hypothèse ; mes jeunes préparateurs ne s'y trompent pas, et vous mêmes avez appris à ne pas vous y tromper ! Vraiment c'est à croire que M. Pasteur ne sait pas encore distinguer un microzyma ! Il est possible, en effet, qu'avec un grossissement de 350 diamètre, sous lequel il a examiné les poussières de l'air, il ne les aperçoive pas ! Du reste, dans un autre passage de son livre, M. Pasteur s'est agréablement moqué, peut-être a-t-il cru que c'était spirituellement, des microzymas en général. Il est vrai qu'en faisant cela, il m'a mis en fort bonne compagnie, car il a traité tout aussi légèrement Buffon, Turpin, M. Fremy, M. Trécul, Pouchet, etc. Je ne veux pas insister et je continue :

En terminant sa critique des conclusions concernant la Mère de vinaigre, M. Pasteur a dit encore :

« Ce que je récuse, au sujet de ce mycoderme, d'après des preuves positives, ce sont les polymorphismes, admis par M. Béchamp et par d'autres auteurs, qui ne reposent, suivant moi, que sur des observations incomplètes et erronées. »

Je répète qu'en opérant sur son *Mycoderma aceti*, comme j'avais opéré, mais par une autre méthode, M. Pasteur a confirmé ce que j'avais observé, savoir : que ce mycoderme ne produit pas de cellules et n'engendre pas de bactéries. Les *preuves positives* qu'il a données à cet égard, et que j'avais données avant lui, ne sauraient donc être inscrites comme détruisant les observations faites sur les *microzymas de la Mère de vinaigre* qui, encore une fois, ne peuvent pas être confondus avec son mycoderme. L'accusation d'être polymorphiste ne peut donc pas s'adresser à moi, de ce chef au moins.

Examinons donc s'il y a l'ombre de polymorphisme dans le fait que les microzymas de la Mère de vinaigre sont facteurs de cellules et capables de se transformer en bactéries.

Le polymorphisme, c'est la qualité de l'être ou d'un corps qui se présente à nous sous plusieurs formes ou plusieurs états. Le phosphore, le soufre, sont des corps simples polymorphes. Une espèce animale donnée a un polymorphisme normal propre qui peut se manifester de plusieurs façons. Le têtard et la grenouille sont la même espèce ; la chenille, la chrysalide et le papillon sont les diverses formes d'un lépidoptère. Le microzyma normal d'un tissu, d'une cellule donnée, est, de même, comme un état antérieur de la bactérie, et il devient cette forme achevée en passant par les formes intermédiaires que je vous ai montrées. Dans ce sens, il y a certainement un polymorphisme déterminé ; mais on n'est pas polymorphiste pour le reconnaître et je n'ai pas dit que le microzyma pourrait être tour à tour, levûre de bière, vibrion ou bactérie, comme M. Pasteur, très loyalement, voudrait bien le faire croire. Dans le Mémoire même que M. Pasteur prétend réfuter, j'ai expressément dit le contraire, puisque j'ai insisté avec force sur le fait que la levûre se détruit, que ses microzymas deviennent libres, avant que les bactéries apparaissent ; bref, la levûre ne devient pas bactérie ; une cellule pas davantage ; mais en se détruisant la cellule met ses microzymas en liberté, et alors seulement ils peuvent devenir vibrioniens si les conditions de milieu le permettent. Je n'ai pas confondu le mode suivant lequel les microzymas produisent une cellule, avec celui-là : j'ai dit que les granulations moléculaires nommées microzymas sont les travailleuses qui sont chargées de tisser les cellules, ce qui est tout autre chose et ce qui est conforme à l'expérience, ainsi que nous allons le voir. En somme, vous le voyez, mon savant contradicteur n'a pas compris ! Il ne se fait pas une idée nette de la cellule.

Quelle idée un chimiste doit-il se faire de la cellule? pourquoi joue-t-elle un si grand rôle dans l'organisation et dans l'organisme? Il n'est pas douteux que dans un organisme compliqué chaque organe, ce que nous avons appelé centre d'activité organique, vit à sa façon : le foie a sa manière de vivre, de même le pancréas, etc., et dans chacun de ces centres il y a des cellules dont chacune fonctionne pour l'organe, comme l'organe pour l'ensemble de l'organisme. Ces cellules, leur intégrité, leur fonctionnement normal, pourquoi sont-ils nécessaires?

Je n'essaierai pas de vous donner une définition de la cellule d'après les histologistes modernes. Mais je vais vous dire comment je la conçois en tant qu'appareil au sein duquel s'accomplissent des transformations. Etymologiquement, ce mot est le diminutif de *cella*, dont on a fait *cellula*. On dit la cellule d'un moine, d'une prison; par extension, l'alvéole d'un rayon de miel; La Fontaine disait :

« On verra qui sait faire avec un suc si doux des cellules si bien bâties. »

Une cellule, en histologie, est donc un espace clos, ayant des parois distinctes, un contenu dans un contenant. Ses dimensions sont toujours d'ordre microscopique. Figurez-vous une petite forme qui peut être considérée primitivement comme sphérique, ou arrondie et plus ou moins régulière. L'œuf de poule, si vous voulez, est grossièrement l'image d'une cellule; la coque et ses dépendances, voilà l'enveloppe ou le *contenant;* le blanc, le jaune et le reste, voilà le *contenu*. Celui-ci peut lui-même être constitué par des parties. Dans ce dessin, vous voyez cette tache : c'est ce que l'on a appelé le *noyau* ou *nucleus* de la cellule; il peut en exister plusieurs. Dans le noyau peut exister un nucléole. Dans l'œuf de poule, le jaune qui est suspendu dans le blanc vous donne une idée du noyau; il est totalement distinct du blanc et, lui-même, enfermé dans une membrane; enfin dans le jaune de l'œuf fécondé vous voyez la tache germinative où se développera l'embryon, c'est comme le nucléole de l'œuf entier.

Ce qu'il faut considérer comme essentiel dans cette description, c'est que la cellule est un espace clos enfermant un contenu qui peut être lui-même organisé.

L'enveloppe de la cellule est une membrane essentiellement insoluble dans le milieu où la cellule est destinée à vivre et à fonctionner. Le plus souvent, grâce à l'insolubilité de l'enveloppe, la cellule est aussi insoluble dans l'eau, de sorte que, le plus souvent, il est possible de l'observer hors du milieu dont on l'a séparée.

Je vous ai dit que les dimensions des cellules étaient toujours d'ordre microscopique : elles ont toujours moins d'un millimètre de diamètre; il y en a qui ont moins d'un centième de millimètre, il y en a qui atteignent à peine le millième de millimètre.

Les histologistes partisans de la théorie cellulaire, nous l'avons déjà vu, ont regardé la cellule comme le dernier terme organisé au delà duquel il n'y a plus que de la matière amorphe, c'est-à-dire dépourvue de structure. Vous savez maintenant qu'on s'est arrêté trop tôt. Au delà de la cellule, dans la cellule et dans les tissus non cellulaires, il y a le microzyma, et, je vous l'ai montré, les microzymas, sous l'aspect de fines granulations moléculaires, accompagnent souvent les cellules elles-mêmes.

Il ne faut pourtant pas vous figurer que les cellules offrent toujours les apparences que je viens de décrire. Le plus souvent, les cellules encore jeunes s'offrent, sous le microscope, sous l'aspect d'une masse homogène dans laquelle on ne distingue rien de figuré. Mais presque pour toutes il arrive un moment où il est facile d'y distinguer un contenu finement granuleux qui a été noté par tous les observateurs. Cela prouve-t-il que ces cellules soient dépourvues de microzymas? Non, c'est là tout simplement un phénomène optique; si le pouvoir réfringent des microzymas contenus est sensiblement le même que celui de la substance dans laquelle ils sont plongés dans la cellule, ils ne seront pas observables; c'est ainsi que le cristallin qui n'est formé que de tubes et d'éléments figurés, est absolument transparent. — Généralement, quand une cellule est à noyau et qu'on n'y aperçoit pas de granulations, c'est dans le noyau que les granulations apparaissent d'abord. Mais quand le noyau lui-même ne s'aperçoit pas, il arrive un moment où, dans la cellule, il se fait un travail qui fait apparaître comme un noyau, et c'est dans ce que l'on peut considérer comme tel que les granulations s'aperçoivent d'abord, puis tout le noyau devient granuleux : Quelle que soit la forme que prendra la cellule, quelles que soient ses déformations ou les expansions qui en émaneront, voilà ce que l'on verra toujours.

Dans les expériences que je vous ai citées sur la levûre mise dans l'empois ou soumise à l'autophagie, si elle est jeune, si le contenu paraît homogène, cette apparence s'exagère d'abord, puis le contenu se contracte, et on distingue nettement le contenu limité et distinct de l'enveloppe : un peu plus tard, cette masse devient granuleuse, et on peut y voir les granulations s'y mouvoir sans en dépasser le contour ; enfin tout l'intérieur devient granuleux, et les granulations s'amassent ensemble et tombent contre les parois de la cellule. C'est là ce qui arrive pour toute espèce de cellule en voie de régression ; enfin la cellule elle-même s'évanouit, et il ne reste d'elle, en tant qu'objets figurés, que les granulations moléculaires. Et ce n'est pas là le fruit de mes observations personnelles seulement, c'est celui de tous les observateurs.

Quelle est donc l'utilité et le rôle de la *membrane enveloppante*, que l'on a aussi appelée *membrane cellulaire*, *couche corticale ?* Au point de vue anatomique, son objet est d'abord de limiter et d'individualiser la cellule ; au point de vue chimique, d'en faire un appareil destiné à une fin déterminée. Expliquons ceci :

Lorsque je mets de la levûre de bière dans une solution de sucre, avec ou sans carbonate de chaux, il se fait une fermentation alcoolique normale. Si, au lieu de mettre le mélange de carbonate de chaux et de levûre directement dans la solution sucrée, on les broie d'abord de façon qu'il ne reste plus de globules entiers, ce sucre est interverti d'abord, et la fermentation devient lactique ; mais si le mélange broyé est mis dans du bouillon de levûre sucré, la fermentation devient alcoolique pourvu que le carbonate de chaux ne soit pas trop abondant. Pourtant les matériaux sont les mêmes, sauf dans la dernière expérience où le milieu a été légèrement modifié par la présence du bouillon, mais qui lui-même est issu de la levûre. Et ce que je viens de vous dire n'est que le résumé des expériences de la précédente Conférence sur la levûre.

Pourquoi la levûre broyée, qui contient les mêmes matières chimiques que la non broyée, ne provoque-t-elle pas la fermentation alcoolique, mais la fermentation lactique ? Ce n'est pas à cause de l'altération chimique, puisque la même matière, en variant un peu les conditions, produit une fermentation alcoolique régulière. La différence tient à ce que dans un cas les cellules ne se forment pas, les microzymas agissent comme ferment lactique. C'est donc la cellule, quoique formée des mêmes matériaux chimiques et des mêmes microzymas, qui est le ferment alcoolique; et les cellules de nouvelle formation, retirées du milieu où elles ont été formées, se comportent à leur tour comme celle qui vient de la brasserie à l'égard du sucre de canne.

Les microzymas, selon qu'ils sont libres et fonctionnent comme tels, agissent donc autrement que quand ils sont enfermés dans une cellule, et séparés du milieu fermentescible par une membrane. Peut-on donner une explication de ce fait? Je l'ai donnée il y a longtemps, dans la Conférence donnée au Palais Saint-Pierre à Lyon, dont je vous ai déjà parlé. Elle est fondée sur des faits d'ordre physique qu'il faut d'abord vous rappeler.

Vous connaissez les expériences de Dutrochet sur l'endosmose. Les recherches de Dubrunfaut et de Graham ont donné aux découvertes de Dutrochet leur expression la plus générale, en montrant la corrélation qui existe entre les phénomènes d'endosmose et ceux de diffusion, de même qu'entre la nature de ces derniers et celle des substances qui existent dans les solutions.

Il est nécessaire que vous ayez d'abord une idée nette de la diffusion. Vous connaissez cette expérience enfantine qui consiste à faire arriver du vin sur de l'eau contenue dans un verre, en empêchant les liquides de se mêler : on voit alors le liquide coloré se maintenir à la surface de l'eau restée incolore; à cause de la différence de densité, le vin reste à la surface, et les deux couches sont d'abord si nettement séparées qu'on les croirait ne devoir jamais se confondre pour former un mélange intime. Gardez-vous pourtant de vous prononcer : au bout d'un certain temps, dans l'état d'absolu repos, à l'abri de toute évaporation et de toute variation de température, les deux liquides seront confondus en un tout homogène. Malgré l'inégalité de densité, l'eau est montée vers le vin. Le même phénomène se produira toutes les fois que l'on placera dans la même situation deux liquides miscibles l'un à l'autre. Après un temps variable, dépendant de la substance dissoute et de la concentration des liqueurs, les deux liquides seront intimement mêlés. On dit que la substance de l'une des dissolutions se diffuse dans l'autre. Si, dans deux expériences parallèles, on met dans un verre une solution d'albumine, et dans un autre une solution de sucre et de l'eau par-dessus, l'une et l'autre, l'albumine et le sucre, se diffuseront dans l'eau, et comme, pour la même durée, l'eau de la surface contient plus de sucre que d'albumine, on dit que l'albumine est moins diffusible que le sucre.

Supposons maintenant que les deux dissolutions hétérogènes et miscibles, au lieu d'être en contact immédiat, soient séparées par une membrane, comme dans les expériences de Dutrochet. La membrane étant de la vessie, l'esprit de vin au-dessus et l'eau au-dessous, la diffusion s'opèrera à travers la membrane et l'eau ira vers l'esprit de vin. Si nous remplaçons l'esprit de vin par une solution de sucre ou d'albumine, l'eau ira aussi vers l'eau sucrée ou l'eau albumineuse. Si nous renversons les termes, en mettant l'eau au-dessus, l'esprit de vin, l'eau sucrée ou albumineuse au-dessous, la diffusion s'opèrera de telle sorte que l'eau ira encore vers l'esprit de vin, le sucre, et l'albumine. Dans ce mode d'expérimentation, on dit qu'il y a *endosmose*, ou simplement *osmose* de l'eau à l'alcool, au sucre, à l'albumine, c'est-à-dire *poussée* (ὠσμὸς, action de pousser), filtration en sens contraire des pressions hydrostatiques et de l'action de la pesanteur. Et de même que dans la diffusion directe, le phénomène ne s'accomplit pas identiquement, ni dans le même temps pour toutes les substances dissoutes : l'albumine se diffuse lentement ; l'eau s'endosmose plus vite vers l'albumine que vers la gomme, etc.

Mais la nature de la membrane a aussi sa part d'influence : si on ferme l'appareil par une membrane de collodion, l'alcool ira vers l'eau. Et ne pensez pas que c'est parce que l'alcool mouille mieux la membrane de collodion que l'eau, et l'eau la vessie mieux que l'alcool ; non, car cela ne suffit pas à rendre compte du phénomène général, tel qu'il se présente surtout dans la Nature.

Vous êtes-vous jamais demandé pourquoi l'urine ne se

diffuse pas à travers la paroi de la vessie pour passer dans la cavité abdominale ? Comment il se fait que cette mince membrane suffise pour s'opposer à la filtration ? Est-ce parce que cette membrane est douée de propriétés spéciales ? Ou bien la cavité cystique, pendant la vie, serait-elle revêtue d'un tissu spécial. Quelle que soit la réponse, le fait est certain, l'urine ne passe pas par osmose, bien qu'elle constitue un liquide parfaitement endosmotique. Ce doit donc être une propriété de tissu vivant, et voici comment, à Strasbourg, notre professeur de physiologie, Küss, nous le démontrait. C'est une expérience de cours. Au moment où un lapin vient d'être sacrifié, on injecte une dissolution de cyanure jaune dans la vessie mise à nu, et peu de temps après on touche la face externe avec une dissolution d'un sel de peroxyde de fer : aucune réaction ne se manifeste. Au même moment on répète l'expérience sur un lapin sacrifié quelques heures auparavant : la solution de cyanure jaune étant injectée, si l'on touche quelques instants après la surface externe avec la même solution ferrique, il se forme aussitôt des taches de bleu de Prusse. La vessie, tout de suite après la mort, n'est pas endosmotique pour le cyanure jaune, pas plus que pour l'urine ; quelques heures plus tard, elle l'est devenue. Et voici l'explication que le professeur nous donnait du fait.

La surface muqueuse, lisse, de la vessie est tapissée par de l'épithelium pavimenteux ; il y a jusqu'à quatre couches de ces cellules spéciales. Elles sont aplaties, à noyau, avec ou sans fines granulations, et de forme souvent irrégulière. Elles sont unies par une substance intercellulaire à peine appréciable. Ainsi toute la surface interne de la vessie est tapissée par un revêtement de cellules épithéliales particulières. Tant qu'elles possèdent leur intégrité physiologique, elles s'opposent à l'osmose de l'urine ; mais quand elles cessent pendant quelque temps d'être nourries, après les quelques heures qui suivent la mort de l'animal, la vessie ne constitue plus qu'une membrane inerte, au point de vue qui nous occupe.

Les membranes possèdent donc des propriétés en vertu desquelles elles se laissent traverser facilement par les dissolutions de certaines substances, difficilement par d'autres, pas du tout dans certains états.

Les membranes qui limitent les diverses espèces de cellules ne sauraient être dépourvues de propriétés analogues.

La membrane limite de la cellule peut donc laisser pénétrer, par diffusion osmotique, dans la cavité cellulaire, certaines substances destinées à y être transformées pour les besoins de la cellule; réciproquement, la même membrane laisse sortir de sa cavité cellulaire, par une action osmotique inverse, les matériaux qui y ont été transformés. A travers la membrane cellulaire, pendant que la cellule fonctionne, doit se produire un double courant, de dehors en dedans, et un autre de dedans en dehors. Sans doute, il est difficile de constater directement ce double courant; mais il est aisé de s'en rendre compte en observant attentivement ce qui se passe, pour la levûre de bière, pendant la fermentation alcoolique du sucre de canne.

Pour que les matériaux qui composent le milieu liquide qui entoure la cellule pénètrent dans celle-ci, il faut d'abord qu'ils possèdent la diffusibilité nécessaire, et nous savons qu'il ne suffit pas qu'une substance soit soluble pour être diffusible à travers toutes les membranes.

Le sucre de canne, quoique très soluble, ne subit pas directement la fermentation alcoolique. Dès que l'on met de la levûre dans la solution de ce corps, je vous l'ai prouvé, la zythozymase sort de la levûre par diffusion osmotique et va transformer le sucre de canne en glucose ou sucre interverti. Alors la fermentation alcoolique commence, parce que le glucose peut pénétrer dans la cellule, dans la cavité de chaque cellule de levûre, et y est transformé. Bref, la levûre, pour se nourrir de sucre de canne, le convertit d'abord en glucose. Et lorsque, après cette digestion (c'est là une digestion au même titre que la digestion de la fécule par la salive) le glucose formé s'est diffusé dans la cavité cellulaire, qu'il a été assimilé, est devenu partie intégrante momentanée de la levûre, que sous ce nouvel état il a été décomposé, ensuite, les produits de sa décomposition se diffusent en sens contraire dans le milieu ambiant, en même temps que certains matériaux propres et transformés de la cellule elle-même : et c'est en cela que consiste la désassimilation qui succède à l'absorption et à l'assimilation. Les produits désassimilés, cela se conçoit, ne rentrent pas dans la cellule, et c'est ainsi que se conservent la constance du phénomène et l'harmonie de la fonction. Tel est, selon moi, le rôle de la membrane enveloppe de la cellule; elle met les microzymas dans des conditions constantes de milieu : les conditions ne varient pas, ils ne changent ni de forme, ni de fonction.

Et ceci s'applique aux cellules libres d'une spécificité déterminée, comme est la levûre de bière, aussi bien qu'aux cellules qui ne peuvent vivre et fonctionner que dans le lieu où elles naissent, dans l'organisme complexe qui constitue un animal et un végétal.

Pour moi, je regarde comme chimérique l'opinion de certains auteurs qui parlent de cellules sans enveloppe, cavité sans paroi, contenu sans contenant. Rien ne s'explique dans le rôle de la cellule, si l'on nie l'enveloppe. Considérez le sang, et dans le sang les globules rouges ou hématies. La partie liquide, le plasma, contient beaucoup de soude et peu de potasse; la partie solide, figurée, les globules, beaucoup de potasse et peu de soude. Pourquoi et comment ce partage? pourquoi les parties solubles, même purement minérales, des globules et du plasma n'arrivent-elles pas à l'équilibre? C'est que le globule est limité par une membrane enveloppante qui s'oppose à la diffusion nécessaire pour amener l'équilibre!

Et vous comprenez maintenant comment il se fait que la cellule de levûre de bière se détruit dans l'empois. C'est que les microzymas sont placés dans une situation anormale: rien ne pouvant pénétrer dans la cellule, puisqu'il ne peut pas se former de glucose, et que la dextrine, ni la fécule soluble ne sont osmotiques pour sa membrane, ils transforment le contenu même des globules; les globules sont ainsi peu à peu résorbés, et tout se trouve résolu en produits solubles et en microzymas qui deviennent libres. Et c'est là ce qui se passe dans l'organisme animal même, lorsque, après la mort, les cellules sont dans l'état d'inanition; elles sont dévorées par leurs microzymas auxquels la circulation n'apporte plus rien à transformer.

Mais indépendamment de leur rôle chimique, qui ne s'explique pas sans l'enveloppe qui les constitue à l'état d'appareils séparés, de même que la coque des glandes les isole des milieux où elles sont plongées, les cellules jouent un rôle purement histologique : elles servent de proche en proche, et dans chaque centre organique, à constituer les tissus où elles sont réunies entre elles par une substance intercellulaire unissante. La genèse des cellules dans l'organisme est incessante aussi bien que leur destruction; nous en tirerons la conclusion que c'est pour cela que, dans l'état physiologique normal, les microzymas sont relativement peu abondants dans les liquides de l'organisme.

En m'appuyant sur les expériences concernant la formation des cellules par les microzymas de la Mère de vinaigre et par les microzymas de la levûre de bière broyée, je vais maintenant essayer de vous exposer la genèse des cellules dans les organismes supérieurs. Vous allez voir que là aussi ce sont les microzymas qui interviennent comme facteurs des cellules.

Mais puisque nous n'admettons pas la génération spontanée, vous avez le droit de me demander quelle est l'origine des microzymas eux-mêmes? Comment ils naissent, ce qu'ils sont? Puisqu'ils sont capables de produire des bactéries que l'on considère comme de nature animale, sont-ils eux-mêmes des animaux? Et comme les microzymas des végétaux évoluent aussi en bactéries, il y aurait donc des bactéries et des microzymas végétaux! Vous voyez quelles délicates questions soulèvent ces demandes! Pour le moment je me contente de vous rappeler que les spontéparistes, aussi bien que leurs adversaires, ont cherché les œufs des bactéries et ne les ont pas trouvés. Aujourd'hui, d'après ce que nous savons de l'histoire des microzymas, ceux qui cherchent les œufs ou les germes des bactéries, devront aussi chercher les œufs ou les semences, ou les germes des microzymas! Je vous reparlerai de tout ceci; pour le moment bornons-nous à ce que nous savons avec certitude, c'est qu'il y a des microzymas dans les tissus et cellules animaux, aussi bien que végétaux. Laissant donc de côté ces questions, essayons au moins de savoir comment les microzymas se multiplient ou se reproduisent dans les animaux supérieurs. Considérons-les dans l'œuf d'abord.

L'œuf, dit M. Milne Edwards (1), est dès son origine un corps doué de vie; il est le siège de phénomènes physiologiques remarquables, et il se développe par l'effet d'un travail intérieur qui a de l'analogie avec le mouvement nutritif dont les tissus de l'organisme sont le siège chez tous les animaux. De même que tous les êtres vivants, il est d'abord très petit, mais il grandit en s'assimilant des matières étrangères, et, à mesure qu'il s'accroît de la sorte, sa constitution se modifie. Bref, tout œuf est un être vivant! Après la fécondation, l'œuf est, au fond et en réalité, l'individu nouveau en puissance. Et, pour donner à ma pensée toute son étendue, j'emprunte à un Mémoire de mon savant ancien collègue de la Faculté de Montpellier et très cher ami, M. Courty (2), ce magistral énoncé : « L'œuf n'est pas l'animal, dit-il, mais il le représente; il est ce que sera l'animal; et ces œufs sont fondamentalement semblables entre eux. Cet œuf, qui nous paraît identique partout; ce blastoderme, qui se forme partout ou presque partout d'une manière analogue, c'est déjà un *individu* : c'est un homme, un mammifère, un oiseau, un reptile, un poisson, un articulé, un mollusque, un insecte ou une éponge; c'est un individu qui est lui, qui peut mourir, mais qui ne peut être que lui, et qui, s'il se développe, ne sera jamais que ce qu'il est déjà. Nous ne voyons qu'un œuf; mais cet œuf, c'est une espèce, c'est une variété, c'est une race, c'est un individu. Je dis plus : c'est déjà un individu qui aura les caractères, qui ressemblera à son père ou à sa mère, qui sera mâle ou femelle. Je le dis, non par intuition, mais par déduction. L'observation rigoureuse des faits me le démontre : cet œuf ne pourra être que ce qu'il est. Tout ce

(1) Milne Edwards, *Leçons de physiologie et d'anatomie comparée*, t. VIII, p. 326.

(2) C'est dans une lettre à M. Lordat, qui n'avait pas compris la portée des travaux de mon ami, que M. Courty résuma sa manière de voir, conséquence de recherches approfondies.

qu'il sera, il l'est déjà *virtuellement*, si je puis m'exprimer ainsi. Non seulement il ne dépend, comme individu, ni des milieux, ni des circonstances extérieures; mais il n'en dépend pas davantage pour les traits qui distinguent son organisation de celle de ses propres frères; son sexe est déjà arrêté. » Il faut retenir ces notions, car elles portent avec elles la réfutation de beaucoup d'erreurs; et parce que, profondément expérimentales, elles résument admirablement les travaux accomplis dans le cours de ce siècle en embryologie.

Et ce n'est pas tout. Cet œuf, s'il est issu de parents affectés de diathèses, sera aussi diathésique; l'individu qui en naîtra sera scrofuleux, syphilitique, cancéreux, etc. Certains vices des parents feront que cet œuf produira un individu qui deviendra épileptique ou qui sera affecté de quelque malformation; les monstruosités elles-mêmes peuvent déjà exister dans l'œuf!

Et, ce qu'il y a de profondément étonnant, « dans ce travail reproducteur, la formation de l'individu nouveau n'est pas la conséquence de l'extension du tissu constitutif de l'individu souche », c'est-à-dire qu'elle n'est pas quelque chose d'analogue au globule de levûre qui naît, par bourgeonnement, d'un autre globule; non, car « la matière plastique qui y donne naissance est produite par celui-ci sans être mise en continuité de substance avec lui; elle en est indépendante avant d'être le siège d'aucun phénomène embryogénique appréciable, et elle possède seulement l'aptitude à un développement de ce genre. Tout en étant logé plus ou moins profondément dans la substance du tissu vivant de l'individu souche, le corps reproducteur n'y adhère pas, et dès l'origine il est isolé de façon à avoir une individualité propre. Il consiste en une cellule ou vésicule membraneuse contenant de la matière organique, et quel que soit le degré de simplicité ou de complication de sa structure, il peut être désigné d'une manière générale sous le nom d'*œuf* (1). »

L'œuf, cela résulte des travaux les plus autorisés, est,

(1) Milne Edwards, *loc. cit.*, p. 321 (1863).

à l'origine, une très petite cellule finement granuleuse, entourée d'autres cellules plus petites.

En effet, d'après M. Pflüger, *les ovules primordiaux* « sont des cellules pourvues *d'un protoplasma granuleux,* » situées dans l'axe de cellules plus petites et pâles.

La cellule qui sera l'œuf est, dès l'origine, isolée, possédant déjà son individualité. Dans toute la force du terme, l'œuf est le fruit d'une nouvelle formation, je dirais une création si nous ne connaissions les agents qui le construisent.

J'ai essayé de comprendre la formation de l'ovule primordial ; avant de vous l'expliquer, il nous faut connaître plus exactement la constitution de l'œuf arrivé à maturité, c'est-à-dire apte à l'évolution qui produit successivement l'embryon et le nouvel être complet. J'ai étudié plus spécialement l'œuf des oiseaux. La partie de cet œuf qui correspond à l'œuf des mammifères, c'est le jaune, le *vitellus*.

Le vitellus de l'œuf d'oiseau constitue, à l'état achevé, une très grande cellule qui est limitée, comme vous avez vu, par une membrane très mince. Je vous ai montré que le contenu de cette cellule était formé de plusieurs substances purement organiques, c'est-à-dire sans structure, et de microzymas avec une quantité variable de cellules de diverses grandeurs, appelées *cellules* ou *sphérules vitellines*, ou *globules vitellins*. Je néglige la *vésicule germinative* ou de *Purkinje* (en l'honneur de l'auteur qui le premier l'a observée), qui existe primitivement dans le vitellus (1).

Il importe que vous ayez une connaissance exacte de la

(1) Voici, d'après M. Milne Edwards, la description du contenu du vitellus de poule : « A l'aide du microscope, on y découvre *d'ordinaire*, trois sortes de corpuscules : des granules blanchâtres, qui paraissent devoir être considérés comme destinés à entrer directement dans la constitution de l'embryon, à en être les premiers matériaux, et qui peuvent être désignés sous le nom de corpuscules plastiques; des sphérules, ou cellules d'un volume plus considérable, appelées plus spécialement les globules vitellins, qui ne paraissent jouer qu'un rôle indirect dans la formation du futur animal, et qui consistent essentiellement en matière nutritive; enfin des sphérules transparentes, qui réfractent fortement la lumière, et qui ne paraissent être que des gouttelettes d'huile.» M. Edwards, *loc. cit.*, p. 323.

constitution anatomique du jaune de l'œuf de la poule. Si sur un jaune d'œuf convenablement préparé on fait une coupe passant par la cicatricule et son centre, on découvre, creusée dans sa masse, une cavité centrale (*latebra*) contenant une matière plus claire que le reste ; elle est munie d'un canal qui communique à la vésicule germinative et à la cicatricule. Il y a donc déjà une certaine structure anatomique dans le jaune. La cavité de la *latebra* renferme, comme dans une cachette, une matière qui possède sans doute une composition différente de celle du jaune qui l'entoure, car dans l'œuf durci par la chaleur, c'est la matière de la *latebra* qui se coagule la dernière. Mais les cellules ou globules vitellins qu'on y découvre sont de même apparence que celles du reste du jaune. Le contenu de la membrane vitelline n'est donc pas une matière unique, ni uniforme.

Les globules vitellins ont été aperçus depuis longtemps et étudiés par Schwann, par Reichert, par Wagner, par Baer, par Coste, par Courty et bien d'autres savants. Leur ont-ils accordé assez d'attention ? en ont-ils connu la signification ? je ne le crois pas, et j'ajoute qu'ils ne le pouvaient pas. J'ai été amené à en faire l'étude minutieuse que je vais résumer. La conclusion la plus générale qui en découle, c'est que, certainement, les globules vitellins sont un élément histologique normal du vitellus, mais un élément transitoire, qui n'a qu'un rôle, celui d'être le lieu, l'appareil dans lequel se multiplient les microzymas vitellins.

Pour les apercevoir, il n'est besoin que d'un faible grossissement. Mais, pour distinguer nettement toutes les particularités que j'ai observées, il faut employer la combinaison objectif 5 oc. 1 de Nachet et quelquefois l'objectif 7. Il faut aussi ne pas délayer la matière du jaune dans une trop grande quantité d'eau, et il vaut mieux l'observer directement en couche très mince.

J'ai recherché les globules vitellins dans le vitellus, encore contenu dans l'ovaire de la poule, aux diverses périodes de son développement, tandis qu'il est encore contenu dans le stroma de l'ovaire qu'il rend bosselé, et lorsque, devenu plus volumineux, le calice est nettement détaché et suspendu à l'ovaire par son pédoncule. L'ovule étant détaché, il était lavé sous un filet d'eau, essuyé sur du papier buvard, et rompu sur le porte objet pour en recueillir tout le contenu, s'il était assez petit.

Voici ce que j'ai observé sur une série d'ovules, depuis qu'ils ont un millimètre de diamètre, jusqu'à ce qu'ils atteignent plus de trois centimètres :

I. Un des plus petits ovules, dont le diamètre était de près de 1mm, n'a laissé apercevoir, dans tout le champ de la préparation, que des granulations moléculaires ou microzymas. La matière est peu colorée.

Plusieurs ovules de la même dimension ont ainsi présenté un fond uniformément granuleux, où l'on ne voyait que des microzymas mêlés à des globules huileux, faciles à distinguer par leur réfringence des globules vitellins.

D'autres ovules de même dimension ont laissé apercevoir des cellules ou globules vitellins qui mesuraient 0mm, 025 ; 0mm, 022; 0mm, 019; 0mm, 015; 0mm, 012; 0mm, 009, et 0mm, 0,006.

II. Ovules de 2mm à 2mm, 2 de diamètre. — J'ai observé de ces ovules qui ne contenaient que de la matière finement granuleuse et des globules graisseux; d'autres contenant beaucoup de microzymas et très peu de globules vitellins de plusieurs dimensions.

III. Ovules de 3mm de diamètre. — α. Le fond est peu granuleux, il y a peu de microzymas; beaucoup de globules vitellins dont le plus grand nombre est homogène, sans granulations apparentes à l'intérieur. — β. Les globules vitellins sont en grande majorité granuleux, finement granuleux ou à granulations plus grossières, ou à noyaux simples ou multiples; nappes de microzymas, c'est-à-dire que le fond n'est pas uniformément granuleux. Les figures 1, 2 (Pl. II) donnent une idée de l'apparence et de la dimension des globules. Il y a, comme dans la figure 1, des globules ovoïdes à noyaux uniques ou multiples, les noyaux devenant eux-mêmes granuleux.

IV. Ovules de 4mm. — Les globules vitellins sont les uns granuleux, les autres homogènes, quelques-uns très pâles présentent un noyau. Les microzymas sont en quantité variable; il y en a moins quand il y a beaucoup de cellules; l'apparence des globules est variable aussi quant à l'aspect des granulations intérieures.

V. Ovules de 5mm, 1. — α. Tantôt les globules vitellins sont très nombreux, très pâles et très gros : alors les microzymas sont peu nombreux. — β. Les globules vitellins peuvent être moins nombreux et très gros et quelques-uns granuleux : il y a peu de microzymas. — γ. Dans une de ces cellules il n'y avait presque pas de microzymas, mais des globules vitellins en foule et de toutes dimensions, comprises entre 0mm, 035 et 0mm, 003. Et ces globules ne pouvaient pas être confondus avec les globules d'huile — J'ai vu là, comme dans la figure 2, des cellules en voie de division dont l'une des moitiés était granuleuse et l'autre le devenait.

VI. Ovules de 9mm. — α. Dans un de ces ovules il y a, dans un fond uniformément granuleux, des globules sphériques et ovoïdes à un ou plusieurs noyaux de plusieurs dimensions. Ce sont évidemment, comme dans les précédentes observations, des cellules naissantes. Ces globules sont représentés par la figure 1. — β. Dans d'autres ovules de la même dimension, il y a de très grosses cellules très granuleuses, évidemment adultes. Plusieurs ont des noyaux. On voit de ces noyaux se divisant dans la cellule; quelques noyaux sont granuleux, comme dans fig. 2, a. Le fond de la préparation est chargé de microzymas.

VII. Ovules de 7mm,5. — α. Il y a de ces ovules où existent des globules vitellins de toute dimension, sauf les grosses formes b. c. figure 2, les unes homogènes, d'autres très granuleuses et sans noyaux. Les microzymas ont entièrement disparu, c'est-à-dire que le fond du champ n'est pas du tout granuleux : il n'y a que des globules huileux et les globules vitellins. Les fig. 4, et fig. 5, sauf les cellules à noyaux, représentent cette observation. — β. Un ovule de près de 8mm de diamètre a offert des globules vitellins plus gros et de diverses grandeurs, homogènes, à noyau, le noyau homogène ou granuleux comme dans fig. 5. Pas de microzymas autour des cellules. C'était une chose très remarquable que la limpidité du champ.

VIII. Ovules de 15mm. — α. Dans un de ces ovules il y a une quantité égale de sphérules homogènes à noyau et de grosses sphères uniformément granuleuses. Autour d'elles il y a seulement un semis de microzymas. — β. Dans un ovule de même dimension, il y a une quantité innombrable de petites sphères avec quelques sphérules plus grosses; toutes homogènes, rien de granuleux en elles. C'est comme le commencement de la formation des cellules. Il y a à peine quelques microzymas; la figure 3 représente très bien l'aspect du champ du microscope.

IX. Ovules de 20mm. — α. Le champ est uniformément granuleux et offre les formes de la figure 2, c'est-à-dire qu'on y voit des globules très gros et très granuleux, d'autres dont les noyaux sont de plus en plus divisés; les cellules homogènes sont les moins abondantes. — β. Il y a quelques sphérules homogènes; d'autres, plus rares et plus grosses, sont entièrement granuleuses; le champ est uniformément très finement granuleux; les microzymas sont extrêmement petits.

X. Ovules de 25mm. — α. Dans quelques ovules il n'y a que de rares noyaux ou petites cellules, dans un champ uniformément granuleux. — β. Dans certains ovules de la même dimension, il y a des globules vitellins très gros, très granuleux, très mûrs, éclatant facilement par la pression et répandant des petits noyaux dans le champ qui est granuleux.

XI. Ovules de 28mm. — On ne découvre dans plusieurs que de rares petits globules vitellins homogènes ou noyaux; le fond est uniformément granuleux.

XII. Ovules de 32mm. — Comme XI.

XIII. Ovules de 30 mm. — Il y a quelques grosses cellules granuleuses; le champ est uniformément granuleux.

Voilà ce que l'on observe dans le vitellus ou ovule de l'œuf de poule pendant tout le temps qu'il est contenu dans la substance ou stroma de l'ovaire, ou qu'il est en communication avec cette substance par le moyen du pédoncule du calice, lequel représente ici la vésicule de Graaf de l'ovaire des mammifères. Vous remarquerez avec moi, en étudiant la suite de ces expériences, que pendant un certain temps;

lorsque l'ovule n'a pas encore atteint 2 centimètres de diamètre, il est possible de découvrir des états de cet ovule où il n'y a que des granulations moléculaires et des globules graisseux ; puis d'autres états où il n'y a que des globules vitellins sans granulations moléculaires ; ce sont là les extrêmes. Lorsque les microzymas diminuent, les globules vitellins augmentent et réciproquement : c'est l'état moyen. Quelle est la signification de ces faits ? c'est là ce qu'il faut examiner à la lumière des expériences qui m'ont conduit à affirmer que les microzymas sont facteurs de cellules dans certaines circonstances favorables.

Et d'abord, pour expliquer la formation des globules vitellins, il faut absolument écarter les germes de l'air, car nous avons surpris la nature sur le fait dans des conditions où le plus fanatique partisan de ces germes n'oserait affirmer leur pénétration ; pénétration que certaines expériences dont je vous parlerai infirment absolument, même lorsque le vitellus n'est plus contenu dans sa vésicule.

Posons d'abord, comme fait d'évidence absolue, qu'il y a une plus grande abondance de matière dans un vitellus de 30^{mm} que dans un vitellus de 1^{mm}, et comme, dans les deux circonstances, une prise de la matière qu'il contient apparaît sous le microscope comme uniformément granuleuse, il faut conclure que les microzymas, ou, si vous voulez, les granulations moléculaires, ont augmenté proportionnellement. Or, dès le début, lorsque l'ovule a moins d'un millimètre de diamètre, il est souvent impossible d'y découvrir autre chose que des microzymas ; d'autre part, comme les vaisseaux qui alimentent l'ovaire, vaisseaux sanguins et lymphatiques, ne pénètrent pas dans l'ovule et ne dépassent pas la capsule qui forme la vésicule de Graaf, il est clair que rien de figuré ne pénètre à travers la membrane vitelline dans la cavité du vitellus ; il ne peut y pénétrer que ce qui est suffisamment osmotique ; les éléments histologiques ne peuvent donc se multiplier autrement que suivant le mécanisme que j'ai essayé de découvrir, en utilisant les matériaux de nutrition qui y pénètrent par endosmose. Les microzymas du jaune de l'œuf de la poule, je vous l'ai démontré, sont organisés ;

ils sont vivants ; ils contiennent plusieurs espèces de matières albuminoïdes, dont l'une est évidemment une zymase ; leur composition élémentaire n'est pas identiquement la même dans l'ovule pris dans l'ovaire et dans le vitellus de l'œuf achevé ; pendant qu'ils se multiplient, ils agissent évidemment, pour se l'assimiler, sur la matière nutritive non organisée que l'endosmose leur amène. Mais où se fait cette multiplication ? ils ne se multiplient pas, tandis qu'ils sont libres, puisque dans des ovules de même dimension on peut trouver, dans les uns, seulement des granulations isolées, dans d'autres, des globules vitellins tout seuls, sans granulations ambiantes ; puis dans des cellules plus volumineuses, de nouveau, rien que des microzymas, et ensuite, rien que des globules, et ainsi de suite jusqu'à ce que le vitellus soit devenu relativement volumineux ! Bref, l'expérience démontre qu'il y a formation et destruction alternative de globules vitellins. Puisque ces globules se forment et disparaissent ensuite, c'est sans doute qu'ils ne sont pas essentiels à l'évolution du futur embryon. Ils doivent pourtant avoir un but de finalité ! Quel est-il ?

C'est ici que la théorie de la formation des cellules par les microzymas trouve la première application au développement de l'organisme animal et aux organismes en général. Nous pouvons constater expérimentalement que l'ovule, à un moment donné de sa croissance, ne constitue qu'une masse uniformément granuleuse, l'image d'un blastème ou d'un protoplasma ; dans cette masse naissent des cellules. S'il n'y a rien d'organisé dans cette masse et que pourtant des cellules s'y forment, c'est qu'elles s'y produisent par génération spontanée : ce qui est le propre énoncé de M. Robin admis par M. Joly et par M. Onimus, ainsi que nous l'avons vu dans une des premières Conférences et au début de celle-ci. Mais nous savons que l'hypothèse de la génération spontanée est sans fondement : il n'y a pas de génération spontanée, car rien ne se fait de rien. La conclusion est forcée : *ce sont les microzymas vivants du vitellus qui font les cellules*, comme les microzymas de la Mère de vinaigre et de la levûre broyée, placés dans un milieu approprié, forment les cellules que nous avons vues.

Mais quel est le but de cette formation des cellules ? Je vous l'ai expliqué tantôt, c'est pour placer les microzymas eux-mêmes dans un milieu qui ne varie pas. En d'autres termes, les microzymas s'emprisonnent pour mûrir. En effet, il se fait dans ces cellules un travail considérable, rendu manifeste par les changements que nous y avons constatés. Elles sont d'abord petites et homogènes, sans noyaux ; puis elles grossissent, et un noyau y apparaît ; ce noyau se divise et la cellule finit par en contenir plusieurs, et ces noyaux deviennent granuleux, puis toute la cellule le devient à son tour. Il peut se faire aussi que, les noyaux ayant grossi, la cellule se résorbe pour les mettre en liberté, et on peut voir, comme dans fig. 2, un de ces noyaux se divisant, une moitié étant déjà granuleuse et l'autre le devenant ; enfin, toutes les cellules du vitellus ayant achevé leur carrière, elles se résorbent, et tout le vitellus ne contient plus que des microzymas et des globules huileux.

Et ce travail se conçoit si l'on considère que les microzymas vitellins sont d'espèce particulière. Vous vous souvenez que les microzymas des organismes adultes sont insolubles dans l'acide acétique et dans la potasse en solution au 1/10. Il n'en est pas de même des microzymas vitellins : lorsque, sous le microscope, on ajoute à une préparation de ces microzymas un peu d'acide acétique ou de potasse, ils disparaissent aussitôt et l'on ne voit plus, dans le champ devenu transparent, que les globules huileux de différentes dimensions. Sont-ils dissous, ou bien après le traitement par l'acide acétique sont-ils devenus assez transparents pour que leur pouvoir réfringent se confonde avec celui des matériaux solubles de la préparation ? C'est probablement la seconde hypothèse qui est la vraie, car les microzymas isolés et lavés à l'éther ne se dissolvent ni dans l'acide acétique, ni dans la potasse étendue. Quoi qu'il en soit, ces faits expliquent comment ces microzymas ayant formé des cellules, celles-ci paraissent d'abord homogènes.

J'ai essayé, par plusieurs moyens, de découvrir la véritable constitution de ces cellules. Avant de vous en parler, laissez-moi vous dire ce que les auteurs en ont écrit.

Schwann les avait déjà étudiées ; il y avait observé des

granulations de grosseur diverse qu'il comparait aux globules du lait, mais il n'avait certainement pas vu les microzymas. Il avait également remarqué qu'ils se disgrégaient dans l'eau, en sorte que leurs granulations devinssent libres. Il croyait à l'existence d'une membrane enveloppante retenant ces granulations, car les globules comprimés se déchiraient tout à coup d'un côté, tandis que les autres bords demeuraient lisses. Le même auteur n'a pas pu y trouver de noyau ni rien d'analogue, et Reichert n'a pas été plus heureux. Mais ce dernier a admis que le noyau existait primitivement et qu'il ne disparaît qu'après la formation complète de la cellule (1).

Selon Schwann, les globules de la *latebra* ou cavité vitelline sont plus petits, ronds, clairs ; à la face interne de leur paroi, il a vu un globule plus petit, également sphérique, qui ressemble à un globule de graisse ; il a refusé de décider si le globule interne est un noyau ; mais Reichert lui attribue cette signification. Quoi qu'il en soit, Schwann a vu ces globules se détruire dans l'eau : ils crèvent avec une secousse qui se fait apercevoir dans le globule intérieur et plus foncé ; ces globules internes restent, ainsi qu'un peu de substance à grains très fins (2).

A l'époque où j'ai commencé à étudier les microzymas vitellins, je ne connaissais rien des travaux de Schwann sur le vitellus. Si mes observations sont exactes, elles doivent compléter et vérifier celles de cet éminent histologiste et expliquer ce qu'il n'a pu comprendre ou observer. C'est ainsi que l'existence du noyau, ses divisions, son passage à l'état granuleux sont nettement mis en évidence par l'étude de la formation et de la destruction des globules vitellins dans l'ovule pendant son accroissement. Mais à l'aide des expériences que j'ai instituées, j'ai noté d'autres particularités qui prouvent que les globules en question, même quand ils sont homogènes, c'est-à-dire paraissent d'une texture uniforme, sans granulations intérieures, ces granulations n'en existent pas moins, mais douées du même

(1) Henle, *Traité d'anatomie générale ou histoire des tissus*, traduit de l'allemand, par A. J. L. Jourdan, t. I, p. 158.

(2) Ibid., p. 159.

pouvoir réfringent que le milieu dans lequel elles sont plongées, on ne les aperçoit pas.

L'un des moyens d'étude des globules vitellins consiste dans l'emploi du *liquide de Muller* (solution de bichromate de potasse et de sulfate de soude dans l'eau). C'est ainsi que les globules vitellins homogènes des dessins concernant les ovules encore contenus dans le calice, deviennent la plupart granuleux quand on ajoute de ce liquide à la préparation; les noyaux qui ne se voyaient pas se voient alors s'il en existe; généralement les globules deviennent beaucoup plus gros, ils doublent quelquefois de volume, se rompent, et on voit les granulations s'en échapper comme un nuage.

Comme Schwann, j'ai trouvé que les cellules de la *latebra*, dans l'œuf achevé, sont sphériques et généralement plus petites que dans le reste du jaune; mais dans les deux milieux elles sont, le plus souvent, de plusieurs dimensions et il y en a de très grosses. L'eau fait disparaître assez rapidement les unes et les autres; mais si l'on emploie comme liquide délayant le liquide de Muller, soit du contenu de la *latebra*, soit du jaune, les cellules deviennent bien plus apparentes, et l'on en voit alors que l'on n'apercevait pas auparavant; c'est que la masse qui les entoure devient par là plus transparente et les cellules plus distinctes, surtout si le contenu en devient granuleux. Malgré ce que je viens de vous dire, il ne faudrait pourtant pas vous figurer que les cellules de la *latebra* soient différentes de celles du reste du vitellus; ce sont évidemment les mêmes cellules qui s'accumulent dans le canal de la *latebra*, dans un milieu de constitution différente, puisque, comme je vous l'ai dit, sa matière se coagule bien plus tard que celle du reste du vitellus. Il ne faut pas non plus vous imaginer que dans le reste du jaune on trouve toujours de grosses cellules vitellines; elles peuvent même y être de bien moindre dimension que celles-là, ou même ne s'y pas trouver du tout.

Les auteurs n'ont pas fait attention à tous ces faits; ils ont cru à la constance des globules vitellins dans les deux milieux où ils les ont observés, tandis que c'est là évidemment un élément organisé transitoire. Une seule chose paraît constante, c'est que la *latebra* contient toujours des globules vitellins jusqu'au moment où commencent les phénomènes de l'incubation qui donnent naissance à l'embryon (1). Je vous ai dit que Schwann et Reichert avaient vainement cherché le noyau des globules vitellins. C'est que ces auteurs n'ont sans doute étudié ces globules que dans l'œuf de la poule et non dans l'ovule. Dans le jaune de l'œuf on ne découvre, en effet, presque jamais de cellules à noyaux, ni dans la masse du vitellus, ni dans la *latebra ;* mais nous avons vu qu'on les observe constamment, à un moment donné dans l'ovule. Enfin, je n'ai jamais vu apparaître non plus ce noyau, par le moyen du *liquide de Muller*, dans les globules vitellins arrivés à maturité dans l'œuf complet.

Il m'a semblé que le vitellus avec ses microzymas était un appareil admirablement disposé pour vérifier, directement, les conséquences qui découlaient des expériences sur la formation des cellules par les microzymas.

J'ai déjà parlé de l'impénétrabilité de la membrane vitelline aux germes extérieurs, voir aux bactéries et vibrions, et aussi de la difficulté avec laquelle les microzymas vitellins évoluent pour donner des bactéries. Avant de vous montrer ces mêmes microzymas comme facteurs de cellules, laissez-moi, comme dernière vérification de ce fait, vous rapporter encore une expérience du même genre qui vous montrera en même temps que dans certains milieux les globules vitellins peuvent être conservés intacts.

I. Le 5 août 1869, un ovule de poule de 32^{mm} de diamètre, avec son calice, est mis dans une fiole munie de tubes appropriés et y est lavé dans un courant continu d'eau, pendant douze heures. Le lavage est achevé à l'eau distillée créosotée. Cette dernière eau étant enlevée, on fait arriver dans l'appareil une solution bouillie et créosotée de 20^{gr} de sucre dans 100^{cc} d'eau distillée. L'appareil étant clos, l'ovule est rompu par l'agitation. Il y a indice de dégagement gazeux quelques jours après. Le 17 août, les microzymas sont

(1) J'ai examiné et découvert les globules vitellins dans la *latebra* de plus de cent jaunes de l'œuf de poule à diverses périodes.

superbes ; il y en a d'associés en 8 de chiffre ; ils sont sphériques les uns et les autres. Absolument pas de bactéries. Le 28 août, même état. Le 10 septembre, nous examinons ensemble, M. Estor et moi : nous ne voyons que les microzymas normaux et les globules vitellins intacts, ainsi que les globules graisseux. La liqueur est acide. Filtré, et vingt-huit heures après renouvelé l'examen : malgré le contact prolongé de l'aïr, pas de bactéries ; les globules vitellins sont intacts. La solution distillée fournit 2^cc^ d'alcool et 0^gr^,25 d'acide acétique avec une trace d'acide butyrique.

II. Le 2 octobre 1869, en vue de répéter sur les microzymas des œufs l'expérience concernant la Mère de vinaigre, au point de vue de la formation des cellules, je prends deux œufs de tourterelle et je les traite par l'acide chlorhydrique étendu, de façon à en dissoudre la plus grande partie de la coquille ; ils ont alors été lavés à grande eau, puis dans la fiole même avec de l'eau créosotée. On y a fait arriver alors une dissolution de 25^gr^ de sucre de canne dans l'eau distillée créosotée, etc. La fiole étant munie de son tube abducteur, les œufs ont été rompus. Une goutte du mélange étant examinée microscopiquement, on n'y voit que de rares microzymas. Le 5 octobre, constaté un dégagement de gaz ; le 7 octobre, le gaz dégagé est un mélange d'acide carbonique et d'hydrogène. Le 10 octobre, le gaz est formé du même mélange ; il y a des granulations moléculaires en foule ; il y a de belles bactéries et même le *Bacterium capitatum* ; il y existe aussi des chapelets de microzymas. Le 20 février 1870, il n'y a plus de bactéries, rien que des granulations moléculaires ou microzymas très petits ou approchant du *bacterium termo*. Les globules vitellins ont résisté, ils sont grands et granuleux. A partir de ce moment, l'appareil a été abandonné à lui-même, l'air pouvant librement communiquer par le tube abducteur tourné en bas, jusqu'au 18 mai 1872, c'est-à-dire que l'expérience a duré trente et un mois. Au microscope il n'y a que des microzymas isolés et mobiles et des amas granuleux avec les globules vitellins conservés, mais abondants et évidemment grossis. La liqueur ambiante est acide ; elle ne coagule pas par la chaleur. Filtré et distillé, on trouve :

Alcool. . . . . $0^{cc},8$
Acide acétique. . . . $0^{gr},46$

Il n'y a pas d'acide lactique et pas de trace appréciable d'acide butyrique.

Les ferments restés sur le filtre sont lavés à l'éther pour enlever les corps gras, afin de n'être pas induit en erreur par l'apparence que peuvent prendre les globules de graisse. L'examen microscopique devient alors extrêmement instructif. On voit les microzymas ordinaires, mobiles, et quelques amas granuleux ; puis quelques formes allongées un peu renflées comme des microzymas hypertrophiés; mais pas une bactérie, pas un vibrion. Les globules vitellins sont abondants ; il y en a de petits et de très gros, à noyaux volumineux, granuleux, très distinctement visibles dans la masse granuleuse ambiante (Pl. V. fig. 1). Du reste, tous les globules, les petits comme les grands, sont granuleux. La préparation traitée sous le microscope par l'acide acétique est influencée d'une façon très remarquable : tout pâlit mais ne semble pas se dissoudre ; l'enveloppe des globules devient apparente, des vacuoles semblent se creuser dans les globules ; il y en a de ceux-ci qui crèvent et l'on peut voir l'enveloppe comme une vessie crevée qui s'affaisse. Tout cela ne se voit bien distinctement que sous un fort grossissement : obj. 7 oc. 1 de Nachet. Le dessin du tableau représente ce que je viens de décrire (Pl. V. fig. 2).

Cette expérience n'est pas concluante pour affirmer la génération des globules vitellins ; mais elle l'est pour démontrer leur conservation dans les conditions de l'opération. Les suivantes démontreront les deux choses.

III. Deux œufs de tourterelle et un œuf de pigeon sont mis sous l'eau dans un vase cylindrique, au large contact de l'air.

Au bout de quelques jours, il y a des vibrions et des bactéries dans l'eau ambiante : le nombre en augmente, le liquide devient puant : les œufs sont toujours au fond du vase. Peu à peu le liquide ambiant se colore en brun-rouge et devient alcalin. Après cinquante-six jours, l'un des œufs de tourterelle monte à la surface. On procède à l'examen des œufs.

Dans le liquide ambiant, il n'y a que des vibrions et des bactéries courtes agglomérées en membrane, des granulations moléculaires, ce que l'on nomme *zooglea*.

Œuf de tourterelle monté à la surface. L'œuf est soigneusement lavé ; il est entier; étant cassé, il répand une odeur infecte ; le contenu est séparé en deux parties : l'une des zones est vert-bleuâtre, peu étendue ; l'autre est jaune. Le tout est plus liquide que normalement. Au microscope, dans toutes les parties, il y a des *Bacterium capitatum* mobiles et des bactéries à mouvement ondulatoire très rapide, pas de vibrions. Il y a encore une foule de microzymas et un grand nombre de globules vitellins.

Œuf de tourterelle resté au fond. Il est entier; lavé avec soin et ouvert, il répand une odeur infecte : même état intérieur. Au microscope on y voit les mêmes choses, mais il y a moins de bactéries; le *Bacterium capitatum* surtout est moins abondant : il y a beaucoup de microzymas accouplés et aussi beaucoup de globules vitellins.

Œuf de pigeon. Il est resté au fond et parfaitement conservé extérieurement. Il est lavé avec soin et ouvert. Son odeur est presque nulle; non putréfié. On peut nettement séparer le jaune du blanc.

Le blanc de cet œuf est alcalin, le jaune n'est à réaction ni alcaline, ni acide.

L'examen microscopique du vitellus offre un intérêt très grand : il n'y a presque plus de microzymas ou granulations moléculaires. Cet examen est repris avec l'objectif 7 de Nachet. Outre les globules graisseux, on ne voit plus que des cellules de plusieurs dimensions, les unes très petites, les autres très grosses, presque toutes granuleuses ou le devenant. Plusieurs de ces cellules sont assez grosses pour que la pression sur la lame mince les fasse éclater, comme si elles cassaient. La figure représente exactement la préparation à l'aide du grossissement obj. 5 oc. 1 de Nachet.

Le jaune isolé est abandonné au contact de l'air pendant quelques jours, à l'abri des poussières. L'examen est repris, sous le même grossissement, sans addition et avec addition de liquide de Muller. Sous l'influence de ce réactif, les globules vitellins grossissent, ils deviennent turgides, les détails du contenu sont plus accusés; l'apparence de certains d'entre eux se modifie sensiblement, enfin il y en a qui éclatent et laissent sortir le contenu plus ou moins finement granuleux. Si la quantité du réactif est plus grande, les cellules grossissent encore, se bossèlent, prennent l'aspect framboisé, si bien que peu à peu toutes les plus grosses cellules disparaissent et le champ se trouve rempli des noyaux et des microzymas sortis des globules qui ont crevé, et les microzymas sont alors doués de leur mobilité ordinaire (Pl. V. fig. 3).

Ces expériences ont été faites à Montpellier par les températures des mois de mai et juin : elles ont duré du 3 mai au 29 juin.

IV. Le 15 juin (à Montpellier), un jaune d'œuf de poule est mis dans une solution de sucre de canne, sans addition de créosote, au contact de l'air. Le 4 juillet suivant, il y a dans le liquide ambiant une grosse membrane formée d'un gros mycelium enchevêtré et d'une multitude de fines granulations. Le jaune est resté entier. On le débarrasse avec soin, le lave dans un courant d'eau distillée. L'examen microscopique fait voir qu'il n'y a plus que de rares granulations moléculaires, pas de bactéries ou autres infusoires, rien que les grosses cellules des dessins ci-dessus, avec les noyaux et les autres apparences qui y sont dessinées. J'ajoute que l'acide acétique ne fait pas entièrement disparaître les formes dessinées.

V. Trois jaunes d'œuf de poule sont mis dans l'eau distillée au contact de l'air. L'un des jaunes creva bientôt ; huit ou dix jours après, il y a des vibrions et des bactéries dans le liquide ambiant. L'un des jaunes, ayant résisté à cette épreuve et à un lavage soigné, est ouvert : il ne contient que les microzymas et les globules vitellins conservés : impossible de découvrir une seule bactérie. A l'aide du liquide de Muller, on distingue nettement la structure de ces globules : l'expérience reproduit les apparences des dessins.

VI. Dans trois appareils munis de bouchons paraffinés à tubes abducteurs, on introduit dans de l'eau sucrée au dixième :

1° Trois œufs de tourterelle.

2° Un œuf de poule et un œuf de pintade.

3° Un œuf de pintade.

Les trois appareils sont placés sous la cloche de la machine pneumatique, dans le but de faire le vide pour forcer ensuite l'eau sucrée de pénétrer par pression dans l'œuf. Constaté la sortie de l'air des œufs. Laissé pendant un quart d'heure dans le vide à moins de $0^{m},01$ de pression. Rempli la cloche d'acide carbonique et fait de nouveau le vide. Le vide étant maintenu pendant un quart d'heure, on fait arriver de l'acide carbonique pour remplir la cloche. Pendant la première aspiration, un des œufs de tourterelle a crevé, et sa matière s'est répandue dans la masse. Six semaines après, on examine les œufs.

Œuf de pintade de l'opération 3. Le liquide ambiant est limpide, légèrement acide ; on n'y découvre rien d'organisé, pas même de granulations moléculaires. Le liquide distillé fournit un peu d'alcool et d'acide acétique, sans trace d'acide butyrique.

L'œuf étant ouvert, le blanc en partie coagulé adhère au jaune, mais on peut les séparer.

Le blanc ne contient rien d'organisé ; seulement quelques amas granuleux.

Le jaune un peu épaissi contient une quantité considérable de globules vitellins. La *latebra* en renferme bien davantage.

Œuf de pintade de l'opération 2. Même état que le précédent.

Œuf de poule de l'opération 2. L'œuf est durci ; on peut séparer le blanc du jaune. *Dans le jaune on ne trouve plus que des globules vitellins*, les granulations moléculaires ont entièrement disparu.

Œuf de tourterelle de l'opération 1. Bien que l'un des œufs se soit ouvert, on ne trouve dans le liquide ambiant que des microzymas et quelques globules vitellins assez gros. La liqueur est acide ; elle est distillée et fournit $0^{cc},8$ d'alcool absolu et $0^{gr},162$ d'acide acétique, sans trace d'acide butyrique.

La coquille des deux œufs de tourterelle non cassés était aux 9/10 dissoute.

Le blanc de ces œufs, qui a pris une coloration brune, est coagulé. Dans les jaunes épaissis, foule de gros globules vitellins. Ces globules sont trouvés plus gros que ceux des œufs de pintade et de poule; c'est, du reste, la règle : les globules vitellins des œufs de tourterelle sont plus gros que ceux de poule et de pintade; on y découvre aussi plus facilement le noyau.

Et, remarque intéressante, bien que la créosote n'ait pas été employée, on n'a découvert de vibrioniens dans aucune de ces opérations.

VII. Ces expériences ont été répétées : C'est un fait général que le jaune de l'œuf mis dans l'eau sucrée se conserve sans altération apparente, et que les globules vitellins s'y multiplient en devenant plus volumineux. Et ces globules volumineux augmentent encore de volume dans le liquide de Muller, et finissent par éclater en répandant leurs granulations moléculaires dans le champ, comme le montre le dessin (Pl. V. fig. 3); et même sans cette addition ils sont quelquefois si gros qu'ils éclatent quand on les comprime sur le porte-objet.

Comme conséquence de ces expériences, je me suis servi de l'eau sucrée au 1/6 pour la recherche des globules vitellins; ils ne s'y déforment pas comme dans le liquide de Muller, et on peut les étudier plus à loisir. Par ce moyen, j'ai quelquefois trouvé des cellules à noyau dans le vitellus de l'œuf de la poule.

Et maintenant il y a à tirer plusieurs conséquences de ces expériences variées.

La première, c'est que les microzymas vitellins évoluent difficilement en bactéries, soit hors du vitellus, soit dans le vitellus lui-même.

La seconde, c'est que l'alcool et l'acide acétique sont les produits constants du séjour de l'œuf, ou du vitellus, ou des microzymas isolés dans l'eau sucrée.

Et ces deux faits sont la confirmation de ceux que vous connaissez déjà.

La troisième, c'est que les globules vitellins se conservent indéfiniment dans une solution sucrée convenablement concentrée.

La quatrième, c'est que les globules vitellins se forment dans le milieu sucré, si bien que les microzymas peuvent totalement disparaître dans le vitellus.

La cinquième, c'est que dans ce milieu sucré les globules formés ne régressent pas, sans doute parce que dans les conditions de l'expérience le milieu ne change pas assez vite.

La sixième, c'est que les globules vitellins ne sont pas identiquement les mêmes dans les œufs de différents oiseaux.

La septième, c'est que le mécanisme de la formation de ces globules est le même, physiologiquement dans l'ovule et dans l'œuf; extraphysiologiquement dans l'œuf, ou dans le vitellus isolé que l'on place dans l'eau sucrée.

La huitième enfin, c'est qu'il est probable que c'est dans le globule vitellin que les microzymas opèrent les transformations chimiques des matériaux que la circulation apporte à l'ovule; transformations qui ont pour résultat la production de la lécithine, des corps gras, des matières albuminoïdes propres du vitellus qui n'existent pas dans le sang; des matières colorantes et du glucose, matériaux dont les uns servent à la multiplication des microzymas eux-mêmes dans les cellules qui grossissent. D'où la conséquence plus générale, que les globules vitellins remplissent dans l'ovule, pendant son développement, le même rôle que les cellules dans les glandes et dans les autres tissus.

Sans doute nous ne connaissons pas les équations de ces actions chimiques qui s'accomplissent dans l'œuf ou le vitellus pendant qu'il se développe, mais nous savons avec certitude qu'il s'y opère des transformations chimiques, et nous connaissons les agents de ces transformations! En effet, je vous ai démontré que les microzymas vitellins sont de composition complexe et contiennent une zymase; qu'ils agissent à la manière de ce que l'on nomme les ferments organisés et qu'ils sont facteurs de cellules; de plus, je vous ai fait voir que le plasma dans lequel vivent ces microzymas et y fonctionnent est lui-même complexe et renferme aussi une zymase particulière, la lécithozymase.

J'ai essayé de comprendre le sens de ces expériences, et

la portée des faits qu'elles m'ont permis de constater. Et d'abord ces faits sont d'accord avec ceux que j'ai observés concernant la formation des cellules par les microzymas de la Mère de vinaigre ou de la levûre de bière ; ils sont aussi d'accord avec les observations de M. Onimus sur la genèse des leucocytes. Et les circonstances dans lesquelles nous avons vu se former les globules vitellins, sont à l'abri des objections que le système de la panspermie pourrait élever.

Ainsi je crois fermement qu'il est démontré, d'une part, que les microzymas vitellins sont les facteurs des globules vitellins et, d'autre part, que ces microzymas se multiplient, mûrissent dans ce globule et redeviennent libres par sa destruction, selon le mécanisme que je vous ai expliqué. Les microzymas se multiplient à la suite d'une véritable incubation dans le globule. Dans toute la force du terme, le vitellus, avant de devenir le siège des transformations qu'il subit lorsqu'il est placé dans de nouvelles conditions, est un appareil où s'opèrent sans cesse un développement de cellules, la multiplication et la mise en liberté des microzymas et de nouveaux produits à l'aide desquels ils formeront de nouvelles cellules, et ainsi de suite jusqu'au moment où les phénomènes de l'incubation amèneront la destruction, sans retour, des globules vitellins et où les microzymas deviendront dans de nouvelles conditions les agents de nouvelles fonctions dans l'embryon.

Nous verrons en quoi ces conclusions diffèrent de celles qui ont cours dans la science, et en quoi elles sont d'accord avec certaines observations des auteurs, concernant le développement des cellules et des tissus. En attendant, poursuivons.

Voilà l'œuf de poule constitué; que vont devenir les éléments organisés que nous y avons observés, lorsque l'œuf sera couvé soit par la poule soit dans une couveuse artificielle? Nous l'avons recherché, M. Estor et moi, dans un travail qui remonte à 1870 et que nous avons publié en 1872 (1).

(1) *Du rôle des microzymas pendant le développement embryonnaire.* Note de MM. Béchamp et Estor. Comptes-rendus, t. LXXV, p. 962 (1872).

Après avoir rappelé les faits de cellulogenèse que vous connaissez, nous annonçons que nous nous proposons d'examiner le rôle des microzymas pendant le développement des tissus, et nous démontrons leur présence dans tous les éléments anatomiques durant les premières périodes de la vie embryonnaire du poulet.

Vous vous souvenez qu'à un moment donné, on ne découvre dans le vitellus, en fait d'éléments figurés, que des microzymas, et que ces microzymas disparaissent ou sont dissous sous l'influence de l'acide acétique et de la potasse au dixième en solution aqueuse. Il y a quelque changement à cet égard pendant l'incubation; les microzymas qui ne sont pas dans la sphère de développement de l'embryon disparaissent encore par l'acide acétique et par la potasse; mais dans l'embryon ils résistent généralement à l'acide acétique, et, à un moment donné, dans certains centres, aussi à la potasse. Pendant toute la période embryonnaire, d'après les expériences que j'ai rapportées, on devait pouvoir les suivre pendant le développement de chaque tissu. Et, en effet, nous les avons vus et poursuivis dans le tissu conjonctif, les globules du sang, les muscles, les centres nerveux, les glandes, etc.

Pour faire ces recherches, il est nécessaire d'avoir un grand nombre d'œufs en incubation, car il faut sortir l'embryon pour l'examiner et par suite le laisser mourir; il faut recommencer sur un autre, pour les observations d'une période plus avancée du développement. Voici ce que nous avons observé sur quatre tissus les plus essentiels de l'organisation animale.

I. *Tissu conjonctif* ou *substance conjonctive.* C'est, à proprement parler, le tissu fondamental de l'organisme, le plus répandu, celui dans lequel sont plongés les autres tissus et qui, comme son nom l'indique, est en quelque sorte destiné à réunir, à joindre entre eux les autres éléments tissulaires. C'est le premier des tissus dans la classification de Bichat qui le nommait *tissu cellulaire* et qu'on appelait auparavant *tissu lamineux*. M. Virchow a beaucoup étudié ce tissu, de même que d'autres auteurs. Leur accord n'est pas encore complet sur la signification des cellules qu'on y rencontre; dans tous les cas, c'est celui où les cellules abondent le moins ; la plus grande partie apparaît comme hyaline, et on la regarde comme intercellulaire. Mon but n'étant pas de discuter ici les opinions des auteurs, je me bornerai à vous dire ce que nous avons observé.

Après vingt-quatre heures d'incubation environ, si l'on porte son attention sur ce qui représente les vertèbres, on commence à voir apparaître la cellulosité dans le corps de celles-ci. Auparavant il s'était fait une répartition des microzymas qui les faisait apparaître comme uniformément répandus dans le corps des vertèbres, ensuite ils semblent se grouper, s'attirer : on voit des plaques granuleuses qui paraissent se condenser sous la forme de petites sphères dont le contour est à peine accusé, exactement comme j'avais vu les microzymas de la Mère de vinaigre se grouper avant de m'apparaître sous la forme d'une cellule achevée. Après quarante-huit heures, le phénomène s'est accentué, et les corps des vertèbres sont nettement composés de cellules arrondies. Et chose très digne d'attention, toutes ces cellules sont au même degré de développement : elles naissent adultes, si l'on peut ainsi parler. Enfin il résulte de plusieurs observations qu'il est très rare qu'on aperçoive des traces de division ou de prolifération de ces cellules : bref, le caractère cellulaire se montre à la fois sur de grandes surfaces qui, auparavant, ne montraient aucune formation de cet ordre et étaient uniformément granuleuses.

Les vaisseaux aussi, après quarante-huit heures, apparaissent limités par des cellules réunies en cordons, et ces cordons sont formés de cellules fusiformes très allongées, granuleuses dans toute l'étendue du fuseau.

II. *Globules du sang.* Je viens de vous parler des vaisseaux, voyons comment s'y forment les globules du sang. Après vingt-quatre ou trente-six heures d'incubation, les vaisseaux sont parcourus par les globules du sang de l'embryon qui, déjà, reçoit l'impulsion du cœur. Ces globules sont sphériques d'abord, puis il y en a de sphériques et d'elliptiques; ils sont à peine colorés et à noyau ; on distingue très nettement les granulations dans l'intérieur, sans l'addition d'aucun réactif. Après quarante-huit heures, les noyaux seuls sont granuleux, le reste du globule paraît homogène. Après soixante-douze heures, le noyau est encore granuleux, le reste du globule étant homogène; il l'est encore au huitième jour de l'incubation dans certains cas; d'autres fois tout le globule est homogène; après cette époque, l'homogénéité du noyau et du globule est la règle. Bien entendu qu'en ce moment tous les globules sont elliptiques, ils l'étaient déjà auparavant en même temps que leur coloration rouge s'était de plus en plus prononcée.

Et remarquez bien que cette apparente homogénéité et la coloration du globule témoignent du travail chimique qui s'accomplit dans la cellule par les agents qui sont la cause immédiate de leur formation.

On admet généralement que, dans l'embryon, les globules du sang dérivent des cellules embryonnaires et qu'ils sont le résultat d'une modification de ces cellules. Nous n'avons jamais vu, M. Estor et moi, de globules dans le corps de l'embryon avant l'établissement de la circulation, c'est-à-dire avant la formation du cœur et des vaisseaux; ils nous ont toujours paru formés sur place. Mais ceci ne préjuge en rien la question de savoir comment se renouvellent les globules rouges dans le sang des adultes ou lorsque l'embryon est devenu le fœtus.

M. Lereboullet, à la suite d'études particulières sur la formation des globules sanguins dans l'embryon de quelques poissons (brochet, perche, truite), s'est exprimé comme ceci :

« On admet généralement qu'ils (les corpuscules sanguins des poissons) dérivent directement des cellules embryonnaires, et qu'ils résultent d'une modification particulière de ces cellules. Mais cette assertion, qui peut être vraie pour les vertébrés supérieurs, ne l'est pas pour les poissons. Il est plus naturel de les envisager comme des produits qui se forment de toutes pièces dans le blastème général de l'embryon (1).... » Sans doute M. Lereboullet

(1) Lereboullet, doyen de la Faculté des Sciences de Strasbourg. « De l'origine et du mode de formation des corpuscules sanguins chez des poissons. » *Annales de la Société Linnéenne de Maine-et-Loire*, 6e année, p. 80.

n'a pas eu égard aux granulations moléculaires, mais il n'en reste pas moins qu'il n'a pas vu une première cellule se transformer en globule du sang.

III. Vers le septième jour de l'incubation, les muscles contenus dans le tubercule qui représente le membre inférieur, ont la forme de tubes granuleux, contenant, très rapprochés les uns des autres, des noyaux granuleux et à nucléoles; on ne remarque aucune trace des stries qui ont fait donner à ces muscles un nom qui rappelle cette particularité. Vers le dixième jour, il en est encore de même, seulement les noyaux, moins nombreux, sont plus espacés. Les stries ne se voient ni dans les muscles des membres, ni dans le cœur. Ces muscles ressemblent, au plus haut degré, en ce moment, à des fibres musculaires striées d'animaux adultes, qui auraient séjourné quelques heures dans l'estomac d'un chien.

Nous avons observé chez quelques individus au dixième jour, chez tous peu de temps après, que les granulations se groupent très manifestement en lignes droites et parallèles, pour former les stries. Ces granulations sont évidemment plus volumineuses que les microzymas d'origine et que les granulations que l'on voyait au commencement dans le tube musculaire. Et remarquez que les stries sont d'abord granuleuses ; mais bientôt la substance qui sépare les granulations prend le même pouvoir réfringent que ces granulations elles-mêmes, et les stries apparaissent alors sous la forme de lignes continues. Je ne peux pas vous développer davantage ce sujet, mais si je vous dis qu'au vingtième jour les muscles striés sont très analogues à ceux du poulet adulte, vous admettrez avec moi que les noyaux du début, dans les tubes granuleux, étaient le lieu où les microzymas ont peu à peu acquis de nouvelles propriétés, et que de là sont issus les éléments granuleux qui, par leur union, ont formé les stries. Les recherches les plus récentes sur la structure du muscle strié adulte, me paraissent légitimer cette théorie.

IV. *Centres nerveux.* Après trente-six à quarante heures, la moelle ne paraît pas encore contenir de cellules ; elle est uniformément granuleuse dans toute son étendue, mais on commence à soupçonner une certaine condensation des microzymas sous forme globuleuse. Vers quarante-huit heures, on commence à voir la cellulosité apparaître dans la ligne centrale qui sépare les deux cordons. Après soixante-douze heures, cette cellulosité est manifeste dans toute l'étendue de la moelle ; à partir de cet instant, elle s'accentue de plus en plus. Ces cellules se forment donc sur place, comme les globules sanguins dans les vaisseaux, par une certaine condensation des microzymas.

Et il n'y a pas à hésiter, car dans tout ce travail nous surprenons les microzymas se comportant comme nous les avons vus se comporter dans le vitellus pour former les globules vitellins, dans le bouillon de levûre sucré lorsque ceux de la levûre broyée ou ceux de la Mère de vinaigre engendrent les cellules du ferment alcoolique ! Ils se réunissent, se tassent sous la forme d'une sphère et, ainsi réunis, ils se sécrètent une enveloppe, et la cellule est constituée ! Je le répète, c'est là le résultat immédiat de l'observation, non pas le fruit d'un système préconçu. Les microzymas, oui, les microzymas sont facteurs de cellules ; et ils sont aussi capables de produire les vibrioniens !

Et je suis arrivé là par déduction, et M. Estor y est venu parce que lui-même a vu et s'est rangé à mon sentiment, c'est-à-dire à l'évidence des faits expérimentaux. Et M. Estor et moi étions des défenseurs de la théorie cellulaire que nous avions admise sans restriction dans plusieurs de nos écrits et dans nos enseignements ; nous ne pouvions pas être dupes d'une illusion, puisque nous étions obligés de réformer une manière de penser que nous croyions absolument vraie !

Que nous sommes loin de la panspermie de Bonnet et de ses germes préexistants ! Panspermie que moi aussi j'avais défendue.

Ma tâche serait finie ici, puisque je vous ai conduits, en partant de l'étude du microzyma atmosphérique et de la craie, à celle des microzymas des végétaux et des animaux que je vous ai montrés évoluant en bactéries et accomplissant leur plus haute fonction, qui est de constituer les tissus de l'oiseau, et par suite ceux de tout animal et de l'homme ! Mais il faut insister, afin de vous faire voir que la nouvelle théorie de la cellulogenèse est d'accord avec un certain nombre d'observations antérieures qu'elle explique, et afin de vous prémunir contre ce que certaines personnes pourront vous dire que cette théorie n'est pas nouvelle.

L'anatomie nous révèle dans les animaux un ensemble d'organes et d'appareils admirablement disposés, merveilleusement construits, auxquels la physiologie reconnaît des fonctions déterminées. L'anatomiste armé du scalpel isole tous ces appareils, tous ces organes et nous les montre s'enchevêtrant sans se confondre. Le système nerveux, qui aboutit partout, dirige la fonction de chaque partie vers un but commun et harmonique ; le système circulatoire, qui est chargé de porter à tous les appareils, à tous les organes de nouveaux matériaux de nutrition et d'en emporter ce qui est devenu inutile ou nuisible ; le système glandulaire, où s'élaborent des produits que l'organisme utilise ou qu'il rejette définitivement au dehors comme ayant accompli leur fonction, et qui, en s'accumulant, troubleraient le fonctionnement de chaque partie ; l'appareil digestif, où les aliments, avant de pénétrer par l'absorption dans l'intérieur, subissent un premier travail d'élaboration chimique, etc. ; le système musculaire, etc. Poussant plus loin l'analyse anatomique, Bichat distingua, dans ces systèmes organisés, des parties plus simples, qu'il considéra comme les éléments de l'organisation : Ces tissus simples sont au nombre de 21 dans sa classification (1). L'impulsion imprimée au mouvement scientifique par Bichat a été immense. C'est de lui que date l'histoire vraiment scientifique des tissus. Mais il y a quelque chose de plus simple dans le tissu de Bichat, que le micros-

(1) 1. Le tissu cellulaire ; 2. le tissu nerveux de la vie animale ; 3. le tissu nerveux de la vie organique ; 4. le tissu des artères ; 5. le tissu des veines ; 6. le tissu des vaisseaux exhalants ; 7. le tissu des vaisseaux inhalants et de leurs glandes ; 8. le tissu osseux ; 9. le tissu médullaire ; 10. le tissu cartilagineux ; 11. le tissu fibreux ; 12. le tissu fibrocartilagineux ; 13. le tissu musculaire de la vie animale ; 14. le tissu musculaire de la vie organique ; 15. le tissu des membranes muqueuses ; 16. le tissu séreux ; 17. le tissu des membranes synoviales ; 18. le tissu glandulaire ; 19. le tissu cutané ; 20. le tissu épidermique ; 21. le tissu pileux.

cope seul a permis de découvrir, c'est *l'élément cellulaire*, ce que l'on a appelé *élément de formation*, *dernière unité organique*, au delà de laquelle il n'y aurait plus rien d'organisé. Vous savez qu'on s'est arrêté trop tôt et que, quand on scrute bien, on trouve que dans toute cellule, qu'il y ait ou qu'il n'y ait pas de noyau, existent ou apparaissent tôt ou tard, des parties qui ont une forme déterminée, qui sont organisées, qui sont douées d'activité chimique : *les microzymas*. Et certains tissus ne sont vivants que par les microzymas qu'ils contiennent ; et certaines productions peuvent n'être formées que de microzymas.

Ce n'est pas pourtant, vous le savez, que les histologistes n'aient pas aperçu les microzymas ; sous le nom de granulations moléculaires, ils les ont décrits et dessinés dans les tissus, dans et autour des cellules. On leur a même fait jouer un rôle dans la cellulogenèse, mais un rôle purement mécanique, non pas en tant que doués de vie et organisés.

Rien n'est plus étrange que l'histoire des tentatives faites pour expliquer la naissance de la cellule. Il est nécessaire, pour l'intelligence des Conférences suivantes, de vous en donner un aperçu.

Le savant qui s'est le plus occupé de l'origine de *la cellule*, qui a été, je crois, le premier à affirmer, en 1839, que la cellule est le point de départ de la formation des tissus, c'est T. Schwann, dont le nom reste inséparable de l'histoire de la cellulogenèse.

Mais Schwann avait eu des précurseurs. Treviranus avait déjà tenté de réduire les tissus de Bichat en parties plus élémentaires, savoir : une matière homogène ou amorphe, des cylindres ou fibres, des globules ; c'était vers 1816.

En même temps, sous l'empire du système atomique d'Epicure, des *monades* de Leibnitz, on en vint à imaginer que le corps des êtres organisés supérieurs pourrait bien être formé de particules de forme similaire. Rappelez-vous les molécules organiques de Buffon, à la réalité desquelles le microscope portait ce grand naturaliste à croire ; eh bien ! longtemps après Bichat et sa classification des tissus, Oken, un naturaliste-philosophe allemand, regardait les animalcules infusoires, les spermatozoïdes, comme étant les véritables monades vivantes, etil croyait que les organismes supérieurs, animaux et végétaux, étaient composés d'êtres animés plus petits, de ces monades vivantes ayant renoncé pour un certain temps à leur indépendance. C'est proprement le système de Buffon.

Doellinger construisait le corps avec les globules du sang.

Heusinger pensait que la sphère est l'expression de l'équilibre entre la contraction et l'expansion ; c'est pour cela que toutes les parties organisées ont été primitivement des globules. En vertu de cette théorie mécanique, il expliquait la formation des tubes, des fibres. Les globules et la matière amorphe se rencontrant dans l'organisme, ils se disposent en séries et forment des fibres ou bien des tubes. Lorsque les forces éprouvent une plus grande tension, on voit la vésicule émaner du globule, etc.

Raspail a un système à lui. Il imagine aussi un atome ou molécule organique, c'est-à-dire organisée. Cette molécule, au moment de sa formation, est formée de carbone et d'hydrogène, elle est oléagineuse ; dans l'air atmosphérique, elle absorbe l'oxygène surtout et, comme toutes les molécules liquides, elle prend la forme d'une sphère dès qu'elle est en suspension dans l'eau ; en même temps qu'elle absorbe les gaz atmosphériques, elle tend à se combiner avec des bases inorganiques, et quand toutes ces choses se sont intimement unies, la sphère se compose : 1° d'une enveloppe vésiculaire perméable à certains gaz et à certains liquides, susceptible de se développer et de croître ; 2° d'un liquide qui continue à s'organiser dans son sein. Les choses étant ainsi faites, l'auteur admet que la vésicule est un organe doué de la faculté de se reproduire à l'infini, et organisant d'après son type le liquide qui la remplit et l'anime. Ce sont là rêveries pures, et la démonstration que vous en avez eue dans le cours de cette année, c'est que Raspail cite en preuve de sa théorie le granule amylacé, lequel n'est pas du tout constitué comme il l'avait imaginé.

Le système de Raspail est tout mécanique ; la cellule est en tout comparable à un cristal : c'est par cristallisation sphérique que la cellule se constitue.

Schwann est parti du même point de vue. D'après lui, les nucléoles, les noyaux et les cellules, formés d'après le même type, sont des vésicules emboîtées les unes dans les autres ; ces vésicules sont comparables aux couches des cristaux, avec cette différence cependant que ces couches ne se touchent pas : il y a un liquide épanché entre elles. Et, continuant sa démonstration, il remarque que, de même que les cristaux s'associent fréquemment de façon à figurer des arborisations comme celles qui se forment sur les vitres gelées pendant l'hiver ou qui apparaissent dans le plomb cristallisé avec les apparences de ce que l'on appelle *l'arbre de Saturne*, de même aussi, l'organisme n'est autre chose qu'une agrégation de cristaux, mais formés de substances susceptibles d'imbibition.

D'autres auteurs ont cherché à expliquer la formation des cellules par un mécanisme différent. Ascherson prétendait former des cellules en mélangeant de l'huile et de l'albumine du sérum battus ensemble ; Panum, en mélangeant de l'albumine et du chloroforme ; Harting, en agitant de l'albumine avec du mercure. M. Melsens, enfin, a obtenu par l'agitation du blanc d'œuf en solution aqueuse, bien filtrée, ce qu'il appelle prudemment du *tissu cellulaire artificiel*. C'est un état insoluble du blanc d'œuf qui se produit par l'agitation de la solution albumineuse soit dans l'air, l'hydrogène, l'acide carbonique, soit même dans le vide. Et, ceci est très remarquable, tous les auteurs qui font ce genre d'expériences s'imaginent obtenir quelque chose d'organisé. Il y a là des confusions étranges qui sont uniquement fondées sur des apparences trompeuses; nous y insisterons plus loin.

A ces systèmes se rattachent deux conceptions de la cellulogenèse dans lesquelles interviennent les *globules élémentaires* ou *granulations moléculaires* et qui sont exactement aussi mécaniques dans leurs principes, attendu que l'on ne considérait pas les globules élémentaires comme organisés et vivants. Ces deux conceptions ont, tout naturellement, été combattues par M. Virchow et par tous les histologistes qui admettent la cellule comme l'unité vitale ! Voici textuellement comment M. Virchow décrit le mécanisme de la formation de la cellule dans chacune d'elles.

Théorie globulaire, c'est-à-dire théorie de la genèse des fibres et des cellules par les globules élémentaires. Elle suppose que pour former la fibre, les granulations élémentaires se rangent en série linéaire les unes à la suite des autres (Pl. IV. fig. 7); pour ce qui est de la cellule, elle suppose que celle-ci se forme par suite de la disposition des granulations en membrane, laquelle entoure des globules formant le contenu ou noyau (Pl. IV. fig. 7).

Théorie de l'enveloppement. « On pensait, dit M. Virchow, que dans le principe, nombre de globules élémentaires se trouvaient dispersés dans le fluide formateur (Pl. IV. fig. 7 c). Sous l'influence de diverses causes, ces molécules se rassemblaient, formant des petits tas, des petits amas (Pl. IV. fig. 7 d); ces tas devenaient le point de départ d'une production ultérieure. Par suite du différenciement intérieur de ces tas, par apposition ou par intussusception, il se formait au dehors une membrane, au dedans un noyau (Pl.. IV. fig. 7 e) (1). »

Et il n'est pas douteux que ces observations n'étaient pas sans quelque apparence de réalité expérimentale. « On s'appuyait, dit encore M. Virchow, sur la formation des premiers tissus de l'embryon, et même sur la texture des tissus plus anciens, pour affirmer la nature globuleuse des parties élémentaires.... Cette doctrine, dit encore le même auteur, a trouvé quelques faits probants dans l'embryologie. Mais.... actuellement, on ne peut considérer la fibre, le globule ou le granule élémentaire comme le point de départ du développement histologique; *on n'a plus le droit de supposer que les éléments vivants proviennent de parties non organisées;* on n'en est plus à regarder certaines substances, certains liquides comme plastiques (matière plastique, blastème, cytoblastème). Sur ces points, il s'est fait, dans ces dernières années, une révolution profonde. En pathologie, comme en physiologie, nous pouvons poser cette grande loi : *Il n'y a pas de création nouvelle ; elle n'existe pas plus pour les organismes complets que pour les éléments particuliers* (2). Bref, d'après l'auteur, le seul élément

(1) Virchow, *La pathologie cellulaire*, p. 22 et 23 (1861).

(2) Virchow, *loc. cit.*, p. 23.

anatomique vivant, c'est *la cellule ;* pour lui la granulation moléculaire n'est pas organisée, n'est pas vivante ; dès lors, M. Virchow a raison de penser que dans tous ces systèmes, la cellule, qui seule est douée de vie, qui est l'élément de l'organisation d'où part, émane l'action vitale, qui est l'élément organique, ou plutôt organisé *per se,* est le produit d'une génération spontanée, un effet sans cause. Il a d'autant plus raison de penser ainsi qu'il admet sans restriction que cet élément vivant, la cellule, « n'est actif qu'aussi longtemps qu'il se présente à nous comme un tout complet, jouissant d'une existence particulière (1). »

Il est évident que M. Virchow réagit contre le mécanicisme des savants qui ne voient dans la cellule que le produit de l'activité propre de la matière, plus ou moins analogue à celle qui détermine la cristallisation. Il lui répugne d'admettre, avec eux, que cette activité de la matière brute puisse se transformer en cette autre activité que nous appelons vie dans les êtres organisés. Il a donc cherché dans l'organisme quelque chose qu'il puisse considérer comme le support de cette activité, et il a cru que c'était la cellule ! Nous examinerons de plus près cette hypothèse. Quoi qu'il en soit, il est clair pour moi que M. Virchow s'est trompé en croyant que la granulation moléculaire n'est pas organisée, n'est pas vivante et n'est pas douée d'activité ; il a partagé l'erreur commune à tous les physiologistes, à tous les histologistes et à tous les chimistes. Et maintenant vous comprenez combien l'étude des microzymas, de leur prodigieuse activité chimique et physiologique, prouve la grandeur de cette erreur.

En réalité, ce n'est pas la cellule qui est le support de l'activité vitale, ce n'est pas en elle que réside primitivement cette activité ; c'est dans le microzyma. Et c'est parce qu'il en est ainsi que la cellule, un tissu quelconque, ne sont pas le produit d'une génération spontanée ; c'est parce qu'il en est ainsi que la cellule formée par les microzymas dans des expériences *in vitro,* aussi bien que dans l'organisme, n'est pas le résultat de l'action d'une force

(1) Virchow, *loc. cit.*, p. 3.

semblable à celle qui détermine la cristallisation. Le microzyma forme l'organisme parce qu'il est organisé, et l'organisme est doué d'activité chimique parce que le microzyma en est déjà doué.

Tous les faits que je vous ai fait connaître dans cette Conférence démontrent qu'une cellule antérieure n'est pas nécessaire pour expliquer la formation d'autres cellules. Dans l'embryon, tous les tissus se forment plus ou moins rapidement, d'une manière plus ou moins analogue, sans qu'on aperçoive d'abord une cellule présider à leur développement. Sur des plaques ou dans des masses uniformément granuleuses, où l'on n'aperçoit d'autre élément figuré que le microzyma, on reconnaît, à un moment donné, les formes cellulaires en voie de formation et se complétant peu à peu. Jamais dans un liquide on ne voit se former une cellule ou un vibrionien sans qu'on note préalablement les microzymas qui en sont le point de départ. Les observations que l'on peut faire pendant le développement embryonnaire sont certainement concluantes, et M. Virchow lui-même ne les conteste pas; mais nous verrons que dans un organisme déjà adulte, des cellules se forment par les microzymas suivant le même mécanisme. Encore une fois, pour qu'une cellule naisse, il n'est pas besoin d'une cellule antérieure : le microzyma et le milieu que son activité chimique se crée au sein de la masse qui le contient, suffisent.

Je vous ai expliqué comment et par quel mécanisme une cellule se détruit, un tissu disparaît par régression. Nous avons, M. Estor et moi, cherché dans nos observations sur le développement des tissus de l'embryon du poulet, la contre-épreuve de la théorie que je viens de développer. Il en résulte ceci, qui pouvait être prévu : de même que par *progression* les microzymas sont des facteurs de cellules, toute cellule, tout tissu, reviennent au microzyma par *régression*.

L'embryon d'un œuf à la couveuse, âgé de dix-sept à dix-huit jours, est mort depuis trois ou quatre jours. Pour le faire mourir, il suffit de le laisser pendant quelques heures au froid; puis on le remet à la couveuse pendant le temps indiqué. Les muscles ont subi une transformation régressive : les tubes qui existaient dans un embryon du même âge, se sont plus accusés : les masses musculaires sont remplies d'une foule de microzymas isolés dont beaucoup sont accouplés en 8 de chiffre. Dans les membres on découvre quelques rares bactéries. Dans le cœur, les bactéries, longues, grêles et immobiles, sont très nombreuses. Dans le foie, on trouve des bactéries à tous les degrés de développement : microzymas isolés en foule, très mobiles, beaucoup d'associés; petites, moyennes et grandes bactéries qu'il est impossible de ne pas considérer comme les divers degrés du développement des mêmes microzymas.

Ainsi l'embryon du poulet peut mourir dans l'œuf, avant son complet développement et, dans les conditions de notre expérience, sans qu'il s'y putréfie ; j'entends sans le cortège des phénomènes qui accompagnent la putréfaction proprement dite. On peut ainsi observer la régression de tous les tissus qui formaient ses différents centres d'organisation : leur retour à la forme granuleuse et la transformation des microzymas isolés en microzymas accouplés et en bactéries. Et comme il est impossible de soutenir que, dans ces circonstances, les microzymas et les bactéries ont pour origine des microzymas ou germes venus de l'air, il en résulte que les microzymas de l'œuf avaient eux-mêmes subi l'influence de l'incubation ; ils ont acquis l'aptitude d'évoluer plus aisément en bactéries que dans l'œuf secoué des expériences de M. Donné ou des autres expériences que je vous ai citées. En même temps qu'ils sont devenus plus aptes à évoluer en bactéries, leur substance a changé de propriétés ; dans le jaune de l'œuf ils disparaissaient aisément quand on les traitait par la potasse ou par l'acide acétique, maintenant ils disparaissent plus difficilement ou ne disparaissent plus, se comportant comme des microzymas d'adultes quand on les soumet à l'action des mêmes agents.

Encore une fois, la conclusion la plus générale qui découle des faits variés que nous venons d'étudier, c'est que la cellule ne naît pas nécessairement d'une autre cellule ; elle n'est pas le dernier élément morphologique de l'organisation et de tout phénomène vital ; elle n'est pas l'élément organique ou organisé essentiel. L'élément qui est le support de la vie, c'est le microzyma.

On a dit que l'action vitale ne doit pas, en dernière analyse, être rejetée au delà de la cellule : c'était se prononcer prématurément. La cellule n'est pas l'élément histogénique permanent : son existence étant transitoire, elle ne peut pas être réputée l'unité vitale. Au delà de la cellule, il y a le microzyma ; celui-ci forme la cellule, et il reste quand elle est détruite. Le microzyma est immanent quand on le compare à la cellule ; c'est lui qui est le support de l'action vitale, de la vie ; c'est lui qui est l'élément organisé primordial.

DIXIÈME CONFÉRENCE

Sommaire. — Postulatum.— La théorie cellulaire et son insuffisance. — Signification philosophique de la théorie cellulaire. — Théorie du blastème. — Théorie du protoplasma. — Elles aboutissent à l'hétérogénie. — Matière vivante et organisation. — Il n'y a pas de matière vivante : il y a des appareils vivants. — Un tissu, une cellule, un être organisé quelconque ne sont vivants que par les microzymas qui les ont formés. — Résumé et conclusions.

Messieurs,

Les considérations par lesquelles j'ai terminé la précédente Conférence étaient comme le résumé de la doctrine que j'expose depuis le commencement, pour ainsi dire, de nos réunions. Mais au moment d'aborder la partie, non pas la plus importante, mais la plus grave, à cause des conséquences, de cette doctrine, il faut insister davantage, afin de vous bien pénétrer de la vérité que tant de faits font ressortir, savoir : que le microzyma est le seul élément anatomique permanent de l'organisme, celui dans lequel est concentrée toute l'activité physiologique et chimique, et, pour tout dire en un mot, l'activité *vitale* de cet organisme. Et, si cela est, je peux poser le *postulatum* suivant, que tant de théorèmes démontrés rendent légitime, savoir :

Les microzymas sont au commencement et à la fin de toute organisation. Ils sont ce par quoi un organisme, une cellule, un tissu, sont vivants. Plus généralement encore : *tout organisme est réductible au microzyma.*

Pour faire admettre ce postulatum comme nécessaire et démontré, et pour pouvoir, ensuite, en déduire légitimement toutes les conséquences, non seulement celles qui ont trait à la physiologie générale et particulière, mais surtout à la pathologie, il faut d'abord combattre les préjugés qu'ont fait pénétrer dans les esprits deux fameuses théories : la *théorie cellulaire* et la *théorie des blastèmes et protoplasmas*, lesquelles sont actuellement en possession de répondre aux deux questions que voici :

« Qu'est-ce, pour un être vivant, qu'être organisé? »

« Qu'est-ce que la matière vivante? »

Le moment est venu de les faire connaître plus exactement, pour les critiquer et en faire ressortir l'insuffisance. Il faut rechercher si elles ont répondu aux deux graves questions qu'elles prétendaient résoudre et, de plus, si l'une d'elles, admise par M. Pasteur lui-même, au moins implicitement, n'est pas le triomphe de la doctrine des générations spontanées dans ce qu'elle a de plus essentiel!

La théorie cellulaire et son insuffisance. Un auteur, célèbre par son talent et son savoir, autant que par sa haine manifestée contre notre Nation, a considéré la Cellule d'un point de vue particulier qu'il faut mettre en lumière, afin de bien préciser la différence qui est entre la *théorie cellulaire* et la *théorie du microzyma*. M. Virchow, après Küss, toutefois, car le professeur de physiologie qui a été un de mes maîtres à la Faculté de Strasbourg a enseigné la même doctrine avant lui, n'a considéré comme vivante que la matière structurée, quelque chose de morphologiquement défini en quoi la vie est concentrée, qui est *la cellule.*

Selon Küss et M. Virchow, la cellule est « l'élément organique *per se.* » « L'action vitale émane de cet élément. » La cellule « est le dernier élément morphologique de tout phénomène vital; et l'action vitale ne doit pas, en dernière analyse, être rejetée au delà de la cellule..... L'élément vivant n'est actif qu'aussi longtemps qu'il se présente à nous comme un tout complet, jouissant d'une existence particulière (1). »

Et, dans son livre de *La pathologie cellulaire*, dont la traduction française, par M. Paul Picard, parut en 1861, M. Virchow se pose nettement en négateur de la génération spontanée, tant il a foi dans la réalité de la théorie cellulaire. Ecoutez :

« En pathologie, dit-il, comme en physiologie, nous pou-

(1) R. Virchow, *La pathologie cellulaire ;* traduction de Paul Picard, p. 3 (1861).

vons poser cette grande loi : *Il n'y a pas de création nouvelle ; elle n'existe pas plus pour les organismes complets que pour les éléments particuliers.* De même que le mucus saburral ne forme pas un tœnia, de même qu'un infusoire, une algue, un cryptogame ne sont pas produits par la décomposition des débris organiques végétaux ou animaux ; de même en histologie physiologique et pathologique, nous *nions la possibilité de la formation d'une cellule par une substance non cellulaire. La cellule présuppose l'existence d'une cellule (omnis cellula a cellula)*, de même que la plante ne peut provenir que d'une plante et l'animal d'un autre animal (1). »

Oui, affirmez avec M. Virchow que la génération spontanée est une chimère et que tout ce qui est organisé procède de ce qui l'est déjà. Seulement, nous allons rechercher si la cellule est bien réellement l'élément organisé primordial et si *l'action vitale* n'émane que de la cellule. En attendant, aux énoncés qui précèdent, M. Virchow ajoute les suivants qui les accentuent :

« La cellule animale répond à l'utricule primordial de la cellule végétale (2). »

« La cellule représente une forme élémentaire qui sert de base à tous les phénomènes vitaux (3). »

« Une seule forme élémentaire (la cellule) traverse tout le règne organique, restant toujours la même : *on chercherait en vain à lui substituer autre chose*, rien ne peut la remplacer (4). »

La cellule est donc l'unité vitale et

« L'animal comme le végétal *représente une somme d'unités vitales*, qui portent chacune en elles-mêmes les caractères complets de la vie (5). »

« La constance de la cellule permet d'affirmer, de la manière la plus positive, qu'elle est l'élément caractérisant tout ce qui a vie, sans la préexistence duquel aucune forme vivante ne peut exister et auquel sont liées la marche et la conservation de la vie (6). »

En soutenant ainsi que la cellule est *le dernier élément*

(1) Virchow, *loc. cit.*, p. 23. (2) Ibid., p. 7. (3) Ibid., p. 11. (4) Ibid., p. 11. (5) Ibid., p. 12. (6) Ibid., p. 7.

morphologique de tout phénomène vital; que l'action vitale ne doit pas, *en dernière analyse*, être rejetée au delà de la cellule, laquelle est l'élément organisé *per se*, c'est-à-dire *qui est ce qu'il est*, *le support de la vie*, il est évident que l'auteur énonce une opinion philosophique très respectable et profondément vraie que voici : la cellule est formée de matière, et il affirme que cette matière n'est pas le tout de la cellule ; que c'est par transcendance qu'elle y est vivante. Et c'est si bien sa pensée qu'il s'est élevé avec force contre les systèmes de la formation mécanique, chimique ou par cristallisation de la cellule; certaines formes utriculaires, qui peuvent se former ainsi dans des expériences de laboratoire, ne sont que des pseudo-cellules : ces formations ne sont pas vivantes. Enfin M. Virchow nie que la cellule puisse naître par génération spontanée, et s'élève contre la théorie des blastèmes. Bref, en employant le langage des mathématiciens, on peut dire que, pour M. Virchow, la cellule est la *différentielle* de l'organisation, de même que le point est la différentielle de la ligne ou, comme s'exprime M. Grasset (1), elle est la limite de la divisibilité physiologique comme l'atome est la limite de la divisibilité chimique! Et s'il y a un fond quelconque de vérité dans la théorie cellulaire, c'est celui-là.

Ainsi une cellule ne peut provenir que d'une autre cellule, de même que la plante ne peut provenir que d'une plante et l'animal d'un autre animal; et M. Virchow ajoute excellemment : « Quand bien même on ne serait pas certain de la génération de certaines parties du corps, le principe n'en est pas moins démontré. Dans toute la série des êtres vivants, plantes, animaux ou parties constituantes de ces deux règnes, il est une *loi éternelle*, c'est celle du développement continu. Le développement ne peut discontinuer; une génération ne saurait de soi-même commencer une série de développements nouveaux (2). »

Par là vous voyez que M. Virchow cherchait dans l'organisme un élément anatomique constant, irréductible, le plus

(1) Grasset, *Des phénomènes histologiques de l'inflammation*, etc. In *Gazette médicale de Paris*, (1873).

(2) Virchow, *loc. cit.*, p. 24.

simple, possédant l'activité vitale, restant intact au milieu de la fonction, ne se détruisant pas et conservant son autonomie (1).

Bref, la matière n'est vivante que sous la forme cellulaire. La cellule se nourrit, et elle communique la vie qui est en elle, à la matière qu'elle s'est assimilée. Et la matière cellulaire peut émaner de la cellule sous la forme d'une nouvelle cellule semblable, emportant avec elle, avec la forme, la vie et les propriétés dont la cellule mère était douée.

Cet élément important et nécessaire, M. Virchow l'a-t-il trouvé ? Et si la cellule n'est pas cet élément organisé constant et irréductible, quel est-il ?

Cette recherche n'est pas sans un très grand intérêt philosophique. Vous vous souvenez que Buffon, ce génie encyclopédique élevé, n'avait pas dédaigné de s'appliquer à cette recherche. Ses observations microscopiques l'avaient porté à regarder ce qu'il appelait *molécules organiques*, comme étant primitivement vivantes ; ces molécules il les supposait animées, et capables de s'arranger suivant les exigences du *moule intérieur* pour constituer l'organisme ; quant à celles qui ne trouvaient pas d'emploi, il admettait qu'elles étaient tenues en réserve, dans l'organisme même, pour de nouveaux besoins. Selon Buffon, un organisme est vivant parce que toutes ses parties sont réductibles à des particules vivantes. Je n'insiste pas, car je vous ai déjà montré les vices du système de Buffon qui, profondément philosophique, est ce qu'il pouvait être selon la science de son temps, avec les moyens d'investigation qu'il possédait. Oken, naturaliste allemand, longtemps après, a adopté le même point de vue. Et les *germes préexistants* de Bonnet, universellement répandus, comme les *molécules organiques* de Buffon, étaient une conception qui devait satisfaire au même besoin de quelque chose de vivant, d'indestructible, d'autonome, d'irréductible, qui fût le support de la vie. Malheureusement ces conceptions, philosophiquement vraies et nécessaires, au fond, ne reposaient sur aucune donnée expérimentale rigoureuse.

(1) Virchow, *loc. cit.*, p. 9.

M. Virchow est un savant de la même race ; lui aussi a cherché le corps, la forme, l'être qui est le support de la vie, l'élément organisé primordial, et il a cru que c'était la cellule. Mais, bien que fondée sur des observations poursuivies avec infiniment de sagacité, *la théorie cellulaire* est insuffisante, et M. Virchow s'est trompé. Elle est si bien insuffisante qu'elle a été abandonnée par presque tous les histologistes comme ne rendant pas compte des faits. La théorie du protoplasma l'a remplacée, et l'on est revenu au point de départ, la formation spontanée de la cellule dans ce protoplasma que l'on suppose doué de vie bien que dénué de structure. Vous connaissez ma manière de voir : la théorie du protoplasma est erronée dans sa conception actuelle, autant qu'incomplète : il n'y a de vivant en lui que le microzyma, de même que dans un blastème. Mais vous savez aussi, d'après ce que je vous en ai dit, que la cellule est nécessaire ; sans la cellule qui le renferme, le microzyma ne pourrait pas manifester toutes ses activités. Bref, le microzyma est cet élément organisé, irréductible, sans lequel l'organisation, la vie ne se pourrait concevoir et qui satisfait à la fois l'esprit philosophique et les nécessités de la physiologie et de l'histologie. Et pour qu'il ne reste pas de doute dans vos esprits, il faut accumuler les preuves et vous montrer ce qu'est la cellule dans son essence, d'après M. Virchow lui-même, et vous prouver qu'elle ne possède pas la stabilité, l'autonomie que ce savant a cherchée avec tant de supériorité et de talent.

La notion de cellule, appliquée aux animaux, a été empruntée aux botanistes, dont les études sur le tissu utriculaire végétal y a fait découvrir des corpuscules plus ou moins réguliers de forme, ronds ou polyédriques, selon qu'ils sont plus ou moins pressés les uns contre les autres.

Schwann a cherché à démontrer l'identité de la cellule végétale et de la cellule animale ; mais, M. Virchow, s'appuyant sur ce que la cellule animale n'a pas deux membranes d'enveloppe dont une formée de cellulose, et sur ce qu'elle est azotée dans toutes ses parties, a conclu que la cellule animale est l'analogue de l'utricule primordial des végétaux, lequel contient comme elle une matière azotée (protoplasma) (1).

Robert Brown avait, d'autre part, découvert un noyau dans certaines cellules végétales, et M. Virchow fit jouer un très grand rôle à ce noyau dans sa conception de la cellule.

Selon cet auteur, la cellule, pour mériter ce nom, doit être composée de deux parties : la membrane d'enveloppe qui peut être arrondie, anguleuse, étoilée.... et un noyau qui, dès le principe, possède une composition différente de celle de la membrane (2). Le noyau (*nucleus*), quelle que soit la forme de la cellule, varie peu ; sa forme est ronde ou ovale ; il est la partie de la cellule qui se retrouve avec la plus grande constance, sans modification remarquable de forme (3). Cependant le noyau peut être difficile à reconnaître ; dans certaines cellules, il peut même disparaître complètement, tandis que la forme de la cellule se conserve. De son côté, le noyau, dans les cellules développées, renferme le *nucléole ;* mais on ne peut pas dire que celui-ci soit indispensable à la vie de la cellule (4), car il n'a pas été possible de le découvrir dans beaucoup de jeunes éléments.

Il est inutile, pour l'objet que j'ai en vue, d'insister sur les particularités de forme des cellules plus ou moins irrégulières que l'on observe dans certains tissus : ganglions lymphatiques, ganglions nerveux, cartilage, etc. ; toutes ces cellules contiennent invariablement le noyau. Mais voici quelques considérations par lesquelles M. Virchow initie son lecteur à sa manière de comprendre la fonction de la cellule et de ses diverses parties.

« Le noyau, dit-il, sert peu à la fonction de la cellule, à l'action spécifique de l'élément.... il contribue au maintien et à la multiplication de la cellule (5). »

« Le noyau, cependant, est le point de départ des altérations de la cellule : en voyant l'aspect du noyau, on pourrait dire ce que deviendra la cellule (6). »

« Les formations cellulaires qui perdent leur noyau sont transitoires : elles se détruisent, disparaissent, se dis-

(1) Virchow, *loc. cit.*, pp. 4, 5, 6, 7, 8, etc. (2) *Loc. cit.*, p. 10. (3) Ibid., p. 7. (4) Ibid., p. 8. (5) Ibid.. p. 8. (6) Ibid., p. 10.

solvent et meurent. Le corpuscule sanguin, par exemple, est une cellule sans noyau ; il possède une membrane et un contenu rouge, mais c'est tout ce que l'œil exercé peut y découvrir (1). »

Mais, en outre, la cellule est remplie, en plus ou moins grande abondance, d'une substance dont la composition est différente de celle du noyau (2). Pourtant, dans les divers tissus, deux choses représentent la cellule : la membrane et le noyau (3).

Il y a un échange moléculaire qui se fait à l'intérieur de la cellule et qui ne touche pas la totalité de l'élément (4). Et dans les tissus où existe une substance intercellulaire, la cellule régit, outre son propre contenu, une certaine partie de la substance qui l'entoure (5).

Et, je vous en prie, notez bien ceci :

Les propriétés spéciales que telles cellules possèdent dans certaines localités de l'organisme, et sous l'influence de diverses conditions, *semblent liées aux propriétés variables du contenu cellulaire* (6) ; et ces propriétés, *la cellule ne les doit point à la membrane d'enveloppe ou à son noyau, mais bien à son contenu* et aux diverses substances intercellulaires qui sont situées en dehors de la cellule (7) ; et ce sont ces deux dernières parties qui régissent les différences fonctionnelles, physiologiques des tissus.

C'est là comme le résumé de la théorie cellulaire : d'une part, la cellule est représentée par la membrane et par le noyau ; mais ce noyau et cette membrane ne sont, d'après M. Virchow, doués d'aucune activité, et les propriétés de telles cellules sont liées à celles du contenu qui est variable. D'autre part, on a de la peine à comprendre comment la cellule peut devoir quelqu'une de ses propriétés à la substance qui est située en dehors d'elle. Cependant ce noyau, qui est supposé dénué d'activité, n'en serait pas moins le point de départ des altérations qui se manifestent dans la cellule. En outre, M. Virchow reconnaît qu'il y a des cellules transitoires, celles qui peuvent perdre leur noyau ! On ne comprend guère qu'un élément autonome puisse être tran-

(1) Virchow, *loc. cit.*, p. 9. (2) *Loc. cit.*, p. 10. (3) Ibid., p. 11. (4) Ibid., p. 3. (5) Ibid., p. 13. (6) Ibid., p. 11. (7) Ibid., p. 11.

sitoire, et comment le noyau, qui est un des caractères sans lequel la cellule n'existe pas, puisse se perdre. Et il y a d'autres cellules qui sont aussi transitoires que le globule sanguin : je vous l'ai fait voir. Tout le livre de M. Virchow est là pour nous montrer combien la cellule peut varier, et on peut citer des Traités d'histologie qui ont un chapitre consacré à la destruction de la cellule. Et je n'ai pas l'intention de faire ici l'histoire des vicissitudes de la théorie cellulaire : cellules sans enveloppe formées seulement d'un noyau entouré de protoplasma ; cellules représentées seulement par le noyau, etc.

La cellule n'est donc pas l'élément anatomique essentiel, primitif des tissus, dont la physiologie et la chimie ont également besoin, et l'*omnis cellula a cellula* n'est pas l'énoncé d'une vérité expérimentale; c'est une hypothèse qui n'a pas été vérifiée dans toute son étendue.

A l'égard de l'activité de la cellule, M. Virchow l'a plutôt admise que démontrée ; son étude s'est concentrée sur les changements qui surviennent en elles dans les maladies, mais sans remonter à la cause de ces changements. Il a bien observé que les propriétés de la cellule ne résident ni dans l'enveloppe, ni dans le noyau, mais qu'elle les doit à son contenu, dont les propriétés sont variables ; mais de la nature de ce contenu il ne sait rien, et quand il a été amené à parler des granulations ou globules moléculaires, ç'a été pour nier leur organisation et pour leur dénier toute activité.

Sans doute la cellule est un élément nécessaire de l'organisation, et elle est vivante ; j'ai essayé de vous expliquer son rôle comme appareil et de vous faire comprendre qu'elle n'est chimiquement active que par les microzymas qui ont servi à la former. Sans doute elle concourt à la formation des tissus, mais il y a des tissus dont de vastes étendues sont dépourvues de cellules et qui pourtant sont vivants ; comme il y a des tissus sans vaisseaux, sans nerfs et qui n'en vivent pas moins.

M. Virchow, comme tous les histologistes anatomo-pathologistes, a vu les granulations, et il les dessine dans ses figures. Il reproduit même un dessin de Schleiden sur la formation des cellules dans le contenu du sac embryonnaire du *Vicia faba* peu de temps après la fécondation. Dans le liquide transparent, appelé *liquide formateur*, *blastème*, *cytoblastème*, on voit nager des granulations que l'on désigne comme étant de la substance protéique. Autour de ces granulations qui sont plus volumineuses, se groupent des granulations plus petites provenant du blastème, c'est le *nucléole;* alors une nouvelle masse de granulations produit le *cytoblaste* ou *noyau;* le nucléus étant entouré de sa membrane, une nouvelle addition de granulations et de protoplasma s'entourait à son tour d'une membrane, et c'était la cellule. Mais, dit M. Virchow, cette théorie « est presque entièrement abandonnée, et il n'existe aucun fait pour en démontrer la justesse et la vérité (1). »

Mais c'était là une erreur, même à l'époque où M. Virchow prononçait ce jugement. Dans la réalité, il y a toujours eu des partisans de la formation blastématique de la cellule ; mais leur conception était erronée et M. Virchow la repoussait parce qu'elle conduisait à l'hypothèse de la génération spontanée de la cellule, voire de l'ovule lui-même. Souvenez-vous que dans le liquide du sac embryonnaire après la fécondation, Schleiden ne voyait que de la gomme, du sucre et des granulations de substance protéique ou albuminoïde, c'est-à-dire des substances chimiques et, par suite, non vivantes, non organisées. Et Schwann, qui a appliqué le système de Schleiden à la genèse de la cellule animale, ne voyait pareillement, dans le milieu où la cellule apparaît, que de la matière purement chimique ; il en était si convaincu qu'il n'admettait pas les explications téléologiques dont la physiologie ne peut pas se passer ; il croyait que l'organisation ne se développe pas d'après un plan, une idée déterminée, mais d'après les lois aveugles de la nécessité et des forces qu'il supposait les mêmes que celles qui agissent dans la matière inorganique pour former les cristaux.

Henle s'était élevé contre le système de Schwann, d'après lequel la cellule est le résultat d'une cristallisation ; et pour vous convaincre que Henle considérait les granulations

(1) Virchow, p. 8-9.

comme organisées, je vais vous lire sa réfutation de Schwann :

« Tout en accordant, dit-il, que les trois portions essentielles de la cellule élémentaire se produisent de la manière et suivant l'ordre de succession que Schwann se figure, cependant il existe une différence considérable, dont lui-même parle en passant, entre les couches d'un cristal et celles d'une cellule, puisque ces dernières, notamment le noyau et la cellule, ne se ressemblent pas sous le point de vue chimique. D'ailleurs, il est encore incertain que le noyau se produise jamais comme une vésicule autour du nucléole et que la cellule se forme toujours comme une vésicule autour du noyau. Les choses se passent certainement d'une toute autre manière dans beaucoup de cas : le noyau se développe aux dépens des granulations, celles-ci *se confondent ou se fluidifient*, et l'opération est donc précisément inverse de celle qui a lieu dans la cristallisation, dans laquelle des corps dissous passent à l'état solide. Si maintenant on voulait admettre que la cellule et le noyau sont des formes secondaires, et si l'on prétendait considérer les granulations élémentaires comme *des cristaux organiques*, il y aurait à objecter que ces granulations elles-mêmes se composent déjà de deux substances unies, non pas chimiquement, mais seulement d'une manière mécanique, l'enveloppe albumineuse et la gouttelette de graisse incluse. L'analogie entre les cellules et les cristaux se réduit donc à ce que les uns et les autres sont des corps de figure déterminée, qui se déposent d'un liquide ; les autres traits de ressemblance sont accidentels, ou tiennent à certaines lois générales de l'attraction, qui déploient leur influence, tant dans la cristallisation que dans la formation des cellules (1). »

Ces *granulations élémentaires*, déjà composées de deux substances unies mécaniquement, que Henle refusait de considérer comme *des cristaux organiques*, rappellent aussi *les molécules organiques* de Buffon et les granulations moléculaires des auteurs modernes. Dans un autre endroit

(1) Henle, *Traité d'anatomie générale*. Traduction de A. J. L. Jourdan, t. I, p. 170 (1843).

de son livre, Henle en parle comme ceci, quand il veut résumer l'histoire de l'histologie :

« Nous sommes arrivés à ce résultat, dit-il, que l'organisme se compose d'un certain nombre de *parties élémentaires, monades* ou *atomes organiques*, qui, dominés et retenus ensemble par *une puissance soustraite à nos moyens d'investigation,* s'arrangent et se développent conformément à un type.. Ces monades sont douées de *forces particulières,* car il leur suffit d'une source commune, le jaune ou le sang, pour *former et nourrir toutes les cellules*, chacune selon son espèce (1). »

Oui, ces monades, ces atomes organiques sont bien les mêmes choses que Buffon concevait sous le nom de *molécules organiques* et, jusqu'à un certain point, que les *Monades* d'Oken ! Et cette *puissance soustraite à nos moyens d'investigation*, qui *retient* et *domine* ces monades, qu'est-ce que c'est, si ce n'est ce que Buffon appelait le moule intérieur, et Bonnet une *matrice.*

Et Henle était si convaincu que la cellule n'est pas l'unité vitale, lui qui la connaissait si bien, qu'il s'exprime comme ceci :

« L'anatomie générale, pour être la science des parties élémentaires efficaces du corps, devrait donc aujourd'hui partir de ces monades, commencer par en étudier la structure, la formation, les forces, les propriétés chimiques et physiques, puis en faire naître les tissus, qui ne sont autre chose que des agrégats d'une multitude de particules élémentaires homogènes (2). »

Certainement les *atomes organiques* de Henle ne sont autre chose que les *granulations moléculaires* des auteurs, toutes ces choses plus petites que les globules du sang ou que d'autres productions que l'on a désignées plus tard sous le nom de cellules, et qu'on a fini par distinguer des animalcules infusoires et des animalcules spermatiques que Oken (3) regardait comme étant les véritables monades.

Je vous l'ai déjà dit, lorsque j'ai été amené à considérer

(1) Henle, *loc. cit.*, p. 131.

(2) Ibid., p. 131.

(3) Ibid., p. 125

certaines granulations moléculaires des tissus animaux et végétaux, comme étant des microzymas, j'étais partisan de la théorie cellulaire. Notre professeur de physiologie, à Strasbourg, M. Küss, nous enseignait que la base de toutes les activités organiques, c'est la cellule. Il en distinguait quatre espèces :

Le globule sanguin ;
Le globule épithélial ;
Le globule nerveux ;
Le globule embryonnaire ou histogénique.

Et il nous disait que le caractère essentiel de la cellule, c'est l'altérabilité, la mobilité de sa constitution. Une cellule qui existe aujourd'hui, disait-il, peut ne plus exister demain. Cette mobilité de sa substance, cette altérabilité constituaient, selon lui, essentiellement, le phénomène vital. La cellule naît pour se détruire. Il n'invoquait pas l'*irritabilité*, pour rendre compte de l'activité des tissus : cette activité, il la voyait résidant dans la cellule. Et c'est à tort que l'on a représenté Küss comme un des ardents propagateurs de la théorie des blastèmes. Pour Küss, la cellule est bien l'élément fondamental ; elle est *un organisme* dans lequel s'accomplissent des phénomènes de nutrition indépendants, mais au profit de l'ensemble, par l'assimilation qui en est la conséquence (1). Küss, au lieu d'être un propagateur de la théorie des blastèmes, en a été le négateur constant ; il y a plus, il est le précurseur de M. Virchow par la façon dont il a conçu le rôle de la cellule en pathologie. Je vous en donnerai des preuves. Mais Küss, tout en étant un des créateurs de la théorie cellulaire, je viens de vous le dire, nous enseignait qu'elle est un organisme transitoire, se formant et se détruisant sans cesse, sans s'expliquer autrement sur la cause de sa destruction.

Sans doute, la cellule reste, dans l'état normal, toujours la même, chacune dans le lieu où elle est appelée à exercer sa fonction ; mais avec des apparences différentes selon qu'elle est au repos ou qu'elle fonctionne. « Chez l'homme à jeun, dit Küss en parlant de l'épithélium de l'intestin, la cellule,

(1) Küss, *Mémoires de la Société de médecine de Strasbourg*, t. I, p. 273 (1850).

dans l'inaction, se trouve réduite aux éléments qui entrent dans sa composition comme organe solide ; elle est vide et transparente parce qu'elle ne fonctionne pas. Pendant la digestion, elle contient des gouttelettes graisseuses, et il n'y a pas à hésiter, ces gouttelettes il faut les attribuer à sa fonction d'organe qui assimile et qui transmet la substance alimentaire, préparée par lui, aux courants circulatoires voisins. »

De la théorie des blastèmes, Küss ne nous en a jamais parlé que pour la combattre ; des théories mécaniques de la cellulogenèse, il ne voulait pas entendre parler. Bref, Küss doit être considéré comme le précurseur de M. Virchow ; c'est de sa doctrine que j'ai été nourri pendant tout le cours de mes études médicales.

J'étais donc mal préparé pour l'édification d'une théorie différente, pour découvrir l'élément organisé primitif, celui dont la cellule procède. Aussi est-ce peu à peu, par déduction, que s'est développée la doctrine nouvelle que je continue de développer devant vous. Il ne faut pas, cependant, vous imaginer que tout soit inexact dans la théorie cellulaire. Je ne conteste pas le rôle considérable de la cellule, mais je dis que ce rôle est secondaire ; la cellule n'est que par le microzyma, n'est régie que par le microzyma. Mais de ce que le microzyma forme la cellule, primitivement, il ne s'ensuit pas que celle-ci ne puisse se reproduire.

Certainement une cellule peut provenir d'une autre cellule, c'est un fait constaté ; d'ailleurs, à elle seule, la cellule peut constituer un organisme ; il y a des êtres qui sont réduits à la cellule et qui vivent et se reproduisent à l'état unicellulaire. En vous parlant de cellules transitoires d'après Küss, il s'agissait de celles qui fonctionnent dans les organismes supérieurs, dont elles sont des éléments secondaires nécessaires ; nécessaires à la fois comme éléments de structure et comme appareils à double fonction : chimique et physiologique. Ces sortes de cellules ne peuvent se développer, vivre, fonctionner régulièrement, que dans le lieu et le milieu qui les voit naître ou se transformer ; certaines d'entre elles, lorsque la fonction est accomplie, se détruisent et disparaissent sans retour : elles ne se reproduisent pas ;

l'ovule, la cellule spermatique par exemple, ou les spermatozoïdes qui y naissent : nous reviendrons plus loin sur ces particularités.

La levûre de bière et d'autres analogues sont des organismes unicellulaires. Combien ils diffèrent des cellules des êtres supérieurs, végétaux ou animaux!

La levûre de bière est une cellule vivante qui, dans le milieu fermentescible capable de lui fournir tous les éléments de nutrition dont elle a besoin, peut en organiser d'autres qui, devenues indépendantes, à leur tour, deviennent mères d'une innombrable filiation. Cependant, morphologiquement, les cellules de levûre ne diffèrent pas essentiellement des cellules que l'on trouve dans des organismes plus compliqués. Et n'est-il pas digne d'attention qu'en se multipliant ainsi, elles conservent, avec la forme, la fonction de la cellule mère? Il y a des protozoaires qui sont dans le même cas : les auteurs spéciaux en ont décrit les divers modes de multiplication. Les organismes supérieurs contiennent des cellules qui se peuvent reproduire suivant l'un ou l'autre de ces modes. Il y a donc des êtres organisés dont la structure est très simple et qui vivent sans vaisseaux et sans système nerveux.

Certains tissus des animaux, même des plus élevés en organisation, n'ont ni capillaires, ni nerfs et, sur de grandes étendues, ils n'ont pas de cellules ; ces tissus sont en quelque sorte isolés dans l'organisme dont ils font partie et ne sont unis aux tissus voisins que par contiguité : ils sont vivants pourtant! quel est donc l'élément organisé capable de leur conserver la faculté de vivre?

Mais, toutes les cellules de l'organisme et chacune en particulier, dans chaque centre d'organisation, ont leur individualité, leur existence et leur fonctionnement distinct et propre; aucune ne communique directement ni avec les capillaires du système vasculaire, ni avec les nerfs. Bref, chacune a son autonomie : l'hématie dans le sang, la cellule hépatique dans le foie, la pancréatique dans le pancréas, la gastrique dans les glandes stomacales, etc., tout comme la levûre de bière dans le brassin du brasseur ou le microzyma et la bactérie dans le milieu qui peut les nourrir. Et chacune de ces cellules, dans son centre ou dans le milieu approprié, vit, c'est-à-dire agit physiologiquement et chimiquement comme un appareil dans lequel les matériaux du milieu ambiant se transforment. Oui certes, la cellule est un élément important de l'organisation! Mais, encore une fois, c'est un organisme transitoire, qui ne remplit pas les conditions de l'élément organisé essentiel, autonome, ayant la vie en soi par destination primitive, que la philosophie recherche.

Je le répète, cet élément essentiel, c'est le microzyma.

Les microzymas représentent ces *parties élémentaires*, *monades* ou *atomes organiques* que Henle cherchait sans les trouver; ils sont ces éléments primordiaux qui, « dominés et retenus ensemble par une puissance soustraite à nos moyens d'investigation, s'arrangent et se développent conformément à un type. » Lorsque j'ai distingué le microzyma comme ferment figuré, je ne savais rien des œuvres de Henle, pas plus que je ne connaissais les molécules organiques de Buffon ou les granulations moléculaires des auteurs. Même après avoir fait des études médicales, pendant longtemps, je les ai considérés comme de vulgaires ferments, et avec M. Estor je les ai d'abord regardés comme les germes des bactéries; ce n'était qu'une partie de la vérité. Plus tard seulement j'ai compris la haute portée de leur rôle, leur signification physiologique et pathologique. Certes, si Henle, et Buffon avant lui, avaient connu leur structure, la loi de leur développement, leurs forces avec leurs propriétés physiques, chimiques et physiologiques, leur esprit philosophique ne les eût pas repoussés comme on repousse une chimère : oui, ils auraient admis qu'ils jouent un rôle prépondérant et primitif dans les manifestations vitales hygides et morbides.

Ayez confiance, et soyez assurés que plusieurs, M. Pasteur en tête, ne repoussent le microzyma que pour égarer l'opinion des indifférents et pour s'approprier ensuite les idées et les faits; déjà ils appellent les microzymas de noms divers ; ils en imposent ainsi à ceux qui ne remontent pas aux sources. Ce ne serait qu'un déni de justice s'ils n'y mêlaient de graves et redoutables erreurs. Malgré tout, ces tentatives constituent une preuve de la réalité de la théorie. Oui, ayez confiance, la doctrine qui découle de la découverte des microzymas est la doctrine de l'avenir ; que dis-je? elle est déjà la doctrine d'à présent! Essayons de le prouver.

Dans le cours de la dernière Conférence, nous avons vu que M. Milne Edwards admet expressément que dans le travail de la reproduction « la formation de l'individu nouveau n'est pas la conséquence de l'extension du tissu constitutif de l'individu souche; la matière plastique qui y donne naissance est produite par celui-ci, sans être mise en continuité de substance avec lui; le corps reproducteur consiste en une cellule ou vésicule membraneuse qui, tout en étant logée plus ou moins profondément dans la substance du tissu vivant de l'individu souche, en est isolée, de façon à avoir une individualité propre. »

Pénétrons plus profondément dans cette idée, que la cellule destinée à devenir l'œuf est une individualité déjà distincte de l'individu souche et qu'elle n'a d'autres facteurs que des microzymas ayant acquis l'aptitude nécessaire.

Et d'abord cette cellule est bien différente de toutes les autres cellules, par la façon dont elle devient capable de remplir sa fonction. Elle se constitue et se développe dans un organe spécial, qui, lui-même, se constitue lentement et que sa fonction spéciale a fait appeler l'ovaire ; lorsque cette cellule a parcouru toutes les phases de son développement, sans encombre, qu'elle est arrivée à maturité et a formé l'ovule, tout n'est pas fini ; il faut que celui-ci soit fécondé, c'est-à-dire qu'il faut le concours d'un autre organisme qui y apporte un contingent nouveau de matière organisée. En un mot, pour devenir l'œuf capable de reproduire un être semblable à ses parents, l'ovule a besoin de l'accord, du *consensus* de deux activités. Oui, l'œuf est une cellule, mais par ce tableau sommaire, vous voyez que l'on ne peut pas dire que cette cellule procède d'une autre cellule par continuité.

Les savants sont loin d'être d'accord quand il s'agit d'expliquer la formation de l'œuf. Rappelez-vous les assertions de deux savants considérables :

« L'animal provient d'une cellule, » dit le système cellulaire par l'organe de M. Virchow.

Cet énoncé n'est pas exact; il faut dire : l'animal naît et se développe dans une cellule, mais après le concours des matériaux organisés qui se développent dans une cellule semblable, née loin d'elle, dans un autre individu; bref, l'animal provient de deux cellules. Et c'est là une loi applicable à tous les êtres supérieurs.

« L'organisme humain, à son origine dans l'œuf, est un assemblage de corpuscules de protoplasma.... Une masse de protoplasma avec un noyau : voilà en définitive, ce que nous pouvons appeler l'unité structurale du corps humain. » C'est le système protoplasmique qui parle ainsi par l'organe de M. Huxley; et cet énoncé n'est pas plus exact, car tout en reconnaissant que c'est dans le contenu de l'œuf que se développe le nouvel être, il ne tient pas compte de ce qu'il y a de réellement organisé, de structuré dans l'œuf, primitivement et après la fécondation.

L'hypothèse du protoplasma, aussi bien que celle du blastème, aboutissent à cette conséquence inéluctable, que tout dans l'organisme humain est le produit d'une génération spontanée.

Le système cellulaire croit y échapper quand il affirme que la cellule-œuf provient d'une autre cellule. Mais il ne nous apprend pas comment se fait cette procession. En fait, la cellule-œuf ne se multiplie pas; elle ne produit l'être qui en sort qu'en se détruisant ; elle n'est pas, comme la levûre de bière qui se multiplie sans s'anéantir, qui enfante une autre cellule semblable sans cesser d'être. Sans doute, M. Virchow fait très bien observer que « dans toute la série des êtres vivants il est une loi éternelle qui est celle du développement continu; que le développement ne peut pas discontinuer, une génération ne pouvant de soi-même commencer une série de développements nouveaux; que tous les tissus développés ne peuvent être ramenés qu'à la cellule elle-même. » Cela est très vrai en ce sens qu'une cellule ovarique produit la cellule-œuf, puis le nouvel être, et que celui-ci produit de nouveau la cellule ovarique ; mais quel hiatus entre cette cellule et celle dont elle provient; aussi

M. Virchow est-il obligé, pour sauver le système, de faire observer que « quand bien même on ne serait pas certain de la génération de certaines parties du corps, le principe n'en est pas moins démontré. » Or la cellule ovarique et la cellule spermatique sont de ces parties du corps dont la génération cellulaire n'est pas prouvée. Voilà pourquoi l'hypothèse du protoplasma et celle du blastème sont comme la protestation contre la théorie cellulaire.

On ne peut donc pas affirmer que la cellule qui deviendra l'œuf soit un élément primordial; cette cellule est déjà un produit. Or, si cette cellule est un produit qui naît dans un protoplasma ou dans un blastème qui, dans l'hypothèse, ne sont constitués que par de la matière amorphe, c'est-à-dire purement chimique, c'est donc qu'elle est le fruit d'une génération spontanée. Sans remonter à la création, c'est-à-dire à l'origine des choses et des êtres organisés, la théorie du microzyma est en état de démontrer que la cellule ovarique, tout en étant un produit, n'est pas le résultat d'une génération spontanée.

Considérons l'ovule déjà formé dans l'ovaire de la poule. Nous avons vu, dans la dernière Conférence, que les microzymas vitellins se multiplient, mûrissent dans les globules vitellins, par une sorte d'incubation. Le vitellus, avant de devenir le siège des transformations qu'amène la fécondation et le développement embryonnaire, est donc un appareil où s'opère sans cesse une formation de cellules, puis leur fonte pour mettre les microzymas en liberté, etc. A un moment donné, l'ovule ne contient absolument que des granulations moléculaires. Si donc, dans l'ovule se produisait une cellule qui serait l'origine de l'ovule futur, cette cellule serait déjà, de même que toutes les cellules, le produit de l'activité de ces granulations moléculaires ou microzymas. Cette conclusion serait, assurément, légitime. Mais cette *cellule* n'existe pas dans l'ovule, même fécondé, nous l'avons vu, puisque vingt-quatre heures après le commencement de l'incubation, on ne découvre que des granulations moléculaires dans la masse du vitellus et dans les tissus naissants du poulet.

Sans doute, les travaux des embryologistes modernes nous

l'ont appris, c'est déjà dans l'œuf développé et devenu le fœtus que la cellule destinée à devenir l'ovule apparaît; mais cette apparition est tardive, elle est précédée de la formation de l'appareil dans le tissu duquel elle doit naître, et cette formation est elle-même précédée d'organes particuliers, destinés à disparaître après lui avoir donné naissance. Mon dessein n'est pas de décrire toutes les phases de ce développement, mais de vous en indiquer la succession.

Dans les premiers temps de la vie intra-utérine, chez l'homme on voit se former un organe que l'on a appelé le corps de Wolff. Vers la fin du premier mois de la gestation, dans un *blastème* situé au dedans du corps de Wolff et de son conduit, ainsi que du conduit de Müller, naissent les premiers rudiments de ce qui sera l'ovaire; à mesure que l'ovaire se développe, le corps de Wolff s'atrophie ne laissant que des vestiges de son existence. Et non seulement l'ovaire est ainsi le produit d'une organisation lente, aux dépens d'un organe qui s'atrophie et s'évanouit, mais il ne naît pas même à la place qu'il occupera plus tard. Sa position primitive est aux parties latérales de la colonne lombaire; de là il descend peu à peu dans l'excavation pelvienne, par le fait du développement du tronc, si bien qu'à la naissance il est au niveau des fosses iliaques et n'occupe sa place définitive que vers l'âge de dix ans.

L'ovaire est développé. C'est dans cet appareil admirable, extrêmement vasculaire, muni d'un parenchyme glandulaire appelé stroma (tapis), vers lequel affluent des sucs nutritifs abondants, que doit naître l'ovule, non pas directement, mais dans un nouvel appareil qui, lui-même, s'y développe peu à peu et que l'on nomme la vésicule de Graaf.

Sous la membrane qui limite la surface de l'ovaire, il y a un tissu mou appelé portion corticale; au milieu des divers éléments figurés, de vaisseaux et de nerfs de cette portion corticale, dont l'épaisseur est d'environ un millimètre, existe une masse de matière finement granuleuse que Baer a appelée *stroma*. C'est dans le stroma que naît la vésicule de Graaf, ou plus exactement une multitude de vésicules de ce nom. Ces vésicules *ovariennes*, appelées également *ovisacs*, peuvent, en effet, être extrêmement nombreuses. M. Sappey a estimé leur nombre à plus de 300,000 chez des fœtus de cinq à six mois; à 600,000 chez des enfants de trois à quatre ans, et à 700,000 à dix-huit ans; Henle n'en a compté que 36,000 pour un ovaire d'une fille de dix-huit ans; quoi qu'il en soit, vous voyez que c'est par milliers qu'on les compte. On estime que l'ovule apparaît du cinquante-cinquième au quatre-vingtième jour de la vie de l'embryon.

Les auteurs sont partagés au sujet du mode de développement des ovisacs et des ovules. Le point qui paraît réunir le plus de suffrages, c'est que la vésicule de Graaf, au début, serait remplie d'un liquide granuleux au sein duquel apparaîtrait une vésicule sphérique munie d'un noyau (Bischoff). — Quoi qu'il en soit, c'est dans l'ovisac, c'est-à-dire dans un appareil nouveau, que se développe l'ovule. La paroi de cet appareil ou vésicule de Graaf est composée de cellules diverses et munie d'un réseau vasculaire abondant qui lui amène des matériaux de nutrition; mais, chose très digne d'attention, un très petit nombre de ces vésicules seulement acquièrent un certain développement chez la femme pubère, de quinze à vingt, d'après certains auteurs; comme si un petit nombre seulement avaient acquis les qualités requises.

En résumé, téléologiquement, l'organisme, en se développant dans un milieu où n'existent que des microzymas, forme successivement le corps de Wolff, l'ovaire et les vésicules ovariennes. Dans ces vésicules, dans un petit nombre sur une grande multitude, au sein d'un liquide granuleux se développe l'ovule. Vous le voyez bien, tout cela est le contraire de ce que le système cellulaire annonçait, on ne voit jamais que l'ovule procède directement d'une autre cellule; au contraire, pour être fécond, l'ovule doit devenir l'œuf, et pour le devenir, il faut le concours d'un autre élément structuré qui naît toujours dans une autre cellule et, le plus souvent, cette autre cellule naît et se développe dans un autre individu de sexe différent, et, nous le verrons tout à l'heure, en vertu du même mécanisme qui produit l'ovule.

Küss, dans ses leçons, nous enseignait que l'essence de la vie cellulaire c'est, outre la rapide prolifération, la non moins rapide destruction ou la mort dans l'être vivant même, dont l'unité structurale subsiste malgré ces changements incessants. Or, ne cessons de le rappeler, ce qui est transitoire, ce qui disparaît pour se reproduire, ne peut pas être l'*unité vitale*. Et puis, comment faire intervenir la théorie cellulaire dans la genèse de tissus où l'on n'a jamais vu de cellules : tels que la membrane vitelline, les lames élastiques antérieures et postérieures de la cornée, la capsule du cristallin.

La théorie cellulaire n'ayant pas tenu ses promesses, il faut chercher ailleurs l'*unité vitale*, car il faut soigneusement conserver la notion philosophique qui est au fond de la conception de Küss, de Virchow, et auparavant, après Buffon, de Henle et de Oken. Mais auparavant il faut examiner avec soin les théories qui, aux yeux des histologistes et des physiologistes les plus autorisés, sont en possession d'expliquer la formation des cellules et des tissus.

Théorie des blastèmes. J'ai donné, dans la troisième Conférence page 130, la composition générale d'un *blastème* d'après M. Ch. Robin ; je n'ai pas l'intention de vous dire quel parti ce savant et son Ecole ont tiré de cette conception ; mais il faut retenir qu'ils ont fourni en foule des arguments contre la théorie rivale de M. Virchow. Ce que je me propose, c'est de vous faire connaître la doctrine en suivant pas à pas son éminent auteur.

Le mot de *blastème* (βλάστησις, βλαστήμων, germination, pousse) avait été employé en botanique pour désigner l'embryon végétal : ce qui peut germer. En anatomie générale, dit M. Robin, on appelle *blastème* ou *cytoblastème*, des espèces de substances amorphes, liquides ou demi-liquides, soit épanchées entre les éléments anatomiques préexistants dans un tissu ou à sa surface, soit interposées entre des éléments qui naissent à leurs dépens au fur et à mesure de leur production au sein ou à la surface d'un tissu.

Telle est la définition ; l'auteur l'a développée comme ceci :

« Chez l'adulte, le blastème provient des vaisseaux du

tissu où on le trouve; chez l'embryon encore sans vaisseaux, il est exsudé par les *cellules embryonnaires*, ou résulte de la liquéfaction de ces cellules. Chez les végétaux, il est exsudé par les cellules qu'il écarte les unes des autres là où l'on voit naître des bourgeons nouveaux, etc. Dans le blastème *prennent ou peuvent prendre naissance des éléments anatomiques*, normaux ou morbides (granulations moléculaires, fibres, tubes, cellules, etc.). Ce que l'on nomme lymphe plastique est le type des blastèmes accidentels ou pathologiques.... Il y a autant d'espèces diverses de blastèmes (c'est-à-dire différents par leur composition immédiate), que de conditions dans lesquelles ils sont versés. »

Notez que le mot *blastème* signifie précisément que les éléments anatomiques naissent de cette matière comme d'un germe.

Ailleurs, M. Ch. Robin a dit encore : Les blastèmes « sont fournis d'une manière immédiate par la substance même des éléments anatomiques entre lesquels, ou à la surface desquels ils apparaissent, qui préexistent à leur production, mais non par le plasma sanguin. Les actes qui s'accomplissent au travers des parois des capillaires, ne conduisent qu'au don et à l'abandon endosmo-exosmotique de principes immédiats, sans modification de la composition de ceux-ci. Les principes immédiats qui constituent les blastèmes *ont subi un degré d'élaboration de plus*, celui qu'ils éprouvent *de la part des éléments préexistants* qui les fournissent. »

Et le blastème, d'après l'éminent histologiste, est « une matière complètement homogène, amorphe, sans structure en un mot, qui pourra être reconnue comme *substance organisée*, si elle a ce caractère : d'être constituée par des principes immédiats nombreux, *unis molécule à molécule*, par combinaison spéciale et dissolution réciproque. C'est là, il est vrai, ajoute-t-il, le caractère d'ordre organique le plus simple, le plus élémentaire ; mais il suffit pour que l'on puisse dire *qu'il y a organisation*, c'est assez pour que *la substance puisse vivre*. »

Je rapprocherai ces définitions et ces énoncés, pour les

discuter, en vous parlant de la théorie du protoplasma. Quoi qu'il en soit, c'est dans cette matière homogène, sans structure, que les éléments anatomiques, cellules et autres, se forment. Voici comment s'exprime M. Ch. Robin :

« Dans ce mode (de naissance des éléments anatomiques), rien n'existant que des matériaux liquides, on voit ces matériaux se réunir presque subitement, molécule à molécule, les uns aux autres, en une substance solide ou demi-solide. Cette substance, dans le plus grand nombre des cas, offre une conformation déterminée dès qu'elle est visible, mais modifiable à mesure de l'arrivée de nouveaux matériaux. Rien de plus important et de plus frappant que ce premier mode de naissance d'après lequel apparaissent la plupart des espèces d'éléments anatomiques des animaux. La genèse des éléments est caractérisée par ce fait que, sans dériver directement d'aucun des éléments qui les entourent, ils apparaissent de toutes pièces, par génération nouvelle, à l'aide et aux dépens du blastème fourni par ces derniers ; blastème dont les matériaux se réunissent molécule à molécule et font ainsi apparaître un corps solide ou demi-solide, de forme, de volume et de structure déterminés. Ce sont, comme on voit, des éléments qui n'existaient pas et qui apparaissent : *c'est une génération nouvelle qui ne dérive d'aucune autre directement.* Ces éléments nouveaux, pour naître, n'ont besoin de ceux qui les précèdent et les entourent au moment de leur apparition, que *comme condition d'existence* et de *production du blastème* qui fournit les matériaux ou principes à l'aide desquels ils sont engendrés. »

Ainsi « les éléments des tissus fondamentaux, muscles, derme, etc., naissent par formation de toutes pièces, sans passer par l'état de cellules ni se métamorphoser ; qu'ils naissent dans le blastème résultant de la dissolution des cellules embryonnaires, ou dans celui que laissent exsuder les vaisseaux. Ce mode de formation de toutes pièces, par substitution aux cellules embryonnaires, est propre au règne animal. »

C'est la négation absolue de la théorie cellulaire. Il en est de même de la théorie du protoplasma, dont je vais vous entretenir.

Théorie du protoplasma. Voici la définition la plus récente de la substance que l'on appelle de ce nom. Elle est de M. Van Tieghem, dans son *Traité de botanique :*

« Le protoplasma *est un mélange avec de l'eau, d'un plus ou moins grand nombre de principes immédiats différents, en voie de transformation continuelle.* »

C'est, à proprement parler, la même chose que le blastème, du moins quant à la composition (1). Il y a plusieurs

(1) Il convient de transcrire en entier le paragraphe que M. Van Tieghem a consacré à la *Composition chimique et aux réactions du protoplasma ;* c'est extrêmement curieux :

« Certains de ces principes, dit le savant botaniste, contiennent du carbone, de l'hydrogène, de l'oxygène et de l'azote. Parmi ces substances quaternaires, les unes, fort complexes, font partie du groupe des matières dites albuminoïdes, comme l'albumine, la caséine, etc.; d'autres analogues aux premières, sont des diastases, comme la diastase proprement dite, la pepsine, l'invertine, etc.; d'autres plus simples, appartiennent à la classe des amides, comme l'asparagine, la glutamine, etc.; et à celle des alcaloïdes, comme la morphine, la quinine, etc.; aussi le protoplasma offre-t-il toujours les réactions générales des composés albuminoïdes. Il dégage, en brûlant, des vapeurs ammoniacales. Il se coagule par la chaleur. A l'état de vie active, la coagulation paraît d'ordinaire commencer déjà vers 50 degrés ; cependant certaines bactériacées peuvent croître et se multiplier dans l'eau jusque vers 75 degrés. A l'état de vie latente, le protoplasma supporte sans périr une température beaucoup plus élevée, qui peut, dans les spores de certains *Bacillus,* par exemple, atteindre jusqu'à 105 degrés. Il se colore : en jaune par l'iode, en jaune brun par l'action successive de l'acide nitrique et de la potasse, en rose par l'acide sulfurique concentré en présence du sucre, en rouge par le nitrate acide de mercure, en violet par l'action successive du sulfate de cuivre et de la potasse. Il se dissout dans l'acide acétique cristallisable, dans la potasse étendue et parfois aussi dans l'ammoniaque ; tout au moins il y perd sa forme et devient homogène et transparent. Dans la potasse concentrée, au contraire, il conserve sa forme pendant longtemps, mais une simple addition d'eau la détruit immédiatement. L'alcool, l'éther, les acides étendus et notamment les acides picrique, osmique, et chromique, le coagulent et le durcissent; les bichromates alcalins agissent de même. D'autres principes constitutifs du protoplasma ne contiennent que du carbone, de l'hydrogène et de l'oxygène. Ces composés ternaires appartiennent soit à la série des glucosides, comme le tannin, soit à celle des hydrates de carbone, comme l'amidon soluble, la dextrine, les sucres, soit à celle des corps gras et des cires. D'autres, enfin, en petite quantité, sont de nature minérale. Aussi quand on le brûle sur une lame de platine, le protoplasma laisse-t-il toujours des cendres. »

Et l'auteur donne comme exemple particulier le suivant :

« Dépourvu à la fois de membrane, de noyau et de suc cellulaire, dit-il, le plasmode adulte des myxomycètes (sortes de champignons), sortes de protoplasmas comme de blastèmes. Il y a pourtant une différence dans les deux énoncés, de M. Ch. Robin et de M. Van Tieghem : Selon le premier, les principes immédiats du blastème *sont unis molécule à molécule, par combinaison spéciale et dissolution réciproque;* selon le second, les principes immédiats du protoplasma *sont en voie de transformation continuelle.* Il y a là deux points de vue qu'il faudra examiner.

M. Van Tieghem, sans doute, a entendu parler du protoplasma au point de vue botanique. Dans ce sens, il n'est autre chose que le liquide contenu dans la cavité des cellules végétales; mais il y a un protoplasma animal, c'est alors le liquide des cellules embryonnaires lorsque l'embryon n'a pas encore de sang, dit Littré en son dictionnaire. De là une différence nouvelle entre le protoplasma et le blastème quant à l'origine : l'un est contenu dans la cellule, l'autre est produit, exsudé par elle ou par le tissu.

Mais on n'est pas d'accord sur la composition et sur la définition du protoplasma.

M. Cauvet, un autre naturaliste, s'exprime comme ceci : « Le protoplasma est un liquide azoté plus ou moins filant et muqueux, composé d'une substance unissante, translucide, et de granulations graisseuses et albumi-

et notamment celui du *Fuligo septica*, se prête bien à l'étude chimique du protoplasma. L'analyse de ce plasmode a donné, pour 100 de matière sèche : 30 de substances azotées, 41 de substances ternaires, et 29 de cendres. Les matières azotées sont la plastine (substance albuminoïde insoluble voisine de la fibrine), la vitelline, la myosine, des peptones, la pepsine, la lécithine, la guanine, la sarcine, la xanthine et le carbonate d'ammoniaque. Les matières ternaires sont : la paracholestérine, une résine spéciale, un principe colorant jaune, la glucogène, un sucre non réducteur, des acides gras (oléïque, stéarique, palmitique) et des corps gras neutres. Les substances minérales sont : la chaux combinée aux acides gras et aux acides lactique, acétique, formique, oxalique, phosphorique, sulfurique et carbonique; les phosphates de potasse et de magnésie; le chlorure de sodium; le fer. La chaux, dont la plus grande partie est à l'état de carbonate, forme 54 pour 100 des cendres; cette abondance de calcaire est une propriété particulière au Fuligo et à quelques autres myxomycètes. »

Protoplasma, plasmode : mélange de principes immédiats organiques et minéraux variables, il n'y a là rien qui soit de nature organisée. M. Van Tieghem en est où M. Schleiden a laissé la question : les dernières discussions sur les générations spontanées ne lui ont rien fait comprendre.

noïdes.... On ne peut pas dire d'une manière absolue que le protoplasma soit un liquide : il serait mieux de le comparer à une gelée très molle; s'il ne coule pas, s'il ne se mêle pas à l'eau, d'un autre côté, il se comporte comme un liquide visqueux au contact des corps solides, et, en suspension dans l'eau, il prend la forme d'un sphéroïde.... Les auteurs qui regardent le protoplasma comme le point de départ, *l'être actif dans toutes les manifestations de la vie,* admettent que les sarcodaires primordiaux ont été 'origine des êtres actuellement existants. » (*Du protoplasma :* Thèses de Montpellier, 1871.)

Selon M. Huxley, le protoplasma est quelque chose de bien moins compliqué; il assure « que nous pouvons dire, avec vérité, que tout protoplasma est semblable à la protéine, ou, comme le blanc d'œuf, ou albumine, est un des composés les plus communs de la protéine à peu près pure, nous pouvons dire que toute matière vivante est plus ou moins semblable à l'albumine. » (Huxley, *La base physique de la vie.*)

Selon Cl. Bernard, le protoplasma « est un corps défini, *non plus morphologiquement*, comme on avait cru que devait être tout corps vivant, mais chimiquement, ou du moins par sa constitution physico-chimique. » (*Leçons sur les phénomènes de la vie*, 1878, t. I, p. 193.) Et pour que sa pensée n'offrît aucune obscurité, il a dit encore : « A son degré le plus simple, la vie, contrairement à la pensée d'Aristote, est *indépendante de toute forme spécifique*. Elle réside dans une substance définie par sa composition et non par sa figure : *le protoplasma.* »

Et j'ai lu avec étonnement, quelque part, qu'on n'hésite pas à admettre un protoplasma soluble, conservé dans les profondeurs de la mer.

La définition de Cl. Bernard me dispense de toute observation particulière, concernant l'idée qui est sous le mot protoplasma, qui vient de πλάσμα, et du verbe πλάσσω, façonner, former. C'est la substance vivante, physico-chimiquement définie de laquelle naissent les éléments anatomiques. C'est si bien cela que M. Van Tieghem en décrit les *réactions chimiques* et, d'autre part, en parle comme capable de croître, de se mouvoir, comme s'il s'agissait de quelque chose de vraiment vivant et de purement chimique. Bref, c'est la substance vivante, sans structure, qui est le blastème de M. Robin. Il y a seulement une prudence savante, que je ferai ressortir, dans la conception de M. Robin, que nous ne retrouvons pas dans celle du protoplasma de Cl. Bernard et M. Van Tieghem.

Le protoplasma peut se produire, d'après certains auteurs, sans éléments anatomiques préexistants, cellules ou tissus, ainsi que cela ressort, non seulement de ce que je vous ai cité de la Thèse de M. Cauvet, mais d'une Revue des travaux de M. Darwin et de quelques-uns de ses disciples. M. Martins, dans un article de la *Revue des deux mondes*, rendant compte des idées de M. Haeckel (d'Iéna), de M. Huxley et de M. Darwin, se demandait comment se sont produits à l'origine les êtres organisés les plus élémentaires? « Est-ce par la combinaison de quelques corps simples et par voie de génération spontanée? » L'auteur avoue qu'on l'ignore; mais il cite des sondages faits par M. Haeckel près de Nice, de Bergen, des Canaries, dans le détroit de Gibraltar; par M. Huxley dans les mers du Nord, au moyen desquels ils ont retiré, de profondeurs de 4,000 et même de 8,000 mètres, des êtres qu'ils ont nommés *Monères*. Qu'est-ce que ces Monères? Ce sont de petites *masses gélatineuses* de la grosseur d'une tête d'épingle, ou un *enduit visqueux* recouvrant des pierres et d'autres corps solides. « Ces masses, dit-on, sont composées *uniquement d'albumine*, sans aucune enveloppe et sans aucune trace d'*organisation intérieure.* » Et ces masses sans structure, on nous les montre irritables, absorbant leur proie, digérant, se multipliant; et on en fait un embranchement à part, ni végétal, ni animal, que l'on nomme les *protistes*.

Telles sont les conséquences les plus éloignées de la théorie du protoplasma : elles aboutissent à la génération spontanée absolue.

C'est du protoplasma ainsi physico-chimiquement défini que M. Huxley fait provenir l'homme même. « L'organisme humain, dit-il, à son origine dans l'œuf, est un assemblage de corpuscules de protoplasma, et chaque organe n'est de même qu'une agrégation du même genre. Une masse de protoplasma, avec un noyau, voilà en définitive ce que nous pouvons appeler l'unité structurale du corps humain. »

Encore une fois la théorie du protoplasma, de même que celle des blastèmes, admet la vie dans un substratum matériel sans structure déterminée. Et vous ne devez pas être étonnés si j'insiste autant sur ces questions de doctrine : c'est qu'elles sont de la plus haute importance physiologique et surtout pathologique.

M. Huxley et d'autres parlent de *corpuscules de protoplasma*, mais ces corpuscules sont ce qu'est le protoplasma lui-même ; vous retiendrez donc que personne n'a accordé d'attention aux granulations moléculaires comme pouvant jouer un rôle : soit dans les fermentations, soit pour expliquer les activités chimiques de la matière vivante, soit dans la genèse des éléments anatomiques. Et M. Virchow, à leur égard, en était exactement au même point : loin de les regarder comme vivantes, il leur refusait toute influence histogénique ; « actuellement, dit-il, on ne peut considérer la fibre, le *globule* ou le *granule élémentaire* (autre nom de la granulation moléculaire), comme le point de départ du développement histologique ; » pourquoi? parce « qu'on n'a pas le droit de supposer que les éléments vivants proviennent de parties non organisées! » et il ajoutait tout de suite après : « on n'en est plus à regarder certaines substances, certains liquides, comme plastiques (matière plastique, blastème, cytoblastème) (1). »

Et cette conception bizarre n'est pas seulement reçue par Cl. Bernard, comme l'expression du progrès scientifique, elle l'est par M. Pasteur, à qui ses propres recherches sur la génération spontanée n'ont apporté aucune lumière. Pour lui le protoplasma, tel qu'il est conçu par les naturalistes, est vraiment chose vivante, active, qui absorbe, digère, assimile, désassimile et se reproduit : dans la matière vivante, il ne voit que *des vertus de transformation que la chaleur détruit!* Vous comprenez mieux maintenant pourquoi, comme lui, M. U. Gayon ne voyait rien d'organisé, au sens morphologique, dans la matière de l'œuf.

(1) Virchow, *Pathologie cellulaire*, p. 23.

Reprenons donc la définition pour en découvrir le sens caché et, si c'est possible, le côté défectueux. Demandons-nous d'abord s'il n'en découle pas que « la vie n'est pas la conséquence d'une force qui aurait été donnée en propre aux corps organisés, mais simplement une propriété générale de la matière organisable ? »

La matière organisable c'est le protoplasma; il y entre, comme dans le blastème, un grand nombre de principes immédiats, tant de ceux que l'on appelle organiques (formés de carbone, d'hydrogène, d'oxygène, d'azote, unis deux à deux, trois à trois, quatre à quatre) que de minéraux. C'est, à proprement parler, une réunion de composés purement chimiques et de corps simples, puisque l'oxygène et l'azote y entrent nécessairement; *le plus ou moins grand nombre* des principes immédiats qui s'y trouvent ne fait rien à l'affaire. Or, cela est évident, M. Pasteur, Cl. Bernard même, n'y contrediraient pas : aucun des principes immédiats du protoplasma n'est vivant quand on le considère à part. Qui a parlé jamais, je ne dis pas de chlorure de sodium, de phosphate de chaux, etc. ; de sucre, d'amidon, d'acide lactique, de tannin, de quinine, de morphine, etc., vivants? mais de caséine, d'albumine, de diastase vivantes ? Individuellement ils sont ce que l'on a appelé de la matière brute ! Et ça été un grand mérite à Buffon d'avoir conçu, pour l'organisation, le concours nécessaire *des molécules organiques* et de la matière brute : il y avait dans sa conception beaucoup plus de philosophie que M. Pasteur ne l'a cru.

Mais si un principe immédiat, considéré en soi, ne peut pas être réputé matière vivante, comment deux, trois, quatre,... cent, mille, réunis en diverses proportions avec de l'eau, peuvent-ils l'être ? Oui, mêlât-on ensemble tous les principes immédiats de la Nature, tant minéraux qu'organiques, dans les proportions convenables, tels qu'on les suppose dans un protoplasma donné, je défie qu'on y observe jamais, même grâce à *la voie de continuelle transformation*, que l'on suppose gratuitement, la formation du moindre être réputé organisé, de la plus chétive cellule; l'apparition de la moindre *vertu de transformation que la chaleur détruit !* Je dis la formation, l'apparition spontanée du plus infime organisme. C'est une vérité d'ordre expérimental, que la matière purement chimique contenant tous les termes nécessaires à la constitution d'un être vivant, si rien d'organisé n'intervient, reste indéfiniment stérile, même pour la formation d'un infusoire non cilié. Et voilà que les mêmes matériaux purement chimiques sont supposés, dans le protoplasma sans structure, de former l'homme lui-même.

Mais, dit-on, vous négligez un terme de la définition. Ces principes immédiats *sont en voie de transformation continuelle*, et c'est là ce qui fait que le protoplasma est vivant! Mais que sait-on de *la voie de continuelle transformation?* M. Van Tieghem ne nous le dit pas! Cherchons à comprendre ce que cela peut bien être!

Les transformations de la matière ne peuvent être que d'ordre physique, chimique ou physiologique.

Au point de vue physique, ce ne pourrait être que le passage de l'état solide à l'état liquide et gazeux. Or, l'essence de la matière organisée et vivante, je l'ai déjà dit : c'est avec la solidité, l'insolubilité et la fixité. Le protoplasma ne pourrait être transformé en liquide absolu et en gaz que par l'application de la chaleur ; mais alors il cesserait d'exister, car ses *vertus de transformation*, comme le reconnaît M. Pasteur lui-même, sont *de celles que la chaleur détruit.*

Au point de vue chimique, rappelez-vous ce que je répète sans cesse : c'est « qu'à toute transformation chimique l faut une cause, » et on n'en indique aucune pour nous montrer *la voie de continuelle transformation.* Sans doute, si l'on mêle ensemble des principes immédiats, dans l'eau, avec les matières minérales diverses, tels qu'ils existent dans les êtres organisés, les bases et les acides pourront réagir, des combinaisons chimiques s'effectuer ; mais le phénomène chimique étant accompli, tout rentrera dans le repos chimique le plus absolu. Le mélange restera inaltéré même à la température physiologique; vous en avez pour garant toutes les expériences sérieuses que l'on oppose à la doctrine des générations spontanées. N'oubliez pas non plus ceci : partout où nous avons vu la matière organique se transformer, sans le concours des réactifs chimiques ou du feu, nous avons constaté la présence d'un organisme vivant, microzyma, bactérie, cellule de ferment organisé, qui l'opère, ou une zymase formée par quelqu'un de ces organismes.

Il y a de tout dans le protoplasma, selon M. Van Tieghem : des principes immédiats, qui certainement servent à la formation des cellules et des tissus ; mais il y inscrit aussi des composés que l'on doit considérer comme n'y contribuant pas, tels que les alcoloïdes, certains acides, etc. Les *diastases*, comme il s'exprime après M. Pasteur (1), ne sont pas plus des principes immédiats formateurs des cellules et des tissus, que le suc gastrique n'est formateur des glandes et des cellules gastriques.

En supposant que le protoplasma contient *des diastases*, c'est-à-dire des zymases, M. Van Tieghem peut dire qu'il contient une cause de transformation ou, comme s'exprime M. Pasteur, une *vertu de transformation que la chaleur*

(1) M. Pasteur dit les *diastases* comme je dis les zymases ; il ne s'aperçoit pas qu'en ne voulant pas employer le mot de zymase qui est clair, il fait de graves confusions. Il peut exister des zymases à fonctions multiples; les diastases (diastase de l'orge, diastase de la salive) n'agissent guère que sur la fécule pour la saccharifier; or un grand nombre de zymases ne possèdent pas cette propriété. — Pourquoi obscurcir ce qui est historiquement clair. Et puis, qui a dit qu'il y avait des zymases dans l'organisation en général? et qui a montré que les zymases sont toujours les produits de quelque cellule ou microzyma? Certainement ce n'est pas M. Pasteur, puisque, malgré ma démonstration de la fonction intervertissante de certaines moisissures, il a nié que la levûre de bière possédât quelque *vertu transformatrice* de l'ordre de la diastase. M. Van Tieghem ne parviendra pas à faire perdre la trace de cette découverte : on se souviendra que les zymases sont les produits de la fonction des microzymas et des cellules qui les contiennent. Bref, il n'y a pas de diastase, de zymase sans un organisme producteur; une zymase ne concourt pas à la construction d'un tissu : elles servent à préparer les matériaux de la nutrition des cellules et des tissus. Cl. Bernard niait, contre M. Mialhe, l'existence indépendante de la diastase salivaire ou sialozymase. Depuis que j'ai montré la relation qui rattache une zymase à l'organisme producteur, la chose a été prise en considération, et M. Van Tieghem consacre la découverte en introduisant les zymases dans son protoplasma, mais sous l'appellation, qui prête à confusion, de diastases. On ne peut pas toujours obtenir justice pour soi; on peut du moins exiger que l'on respecte la vérité historique dans l'intérêt de la science.

détruit. Mais si une zymase est un principe immédiat doué d'activité chimique, à quoi et à qui doit-il cette activité? puisque par hypothèse il n'y a rien de *structuré*, d'organisé dans le protoplasma. Sans s'en douter, le savant botaniste admet la doctrine de l'altération spontanée de Liebig, et, par suite, si le protoplasma est ce qu'il pense, les transformations chimiques qui s'y accomplissent sont des effets sans cause. Or, toute l'histoire des fermentations depuis Cagniard-Latour proteste contre l'hypothèse. Encore une fois, dans un mélange de principes immédiats, en y comprenant même les zymases, lorsque les réactions chimiques dont ils sont susceptibles seront accomplies, tout rentrera dans un éternel repos; il ne s'y formera aucun être organisé et, par suite, il n'y aura aucun développement de vie latente ou manifestée.

Mais si, *au point de vue physique et chimique*, la conception d'un mélange de principes immédiats, en voie de transformation continuelle, ne peut pas se légitimer, elle peut encore moins être justifiée *au point de vue physiologique* : la naissance, dans un pareil mélange, non pas d'un végétal ou d'un animal, mais d'une bactérie, d'un microzyma, serait le triomphe de la génération spontanée.

La théorie du blastème conduit, sans doute, à la même conclusion; mais il y a une nuance. M. Robin a formellement reconnu que les éléments anatomiques *préexistants* sont capables de faire subir quelque élaboration aux principes immédiats qui doivent constituer le blastème. Les éléments anatomiques, l'illustre histologiste les suppose donc doués de quelque activité chimique; car si « les principes immédiats qui constituent les blastèmes ont subi un degré d'élaboration de plus de la part des éléments préexistants qui les fournissent, » cette élaboration ne peut être que chimique, un principe immédiat, composé chimique, ne pouvant éprouver qu'une transformation chimique. C'est ainsi que M. Robin reconnaît une cause à l'élaboration du blastème.

Mais M. Robin, en admettant que la matière amorphe, purement chimique du blastème donne naissance, de toutes pièces, aux éléments anatomiques, c'est-à-dire à ce qui est capable de faire subir une élaboration aux principes immédiats du blastème, a fait un cercle vicieux. En effet, les éléments anatomiques, M. Robin l'affirme, sont organisés et ils sont vivants. C'est donc ce qui est organisé et vivant qui est la cause de l'élaboration des principes immédiats du blastème. Je le demande, comment concevoir que ce mélange d'eau et de principes immédiats, comme elle sans organisation, sans structure, c'est-à-dire sans vie, car la vie se manifeste seulement dans ce qui est doué de ces deux attributs, engendre ce qui est organisé, structuré, vivant et capable d'agir chimiquement sur ses propres principes chimiques? N'y a-t-il pas là, comme on l'a dit, un cercle vicieux ? « On nous dit que les tissus ne dérivent pas d'autres tissus, mais naissent de toutes pièces dans une masse de principes immédiats, et, d'autre part, on admet que ce blastème est le produit de l'activité des éléments anatomiques : n'est-ce pas reconnaître, en définitive, la préexistence et la nécessité de ces éléments (1). »

En somme, l'énoncé de M. Ch. Robin prouve que ce qui est capable de s'organiser procède de ce qui l'est déjà; c'est par là qu'il échappe au reproche d'être spontépariste.

En résumé, les deux théories rivales de la théorie cellulaire ont un commun défaut, qui est de supposer que d'un mélange de principes purement chimiques et d'eau, certaines conditions de température et de milieu étant données, procède l'organisation et la vie.

La génération spontanée est possible ou l'idée que l'on se fait du blastème et du protoplasma est incomplète. La théorie cellulaire a été une réaction, une protestation contre l'invraisemblance et je dis l'impossibilité philosophique de ces théories.

La théorie du microzyma est capable de compléter la définition du blastème et du protoplasma et de mettre d'accord les exigences de la raison et les faits. Les faits de génération d'éléments anatomiques sans l'intervention immédiate de cellules préexistantes sont trop indiscutables, pour que le blastème ne recèle pas ce qui empêche de sou-

(1) E. Baltus, *Théorie du microzymas. Etude de la pyogenèse*, p. 15. Thèses de Montpellier (1874).

tenir que ces éléments, cellules et autres, y sont le fruit de la génération spontanée. Le blastème et le protoplasma contiennent, je l'ai plusieurs fois soutenu déjà, quelque chose d'organisé, de structuré, de vivant, qui est le microzyma; c'est lui qui est, suivant le mécanisme que j'ai expliqué, le producteur des cellules et des tissus sans cellules ; et ces microzymas, nous les avons reconnus dans tous les tissus, *ab ovo*, doués d'activité chimique et physiologique. Ce sont eux qui sont la cause *des transformations continuelles* invoquées par M. Van Tieghem et en qui résident les *vertus de transformation* admises par M. Pasteur ; ils sont aussi les facteurs histogéniques des tissus ; ce n'est pas moi seulement qui le soutiens, vous allez en être convaincu.

Applications de la théorie du microzyma antérieures à sa découverte. Liégeois, en son *Traité de physiologie*, appliquait les idées histogéniques de M. Robin. M. Grasset, actuellement professeur à la Faculté de médecine de Montpellier, y a cherché des faits pour prouver que le microzyma est bien l'élément organisé initial qui produit l'œuf.

« Pour démontrer cette proposition, dit M. Grasset, j'invoquerai les descriptions d'auteurs qui ne connaissaient pas le microzyma et son rôle, qui décrivaient simplement les choses comme ils les voyaient et sans parti pris.

» D'après M. Robin, on voit d'abord un amas granuleux ; dans cet amas les granulations se condensent et forment un noyau. « Le noyau (je cite textuellement Liégeois, *Traité de physiologie*, p. 229) s'entoure de granulations réunies par de la matière amorphe (vitellus). Bientôt cette masse s'entoure d'une enveloppe d'abord excessivement mince (membrane vitelline); puis le noyau devient granuleux, ensuite vésiculeux (tache germinative et vésicule germinative). »

» C'est on ne peut plus clair : au début, des microzymas et rien que des microzymas. Ils se réunissent, se tassent, se sécrètent une enveloppe, etc.

» Ne doit-on pas dire (1), d'après tout cela, que le

(1) J. Grasset, *Des phénomènes histologiques de l'inflammation ; essai d'une nouvelle théorie basée sur la considération de la granulation moléculaire* (1873), in *Gazette médicale de Paris*.

premier état embryonnaire de l'homme est le microzyma ? »

Mais pour que l'ovule ainsi formé devienne l'œuf, il y faut les microzymas de deux origines. Ce n'est pas assez que l'ovule soit constitué, il faut qu'il soit fécondé.

L'élément organisé qui doit compléter l'œuf en le fécondant, le spermatozoïde, naît lui aussi dans un appareil glandulaire particulier, qui en est comme l'ovaire, et que l'on nomme testicule, glande de structure très compliquée et richement vasculaire qui prend également naissance dans le corps de Wolff, etc. Le testicule contient une multitude de tubes, appelés canalicules séminifères, qui sont remplis de cellules dont un grand nombre sont destinées à produire l'élément fécondateur, le spermatozoïde (zoospermes, spermatozoaires, animalcules spermatiques, zooplastes).

Les cellules dans lesquelles naissent les spermatozoïdes, pas plus que l'ovule, ne proviennent d'une cellule préexistante. Chez les jeunes sujets, ces cellules ne contiennent que de la matière finement granuleuse, mêlée, chez l'adulte, de granulations grasses. Il faut une longue durée de la vie pour que les spermatozoïdes y apparaissent, car ce n'est qu'à partir d'une certaine époque, variable avec l'espèce animale, que les cellules spermatiques les produisent. Les auteurs ont recherché par quel mécanisme. Tous sont d'accord sur un point : c'est que le spermatozoïde naît dans une cellule où n'existait auparavant qu'un contenu, blastème, protoplasma finement granuleux, et qu'une cellule, au moins chez certains animaux, en peut produire plusieurs. Je donne maintenant de nouveau la parole à M. J. Grasset (1) :

« Et, dit-il, l'origine est exactement la même, si, au lieu de considérer l'ovule, on prend le spermatozoïde pour point de départ.

» Il y a, à la page 195 du *Traité de physiologie* de Liégeois, une figure qui représente, d'après Godard, le développement des spermatozoïdes. On dirait vraiment que l'auteur a voulu représenter le type idéal du développement des tissus par les microzymas. Et certes Godard ni Liégeois ne peuvent être soupçonnés, quand il s'agit de la théorie du microzyma, de n'avoir vu que ce qu'ils ont voulu voir.

(1) *Loc. cit.*

» Ils montrent admirablement d'abord des granulations isolées ; puis ces granulations agglomérées sans enveloppe ; puis avec une enveloppe ; puis, se tassant à l'intérieur, elles forment la tête du spermatozoïde, etc. Liégeois a admirablement vu et dépeint chez la grenouille la queue se formant peu à peu en chapelet, puis enbâtonnet, toujours par l'adjonction des granulations. « On voit, dit-il, des filaments moniliformes dus à la juxtaposition de ces granulations. »

» Et il conclut en disant : « Nos observations nous ont conduit à admettre, comme Godard, que les spermatozoïdes, dans toute la série animale, se forment par l'agrégation d'un certain nombre de granulations. »

» On ne peut pas mieux faire dire, en d'autres mots, que l'homme, et en général tout animal, sort du microzyma.

» Le microzyma est donc véritablement l'unité vitale, puisque c'est à la fois le dernier élément anatomique de nos tissus, le premier terme de la série animale et le principe embryonnaire de tout organisme.

» C'est donc avec la plus grande raison que le microzyma doit devenir la base d'une théorie complète et nouvelle pour l'histologie normale et, par suite, pour l'histologie pathologique »

J'ajoute qu'il est impossible, en considérant attentivement les figures qui, dans le livre de Liégeois, représentent les spermatozoïdes de la grenouille, de ne pas songer à l'évolution bactérienne des microzymas. En faisant cette remarque et ce rapprochement, je vous assure que je ne violente en aucune manière la pensée de l'auteur. Ecoutez :

« Les grenouilles présentent cette particularité qui, croyons-nous, est exceptionnelle, c'est que l'on trouve dans leurs testicules des spermatozoïdes à toutes les époques de l'année. Seulement, leur développement, leur forme, sont essentiellement différents en hiver et en été.

» En hiver, on trouve, dans le sperme testiculaire, des cellules arrondies, contenant toujours un noyau très distinct, de plus de nombreuses granulations réparties dans l'intérieur de ces cellules. C'est aux dépens de ces granulations que se forme le spermatozoïde ; dans certaines préparations, en effet, on peut constater dans la cellule la présence de filaments moniliformes, dus à la juxtaposition de ces granulations (1).

» Dans d'autres cellules, beaucoup plus nombreuses que les premières, on trouve des faisceaux de spermatozoïdes droits ou enroulés, et ces cellules ne possèdent plus qu'un nombre très limité de granulations. Dans tous les cas, le noyau de la cellule reste intact, et ne concourt par conséquent en rien à la production des spermatozoïdes. A un certain moment, la cellule se rompt, et le faisceau de spermatozoïdes qu'elle contient s'en échappe. Alors que ce faisceau a abandonné sa cellule, les spermatozoïdes restent unis par une de leurs extrémités avec les granulations qui n'ont point servi à leur formation. Ces granulations sont, de plus, animées de mouvements extrêmement rapides qui tendent à dissocier les filaments; ce sont elles qui, sans aucun doute, ont été prises par presque tous les auteurs pour des têtes de spermatozoïdes. Mais les filaments spermatiques de la grenouille sont dépourvus de têtes, ils se présentent sous forme de filaments effilés à leurs deux extrémités, plus effilés d'un côté que de l'autre, du côté qui correspond à la direction du mouvement....

» En été, le sperme testiculaire des grenouilles présente les particularités suivantes : D'abord, les spermatozoïdes, dont la forme est alors celle d'un *petit bâtonnet*, ont une longueur trois à quatre fois moindre que dans la période précédente, et ne se présentent jamais réunis en faisceaux. Au lieu de naître de cellules, ils naissent de noyaux libres; ces noyaux deviennent granuleux, et les granulations s'unissent les unes aux autres pour constituer, dans chaque noyau, un seul spermatozoïde. Celui-ci, une fois formé, s'échappe du noyau; mais en s'échappant, il entraîne une partie de la substance du noyau, laquelle partie se montre sous forme d'un filament extrêmement fin, généralement muni, sur son trajet, de granulations.

» Mais les modifications qui s'effectuent dans le développement des spermatozoïdes de la grenouille, à deux époques différentes de l'année, ne surviennent pas brusquement. En avril, par exemple, on voit d'abord les cellules spermatiques,

(1) *Loc. cit.*, pp. 196-199.

qui, quelques jours auparavant chez d'autres grenouilles, étaient remplies de filaments, n'en contenir plus que quelques-uns, en même temps que ceux-ci sont diminués notablement de longueur; ils portent, de plus, des prolongements analogues à ceux que posséderont les filaments développés plus tard. Peu de jours après, on constate la présence de cellules remplies de noyaux granuleux, et dans l'intérieur de ces noyaux on trouve souvent des spermatozoïdes développés. Enfin, quelques jours plus tard, on ne trouve plus que des noyaux libres, sans trace de cellules spermatiques-mères. Toutes ces modifications s'effectuent dans l'espace de quinze à trente jours, après quoi le développement demeure uniforme pendant six mois.

» Il résulte donc que, chez les batraciens, les spermatozoïdes se développent en hiver dans l'intérieur des cellules spermatiques; en été, dans l'intérieur des noyaux; mais que, *dans tous les cas, leur développement se fait par l'union entre elles des granulations contenues dans les cellules ou dans les noyaux.* Ces granulations sont par conséquent des éléments des plus essentiels pour la formation des spermatozoïdes; elles acquièrent un degré d'importance plus grande encore, quand on envisage les phénomènes qu'elles présentent, alors que, n'ayant pas servi à l'origine des spermatozoïdes, elles sont sorties des cellules ou des noyaux. Ces granulations, susceptibles de prendre un certain développement, tout en restant plus ou moins arrondies, se meuvent, de même que le spermatozoïde, avec une rapidité extraordinaire. Si elles sont encore en rapport avec les têtes des filaments condensés en faisceaux, elles semblent faire effort pour les dissocier les uns des autres; si elles sont complètement libres, elles exécutent les mouvements les plus bizarres et les plus singuliers dans tous les sens indistinctement, mouvements bien différents des mouvements browniens. Enfin, on peut constater souvent dans le sperme de la grenouille, observé en été, que les noyaux n'aboutissent pas toujours à la formation des spermatozoïdes; de grosses granulations les remplacent, et ces granulations s'échappent du noyau en entraînant avec elles une partie de la substance de celui-ci, conservant en quelque sorte le mouvement qu'aurait dû posséder le spermatozoïde, s'il s'était formé à leurs dépens (Pl. III. fig. 4, et fig. 5) (1). »

Et Liégeois est si convaincu qu'il interprète exactement ses observations, qu'il en tire un argument contre l'hypothèse que les spermatozoïdes sont des animaux : « S'il était besoin, dit-il, de nouvelles preuves de la non animalité de ces filaments, celle-ci serait sans réplique, car il ne peut arriver à l'idée de personne de soutenir que ces granulations qui s'agitent souvent avec une rapidité étonnante et de la façon la plus extraordinaire, soient des animaux. »

Non, sans doute, ces granulations, ces microzymas, ne sont pas des animaux, mais elles servent à constituer, de proche en proche, tous les tissus de l'animal. Le spermatozoïde est le produit du microzyma: tout comme une bactérie, un vibrionien ou une cellule, un noyau quelconque. Les microzymas dans les cellules spermatiques, sont virtuellement des spermatozoïdes. Liégeois m'en fournit encore la démonstration. En effet, d'après ses observations, les grenouilles ne seraient pas les seuls animaux chez lesquels les spermatozoïdes se développeraient aux dépens des granulations contenues dans les cellules spermatiques, sans qu'on puisse faire intervenir une action quelconque des noyaux, car, chez « le brochet, la carpe, les spermatozoïdes ne sont autre chose que les granulations mêmes qui existent dans les cellules ; seulement ces granulations se sont légèrement modifiées dans leur forme primitive, en ce qu'au lieu d'être complètement arrondies, elles portent sur un de leurs pôles une saillie légère.... (Pl. III. fig. 3). »

Bref, l'organisme mâle produit la matière fécondante par un mécanisme comparable à celui par lequel l'organisme femelle forme l'ovule ; et pour que l'œuf fécond se constitue, il faut qu'une certaine quantité de matière fécondante s'unisse à la matière de l'ovule.

Je n'ai pas à rechercher avec vous comment la matière fécondante, représentée par les spermatozoïdes, pénètre dans l'ovule ; qu'il me suffise de vous dire que l'on a constaté directement cette pénétration et, en outre, que les spermatozoïdes, parvenus dans la substance vitelline, y dispa-

(1) *Loc. cit.*, pp. 196-199.

raissent si bien qu'on n'en retrouve plus aucune trace (1). Leur substance disparaît dans la masse vitelline, sans doute en se réduisant de nouveau en microzymas qui se confondent avec ceux du vitellus. J'ai cherché à démontrer directement cette résolution des spermatozoïdes en microzymas dans la matière vitelline ; mais il y a là de grandes difficultés qui ne me permettent pas encore de me prononcer définitivement. Quoi qu'il en soit, ce que les auteurs appellent la dissolution des spermatozoïdes ou leur union matérielle, molécule à molécule, avec la substance du vitellus, ne peut être que cette résolution en microzymas. Bref, pour que l'œuf se constitue, il faut qu'il s'y trouve des microzymas de deux origines, de ceux de l'ovule et de ceux des cellules spermatiques de la même espèce animale. Et ce point de vue nous expliquera bien des choses dans l'ordre physiologique et dans l'ordre pathologique.

Reprenons maintenant l'énoncé de M. Milne Edwards, que je rappelais tout à l'heure, savoir : « que la formation de l'individu nouveau n'est pas la conséquence de l'extension du tissu constitutif de l'individu souche, et que la matière plastique qui y donne naissance, est produite par celui-ci sans être en continuité de substance avec lui ; » nous avons reconnu la justesse rigoureuse et la profondeur de cet aperçu, en recherchant comment naît la cellule reproductrice qui deviendra l'ovule ; mais combien elle est plus vraie quand on considère que la matière fécondante, sans laquelle il n'y a pas d'œuf et pas de reproduction, naît dans un autre individu souche, pareillement sans être en continuité de substance avec lui et qui est également formée en pure perte, quant à la reproduction, si elle ne parvient pas à se réunir à la matière de l'ovule formé dans l'ovaire femelle.

C'est donc avec raison que M. Ch. Robin, en parlant de la fécondation, a dit que « ce fait, qui détermine la production des cellules embryonnaires, a pour conséquence que ces

(1) M. Ch. Robin, cependant, chez les nephelis, a retrouvé des spermatozoïdes entre l'embryon et la membrane vitelline, jusqu'au moment de l'éclosion, mais ils sont moins nombreux qu'à l'époque où ils étaient encore doués de mouvement dans l'ovule, en raison de ceux qui ont disparu pour servir à la fécondation. Liégeois, *loc. cit.*, p. 289.

dernières renferment de la matière du mâle comme de celle de la femelle, et que le jeune être appartient matériellement à l'un comme à l'autre et non point seulement à cette dernière. » Dans la théorie du microzyma, il faut dire, non pas seulement que les cellules embryonnaires sont formées par la matière de la femelle et celle du mâle réunies, ce qui est conforme à l'énoncé du système des blastèmes, mais par les microzymas des deux géniteurs, c'est-à-dire par des éléments structurés primitifs de leur organisme ayant acquis des propriétés spéciales par une longue préparation.

Et il ne faut pas vous imaginer que la théorie qui découle de la formation des cellules par les microzymas de la Mère de vinaigre, ou par les microzymas du jaune de l'œuf pendant le développement embryonnaire, n'a sa confirmation que dans les observations de Godard et de Liégeois, ou de M. Robin ; je pourrais citer, en botanique, une multitude de faits semblables dans lesquels les auteurs ont vu les microzymas en action pour former les éléments anatomiques des tissus végétaux. Je me borne à vous représenter, d'après M. Baratanski, ce qui se passe dans la cellule mère du pollen du *Tradescantia virginica*. A l'état granuleux de la cellule (1) et de son noyau, on voit succéder une condensation des granulations dans le noyau (2) ; puis le contour du noyau disparaît, et à sa place des filaments pelotonnés qui se déroulent (3), enfin ces filaments se développent dans toute l'étendue de la cellule (4) (Pl. IV, fig. 1).

Bref, partout où l'on voit une transformation morphologique dans une partie d'organisme ou dans une cellule, on note les microzymas en action ; jamais le dernier terme histologique n'apparaît d'emblée.

Que nous sommes loin des énoncés de M. Virchow et de M. Huxley ! La théorie cellulaire aussi bien que les théories rivales sont incapables de rendre compte des faits exactement observés ; l'une parce que l'œuf ne se forme pas par évolution ou multiplication cellulaire, mais a besoin du concours de deux facteurs ; les autres parce qu'ils obligent d'admettre que les cellules embryonnaires sont le fruit d'une génération spontanée. Et cette dernière assertion s'applique exactement aux travaux récents d'embryologie végétale. Les auteurs y font abstraction des granulations moléculaires pour ne considérer que le protoplasma, défini, selon M. Van Tieghem : de la matière vivante formée seulement de principes immédiats où n'existe rien de primitivement structuré.

Mais en voilà assez ; avec ce que je vous ai dit dans la troisième Conférence, vous avez maintenant les éléments de la conviction raisonnée qu'aucun des systèmes successivement invoqués ou adoptés par les savants : théorie mécanique, théorie cellulaire, théorie du blastème ou du protoplasma, n'est en état de rendre compte des faits physiologiques concernant la genèse des cellules et d'expliquer le mystère de la génération.

La théorie du microzyma, au contraire, aboutit à une grande unité. Les microzymas sont structurés et vivants ; ils peuvent se multiplier et communiquer à la matière qui sert à leur multiplication la propriété qui est en eux, l'activité chimique et physiologique qui les caractérise, parce qu'ils transforment cette matière en leur propre substance et qu'elle devient ce qu'ils sont. Dans l'organisme, les cellules, toutes les cellules, sont d'abord le fruit de leur activité, et ces cellules, à leur tour, étant constituées, je le répète, sont des appareils dans lesquels ces microzymas acquièrent de nouvelles aptitudes, en y subissant une sorte d'incubation, tandis qu'ils s'y multiplient : c'est ainsi que les microzymas vitellins deviennent microzymas du foie, microzymas du pancréas, microzymas des cellules pepsiques, microzymas nerveux, microzymas qui, à un moment donné, acquerront la propriété fécondante dans le spermatozoïde, etc.

Ce ne sont pas là de gratuites assertions, mais des faits constatés. S'il y a dans tout cela quelque chose de merveilleux, la merveille n'est pas d'un ordre différent de celle que manifestent tous les êtres organisés.

Affirmons maintenant que les théories qui ont cours dans la science, ont été impuissantes quand elles ont prétendu répondre aux deux questions que je posais en commençant, et que je reproduis :

Qu'est-ce, pour un être vivant, qu'être organisé ?

Qu'est-ce que la matière vivante ?

Nous allons essayer de donner la réponse, en nous fondant sur l'ensemble des faits concernant l'histoire des microzymas, et conformément aux propositions démontrées qui légitiment mon postulatum.

De la matière vivante et de l'organisation. — Dans tout le cours de ces Conférences, j'ai raisonné dans l'hypothèse que les microzymas sont *organisés*, *structurés* ; et ce pléonasme est nécessaire, puisque l'on admet qu'il peut y avoir *organisation et vie* dans la matière non structurée appelée *blastème* ou *protoplasma*, c'est-à-dire dans un assemblage de principes purement chimiques.

Cependant, les savants, en considérant les protoplasmas et blastèmes comme des substances vivantes, quoique formées seulement d'eau et d'un plus ou moins grand nombre de composés chimiques divers, sont fort embarrassés, tant la notion de *vie* leur paraît exiger quelque chose de plus que des propriétés purement chimiques dans la matière qu'ils considèrent comme vivante. Voilà pourquoi chacun, cherchant la cause qui fait différer si profondément la matière vivante de la matière purement chimique, ajoute à celle-ci quelque chose d'extrinsèque. C'est ainsi que :

M. Robin suppose que les composants chimiques du blastème sont *unis molécule à molécule, par combinaison spéciale et dissolution réciproque*. Et c'est en vertu de ce mode d'union qu'il admet que la matière est organisée et vivante.

Cl. Bernard, après avoir dit que le *protoplasma est un corps chimiquement défini*, comme embarrassé par l'énormité de l'assertion, se reprend et ajoute : « ou du moins, *par sa constitution physico-chimique*. » Il avait d'ailleurs exprimé sa manière de voir plus explicitement : « Partout où il existe de la matière, cette matière est soumise sans doute aux lois générales de la physique et de la chimie ; mais chez les êtres vivants, l'action de ces lois est étroitement liée à une foule d'autres influences qu'on ne saurait nier (1). »

(1) *Leçons sur les effets des substances toxiques et médicamenteuses*, p. 84.

M. Pasteur suppose que la matière purement chimique du protoplasma est douée *de vertus de transformation que la chaleur détruit.* Et son disciple, M. Van Tieghem, y reconnaît *une voie de transformation continuelle.*

Vous le voyez bien, quand ils y regardent de près, le médecin, le physiologiste, le chimiste, reconnaissent qu'il n'y a vie que dans ce qui est différent des composés purement chimiques.

Il faut soutenir, comme chose démontrée, *qu'il n'y a de vivant que ce qui est organisé ;* que *la matière vivante est la matière organisée.* C'est ce que je vais essayer de solidement établir. Mais, auparavant, pour éviter toute amphibologie, voyons quelle est, en biologie, la signification des mots : *organiser*, *organisé*, *organisation*, *organique ?*

Organiser, dit Littré, « c'est donner la disposition qui rend des substances aptes à vivre, à être animées. »

Organisé, disent Littré et Robin, c'est « ce qui est composé d'organes. »

Organisation, disent les mêmes auteurs, c'est « l'état d'un corps organisé ; ensemble des parties qui le constituent et qui régissent ses actions.... On emploie aussi ce mot pour exprimer la structure propre d'une partie seulement d'un corps vivant. »

Organique, c'est « ce qui a rapport à l'organisation. » Et Bossuet, au rapport de Littré, disait : « La première chose qui paraît dans notre corps, c'est qu'il est organique, c'est-à-dire composé de parties de différentes natures, qui ont différentes fonctions. »

Voilà ce que disent les dictionnaires. Organiser la matière pour la rendre apte à vivre, à être animée, c'est la façonner et la disposer en organes comme l'artiste façonne et agence les organes, les rouages d'une machine, d'une locomotive, d'une montre, avant de tendre le ressort qui la fera marcher. Et l'organisation, c'est le savant arrangement des parties vers un but déterminé.

Organisation et aptitude à vivre sont pour la matière choses corrélatives. Les conditions de la vie manifestée sont *l'organisation* et le *milieu approprié* auquel l'organisme emprunte les éléments de sa nutrition.

L'organisation suppose des parties, des organes, et par suite la *structure ;* et vous venez de voir que les dictionnaires appellent *organique* la matière qui est *organisée.*

Je dois appeler votre attention sur l'amphibologie à laquelle prête le mot *organique.*

Vous vous souvenez que M. N. Joly, pour faire paraître rationnelle la doctrine de la génération spontanée, a dit :

« Afin d'éviter toute équivoque, nous déclarons une fois pour toutes que nous n'entendons pas, par ces mots *hétérogénie* ou *génération spontanée,* une création faite de rien, mais bien la production d'un être organisé nouveau, dénué de parents, et dont les éléments primordiaux sont tirés de la *matière organique* ambiante. »

Je vous ai fait voir que cette matière organique ambiante est celle qui existe dans les substances organisées : foin, graines diverses, lait, viande, etc., que M. N. Joly et Pouchet employaient dans leurs expériences. Ils ne voyaient là plus rien d'organisé. Ces savants employaient le mot *organique* dans le même sens que Buffon, sans avoir aucun égard au sens que les chimistes y attachent depuis Lavoisier. Cela est si vrai que, parlant des organismes de ses expériences, Pouchet disait : « Les organismes se produisent à même la nature expirante, au moment où les éléments des êtres entrent dans de nouvelles combinaisons chimiques, et éprouvent tous les phénomènes de la fermentation ou de la putréfaction... comme si, pour s'organiser, les êtres nouveaux attendaient la désagrégation des autres, afin de s'emparer des molécules de la substance expirante, à mesure qu'elles se trouvent mises en liberté.... Sous l'empire de la putréfaction, les corps organisés se décomposent, et dissocient leurs molécules organiques ; puis après avoir erré en liberté... lorsque les circonstances plastiques viennent à se manifester, ces molécules se groupent de nouveau pour constituer un nouvel être, etc. (1). » Il est clair que la matière organique ambiante de M. Joly n'est autre que les parties des êtres organisés détruits par la fermentation que Pouchet appelle molécules organiques, comme Buffon.

(1) *Traité de la génération spontanée*, p. 335.

Or vous savez que, depuis Lavoisier, la *matière organique* n'est plus considérée comme étant d'essence spéciale. Elle est minérale par ses composants. Les principes immédiats d'origine animale ou végétale sont des combinaisons de carbone, d'hydrogène, d'oxygène, d'azote, unis deux à deux, trois à trois, quatre à quatre, le carbone toujours présent. On les nomme matière organique à cause de leur origine, et on les étudie, dans cette partie de la science qu'on appelle chimie organique, par les procédés et les méthodes de la chimie minérale. Les principes immédiats peuvent être des acides, des bases, des alcoloïdes, des amides, des sels, des composés indifférents ou singuliers dont plusieurs, grâce aux admirables travaux de M. Berthelot, peuvent être formés par synthèse totale. Loin de les définir par leur origine, on devrait les appeler non des *composés organiques*, mais des combinaisons du carbone, car ce corps simple est l'élément constant et nécessaire de la composition de tout principe immédiat.

Il n'y a donc pas de matière *organique* par essence : toute matière est minérale par ses composants. Cette expression ne doit donc être employée scientifiquement que comme une manière abrégée de désigner certaines combinaisons du carbone.

Sans doute, la matière des êtres organisés, en bloc, contient plusieurs de ces principes immédiats, mais associés à des principes immédiats purement minéraux : beaucoup d'eau, de l'oxygène, de l'azote, de l'acide carbonique, des sulfates, chlorures, fluorures, phosphates, silicates, carbonates, dans lesquels entrent le potassium, le sodium, le calcium, l'aluminium, le magnésium, le fer, directement ou à l'état d'oxydes. Mais l'eau et ces composés minéraux y sont indispensables. Un pareil assemblage, accompagné ou non de quelque arrangement histologique, voilà ce que l'on appelle, un peu vaguement, de la matière organique en histoire naturelle. Si bien qu'un des physiologistes les plus distingués de l'Allemagne, J. Müller, disait, en parlant des *formes de la matière organique :*

« La *matière organique* se trouve à l'*état de dissolution complète* dans beaucoup d'humeurs, où le microscope ne fait découvrir aucune espèce de molécules : c'est ce qui a lieu dans la liqueur du sang, où cette matière ne prend la forme de globules que par l'action de la pile galvanique, ou par la chaleur et autres influences chimiques. Elle est également dissoute en partie dans la lymphe des vaisseaux lymphatiques. Fréquemment la matière organique affecte la forme de molécules microscopiques arrondies; ces molécules doivent être considérées comme de légers précipités, encore dépourvus de structure, qui se produisent dans des dissolutions de substances organiques pendant le cours des opérations vitales, et qui d'ailleurs ressemblent beaucoup aux précipités de globules que l'art peut faire naître, dans ces mêmes dissolutions, à l'aide des réactifs chimiques. Ici se rangent les globules qui forment en partie le contenu des cellules chez les végétaux et les animaux.... Lorsque *ces petites molécules sans structure* sont tenues en suspension dans un liquide, elles montrent le phénomène microscopique découvert par Robert Brown et appréciable même après la mort.... Dans sa plus grande simplicité de structure, telle que l'offrent partout les premiers rudiments des végétaux et des animaux, la matière organique forme une cellule.... La force qui anime les corps organiques n'est connue nulle part ailleurs que dans ces corps. Elle ne se manifeste que dans les combinaisons organiques qui lui donnent naissance, et jamais les éléments fondamentaux (les corps simples) ne produisent de toutes pièces aucune parcelle de matière organique, lorsqu'ils viennent par hasard à se rencontrer (1). »

Vous retrouvez là, sous une autre forme, la pensée de M. Ch. Robin, que Liégeois résume comme ceci en commençant un chapitre sur l'*organisation* :

« Un des caractères qui distinguent avant tout les êtres vivants des corps inertes, c'est leur composition. Tandis que ceux-ci ont une composition identique dans toute leur masse, ceux-là, au contraire, sont formés par la dissolution et l'union réciproques de principes immédiats nombreux. C'est à cet état de dissolution et d'union complexe que pré-

(1) J. Müller, *Manuel de physiologie*. Traduction de A. J. L. Jourdan, seconde édition, revue et annotée, par E. Littré (1851).

sentent les principes d'ordres divers dans les matières solides, ou demi-solides, *ou liquides* des êtres vivants, que l'on donne le nom d'*organisation.* »

Ainsi, l'*organisation*, c'est-à-dire l'*état d'un corps organisé*, résulte du concours de principes immédiats organiques, je veux dire de combinaisons plus ou moins complexes du carbone, et de principes immédiats minéraux. C'est là la matière qui peut vivre, qui vit et qui, sans le secours d'aucun autre facteur, engendrera une cellule épithéliale, une fibre, *un élément anatomique quelconque* (1) et, par conséquent, un ovule, une cellule spermatique, un spermatozoïde, un œuf, un homme! Car, pesez bien les termes dont se servent J. Müller et Liégeois, et vous reconnaîtrez que la conséquence est inéluctable.

Est-ce vrai, est-ce expérimental? La matière organique, conçue selon les systèmes que je viens de citer, et avec la notion scientifique de la nature exacte de ce que l'on nomme principe immédiat, peut-elle être réputée une substance vivante? Non, certainement, puisque *chacun des termes* dont elle se compose *est minéral par essence* et que l'on ne dit pas qu'il y a de la matière minérale vivante. Il y a contradiction dans les termes. Rendons-la évidente, afin de pouvoir ensuite nous faire une idée nette de ce que c'est qu'être organisé, doué d'organisation et de vie.

Reprenons l'expérience de M. Pasteur sur le sang pour la considérer sous un autre point de vue.

Le sang est un des mélanges les plus complexes de principes immédiats carbonés et de composés minéraux, que l'organisme fournisse, contenant les matériaux du protoplasma le plus riche. Par la disposition de son expérience, M. Pasteur n'y a pas détruit les *vertus de transformation* que par hypothèse il recélait, car il n'y a pas appliqué la chaleur, et il l'a mis en présence de l'air pur, c'est-à-dire dans les conditions les plus favorables à la vie du sang. De plus, ce sang ayant été pris à l'animal vivant, contenait les hématies et les globules blancs, c'est-à-dire quelque chose d'évidemment structuré. Eh bien, ce mélange abandonné

(1) Liégeois.

à la température physiologique, qu'est-il devenu ? Bien que satisfaisant à toutes les conditions de la vie dans le système protoplasmique, *il est mort*, en ce sens que les hématies et les globules blancs ont disparu, et rien ne les a remplacés. Bref, l'expérience de M. Pasteur va droit contre l'hypothèse qui veut que le protoplasma engendre les éléments anatomiques. C'est tout le contraire qui est arrivé ; j'ai dit que rien n'a remplacé les globules rouges et blancs, rien selon M. Pasteur ; mais je vous ai expliqué que les microzymas des globules et ceux qui existent primitivement dans le sang ont détruit ces globules et produit les transformations observées. J'ajoute, pour avoir réalisé l'expérience, que si l'on a soin de délayer le sang dans l'eau et que par une filtration soignée on écarte tous les microzymas, après une addition suffisante de créosote ou d'acide phénique, on conserve indéfiniment les matériaux du sang.

Voici un second exemple : il s'agit des matériaux de l'œuf de poule.

L'œuf de poule fécondé, assurément, contient tout ce qu'il faut pour produire non seulement un poulet, mais au moins les cellules et autres éléments anatomiques de cet oiseau. Pourvu qu'on lui fournisse de l'air pur en quantité suffisante et un degré de chaleur déterminé et sensiblement invariable, l'oiseau naîtra !

Si l'on vient, par des secousses assez fortes, à tout mêler dans cet œuf et qu'ensuite on le soumette à l'incubation, qu'arrivera-t-il ? Il n'en sortira plus jamais de poulet, et l'homme le plus savant ne parviendra plus à lui donner sa première texture. Ainsi l'œuf brouillé ne donne plus de poulet. Il faut même moins que cela : que la couveuse laisse un peu refroidir l'œuf non brouillé, c'est fini, il n'y aura pas d'oiseau. Toute la matière nécessaire y était pourtant (1). Que se passe-t-il donc dans l'œuf brouillé que l'on soumet à l'incubation ? Ce qui était vivant en lui a-t-il été tué ? Non, mais il a agi dans d'autres conditions : au lieu de

(1) La chaleur n'avait pas détruit *les vertus de transformation* qui y existaient, et M. Van Tieghem ne peut pas refuser d'y voir la représentation du protoplasma le plus parfait, et la *voie de continuelle transformation* qui produit le poulet ne devrait pas y être perdue.

former des tissus et de déterminer les réactions chimiques nécessaires pour la formation des substances qui doivent intervenir pendant le développement ultérieur de l'animal, il n'a plus formé de tissus, il a agi pour son compte personnel égoïstement : il s'est nourri, s'est multiplié, et d'autres combinaisons ont été engendrées. Bref, dans ces nouvelles conditions, les microzymas du jaune de l'œuf ont agi comme agissent les ferments et, nous l'avons vu, chose très digne d'attention, l'alcool, l'acide acétique, l'acide carbonique, l'hydrogène dégagés ou formés, l'ont été aux dépens des matières glucogènes ou du glucose de l'œuf; les matières albuminoïdes sont retrouvées sensiblement intactes. Et n'oubliez pas qu'un élève de M. Pasteur, M. U. Gayon, très frappé de cette expérience, l'interprète comme la conséquence de l'influence exercée par les germes de l'air qui pénètrent dans les œufs pendant leur formation dans l'oviducte ; il ne voyait donc lui aussi, dans l'œuf, que l'assemblage des principes immédiats d'un protoplasma, et comme M. Pasteur a adopté l'idée de M. Gayon, il en résulte que lui également ne voit dans l'œuf que de la matière purement chimique sans structure !

Ainsi, puisque l'œuf brouillé ne produit plus de poulet, c'est donc que la matière nécessaire et les microzymas ne suffisent pas encore ; qu'y a-t-il donc de plus dans l'œuf ? Ah! c'est l'arrangement. Pour molle qu'est sa consistance, la substance vitelline n'est pas homogène : nous y avons noté plusieurs zones : Une main savante autant qu'habile et toute puissante y a distribué la matière et les microzymas selon le but à atteindre et la fin voulue.

Un but à atteindre et une fin voulue, dis-je, et non point fatale.

Liégeois, qui a suivi avec tant de soin, dans son *Traité de physiologie*, l'étude de la fonction de reproduction, jusqu'au moment où le spermatozoïde a pénétré dans l'ovule, se demande « comment l'union intime de la substance du spermatozoïde avec celle de l'ovule concourt à éveiller en celui-ci ce travail remarquable qui va donner naissance à un être nouveau ? » et il se répond que c'est là « un problème insoluble sans doute à tout jamais ! La limite de nos connaissances s'arrête donc à ce point : La fécondation est le résultat du mélange intime de substance organique fournie en proportion variable, d'une part par la femelle, d'autre part par le mâle, mélange qui, seul, peut nous expliquer l'hérédité des caractères de ressemblance, d'instinct, de tempérament, de maladies, de vices de conformation. »

Avez-vous jamais réfléchi à l'action de couver? La poule a pondu; elle *devient* couveuse. Examinez de près ce qui va se passer : Voyez quels soins elle prend, comme elle se gonfle et se hérisse pour que tous les œufs soient également réchauffés et entourés d'air ; comme elle retourne ces œufs avec son bec, pour que toutes leurs parties soient soumises à cette douce et égale chaleur que son corps développe ; comme la pauvre bête se hâte de revenir lorsqu'elle a été prendre sa nourriture et comme elle ramasse toute la couvée sous son aile et ramène au centre ceux des œufs qui en sont trop écartés ! Sait-elle ce qu'elle fait la poule? qui donc agit par elle? Elle fait sans le savoir ce que fait le physiologiste quand il fait éclore artificiellement des poulets. Celui-ci n'a-t-il pas soin de placer les œufs dans une atmosphère qui se renouvelle, à une température constante, qu'il n'obtient qu'avec peine, moins égale que la poule, et de façon que toutes leurs parties soient également chauffées ?

L'action de couver est donc un travail et un art, et c'est merveille, n'est-ce pas? qu'un stupide oiseau sache si bien réunir les conditions de l'éclosion !

Et l'on veut que tout cela soit l'apanage d'un mélange plus ou moins complexe de principes immédiats divers ! Et les caractères de ressemblance, de tempérament, de sexe, d'instinct, etc, ; les vices de conformation, l'hérédité des maladies, et toutes les particularités propres à chaque individu d'une même espèce, etc., seraient empreints dans l'assemblage chimique de matière essentiellement minérale qui constitue la substance de l'œuf. Non, il faut quelque chose de plus que la *disposition physico-chimique*, que les *vertus de transformation*, etc., pour que l'assemblage nécessaire de matière puisse s'*organiser,* c'est-à-dire acquérir la disposition qui rend des substances aptes à vivre, à être animées.

J. Müller, après bien d'autres, avait reconnu que « le *sentiment*, la *nutrition*, la *procréation* n'ont point d'analogue parmi les autres phénomènes physiques, et cependant les éléments des corps organiques sont les mêmes que ceux qui entrent dans la composition des corps inorganiques, » et il ajoutait : « à la vérité, les corps organiques renferment, à titre de *principes immédiats*, des substances qui ne sont propres qu'à eux et que l'art du chimiste ne saurait produire, comme l'albumine, la fibrine, etc. ; mais tous ces corps sont réductibles en éléments des corps inorganiques. » Mais il importe peu que les principes immédiats dont on parle soient propres aux êtres organisés; peu importe même que l'art ne puisse pas tous les reproduire par synthèse totale ; ils ne sont pas moins minéraux essentiellement. Pour le chimiste, l'albumine, l'osséine, le cartilage, la glutammine, etc., ne sont que des amides ou des composés amidés pouvant jouer le rôle de base ou d'acide, etc. ; encore une fois, vivre, être animé, procréer, digérer, se nourrir, devenir malade, ne sont pas plus l'apanage de l'albumine, de la caséine, du sucre, ou de leur mélange, que du quartz, du granit, de l'amphibole, ou du phosphate de chaux. Ce qui peut être malade et procréer est aussi ce qui, dans certains êtres au moins, a du sentiment, des affections, de l'amour, de la haine, de l'instinct et de la raison. Jamais on ne parlera de ces tristes ou nobles attributs en parlant des principes immédiats, en quelque nombre qu'ils soient réunis.

Oui, la matière étant la même dans les *corps organiques* et dans les *inorganiques*, c'est ailleurs que dans les *vertus de transformation* et la *disposition physico-chimique* qu'il faut chercher les causes des attributs de la matière dans les *corps organisés*.

La théorie cellulaire avait cru échapper aux difficultés que soulèvent la théorie du blastème et du protoplasma. Les *cellules* ont été, tour à tour, nommées *éléments de formation, parties constitutives de la forme, éléments anatomiques* ou *figurés essentiels, dernières unités organiques*. Mais nous avons vu qu'on s'était trompé, puisque la cellule non seulement n'est pas l'unité vitale, mais est un élément anatomique transitoire.

Vous savez comment j'ai été peu à peu conduit à étudier l'être vivant dans sa simplicité la plus exquise, dans l'état où il est irréductible et possédant la vie en soi, se suffisant à lui-même, par lequel tous les tissus sont formés aussi bien que les cellules et par qui ils sont vivants : le microzyma. C'est par la considération des propriétés de cet être, que nous nous ferons une idée nette de ce qu'est, dans son essence, l'*organisation physiologique*.

Le microzyma est organisé, structuré; il est *morphologiquement défini*, pour parler comme Cl. Bernard; il est doué d'activités multiples : chimiques, physiologiques et histologiques. Dans la septième Conférence, p. 372, je vous ai fait connaître leur composition élémentaire. Comme les microzymas de la craie, ils contiennent les quatre corps simples générateurs des principes immédiats appelés organiques; je suis parvenu à démontrer que leur substance, même de ceux de la craie, est plus ou moins voisine des matières albuminoïdes. M. Ch. Robin, parlant des microzymas et des vues que j'avais émises concernant leurs fonctions, a dit que « ces vues resteront à l'état de suppositions pures tant que la nature chimique, la composition immédiate de ces granulations d'origines si diverses, restera ignorée (1). » Eh bien, voilà que la composition élémentaire du microzyma, dans l'œuf, dans le foie, dans le pancréas est plus ou moins voisine de celle de la levûre de bière et des substances albuminoïdes. L'analyse immédiate y a fait découvrir des corps gras et des matières minérales. Et l'analyse plus minutieuse des microzymas du jaune d'œuf de poule y a fait découvrir plusieurs matières albuminoïdes dont l'une est une zymase; de cette recherche il est résulté en outre que les microzymas de l'ovule de poule, pris dans l'ovaire même, sont moins carbonés que ceux de l'œuf fécondé. Les microzymas végétaux ont sensiblement la même composition que ceux des animaux; l'analyse de ceux des amandes y a trouvé cependant une bien moindre quantité de carbone et d'azote, et une quantité étrangement grande de matières minérales, contenant, comme pour la levûre de bière, beaucoup d'acide phosphorique.

(1) Ch. Robin, *Traité du microscope*, p. 928 (1871).

Bref, la composition des microzymas dans leur état physiologique admet près de 80 pour cent d'eau dans leur tissu. Ils satisfont donc par leur composition à toutes les conditions de la vie.

MM. Nencki et Schaffer (1) ont cultivé les microzymas du pancréas dans de la gélatine demi-fine, c'est-à-dire impure et contenant des sels. Ils se sont multipliés et se sont partiellement transformés en bactéries. Les amas granuleux de microzymas multipliés, que les auteurs appellent zooglea, les bactéries adultes qu'ils ont produites et les bactéries qui nageaient dans le liquide ambiant, ont été analysés. Les auteurs ont trouvé, cendres déduites, pour la matière dégraissée, la composition suivante que je mets en regard de celle des microzymas pancréatiques et des microzymas du foie et du jaune d'œuf, dans les mêmes conditions :

	Carbone.	Hydrogène.	Azote.	Cendres.
Zooglea.	—	—	14,47	4,56
Zooglea avec bactéries développées .	53,07	7,79	13,82	3,25
Bactéries adultes	53,82	7,76	13,92	5,03
Bactéries traitées par acide chlorhyd.	53,19	7,55	14,58	3,27
Microzymas pancréatiques . . .	52,40	7, 9	14,01	4,48
Microzymas hépatiques (mouton) .	53,80	7, 6	16,20	3,0 à 4,0
Microzymas vitellins (poule). . .	52,40	7,17	15,70	2,9 à 4,3

Ces analyses sont significatives; surtout si l'on veut bien ne pas se laisser distraire par les différences notables entre les dosages de l'azote et du carbone ; ces différences peuvent se rencontrer dans l'analyse de la totalité du même organisme : Ainsi pour la levûre de bière l'écart entre divers échantillons a été : pour le carbone de 49,6 à 50,6 ; pour l'hydrogène de 6,8 à 7,3 ; pour l'azote de 9,2 à 15 pour cent. Il ne faut jamais oublier qu'un être organisé est quelque chose qui varie sans cesse dans sa composition, sans pour cela cesser d'être identiquement le même individu. La levûre de bière peut très notablement changer, même dans sa composition immédiate, et n'en pas moins transformer le sucre en alcool, acide carbonique, glycérine, acide acétique, etc. N'oubliez pas qu'un animal à jeun n'est pas comparable chimiquement au même animal en digestion, etc.

Voilà donc qu'une cellule, la levûre de bière, des micro-

(1) *Bulletin de la Société chimique*, t. XXXIV, p. 665 (1880).

zymas divers, des bactéries issues de ces microzymas sont composés des mêmes corps simples, contiennent des principes immédiats semblables, organiques et minéraux : sont-ils de la matière chimique simplement? Mais cette cellule, ces microzymas, ces bactéries sont capables de vivre, de se nourrir, et, dans certaines circonstances, de produire, les unes et les autres, avec le sucre, de l'alcool, de l'acide acétique ; ils possèdent par conséquent quelque chose de semblable dans une fonction commune : or, si l'on séparait les principes immédiats qui y existent et qu'on les réunît ensuite, ils ne formeraient plus cet alcool et cet acide acétique ! Ils ne sont donc pas de la matière chimique au sens propre du mot : il y a quelque chose de plus. Mais cette cellule, ces microzymas sont, outre la fonction semblable que je viens de signaler, doués de fonctions spéciales, chacun selon son espèce : la levûre de bière intervertit le sucre de canne, sur lequel les microzymas pancréatiques, les microzymas et les bactéries buccaux sont sans action ; d'un autre côté, la levûre de bière ne peut pas saccharifier la fécule que les microzymas pancréatiques saccharifient vivement. Si, dans le même organisme, nous considérons les microzymas de deux glandes qui concourent au même acte physiologique et chimique de la digestion, ceux du pancréas et ceux des glandes pepsiques, nous voyons que, tandis que ceux du pancréas saccharifient l'empois, les gastriques se bornent à le fluidifier ; et à l'égard des matières albuminoïdes, leur activité se manifeste tout aussi différente. Les microzymas gastriques n'agissent sur elles qu'en présence de certains acides ; au contraire les pancréatiques n'y agissent bien que dans un milieu neutre. Je pourrais multiplier ces exemples : je préfère, pour abréger, vous renvoyer aux faits énumérés dans les précédentes Conférences.

Ces cellules, ces microzymas, il faut les considérer non plus du point de vue de leur composition chimique, mais comme le lieu, le laboratoire, l'appareil où, dans l'être organisé aussi bien qu'isolés de cet être, la matière organique s'élabore, se transforme, se détruit, selon les conditions où ils sont placés, soit par la nature, soit par le chimiste ou le physiologiste.

Il y a donc quelque chose de plus profond que la composition et que la structure même, non seulement dans un organisme constitué, mais dans ce qu'il y a de plus délié dans les éléments anatomiques, dans les cellules elles-mêmes, savoir : dans les microzymas qui en sont les facteurs. Ce *quelque chose*, c'est la fonction qui réside dans le détail et, comme résultante, dans l'ensemble. Or, puisqu'il est démontré que les microzymas, bien que morphologiquement identiques et de composition semblable, sont, *ab ovo*, de fonction variée dans les différents centres d'organisation du même être, végétal ou animal, microphyte ou microzoaire, tissu ou élément de tissu, vous voyez qu'il y a quelque chose au delà de la forme et de la matière ! C'est dans cet ensemble que consiste la notion de substance organisée. La cause inconnue, manifestée par ses effets, qui fait l'activité du microzyma, est contenue dans le tout structuré et non dans tel ou tel principe immédiat qui en fait partie constituante : c'est une propriété surajoutée à la matière qui le compose et qui ne résulte pas des éléments qui ont servi à former ses principes immédiats, car rien ne prouve que ce que l'on appelle force *organique*, *force vitale*, est inhérente de toute éternité à la matière des corps simples ! Ah ! je sais bien que l'on prétend le contraire. Et à cette occasion laissez-moi vous donner une idée du genre de preuves que l'on ose invoquer. C'est un physicien distingué, de beaucoup d'imagination, qui a des idées arrêtées sur la cause de nos maladies, qui va parler. Dans des Conférences sur la *Matière et la Force*, il a parlé comme ceci :

« Ce liquide que vous voyez transparent comme de l'eau est une solution de nitrate d'argent.... Vous voyez sur l'écran l'image du bocal qui contient le liquide et celle des deux fils qui y plongent. Je ferme le circuit, et le courant électrique de la pile le parcourt immédiatement. Vous voyez naître et se développer, à partir de l'un des fils, un arbre d'argent magnifique. Les branches se ramifient et les rameaux se couvrent de feuillage. Cet arbre métallique a fait toute sa croissance au bout d'une minute, et il semble aussi parfait dans ses détails que peut l'être un véritable végétal (1). »

(1) *La Matière et la Force*. Résumé d'une leçon faite à Dundee, par

Jusque-là il n'y a pas grand'chose à critiquer, bien que l'imagination ait obligé M. Tyndall à se servir d'un langage où les images sont un peu *forcées*. Mais où le but est dépassé c'est dans ce qu'il a ajouté aussitôt après. « Ces expériences, a-t-il dit, démontrent que les éléments de matière de notre terre, même ceux qu'on appelle la *matière brute*, lorsqu'ils peuvent obéir librement aux forces dont ils sont doués, se groupent sous l'influence de ces forces de manière à prendre des configurations qui rivalisent en beauté avec celles du monde végétal. Et le monde végétal lui-même, qu'est-il autre chose que le résultat des actions complexes de pareilles forces moléculaires? Ici, comme partout dans la nature, si la matière se meut, c'est qu'une force la met en mouvement, et s'il se produit une structure, c'est par le mode d'action des forces que possèdent les atomes et les molécules dont les arrangements composent la structure (1). » Tout cela a pu être admis comme démontré, par les trois mille ouvriers devant qui le professeur parlait : mais un médecin instruit aurait été plus exigeant. Non, il n'y a pas dans la matière une force ou des forces qui la portent naturellement à se façonner en un *véritable arbre :* à cet égard, c'est là pure logomachie.

Mais je reviens à ma thèse et je la résume en y ajoutant quelques développements.

Au double point de vue physiologique et chimique, un organisme vivant est, dans toute la force du terme, un appareil qui a des fonctions chimiques et physiologiques déterminées. Oui, un organisme vivant *est un appareil*, non pas de *la matière vivante*. Il n'y a aucun rapport, de n'importe quel ordre, entre un composé chimique quelconque, même organique (composé du carbone), ou un mélange quelconque de ces composés et un appareil organisé vivant. Il n'y a même aucun rapport entre la nature de la matière qui les constitue et les fonctions qu'ils remplissent.

Je vais essayer de faire comprendre cela.

M. Tyndall, professeur à Royal-Institution, en présence de trois mille ouvriers. Traduit par M. l'abbé Moigno, p. 15.

(1) Ibid., p. 16.

De même que les matériaux, métalliques ou autres, qui entrent dans la construction d'une montre ou d'une machine quelconque, ne sont cette montre ou cette machine ; de même, la matière qui sert à l'édification des organes et des éléments d'organes d'un végétal ou d'un animal, n'est cet animal ou ce végétal.

La montre, abstraction faite de la nature de la matière qui s'y trouve, est toute dans les roues, le cadran, les aiguilles, le ressort qui les fait mouvoir et la loi qui lui a été imposée par la volonté de celui qui en a conçu le plan et l'a exécuté. Avec les mêmes matériaux l'homme peut faire toutes les machines que son génie est capable d'inventer, et dans chacune leur substance obéira à la loi de la machine. Et pour qu'une montre marche, encore faut-il que quelqu'un tende le ressort.

Il n'en est pas autrement d'un être vivant : la nature des matériaux qui s'y trouvent n'y est presque pour rien. Vous le savez, un très petit nombre de corps simples est nécessaire et suffisant pour constituer le monde vivant. Avec ce petit nombre ont été formés les plantes (plus de cent mille espèces), tous les animaux (plus de cent quatre-vingt-dix mille espèces) et la foule des infusoires. Je fais abstraction des infusoires non ciliés, et je remarque que tous ces êtres commencent leur existence dans un ovule microscopique ; et la structure de cet ovule, à l'origine, dans tous, est merveilleusement semblable. Cependant, je vous l'ai dit, d'après M. Courty, après une succession de changements toujours les mêmes, chaque espèce d'œuf ne produit jamais rien qui diffère essentiellement de ses parents, lorsque les conditions déterminées pour chacun sont réalisées ; car sans ces conditions l'œuf aurait été formé en pure perte. Et ce n'est pas tout. Considérez que de ces œufs, qui étaient primitivement des ovules microscopiques, sortiront, de celui-ci un éléphant ; de cet autre une souris ; de celui-ci une autruche ; de cet autre un colibri ; de cet autre un chêne gigantesque ; de cet autre une modeste violette ! C'est que « la vie, dit Agassiz, suppose l'introduction, dans la structure de tout être organisé, d'un élément quantitatif aussi rigoureusement fixé, aussi exactement pondéré que n'importe quelle autre condition se rattachant surtout à la qualité des organes ou de leurs parties. »

Je n'ai qu'une remarque à faire sur cette pensée d'Agassiz : ce n'est pas *la vie* qui suppose l'introduction de *l'élément quantitatif*, mais *le plan* de l'être qui doit sortir de l'œuf : c'est là ce qui fait que la taille même de chaque espèce est bornée entre des limites si étroites.

Mon intention n'est pas de disserter sur la *force vitale*, c'est-à-dire sur la question de savoir si *la vie* est une force spéciale, « autonome et jamais réductible aux forces physico-chimiques..... qui préexiste aux organes et leur donne des propriétés qui ne sont pas celles de la matière brute, mais bien des propriétés spéciales aux êtres vivants et qui sont prêtées à la matière organisée pour un temps déterminé que les conditions de milieu prolongent ou raccourcissent (1). » Ce sont là des problèmes insolubles. Laissez-moi reproduire ici ce que j'en ai dit ailleurs.

« Au point de vue chimique et physiologique, un végétal, un animal, l'homme lui-même, sont des appareils qui ont en eux-mêmes le germe de leur reproduction spécifique et dans lesquels la matière organique (chimiquement définie), par un phénomène appelé de *nutrition*, selon les lois de la chimie et de l'histologie, se forme par synthèse et s'organise ou se détruit, se désorganise par analyse. Dieu, en construisant ces appareils, ces machines, comme disait Bossuet, les a doués de propriétés et de fonctions spéciales, chacun selon son espèce. Ces propriétés ont la matière pour support, dans l'élément organisé, structuré, mais sont indépendants de la matière, comme nous l'allons voir. En vérité, il n'y a pas de motif de créer sans nécessité une force spéciale ; ou bien, si on la suppose, il en faut admettre d'autant de sortes, autant de *vies*, qu'il y a d'espèces animales et végétales, voire d'infusoires, chaque espèce, chaque individu même, ayant une manière de vivre et d'être, une fonction, qui n'appartient qu'à lui. Dans les végétaux, outre la loi de spécificité qui a été imposée à chacun d'eux, il n'y a que la fonction de nutrition : et chimiquement, en tant qu'appareils de synthèse, ils sont des appareils de

(1) M. Fonssagrives.

réduction dans lesquels l'acide carbonique, l'eau, l'ammoniaque sont transformés en matière organique qu'ils organisent; bref les végétaux sont *minéralivores*. Dans les animaux, outre la loi de spécificité voulue, il y a de même la fonction de nutrition, et chimiquement, en tant qu'appareils d'analyse, ils sont des appareils d'oxydation dans lesquels la matière organique redevient minérale. Mais dans les animaux il y a les fonctions de relation, d'affection; la volonté, l'amour, la haine, et de plus, dans l'homme, la faculté de connaître et d'aimer son Créateur! Non, tout ce merveilleux ensemble n'est pas issu d'un peu de carbone, d'hydrogène, d'oxygène, d'azote, et d'un peu de matière métallique ou métalloïdique associés sous la forme de principes immédiats plus ou moins nombreux. Le dire, c'est émettre une gratuite assertion.

Le vrai, qui découle de tout ce que je viens de vous dire, le voici :

Ce que l'on appelle protoplasma, blastème, dans l'œuf, dans la graine, dans une cellule, recèle la vie dans quelque chose d'organisé, de figuré, d'actif et de capable de se multiplier par nutrition comme tout ce qui est vivant, qui est le microzyma, l'être vivant *per se*. Et c'est cette présence démontrée, constante, nécessaire, du microzyma qui écarte toute hypothèse concernant l'origine de l'organisation. Ce sont les microzymas, qui y existent par myriades, qui, les conditions étant remplies, le moment venu, car la durée est un facteur nécessaire, produiront dans l'œuf, dans la graine fécondés, dans le bourgeon, etc., les éléments anatomiques, les cellules, certains tissus sans cellules, et de proche en proche toute l'organisation et tout l'organisme, selon l'idée, le plan qui a présidé à sa construction, et la loi qui lui a été imposée et qui domine dans l'œuf, dans la graine, dans le bourgeon, chacun selon son espèce. Oui, ce sont les microzymas, qui sont avant la cellule, qui persistent et vivent après la destruction de la cellule, comme de tout organisme, qui se trouvent nécessairement dans tout milieu qui est capable de produire une cellule, qui empêchent de dire avec vérité que le protoplasma, que la matière en général, en tant que composé ou mélange chimique, est vivant. C'est leur présence comme facteurs de cellules et de tissus, c'est la notion qu'ils sont structurés, qui nous fait comprendre pourquoi et comment telle graine, tel œuf, sont déjà virtuellement telle espèce végétale ou animale. Encore une fois, la nature de la matière y est pour bien peu de chose, si ce n'est comme condition de nutrition, par exemple dans les œufs d'oiseau et dans les œufs de mammifères et autres où l'on dit que le protoplasma se trouve répandu avec la matière nutritive dans toute la masse du vitellus; c'est ce que je veux rendre saisissable par deux ou trois exemples.

Considérez, je vous prie, les graines des plantes dioïques. Ces graines ont été formées sur le même pied femelle, de la même matière, dans la même matière ; ces graines, pourtant, étant semées dans le même sol, produiront les unes des pieds mâles, les autres des pieds femelles. Voici une plante monoïque : le même pied produira sur la même tige des fleurs mâles et des fleurs femelles : les unes produiront le pollen fécondant, les autres l'ovule à féconder. Et la merveille est encore plus grande lorsque l'organe mâle et l'organe femelle naissent dans la même fleur, puisant leur matière non seulement à la même source, mais dans le même lieu. Et des faits de même ordre existent également dans le règne animal, les limaçons hermaphrodites par exemple, les tœnias, etc.

Mais la notion de structure et la diversification des fonctions des microzymas expliquent bien d'autres particularités.

M. Van Tieghem a mis la morphine au nombre des principes immédiats de son protoplasma, ainsi que la quinine et d'autres alcaloïdes. Voici par exemple ce qui se passe dans le pavot qui produit l'opium. Lorsque la capsule du *Papaver album*, le pavot somnifère de Linné, est proche de sa maturité, si l'on y fait des incisions obliques superficielles qui intéressent l'épiderme sans pénétrer profondément, il s'en écoule un suc, qui, épaissi, n'est autre chose que l'opium, lequel, outre la morphine, contient plusieurs autres alcaloïdes qui sont aussi d'héroïques médicaments et de redoutables poisons. A l'intérieur de la capsule les trophospermes portent un nombre considérable de graines, jusqu'à trente-deux mille, d'après Guibourt, qui ne contiennent aucun principe narcotique; elles élaborent au contraire une huile douce et des matériaux nutritifs abondants, si bien que dans beaucoup de pays la graine de pavot blanc entre dans l'alimentation de l'homme. Ainsi le protoplasma qui doit, dans cette graine, reproduire le pavot blanc ne contient *pas de morphine*.

La matière est même pour si peu de chose dans la fonction d'un organisme, que le chimiste peut changer cette fonction en le mettant dans d'autres situations quant au milieu. Telle plante qui, cultivée dans certaines conditions, est vénéneuse, devient alimentaire dans d'autres. La vesce commune, étant semée dans une cave sombre, produira en grande quantité l'asparagine de l'asperge; elle n'en produit pas dans les cultures ordinaires.

Encore une fois, il y a dans les êtres organisés quelque chose de plus que la matière, quelque chose de plus profond même que la forme et la structure : c'est la fonction physiologique et chimique, voulue, qui lui a été imposée. Et cela ne dérive pas de la cellule qui est transitoire, mais primitivement des propriétés qui ont été dévolues aux microzymas, lesquels, nous l'avons amplement constaté, sont non seulement doués d'activité chimique et physiologique personnelles, mais facteurs des cellules et des tissus. Or, un microzyma dérive d'un autre microzyma. Les microzymas sont donc le commencement de tout organisme; ils en sont aussi la fin. Lorsque, après la mort, tout a disparu d'un organisme, la forme avec la vie, les microzymas demeurent : ils ne périssent pas, mais restent doués d'activité chimique, et même physiologique, puisqu'ils sont des ferments et qu'ils sont capables de produire les vibrioniens, chacun selon son espèce; et ces vibrions, bactéries, bactéridies sont des agents vivants qui, avec eux, servent, en dernière analyse, dans des conditions nouvelles, à ramener toute matière organique à l'état minéral.

Ainsi, les faits obligent de repousser bien loin les systèmes reçus. Laissez-moi, en peu de mots, résumer les motifs qui obligent de les abandonner.

1° La conception du protoplasma : mélange, solution,

liquide plus ou moins complexe de principes immédiats divers ; substance sans forme, sans structure, par conséquent sans organisation ; le substratum constant et nécessaire de tout être vivant, ne satisfait pas la raison, car il oblige d'admettre que ce qu'il y a de réellement agissant dans cet être, ce qui attire, absorbe, digère, assimile, désassimile, évolue, se reproduit, n'est formé que de matière chimique : carbone, hydrogène, oxygène, azote, silice, potasse, soude, chaux, etc., c'est-à-dire de matière dans laquelle nous ne pouvons voir que l'inertie. Bref, cette conception est le triomphe le plus complet de la génération spontanée.

2° La conception du blastème est tout aussi dépourvue de réalité. J'ajoute que dans la composition du blastème comme dans celle du protoplasma, on fait figurer des composés tels que l'urée, l'acide hippurique, la leucine, la tyrosine, la xanthine, la glutammine, la quinine, la morphine, la strychnine, l'acide lactique, l'acide tartrique, l'acide urique, etc., avec l'acide carbonique, l'azote, l'oxygène. Or, ces composés et une foule d'autres semblables sont, dans les animaux et dans les végétaux, des produits évidents de désassimilation, c'est-à-dire des produits de destruction de la matière constitutive des cellules, ou des tissus, ou des liquides ambiants où sont plongés les cellules et les microzymas ; ils peuvent bien rester momentanément dans l'organisme pour y remplir une condition de milieu, mais ils ne sont pas vivants, ni organisables; leur accumulation deviendrait bientôt nuisible, et l'organisme, la cellule, se hâtent de les expulser, afin de maintenir constante la composition du milieu.

3° Le système cellulaire, tel qu'il a été conçu par Küss et adopté par Virchow, satisfait le philosophe, car il donne pour siège à l'activité vivante une forme structurée ayant la vie en soi et pouvant la transmettre. Mais la cellule n'est pas un tout organisé immanent ; toute cellule est transitoire, et toute cellule ne procède pas nécessairement d'une autre cellule. C'est l'impossibilité de démontrer cette procession dans tous les cas, qui a enfanté les systèmes protoplasmique et blastématique. La formation de l'ovule a été la pierre d'achoppement du système. Certainement l'ovule a la constitution d'une cellule, en ce sens qu'il y a là un contenant et un contenu ; mais cette cellule s'est constituée peu à peu, n'est arrivée à la capacité de remplir sa fonction qu'après un très long temps ; pour la faire apparaître, il a fallu que se constituât d'abord un appareil qui devait produire la glande, l'ovaire, dans lequel elle devait naître. Mais la cellule-ovule est une cellule incomplète, ne servant à rien et ne vivant que pour mourir. Pour la compléter, il fallait que dans un autre organisme, ou du moins dans un autre organe, un développement parallèle amenât la constitution d'une série d'appareils où devait naître l'organisme spécial destiné à pénétrer dans l'ovule, pour compléter l'organisation qui en doit faire l'œuf ; et l'ovule fécondé, devenu l'œuf, est alors apte à se développer d'une façon admirable. N'y a-t-il pas là un art infini ? Admirez tout cet assemblage de moyens choisis tout exprès pour parvenir à une fin précise ! N'y a-t-il pas là un ordre, un arrangement, une industrie, un dessein poursuivis dans le temps et atteints, pour l'homme, seulement au bout d'un grand nombre d'années ? Non, le système cellulaire ne rend pas compte de cette genèse ; mais s'il n'en rend pas compte, au moins il n'invoque pas la génération spontanée que le système protoplasmique admet tacitement, tout comme le système blastématique, sans le dire ou en essayant de le démontrer.

4° Il faut reconnaître que le système cellulaire et celui des blastèmes reposent sur des catégories de faits très exactement observés, et M. J. Grasset, dans son étude « des phénomènes histologiques de l'inflammation, » s'exprime à leur sujet dans les termes suivants, qui sont l'expression rigoureuse de la vérité :

« Des deux théories l'une dit : tous les phénomènes de l'inflammation, comme tous les développements histologiques, s'expliquent par la prolifération d'éléments anatomiques préexistants; et l'autre dit : tous les phénomènes de l'inflammation, comme tous les développements histologiques en général, s'expliquent par l'organisation spontanée d'un blastème.

» Ces deux théories ainsi rapprochées se réfutent mutuellement, car elles citent l'une et l'autre des faits concluants.

La théorie cellulaire cite des faits évidents de production des phénomènes inflammatoires par prolifération : la théorie des blastèmes est donc fausse. D'autre part, la théorie des blastèmes cite des faits non moins évidents d'organisation d'un blastème : la théorie cellulaire est donc fausse.

» Donc, en résumé, ni la théorie cellulaire, ni la théorie des blastèmes ne peuvent être acceptées.

» Et l'on ne peut pas dire : j'adopte à la fois les deux théories, ce n'est pas possible. Les deux théories sont inconciliables; elles ne peuvent pas être vraies toutes les deux; car on ne peut pas dire à la fois : tout vient d'une cellule par prolifération; et tout vient d'un blastème par organisation.

» On peut et on doit accepter les faits posés par les deux théories; mais on doit rejeter les théories elles-mêmes parce qu'aucune des deux n'explique la totalité des phénomènes observés.

» On ne peut pas être éclectique pour la génération spontanée. La question du blastème s'en rapproche énormément. On ne peut pas admettre à la fois, avec les uns, qu'un blastème s'organise toujours spontanément et, avec les autres, qu'un blastème ne s'organise jamais spontanément. Et cependant, les faits sont là, implacables de part et d'autre, signés de noms illustres de part et d'autre. »

5° On surprendrait beaucoup certains auteurs en disant qu'ils sont spontéparistes parce qu'ils invoquent le protoplasma pour expliquer la génération de tous les êtres dans le passé, la génération des cellules et des tissus dans les êtres actuels.

Les uns disent : « le protoplasma est le point de départ, l'être actif dans toutes les manifestations de la vie; ils admettent que les sarcodaires primordiaux ont été l'origine des êtres actuellement existants (1). » C'est la thèse des évolutionnistes et des transformistes.

Les autres admettent « un protoplasma primordial, uniforme, instable, éminemment plastique, où le pouvoir créateur a tracé d'abord les grandes lignes de l'organisation, puis les lignes secondaires, et, descendant graduellement

(1) Cauvet, *Thèses de Montpellier*, 1871.

du général au particulier, toutes les formes actuellement existantes, qui sont nos espèces, nos races et nos variétés (1). »

Mais il ne suffit pas d'affirmer que le protoplasma, que quelques-uns font synonyme de blastème, est éminemment plastique (de πλάσσειν, former), c'est-à-dire formateur, animé d'une force organo-plastique ou évolutive, pour n'être pas réputé spontépariste ; car cette *force évolutive* n'est autre que la *faculté genésique* que M. Joly plaçait dans sa *matière organique ambiante*, et que Needham invoquait déjà.

J'ai assez développé l'idée que les microzymas sont la forme organisée, structurée, ce qu'il y a de vivant *per se*, dans tout être organisé, pour n'avoir plus besoin de répéter et de prouver qu'il n'y a pas de matière, *au sens chimique*, qui puisse être réputée vivante.

« La mise en scène de ce nouvel élément fait plus que reprendre à l'hétérogénie la somme des faits portés jusqu'alors à son actif pour les rattacher à la loi commune de la biogenèse : elle rétablit, en outre, cette vérité si longtemps considérée comme absolue et qui n'a point cessé de l'être, à savoir que le caractère statique et fondamental de ce qu'on a appelé la *matière vivante* n'est pas dans la composition chimique, mais bien dans l'arrangement hétérogène des matériaux, dans l'édification, en un mot, dans la structure. Il n'y a donc pas de matière vivante, il n'y a que des organismes vivants, et c'est dans ces appareils et non dans leur véhicule organique, milieu complexe de matériaux alibiles et désassimilés, qu'il convient de voir l'élément caractéristique, essentiellement vivant et actif du protoplasma ; là, et non ailleurs, est le siège réel de ses propriétés évolutives (2). »

Oui, c'est le microzyma qui empêche de pouvoir soutenir qu'un être naît spontanément dans le blastème ou le protoplasma. A l'origine de tout être, de toute cellule, avant tout développement d'un organisme vivant, il y a le microzyma ;

(1) Naudin, *La question de l'espèce et les évolutionnistes;* l'abbé Boulay. Bulletin de la Société botanique de France, t. XXII, p. 104.

(2) *Le Protoplasma incolore et la synthèse organique*, par M. le professeur Baltus. Paris, librairie J.-B. Baillère et fils. 1880.

toute vie, tout végétal, tout animal est réductible au microzyma. Par quelle merveille un certain nombre de microzymas reproduisent-ils la cellule femelle ou ovule, et la cellule mâle, de l'union desquelles se forme l'œuf d'où sortira un être nouveau, l'homme lui-même? Certainement, c'est une merveille ; et que de soins, que de conditions doivent être réalisées avant que l'ovule nouveau devienne apte à être fécondé et, devenu œuf, reproduise l'un des géniteurs !

Et le merveilleux est plus grand encore, s'il est possible, quand on considère la petitesse exquise du microzyma. Il y en a dont le diamètre est certainement moindre que $0^{mm}0005$ (1), un demi-millième de millimètre. J'ai eu l'occasion d'en apercevoir nettement dont la mesure était absolument impossible, même avec les meilleurs objectifs à immersion de Nachet ou de Verick. Il faut convenir qu'ils sont excusables, les savants qui nient ou qui ont nié le fait de l'organisation dans les microzymas et leur vitalité. Ils sont pourtant vivants d'une vie propre, et les êtres plus compliqués, réduits à l'état de cellule comme la levûre de bière, ou d'une organisation aussi achevée que celle de l'homme, ne sont vivants, au sens chimique et physiologique, que grâce aux microzymas qui les ont formés. Mais, après avoir

(1) Nous ne nous faisons pas aisément une idée de cet ordre de grandeur; pour pouvoir vous la figurer, considérons un microzyma de $0^{mm},0005$ de diamètre; sa forme apparente est celle d'une sphère. Le volume de cette sphère est donné par l'expression numérique :

$$\frac{1}{6}\pi D^3 = \frac{\pi (5)^3}{6.(10^4)^3} = 0^{mm3},00000000006544$$

et par suite dans un millimètre cube il peut entrer :

$$\frac{1}{\frac{6544}{(10)^{14}}} = 15.281.100.000$$

savoir plus de 15 milliards de ces microzymas. Et en admettant que leur densité soit celle de l'eau, ce qui est sensiblement vrai, un microzyma pèse :

$$0^{milligr.},00000000006544$$

Et notez que cette quantité de matière contenant 80 pour cent d'eau et des matières minérales, il en résulte que la quantité de matière organique, contenue dans un de ces microzymas, est moindre que le cinquième de cette quantité.

été si vivement contestés, ils commencent à faire leur chemin dans le monde : les uns demandent s'ils sont animaux ou végétaux ; les autres les accusent même de beaucoup de méfaits. Dans la prochaine Conférence, je vous entretiendrai de ces questions, et je les vengerai de ce dont on les accuse.

ONZIÈME CONFÉRENCE

Sommaire. — Considérations concernant le *postulatum* relatif aux microzymas. — Adaptation aux milieux et pérennité des microzymas. — Problème posé à l'hétérogénie. — Questions relatives à l'origine des microzymas et à leur nature animale ou végétale. — Préliminaires. — Buffon, Turpin et Béchamp selon M. Pasteur. — Microzymas et micrococcus : erreur redressée. — Passage d'une lettre de Cuvier à Mertroud au sujet de la matière organisée détachée d'un être vivant. — Les animaux subordonnés à l'existence des végétaux.— Fonction végétale et fonction animale. — Les deux phases de la totale destruction des êtres vivants. — Aérobies et anaérobies. — La fonction de conservation et d'adaptation aux milieux : réviviscence. — La matière organique et la matière organisée en présence de l'eau oxygénée. — Origine des microzymas atmosphériques. — Microzymas animaux et microzymas végétaux. — Rapprochements. — Conclusions.

Messieurs,

Un microzyma, s'il pouvait parler, parodiant le poète, s'écrierait : Je suis organisé et je suis vivant ; rien de ce qui est de l'organisation et de la vie ne peut m'être étranger ! En effet, vous devez en être convaincus, le microzyma est vraiment organisé ; et il est vivant au triple point de vue chimique, physiologique et histogénique ; en lui sont résumées toutes les notions que nous possédons concernant les phénomènes que l'on rapporte aux propriétés vitales de la matière. Le protoplasma, le blastème, considérés comme matière vivante essentielle, ne sont vivants que par les microzymas qu'ils contiennent ; la cellule elle-même, constituée à l'état d'organe ou d'organisme indépendant, est le fruit de la vie et des énergies des microzymas qui l'ont formée : mais elle est transitoire et, quand on la détruit, ou quand elle *se détruit*, ses microzymas reparaissent avec l'aptitude à la reproduire ou d'évoluer en bactéries, selon les conditions où ils se trouvent placés ; et ces microzymas libres résument certaines activités de la cellule. Le *postu-*

latum que je formulais au début de la dixième Conférence est démontré par une suite d'expériences décisives, qui ont été vérifiées par plusieurs savants, même de ceux dont l'esprit, imbu des préjugés scientifiques courants, regimbait le plus contre l'évidence ! Oui, le postulatum est démontré ; il est aussi évident que celui d'Euclide, ou bien il faut admettre que tout dans un organisme : fonction chimique, fonction physiologique, fonction histogénique, l'organisation et la vie procèdent des propriétés physico-chimiques de la matière minérale essentielle représentée par les corps simples; est le fruit de la génération spontanée selon le système de Lucrèce, c'est-à-dire du mouvement des atomes, comme M. Tyndall croit le faire admettre par l'expérience de l'arbre de Diane. Examinons encore une fois ce point de vue, pour bien montrer à quelle extrémité se trouvera réduite l'hétérogénie.

Rappelez-vous la définition du blastème : « Les éléments anatomiques, tels que fibres, cellules, peuvent s'y former comme dans un liquide amorphe dans lequel ne préexiste aucun de ces éléments.... Dans ce mode de naissance des éléments anatomiques, rien n'existant que des matériaux liquides, on voit ces matériaux se réunir presque subitement molécule à molécule, les uns aux autres, en une substance solide ou demi-solide.... La genèse des éléments est caractérisée par ce fait que, sans dériver exactement d'aucun des éléments qui l'entourent, ils apparaissent de toutes pièces, par génération nouvelle, à l'aide et aux dépens du blastème fourni par ces derniers ; ce sont, comme on le voit, des éléments qui n'existaient pas et qui apparaissent ; c'est une génération nouvelle qui ne dérive d'aucune autre directement. »

M. Ch. Robin, je vous l'ai déjà dit, grâce à la prudence avec laquelle il a formulé son système, ne peut pas être réputé spontépariste ; mais ce que le savant histologiste n'a pas voulu formellement exprimer, l'a été par M. N. Joly ; nous avons vu que, dans une discussion où il défendait la génération spontanée, les expériences de Pouchet et les siennes, il s'est exprimé en ces termes : « De la formation et du développement des tissus à la genèse des microzoaires et des microphytes, et même à l'œuf ovarique des animaux supérieurs, où est la différence ? Ce sont pour nous des phénomènes très analogues, sinon complètement identiques ! » Et les expériences de M. Onimus concernant la formation des leucocytes aboutissaient à la même conclusion !

Certainement M. Joly et M. Onimus appliquaient très logiquement la théorie du blastème et du protoplasma, et ils concluaient très légitimement à la génération spontanée : cela paraîtra très évident si l'on y regarde de près. Mais il n'y a plus de génération spontanée, pas plus pour les microzoaires, pour les microphytes, pour l'œuf ovarique ou les leucocytes, que pour un organisme ou un tissu quelconque, si le *blastème*, le *protoplasma*, la *matière organique ambiante* de M. Joly ne sont pas simplement des combinaisons chimiques, des substances douées seulement de propriétés physico-chimiques, ce dont se contentait Cl. Bernard. Et, remarquez-le bien, M. Pasteur est, au fond, de l'avis du célèbre physiologiste : *les vertus de transformation* dont il se contente, aussi bien que *la voie de transformation continuelle* de M. Van Tieghem, ne sont que des manières de parler destinées à remplacer une explication que l'on ne peut pas donner. Les *vertus de transformation* qui ne sont pas liées à l'organisation *morphologiquement définie,* ne sont rien, et M. Pasteur a beau s'en défendre, il est aussi bien que M. N. Joly et Pouchet, un spontépariste sans le savoir !

Le microzyma étant ce qu'il est, ce qui a la vie en soi, ce qui est vivant *per se* — précisément ce que pensaient Küss et M. Virchow de la cellule — la génération spontanée n'a dorénavant d'autre objet que de prouver qu'il naît spontanément, non pas dans la *matière organique ambiante, protoplasma ou blastème,* mais dans la matière purement chimique et artificielle, contenant tous les principes immédiats que l'on admet dans celle-là. Il ne s'agit plus des questions un peu vagues qu'agitait Needham et plus près de nous Pouchet ! C'est la naissance spontanée du microzyma qu'il faut démontrer. C'est à ce point précis que mes recherches ont réduit le problème de la genèse des tissus des êtres supérieurs aussi bien que des infusoires, ciliés et non ciliés, et des microphytes. Sans microzymas, pas d'organisation, et sans organisation structurée, pas de vie : voilà ce qu'il faut admettre aujourd'hui comme l'expression de la vérité absolue.

Et pour vous donner une nouvelle preuve de la vitalité indépendante des microzymas, de leur singulière aptitude d'adaptation aux milieux, de l'inutilité d'un protoplasma quelconque pour leur multiplication et celle des infusoires non ciliés qui en proviennent par évolution, de leur activité chimique, *même synthétique*, que j'ai déjà tant de fois signalée, et aussi dans le but de rattacher les questions nouvelles que nous allons traiter à celles du début de ces Conférences, je vais rapporter une observation confirmative de celles que je vous ai fait connaître concernant la naissance d'organismes infusoires dans des milieux minéraux dépourvus de matières plastiques.

M. Méhay (1) a observé qu'un mélange d'acétate de soude, de nitrate et de phosphate de la même base, dissous dans une grande quantité d'eau (18^{gr} d'un mélange à parties égales des trois sels dans 1000^{cc} d'eau), subit bientôt une transformation fort intéressante : l'acétate de soude est plus ou moins complètement oxydé et transformé en carbonate tandis qu'il se dégage de l'azote. En même temps l'auteur a vu se former une matière d'apparence glaireuse, combustible, ne laissant que peu de cendre et fortement azotée qui, dit-il, « par sa constitution physique, présente quelques caractères de ressemblance avec les corps que certains chimistes considèrent comme semi-organisés. » M. Méhay n'a pas supposé que cette matière semi-organisée était la cause de la réaction observée ; ce qui l'a préoccupé, c'est « le mode d'action de l'acide phosphorique, lequel, dit-il, paraît jouer ici un rôle singulier, analogue aux actions dites de *présence* ou aux ferments ! »

M. J. Béchamp (2) a repris l'étude de cette intéressante observation ; il a surtout porté son attention sur la matière glaireuse, et noté avec soin les circonstances de sa formation : elle n'est d'abord autre chose qu'une membrane gra-

(1) Comptes-rendus, t. LXXXI, p. 671 (1875).

(2) Ibid., t. LXXXIII, p. 158 (1876), et, *in extenso : Annales de chimie et de physique* (5), t. X, p. 278 (1877).

nuleuse formée de microzymas libres ou associés deux à deux et en chapelets de grains, de très petites bactéries et, au début, de petits vibrions, le tout extrêmement mobile, dont l'ensemble constitue quelque chose comme la membrane proligère de Pouchet ou des zoogleas. Huit jours après cette première observation, un nouvel examen lui fit constater que les vibrions avaient disparu : ils étaient remplacés par de nouvelles bactéries. C'étaient là les vrais ferments, la cause réelle des réactions observées par M. Méhay. En effet, s'il empêchait leur naissance et leur multiplication par l'emploi de l'acide phénique ou de quelque autre moyen, les réactions ne se manifestaient pas. Et, preuve absolument concluante que c'étaient là les ferments, c'est que, en même temps que l'acide acétique est en partie oxydé, que l'acide nitrique est peu à peu réduit et dégage de l'azote, il se forme de l'alcool. Et, chose digne d'attention, le mélange de microzymas et de bactéries, isolé du milieu où il est né, fluidifie l'empois et lui fait subir la fermentation acide ; mis dans du bouillon de levûre sucré, il intervertit le sucre de canne et produit, avec le glucose formé, de l'alcool et de l'acide acétique. Et par leur séjour dans l'empois et dans la solution sucrée, les bactéries du mélange se transforment, à un moment donné, par régression, en microzymas.

M. Méhay a démontré, comme moi, que les moisissures de son expérience (sa matière semi-organisée), dégagent de l'ammoniaque quand on les chauffe avec la chaux sodée. De plus, M. J. Béchamp s'est assuré que la substance de la matière glaireuse contient de la cellulose ou, du moins, quelque chose de semblable, capable de fournir du glucose par l'action de l'acide sulfurique. Et M. J. Béchamp, s'élevant à des considérations d'un ordre élevé, après avoir démontré l'inactivité personnelle du phosphate de soude et de l'acide phosphorique, fait observer que l'intensité de la réaction est en rapport avec la *quantité* et la *qualité* des ferments développés, et conclut qu' « il est démontré, une fois de plus, que les phénomènes de fermentation proprement dits sont toujours des phénomènes de nutrition ; car, dans cette expérience, nous assistons à un mode de synthèse de la matière organique, dans lequel l'appareil est constitué par l'organisme le plus simple que l'on connaisse, le microzyma, lequel consomme et utilise des matériaux purement minéraux : le carbone et l'hydrogène de l'acétate de soude, l'azote de l'acide nitrique, et l'oxygène de tous les deux. Le phosphate de soude et les matières minérales ambiantes fournissent les autres éléments dont un organisme a besoin pour se constituer. »

Oui, les microzymas atmosphériques tombés dans le milieu artificiel presque minéral de M. Méhay s'y sont adaptés et, passez-moi l'expression, à l'aide des matériaux qu'ils ont eus sous la main, ils ont opéré la synthèse de la cellulose et de la matière azotée, etc., dont ils avaient besoin pour se multiplier et pour évoluer en vibrions, puis en bactéries. Et ces substances étant formées, ils ont produit en eux-mêmes l'alcool qui a été trouvé parmi les produits de la réaction, et la zymase qui intervertit le sucre de canne ou fluidifie l'empois ! Nouvel exemple prouvant qu'une zymase n'est pas un produit d'altération, puisqu'on ne peut pas dire que ce qui est formé par synthèse est quelque chose d'altéré.

Encore une fois, c'est dans des milieux semblables que l'hétérogénie est tenue de prouver qu'un microzyma, une bactérie, un vibrion, peuvent naître spontanément. C'est à ces sortes d'expériences que se trouvent acculés les savants qui s'imaginent qu'il y a de la matière vivante — *protoplasma, blastème, matière organique ambiante* — et pourtant dépourvue de structure.

Oui, cette merveilleuse vertu d'adaptation aux milieux, des microzymas, leur résistance vitale, leur *pérennité*, dirai-je volontiers, expliquent comment et pourquoi ils sont imputrescibles ; comment on les rencontre dans la craie, dans beaucoup de calcaires et d'autres roches, dans plusieurs eaux minérales, dans le sol et même, ainsi que l'a démontré M. Le Ricque de Monchy (1), dans le bicarbonate de soude du commerce.

Nous voici ramenés à la solution du problème de l'origine des microzymas, puisque cette expérience, comme tant d'autres, nous les montre possédant une existence indépendante avec une puissante activité physiologique.

(1) Comptes-rendus, t. LXVI, p. 363 (1868).

Et à propos de cette question d'origine, je ne veux pas soulever de discussion métaphysique. Je resterai dans le domaine de l'observation et de l'expérience en recherchant avec vous d'où viennent les microzymas atmosphériques.

Ce sont des faits démontrés, vérifiés, contrôlés : Oui, il y a des microzymas atmosphériques, et il y en a de géologiques : dans la craie et d'autres calcaires, dans d'autres roches et dans le sol que nous cultivons ; et tous les êtres vivants en contiennent, non pas accidentellement dans tel ou tel point de leur organisme, mais nécessairement puisqu'ils sont les agents des actions chimiques qui s'y accomplissent, les facteurs des cellules, les constructeurs de leurs éléments anatomiques et de tous leurs tissus. Et ces microzymas, qui étaient confondus sous l'appellation de *granulations moléculaires*, matière amorphe supposée sans structure et sans vie, dont la chimie, la physiologie, l'histologie et la pathologie ne tenaient aucun compte ; dont les savants ne s'occupaient que pour en déclarer l'insignifiance ; qui ne tenaient aucune place dans leurs préoccupations doctrinales ; oui, ces microzymas ont aujourd'hui leur place, une très grande place, au soleil de la Science ! Ils s'imposent même à ceux dont ils gênent les systèmes préconçus !

Et tous ces microzymas d'origine si diverse, doués d'activité chimique variable, ont une commune aptitude : celle d'évoluer pour apparaître sous la forme de bactéries et de tous les états morphologiques, vibrions, amylobacters, qui précèdent la forme bactérienne. Enfin, c'est grâce à ces microzymas que j'ai pu expliquer les expériences des spontéparistes, que M. Pasteur a laissées sans explication. C'est là un résultat expérimental dont l'importance est aussi grande que sa signification était inattendue. J'ai, depuis longtemps, été frappé de ce fait étrange qu'un peu d'air, de craie, de poussière des rues, de terre arable, de telle ou telle eau ; ou un peu de tel ou tel tissu animal ou végétal quelconque, dans des milieux appropriés, y produisent des bactéries. Qu'y a-t-il donc de commun entre l'air, la craie, la poussière des rues, un peu d'eau et un animal ou un végétal, pour qu'ils produisent ainsi des bactéries ? Vous le savez : c'est le microzyma !

Rappelez-vous que c'est après les avoir découverts dans la craie, dans d'autres roches calcaires et dans la terre arable, que j'ai nommé microzymas les *petits corps* qui apparaissent dans l'eau sucrée exposée à l'air, avant la naissance des moisissures, et que je les ai rapprochés d'autres molécules animées comme eux du mouvement brownien !

M. le professeur Estor, écrivant sur les microzymas, a dit à propos des organismes de la craie :

« Un peu d'étonnement était permis à la première mention d'une découverte aussi inattendue. La craie, extraite à des profondeurs souvent considérables, contient des êtres vivants qui sommeillaient peut-être depuis des siècles, et qui n'attendaient pour revivre qu'un peu de chaleur et d'humidité, c'est-à-dire un milieu favorable. Ce ne fut pas le seul sentiment exprimé : l'apparition des microzymas a eu les honneurs d'une grande découverte. On rit beaucoup de la résurrection de ces petits êtres de quelques dix millièmes de millimètre, comme on a ri il y a quarante ans du sarcode de Dujardin (1). »

Je ne veux pas vous dire les noms des rieurs dont parlait M. Estor, quoiqu'ils méritassent ce châtiment, parce qu'ils étaient incapables de comprendre. Mais il y en a un qui, lui, a bien compris, qui sait ce qu'il fait, et qui, pour donner le change au public, qu'il ne respecte pas, veut faire croire que la théorie du microzyma dérive des hypothèses ou des systèmes de Buffon et de Turpin. Ecoutez plutôt, c'est M. Pasteur qui parle :

« M. Béchamp, professeur de la Faculté de médecine de Montpellier, dédaignant les expressions que je viens de rappeler (*molécules organiques* de Buffon ; *globulins punctiformes* de Turpin), les a changées pour celle de *microzyma*, tout en gardant les opinions et les erreurs qu'elles représentaient. Ce savant désigne du nom de *microzyma* tous ces globulins punctiformes qu'on rencontre dans la plupart des liquides organiques soumis au microscope, et il leur attribue, avec Turpin, la faculté de jouer le rôle de ferments, celui également de se transformer en levûre de bière et en divers

(1) A. Estor, *Des microzymas. Revue des sciences naturelles de Dubreuil*, t. I, p. 530.

organismes. Le lait, le sang, les œufs, l'infusion d'orge, etc....., même la craie, en contiennent, et nous avons maintenant, piquante découverte à coup sûr, l'espèce *microzyma cretae*. Les personnes, et je suis de ce nombre, qui ne voient dans ces granulations des liquides organiques que des choses encore indéterminées, les appellent *granulations moléculaires* ou *granulations mobiles*, parce qu'elles ont le mouvement brownien. Les mots vagues conviennent aux connaissances vagues. Quand la précision dans les termes ne correspond pas à des idées nettes résultant elles-mêmes de l'observation des faits rigoureusement étudiés, il arrive tôt ou tard que les faits imaginaires disparaissent, mais les mots créés prématurément pour les représenter, restent dans la Science, avec une signification erronée qui nuit au progrès au lieu de le servir (1). »

(1) L. Pasteur, *Etudes sur la bière*, p. 120 (1876). C'est dans le paragraphe de ce livre qui est intitulé : *Culture du mycoderma aceti à l'état de pureté*, que M. Pasteur a écrit ce que je viens de citer. J'ai déjà fait voir en quoi M. Pasteur se trompe quand il s'imagine que son *mycoderma aceti* est la même production que la *Mère de vinaigre*, qui portait déjà le même nom; l'auteur qui parle volontiers des faits *rigoureusement étudiés* par lui, a fait là une grossière confusion. Mais en faisant sa critique du microzyma à propos de son *mycoderma*, il s'est proposé, adroitement, un autre but, qui est de faire croire que je l'avais confondu avec un microzyma. En effet, voici le début du paragraphe :

« Les cultures de *mycoderma aceti* n'ont pas échappé, dit-il, aux nombreuses causes d'erreur qui entourent les observations faites sur les organismes microscopiques. Cette petite moisissure est encore, pour beaucoup d'auteurs, une de ces espèces polymorphes susceptibles de modifications profondes, dépendant des conditions de leur culture : elle pourrait être, tour à tour, bactérie, vibrion, levûre de bière, etc.... A son sujet, on a vu renaître dans ces dernières années, *sous un nom nouveau*, l'ancienne hypothèse de Buffon sur les *molécules organiques*, celle de Turpin sur les *globulins punctiformes* de l'orge, du lait, de l'albumine, celle du docteur Pineau de Nancy ou *théorie de la pellicule proligère* de Pouchet. » Et c'est après cela qu'il a écrit le morceau où il s'est mis du côté des rieurs qui se moquaient des microzymas ! C'est évident, M. Pasteur veut faire croire que j'ai pris son mycoderma pour un microzyma et que j'ai voulu prouver qu'il devient bactérie, vibrion, levûre de bière, etc.... tandis que je me suis efforcé de le distinguer du microzyma de la Mère de vinaigre, en démontrant qu'il n'évolue pas en bactérie et qu'il ne forme pas de levûre de bière ! Cela peut être habile, mais ce n'est pas loyal !

M. Pasteur, qui sait parfaitement quelle influence lui donne la haute situation qu'il occupe, sait aussi que peu d'hommes, même parmi

J'ai donné tout le morceau pour plusieurs motifs : d'abord afin que vous constatiez bien que M. Pasteur s'est mis du

les savants, sont en état ou consentent à se donner la peine de vérifier les textes et de remonter aux sources. Le soin de ma dignité et l'intérêt de la Science m'obligent d'insister davantage sur certaines allégations de mon très habile contradicteur, parce qu'elles ont le tort de présenter sous un faux jour et mes travaux et mes idées. Si l'intérêt de sa réputation et de sa gloire l'obligent d'agir comme il fait; celui de la Science et de la vérité autant que le souci d'une bonne renommée m'imposent l'obligation de me défendre.

M. Pasteur, qui a trouvé *piquante* ma découverte des microzymas dans la craie, me permettra, à coup sûr, de trouver *poignante* sa découverte qui consiste à faire de moi un disciple de Buffon, de Pouchet, c'est-à-dire un sectateur de la génération spontanée! Et ce n'était pas assez de ce que je viens de relever; plus loin (*loc. cit.*, p. 180), après s'être écrié : « .... N'est-elle pas chimérique l'hypothèse de la génération spontanée? » M. Pasteur continue et s'écrie encore : « N'est-elle pas également condamnée l'hypothèse de la transformation possible de la levûre en *Penicillum glaucum*, en bactéries, en vibrions, ou inversement, comme le veulent les théories de Turpin, H. Hoffmann, Berkeley, Trécul, Hallier, Béchamp.... » Ah! comme il mériterait d'être sévèrement repris l'homme qui se permet d'écrire ainsi : je me borne à lui dire : Mais, Monsieur, je vous mets au défi de citer un seul mot de moi où j'ai dit que la levûre se *transforme en bactérie*, et un vibrion, une bactérie *en levûre!* En vérité, la Science et le public méritent plus de respect que vous ne leur en témoignez!

Mais ces Conférences sont, depuis le commencement, la réfutation de cette page de M. Pasteur. Il est faux que la théorie du microzyma procède de Buffon, de Turpin et de Pouchet. Il est faux qu'elle procède des études de M. Pasteur sur la culture de son *mycoderma aceti* qu'il n'a pas su distinguer du *microzyma de la Mère de vinaigre :* celui-là ressemblant à celui-ci, pour la grandeur, comme un éléphant à un pachyderme de petite taille! Il est faux qu'elle procède des molécules organiques de Buffon, que M. Pasteur ne connaît pas, ou de la génération spontanée que j'ai combattue expérimentalement avant lui et mieux qu'il ne l'a fait. Il est faux, enfin, que j'aie considéré toutes les *granulations moléculaires*, comme étant des microzymas : nous nous sommes catégoriquement expliqués à cet égard, M. Estor et moi, dès que nous avons abordé l'étude des microzymas animaux! En écrivant cette page, que je voudrais, avec bien d'autres, effacer de son livre, j'ai le regret de le redire : M. Pasteur en a imposé au lecteur ou il n'a pas compris!

Pour ce qui est des *microzymas cretae*, M. Pasteur lui-même, il est vrai que ça été sans le savoir, en a constaté l'existence dans son travail sur la coagulation du lait, phénomène auquel il n'a rien compris.

Quant à l'idée que le mot de microzyma éveille dans l'esprit de tout homme que la passion n'aveugle pas, elle est d'une précision lumineuse. Oui, M. Pasteur a raison, les mots vagues conviennent aux connaissances vagues! Mais qui donc les emploie de M. Pasteur ou de moi : c'est ce qu'il faudra examiner avec soin. Pour le moment, je ne dirai que ceci : à l'époque où il a écrit la page blessante que j'ai côté des rieurs, à l'occasion des microzymas en général, et de ceux de la craie en particulier ; ensuite pour vous faire comprendre que si M. Pasteur est un chimiste habile, il est en même temps un écrivain ingénieux : il faut en effet beaucoup d'ingéniosité pour faire de moi un disciple de Buffon et de Pouchet, c'est-à-dire un spontépariste : ce tour de force littéraire peut tromper certain public, mais non pas vous qui savez ce que je pense du système de Buffon et de la génération spontanée ; enfin, retenez bien ce qu'en 1876, M. Pasteur pensait des *granulations moléculaires :* elles ne sont pas des choses négligeables, mais quelque chose d'indéterminé. Sans doute, M. Pasteur fera cesser l'indétermination ; il trouvera tout seul, comme une grande découverte lui appartenant, qu'il y a des granulations moléculaires qui sont organisées, qui sont des ferments, qui évoluent en bactéries ; qu'il y en a même dans certaines roches et dans la terre cultivée, de même qu'il avait et a découvert bien des choses, lui et ses élèves, après que je les avais publiées. Nous aurons, par la suite, d'autres découvertes du même genre, de M. Pasteur. En attendant, laissez-moi vous dire comment M. Pasteur s'y est pris pour

citée, il a été obligé de définir le mot *germe*, et il a répondu textuellement ceci : « Dans toutes les questions que j'ai eu à traiter, dit-il, qu'il s'agisse de fermentations ou de générations spontanées, le mot *germe* voulait dire surtout *origine de vie.* » (*loc. cit.*, p. 302). Et, plus tard, quand il a fallu absolument compter avec le *microzyma*, qui a remplacé ce mot correctement formé, qui exprime si distinctement l'idée qu'il représente, par des mots mal formés, des expressions embarrassées ou des noms amphibologiques empruntés à l'Allemagne, comme *microbe*, *microbe en point*, *microbe en point double*, *corpuscules germes*, *micrococcus*, *diplococcus*, etc.? Les microzymas, encore une fois, sont des réalités tangibles, morphologiquement et fonctionnellement définies! En est-il de même de l'*origine de vie* de M. Pasteur? Ce sont bien les connaissances vagues qui conduisent à concevoir *les vertus de transformation que l'ébullition détruit* dans la matière où l'on ne sait rien voir de structuré et l'expression *origine de vie*.

Oui, les mots vagues conviennent aux idées vagues : M. Pasteur a raison! mais c'est à son système renouvelé de Spallanzani, de Bonnet et d'une époque plus ancienne que cela s'adresse. En dernière analyse, il se trouvera que tous ceux dont M. Pasteur a combattu les expériences, même Pouchet, auront raison contre lui quand la théorie du microzyma sera comprise : M. Pasteur le sait bien ; c'est pour cela qu'il s'efforce de l'abîmer!

montrer que la théorie du microzyma n'est qu'une pâle imitation du système de Turpin. Ce nous sera un moyen de mieux connaître la pensée de M. Pasteur au sujet de la matière vivante.

« Voici, dit-il (*loc. cit.*, p. 121), un résumé du système de Turpin fait par lui-même. C'est toute une biogenèse qui laisse loin derrière elle la théorie des microzymas de M. Béchamp, les descriptions de M. Fremy sur l'hémiorganisme, celles de M. Trécul sur la naissance des bactéries et de la levûre lactique.....

» Lorsqu'une matière muqueuse n'offre rien d'apercevable au microscope, comme par exemple, de la gelée, de la gomme dissoute, du blanc d'œuf, de la sève simplement épaissie en *cambium* naissant, nous la nommons *matière organique* ou *matière organisable*. On lui accorde l'imprégnation de la vie organique au degré le plus simple, on la considère comme les matériaux encore isolés de l'organisation. On suppose que les molécules invisibles dont se compose cette matière organisable, se rapprochent, se combinent et servent, par l'effet de cette association, à construire les divers organes élémentaires des futurs tissus....

» N'est-il pas plus vrai de penser que la matière organisable est de toute origine, formée d'innombrables globulins trop ténus et trop transparents encore pour pouvoir être appréciables à des moyens microscopiques actuels, et que ces globulins, toujours doués de mouvement et de leur centre vital particulier, mais dont un grand nombre avortent, sont tous capables de se développer isolément, soit en un organe élémentaire du tissu, soit en un végétal mucédiné ?

» La matière organisable peut, suivant ses états successifs de développement ou d'âges et suivant les diverses formes qu'elle prend dans les tissus, être distinguée par des dénominations particulières. »

M. Pasteur donne ensuite la classification des différents tissus, tels que Turpin les supposait naissant de ses globulins : *tissu amorphe* ou *globuliné; tissu vésiculeux* où les globulins se *vésiculisent*; *tissu filamenteux* ou *tubuleux* où les globulins se *filent* ou se *tubulisent*, et continue pour conclure comme ceci :

« Ce sont ces idées purement hypothétiques et tombées dans l'oubli que MM. Fremy, Trécul, Béchamp, H. Hoffmann, Hallier, etc.... voudraient faire revivre de nos jours et opposer à la théorie si claire, si bien appuyée par les faits, des germes en suspension dans l'air ou répandus à la surface des objets, des fruits, des bois morts ou vivants, etc.... »

Il ne m'appartient pas de prendre la défense de M. Fremy et de M. Trécul : Mais Turpin, que M. Pasteur traite avec autant d'irrévérence que Buffon, Turpin est mort, et je soutiens qu'il avait mieux compris que lui ce qu'est l'organisation dans son essence. C'est ce qu'il faut prouver.

Je ne sais pas si les globulins punctiformes sont des microzymas, ni s'ils sont les granulations moléculaires des auteurs. Mais, ce que je sais avec certitude, c'est qu'à l'époque où j'ai aperçu et distingué les microzymas pour la première fois, sous le nom de *petits corps*, dans l'eau sucrée exposée à l'air, je ne connaissais les granulations moléculaires pas même de nom, ni les travaux de Turpin. Ce que je sais, c'est que je ne les ai pu apercevoir distinctement qu'à l'aide d'un très fort grossissement; celui que M. Pasteur a employé dans ses recherches sur les corpuscules organisés de l'atmosphère (350 diamètres) était insuffisant pour les lui faire apercevoir autrement que comme quelque chose de vague ; et nous avons vu, dans la quatrième Conférence (p. 200), d'après M. Joly, que M. Pasteur a été forcé d'avouer « qu'on ne saurait distinguer le germe de la bactérie qui apparaît la première dans les infusions, et encore moins assigner la présence de ce germe, s'il était connu, parmi les corpuscules organisés des poussières en suspension dans l'air. » On ne savait des granulations moléculaires que leur existence comme matière amorphe et comme douée du mouvement brownien qu'elle partage même avec la matière purement minérale qui est très divisée ; je n'ai jamais prétendu les avoir le premier observées ; mais après la découverte des *petits corps* et des *microzymas de la craie*, je les ai fait sortir de leur obscurité et de leur néant, en démontrant que certaines d'entre elles, dans les organismes vivants de tout ordre, sont des microzymas semblables à ceux de l'air et de la craie ou d'autres roches ! C'est là une vérité solidement fondée que M. Pasteur, malgré toute sa puissance et toute son habileté, ne parviendra pas à déraciner !

Sans doute, Turpin a doué ses globulins de certaines propriétés histogéniques; je n'ai pas à examiner s'il a bien ou mal vu; mais j'affirme et je vous prends à témoins, que c'est tout à fait gratuitement que M. Pasteur prétend faire découler la théorie du microzyma du système des globulins; je n'ai jamais soutenu qu'un microzyma se *vésiculise*, se *file* ou se *tubulise* ou végète en filaments mucédinés. Je n'insiste pas davantage, et je vais vous montrer ce que M. Pasteur combat dans le système de Turpin.

Quelle que soit la nature des globulins, il y a dans ce que M. Pasteur a cité du système de Turpin, un point de vue philosophique très profond que vous avez sans doute aperçu, et que je n'aurais pas manqué de mettre en lumière si j'avais eu l'occasion de lire le Mémoire d'où M. Pasteur a extrait le résumé qu'il juge si mal.

Rappelez-vous ce que je vous ai dit des blastèmes et des protoplasmas. Evidemment, c'est contre ces systèmes que Turpin s'élevait. Il lui répugnait de croire que la vie s'imprègne dans des matières semblables où l'on suppose que n'existe rien d'organisé, de figuré, de structuré. Il cherchait pour support de la vie quelque chose de morphologiquement défini qu'il trouvait dans ses globulins, comme Buffon dans ses molécules organiques; précisément ce que, plus tard, la philosophie cherchait avec Oken, et Henle. M. Virchow, après Küss, a cru que la cellule était ce support de la vie. D'abord disciple de Küss et sectateur de la théorie cellulaire (et M. Pasteur le sait bien), je n'ai pas trouvé dans la cellule la fixité voulue, laquelle est dans le microzyma. Voilà ce que M. Pasteur n'a pas vu dans le résumé du système de Turpin. Et maintenant, que le microzyma soit ce que cherchait la pensée philosophique d'un Buffon, d'un Oken, d'un Henle, d'un Turpin, je le veux bien ; mais prétendre que la théorie du microzyma procède de Buffon ou de Turpin, c'est une injustice manifeste!

Et, maintenant, n'est-il pas évident que M. Pasteur, en

philosophie naturelle, au point de vue que je viens de préciser, n'est de l'avis d'aucun de ces hommes illustres? De qui partage-t-il donc le sentiment?

J'ai toujours craint, tant sa pensée est souvent ondoyante et diverse, de ranger M. Pasteur dans la catégorie des savants qui font procéder la vie des forces physico-chimiques de la matière. Mais après la profession de foi qu'il vient de faire en condamnant les passages qu'il a cités de Turpin, l'hésitation n'est plus possible. Il est clair que M. Pasteur est un partisan de la théorie du blastème et du protoplasma: avec Cl. Bernard il admet la vie dans une matière *non morphologiquement définie*, mais définie seulement par sa composition physico-chimique. Bref, M. Pasteur croit qu'il existe de la matière vivante sans structure, des transformations chimiques sans cause, lorsqu'il parle « des changements qui s'effectuent.... dans le *plasma* des spores en germination, de son *mycélium*, lesquels s'accompagnent de la formation de l'alcool, etc. » (voir 8e Conf., p. 356); et M. Pasteur, qui combat la génération spontanée des infusoires et des ferments, l'admet quand il s'agit de la formation des cellules et des tissus plus élevés dans les organismes supérieurs.

Mais les *idées purement hypothétiques* de Turpin et de Buffon, auxquelles il rattache si facilement la théorie du microzyma, M. Pasteur les remplace par la théorie « si claire, si bien appuyée par les faits, *des germes en suspension dans l'air* ou *répandus à la surface des objets*, *des fruits*, *des bois morts ou vivants*, etc. » C'est-à-dire que tous les faits d'histogenèse sont expliqués par les germes de l'air, aussi bien pour les ferments que pour tous les êtres, y compris l'homme! Est-ce bien là l'extension que M. Pasteur veut donner à la théorie des germes partout répandus? Il faut le croire, puisqu'il a écrit cela sans restriction aucune; quoi qu'il en soit, bien des choses seraient inexplicables dans la pathogénie selon M. Pasteur, si on ne le considérait pas comme professant la théorie du protoplasma! et, malgré tant de vérifications, le savant chimiste continue à ne voir dans le lait, dans le sang et, par suite, dans tous nos organes, rien qui puisse être considéré comme le germe d'une bactérie ! L'œuf non plus ne contiendrait rien de semblable.

Après cette digression un peu longue, mais dont l'utilité vous apparaîtra plus tard, je reviens aux microzymas.

Redisons d'abord qu'ils deviennent bactéries, par évolution, quelle que soit leur provenance.

Il importe grandement de savoir si ceux de l'atmosphère sont d'espèces particulières, faits exprès et sans lien de parenté avec les microzymas des êtres organisés, végétaux et animaux de tout ordre? S'ils ont été faits exprès pour devenir bactéries ou pour produire les autres organismes microscopiques que l'on appelle ferments ; et s'ils ont été primitivement disséminés dans l'atmosphère, il n'est pas étonnant qu'on les rencontre dans la craie, dans le sol, dans les eaux, à la surface de tous les objets ! Nous n'avons donc à nous occuper que de l'origine des microzymas atmosphériques et à nous demander s'ils n'ont de commun avec ceux des organismes d'ordre quelconque, que de pouvoir devenir bactériens ou vibrioniens ?

Et n'allez pas croire que la question soit posée pour le plaisir de la résoudre une fois de plus, puisque dans le cours de ces Conférences, j'ai déjà suffisamment fait entrevoir quelle est mon opinion, et que je l'ai nettement exprimée dans une publication déjà ancienne. En effet, je vous ai souvent dit que le microzyma, qui est ce qui peut devenir bactérie, est aussi ce qui reste quand un organisme, une cellule, un tissu se détruisent physiologiquement pendant la vie ou après la mort, quand sa destruction est totale. Mais on ne le croit pas, embarrassé que l'on est par les doctrines régnantes touchant l'essence de l'organisation et le rôle excessif que l'on attribue aux *germes* atmosphériques.

D'une part, il y a des savants qui, comme physiologistes et comme médecins, ne pouvant pas admettre le système et les hypothèses de la panspermie continue ou discontinue, morbigène ou non morbigène de M. Pasteur, m'opposent la question préalable et me disent que les *microzymas* sont des *microbes déguisés*, croyant que je veux, par un détour, atteindre le même but que ce savant.

D'autre part, M. Pasteur, qui nie carrément l'existence des microzymas et dont le système, soit pour expliquer la destruction ultime de la matière organique, soit l'origine des maladies, est fondé sur la notion des germes extérieurs et sur ce qu'il croit un fait, savoir, ainsi que s'exprimait récemment un de ses élèves : « que les liquides et les tissus internes des animaux ne renferment jamais ni *germes* ni *organismes microscopiques* dans leur état normal, » a des sectateurs convaincus de la vérité de sa manière de voir.

Enfin, il y a des savants qui reconnaissent l'existence des microzymas, non seulement dans l'atmosphère, mais aussi dans les tissus vivants, et qui, ainsi que moi, les regardent comme l'état antérieur de la bactérie, mais qui sont embarrassés par une question de classification. Ils me demandent en conséquence :

« Que sont les microzymas? Sont-ils animaux ou végétaux ? »

Et la question se complique en outre des erreurs qu'ont introduites dans la science ceux-là mêmes qui, ayant reconnu les microzymas dans les liquides de l'économie et dans les tissus, les considèrent comme quelque chose d'accidentel, *des microphytes* qui y vivraient normalement !

Il y a là des problèmes qui ne sont pas uniquement posés pour le plaisir d'embarrasser. Les difficultés qu'ils soulèvent ne tiennent pas seulement aux convictions enracinées ou aux habitudes intellectuelles de ceux qui les aperçoivent; elles tiennent bien davantage à l'état de la science concernant l'organisation et l'origine de la vie, ainsi que nous l'avons souvent fait remarquer. Elles ne sont pas insolubles pourtant, bien que touchant de près à celles qui se rapportent aux origines des êtres, je veux dire à la Création. Ces questions ne sont donc pas oiseuses, mais elles sont graves, puisqu'elles ont des rapports très intimes avec ce qui nous intéresse le plus : la santé et la vie, la maladie et la mort!

Il y a donc un très grand intérêt à résoudre ces difficultés et à porter la lumière dans un sujet qui ne paraît si obscur que parce que l'on n'a pas une idée suffisamment nette de la théorie du microzyma. En recherchant quelle est l'origine des microzymas atmosphériques, je parviendrai peut-être à dissiper le malentendu qui est dans l'esprit de plusieurs savants qui, à l'inverse de M. Pasteur, cherchent le vrai sans parti pris.

Prêtez-moi votre attention la plus soutenue, et vous verrez se développer davantage les conséquences qui découlent naturellement des faits que je vous ai déjà fait connaître dans l'histoire des microzymas; et d'abord, en résolvant un point d'histoire contemporaine, écartons un obstacle.

Plusieurs savants français, sans y prendre garde, font *microzyma* synonyme de *micrococcus;* bien mieux les microzymas seraient les fils des micrococcus. Comment cela a-t-il pu se faire? Je vais vous le dire en vous démontrant, par les dates, qu'il y a là une erreur involontaire de la part de quelques-uns, voulue par d'autres.

En 1871, M. Ch. Robin, un savant dont l'indépendance d'esprit et la loyauté ne sauraient être mises en doute, et qui a tant étudié les granulations moléculaires, disait :

« Les nombreux granules, très fins, de volume uniforme, que le microscope montre dans les mucus, à la surface des cellules épithéliales, linguales, intestinales, dans beaucoup de déjections intestinales, ont un aspect très caractéristique; elles ont, d'un auteur à l'autre, reçu des noms différents. A la surface des porte-objets laissés dans les macérations... à la surface des infusions, elles forment ce que Burdach appelait la *couche muqueuse primordiale* et Pouchet la pellicule proligère.

» Les mucus ou amas grenus ont parfois reçu le nom de *zooglea ;* les granules sphériques de volume uniforme qui composent ces amas ont été dits par Klob comme étant le *Bacterium punctum*, passant d'abord à l'état de *Bacterium termo* puis de *Bacterium catenula* et enfin à l'état de *Leptothrix*.

» Ce sont ces granules qui sont les *micrococcus* de Hallier et autres, devenant bactéries et leptothrix, se développant suivant lui, en *Oïdium* dans les mucus, en *Penicillum* à l'air ; lesquels font retour au *micrococcus* par certaines de leurs formes de fructification....

» Suivant M. Béchamp (1867-1868), ces corpuscules (micrococcus de Hallier) qu'il a nommés *microzymas* et que l'on connaissait sous le nom de *granulations moléculaires*, sont capables de se *développer* en *bactéries* ou en *vibrions*, qu'ils proviennent d'un tissu végétal ou d'un tissu animal, pourvu que l'on réunisse de bonnes conditions.... Il pense avoir démontré la vitalité indépendante des *granulations moléculaires* de toute origine; de celles des poussières des rues, comme de celles des calcaires tertiaires et même des calcaires plus anciens : Il les caractérise comme *microzymas*, d'après la possibilité de leur évolution en bactéries et en vibrions.... MM. Béchamp et Estor assimilent aux *microzymas* les granulations moléculaires que renferment presque toutes les cellules des animaux; ils les considèrent comme pouvant se transformer, de microzymas isolés qu'ils sont d'abord, en *microzymas associés*, en forme de chapelet, puis en véritables bactéries. La transformation peut aller encore au delà, et la bactérie prendre une sorte de tête ou renflement nucléaire. En un mot, le *bacterium chaînette*, le *bacterium termo*, le *bacterium capitatum* et le *bacteridium* ne seraient que les phases diverses de l'évolution des *microzymas* des cellules animales. Le foie serait un des viscères les plus riches en microzymas. L'être vivant rempli de microzymas porterait en lui-même ces microphytes ferments, éléments essentiels de la vie, de la maladie, de la mort et de la destruction (1). »

Et M. Cauvet, dans sa thèse sur le protoplasma, soutenue à la Faculté de médecine de Montpellier, disait : « Pour M. Ch. Robin, les microzymas de M. Béchamp seraient les corpuscules que M. Hallier a décrits sous le nom de micrococcus, et que l'on appelait précédemment granulations moléculaires, et dont les amas grenus constituent des zoogleas (Cohn). MM. B. Crivelli et L. Maggi ont adopté à peu près la manière de voir de MM. Hallier et Béchamp! »

(1) Ch. Robin, *Traité du microscope*, p. 927. J.-B. Baillière (1871). M. Robin, après ce résumé très consciencieux, ajoute : « Ces vues resteront à l'état de suppositions pures tant que la nature chimique, la composition immédiate de ces granules d'origines si diverses restera ignorée.... » Mais depuis, dans un autre livre : « *Leçons sur les humeurs*, J.-B. Baillière (1874), » M. Robin a accepté la notion que le microzyma est l'état antérieur de la bactérie, mais sans croire encore qu'il fait partie constituante nécessaire de la cellule et des tissus.

Voilà comment s'écrit l'histoire contemporaine par un contemporain qui n'aurait eu aucune peine de remonter aux sources. Aujourd'hui les disciples de M. Pasteur remplacent couramment microzyma par micrococcus et attribuent à un Allemand une découverte française.

C'est peut-être la date inscrite par M. Ch. Robin dans son livre, qui est la cause de l'erreur qui s'est si vite propagée. Cette date est prise sans doute dans quelque publication postérieure à la découverte. Mais le nom de microzyma a été écrit officiellement en 1866; quant à l'idée, vous savez qu'elle remonte à 1857.

Je dois à la vérité et je me dois à moi-même de vous convaincre que la théorie du microzyma ne procède en aucune façon des idées de M. Hallier. Je ne sais pas si ce savant a connu mes publications; ce qu'il y a de certain pourtant, c'est que, en plusieurs points, dans ce que sa manière de voir a de non contestable, il vérifie la découverte que les granulations moléculaires sont vivantes.

Et pour qu'il soit bien établi que l'ensemble des idées que j'ai exposées devant vous ne sont pas nouvelles, permettez-moi de vous lire un court passage de l'article que M. Estor consacrait, avant de devenir mon collaborateur convaincu, à l'exposé des doctrines qui respiraient dans mon enseignement à la Faculté de médecine de Montpellier et dans mes écrits.

« Il est facile, disait M. Estor, de deviner les tendances de M. Béchamp; chaque cellule (dans les animaux) vit à la manière d'un globule de levûre; chaque cellule doit modifier pour son usage les matériaux de nutrition qui l'environnent, et l'histoire générale des phénomènes de nutrition nous enseigne que ces modifications sont dues à des ferments. On sait quelle émotion a accueilli les admirables travaux de M. Virchow sur la *pathologie cellulaire;* dans les recherches du professeur de Montpellier, on ne découvre rien moins que les fondements d'une *physiologie cellulaire* (1). » En effet, à cette date j'avais déjà posé les fondements de la théorie d'après laquelle il n'y a de vivant dans un or-

(1) *Messager du Midi*, numéro du 18 novembre 1865.

ganisme et dans les cellules, que ce qui est organisé dans le sens de structure.

Or, le premier travail où M. Hallier ait employé le mot de micrococcus est du mois de mars 1867. J'ai étudié les idées du botaniste d'Iéna dans deux ouvrages qui ont pour objet les phénomènes de fermentation et des recherches parasitologiques. Il ressort avec évidence que le *micrococcus* est une production végétale organisée dérivant d'un champignon et aboutissant à un champignon microscopique. Mais le micrococcus lui-même est-il un végétal méritant un nom spécial? L'auteur le pense : les micrococcus étant des granulations fécondes, on pourrait, dit-il, les désigner comme des *Protococcus*, si cette expression n'était pas appliquée trop généralement à un groupe d'Algues. C'est pourquoi je propose la désignation de *Micrococcus ;* (*Man könnte sie als Protococcus bezeichnen, wäre nicht dieser ausdruck zu allgemein auf eine Algengruppe angewendet. Ich schlage daher die Bezeichnung Micrococcus vor* (1). Voici, maintenant, si j'ai bien compris la pensée un peu vague de l'auteur, au milieu d'une terminologie difficile à traduire dans notre langue, ce qu'il dit de la formation et des transformations des micrococcus.

Ils se développent aux dépens du contenu des spores et des cellules végétatives (*vegetativen zellen*) de certains champignons par une suite de dédoublements du noyau ou des noyaux. Une fois développés et chassés hors de l'enveloppe par une cause purement mécanique, les micrococcus conservent la propriété spécifique de reproduire par la germination l'espèce de champignon microscopique dont ils dérivent et seulement cette espèce. Toutefois le micrococcus peut ne reproduire le champignon générateur que par génération alternante, suivant le sol ou le milieu (*substratum* dit M. Hallier) dans lequel il est semé ; c'est-à-dire qu'il peut affecter différents états ou formes (*morphen,* ce que l'un des traducteurs exprime par : *états allotropiques*) appartenant au même végétal, avant d'atteindre la forme spécifique caractéristique ; et ces *morphen* sont dépendantes des milieux où tombent les micrococcus. C'est ainsi qu'ils

(1) Hallier, *Gährungserscheinungen*, p. 108 (1867).

peuvent passer par l'état de pseudo-vibrion, de chaînette, de bactérie, de chaînes de bactéries et de leptothrix, etc.

Quelle que soit l'exactitude des observations de M. Hallier, que je ne veux ni attaquer ni affirmer, n'ayant jamais étudié la question à son point de vue, il est certain que les micrococcus ont été improprement confondus avec les microzymas de quelque origine que se soit. Sans doute, M. Hallier les décrit comme quelque chose de très petit, visible seulement à de très forts grossissements sous la forme d'une sphère, mais il les donne comme munis d'un appendice ou cil vibratile et agités d'un mouvement comparable à celui d'une toupie (1). Depuis que nous avons eu connaissance du travail de M. Hallier, nous avons vainement, M. Estor et moi, cherché à découvrir un cil vibratile aux microzymas de n'importe quelle origine. Les micrococcus ne sont en définitive que des productions végétales qui, loin d'être les éléments anatomiques nécessaires de l'organisation animale, n'en sont les hôtes qu'accidentellement

(1) Il peut être utile de donner un exemple, une idée du système de M. Hallier. Soit le *Penicillum crustaceum* de Fries : Il se développe quelquefois sur le pain humide ou sur les confitures sous la forme d'une moisissure grise bleuâtre, chargée de spores qui se détachent en une poussière d'un bleu verdâtre. Si ces spores tombent dans l'eau, elles s'y gonflent; leur noyau devient visible et se transforme en une infinité de granulations; la membrane enveloppante de la spore distendue éclate, et les granulations ou micrococcus sont lancées au dehors. Dans le premier temps, ils sont animés d'un mouvement très vif, comparable à celui d'une toupie, grâce à leur cil vibratile. Le corps du micrococcus s'allonge, et la nouvelle forme se dédouble, s'allonge et se dédouble encore... de là naissent des chapelets, des chaînettes, des bactéries, leptothrix, bactéridies.... Mais si les spores tombent dans un milieu albumineux, les leptothrix ne restent pas accolés en chapelets, les articles se séparent, se divisent, et il se forme de nouvelles cellules isolées, susceptibles de se diviser à leur tour. Si le milieu contient en outre du sucre, les micrococcus se transforment en d'autres cellules qui se multiplient à leur tour par gemmation, ne formant que rarement des chapelets ; elles sont constituées par une enveloppe et un noyau : on a alors un *cryptococcus*. Les cellules de ces cryptococcus peuvent vivre et se multiplier ainsi ; mais si elles arrivent à la surface du liquide, au contact de l'air, elles germent, poussent des filaments, et la nouvelle forme est un *Oïdium* ou un *Achorion*. Ce sont là des *morphen* du *penicillum*, qui reconstituent l'espèce type, le *Penicillum crustaceum*, dès qu'elles rencontrent un terrain propice, de l'humidité et de l'air ! Le *leptothrix buccalis*, d'après M. Ch. Robin, procéderait du *penicillum glaucum* et pourrait y faire retour, etc.

et les hôtes nuisibles : en effet, dans ses Recherches parasitologiques (*Parasitologische untersuchungen*), M. Hallier les considère aussi comme producteurs de maladies et prétend les retrouver dans la variole, la vaccine, la scarlatine, le choléra, le typhus, etc.

Laissons là M. Hallier et son système, nous souvenant seulement que cet auteur n'est pas hétérogéniste, puisqu'il admet qu'un cryptogame microscopique, un ferment figuré, un micrococcus procède nécessairement d'une forme organisée antérieure ; mais que, par le rôle qu'il fait jouer au protoplasma des spores ou des *cellules végétatives*, pour produire les micrococcus, il se rattache indirectement, comme M. Van Tieghem et d'autres, au système spontépariste. Il n'y a donc rien de commun entre les principes de M. Hallier et la théorie du microzyma.

Et maintenant, quelle que soit l'exactitude de la description des micrococcus, qu'ils soient ou non munis d'un cil vibratile, que M. Hallier les ait ou non rapprochés des granulations moléculaires, retenons encore que cet auteur a reconnu qu'une spore ou une *cellule végétative* pouvait se réduire en granulations actives, douées de la propriété de former des bactéries : il a donc pour sa part expliqué, d'une certaine façon, la dissémination des microzymas. Je reviendrai sur le système parasitique de M. Hallier quand nous nous occuperons du système des germes morbigènes de M. Pasteur.

L'obstacle est donc levé : il est certain que les *micrococcus* ne sont autre chose que les granulations issues de cryptogames microscopiques ; mettons que ce soient les microzymas de ces cryptogames : c'est le seul point de contact. M. Hallier n'admettait pas que ses micrococcus existassent normalement, nécessairement, comme éléments anatomiques *constructeurs* dans ces cryptogames, pas plus dans les animaux supérieurs que dans les végétaux ; et voici une citation extrêmement précise qui prouve qu'on ne voyait, avec M. Pasteur, rien de semblable aux micrococcus ou aux microzymas dans le sang, par exemple. La citation est de M. Ch. Robin :

« M. Pasteur a montré péremptoirement, dit-il, que

l'économie humaine est absolument close à la pénétration des bactéries de la bouche et autres organismes des poussières, etc. Les expériences de M. Chauveau tendent bien à montrer qu'il n'y en a pas dans le sang; on sait, du reste, qu'on n'en voit pas alors, tandis qu'on les voit bien dans le plasma des varioleux, des typhiques, etc., encore vivants (Coze et Feltz). Ce fait n'est pas contesté et a été souvent vérifié. Il faut, par conséquent, admettre ici soit leur *génération spontanée* à l'état de *microzyma*, passant à celui de bactérie, soit leur *pénétration* à la manière de ce que font les granules des poussières.... (1) »

Le terrain est déblayé, la chose est claire et, malgré mes efforts, malgré tant d'expériences vérifiées, contrôlées, on ne veut pas encore admettre les microzymas comme étant les éléments anatomiques normaux, essentiels, nécessaires de toute organisation vivante : et des savants considérables, habiles histologistes, qui les reconnaissent comme individus, à l'exemple de M. Ch. Robin, ne les considèrent que comme des parasites nés spontanément dans le sang ou dans les tissus, ou pénétrant dans l'économie de l'extérieur. Telle est la force du préjugé et des idées reçues.

Je vais faire un nouvel effort et, remontant aux grandes lois qui régissent les êtres vivants et qui président à la pérennité de la vie sur le globe, essayer de vous convaincre que les savants ont tort.

Nous le savons, la matière, toute matière, n'est primitivement douée que d'énergies physiques et chimiques, ce que l'on appelle ses propriétés physico-chimiques; tant que rien ne la sollicite, elle persiste, en vertu de l'inertie, dans le même état, sans que de nouvelles énergies s'y manifestent. Ces énergies physico-chimiques ne sont pas anéanties lorsqu'elle devient organique dans un être vivant; mais tout en y restant soumise elle y a acquis des propriétés, des énergies nouvelles que ne possédaient pas ses atomes. Cl. Bernard et les sectateurs de la théorie du protoplasma expliquaient ces nouvelles énergies en imaginant la *constitution physico-chimique* : des mots vides de sens, s'ils

(1) Ch. Robin, *Leçons sur les humeurs*, p. 255 (1874). J.-B. Baillière et fils.

signifient autre chose que ceci : tout dans l'organisation, la vie, la mort, procèdent des propriétés physico-chimiques de la matière. Vous savez que Cl. Bernard était dans l'erreur lorsqu'il supposait que la vie pouvait se manifester dans un *corps non morphologiquement défini*. Je ne veux pas revenir sur les démonstrations et les discussions des deux dernières Conférences, mais je veux les fortifier.

Souvenez-vous que M. Milne Edwards admet avec le plus grand nombre des naturalistes que « la vie n'existe que là où elle a été transmise ; que depuis la création jusqu'au moment actuel, une chaîne non interrompue de possesseurs de cette puissance se la sont communiquée successivement... que cette force a été donnée en propre aux corps organisés. » Et M. Ch. Robin se range à cette opinion par cet adage qu'on lui doit : *Omne vivum ex vivo*.

Mais Cl. Bernard, lui-même, croyait si peu que les actes vitaux sont réductibles à des phénomènes purement chimiques, qu'un jour, parlant en médecin dans un sujet médical, il a dit : « Partout où il existe de la matière, cette matière est soumise sans doute aux lois générales de la physique et de la chimie ; mais chez les êtres vivants l'action de ces lois est *étroitement liée à une foule d'autres influences qu'on ne saurait nier* (1) ! »

Non, Messieurs, il ne faut pas croire qu'il n'y ait à considérer que des propriétés et une constitution physico-chimiques dans les êtres vivants. La croyance à quelque chose de supérieur à ces propriétés, dans ces êtres, s'impose avec tant de puissance, que Cuvier, dans une lettre à Mertroud, disait : « Toutes les parties d'un corps vivant sont liées ; elles ne peuvent agir qu'autant qu'elles agissent toutes ensemble ; *vouloir en séparer une de sa masse, c'est la reporter dans l'ordre des substances mortes, c'est en changer complètement l'essence* (2) *!* »

Cette manière de voir est encore si bien celle de M. Pasteur, qu'il soutient que, dans le lait, dans le sang, dans l'urine, issus d'un animal sain et en vie, il n'y a plus rien de vivant,

(1) *Leçons sur les effets des substances toxiques et médicamenteuses*, p. 84.

(2) Citée par M. Paul Janet, *Les Problèmes du dix-neuvième siècle. La science*, p. 245.

capable d'agir chimiquement ou autrement sur leur matière organique ; de façon qu'il s'efforce de se persuader qu'étant matières mortes, ces substances se conserveraient indéfiniment inaltérées si on les soustrayait à l'influence des germes atmosphériques et qu'il se rit de ma crédulité et m'accuse de m'abandonner à mon imagination lorsque j'affirme le contraire.

L'idée que l'on se faisait de la puissance de la vie était telle, pendant la jeunesse de Cuvier et même plus tard, que des Académies allemandes pensaient encore que les plantes créaient de toutes pièces les matériaux, même métalliques, de leur substance (1).

Cuvier ne pouvait pas ne pas avoir l'opinion qu'il émet dans sa lettre à Mertroud. Vous êtes en état de soutenir qu'elle est fausse. Il faut que je vous fasse voir qu'elle l'est nécessairement, même sans la considération de la théorie des microzymas. Pour cela, il faut que je vous rappelle certains faits qui touchent aux sommets des sciences :

Grâce aux immortels énoncés de Lavoisier et surtout aux travaux de M. Dumas (2), qui nous les a fait connaître et qui a démontré leur réalité expérimentale, on sait que, dans le système général du monde vivant, les végétaux sont, grâce à une merveilleuse activité, le lieu où la matière minérale devient organique et s'organise. Les animaux se nourrissent immédiatement ou médiatement de la matière organique et organisée des végétaux, se l'assimilent après lui avoir fait subir quelques modifications par la digestion et en constituent leurs tissus en se l'appropriant. Les végétaux ont donc pour fonction de finalité d'opérer la synthèse de la matière organique que les animaux consomment. Les

(1) Le professeur Stohmann nous dit que l'on considérait les matières qui restent pour résidu de l'incinération ou comme produits par l'acte de la calcination, ou comme devant leur existence à une transmutation d'autres éléments opérée par la plante, grâce à la *force vitale*. L'Université de Gœttingue mettait au concours la question de savoir si « les éléments minéraux des plantes s'y trouveraient s'ils ne leur étaient pas fournis du dehors. » C'était vers 1840, et dix ans auparavant, environ, l'Académie de Berlin couronnait un Mémoire dans lequel on démontrait que les principes incombustibles étaient produits par les plantes en vertu des *phénomènes vitaux*.

(2) *Leçon sur la statique chimique des êtres organisés* (1841).

végétaux sont donc des appareils de synthèse qui, durant une phase de leur vie, se nourrissent de matières minérales qu'ils puisent dans l'air, dans l'eau, dans la terre.

Pendant leur vie, les animaux rendent sans cesse à l'atmosphère la matière organique qu'ils ont empruntée aux végétaux : le carbone sous la forme d'acide carbonique, l'hydrogène sous la forme de vapeur d'eau, l'azote libre, ou combiné avec l'hydrogène, ou avec l'hydrogène et l'oxygène sous la forme d'ammoniaque ou de ses dérivés, etc.; au sol, les matières purement minérales sous la forme de sulfates, de chlorures, de fluorures, de phosphates, de carbonates, de silicates des différents métaux de l'organisation.

Sans les animaux la matière végétale s'accumulerait sans cesse, et les végétaux périraient tôt ou tard faute d'aliment, par encombrement ou autrement. Mais sans les végétaux, les animaux, bientôt, périraient tous d'une affreuse disette; la nature organique elle-même disparaîtrait tout entière en quelques saisons.

Pour l'harmonie du monde organisé, il est donc nécessaire que toute matière organique redevienne minérale.

Les animaux opèrent la combustion d'une grande partie de la matière organique, par un phénomène tout physiologique. Ils opèrent comme s'ils étaient des appareils d'analyse : justement l'inverse des végétaux.

Mais il faut qu'après la mort, la matière animale, à son tour, disparaisse et retourne à l'atmosphère et à la terre. Quel est l'agent de cette nécessaire et totale destruction?

Pendant la vie, les agents des combustions respiratoires sont les éléments anatomiques de l'organisation et dans les vertébrés surtout le globule sanguin. Grâce à leur concours, l'oxygène brûle sans cesse la matière organique des tissus et des liquides de l'organisme. Mais, après la mort, quel est l'agent capable de communiquer à l'oxygène, sans l'aide d'une température élevée, ses propriétés comburantes et, grâce à son concours, de rendre aux éléments la matière organique et minérale des animaux, laquelle, sans cela, à son tour, s'accumulerait et rendrait la vie impossible?

Lavoisier a supposé que la fermentation (1) était chargée d'opérer, en partie, le retour de la matière organique à l'état minéral, et, en vous parlant des altérations physiologiques de l'urine et de la fermentation de l'urée, je vous dirai que M. Dumas a admis d'une façon très nette que c'était un ferment qui était fourni par l'organisme même!

La totale destruction des êtres vivants. Vous savez que deux opinions sont en présence au sujet du ferment ou des ferments qui opèrent la totale destruction. L'une, celle de M. Pasteur, veut qu'après la mort, il n'y ait plus rien de vivant dans l'organisme. La cause du retour de la matière organique à l'état minéral est extérieure à l'animal et, de plus, il reconnaît que cette cause est discontinue : c'est livrer un phénomène aussi nécessaire aux hasards de la panspermie! L'autre, la mienne, vous la connaissez : l'animal, comme tout être organisé, porte avec lui la cause initiale de l'organisation, de la vie, au sens physiologique et chimique, de la maladie et de la destruction totale après la mort. Elle reconnaît que le Créateur n'a rien livré au hasard dans le système admirable de la circulation de la matière dans le monde vivant.

C'est en étudiant les transformations, histologiques et chimiques qui s'accomplissent dans un tissu soustrait aux germes de l'air, que j'ai pu définitivement démontrer cette grande loi et découvrir les microzymas qui restent après la destruction totale d'un organisme. Je vais résumer brièvement ce qui est épars dans ces Conférences; nous découvrirons ensuite que les microzymas atmosphériques ne sont pas autre chose que les microzymas des organismes détruits.

Vous vous souvenez des expériences sur la fermentation spontanée des œufs brouillés, de celle du foie et des re-

(1) « La fermentation, la putréfaction et la combustion, a dit Lavoisier, rendent perpétuellement à l'air de l'atmosphère et au règne minéral les principes que les végétaux et les animaux en ont empruntés. » C'est dans une pièce sans titre, de la main de Lavoisier, trouvée par M. Dumas dans des papiers de l'Académie des Sciences, et que l'illustre savant estime être de 1792 ou du commencement de 1793, que se trouve cette étonnante affirmation!

cherches de M. J. Béchamp sur la fermentation de la viande, dans des conditions où les germes de l'air avaient été écartés.

La fermentation des œufs et celle du foie s'accompagnent d'un dégagement de gaz : c'est un mélange d'acide carbonique et d'hydrogène; la loi de ce dégagement est la suivante : l'acide carbonique prédomine d'abord, puis devient sensiblement égal, en volume, à l'hydrogène, puis prédomine de nouveau, l'hydrogène allant en diminuant.

Les œufs et le foie fournissent de l'alcool et de l'acide acétique, et le phénomène, pour les œufs au moins, se prolongeant, un peu d'acide butyrique. Dans la fermentation du foie, il y a en outre de l'acide lactique.

Le glucose et la matière glucogène disparaissent.

Les matières albuminoïdes et les corps gras restent en apparence inaltérés ou peu modifiés.

La cause de la fermentation pour les œufs n'était autre que les microzymas normaux, retrouvés non transformés. Pour le foie, il n'y avait d'autres formes organisées que les microzymas, les chapelets de microzymas et les bactéries qui résultent de leur évolution.

Pour la viande les choses se passent de la même manière; l'alcool, l'acide acétique sont également les produits nécessaires de la fermentation, les matières albuminoïdes et grasses restent également plus ou moins inaltérées. Nous savons que les agents de cette fermentation n'étaient autres que les microzymas, plus ou moins évolués, de la viande employée.

Ces faits ont été de tous points confirmés par MM. A. Gautier et A. Etard. Ces chimistes, opérant sur plusieurs centaines de kilogrammes de viande de cheval et de bœuf, ont constaté, « après quelques jours, *alors même que l'on met par certains artifices la matière à l'abri de tout vibrion,* » une fermentation avec dégagement d'acide carbonique et d'hydrogène où ces deux gaz suivent la loi que j'ai indiquée pour les œufs brouillés, et en outre de l'azote. Comme moi, ils n'ont, pendant cette première phase du phénomène, constaté la présence que d'une trace d'hydrogène sulfuré. Parmi les produits de la réaction, ils ont trouvé l'acide lactique, l'acide butyrique et homologues. Sans doute, s'ils avaient cherché l'alcool, à temps, ils l'eussent également trouvé. Ils ont conclu que c'était là les produits de la fermentation d'un hydrate de carbone (glucose ou matière glucogène). Et la fermentation ils l'ont attribuée à de grandes bactéries à trois ou quatre articles, à des microzymas en 8 et à des granulations mobiles.

Et les auteurs notent qu'après cette première phase, coïncidant avec un dégagement d'azote, apparaissent d'autres produits, caractérisant la fermentation putride. Puis tout dégagement gazeux s'arrête, le travail de décomposition cesse, le muscle conserve en partie sa coloration et sa forme, et semble passé à l'état imputrescible.

J'ajoute enfin que MM. Gautier et Etard ont remarqué que les grandes bactéries du début disparaissaient alors pour être remplacées par des bactéries très petites, souvent trémulant, et à tête très réfringente, droites ou sinueuses, mélangées à des ferments punctiformes (microzymas) (1).

Donc le foie et le muscle séparés de la masse de l'animal auquel ils appartenaient, ne sont pas, de ce fait, reportés dans l'ordre des substances mortes, puisque des bactéries y apparaissent, lesquelles sont des organismes vivants ; leur essence n'est pas complètement changée, puisque les microzymas qui y produisaient de l'alcool pendant la vie, y produisent le même alcool et l'acide acétique encore pendant un certain temps. Mais ces microzymas, pourquoi deviennent-ils bactéries dans ces conditions tandis qu'on n'en trouve pas dans les mêmes organes et dans aucun tissu d'un organisme sain ? Et pourquoi les bactéries de la première phase disparaissent-elles pour être remplacées par de nouvelles et par des ferments punctiformes (microzymas) ? La question sera examinée plus loin. Auparavant il est nécessaire de citer une autre expérience de MM. Gautier et Etard. Ils ont étudié également la fermentation de la chair de poisson. Le phénomène est un peu différent.

(1) A. Gautier et A. Etard, *Sur le mécanisme de la fermentation putride des matières protéiques.* Comptes-rendus, t. XCIV, p. 1357 (mai 1882).

Les savants chimistes, en opérant sur 60 kilog. de chair de *Scomber scombrus*, ont remarqué que la masse devenait alcaline dès le début ; qu'il ne se dégageait que très peu d'hydrogène : à peine 4 à 5 pour cent et 96 à 95 d'acide carbonique ; puis, le seizième jour, de l'acide carbonique presque pur : et la masse musculaire continua de se transformer de plus en plus.

Il est regrettable que les auteurs de ces importantes observations n'aient rien dit des organismes intervenus pendant la fermentation de la chair de poisson ; mais il faut leur savoir gré de reconnaître que les transformations subies par la chair musculaire, après la mort, sont dues à un ferment qui lui est propre. C'est ainsi que peu à peu la vérité finira par se faire jour, qu'on ne croira plus aux transformations spontanées, à la doctrine de l'altération, et à l'indispensable nécessité des germes de l'air pour expliquer la putréfaction de la viande, etc.

L'on a beaucoup discuté sur la réaction du liquide qui baigne le tissu musculaire. Selon M. Dubois-Raymond, il est sensiblement à réaction alcaline pendant la vie. Liebig a constaté que ce liquide est acide, peu de temps après que la rigidité cadavérique est survenue. Berzélius avait confondu avec l'acide lactique ordinaire, c'est-à-dire l'acide de la fermentation du lait, un acide qui a été reconnu distinct et que l'on nomme *sarcolactique*. Or, MM. Etard et Gautier ont reconnu que l'acide qui se forme pendant la fermentation du muscle est l'acide lactique ordinaire de Scheele ou de fermentation. Relativement à l'acide lactique de la chair musculaire, on en a tour à tour cherché la source dans la fermentation des amylacés pendant la digestion intestinale ; dans la transformation du sucre de canne pendant le phénomène d'oxydation pulmonaire, et enfin comme le résultat de l'oxydation des albuminoïdes dans la respiration musculaire !

La théorie du microzyma est en état d'expliquer l'acidité du muscle peu de temps après la mort, par la fermentation des matières glucogènes du tissu musculaire, laquelle produit l'alcool, l'acide acétique et l'acide lactique. Si pendant la vie, le muscle qui travaille, aussi bien que celui qui est au repos, sont dépouvus d'acidité, c'est que la production de l'acide sarcolactique (état allotropique de l'acide ordinaire) est minime, ne s'accumulant pas, par suite de l'élimination qui s'en fait aussitôt. Bref, le tissu musculaire est un centre d'activité chimique tout aussi bien que le foie et les autres glandes ou tissus.

Je reviens au phénomène de la fermentation des substances organisées après la mort. Il s'agit de comprendre que dans les conditions de mes expériences, comme dans celles de MM. Gautier et Etard, le retour complet de la matière organique à l'état minéral, est impossible. Considérez la fermentation alcoolique en vase clos, n'admettant pas l'intervention de l'oxygène de l'air, et conservant dans son état actuel le résultat final du phénomène. D'après l'équation suivante :

$$C^{12} H^{12} O^{12} = 4 CO^2 + 2 C^4 H^6 O^2$$

on voit que le 1/3 seulement du carbone du glucose a été transformé en acide carbonique par le ferment. L'alcool est encore une matière organique, de même que la glycérine, l'acide acétique et l'acide succinique qui se produisent en même temps que lui ; et la levûre, je m'en suis directement assuré, peut rester indéfiniment inaltérée dans ce milieu, sans agir sur ces substances, tandis qu'elle est prête à intervertir de nouvelles masses de sucre de canne, et à faire fermenter le glucose jusqu'à ce qu'enfin elle épuise l'activité qui est en elle.

Pour que l'alcool, la glycérine, subissent à leur tour une fermentation à l'abri de l'air, il faut l'intervention d'un autre organisme ; et j'ai démontré (1) que les microzymas de la craie, ceux du foie et sans doute beaucoup d'autres, nourris d'une matière albuminoïde convenable, faisaient fermenter l'alcool en produisant de l'acide acétique, de l'acide butyrique, valérique, etc., avec formation d'eau, dégagement d'hydrogène et production de gaz des marais ou hydrure de méthyle, ainsi que l'indiquent les équations suivantes :

(1) Comptes-rendus, t. LXVII, p. 558 (1868).

$$2\ C^4\ H^6\ O^2 = C^4\ H^4\ O^4 + 2\ C^2\ H^4$$

alcool — acide acét : — gaz des marais

$$2\ C^4\ H^6\ O^2 = C^6\ H^6 . O^4 + C^2\ H^4 + H^2$$

acide propion :

$$3\ C^4\ H^6\ O^2 = C^8\ H^8\ O^4 + 2\ C^2\ H^4 + 2\ HO$$

acide butyrique

$$3\ C^4\ H^6\ O^2 = C^{10}\ H^{10}\ O^4 + C^2\ H^4 + H^2 + 2\ HO$$

acide valérique

etc....

Et vous voyez qu'une partie seulement du carbone et de l'hydrogène de l'alcool s'échappent sous la forme d'eau, d'hydrogène et de gaz des marais ; il se forme de nouveaux composés encore très carbonés; et ceux-ci pourraient se trouver en présence des mêmes ferments sans en être autrement altérés.

Pour que l'acide acétique, l'acide butyrique, etc., soient transformés, oxydés en acide carbonique par ces ferments, il faut l'intervention de l'oxygène, soit de l'air, comme je l'ai démontré (1), ou bien qu'il soit fourni par un agent oxydant qui se trouve réduit, comme l'acide sulfurique des sulfates (2) ou l'acide nitrique dans l'expérience de M. Méhay, conformément aux démonstrations de M. J. Béchamp, du commencement de cette Conférence.

Donc, la matière organique a besoin, pour revenir définitivement à l'état minéral, de plusieurs fermentations successives, ainsi que M. Dumas l'avait si nettement exprimé, et j'ajoute qu'il faut l'intervention de plusieurs ferments, dans diverses conditions. La matière animale après la mort se détruit d'elle-même, grâce aux microzymas de ses tissus, mis violemment dans une situation nouvelle. Mais cette destruction, qui anéantit l'organisation, n'aboutit d'abord qu'à la transformation d'une petite quantité de son carbone et de son hydrogène, en acide carbonique, en eau et en hydrogène libre, provenant de la matière glucogène ou des substances appelées hydrates de carbone. En même temps naissent d'autres combinaisons encore organiques qui restent avec les matières albuminoïdes, qu'on disait,

(1) Comptes-rendus, t. LXXI, p. 69.

(2) Ibid., t. LXVI, p. 547.

avec Liebig, être si altérables et qui sont ensuite plus ou moins profondément transformées elles-mêmes, sans changer dans leur essence, par les microzymas devenus bactéries. Pour que ces matières albuminoïdes soient brûlées à leur tour, elles subiront de nouvelles transformations par d'autres ferments, mais en somme, comme dans la fermentation alcoolique, les nouvelles substances et les ferments resteraient dans l'état qu'ils ont atteint si une nouvelle influence n'intervenait : quelle est cette influence? Elle n'est autre que l'oxygène, ainsi que je viens de vous le dire à propos de la destruction de l'acide acétique !

Tout le monde le sait, d'un cadavre enfoui dans le sol, le plus généralement, il ne reste qu'un peu de poussière :

.... et in pulverem reverteris!

du cercueil même, il ne reste bientôt plus rien ! Et ce qui résiste le plus longtemps, ce sont les os, les organes les moins riches en microzymas, ou ceux dont les microzymas sont doués de la moindre activité!

Mais si le cadavre a été embaumé ou a été maintenu à une très basse température, les microzymas sont rendus muets, et la matière organique se conserve en quelque sorte indéfiniment.

Occupons-nous donc seulement du cas où la destruction a vraiment lieu et voyons ce qui reste de la matière du cadavre. Ce nous sera le moyen de vous démontrer que le microzyma est le seul élément de l'organisation dont la vie persiste après la mort de l'individu qu'il a servi à édifier, et aussi de découvrir la source des microzymas atmosphériques.

Petit chat enterré dans du carbonate de chaux. Dans mon Mémoire sur les *microzymas cretae*, je disais : « Indépendamment des restes fossiles d'êtres qui ne sont plus, la craie blanche contient encore aujourd'hui tout une génération d'organismes beaucoup plus petits que tous ceux que nous connaissons..., non seulement ils existent, mais ils sont vivants et adultes, quoique sans doute très vieux ! » Plus tard, à propos d'une autre communication sur les microzymas géologiques, je disais : « Quelle est la signification géologique de ces microzymas et quelle est leur origine? Il est assez difficile de faire une réponse qui soit sans réplique. Je vais pourtant l'essayer. Je crois qu'ils sont les restes organisés et encore vivants des êtres qui ont vécu à ces époques reculées.... Peut-être un jour la géologie, la chimie et la physiologie se rencontreront pour affirmer que les grandes analogies que l'on constate entre la faune et la flore géologique, et la faune et la flore actuelle, existaient aussi au point de vue de l'histologie et de la physiologie, etc. » (1).

Ne disposant pas des siècles pour vérifier ces hypothèses, j'ai fait ce que j'ai pu, et, au commencement de l'année 1868, j'ai *enterré* le cadavre d'un petit chat dans du *carbonate de chaux pur,* préparé exprès et *créosoté.* Le petit cadavre était placé sur une couche de ce carbonate et recouvert d'une couche bien plus grande du même carbonate. Le tout était contenu dans un bocal de verre, lequel a été fermé par plusieurs feuilles de papier superposées, de façon que l'air y put se renouveler sans que les poussières, et les germes avec elles, y entrassent. Le tout a été placé sur une étagère de mon laboratoire, à Montpellier, et abandonné là pendant longtemps. A la fin de l'année 1874, pensant que l'œuvre de destruction était achevée, j'enlevai la couche supérieure du carbonate de chaux sur une profondeur de quelques centimètres : il se trouva intégralement soluble dans l'acide chlorhydrique étendu. Au-dessous des quelques centimètres suivants, on ne trouva qu'une matière sèche et, comme débris du cadavre, quelques fragments d'os. On ne perçoit pas la moindre odeur. Le carbonate de chaux n'est pas coloré; il est aussi blanc que la craie; au microscope on y aperçoit des molécules brillantes comme dans la craie de Sens, mobiles comme elles. Je répète que cette craie artificielle est blanche et, n'étaient les cristaux microscopiques d'aragonite qu'on trouve dans le carbonate de chaux précipité, on les confondrait. Une partie de ce carbonate de chaux est mise dans l'empois créosoté, une autre dans l'eau sucrée créosotée. L'empois est rapidement

(1) Comptes-rendus, t. LXX, p. 916 (1870). Voir aux pièces justificatives.

fluidifié ; bientôt il se dégage de l'acide carbonique et de l'hydrogène, comme dans les fermentations butyriques. Les fermentations étant achevées, on trouva parmi les produits : de l'alcool, de l'acide acétique et de l'acide butyrique. En un mot, les choses se passent comme avec certains échantillons de craie ou d'autres calcaires, mais plus activement ! La particularité très digne d'attention sur laquelle je veux insister encore, c'est que l'évolution bactérienne de ces microzymas de la craie artificielle est plus facile qu'avec la craie ou les calcaires qui en donnent.

Il est naturel de penser que les microzymas ne s'aperçoivent pas dans les couches superficielles du carbonate de chaux, et qu'ils ne s'aperçoivent que dans les couches qui avoisinent la place qu'occupait le cadavre du petit chat, et qu'à cette place le fourmillement les montrait par milliers dans chaque champ du microscope.

J'ajoute que, en reprenant le carbonate de chaux, préalablement passé au tamis de soie, de cette expérience, par l'acide chlorhydrique étendu, j'ai pu séparer effectivement les microzymas que le microscope avait laissé apercevoir !

Tel est le tableau de la destruction totale d'un petit chat placé dans les conditions plus ou moins semblables à celles d'un cadavre d'animal enfoui dans la terre. — J'ai désiré répéter cette expérience en la variant.

On pouvait soutenir que le cadavre du petit chat avait été la proie des germes de l'air apportés avec lui dans ses poils ; qu'ayant respiré il en avait admis dans les poumons et que son canal intestinal en contenait ayant déjà évolué, etc. Pour répondre à cette objection que j'ai tant de fois réfutée, j'ai placé dans les mêmes conditions en 1875, au mois de juin, à Montpellier : 1° le cadavre entier d'un petit chat ; 2° le foie d'un autre petit chat ; 3° le cœur, le poumon, et les reins de celui-ci. Ces viscères avaient été mis dans l'eau phéniquée aussitôt que détachés de l'animal sacrifié. Les circonstances ont fait que les expériences, commencées à Montpellier, ont été continuées sous le climat de Lille depuis la fin du mois d'août 1876 jusqu'au mois d'août 1882.

Il s'est trouvé que la destruction était beaucoup moins avancée que dans l'expérience de 1868 ; ce qui tient évidemment à la différence de la température du climat de Lille comparée à celle de Montpellier. Mais soit dans les parties du carbonate de chaux avoisinant les restes du petit cadavre ou des viscères, il y a des microzymas en foule et encore quelques bactéries très bien conformées. Le calcaire est imprégné d'une matière organique qui le colore en brun jaunâtre, mais le tout est sans odeur.

Nous avons donc dans ces nouvelles expériences la contre-épreuve et la vérification de la première : nous sommes assurés que, dans ces conditions, les microzymas propres des tissus ont réellement évolué et donné des bactéries ; nous les retrouvons dans l'expérience qui a été terminée à Lille, tandis qu'elles avaient régressé, pour redevenir microzymas dans la première qui s'est terminée à Montpellier. Cela nous explique comment il se fait que l'on peut retrouver des bactéries dans certains terrains où l'on a enfoui des cadavres, comme dans tous les sols cultivés et dans le terreau.

Vous voyez aussi par là que si l'on peut invoquer les germes de l'air pour expliquer la totale destruction du petit chat entier, on ne le peut pas quand il s'agit des viscères.

Enfin, les bactéries et microzymas mêlés au carbonate de chaux, après un lavage à l'eau créosotée (1), mis dans l'empois, l'ont fluidifié et fait fermenter, etc. J'ajoute que les microzymas des viscères, aussi bien que ceux du petit chat entier, évoluent en produisant des microzymas associés, des chaînettes de microzymas et enfin de belles bactéries, parmi lesquelles peut apparaître *le Bacterium capitatum* que l'on voit se développer au centre de gros morceaux de viande, mais un peu plus petit. En résumé :

Conformément à la théorie générale qui est développée dans ces Conférences et des faits confirmés que je viens de vous faire connaître, on ne peut donc plus penser avec Cuvier, et

(1) Les eaux de lavage sont brunes ; elles ont été mises à concentrer à une douce chaleur (35—45 degrés), et précipitées par l'alcool absolu : Le précipité bien essoré se dissout dans l'eau ; cette solution contient une zymase qui liquéfie l'empois de fécule ; mais même après quatre jours, il ne s'y forme que des traces de dextrine, le mélange continuant à bleuir par l'iode.

avec M. Pasteur, après l'illustre naturaliste, *qu'une partie quelconque étant séparée de la masse d'un animal est,* par le fait même, *reportée dans l'ordre des substances mortes* et que *c'est en changer complètement l'essence.* L'erreur de Cuvier se conçoit : de son temps l'histologie était dans l'enfance, l'histoire des fermentations peu avancée ! Dans le cadavre même d'un animal ou d'un homme morts de mort naturelle, tout n'est donc pas mort ! ce qui était vivant vit toujours.

Concluons donc de tous ces faits si bien liés :

1° Que les seuls éléments anatomiques non transitoires de l'organisme qui persistent après la mort et qui évoluent pour former des bactéries sont les microzymas.

2° Qu'il se produit dans l'organisme de tous les êtres vivants, à un moment donné, dans quelque partie, même de l'homme : de l'alcool, de l'acide acétique et d'autres composés qui sont les produits normaux de l'activité de ce que l'on appelle les ferments organisés, et qu'à cette production il n'y a d'autre cause naturelle que les microzymas normaux de cet organisme. Et cette présence de l'alcool, de l'acide acétique, etc., dans les tissus, nous révèle une des causes, indépendante du phénomène d'oxydation, de la disparition du sucre dans l'organisme, des matières glucogènes et de ce que M. Dumas a si justement appelé les aliments respiratoires.

3° Que, spontanément, c'est-à-dire sans le concours d'aucune influence extérieure qu'un degré de chaleur convenable, une partie soustraite à un animal : œufs, lait, foie, muscle, urine ; ou à un végétal : une graine qui germe, un fruit qui mûrit étant détaché de l'arbre, etc., fermentent. La matière fermentescible qui disparaît la première dans un organe après la mort, c'est le glucose, la matière glucogène ou quelque autre composé appelé hydrate de carbone, c'est-à-dire un aliment respiratoire ! Et les composés nouveaux qui apparaissent, sont les mêmes qui se produisent dans les fermentations alcoolique, lactique, butyrique, de laboratoire, ou pendant la vie : alcool, acide acétique, acide lactique ou sarcolactique, etc. — J'ai démontré que la levûre de bière, pendant qu'elle se détruit par autophagie, produit de la leucine, de la tyrosine, etc. Or, MM. Gautier et Etard ont prouvé que des produits analogues se forment pendant la putréfaction spontanée de la viande, ce qui démontre l'analogie fonctionnelle, à un moment donné, des microzymas de la levûre et des microzymas animaux évolués en bactéries, etc.

4° Qu'il est ainsi démontré une fois de plus que la cause de la décomposition après la mort est, dans l'organisme, la même qui agit dans d'autres conditions pendant la vie : Savoir : les microzymas capables de devenir bactéries par évolution.

5° Que les microzymas, avant ou après leur évolution bactérienne, ne s'attaquent aux matières albuminoïdes ou gélatinigènes qu'après la destruction des matières dites hydrates de carbone.

6° Que les microzymas et les bactéries ayant opéré les transformations dont nous avons parlé, dans des appareils clos, en l'absence de l'oxygène, ne meurent pas; ils rentrent dans le repos, comme la levûre de bière dans les produits de la décomposition du sucre qu'elle a opérée.

7° Que ce n'est que dans certaines conditions, et grâce à l'intervention de l'oxygène, comme dans les expériences du petit chat *enterré* dans le carbonate de chaux ou dans d'autres conditions, à la suite de nouvelles fermentations, que les mêmes microzymas ou bactéries opèrent la définitive destruction de la matière végétale ou animale, la réduisant en acide carbonique, eau, azote ou composés azotés très simples, ou même en acide nitrique, c'est-à-dire en nitrates !

8° Que c'est ainsi que la nécessaire destruction de la matière organique d'un organisme n'est pas livrée aux hasards de causes étrangères à cet organisme et que, lorsque tout a disparu, les bactéries et finalement les microzymas résultant de leur régression, restent comme témoins qu'il n'y avait de primitivement vivant qu'eux dans l'organisme détruit. Et ces microzymas qui nous apparaissent comme résidus de ce qui a vécu, possèdent certainement encore quelque chose de l'activité, de la sorte de spécificité, qu'ils possédaient pendant la vie de l'être détruit : c'est ainsi que les microzymas et bactéries résidus du cadavre du petit chat, n'étaient pas absolument identiques à ceux du foie ou du cœur, du poumon ou du rein.

Et pour que cette théorie ne prenne pas à vos yeux l'apparence d'un système préconçu, laissez-moi vous assurer que je ne veux pas dire par là que, dans les destructions opérées à l'air libre, à la surface du sol, d'autres causes ne concourent pas à la hâter. Je n'ai jamais nié que ce que l'on appelle germes de l'air ou d'autres causes ne soient agissantes ; je dis seulement que ces germes et ces causes n'ont pas été faits exprès pour cela ; ce que l'on appelle germes dans les poussières atmosphériques ne sont autre chose que les microzymas issus d'organismes détruits par le mécanisme que je viens d'exposer et dont l'influence destructive s'ajoute à celle des microzymas propres de l'être en voie de disparition ! Mais il n'y a pas que les microzymas dans les poussières atmosphériques ; les spores de toute la flore microscopique peuvent intervenir, ainsi que toutes les moisissures qui peuvent naître de ces spores ; et ce n'est pas tout : M. Dumas a tracé le tableau saisissant que voici des mille causes qui dispersent et détruisent la matière organique :

« Lorsque le cadavre d'un animal de grande taille est abandonné à lui-même dans la campagne, quelques mouches attirées par l'odeur de la viande viennent déposer leurs œufs dans ses flancs. Bientôt ceux-ci donnent naissance à des myriades de larves qui dévorent la chair de l'animal, et qui, à leur tour, transformées en mouches, s'en vont au loin par milliers et dispersent ainsi la matière azotée du cadavre qui les a nourries. Et, si l'on voit plus tard ces mêmes mouches périr, saisies par les toiles des innombrables araignées qui tendent leurs fils à raz du sol, au milieu des herbages, on est frappé d'admiration en reconnaissant par quels procédés simples et sûrs les racines des plantes dont les feuilles supportent ces toiles ont reçu leur part de la matière azotée, qui menaçait de se concentrer en grand excès sur un seul point du sol. Les insectes qui vivent aux dépens des cadavres sont donc les distributeurs de la matière azotée ; ils ont été créés pour donner des ailes à la viande et pour la diviser en parcelles infinies qui vont tomber sur le sol comme une rosée fécondante. Sous une forme plus cachée, la putréfaction reproduit les mêmes circonstances. Elle crée ou nourrit de même des myriades d'animalcules dont la vie détermine la combustion de la matière organique où la putréfaction s'est établie, et qui servent d'intermédiaires pour sa conversion en acide carbonique, en eau, en azote, ou en ammoniaque. Ce qu'on appelle un cadavre tombé en pourriture se compose souvent d'une masse innombrable d'acarus qui ont vécu à ses dépens, et dont les cadavres attendent à leur tour qu'une génération d'êtres plus infimes vienne les faire disparaître et en prendre la place ; mais non sans que, pendant leur vie, comme pendant celle des acarus eux-mêmes, il se soit dissipé une portion du carbone, une portion de l'hydrogène et une portion de l'azote primitivement réunis (1). »

Et, en 1867, traitant la même question du retour de la matière organique à l'état minéral, je disais : « La thèse que je soutiens *depuis dix ans*, c'est que la circulation physiologique du carbone est le résultat d'une série d'actes chimiques qui s'accomplissent dans des appareils vivants, c'est-à-dire dans des appareils formés de matière carbonée organisable, et doués d'une activité indépendante, que ne possédait pas cette matière, qui lui est surajoutée et tirée d'un organisme préexistant. Il suit de cet énoncé que si la présence d'êtres organisés est nécessaire, pour qu'il y ait fermentation, ces êtres sont la cause physiologique du phénomène, et les produits de la fermentation le résultat de leur nutrition (2).

Et, laissez-moi vous redire ce que dans mon enthousiasme je disais alors :

« On dit quelquefois, dans un langage plus poétique que scientifique : « devenir la proie de la mort. » Rien de plus faux, je viens de vous le montrer, et nous n'en avons pas fini : dans la réalité vraie, *rien dans les fermentations n'est la proie de la mort*, *tout est la proie de la vie* : oui,

(1) Dumas, *Traité de chimie appliquée aux arts.*

(2) A. Béchamp, *De la circulation du carbone dans la nature*, etc., p. 60 (1867).

répétons-le, la circulation du carbone est avant tout un fait physiologique admirable qui me pousse à m'écrier :

» Dieu fait très simples les choses nécessaires !

» L'infini nous étreint de toutes parts. Si nous vouons justement notre admiration aux grands et splendides phénomènes de l'astronomie, au monde de la grandeur qui nous paraît sans limites, devons-nous la refuser à cet autre monde de la grandeur infiniment petite, dans lequel la Puissance divine se révèle peut-être avec plus de splendeur, puisqu'elle obtient de si grands résultats avec ce qui n'a presque pas d'étendue ?

» Mais cette admiration qui me transporte d'enthousiasme, je voudrais pouvoir vous la communiquer. J'y parviendrai peut-être en vous révélant que ces petits êtres, que le microscope seul dévoile, qui n'apparaissent que comme un point sans étendue appréciable, alors même qu'ils ont été grossis 800 fois en diamètre, nous sont immédiatement utiles à nous-mêmes, et que peut-être sans eux nous ne pourrions pas digérer nos aliments (1) ! »

A l'époque où je m'exprimais ainsi, je n'avais encore aperçu qu'une partie de la vérité. J'étais encore un peu dominé par le système de la panspermie et par la théorie cellulaire. J'avais bien distingué les microzymas atmosphériques, les microzymas de la craie, les microzymas des tissus organisés, mais je n'avais pas encore reconnu le lien de dépendance qui les unit !

Après ce que je viens de vous dire, vous devez comprendre que je ne renie pas les enthousiasmes d'une époque où j'étais plus jeune !

Vous ne l'ignorez pas : tout le monde n'est pas de mon avis. Selon M. Pasteur, les germes de l'air sont la seule cause de la totale destruction d'un organisme : sans leur intervention une matière organisée se conserverait indéfiniment inaltérée ! Je vous ai déjà parlé du système de M. Pasteur et de son expérience sur le sang, en vertu de laquelle il croit avoir démontré « que le corps des animaux, dans les cas ordinaires, est fermé à l'introduction des germes des organismes inférieurs. » Vous savez que l'habile chimiste

(1) *Circulation du carbone...*, p. 79.

croit sérieusement qu'une masse de viande ne produit pas de bactérie dans sa profondeur, et que si quelque altération s'y manifeste, c'est grâce « à la réaction des solides sur les liquides et à des actions de diastase! » Par conséquent, dit-il, « la putréfaction d'une telle masse s'établira d'abord à la surface, puis elle gagnera peu à peu l'intérieur de la masse solide. » En effet, l'auteur enveloppe le morceau de viande d'un linge imbibé d'alcool et le met dans un vase fermé, avec ou sans air, et trouve qu' « il n'y aura pas de putréfaction, soit à l'intérieur parce que les germes des vibrions sont absents, soit à l'extérieur parce que les vapeurs de l'alcool s'opposent au développement des germes de la surface (1). » Les choses seront-elles autres s'il s'agit d'un cadavre entier? Ecoutez!

Théorie de M. Pasteur, concernant la putréfaction d'un animal entier. L'auteur s'exprime comme ceci : « Un animal entier, soit au contact, soit à l'abri de l'air, toute la surface de son corps est couverte des poussières que l'air charrie, c'est-à-dire des germes d'organismes inférieurs. Son canal intestinal, là surtout où se forment les matières fécales, est rempli, non plus seulement de germes, mais de vibrions tout développés que Leuwenhœk avait déjà aperçus. Ces vibrions ont une grande avance sur les germes de la surface du corps. Ils sont à l'état d'individus adultes, privés d'air, baignés de liquides, en voie de multiplication et de fonctionnement. C'est par eux que commence la putréfaction du corps, qui n'a été préservé jusque-là que par la vie et la nutrition des organes (2)! »

On voit bien que M. Pasteur n'a pas fait d'études médicales et pas d'autopsies, autrement il n'aurait pas écrit quelque chose d'aussi manifestement inexact. Il y a longtemps que, répondant à des critiques de M. Balard, dont je vous ai parlé, j'ai réfuté ces assertions! M. Ch. Robin n'a pas de peine non plus à montrer l'erreur de M. Pasteur : il s'exprime comme ceci :

« Ces données sont applicables, dans de certaines limites, aux individus morts de maladies; mais ce sujet demande

(1) Comptes-rendus, t. LVI, p. 1194.

(2) Ibid. t. LVI, p. 1193.

encore à être examiné avec plus de soin sur les hommes et les animaux tués brusquement; car si, après la mort, des gaz commencent à se développer, *comme sur le vivant*, par suite de la continuation des modifications chimiques du contenu intestinal, il est bien certain que la présence de la bile empêche la putréfaction de ce contenu et de son contenant. Le sang dans les vaisseaux, la rate, l'estomac, le foie et même parfois le poumon et le cœur se putréfient avant l'intestin lui-même, autant dans le cas de mort par maladie que par submersion. Il est très exact de dire avec les médecins légistes, que la putréfaction marche de la face au thorax, puis aux viscères abdominaux chez les noyés; et dans les autres cas, du niveau de l'estomac et de l'ombilic au thorax, au poumon et au cœur, puis aux intestins grêle et gros, mais non de l'intestin aux autres organes. C'est dans tous les cas par le sang des vaisseaux de la face ou des parois abdominales sus-indiquées qu'elle débute (1).»

C'est donc exactement le contraire de ce que pense M. Pasteur qui est vrai. Du reste, c'est à tort que M. Pasteur attribue exclusivement aux germes de l'air la présence des infusoires dans l'intestin; nous savons que, s'il y en a de cette origine, le plus grand nombre provient des microzymas de la muqueuse buccale, de l'estomac et de l'intestin lui-même, ainsi qu'il sera plus amplement démontré en nous occupant des microzymas dans les maladies.

Mais pour la totale destruction, c'est-à-dire pour la conversion de la totalité de la matière organique en acide carbonique, en eau, azote ou ammoniaque, etc., il faut le concours de l'oxygène, en même temps que celui des infusoires, microzymas, etc. Comment faut-il comprendre le rôle des micro-organismes dans ces conditions? C'est ce qu'il faut examiner en considérant le phénomène dans sa généralité.

Des phénomènes d'oxydation dans l'organisme vivant. Nous savons que les microzymas et les formes qui en procèdent par évolution, après avoir opéré certaines transformations, ne suffisent pas, tout seuls, à opérer le retour de la matière organique à l'état minéral; l'oxygène seul

(1) Ch. Robin, *Leçons sur les humeurs*, p. 961.

n'y suffirait pas non plus. Comment les micro-organismes communiquent-ils la propriété comburante à l'oxygène dans les conditions où il ne la posséderait pas?... Sans doute, l'oxygène peut oxyder un certain nombre de substances organiques; mais il n'en est point qu'il puisse oxyder pour la réduire totalement en eau et acide carbonique, à la température ordinaire. Cependant, il y a fort longtemps qu'on le sait, le phénomène de la respiration, dans son essence, n'est autre chose qu'une combustion, si bien que M. Dumas a pu dire :

« Les animaux constituent, au point de vue chimique, de véritables appareils de combustion, d'où se dégage sans cesse de l'acide carbonique, où sans cesse se brûle par conséquent du carbone.... Les fleurs respirent en produisant de l'acide carbonique : elles consomment donc aussi du charbon.... (1) »

L'expérience prouve que, dans un organisme supérieur, plusieurs fonctions importantes peuvent être profondément troublées ou même anéanties sans que la vie disparaisse; une seule ne peut pas être suspendue pendant quelques instants seulement sans que toutes les autres ne s'arrêtent aussitôt: cette fonction importante, c'est la respiration, l'hématose.

Je n'ai pas à rechercher pourquoi la vie de la plupart des êtres, de tous les êtres, est sous une si étroite dépendance de l'acte respiratoire; mais j'ai été amené à me demander pourquoi l'oxygène acquérait une si grande énergie comburante dans l'organisme humain, ou dans les animaux à sang rouge.

On sait que le globule rouge absorbe l'oxygène, le condense; j'ai admis que l'oxygène ainsi condensé acquiert la propriété comburante dans le globule, de la même manière qu'il l'acquiert quand il est condensé par l'éponge ou le noir de platine. De façon que le globule sanguin est l'appareil nécessaire de la fonction respiratoire (2).

(1) Dumas, *Statique chimique des êtres organisés.*

(2) A. Béchamp, *Essai sur les substances albuminoïdes et leur transformation en urée*, in Thèse de la Faculté de médecine de Strasbourg (1856).

Dans la seconde Conférence (p. 62), j'ai insisté sur ce que, dans l'expérience où l'on a mis de l'oxalate de potasse avec la solution de sucre de canne, celle-ci était devenue alcaline ; l'acide oxalique avait été brûlé, il s'était formé du carbonate de potasse. Or l'oxalate de potasse ne s'oxyde pas, sec ou en solution, par l'oxygène libre. Sous l'influence de la moisissure, l'oxygène dont j'avais noté l'absorption, avait brûlé l'oxalate, et celui-ci était devenu carbonate.

Ainsi, la même moisissure qui avait interverti le sucre de canne et occasionné la fermentation du sucre, avait communiqué à l'oxygène la propriété comburante capable d'oxyder l'oxalate de potasse. Je vous ai fait voir aussi que l'acide acétique de l'acétate de soude pouvait être brûlé par l'oxygène en présence des moisissures qui s'y développent, etc.

M. Pasteur a constaté que certaines moisissures sont capables de faire fermenter alcooliquement le sucre et, en présence de l'oxygène, d'opérer successivement l'oxydation acétique de l'alcool, puis la combustion complète de celui-ci. Il a même appliqué ces observations à la totale destruction de la matière animale, en admettant qu'il existe des vibrions qui transportent l'oxygène sur la matière pour l'oxyder. Tous ces faits convergent donc de manière à fortifier la théorie de l'oxydation que je formulais en 1856. Mais M. Pasteur a vu les choses autrement que moi. De ce que tous les êtres organisés, à un moment donné, ont besoin d'air pour manifester les phénomènes de leur vie ou pour naître, le savant chimiste a été fort surpris de trouver qu'il en existe qui, à un autre moment, peuvent s'en passer; il a même prétendu qu'il y en a que l'oxygène tue ; chose assurément étrange, mais que je n'ai pas pu trouver exacte. En partant de ces singulières hypothèses, M. Pasteur a appelé *anaérobies* les êtres qui peuvent vivre sans air et les a considérés comme étant seuls des ferments. La levûre de bière, par exemple, est ferment parce qu'elle est anaérobie ; le ferment de la fermentation butyrique est non seulement anaérobie, mais l'oxygène le tue ! Il y a donc des bactéries, des vibrions *aérobies* et des bactéries et des vibrions *anaérobies* (1).

Dans un autre ouvrage, plus spécialement consacré à l'histoire de la fermentation, je discuterai à fond la classification des êtres vivants, comme le fait M. Pasteur. Disons seulement, pour les besoins de cet enseignement, que selon le savant chimiste, la levûre de bière emprunte au sucre de l'oxygène pour vivre, et que c'est pour cela qu'il est décomposé ; que par conséquent la levûre ne ferait pas fermenter le sucre si l'air lui fournissait l'oxygène.

M. Berthelot (2) a réfuté les hypothèses de M. Pasteur et a dit que :

« 1° Aucun fait positif n'a été produit pour démontrer que le sucre cède à la levûre, de l'oxygène, de préférence aux autres éléments. 2° Aucun fait positif n'a été produit pour démontrer que la levûre se développe en prenant au sucre, de l'oxygène, de préférence aux autres éléments. 3° Par conséquent, aucun fait positif ne prouve que la métamorphose chimique du sucre soit corrélative d'un mode exceptionnel de nutrition des êtres microscopiques, ce mode étant tel qu'ils enlèvent au sucre, de l'oxygène combiné à défaut d'oxygène libre. 4° Aucun fait positif n'a été produit pour démontrer que la fermentation alcoolique ait pour condition essentielle l'absence de l'oxygène libre. Au contraire, l'expérience prouve que la fermentation alcoolique s'accomplit très bien en présence de l'oxygène libre. 5° Aucun fait positif n'a été produit pour démontrer que le sucre fermente « toutes les fois qu'il y a vie sans air (comme le prétend M. Pasteur). »

(1) Il est utile de consigner ici la dernière expression de cette opinion de M. Pasteur qu'il a quelque part modifiée depuis l'époque où il l'a produite pour la première fois. « Puisque la vie, dit-il, peut se continuer, *dans certaines conditions*, hors du contact de l'oxygène de l'air, on pourrait partager les êtres vivants en deux classes : *les aérobies*, c'est-à-dire ceux qui ne peuvent vivre sans air, et les anaérobies qui, *à la rigueur*, et pour un temps, peuvent s'en passer ; ces derniers seraient les ferments proprement dits. D'un autre côté, comme on peut concevoir dans un organisme entier un organe ou même une cellule capable de poursuivre son existence, au moins momentanément, en dehors de l'influence de l'air et d'avoir le caractère ferment à un moment donné, on pourrait se servir également de l'expression *cellule anaérobie*, par opposition à celle de *cellule aérobie !* »

(2) Comptes-rendus, t. LXXXVIII, p. 197.

L'affirmation de M. Berthelot relative au fait que la fermentation par la levûre de bière s'accomplit très bien en présence de l'oxygène libre, résultait d'un travail dans lequel j'avais prouvé que la fermentation, toutes choses égales d'ailleurs, dure plus longtemps lorsque, dès le début, on élimine l'air de l'appareil par un courant d'acide carbonique, et que la quantité d'acide acétique diminue au contact de l'air et augmente, au contraire, quand, dès le début, on supprime l'air (1). Et pour rendre la démonstration indiscutable, j'ai opéré des fermentations, tandis que, par un courant de la pile, je décomposais l'eau en présence du sucre et de la levûre. L'oxygène de l'eau décomposée était absorbé et l'acide carbonique se dégageait mêlé à l'hydrogène. Et j'ai prouvé que l'eau sucrée absorbait de l'oxygène aussi bien que la levûre (2).

Mais les organismes supérieurs sont tous tellement faits, que toutes les fonctions de tous leurs tissus s'accomplissent au sein de liquides imprégnés d'oxygène : il y a de l'oxygène dans le lait, il y en a dans le foie, dans le liquide musculaire et jusque dans l'urine. Les cellules, les microzymas de toutes ces parties sont donc, pour employer l'expression de M. Pasteur, *aérobies :* malgré cela, il y a de l'alcool dans le lait, dans le foie, dans la viande, dans le cerveau et jusque dans l'urine, et l'alcool est bien un produit de fermentation. Mais après la mort, pendant que la putréfaction s'accomplit, dans des vases clos, l'oxygène disparaît, il se dégage avec l'acide carbonique de l'hydrogène, un peu d'hydrogène sulfuré, et il se forme des combinaisons qui peuvent directement, comme ce dernier, absorber l'oxygène qui pouvait y être resté : ce sont donc les microzymas *aérobies* qui ont commencé la fermentation !

Après cette démonstration expérimentale, allons au fond des choses.

Ce que M. Pasteur ne voit pas encore, ce sont ces admirables harmonies dont une étude attentive des phénomènes nous révèle chaque jour l'étonnante réalité ; le savant chimiste m'apparaît toujours comme un finaliste sans discerne-

(1) A. Béchamp, Comptes-rendus, t. LXXV, p. 1036 (1872).

(2) Ibid., t. LXXXVIII, pp. 719 et 866 (1879).

ment, lorsqu'il persiste à considérer les organismes, tels que la levûre de bière, les bactéries, les microzymas qu'il appelle *microbes* et *micrococcus*, comme des êtres créés pour une fin déterminée, formant une catégorie à part parmi les êtres vivants ! Possédé qu'il est par son système, il ne peut pas se figurer qu'un être organisé quelconque existe d'abord pour lui-même. Un être vivant rapporte tout à soi, cherchant toujours à réaliser les conditions de son existence, conformément à la loi qui le domine, pour accomplir sa fin. Nous avons déjà considéré dans les êtres que l'on appelle improprement des ferments, la *fonction chimique* qu'il peut exercer par la zymase qu'il peut sécréter, et qui lui sert à se préparer son milieu ; et la *fonction de nutrition* qui est la condition de la formation de cette zymase aussi bien que de la conservation de son être, de l'individu qu'il constitue. Pénétrons davantage dans ces considérations :

Dans les êtres réduits à l'état de cellule comme la levûre de bière, une bactérie, etc., aussi bien que dans les cellules des organismes plus composés, plus compliqués, où la division du travail atteint ses dernières limites, comme chez l'homme, on peut considérer deux fonctions supérieures : la *fonction de conservation* et la *fonction de multiplication*, qui sont aussi des lois. Ces fonctions sont d'ordre purement physiologique, et il serait oiseux de vouloir en pénétrer la cause, car, sans doute, elle est trop élevée pour que nous puissions y atteindre ; mais il faut reconnaître qu'elles sont la loi de tous les êtres sans exception.

La *fonction de conservation* n'a évidemment qu'un seul mode, qui est la tendance à la réalisation de toutes les conditions de la vie.

La *fonction de multiplication*, ou ce qui revient au même, la fonction de reproduction, suppose la première, car, pour se multiplier, il faut pouvoir se conserver. Considérée abstractivement, elle reconnaît plusieurs modes, sur lesquels je n'ai pas à m'appesantir.

Mais dans les fonctions de conservation et de multiplication, est comprise, comme moyen, la fonction de nutrition, et c'est ici que la chimie peut aider la physiologie.

L'esprit de système admet pour chaque espèce de fermentation un ferment spécial : il y aurait un ferment alcoolique, un ferment lactique, un ferment butyrique, un ferment ammoniacal de l'urée, un ferment nitrique...., et je n'entends parler ici que des ferments organisés ; que serait-ce si je voulais y ajouter les ferments non organisés ou zymases, que l'on croyait indépendants de ceux-là ? Le même esprit a conduit M. Pasteur à regarder les ferments organisés comme des êtres à part dans la création : les *anaérobies !* et à s'imaginer que dans le phénomène de la décomposition de l'urée, *ferment soluble* et *ferment organisé* agissent de même sur la matière fermentescible !

La première fois que je me suis élevé contre le système des ferments spécifiques, ç'a été dans une lettre à M. Dumas, du 5 décembre 1867 (1), à l'occasion de la fermentation de l'alcool par les microzymas de la craie, dont je vous parlais tout à l'heure. Dans cette action ces microzymas n'avaient pas changé d'aspect et, dans le langage consacré, on doit dire qu'ils ont été ferments caproïque, acétique, etc., puisqu'ils ont formé surtout de l'acide caproïque et de l'acide acétique ! Or, les ferments, issus d'une de mes opérations, ayant été mis avec une solution de sucre de canne, contenant 200^{gr} de ce sucre, ont formé en trois mois 340^{gr} de lactate de chaux, un peu de butyrate et d'acétate ; et les ferments sortis de cette opération ont opéré tout aussi facilement la fermentation de l'empois de fécule, produisant alors surtout de l'acide butyrique et de l'acide acétique ! Les mêmes ferments ont donc été tout aussi bien ferments lactique, butyrique et acétique !

Considérez d'autre part l'organisme que M. Pasteur appelle ferment lactique ; voilà qu'il a opéré la fermentation lactique du sucre de canne : tout le sucre est transformé, le lactate de chaux a cristallisé ; eh bien ! sans ouvrir l'appareil, abandonnez le tout à lui-même, de façon qu'aucun nouvel organisme n'y pénètre, et vous verrez le lactate disparaître ; il se produira du butyrate ; le ferment lactique est donc devenu butyrique ? Et si vous notez que, dans la fermentation lactique, comme dans la butyrique, il se forme toujours

(1) *Annales de chimie et de physique* (4), t. XIII, p. 103.

plus ou moins d'alcool, même quand on a employé le lactate de chaux pur, qui ne peut pas former de glucose, vous serez obligé de dire que le même ferment a été en même temps ferment alcoolique !

C'était donc très justement que je pouvais écrire à M. Dumas, à propos des faits concernant les microzymas de la craie que j'avais eu l'honneur de lui communiquer, ce que voici : « Nous avons ainsi la preuve que les microzymas de la craie ne sont pas des ferments spécifiques ; en général, il n'y en a pas ; ce qu'il y a, ce sont des organismes qui provoquent ou opèrent des transformations dépendantes de l'aliment qu'on leur fournit. »

Bref, un ferment organisé est un appareil vivant, dont la fonction chimique peut changer corrélativement à l'espèce de matière fermentescible qu'on l'oblige de consommer, et aux conditions de milieu où on le force d'agir.

Il peut arriver ainsi que le même organisme transforme une substance donnée, dans les mêmes produits, dans des milieux différents. C'est ce qui a lieu pour la levûre de bière qui décompose le sucre en formant les mêmes corps, soit à l'abri de l'air, soit au contact de l'oxygène ou dans d'autres milieux très divers ; mais c'est à une condition, c'est qu'elle puisse intervertir le sucre qu'elle doit consommer : si on empêche la zymase de transformer le sucre en glucose, la fermentation n'a pas lieu, bien que la levûre ne soit pas tuée. Dans l'eau elle fermente, c'est-à-dire dégage de l'acide carbonique et produit de l'alcool et de l'acide acétique ; dans ce cas, elle vit aux dépens d'elle-même en se consommant, elle s'émacie, s'use plus vite que dans l'eau sucrée pure. Son milieu alimentaire normal, c'est le moût du brasseur ou une liqueur qui en approche par sa composition. Si on la met dans l'empois, elle fluidifie celui-ci ; mais comme elle ne peut pas consommer la fécule soluble, la loi de conservation l'oblige à s'attaquer à sa propre substance ; elle ne meurt pas d'abord, mais elle se détruit peu à peu ; en tant que cellule, elle n'existe plus, mais ses microzymas vivent et, devenus libres, évoluent en bactéries, vibrions, amylobacters qui, eux-mêmes, sont remplacés par des bactéries, ils consomment la fécule soluble, dans des conditions convenables, en présence du carbonate de chaux, et on a une fermentation butyrique !

Voyez les végétaux ordinaires, ceux qui sont chargés de fabriquer, avec les éléments de l'air, de l'eau et de la terre, la matière organique. Pour fonctionner, la lumière et la chaleur, au degré voulu, leur sont absolument indispensables ; si ces deux conditions ne sont pas remplies, toutes les autres l'étant, ils ne parviennent pas à accomplir leur complète évolution. Eh bien ! la vesce commune, une légumineuse, est une de ces plantes ; si on en sème les graines dans une cave, elle germe, car, pour cela, de l'humidité, de l'air et une certaine température suffisent ; mais, malgré l'absence de lumière, la plante vivra pourtant, car elle croîtra si bien que, dans quinze à vingt jours, elle poussera des tiges qui atteindront 50 et même 60 centimètres de longueur. Elle s'adapte à ce milieu qui n'était pas fait pour elle et forme la matière organique de ses tissus ; sans doute elle n'atteindra pas sa fin, ne fructifiera point, ne produira pas les mêmes composés chimiques qu'à la lumière, mais enfin elle aura vécu, et, chose assurément digne d'attention, produit l'asparagine que ne forme pas, nécessairement du moins, la plante qui végète à la lumière. La vesce étiolée est cependant le même végétal que celui que sa graine eut formé dans les conditions normales. Bref, dans l'obscurité, la vesce fonctionne, au point de vue de la formation de l'asparagine, comme l'asperge : deux organismes différents qui, avec les mêmes éléments, forment le même composé ; la plante étiolée se comporte donc comme certains végétaux incolores, dont les tissus n'opèrent pas moins la synthèse de la matière organique, et comme une foule de microphytes que nous avons étudiés dans la seconde Conférence. Et les exemples de plantes qui peuvent se développer en s'étiolant et en formant des composés que ne produit point le même végétal dans l'état normal, sont nombreux dans la Science.

Mais la faculté de s'adapter aux milieux est d'autant plus accentuée, que l'organisme est d'ordre plus inférieur, plus simple dans son organisation, plus voisin du microzyma, si bien qu'il y en a qui ne sont pas même tués par la dessication.

La levûre de bière essorée sur porcelaine dégourdie, et ensuite desséchée à basse température dans le vide, conserve pendant longtemps la propriété de faire fermenter le sucre de canne. La privation de l'eau (elle en contenait au moins 70 pour 100 dans l'état de dessication physiologique, telle qu'elle est quand elle a été essorée sur la porcelaine dégourdie), ne la tue donc pas, elle est dans l'état des animaux dits *réviviscents*, que l'on a fait dessécher à basse température. Mais les phénomènes que présentent ceux-ci doivent un peu nous arrêter, pour que nous puissions bien nous rendre compte de la conservation de la vie dans les microzymas de l'atmosphère et des roches, ou des poussières des rues!

On range parmi les infusoires au moins deux ordres d'êtres organisés, appelés *Rotifères* et *Tardigrades*. Ce sont de vrais animaux à structure compliquée et qui pondent vraiment des œufs! C'est parmi eux que se trouvent les *réviviscents*. Voici, d'après Dujardin, ce que l'on en sait avec certitude :

Les Rotifères et les Tardigrades réviviscents se trouvent surtout dans les touffes de Bryum exposées à des alternatives de sécheresse et de végétation, sur les toits, sur les murs, dans les allées de jardin et dans le sable des gouttières. C'est dans ce sable que Spallanzani observa ces animaux, sur lesquels il put constater le singulier phénomène de leur résurrection après une dessication très prolongée sur des toits d'ardoise, dans le sable des gouttières, sous l'action du soleil le plus ardent ; ils demeurent ainsi dans un état de sommeil ou de vie latente jusqu'au retour de la saison pluvieuse ! Naturellement, un fait aussi extraordinaire n'a pas manqué d'être révoqué en doute ! Mais Schultze a confirmé les observations de Spallanzani, et aujourd'hui personne ne doute que certains Rotifères et Tardigrades desséchés ne puissent reprendre vie quand ils sont humectés de nouveau. En se desséchant, ces animaux se contractent en boules translucides assez dures, et leur enveloppe cornée semble les protéger contre les agents extérieurs et leur permet de conserver une vie latente dont la durée est indéfinie ! Mais, Dujardin le fait observer, il ne faut pas croire cependant que tous les Rotifères aient également le privilège de ressusciter ainsi : ce sont seulement ceux qui ont été recueillis sur les toits, qui montrent bien ce phénomène.

Les animaux réviviscents sont donc ceux qui, après avoir perdu par la dessication toutes les manifestations de la vie, sont ranimés quand on les humecte de nouveau. Et ce n'est pas tout : lorsque par une dessication méthodique à basse température et dans le vide, on les chauffe à 100 degrés, sous la pression atmosphérique, pendant quelques minutes, ils peuvent encore se ranimer au contact de l'eau, même après plusieurs mois. Mais encore une fois, il ne faut pas s'imaginer que tous les Rotifères et tous les Tardigrades résistent avec la même facilité à la dessication. Il y a une différence qui tient aux milieux où ils vivent naturellement : ceux qui ont vécu dans un milieu habituellement sec, sur les toits, résistent mieux que ceux qui ont pour séjour habituel les eaux !

Et comme, d'après Pouchet, les mêmes animaux ne peuvent pas supporter sans périr une température supérieure à 50 degrés, on a cherché l'explication de leur résistance à 100 degrés quand ils sont desséchés, dans une expérience ancienne de M. Chevreul, qui a fait voir que le blanc d'œuf, si facilement coagulable à 70 degrés environ, ne se coagule plus à 100 degrés et même au-dessus, quand il a été préalablement desséché à froid, dans le vide ! En effet, même l'albumine pure, préalablement desséchée dans les mêmes conditions, supporte une température supérieure à 100 degrés, sans perdre sa solubilité dans l'eau. Mais là n'est pas l'unique cause du phénomène.

Sans doute, si l'albumine venait à être coagulée dans un organisme, même seulement dans une de ses parties, la vie en deviendrait impossible, mécaniquement, comme dans la formation d'un caillot fibrineux ou *embolie* dans une partie du système circulatoire. Mais le phénomène reconnaît une cause plus profonde.

Une température peu inférieure à zéro ne coagule pas l'albumine; cependant la gelée tue les animaux et un grand nombre de végétaux. Cagniard-Latour a congelé la levûre de bière, il l'a soumise à un froid de près de 100 degrés au-dessous de zéro ; elle a conservé la propriété de faire fermenter alcooliquement le sucre de canne, et le fait a été confirmé par M. Melsens. Un très grand froid ne fait donc pas périr la levûre de bière. Pourquoi certains végétaux résistent-ils mieux au froid que d'autres? Cela tient certainement beaucoup plus à la nature de leurs tissus qu'à celle des matériaux chimiques qui les constituent! Et remarquez que, selon Pouchet, je crois, on peut abaisser la température des Rotifères à — 18 degrés, puis les chauffer à 78 degrés, sans leur faire perdre la propriété de reviviscence. La levûre de bière fraîche peut être refroidie jusqu'à — 100 degrés et desséchée à 20 degrés, sans perdre la propriété de faire fermenter le sucre. Dans ces conditions, ces êtres peuvent tout à coup subir successivement des variations de température de plus de 100 degrés, sans périr. Il en est à fortiori de même des microzymas, même des animaux supérieurs, puisqu'on peut refroidir le lait, pour le conserver, bien au-dessous de zéro, et le chauffer ensuite à 100 degrés, sans lui faire perdre la propriété de se cailler spontanément, c'est-à-dire sans apport de microzymas ou bactéries du dehors. Souvenez-vous enfin que Pouchet a maintenu dans l'eau bouillante les graines d'un *Medicago* d'Amérique, sans leur enlever l'aptitude à germer.

Concluons donc de tous ces faits que les êtres inférieurs ont une très grande aptitude à s'adapter aux milieux; que ceux qui sont au bas de l'échelle peuvent se dessécher, subir des variations de température très étendues sans périr, c'est-à-dire sans perdre la faculté de manifester de nouveau tous les attributs de la vie. Cela vous explique très simplement pourquoi les microzymas se retrouvent vivants dans la craie, dans les poussières des rues et dans l'air.

Je vous ai parlé surtout de la totale destruction d'un organisme animal; mais cette théorie est applicable aux végétaux, puisque ceux-ci sont également formés par des microzymas pouvant évoluer en bactéries, lesquelles sont capables d'agir comme ferments : il n'y a donc pas d'exception. Et il ne faut pas s'imaginer que le retour des bactéries en microzymas ne se puisse faire que grâce au concours de l'oxygène. Il y a d'autres conditions de cette régression. Je me suis plus d'une fois assuré que les bactéries les mieux caractérisées, les leptothrix même, développées dans un milieu donné, les appareils restant fermés, après quelques semaines ou quelques mois, se trouvaient réduits en microzymas. Mais nous reviendrons sur ces faits, lorsque nous considérerons les microzymas au point de vue pathologique.

Avant de tirer les conclusions qui découlent de tous ces faits concernant l'origine des microzymas atmosphériques et de répondre à la question de savoir, si les microzymas sont animaux ou végétaux, que je posais en commençant, montrons qu'indépendamment de la composition et de l'aptitude à évoluer en bactéries, les microzymas animaux et végétaux possèdent encore d'autres propriétés communes.

Action des matières organiques et organisées sur l'eau oxygénée. Thenard, ayant découvert l'eau oxygénée, en 1818, étudia avec une rare sagacité l'action décomposante qu'un grand nombre de substances, tant minérales qu'organiques ou organisées, exercent sur elle. Il fit à ce propos une très importante remarque : les substances simplement organiques y agissent autrement que celles que de son temps on appelait *tissus organiques.* En rappelant les découvertes de Thenard, je mettrai son langage d'accord avec la langue scientifique actuelle.

L'illustre chimiste ayant recherché « quelle quantité de bioxyde d'hydrogène peut être décomposée par les corps capables de mettre l'oxygène de ce bioxyde en liberté, » il a trouvé que certains métaux, le platine, l'or, l'argent, etc., « possèdent la propriété d'en décomposer une quantité infinie, » et que « les oxydes de manganèse, de cobalt, de plomb et le charbon paraissent doués de la même propriété. » Et, remarquez-le bien, le platine, l'or, l'argent, le bioxyde de manganèse opèrent la décomposition sans s'oxyder en aucune façon, sans absorber la moindre trace d'oxygène. L'oxyde d'argent décompose même l'eau oxygénée tandis qu'il se détruit. — Il y a d'autre part des composés minéraux qui n'exercent aucune action décomposante, d'autres qui s'emparent de l'oxygène pour se suroxyder, etc.

Arrivant aux substances organiques, Thenard s'exprime comme ceci : « Nous venons de voir que les matières végétales (principes immédiats végétaux), du moins celles qui ont été essayées (le sucre candi, l'amidon, la gomme arabique, la fibre ligneuse, la mannite, l'acide tartrique, le citrique, l'acétique, l'oxalique, le camphre, etc.) ne faisaient aucune effervescence avec le bioxyde d'hydrogène; il en est de même de presque toutes les *matières animales isolées* (principes immédiats animaux : albumine, caséine, etc.) : *la fibrine est peut-être la seule* qui fasse exception; mais il en est autrement des *organes* ou des *tissus organiques des animaux;* tous opèrent la décomposition du bioxyde à la manière de la plupart des métaux et des oxydes métalliques...; pendant la réaction, point d'azote dégagé, point d'eau ni de gaz carbonique formés..., importants résultats qui ne sauraient trop fixer l'attention des chimistes et des physiologistes. »

Et Thenard rechercha quelle quantité d'eau oxygénée pouvait être ainsi décomposée par la fibrine et par *les tissus organiques des animaux :* « plusieurs de ces matières, dit-il, telles que la fibrine extraite récemment du sang, les tissus du poumon, du foie, des reins, etc., ont dégagé pendant bien longtemps, et presque toujours avec la même force, l'oxygène de l'eau oxygénée. » Cependant déjà Thenard fait observer que d'autres *tissus organiques,* « tels que les ongles, le fibro-cartilage des côtes, et même les tendons, la peau, ont bientôt cessé d'agir presque entièrement, sans qu'il fût possible d'apercevoir d'altération sensible. »

Il est inutile de vous donner l'explication cherchée par Thenard pour se rendre compte de la cause qui fait sitôt cesser l'action décomposante des derniers tissus étudiés par lui; mais il est juste de dire que Thenard aurait pu formuler les deux lois que voici :

I. *Les matières végétales* et *animales isolées*, ce que, avec M. Chevreul, nous appelons *les principes immédiats organiques*, ne dégagent pas l'oxygène du bioxyde d'hydrogène à la manière des métaux ou du bioxyde de manganèse : *la fibrine du sang fait exception.*

II. *Les organes* ou *tissus organiques,* c'est-à-dire *les matières organisées,* décomposent l'eau oxygénée à la manière des métaux et oxydes métalliques, et sans absorber la plus petite quantité d'oxygène, sans éprouver, par conséquent, la moindre altération apparente, quand le bioxyde n'est pas en solution bien concentrée.

Thenard a donc découvert une propriété qui permet de distinguer la matière organisée de celle qui ne l'est point! Et n'est-il pas remarquable qu'il ait trouvé la fibrine dérogeant à la première loi, en ce qu'elle se comporte non comme un principe immédiat, mais comme une substance organisée? Et dans le fait, puisque les microzymas isolés de la fibrine, qui n'en représentent que quelques millièmes, décomposent l'eau oxygénée, la fibrine cesse de pouvoir être rangée parmi les substances purement organiques : elle est, comme nous l'avons vu, une membrane, une fausse membrane qui contient les microzymas libres du sang.

Cependant il ne faudrait pas se hâter de conclure que les principes immédiats, qui ne dégagent pas d'oxygène du bioxyde d'hydrogène, sont absolument sans action sur ce composé. Thenard a parfaitement observé que certains de ces principes, qui ne dégagent pas d'abord de l'oxygène, en dégagent après un certain temps; mais alors l'oxygène est mélangé d'acide carbonique : dans ces cas là, le dégagement d'oxygène est donc corrélatif d'un acte d'oxydation.

Enfin, Thenard, très frappé de ces curieux phénomènes, s'écrie : « mais puisque la fibrine, les tissus du poumon, de la rate, des reins, etc., ont, comme le platine, l'or, l'argent, etc., la propriété de dégager l'oxygène de l'eau oxygénée, il est très probable que ces effets sont dus à une même force. Serait-il déraisonnable de penser, d'après cela, que c'est par une force analogue qu'ont lieu toutes les sécrétions animales et végétales? Je ne l'imagine pas : l'on concevrait ainsi comment un organe, sans rien absorber, sans rien céder, peut constamment agir sur un liquide et le transformer en des produits nouveaux! »

Vous retrouvez dans ces pensées de Thenard comme un écho des pensées d'autrefois : lorsque l'on ne savait pas exactement en quoi consiste l'organisation, que l'on ne savait pas que la levûre fût organisée, on invoquait des forces pour expliquer les phénomènes dont on ne connaissait pas la cause; il est certain que nous ne savons pas pourquoi l'or, l'argent, le platine, convenablement divisés, décomposent l'eau oxygénée ; mais nous savons pertinemment que la levûre, une cellule, un microzyma, perdent quelque chose pendant qu'ils transforment, font fermenter les substances sur lesquelles leur action peut s'exercer. On ne peut donc pas comparer leur activité spéciale à celle des métaux décomposant l'eau oxygénée sans rien perdre et sans rien gagner.

Avant de vous faire connaître le résultat de mes observations sur les très importantes remarques de Thenard, laissez-moi vous rappeler que la fibrine, bien qu'absolument insoluble, peut fluidifier l'empois ; que les microzymas fibrineux, isolés comme nous l'avons vu, opèrent la même liquéfaction ! Il y a donc corrélation entre la propriété d'agir sur la matière amylacée et celle de décomposer l'eau oxygénée. De plus, les microzymas fibrineux, isolés ou encore contenus dans la fibrine, sont capables, dans l'empois, d'évoluer en bactéries et d'agir comme ferments lactiques ou butyriques! Tout concourait ainsi à me faire admettre les belles généralisations de l'illustre chimiste ! Elles restent entières, sauf les exceptions que je vous signalerai, lorsqu'il s'agira de comparer la matière organique, principe immédiat, avec la matière organisée ; mais il n'est pas possible de continuer de penser que c'est une même force qui agit, par exemple, dans l'argent divisé et dans la fibrine.

Des modifications éprouvées par la fibrine traitée par le bioxyde d'hydrogène. En premier lieu, il ressort de l'expérience que je vais rapporter que la fibrine ne décompose pas indéfiniment l'eau oxygénée, et qu'un peu de sa substance devient soluble.

On immerge complètement 30 grammes de fibrine humide, récente, bien égouttée, dans 60^{cc} d'eau oxygénée pure, exempte d'acide sulfurique et contenant si peu de baryte que cette base n'était plus décelable, directement par l'acide sulfurique. L'oxygène étant dégagé, la liqueur limpide, filtrée, est mise à évaporer à l'étuve ; pendant l'évaporation on remet la fibrine avec le même volume d'eau oxygénée : la décomposition totale a duré plus longtemps : la nouvelle liqueur est mise à évaporer avec la première ; un troisième traitement de la fibrine par un égal volume de la même eau oxygénée (elle contenait 10^{cc}, 5 d'oxygène par centimètre cube); après douze heures il ne paraissait plus se dégager de gaz, tandis qu'un peu de liqueur traitée par le bioxyde de manganèse en dégageait beaucoup. L'action décomposante était donc épuisée. La dernière solution a été mise à évaporer avec les deux premières. La matière, desséchée à 100 degrés, a été pesée et incinérée pour déduire la matière minérale :

Résidu de l'évaporation. .	0^{gr},20
Cendres après l'incinération.	0^{gr},04
Matière organique. . . .	0^{gr},16

Ainsi, 30^{gr} de fibrine, contenant environ le quart de son poids de matière sèche, ont incomplètement décomposé 180^{cc} d'eau oxygénée et ont perdu 0,^{gr} 16 de matière devenue soluble. Je ne sache pas que Thenard ait fait une pareille détermination, et on conçoit qu'il ait pensé que la fibrine ne perdait rien en décomposant l'eau oxygénée.

Comme nous le verrons tout à l'heure, cette fibrine peut encore dégager de l'oxygène du bioxyde d'hydrogène, mais avec une excessive lenteur.

Action de cette fibrine sur l'empois. Environ 10^{gr} de la fibrine ainsi traitée, qui n'avait pas perdu son aspect granuleux sous le microscope, sont mis avec 30^{cc} d'empois créosoté. Même après huit jours, à la température de 35 degrés, l'empois ne s'est pas fluidifié, et dix jours après, il n'y avait pas de bactéries; la fibrine avait conservé son aspect normal.

Ainsi, la fibrine, avec la propriété de décomposer l'eau oxygénée, avait perdu celle de fluidifier l'empois, et ses microzymas l'aptitude à évoluer en bactéries.

Des modifications éprouvées par les microzymas de la fibrine après leur action sur l'eau oxygénée. 6^{gr} de ces microzymas, humides, en pâte bien égouttée, ont décomposé environ 100^{cc} d'eau oxygénée au titre de 10^{cc} d'oxygène par centimètre cube. L'eau oxygénée étant en léger excès, il ne se dégageait plus que rarement une bulle d'oxygène. Les microzymas ont gardé leur forme ; la solution concentrée, évaporée à sec et séchée à 100 degrés C., a laissé, cendres déduites, 0^{gr},06 de matière organique.

Les microzymas perdent donc, eux aussi, la propriété décomposante, et cette perte est accompagnée de celle d'une petite quantité de matière.

Et de même que la fibrine dont ils sont issus a perdu, après son action sur l'eau oxygénée, la propriété de fluidifier l'empois et de donner des bactéries, les microzymas mis, dans les mêmes conditions, dans l'empois ne l'ont pas liquéfié et n'ont pas donné de bactéries.

On ne peut donc pas comparer absolument l'action de la fibrine à celle des métaux. Et la différence a éclaté le jour où l'on eut constaté que la fibrine perdait la propriété de dégager l'oxygène du bioxyde d'hydrogène dès qu'on la soumettait pendant quelques minutes à l'action de l'eau bouillante !

Il était d'une très grande importance, vous le comprenez bien, de savoir si les microzymas de toute origine possèdent l'activité de ceux de la fibrine. Sans doute, le tissu du foie, celui de la rate, etc., décomposent l'eau oxygénée, et on pourrait conclure qu'il en serait de même de leurs microzymas. Mais il faut se souvenir que le sang pénètre partout dans un organisme animal ; dès lors, la propriété des tissus de décomposer l'eau oxygénée ne tiendrait-elle pas aux microzymas que le sang y aurait laissés, même après l'hydrotomisation préalable? A plus forte raison doit-on se préoccuper du sang lui-même, globules rouges ou matière colorante que les tissus retiendraient, et qui, comme je vous le ferai voir, décomposent également, quoique d'une autre façon, le bioxyde d'hydrogène. J'ai donc cherché à isoler les microzymas des tissus et à comparer leur activité en déterminant le volume d'oxygène que des quantités égales dégagent d'un volume connu d'eau oxygénée dans des temps égaux. Il serait trop long de décrire en détail les expériences qui sont sous vos yeux; qu'il me suffise de vous dire que j'ai tenu compte de l'influence du mercure contenu dans les tubes où les matières réagissaient, en même temps que des poussières de mon laboratoire. Et comme il y a des microzymas si petits qu'une bonne filtration ne parvient pas à les séparer des liquides qui les contiennent, dans le sérum séparé du caillot sanguin par exemple, il faut, quand on veut étudier les liquides naturels, les faire passer plusieurs fois sur un filtre préalablement garni de sulfate de baryte récemment précipité. Alors on démontre aisément que les matières organiques du sérum, albuminoïdes et autres, ne dégagent pas d'oxygène de l'eau oxygénée. Le tableau suivant résume suffisamment les faits que je me propose de faire ressortir.

Volume d'oxygène dégagé de 2cc d'eau oxygénée, en vingt-quatre heures, par environ 1cc de microzymas en pâte ou d'un tissu animal donné.

Microzymas pulmonaires de mouton (hydrotomisé).	21cc,5
Microzymas du sang non défibriné, lavés à l'éther.	20cc,5
Microzymas du sang défibriné.	19cc,5
Microzymas de foie de mouton (hydrotomisé) frais.	21cc,0
Microzymas de foie de mouton (lavés à l'éther) secs.	15cc,5
Microzymas pulmonaires de chien (hydrotomisé) anthracosé.	29cc,0
Microzymas du cœur de chien.	12cc,5
Muscle du cœur de chien, bien lavé.	8cc,8
Microzymas de la rate de chien.	9cc,8
Microzymas de pancréas de chien, purs, frais.	3cc,4
Microzymas de pancréas de bœuf, purs, secs, anciens.	2cc,0
Microzymas de cerveau de chien.	2cc,8
Pulpe de cerveau de chien (bien lavée).	1cc,3
Microzymas de cœur de mouton.	3cc,3
Microzymas et organismes buccaux.	2cc,0
Microzymas d'œufs de poule (purs, lavés à l'éther, etc.)	3cc,1
Microzymas mêlés de bactéries d'urine humaine normale.	14cc,0
Microzymas séparés du suc gastrique de chien.	6cc,0
Microzymas des glandes gastriques de chien.	0cc,4
Cristallin de bœuf.	0cc,3
Humeur vitrée de bœuf.	0cc,7
Cornée de bœuf.	2cc,0
Procès ciliaires de bœuf.	2cc,5
Osséine ou périoste de mouton, purs, frais.	1cc,0
Osséine, la même finement divisée.	0cc,8
Ongles d'homme, bien lavés à HCl aq. et à l'eau.	0cc,4
Corne de mouton, divisée, lavée à HCl aq. et à l'eau.	0cc,6
Os de mouton bien lavé.	0cc,8
Cartilage costal de veau, bien divisé et lavé.	0cc,6
Poussières de mon laboratoire.	0cc,5
Mercure seul.	0cc,6

Ce tableau démontre que les microzymas de diverses origines ne sont pas doués de la même activité décomposante à l'égard de l'eau oxygénée. Ce sont ceux du poumon qui possèdent la plus grande énergie ; au début, la décomposition, toutes choses égales d'ailleurs, est aussi vive que par le bioxyde de manganèse ; les microzymas du sang même et ceux du foie ne viennent qu'après. Je crois que la puissance qu'ils manifestent leur est propre. Mais elle s'épuise assez vite. Pour ce qui est des microzymas du muscle cardiaque et de la rate, il y a incertitude sur la question de savoir si l'activité constatée n'est pas attribuable à un reste de microzymas sanguins; il en est de même pour les microzymas cérébraux. Mais l'activité des microzymas isolés du suc gastrique de chien est bien personnelle, de même que celle des microzymas évolués en bactéries de la vessie humaine. Enfin, si vous tenez compte que dans certaines expériences le volume d'oxygène dégagé est à peine égal ou inférieur au volume dégagé par le mercure seul, vous conclurez avec moi qu'il y a des microzymas, ceux des glandes gastriques, et des tissus, tels que les ongles, la corne, l'osséine, le périoste, le cartilage, le cristallin, qui ne dégagent pas d'oxygène du bioxyde d'hydrogène.

Recherchons la même propriété dans les microzymas et tissus végétaux. Voici le tableau de quelques expériences:

Action de certains microzymas et tissus végétaux sur l'eau oxygénée.

	Vol. HO^2	Durée	Vol. d'oxygène
Microzymas d'amandes douces.	5cc	18h.	18cc
		24h.	24cc
Tissu d'amandes douces (cotylédons et embryon) broyé.	5cc	18h.	5cc,2
		24h.	8cc,2
Microzymas isolés de la levûre par broiement.	2cc	24h.	5cc,6
Autre préparation.	2cc	24h.	5cc,1
Autre préparation.	2cc	24h.	11cc
Levûre de bière fraîche, bien lavée . . .	2cc	24h.	22cc,2
Levûre ayant subi l'action de HO^2, encore lavée.	2cc	24h.	6cc
Pollen d'un iris.	2cc	20min.	14cc,4
Pétales jaunes, broyés d'une liliacée. . .	2cc	24h.	2cc
Pétales roses, broyés, d'une crucifère. . .	2cc	24h.	1cc
Feuille verte broyée.	2cc	24h.	3cc,8

Dans chaque expérience, on a employé le même volume de chaque substance, environ 1cc.

Ces nouveaux faits permettent de conclure que la loi de Thenard est applicable aux végétaux. Les principes immédiats isolés de ces êtres ne dégagent pas l'oxygène de l'eau oxygénée; cette propriété appartient aux parties essentiellement organisées des végétaux, comme des animaux, c'est-à-dire aux microzymas; mais il y a dans les végétaux comme dans les animaux, des tissus et des microzymas qui ne dégagent pas l'oxygène du bioxyde d'hydrogène. Il y a donc là le point de départ d'une grande généralisation. Mais avant de vous le montrer, laissez-moi revenir sur une remarque de Thenard que j'ai fait pressentir. Le grand chimiste avait observé qu'un mélange de sucre ou de fécule et d'eau oxygénée finissait par réagir en dégageant un mélange d'acide carbonique et d'oxygène. Il faut tenir compte de ce fait; c'est pour l'avoir négligé que Liebig (1) a confondu, comme Schoenbein, l'action de la matière colorante rouge du sang sur l'eau oxygénée avec celle de la fibrine. Il y a cependant entre les deux phénomènes une différence considérable, sur laquelle je dois insister pour bien faire ressortir ce qui revient à la substance organisée.

Je me suis d'abord assuré que le sérum privé de globules et de microzymas sanguins par la filtration sur le sulfate de baryte, ne dégage pas d'oxygène de l'eau oxygénée. C'est ainsi que 2^{cc} de ce sérum et 2^{cc} d'eau oxygénée n'ont dégagé, en quatre heures, que $0^{cc},1$ de gaz et après quarante-quatre heures seulement $1^{cc},2$ d'oxygène, quand le mercure seul en avait dégagé $0^{cc},6$ dans le même temps. D'autre part, rappelez-vous deux choses: 1° que la fibrine perd peu à peu l'aptitude à décomposer le bioxyde de l'hydrogène, laquelle perte s'accompagne de la formation d'une substance soluble; 2° que l'ébullition supprime dans la fibrine cette aptitude.

Cela posé, j'ai préparé de la matière colorante rouge du sang de bœuf, par un procédé qui la fournit à l'état soluble et certainement dépourvue de toutes traces de particules organisées, puisque, en dernière analyse, on l'extrait, par voie de réaction chimique, de la combinaison qu'elle peut former avec l'oxyde de plomb. Et de la matière ainsi obtenue, j'ai isolé, par une nouvelle méthode, l'hématosine absolument pure (2). Dans ces conditions, on peut dire que l'hémoglobine et l'hématosine sont des principes immédiats

(1) Liebig, *Annales de chimie et de physique* (4), t. XXIII, p. 210. (1871). Dans le même Mémoire, le célèbre chimiste considère la matière colorante rouge comme cause de la putréfaction du sang, et la rapproche de la levûre de bière agissant sur le sucre.

(2) Voir, *Annales de chimie et de physique* (5), t. III, p. 340, et *Mémoire sur les matières albuminoïdes.*

absolus, ne conservant plus rien de l'organisation des tissus d'où ils proviennent.

Or, l'hémoglobine et l'hématosine pures dégagent l'oxygène de l'eau oxygénée, avec intensité et énergie; elles paraissent ainsi faire exception à l'une des lois que Thenard aurait pu déduire de ses recherches. L'exception n'est qu'apparente. En effet :

1° L'hémoglobine est absolument détruite par l'eau oxygénée; en même temps que la coloration rouge disparaît peu à peu, de l'oxygène se dégage vivement sans doute, mais une partie de ce gaz est absorbée. Les combinaisons qui résultent de la destruction, corrélatives à l'oxydation, de l'hémoglobine sont nombreuses, il y en a une qui devient insoluble et d'autres qui sont solubles.

2° L'hématosine décompose l'eau oxygénée avec dégagement d'oxygène, mais une grande quantité de celui-ci est absorbée. L'hématosine se décolore et se transforme intégralement en composés solubles.

Il est inutile de décrire les combinaisons qui résultent de l'action du bioxyde d'hydrogène sur l'hémoglobine et sur l'hématosine, mais il faut retenir que le dégagement d'oxygène qui accompagne leur formation, est corrélatif d'une réaction profonde qui s'accompagne d'un dégagement de chaleur facile à constater, même sur des masses réagissantes peu abondantes.

Mais vous pourriez vous imaginer, à cause de la perte de substance qui accompagne l'action de la fibrine sur l'eau oxygénée, que le phénomène est le même au fond, puisque dans l'un et l'autre cas on peut constater quelque altération dans la matière organique. Et l'on pourrait d'autant plus aisément soutenir cette manière de voir, que la matière albuminoïde qui résulte du dédoublement de l'hémoglobine qui produit l'hématosine, agit fort peu sur l'eau oxygénée; de façon que l'on pourrait croire que la matière colorante rouge du sang décompose l'eau oxygénée par la portion de sa molécule qui contient l'hématosine, de même que la fibrine, ou les microzymas fibrineux, par la molécule que l'on retrouve à l'état soluble après la réaction. Eh bien! ces suppositions sont sans fondement.

Ce qui distingue surtout l'hémoglobine de la fibrine et des microzymas ou des tissus qui agissent comme elle, c'est que la fibrine et les microzymas fibrineux ne décomposent plus l'eau oxygénée lorsqu'on les a soumis, pendant quelques minutes, humides, à l'action d'une température de 100 degrés et même inférieure ; tandis que l'hémoglobine peut être coagulée par l'alcool, ou par la chaleur, et chauffée ensuite jusqu'à 120 degrés, sans perdre la propriété de décomposer l'eau oxygénée et de se décolorer. Bref, dans le cas de la fibrine, la décomposition est dépendante d'un état physiologique de la matière, tandis qu'elle est purement d'ordre chimique dans le cas de la matière colorante rouge. En voici une preuve d'un autre ordre. Liebig, à la page même où il fait la confusion que je signalais plus haut, s'exprime comme ceci : « Laisse-t-on la fibrine du sang s'humecter pendant une heure de quelques gouttes d'acide prussique étendu, on voit que son action sur l'eau oxygénée est aussitôt arrêtée (1). » Si l'action de l'acide cyanhydrique sur l'eau oxygénée était nulle, ce serait par un acte physiologique qu'il supprimerait le pouvoir décomposant de la fibrine ; quoi qu'il en soit, en ajoutant quelques gouttes d'acide cyanhydrique étendu, à 2^{cc} d'une solution moyennement concentrée d'hémoglobine, le dégagement d'oxygène, bien que ralenti, ne s'en manifeste pas moins, et la décoloration se produit.

Tirons tout de suite une autre conclusion physiologique de ces faits. M. Dumas nous a appris qu'il avait recherché l'eau oxygénée dans le sang sans pouvoir l'y déceler. Or, il est clair, maintenant, que le sang contient deux causes de décomposition de ce bioxyde : les microzymas et l'hémoglobine. J'imagine que personne ne sera plus habile que l'illustre chimiste, puisque, si l'eau oxygénée se forme, c'est pour être aussitôt utilisée et pour produire la transformation de l'hémoglobine du globule !

Une étude attentive de ces intéressants phénomènes nous a permis de reconnaître : 1° que toute matière organisée ne dégage pas l'oxygène de l'eau oxygénée ; 2° Que la matière organisée qui possède cette propriété la doit à

(1) Liebig, *Annales de chimie et de physique* (4), t. XXIII, p. 210.

ses microzymas, qui subissent en même temps quelque altération dans leur substance ; 3° que la matière organisée ou les microzymas perdent la propriété de dégager l'oxygène du bioxyde d'hydrogène par l'action d'une température assez élevée et, peut-être, par l'influence de certains agents, de l'acide cyanhydrique, par exemple; 4° que la cause du dégagement n'est pas la même dans un microzyma ou une substance organisée, et dans un métal ou certains oxydes ; 5° que la matière organique, principe immédiat, opère le dégagement, même quand elle a été chauffée à une température capable d'y opérer quelque modification, comme il arrive pour l'hémoglobine qui se coagule et devient insoluble ; 6° que parmi les caractères de certaines substances organisées et de certains microzymas, il faut compter leur propriété de dégager l'oxygène de l'eau oxygénée.

La fibrine et ses microzymas, après avoir épuisé leur activité décomposante, ne fluidifient plus l'empois et ne donnent plus de bactéries. Serait-ce parce que le microzyma a été tué, que la zymase, qui dans le microzyma fluidifie l'empois, a été détruite ? Il ne faudrait pas se hâter de conclure et de généraliser !

En effet, je me suis assuré que la sialozymase et la salive, mêlées d'eau oxygénée, saccharifient la matière amylacée avec autant d'intensité que sans cette addition, et que les organismes buccaux, bien lavés avec un grand excès de la même eau oxygénée, sont presque aussi actifs qu'avant ce traitement.

D'un autre côté, la levûre qui a subi l'action de l'eau oxygénée intervertit et fait fermenter le sucre de canne. Dans une expérience j'ai mis en réaction 13gr de levûre en pâte, 50gr de sucre de canne, 80cc d'eau oxygénée à 9cc d'oxygène par centimètre cube, et la quantité d'eau nécessaire pour compléter 200cc de mélange. Dans l'espace de quelques heures, plus de 300cc d'oxygène se sont dégagés, et ce dégagement a continué pendant longtemps ; mais la fermentation alcoolique s'est accomplie régulièrement, fournissant la quantité théorique d'alcool ; l'acide acétique était peut-être un peu augmenté. La durée de la fermentation est accrue, voilà ce qu'a de plus saillant l'influence de l'eau oxygénée, mais c'est l'effet ordinaire que produit le lavage prolongé de la levûre à l'eau distillée.

Vous le voyez, la levûre n'est pas tuée ; et nous avons là une preuve nouvelle que la fermentation alcoolique n'est pas la vie sans air. La levûre n'est ni *aérobie* ni *anaérobie*, puisqu'elle s'accommode également de la vie avec oxygène et sans oxygène.

Maintenant nous avons les éléments de la réponse à l'une des deux questions posées au commencement de la Conférence.

Quelle est l'origine des microzymas atmosphériques ? Il est démontré que les organes de tous les êtres vivants actuellement connus, végétaux et animaux, sans exception, y compris ceux qu'on désigne comme étant des ferments, bactéries et autres, sont, par régression, réductibles en microzymas.

Depuis que j'ai découvert les microzymas : dans mes expériences sur l'interversion, que l'on croyait spontanée, de l'eau sucrée ; dans l'air ; dans la craie ; dans les granulations moléculaires des fermentations et des divers liquides naturels, tels que le vin, le lait, l'urine, etc.; dans les tissus et organes des animaux et des végétaux ; je les ai recherchés partout où il était rationnel de le faire comme conséquence de la théorie, savoir : dans d'autres roches que la craie, dans la terre cultivée et le terreau, dans la terre vierge des *garrigues* du département de l'Hérault, dans la vase des marais, dans la poussière des rues de nos cités ! Je les ai trouvés dans plusieurs eaux minérales, soit à l'état isolés ou réunis en masses que l'on croyait anhistes, comme dans la glairine de Molitg ; et je suis convaincu que si l'on cherchait bien, on en découvrirait dans les eaux et les boues des *geysers* et des *salzes* ou volcans boueux : la nature et l'origine de la glairine me garantit le bien fondé de cette opinion.

Dans les roches des terrains quaternaires, tertiaires, secondaires et de transitions compris dans les périodes de formation appelées *homozoïques*, *néozoïques*, *mésozoïques* et *paléozoïques*, ils représentent les restes vivants des êtres divers qui ont vécu à ces époques reculées. Il m'a été donné de rencontrer même de vraies bactéries vivantes dans certains calcaires d'eau douce et marins assez modernes !

Dans la terre cultivée et dans le terreau étudié sur place, dans les montagnes qui avoisinent St-Pons dans l'Hérault, où il n'est pas rare de découvrir des bactéries avec les microzymas, ils proviennent des engrais et des détritus des végétaux qui s'y développent et y périssent chaque année.

Dans la terre vierge des garrigues, ils ont certainement une origine semblable !

Dans la vase des marais, ils sont, de même, le résultat de la décomposition des matières végétales et animales des végétaux et des animaux qui y vivent et y meurent. Et dans ces marais ils opèrent des fermentations d'où résultent du gaz des marais ou hydrure de méthyle, de l'alcool et de l'acide acétique que j'en ai retiré par la distillation.

Dans la poussière des rues, ils proviennent de détritus animaux et végétaux de toutes sortes partout répandus, mais surtout des déjections des chevaux et autres bestiaux qui les parcourent ! Dans les rues de Montpellier, surtout de ses boulevards macadamisés avec des roches calcaires, et des routes qui y aboutissent, les microzymas sont si abondants que cette poussière calcaire constitue un des meilleurs ferments lactiques et butyriques ; délayées dans l'eau, ces poussières fermentent directement et fournissent de l'alcool, etc. !

Aux microzymas des totales destructions actuelles, il faut ajouter les microzymas des totales destructions des âges géologiques qui proviennent, aujourd'hui, de la naturelle et incessante dégradation de certaines roches dans les profondeurs de la terre, lesquels sont ramenés à la surface par les eaux des sources ; ainsi que ceux qui sont rendus libres par la trituration de ces roches dans leurs applications à l'art, à l'industrie ou à l'agriculture.

Enfin, il ne faut pas négliger les microzymas qui sont mis en liberté pendant la desquamation incessante qui s'opère à la surface des corps de tous les êtres actuellement vivants !

Ce sont les microzymas de toutes ces provenances si diverses que le vent dissémine, par milliards, à chaque instant, à la surface de la terre et dans l'air qui nous entoure !

A ces microzymas se trouvent associées les spores de la flore microscopique : algues, champignons, etc., et les microzymas qui en peuvent issir. Mais, je l'ai déjà fait remarquer, le nombre de ces spores est négligeable en regard de celui des microzymas ; quant aux œufs des infusoires ciliés, il n'y a pas même à s'en préoccuper.

L'origine des microzymas atmosphériques n'a donc rien de mystérieux ; elle est trouvée et toute naturelle ; il n'est pas nécessaire d'invoquer pour eux une création spéciale !

Et il n'est pas sans intérêt de vous faire remarquer, dès maintenant, que parmi ces microzymas se trouvent nécessairement ceux de tous les êtres qui sont morts des maladies les plus diverses !

Les microzymas libres de l'atmosphère, des eaux et de la terre, sont donc issus d'animaux et de végétaux de toutes sortes, sains et malades, morts ou vivants ; provenant des divers centres organiques de ces êtres ; ayant déjà passé par l'état de bactérie ou non ; on conçoit d'après cela qu'il y en ait de plusieurs fonctions chimiques et d'inégalement aptes à évoluer en bactéries ou à produire des cellules dans des conditions variées. Mais tous possèdent les caractères d'indestructibilité physiologique, d'adaptation aux milieux, de résistance vitale que nous avons reconnus aux organismes les plus inférieurs.

Sans doute les microzymas, en passant par diverses formes intermédiaires, peuvent évoluer en bactéries ; mais il faut encore se souvenir que cette propriété singulière, les microzymas des différents centres organiques, à tous les âges, ne la possèdent pas au même degré ; ce qui nous conduira à reconnaître que les microzymas, morphologiquement semblables, se différencient avec le temps, en changeant de fonction ou en acquérant de nouvelles dans les différents centres organiques.

Abordons maintenant la solution de la difficulté la plus grande, qui est aussi la dernière, au moins en ce qui les concerne comme individus.

Les microzymas sont-ils des végétaux ou des animaux ? La question ainsi posée suppose qu'ils sont morphologiquement définis et organisés ! Vous ne doutez pas qu'ils ne le soient; notons de nouveau, pourtant, que ceux qui les appellent *micrococcus*, les supposent végétaux et affirment, dans le nom même, leur organisation et leur vitalité. Ceux qui, à la suite de M. Pasteur, les appellent *germes*, *corpuscules-germes*, supposent évidemment qu'ils peuvent être aussi bien germes d'animaux que de végétaux; du reste, nous le verrons, M. Pasteur n'a pas voulu se prononcer, les définissant de manière à ne pas se compromettre! Pour moi, conformément aux principes et aux faits exposés dans ces Conférences, j'ai toujours répondu en disant que :

« Les microzymas sont végétaux dans les végétaux ; animaux dans les animaux ; puisqu'ils constituent ce qu'il y a de primitivement vivant dans les uns et dans les autres, mais qu'ils sont divers dans les diverses espèces et dans les divers centres organiques de chaque espèce; car, morphologiquement identiques, leur fonction n'est pas la même dans l'œuf, dans le sang, dans la rate, dans le foie, dans le thymus, dans le poumon, dans l'estomac, dans le pancréas, etc. Pour ce qui est de leur origine et parenté, disais-je, ils n'en ont pas d'autre, actuelle, que l'être qui a engendré l'individu qui les contient. Les microzymas sont dans l'œuf, dans la graine ou la spore ; ils étaient auparavant dans les organes de la génération des parents de cet œuf, de cette graine ou de cette spore. Ce que l'on appelle blastème, protoplasma, chacun selon son espèce et sa destination, ne sont vivants que par les microzymas qu'ils contiennent et qu'ils tirent du lieu où ils naissent dans l'individu qui les produit! »

Quant à savoir s'il y a eu des microzymas avant les organismes qu'ils servent à construire, la question est insoluble! Il ne serait certainement pas sans intérêt de pouvoir déterminer si tel ou tel microzyma atmosphérique faisait primitivement partie constituante d'un animal ou d'un végétal. Mais, si la solution était donnée, ce ne serait point encore assez : il y aurait encore obligation de signaler à quel centre organique de quelle espèce il a appartenu?

M. Ch. Robin, dont les travaux et les opinions sont de ceux qu'on n'a pas le droit de passer sous silence, a agité des problèmes de cet ordre. C'est ainsi qu'il a constaté que l'ammoniaque caustique et même l'acide sulfurique concentré ne dissolvent pas les spores; mais tout ovule d'infusoire se dissout dans l'ammoniaque et dans l'acide sulfurique mono-hydraté aussi bien que le corps entier de l'animal (1). L'ammoniaque ne dissout pas les *Spirillum*, les *Vibrio catenula*, les *bactéries ;* mais elle dissout les *Monas*, les *Amibes*, comme les infusoires animaux bien déterminés, ainsi que les spermatozoïdes (2). Le savant auteur croyait pouvoir ainsi distinguer ce qui est animal de ce qui est végétal.

Nous verrons que je m'étais servi de moyens analogues pour démontrer que le *corpuscule vibrant* de la *pébrine* des vers à soie est un végétal, alors que M. Pasteur le croyait une production pathologique d'un tissu du ver. Mais j'ai bientôt reconnu que les réactions chimiques par dissolvants sont impuissantes à résoudre ce grave problème.

M. Ch. Robin persiste avec raison à soutenir que « pour les biologistes, l'expression de *germes*, si souvent employée, est absolument sans signification, si l'on ne spécifie pas, comme il est possible de le faire aujourd'hui, s'il s'agit d'une spore, d'un mycélium, d'un ovule ou d'un *enkystement* animal (3). » Et le savant auteur, ayant obligé M. Pasteur de se prononcer sur la nature de ce qu'il appelle *germe*, celui-ci a fait la triomphante réponse que voici :

« .... Dans toutes les questions que j'ai eu à traiter, qu'il s'agisse de fermentation ou de générations spontanées, le mot *germe* voulait dire surtout *origine de vie* ! » Et M. Pasteur explique pourquoi « il a eu recours systématiquement aux dénominations les plus vagues.... (4) » Pourtant il donne les motifs qui lui font regarder les vibrions et les bactéries plutôt comme étant des animaux que des végétaux (5).

Vous voyez par là combien grande est la difficulté du problème qui est sous la question : *les microzymas sont-ils animaux ou végétaux?* puisque M. Pasteur, en voyant

(1) Ch. Robin, *Traité du microscope*, p. 821.

(2) Ibid., p. 808.

(3) Ch. Robin, *Leçons sur les humeurs*, p. 928 (1874).

(4) L. Pasteur, *Etudes sur la bière*, p. 302-303.

(5) Ibid., p, 302.

un *vibrion* ou une *bactérie*, vous répondrait, sans ambiguité, que selon lui ce sont plutôt des animaux! et M. Robin des végétaux!

Cependant une bactérie ou un vibrion, nés dans le parenchyme d'une feuille, sans communication avec les poussières atmosphériques, ne sauraient être réputés animaux; et une bactérie née dans la profondeur d'un muscle ou d'un foie n'est certainement pas végétale! Mais, grâce aux préjugés de l'Ecole et aux idées reçues, on n'est pas encore préparé à voir les choses comme elles sont. Il faut donc encore insister pour bien faire voir où est le nœud de la difficulté.

M. Ch. Robin, qui est un savant loyal et un esprit éclairé, a depuis longtemps accepté comme démontré que le microzyma est ce qui, par évolution, devient bactérie (1); il accepte parfaitement que certaines granulations moléculaires sont des microzymas! Et, dans le *Dictionnaire encyclopédique des Sciences médicales*, M. Robin a donné un résumé à peu près exact de la théorie du microzyma dont je ne veux relever que quelques observations :

« Sans dire d'où il arrive dans l'œuf, d'après M. Béchamp, le *microzyma* procèderait de l'œuf; l'origine des microzymas se confondrait avec celle de l'être et de l'organe qui les contient : *là il évoluerait parallèlement à l'élément anatomique.* Il y aurait évolution fonctionnelle qui aboutirait à la spécificité des usages de chaque organe, à autant de sortes de microzymas ou ferments organisés qu'il y a de propriétés spécifiques des produits de ces organes....

» Les physiologistes considèrent les actes biologiques comme reconnaissant pour condition d'existence l'arrivée à un certain degré de développement des organes, de leurs cellules constitutives, de la composition de la substance même des éléments : or, d'après M. Béchamp, il n'y aurait là qu'illusion; c'est au *microzyma* qu'il faudrait reporter ce qu'on attribuait aux unités anatomiques de nos tissus; *c'est à un végétal et non à l'animal* qu'il faudrait attribuer ce qui se passe en celui-ci (2). »

(1) Voir le *Traité du microscope* et les *Leçons sur les humeurs.*

(2) Ch. Robin, *Dictionnaire encyclopédique des Sciences médicales*, t. VIII, p. 599, article Germes.

Il serait trop long de citer les autres passages de l'article de M. Robin qui mériteraient des explications détaillées, lesquelles sont contenues dans cette Conférence et dans les précédentes. Mais par les deux passages que je viens de vous lire, il est visible que M. Robin n'a pas bien compris que le microzyma n'arrive pas dans l'œuf; *le microzyma fait l'œuf*, comme il fait toute cellule; il n'évolue pas parallèlement à l'élément anatomique, il produit l'élément anatomique et se multiplie, sans autrement évoluer! Enfin le microzyma *n'est pas un végétal dans l'animal*, pas plus qu'il n'est *un animal dans le végétal*. Bref, le microzyma n'est pas comme un parasite végétal dans l'animal, ni un parasite animal dans le végétal, mais il est ce qui fait l'animal et le végétal vivant et structuré. Qu'est-ce à dire ?

Sans doute il y a une fonction végétale et il y a une fonction animale : les végétaux, en bloc, sont minéralivores ; ils constituent des appareils de réduction et de synthèse de matière organique ; les animaux sont, au contraire, herbivores, carnivores, omnivores ; ils constituent des appareils de combustion, d'oxydation. Voilà ce que l'on aperçoit d'abord, quand, avec M. Dumas, on jette un regard d'ensemble sur la nature vivante. Le règne végétal est celui dans lequel la vie s'est d'abord manifestée, sans la vie duquel il n'y aurait bientôt plus d'autre vie sur le globe! Mais est-ce à dire qu'il n'y ait pas dans la vie végétale des phénomènes réductibles à la vie animale? Je ne dis pas seulement dans ces êtres qui confinent au règne animal, mais dans les grands végétaux verts?

Peu d'années après que Cagniard-Latour eût fait voir que la levûre de bière est un organisme vivant, qui détruit le sucre dans la fermentation alcoolique par l'effet de sa végétation, M. Dumas jetait un coup d'œil d'ensemble sur les phénomènes de fermentation et écrivait les pensées mémorables que voici :

« Le rôle que joue le ferment, dit l'illustre chimiste, tous les animaux le jouent ; on le retrouve même dans les parties des plantes qui ne sont pas vertes. Tous ces êtres ou tous ces organes consomment des matières organiques, les dédoublent et les ramènent vers les formes plus simples de la chimie minérale.

» Les fermentations sont toujours des phénomènes du même ordre que ceux qui caractérisent l'accomplissement régulier des actes de la vie animale.

» Le ferment nous apparaît donc comme un être organisé.... dans toute fermentation apparaît comme agent principal une matière azotée, organisée, qui semble vivre et se développer.

» Pour compléter l'analogie entre les ferments et les animaux, on doit ajouter que de même qu'il faut aux animaux, pour vivre et se développer, une nourriture formée de matières animales, de même tous les ferments exigent, pour se développer, une nourriture formée aussi de ces mêmes matières animales dont les animaux se nourrissent.... (1) »

C'est en m'inspirant de ces pensées que j'ai réalisé les expériences qui m'ont conduit à fournir la démonstration que la fermentation alcoolique est un acte complexe, offrant tous les caractères du phénomène de la nutrition s'accomplissant dans le ferment (2).

Or, certains tissus ou glandes de l'organisme animal produisent de la leucine et de la tyrosine, etc. Eh bien, quand on place la levûre de bière dans la situation d'un animal en inanition, c'est-à-dire si on ne lui donne pas de sucre à décomposer, elle dégage de l'acide carbonique, forme de l'alcool, de l'acide acétique, et des quantités très notables de leucine et de tyrosine. Dans certaines fermentations alcooliques par la levûre, ces deux composés

(1) Dumas, *Traité de chimie appliquée aux arts*, p. 304 et p. 305 (1843).

(2) Cagniard-Latour avait dit : « La fermentation alcoolique est un effet de la végétation de la levûre. » Plus de vingt-trois ans après, M. Pasteur dit expressément à son tour : « Mon opinion présente la plus arrêtée sur la nature de la fermentation alcoolique est celle-ci : l'acte chimique de la fermentation est essentiellement un phénomène corrélatif d'un acte vital, commençant et s'arrêtant avec ce dernier. » Et après avoir méconnu le pouvoir intervertissant personnel de la levûre, il se demande : « Maintenant en quoi consiste pour moi l'acte chimique du dédoublement du sucre et quelle est sa cause intime ? » et répond nettement :

« J'avoue que je l'ignore complètement. » (*Annales de chimie et de physique* (3), t. LVIII, pp. 359-360.)

peuvent également se former. Donc la levûre peut physiologiquement produire la leucine et la tyrosine comme l'organisme animal. Et puisqu'il n'y a dans la levûre d'autre cause transformatrice que les microzymas, il en résulte que ceux-ci fonctionnent là de la même manière que ceux du pancréas quand ils transforment les matières albuminoïdes. La levûre enfin consomme des matières organiques azotées.

Vous vous souvenez des résistances que Cl. Bernard opposait aux démonstrations de M. Mialhe concernant la diastase salivaire ! il ne pouvait pas admettre que l'organisme animal puisse former un principe actif analogue à la diastase de l'orge! Et voilà que l'on a découvert, dans un végétal, un principe bien plus remarquable, la *papaïne*, qui digère les matières albuminoïdes, et cela, d'après les recherches de M. J. Béchamp, à la manière de la pancréazymase! Je ne serais pas surpris qu'on vînt nous apprendre qu'il y a dans ce végétal des microzymas qui se comportent comme ceux du pancréas!

Mais la graine, pendant toute la durée de la germination, fonctionne comme un organisme animal. Une zymase y naît, qui digère la fécule ou les aliments respiratoires qui en tiennent lieu ; l'embryon se nourrit des produits de cette digestion, les consomme en même temps que de l'oxygène est absorbé, et pendant cette respiration il se dégage de l'acide carbonique. A la graine comme à l'œuf il faut donc de l'oxygène, et nulle germination comme nulle incubation ne se fait sans son concours, etc., etc.

Il y a longtemps que le fait a été constaté : pendant la floraison et la fécondation, les parties non vertes de la plante brûlent du carbonne et de l'hydrogène, dégagent de l'acide carbonique et produisent de l'eau. Adolphe Brongniart a même constaté que pendant cette période la température de la fleur s'élève de plusieurs degrés (11 à 12) au-dessus de la température ambiante! Et nous avons vu que durant tout ce temps, c'est le sucre surtout qui disparaît ou quelque matière qui le remplace!

Et ces rapprochements, que je pourrais multiplier, ne sont aucunement hasardés ; ils sont absolument conformes à la belle généralisation de M. Dumas!

Je sais bien ce que veut l'esprit philosophique en M. Ch. Robin : c'est ce que M. Pasteur lui reproche de chercher, quand il lui dit : « M. Robin me paraît avoir tort de vouloir que la question de la limite des règnes animal et végétal puisse recevoir une solution mathématique (1)! »

Au fond, l'un et l'autre savants croient les deux règnes irréductibles! Seulement M. Robin croit avoir résolu le problème auquel M. Pasteur n'entrevoit pas de solution mathématique! Cependant, si l'on poussait un peu M. Pasteur, il n'hésiterait pas à conclure que telle production, qui comme un vibrion semble avoir des mouvements intelligents, ou des bactéries qui ont l'air de chercher l'oxygène, sont, comme les kolpodes, des infusoires animaux non douteux; à l'égard de la motilité, il a bien quelque hésitation, car, dit-il : « On peut dire, il est vrai, que les zoospores de certains cryptogames montrent des allures semblables; mais ces zoospores ne sont-ils pas de nature animale, au même titre que les spermatozoïdes (2)? »

M. Pasteur est un homme embarrassé que le mot zoospore a entraîné! Voilà donc un cryptogame, un vrai végétal, qui engendre une production animale comparable aux spermatozoïdes! « Mais, dit M. Pasteur, cette solution, quelle qu'elle soit, n'intéresse pas sérieusement les questions qui ont fait l'objet de mes études (3). » C'est fort bien, nous nous souviendrons de cette déclaration! La question est plus intéressante que ne se le figure M. Pasteur.

Pour moi, quand je considère l'ensemble des phénomènes vitaux, non plus par le détail, mais par les sommets, je me demande sérieusement s'il est bien nécessaire de conserver la division classique des êtres vivants en deux règnes?

Bichat, à qui manquait pourtant la connaissance des idées que M. Dumas nous a communiquées, oui, Bichat n'avait-il pas raison quand il écrivait :

« On dirait que le végétal est l'ébauche, le canevas de l'animal, et que, pour former ce dernier, il n'a fallu que

(1) L. Pasteur, *Etudes sur la bière*, p. 302.

(2) Ibid.

(3) Ibid.

revêtir ce canevas d'un appareil d'organes extérieurs, propres à établir des relations. »

On ne peut pas mieux rendre l'idée de l'unité de plan qui a présidé à la création des êtres organisés ! En effet, au point de vue qui nous occupe, (en laissant de côté tout ce qui regarde les phénomènes des fonctions de relation ou de *la vie* proprement *animale*), les fonctions que Bichat appelait de la *vie organique* ou *végétative*, sont communes, sauf quelques particularités, aux végétaux et aux animaux ! Bref, les animaux ont en commun avec les végétaux les *fonctions de nutrition.*

Or, la fonction de nutrition a besoin d'agents spéciaux : et ces agents existent aussi bien dans les végétaux que dans les animaux.

Prenons encore le point de vue de plus haut !

Si l'on regarde ainsi la graine et l'œuf des animaux parfaits et des végétaux parfaits, que voit-on ? Dans les deux cas, l'ovule, qui est bien une cellule vivante, ne procède pas directement d'une autre cellule ; et cet ovule, pour être fécond, doit devenir l'œuf ou la graine ; mais, pour le devenir, il faut, dans l'un et l'autre cas, le concours d'un autre élément également structuré, qui naît toujours, chez les végétaux aussi bien que chez les animaux, dans une autre cellule et, le plus souvent, cette autre cellule naît et se développe dans un autre individu de sexe différent ! Enfin cet ovule, dans les végétaux comme dans les animaux, naît et se développe, de la même manière, d'un amas de microzymas !

Sans doute, les végétaux, considérés dans leur fonction la plus générale, sont surtout des appareils de synthèse de la matière organique : et alors ils sont minéralivores en apparence, parce que l'on regarde l'acide carbonique comme substance minérale, tandis que, considéré comme une combinaison du carbone, il est vraiment un composé organique. D'ailleurs il existe de vrais végétaux qui se nourrissent des mêmes matériaux que les animaux, tels sont le plus grand nombre des microphytes que l'on appelle ferments ; tels sont aussi tous les parasites végétaux qui vivent aux dépens des autres végétaux ou même des animaux !

Mais les animaux supérieurs, qui sont devenus essentiellement des appareils de combustion et d'analyse, sont aussi quelquefois des appareils de synthèse ; seulement, tandis que les végétaux verts opèrent des synthèses en se servant primitivement d'acide carbonique, d'eau, d'ammoniaque ou d'autres composés azotés aussi simples, les animaux utilisent des combinaisons organiques complexes. Donnez à l'homme de l'acide benzoïque, il vous le rendra à l'état d'acide hippurique ; c'est ainsi que le foie constitue dans le bœuf, l'appareil où s'opère la synthèse de l'acide taurocholique, de l'acide glycocholique, etc., etc.

Certainement Bichat avait raison. Et les choses sont ainsi, parce que dans les animaux, aussi bien que dans les végétaux, les microzymas sont, *ab ovo*, les unités vivantes *per se*, sans lesquelles les phénomènes chimiques, physiologiques, histologiques qui se manifestent en eux, ne seraient pas. Nous l'avons reconnu, il y a dans les animaux et dans les végétaux, des centres organiques irréductibles quant à la fonction; or, autant de centres organiques autant de microzymas distincts, non pas morphologiquement, mais fonctionnellement ! Bref, les microzymas constituent les liens des deux règnes. Certainement il y a unité de plan et différentiation fonctionnelle par le microzyma. Théoriquement, il n'y a qu'un règne vivant : et, à mesure que dans un être organisé une nouvelle fonction se manifeste, un nouvel appareil est constitué par des microzymas qui y acquièrent de nouvelles propriétés : considération sur laquelle j'insisterai dans la prochaine Conférence en développant la notion du changement de fonction dans les microzymas, notion dont je vous ai déjà fait pressentir l'importance.

DOUZIÈME CONFÉRENCE

Sommaire. — La santé et la maladie dans les systèmes des auteurs et dans la théorie du microzyma. — La notion du changement de fonction et de la conservation de la fonction acquise dans les microzymas. — Les microzymas pancréatiques nocifs en injection intraveineuse; explications et développements. — Injections intraveineuses de matières albuminoïdes et de zymases. — Les ferments et les fermentations de l'urine dans l'état physiologique et dans l'état pathologique. — La formation de l'urine. — Développements historiques. — Composés essentiels de l'urine : leur composition et leur constitution. — La néfrozymase. — Fermentation ammoniacale de l'urine. — Mucus et microzymas de l'urine. — Fermentation de l'urine physiologique au contact de l'air. — Les microzymas de l'urine considérés comme ferments alcooliques, acétiques, etc. — Les ferments de l'urine pathologique. — Notion de l'état morbide des microzymas. — Il n'y a pas de ferment spécifique de la fermentation ammoniacale : il y a fonction acquise pouvant se perdre. — Observation détaillée d'un cas remarquable de rétention d'urine. — Démonstration directe que les germes de l'air ne sont pas la cause de la fermentation ammoniacale de l'urine dans la vessie. — Conclusions.

Messieurs,

Tout le monde a l'idée de ce que l'on appelle un être vivant. Mais peu de personnes ont l'idée très claire de ce qu'est l'organisation dans son essence. On a la notion vague de la chose, sans pouvoir préciser quelles sont, dans l'organisme vivant, les parties « d'où part l'action vitale », comme s'exprime M. Virchow. De même on a l'idée de santé et de maladie, sans qu'on puisse définir exactement en quoi consistent l'une et l'autre.

Autrefois, peut-être encore aujourd'hui, deux doctrines ont été imaginées pour expliquer la maladie : le *solidisme* et *l'humorisme*.

Les *humoristes* attribuaient la maladie à une altération primitive des humeurs et en déduisaient des caractères nosologiques et des indications thérapeutiques. Ils se seraient sans doute arrangés de la théorie du protoplasma et du blastème : les protoplasmas ou les blastèmes étant des matières supposées anhistes, liquides ou semi-liquides.

Les *solidistes*, au contraire, pensaient que les solides sont seuls doués de propriétés vitales ; ils soutenaient, en conséquence, que les maladies tiennent aux lésions des parties solides de l'économie, et que ces parties seules peuvent devenir le siège de phénomènes pathologiques et recevoir l'impression de la cause morbifique. Les médecins sectateurs de cette doctrine se seraient aisément rattachés à la théorie cellulaire, car selon cette théorie les cellules sont seules actives, les liquides simplement passifs.

Il est facile de comprendre qu'il ne soit pas indifférent, pour le médecin qui traite un malade, d'être assuré qu'il a affaire à une masse de protoplasma ou de blastème, c'est-à-dire à un amas de principes immédiats plus ou moins nombreux et plus ou moins modifiés, plutôt qu'à quelque chose de vivant par soi et qui s'altère morphologiquement comme peut faire la cellule !

Dans la première hypothèse, il fera comme les humoristes ; il admettra une altération primitive des humeurs, c'est-à-dire des principes chimiques qui les composent ; et s'il lui répugne d'admettre la maladie d'un principe immédiat et sa vitalité, comme le veut le système protoplasmique, il s'imaginera, comme l'ont fait plusieurs avant Raspail et depuis, que la cause des maladies est hors du sujet malade, dans des parasites qui l'envahissent et dont les germes existent dans une sorte de panspermie morbifique comme il y a une panspermie des ferments ! La pathologie se réduira pour eux à un Traité de l'histoire naturelle des parasites morbifiques !

Dans la seconde hypothèse, il fera comme les solidistes modernes, il cherchera dans l'organisme quelque élément figuré auquel il puisse raisonnablement attribuer une existence individuelle, et il écrira un Traité de Pathologie cellulaire basée sur l'étude physiologique et pathologique des tissus. M. Virchow, vous vous en souvenez, a posé le problème en ces termes : « La question est de savoir, a-t-il dit, quelles sont les parties du corps d'où part l'action vitale, quels sont les éléments actifs, quels sont les éléments passifs : » et il estimait que la question est très susceptible d'une réponse définitive ; que, dans les applications de l'Histologie à la Physiologie et à la Pathologie, il est possible de s'assurer que la cellule est le dernier élément morphologique de tout phénomène vital ; que l'action vitale ne peut pas être rejetée au delà de la cellule, laquelle est l'élément organique *per se* dont cette action émane, mais qui n'est actif qu'aussi longtemps qu'il se présente à nous comme un tout complet !

Or, la cellule étant un élément anatomique transitoire, ne peut pas être l'unité vitale, l'élément organisé *per se*. Rappelez-vous que la cellule, après sa destruction, se trouve réduite à ses microzymas, et que ceux-ci sont le commencement de toute organisation vivante, et qu'ils en sont la fin physiologique. C'est ainsi que, procédant par exclusion, nous sommes arrivés à reconnaître que le seul élément morphologique fondamental et vivant dans un organisme, c'est le microzyma. Un organisme est tissé de microzymas, comme une combinaison chimique est formée de corps simples. Les microzymas forment à eux seuls, unis par une matière intercellulaire, certains tissus ; d'autres tissus ou organes sont formés de cellules qui ont été construites par les microzymas. Dans chaque centre d'activité : tissu non cellulaire, cellule, glande, le microzyma est l'élément morphologique fondamental. Une glande, un ganglion, une cellule, un tissu formé de cellules ou simplement de microzymas, constituent des systèmes, des appareils, au sein desquels les microzymas sont doués de propriétés qui sont en rapport avec la destination de ces systèmes ou appareils. Et j'appelle votre attention très spécialement sur la remarque que voici : Toutes les fois qu'une nouvelle fonction ou un nouveau tissu doivent apparaître dans un organisme, depuis l'ovule jusqu'aux poils, un appareil spécial est constitué, lequel fonctionne indépendamment des autres et pour son propre compte. A ce propos, laissez-moi faire une citation empruntée à la première Leçon de la *Pathologie cellulaire* de M. Virchow ; elle mérite toute votre attention, car elle constitue le résumé de la théorie cellulaire fait par l'auteur qui a le plus écrit pour la faire triompher. M. Virchow s'exprime comme ceci :

« Une seule forme élémentaire traverse tout le règne organique, restant toujours la même ; on chercherait en vain à lui substituer autre chose, rien ne peut la remplacer. Nous sommes conduits à considérer les formations plus élevées, la plante, l'animal, comme la somme, comme la résultante d'un nombre plus ou moins grand de cellules semblables ou dissemblables. L'arbre représente une masse ordonnée d'après une certaine règle ; chacune de ses parties, la feuille comme la racine, le tronc comme la fleur, contient des éléments cellulaires. Il en est de même pour le règne animal. *Chaque animal représente une somme d'unités vitales* qui portent chacune en elles-mêmes les caractères complets de la vie. Ce n'est pas dans un point limité d'une organisation supérieure, dans le cerveau de l'homme par exemple, que l'on peut trouver le caractère de l'unité de la vie; on le trouve bien plutôt dans l'arrangement régulier, constant de l'élément distinct. On voit donc que l'organisme élevé, que l'individu résulte toujours d'une espèce d'organisation sociale, de la réunion de plusieurs éléments mis en commun : c'est une masse d'existences individuelles dépendantes les unes des autres; mais cette dépendance est d'une nature telle que chaque élément a son activité propre, et même lorsque d'autres parties impriment à l'élément une impulsion, une excitation quelconque, la fonction n'en émane pas moins de l'élément lui-même et ne lui en est pas moins personnelle. »

Au point de vue philosophique, ce résumé exprime très bien l'idée générale qu'il n'y a de vivant que ce qui est structuré, et que chaque parcelle de la matière d'un être organisé est vivante, parce qu'elle recèle un élément morphologiquement défini. Mais encore une fois la cellule n'est pas l'unité vitale que la philosophie puisse admettre : la cellule est déjà un appareil composé. Si donc on accepte l'énoncé que *Chaque animal représente une somme d'unités vitales*, il faut reconnaître que l'unité n'est pas la cellule, mais le microzyma, qui est vraiment le seul élément réellement irréductible qui *porte en lui-même les caractères complets de la vie* et qui se retrouve partout, dans les liquides comme dans les solides dits *intercellulaires*.

La cellule, en effet, ne se retrouve pas avec ce caractère d'universalité, et nous avons reconnu dans la *Mère de vinaigre* et dans la Glairine de Molitg des productions non cellulaires et pourtant vivantes. Mais M. Virchow lui-même reconnaît un *tissu intercellulaire* où n'existent pas de cellules. En effet, le savant histologiste a été amené à concevoir le corps humain comme divisé en *territoires cellulaires*, parce qu'il a trouvé, dans l'organisation animale, une particularité qui ne se rencontre que rarement dans le règne végétal, c'est-à-dire l'existence d'un *tissu intercellulaire*. C'est, dit-il, la substance abondante (intermédiaire, intercellulaire) *homogène* et *régulièrement disposée* qui sépare les cellules et dont il ne sait pas quelle est la partie qui dépend de la cellule, de telle cellule ou de telle autre. Cette substance intermédiaire, que M. Virchow considère comme non structurée, puisqu'il la dit homogène, était regardée par Schwann comme le blastème (cytoblastème) destiné au développement de nouvelles cellules. M. Virchow n'est pas de cet avis ; selon lui, lorsqu'un tissu n'est pas simple (entièrement composé de cellules placées l'une à côté de l'autre et faciles à limiter), mais composé, où existe une substance intercellulaire, la cellule régit, outre son propre contenu, une certaine partie de la substance qui l'entoure, laquelle partage le sort de la cellule et participe à ses altérations. Bref, dans les tissus composés, telle région appartient à une cellule, telle partie à une autre (1). Les cellules sont dans les tissus composés comme des gouverneurs de territoires non habités ! M. Virchow donne comme exemple d'un tissu composé de cette sorte, le cartilage épiphysaire du bras d'un enfant. Eh ! bien, dans la partie du cartilage où il n'y a pas de cellules, il y a des microzymas, et il est probable que dans tous les tissus dits homogènes par M. Virchow, il y en ait pareillement !

Il y a certainement dans la conception de M. Virchow, qui était aussi celle de Küss, un côté philosophique vrai

(1) Virchow, *Pathologie cellulaire*, première leçon, pp. 11, 12, 13.

que je vous ai montré. Mais l'idée qu'elle exprime est incomplète; elle n'est conforme aux faits, qu'autant qu'on la résume en disant avec Cuvier que « toutes les parties d'un corps vivant, sont liées et qu'elles ne peuvent agir qu'autant qu'elles agissent toutes ensemble. » Mais cette harmonie et cette solidarité, que Cuvier affirmait exister entre toutes les parties du corps vivant, n'exclut pas le fonctionnement séparé de ces parties et la diversité de leur fonction. Il y a coordination de toutes les fonctions particulières; elles convergent toutes vers le même but final, qui est la conservation de l'individu et de l'espèce. Pour atteindre ce but, il ne suffit pas d'éléments anatomiques mis en commun, d'une somme d'unités vitales, cellules ou microzymas, concourant, par une espèce d'organisation sociale, comme s'exprime M. Virchow, à la constitution de l'individu et à sa conservation: non, il faut un ensemble d'appareils divers dont le plus simple est la cellule. Tous ces appareils, sans doute, fonctionnent avec indépendance, chacun pour son compte; mais ils sont tous plus ou moins solidaires les uns des autres, de façon que le trouble fonctionnel qui survient dans l'un, retentit plus ou moins vivement sur le fonctionnement des autres et, par suite, sur le bien-être de l'économie tout entière. La santé résulte de l'harmonie des fonctions physiologiques de toutes les parties et, dans chacune, de l'intégrité fonctionnelle de l'élément anatomique fondamental qui est le microzyma. Un malaise peut résulter du fonctionnement dévié de l'une des parties seulement, sans que la santé soit compromise. Mais qu'est-ce que la maladie?

N'attendez pas de moi, en ce moment, une réponse à cette question; elle est bien trop embarrassante! Cl. Bernard s'était proposé un jour, de traiter la Médecine comme une branche de la physiologie; à la lecture de ses Leçons de Pathologie expérimentale, il est facile de s'assurer que son embarras n'a pas été moindre que celui de beaucoup d'autres pour donner une définition de la maladie!

Mais si je ne vous dis pas en quoi consiste la maladie, je peux vous assurer que lorsque nous sommes malades, c'est bien nous qui sommes les patients, qui souffrons et que c'est bien notre corps qui est le sujet de la maladie qui l'opprime. Bref, la maladie est seulement l'apanage de ce qui est organisé et vivant! Tenons compte de cette vérité d'évidence et serrons-la de près pour en déduire immédiatement quelques conséquences.

Un corps vivant, nous en sommes assurés, est composé de plusieurs systèmes d'organes ou d'appareils, dont les éléments anatomiques sont réductibles au microzyma, et de composés chimiques nombreux : principes immédiats divers et matières minérales diverses; insolubles ou solubles, sans compter l'eau dont la masse, pour le corps humain, par exemple, représente près des 4/5 de son poids. On peut dire avec vérité que tous les tissus, et leurs éléments anatomiques, sont plongés dans une solution aqueuse, variable selon les centres organisés, de ces divers composés organiques et minéraux, le tout contenu dans une enveloppe qui limite le corps organisé dans l'espace! C'est un tel système vivant qui peut devenir malade et qui peut mourir!

Qu'est-ce que devenir malade et mourir pour un corps ainsi constitué?

Pour fixer les idées, prenons l'os comme exemple; il est sujet à plusieurs maladies. Or, dans sa totalité, abstraction faite de l'eau, il contient près de 66 pour cent de sels minéraux; le reste est représenté par environ 32 pour cent d'osséine et quelques centièmes d'éléments anatomiques et de vaisseaux! Parmi les substances purement minérales, c'est le phosphate de chaux qui prédomine avec le carbonate, puisqu'il y a 53 pour cent du premier et 11 pour cent du second. Les éléments anatomiques sont eux-mêmes, au point de vue chimique, représentés par des principes immédiats. De façon que dans la théorie du protoplasma, ce qui devient malade ce sont tous ces principes chimiques! Eh! bien, peut-on raisonnablement soutenir que du phosphate de chaux, du carbonate calcaire ou de magnésie, de l'osséine etc., puissent être dits capables de maladies? et de mourir? Non, cela n'est pas : les lois de la chimie protestent contre une manière de voir aussi étrange! Un composé chimique, même organique, est impérissable et naturellement inaltérable, car la matière est inerte. Donc, s'il est vrai que l'on ne puisse pas dire que l'eau, qui compose la plus grande partie de notre être ; des matières purement chimiques et solubles qui entrent dans la composition des liquides de l'organisme, telles que l'urée, la créatine, la leucine, l'acide urique, l'acide taurocholique, la lécithine, l'albumine, les sulfates, les chlorures, phosphates ; des matières insolubles comme la musculine, l'osséine, la cartilagéine et toutes les substances gélatinigènes qui font partie des solides de l'organisme, sont organisées et par suite peuvent devenir malades ; il faut conclure que c'est dans quelque chose qui n'est pas simplement de la matière chimique, mais qui est organisé, vivant, qu'il faut rechercher ce qui peut devenir malade, c'est-à-dire qui peut subir quelque modification dans sa manière d'être et sa fonction.

Oui, si nous n'étions formés que de matière purement chimique, nous serions impérissables aussi bien que toute matière, car dans la nature, matériellement, rien ne se crée et rien ne se perd : la substance d'un cristal qui se détruit n'est pas anéantie, elle peut toujours reformer le cristal, identiquement, individuellement ce qu'il était auparavant. Ce qui disparaît quand la destruction nous saisit, c'est plus que de la matière, laquelle, d'essence indestructible, ne reproduira jamais identiquement le même individu, à l'organisme duquel elle n'avait été que prêtée. C'est en tant qu'individus organisés et vivants que nous sommes la proie de la maladie et de la mort. Mais, être la proie de la mort, n'est-ce pas physiologiquement être encore la proie de la vie ? puisque la totale destruction, naturellement, n'est possible que grâce au concours de ce qui était physiologiquement et chimiquement vivant en nous et qui persiste après le trépas ! Oui, tout être organisé est destiné à être la proie de la vie ! et cela est vrai même pour ceux qui n'admettent pas la théorie du microzyma, mais qui invoquent l'action vitale et la panspermie des ferments, lesquels ne sont que les auxiliaires accidentels du retour de la matière organique à l'état minéral. Rappelez-vous, en effet, que, selon M. Pasteur, la matière organisée s'accumulerait sans cesse si on l'abandonnait à elle-même à l'abri des germes atmosphériques des vibrions et des bactéries !

La théorie cellulaire avait placé dans la cellule le siège initial de la vie et de la maladie. Nous avons vu que cette théorie est insuffisante ; elle a été abandonnée, même en Allemagne, par un grand nombre de médecins et de physiologistes, en tant qu'expression absolue des faits histologiques, physiologiques et pathologiques. La théorie du protoplasma prévaut de plus en plus, si bien que cette théorie ne pouvant pas rendre compte de la maladie en général, on cherche hors de l'organisme vivant, dans une panspermie microbiotique, la cause de toutes les maladies. Et c'est là une erreur ajoutée à une autre erreur !

Il n'est pas nécessaire d'insister davantage sur ce que les microzymas sont les unités vivantes sans lesquelles les phénomènes chimiques, physiologiques et histogéniques qui sont manifestés dans l'organisme ne seraient pas, à moins de reconnaître des effets sans cause. Or, autant il y a de centres fonctionnels, irréductibles quant à la fonction, autant de microzymas d'espèces distinctes, fonctionnellement, au sens chimique et physiologique.

Je crois devoir rappeler cependant que les microzymas, à la dimension près, sont morphologiquement identiques dans tous les centres d'activité ; il résulte de cette remarque qu'une description ne pouvant pas les distinguer comme espèces, il convient de les désigner par leur origine dans l'être qui les contient, mais surtout par leur fonction originelle. Toutefois, l'origine du microzyma peut ne rien apprendre sur sa fonction chimique, puisque, d'après M. J. Béchamp, la fonction d'un microzyma d'une glande donnée de fœtus n'est pas la même qu'il possédera plus tard dans cette glande du même animal, etc. Il faut grandement tenir compte de cette remarque et de cette autre, que les microzymas d'une même glande ou tissus de deux animaux différents d'espèce, ne sont pas nécessairement de même fonction chimique. Enfin, pour caractériser un microzyma par sa fonction, il faut se rappeler que les milieux ne remplissent que les conditions de la manifestation des phénomènes vitaux des tissus, des systèmes organiques et, par suite, de leurs microzymas. En effet, nous l'avons constaté en plus d'une occasion, les microzymas isolés n'agissent chimiquement ou histogéniquement que dans des conditions déterminées de milieu, lesquelles sont naturellement réalisées pour eux et par eux dans chaque centre d'activité de l'organisme dont ils font partie.

J'ai insisté sur le fait que dans l'œuf les microzymas sont doués de certaines propriétés déterminées et qu'ils en acquièrent de nouvelles pendant le développement embryonnaire même, tandis qu'ils construisent des cellules qui procèdent à l'édification des principaux systèmes d'organisation ; et je viens de rappeler que dans les glandes ces microzymas acquièrent peu à peu la fonction qu'ils possèdent dans l'état adulte avec l'ensemble des propriétés qui les différencient! Ainsi, les microzymas morphologiquement identiques, subissent évidemment dans tous les centres d'activité, une sorte de maturation qui les fait adultes en même temps que tout l'organisme. De cet ensemble de faits résulte évidemment la notion du changement de fonction des microzymas, notion sur laquelle je vais maintenant appeler votre attention d'une manière toute particulière, car elle nous fera comprendre, ce qui est d'une importance capitale en pathologie, que le microzyma peut devenir morbide, capable d'agir morbidement, de communiquer l'état morbide qui est en lui et, ce qui est plus grave, de le conserver plus ou moins longtemps.

Remarquez d'abord que le microzyma, qui, à partir de l'ovule et dans l'œuf, est l'élément organisé, vivant, constructeur des tissus du nouvel organisme en voie de développement; qui, dans l'être développé, préside au renouvellement, au fonctionnement et à la conservation de l'organisme en chacune de ses parties, devient, après la mort, l'agent de la totale destruction de cet organisme. C'est un fait constant que les microzymas pullulent après la mort et qu'ils se transforment, par évolution, en bactéries. Nous avons là la démonstration la plus générale du fait que j'appelle le changement de fonction. En effet, dans l'organisme sain et en vie, on ne constate jamais l'évolution bactérienne du microzyma ; je dis dans l'organisme, c'est-à-dire dans l'intimité de ses tissus. Mais je vous ai déjà dit que, sur le vivant, dans l'état pathologique, on peut saisir toutes les phases de l'évolution bactérienne du microzyma! J'y reviendrai.

Nous avons déjà la notion expérimentale du fait de la conservation de la fonction ; nous l'avons acquise en constatant que les microzymas du pancréas, de l'estomac, etc., agissent, à l'état libre, exactement de la même manière que dans la glande. Enfin, les microzymas buccaux évolués en bactéries agissent sur l'empois comme avant l'évolution! Mais la fonction peut aussi s'épuiser et se perdre, sans que pour cela la bactérie ou le microzyma cesse de vivre et de manifester une certaine activité dans un autre sens.

Et les deux notions du *changement de fonction* et de *la conservation de la fonction acquise*, sont corrélatives : l'une suppose l'autre. Il est d'autant plus nécessaire de les bien mettre en lumière et d'en faire comprendre la signification, que c'est là un point de vue qui est encore trop nouveau pour ne pas heurter les idées admises, et que l'on est plus naturellement porté à regarder comme identiques des formes organisées qui sont morphologiquement semblables et à considérer comme différents les êtres qui, étant de même forme, possèdent des propriétés différentes, ainsi que je vous l'ai fait voir dans la dernière Conférence, à propos de la question de savoir si les microzymas sont végétaux ou animaux!

Mais toute l'histoire des microzymas, telle qu'elle résulte de ces Conférences, ne conduit-elle pas à regarder comme démontrées deux propositions que l'on peut formuler comme ceci, savoir :

« Les microzymas, morphologiquement identiques et personnellement des ferments organisés, ont, dans chaque groupe naturel d'êtres et pour un même organisme dans chaque centre d'activité, quelque chose de spécifique qui est caractérisé par la fonction. »

« Puisque dans l'être organisé tout procède de l'œuf au point de vue des éléments histologiques, il paraît évident que, parallèlement à l'évolution anatomique, il y a une évolution fonctionnelle qui aboutit pour le pancréas, par exemple, aux très remarquables propriétés de ses microzymas chez l'adulte. »

Ces deux propositions, il convient de les regarder comme fondamentales ; pour les rendre évidentes, nous allons un moment revenir sur nos pas.

Il est évident, *à priori*, que l'œuf et la graine peuvent être étudiés comme étant le point de départ de l'organisation, puisqu'ils sont l'animal ou le végétal en puissance! C'est quelque chose de structuré, en quoi rien ne se développera si, par une action toute mécanique, on y dérange l'arrangement préétabli qui y règne et qui, alors, subira une vulgaire fermentation alcoolique et acétique, au lieu de donner un poulet ou une autruche, par exemple ! Et vous vous souvenez que M. U. Gayon, ou M. Pasteur qui a adopté sa manière de voir, a prétendu expliquer cette fermentation, que j'avais étudiée, comme le résultat de la pénétration des germes de l'air dans l'œuf, pendant qu'il chemine dans l'oviducte de la poule, avant la formation de la coquille. C'est que M. U. Gayon ne voit dans l'œuf, comme M. Pasteur, qu'une masse de protoplasma, quelque chose d'anhiste, tout comme M. Huxley. J'insiste de nouveau sur ce que, dans ce système, les éléments anatomiques du poulet, cellules, tissus divers et le poulet lui-même, grâce au concours de la chaleur et de l'air, sont le fruit de la génération spontanée. Cette conséquence est inéluctable, à moins que, poussant jusqu'au bout les conséquences de la panspermie, M. U. Gayon et M. Pasteur n'en arrivent à affirmer que l'être formé est le fruit des germes de l'air, germes de Bonnet, molécules organiques de Buffon, qui trouvent là une matrice, un moule intérieur où ils peuvent entrer en jeu ! Et n'allez pas croire que la supposition que je viens de faire soit une simple boutade, destinée à remplacer une démonstration par l'absurde, car nous verrons que M. Pasteur admet que les germes de l'air sont la cause de phénomènes pathologiques qui s'accompagnent de la formation d'éléments histologiques spéciaux.

Mais nous avons écarté l'hypothèse de M. U. Gayon, en montrant que l'ovule, dans la vésicule de Graaf, était efficacement, énormément protégé contre la pénétration que l'on suppose gratuitement.

Encore une fois, il n'y a dans le vitellus, au moment où commencent les développements embryonnaires, que des microzymas et peut-être encore quelques globules vitellins. Rappelons en quelques mots les propriétés de ces microzymas vitellins et ovulaires!

Nous leur avons reconnu certaines propriétés qui leur sont propres. Dans l'ovule encore contenu dans la vésicule de Graaf, leur composition élémentaire est un peu différente de ce qu'elle sera dans le jaune de l'œuf fécondé et arrivé à maturité; ils fluidifient l'empois sans saccharifier la matière amylacée; ils évoluent difficilement en bactéries; dans l'ovule et dans le vitellus ils construisent des cellules vitellines qui disparaissent pour se reformer; ils n'ont qu'une faible action décomposante sur l'eau oxygénée; ils ne digèrent pas les matières albuminoïdes, etc. Enfin, l'acide acétique et une solution aqueuse de potasse caustique au dixième, les dissolvent ou, du moins, les rendent invisibles sous le microscope. Or, peu de temps après les débuts de l'incubation, on constate déjà qu'il en existe que l'acide acétique et la potasse caustique ne font plus disparaître sous le microscope, ils sont devenus insolubles. Un peu plus tard, quand les organes sont déjà constitués, les différences s'accentuent, et si on laisse, par le refroidissement, périr l'embryon dans la coquille et qu'on abandonne alors l'œuf dans la couveuse, sans se putréfier, en prenant seulement l'aspect macéré, on trouve dans plusieurs organes de l'embryon devenu fœtus, des bactéries à tous les degrés de développement. Donc, sans que rien d'étranger soit intervenu, les bactéries apparaissent aisément là où il n'en naissait pas auparavant. M. U. Gayon soutiendrait que ces bactéries prouvent la pénétration des germes de l'air; mais alors pourquoi n'en aperçoit-on jamais pendant que l'embryon ou le fœtus sont en vie? car, enfin, le milieu est le même!

Ce sont là les premiers faits qui nous montrent les microzymas changeant d'abord de propriété et même de fonction. Et à mesure que ces changements s'accomplissent en eux, les centres organiques se constituent de plus en plus, et le nouvel être, de l'état embryonnaire, passe à l'état fœtal et plus tard, peu à peu, devient adulte tandis que tous les centres organiques acquièrent la plénitude de leur fonction et de leur activité; si bien que, les fonctions étant toutes définitivement établies, le nouvel appareil produira à son tour un ovule et un œuf qui reproduira les mêmes phénomènes dans les mêmes conditions et le même ordre, de façon que le cercle du développement organique est parfait !

Comparez maintenant les microzymas des différents centres d'activité organique entre eux et avec ceux de l'œuf. Rien qu'à l'égard de l'eau oxygénée, vous savez combien leurs différences sont considérables : les microzymas du vitellus n'en dégagent l'oxygène qu'avec une extrême lenteur ; ceux du poumon, du sang, du foie possèdent cette propriété au maximum ; elle est moindre dans ceux du pancréas ; moindre encore dans ceux de la matière nerveuse ; nulle dans ceux des glandes gastriques, de l'os, du périoste, du cartilage, etc. Ces changements de fonction sont déjà bien significatifs. Je vais vous en signaler d'autres.

Les microzymas du pancréas sont de ceux qui établissent le plus solidement la notion du changement de fonction.

Ces microzymas n'acquièrent la plénitude de leurs propriétés et de leurs fonctions qu'assez tard. Or, puisqu'ils sont dans le pancréas dès l'état fœtal et qu'ils n'y possèdent pas l'activité qu'ils auront plus tard, on peut dire qu'il y a des microzymas pancréatiques fœtaux et qu'il y en a d'adultes. C'est de ceux-ci que je veux vous parler pour compléter leur histoire.

Leur composition élémentaire est sensiblement la même que celle des microzymas du foie, seulement un peu moins riches en carbone; mais tandis que ceux-ci sont blancs ou peu colorés, leurs cendres ne contenant que des traces de fer, les microzymas du pancréas sont bruns, et laissent à l'incinération des cendres fortement ferrugineuses. Que cette différence dans la composition élémentaire explique les différences de propriétés, cela est possible, mais ne va pas contre la notion du changement de fonction, puisque les uns et les autres ont pour commune origine ceux du vitellus!

Les microzymas du foie diffèrent de ceux du pancréas, fonctionnellement, à l'égard de leur action à la fois sur la fécule cuite et sur les matières albuminoïdes. C'est là leur moindre différence; la plus grande tient surtout à un phénomène physiologique d'une très grande importance : les microzymas pancréatiques, introduits dans le courant circulatoire, exercent sur l'organisme une influence nocive que ne possèdent pas ceux du foie.

Des microzymas pancréatiques en injections intraveineuses. MM. E. Baltus et J. Béchamp (1) ont injecté à des chiens des microzymas pancréatiques purs, de ceux qui avaient servi à mes expériences; ils avaient été lavés à l'éther pour les débarrasser de toute trace de corps gras et encore à l'eau, et jouissaient de toute leur puissance digestive à l'égard des matières albuminoïdes. De cinq expériences très concordantes, il est résulté que la mort survient presque immédiatement quand la proportion de microzymas atteint un milligramme par kilogramme d'animal. Les seules lésions constatées ont été la congestion de la muqueuse digestive principalement, congestion pouvant aller, dans certains cas, jusqu'à la suffusion sanguine. On pouvait objecter que la mort était survenue, comme cela arrive quand on injecte des corps pulvérulents dans les veines : les cellules, les leucocytes, etc., en s'agglutinant, peuvent produire des embolies capillaires dans le poumon, le cerveau, etc. Dès lors, la mort, au lieu d'être le résultat de l'influence propre des microzymas pancréatiques, ne serait due qu'à des effets mécaniques.

Les auteurs n'ont eu garde de négliger une semblable objection. Sans doute ils n'ont pas pu fournir, jusqu'ici, une explication satisfaisante du mécanisme de la mort par les microzymas du pancréas, mais ils se sont assurés qu'on ne saurait la rattacher à l'hypothèse d'embolies.

Pour bien établir que l'action des microzymas pancréatiques est personnelle, ils ont fait les mêmes opérations,

(1) *De la puissance toxique des microzymas pancréatiques en injections intraveineuses.* Comptes-rendus, t. XCII, p. 745.

dans les mêmes conditions, avec des microzymas du foie. Ceux-ci avaient été isolés de la même manière que ceux du pancréas, lavés à l'eau, à l'éther et encore à l'eau. Or, à dose égale et même un peu supérieure, leur injection intraveineuse *a été parfaitement inoffensive !*

Voilà donc les microzymas de deux glandes voisines qui, sous ce nouveau rapport, diffèrent encore prodigieusement.

Ils ont cependant une commune origine, puisqu'ils étaient primitivement dans le même œuf. Pourtant là ils se montrent extrêmement redoutables, ici absolument inoffensifs.

Mais voici une contre épreuve extrêmement digne d'attention ; les microzymas pancréatiques, d'une puissance nocive si grande, sont capables de la perdre dans une circonstance très remarquable.

Influence de l'évolution bactérienne des microzymas pancréatiques sur leur action nocive en injections intraveineuses. Les microzymas pancréatiques purs ayant digéré une certaine quantité de fibrine, le mélange a été abandonné à l'étuve jusqu'à ce que la fermentation nutritive se développât ; de l'hydrogène sulfuré se dégagea, des produits de putréfaction apparurent, et les microzymas de la fibrine ainsi que ceux du pancréas évoluèrent en bactéries. Les microzymas et les bactéries, ayant été séparés et lavés, furent trouvés privés de leur puissance transformatrice normale à l'égard de la matière albuminoïde. Or, ce mélange de microzymas et de bactéries, injecté dans les veines, à dose égale et même un peu supérieure, n'a produit aucun accident.

Il faut donc écarter l'hypothèse d'une action mécanique pour expliquer la mort par les microzymas normaux. Ce n'est pas en tant que corps étranger qu'ils ont été nuisibles et qu'ils ont tué. Mais, puisque après le phénomène de fermentation ils ont cessé à la fois d'opérer la digestion des matières albuminoïdes et d'être nocifs, ne peut-on pas supposer qu'ils ont agi, dans l'état normal, précisément en vertu de la force qui est en eux de produire la pancréazymase avec les matériaux du sang. Essayons de comprendre cela.

Injections intraveineuses de matières albuminoïdes,

de gélatine, de diastase et de pancréazymase. MM. Baltus et J. Béchamp ont pu injecter, dans les veines des chiens, des matières albuminoïdes diverses, sérum du sang, blanc d'œuf, gélatine (1), caséine, du lait (2) même, sans amener d'accidents, les doses étaient assez élevées pour que l'on pût utilement, dans quelques cas, rechercher ces matières albuminoïdes dans l'urine. Il en a été autrement de la gélatine.

Gélatine normale. Celle que les auteurs ont employée avait pour pouvoir rotatoire, à la température de 31 degrés.

$$[\alpha]_j = -172^\circ,8$$

L'injection de cette substance, à la dose de $0^{gr},54$ par kilogramme du poids de l'animal, détermine, chez les chiens, des accidents qui intéressent spécialement le tube digestif et les reins et qui, au delà de $2^{gr},5$ par kilogramme, déterminent la mort.

Gélatine rendue soluble à froid (3). Le pouvoir rotatoire de cette substance était

$$[\alpha]_j = -152^\circ$$

et l'injection, à la dose de $1^{gr},58$ du poids du chien, a déterminé promptement la mort.

Les urines éliminées ne contiennent pas de gélatine; on ne la retrouve pas non plus dans les matières vomies. Et il a été constaté que la quantité des matières albuminoïdes normales de l'urine (néfrozymase, etc.) n'a pas augmenté à la suite des injections.

Ainsi, la gélatine, substance sans action chimique sur les matières albuminoïdes, et parfaitement soluble, est capable de produire des désordres redoutables.

Diastase de l'orge germée (4). La matière, après puri-

(1) J. Béchamp et E. Baltus, *Etude des modifications apportées par l'organisme animal aux diverses substances albuminoïdes injectées dans les vaisseaux. Ann. chim. phys.* (5), t. XIV. p. 512 (1878).

(2) J. Béchamp et E. Baltus, *Recherches sur la valeur thérapeutique des injections intraveineuses du lait*, In Journal des Sciences médicales de Lille, 1879, et Comptes-rendus, t. LXXXVIII, p. 1327.

(3) Pour obtenir la gélatine dans l'état où elle est soluble à froid, on chauffait à 140 degrés, en tube scellé, une solution de gélatine pure.

(4) J. Béchamp et E. Baltus, *Injections intraveineuses de ferments solubles.* Comptes-rendus, t. XC, pp. 373 et 539,

fication, était intégralement soluble dans l'eau, et son pouvoir rotatoire :

$$[\alpha]_j = -103^\circ$$

L'injection dans les veines détermine des troubles fonctionnels considérables qui, dans les proportions d'environ $0^{gr},35$ par kilogramme d'animal (chien), déterminent la mort. Et la diastase se retrouve partiellement dans les urines, sans modification de son pouvoir rotatoire et de ses propriétés chimiques.

Pancréazymase (1). Elle avait été extraite de l'infusion du pancréas de bœuf broyé; elle avait pour pouvoir rotatoire :

$$[\alpha]_j = -34^\circ$$

On a fait sept expériences concordantes, desquelles il est résulté que l'injection intraveineuse de la pancréazymase amène des troubles fonctionnels d'une gravité exceptionnelle et détermine la mort, quand sa proportion atteint environ $0^{gr},15$ par kilogramme d'animal (chien). Elle n'est éliminée par les urines que partiellement, avec conservation de tous ses caractères.

Quelle que soit l'explication de ces derniers faits, il est évident que l'injection intraveineuse de substances aussi parfaitement solubles que la gélatine (rendue soluble à froid), la diastase, et la pancréazymase, ne détermine pas la mort par le mécanisme des embolies capillaires dans le poumon, le cerveau, etc. J'ai dit de substances d'une solubilité si parfaite, je devrais ajouter : qui, telles que la diastase et la pancréazymase, sont des ferments solubles qui, loin de former des embolies, tendent à rendre plus solubles, en les transformant, certains éléments du sang, et qui traversent les reins et se retrouvent partiellement dans l'urine. Mais il faut qu'il ne reste pas de doutes dans vos esprits; pour cela je vais rapporter trois expériences très significatives de MM. Baltus et J. Béchamp :

1. A un chien pesant 13 kilog., 5, on a injecté par la fémorale 18^{gr} d'albumine du blanc d'œuf dissous dans 90^{cc} d'eau. L'animal non seulement n'est pas mort, mais il a très bien

(1) Ibid.

supporté l'opération. Et, de l'urine rendue par le chien sous cette influence, on a extrait 10gr,26 d'albumine contenant une zymase énergique, capable de transformer la fécule cuite en glucose. Donc 1gr,37 d'albumine injectés, par kilogramme d'animal, dont près de la moitié, contrairement à ce que l'on croyait, est resté dans son organisme, et qui contenait une zymase, n'ont déterminé aucun trouble maladif appréciable.

2. A un chien de chasse, pesant 11 kil.,5, on injecte 5gr5 de caséine pure dissoute dans une quantité de carbonate de soude telle que la solution était neutre. Le volume de la solution était de 85cc. L'animal ne présente pas le plus léger trouble. Et la caséine est presque totalement retenue, car on n'en retrouve, plus ou moins modifiée, guère plus de 1gr.

3. A un chien mouton pesant 9 k., 3, on injecte en une demi-heure, par la fémorale, 80cc de lait. Après un peu de malaise, le chien se remet, boit et mange de bon appétit. Les urines ne contiennent pas de caséine.

Ces expériences sont concluantes; la dernière tout particulièrement puisque le lait contient, outre ses microzymas, les globules graisseux avec leur membrane, ainsi que les détritus des cellules glandulaires détruites.

Il ne peut donc pas être question de phénomènes mécaniques, pour expliquer la mort par les microzymas pancréatiques; leur nocivité tient sans doute à une tout autre cause, qu'ils doivent à une spécificité très particulière, car leur influence est incontestablement personnelle. Ils sont nocifs, sans doute par la propriété qu'ils ont de produire la pancréazymase et, par là, de digérer les matières albuminoïdes, sur quoi j'appellerai votre attention.

Quoi qu'il en soit, vous ne pouvez pas mettre en doute que les microzymas du foie et ceux du lait ne sont pas de ceux qui, injectés dans les veines, sont nuisibles; et si vous notez que toutes les expériences de MM. E. Baltus et J. Béchamp ont été faites sans prendre aucune précaution contre les germes de l'air, vous conclurez que ceux qui sont tombés dans les liquides injectés n'ont été pour rien dans les phénomènes observés.

J'ai dit que les injections intraveineuses de matières albuminoïdes normales étaient inoffensives : oui, dans les limites des quantités employées dans les expériences par les auteurs. Mais si la dose dépasse notablement un certain rapport avec le kilog. d'animal, la mort peut être la suite de l'injection, aussi bien avec le sérum du sang, la caséine, qu'avec le lait, parce que, en somme, ces substances constituent, pour l'animal, des matières étrangères à son sang qui amènent une certaine dyscrasie qui ne peut être supportée que dans de certaines limites. Ne pouvant pas éliminer l'excès de matière étrangère qu'il ne peut pas s'assimiler, l'animal succombe. La gélatine elle-même, qui pourtant n'est pas éliminée par les urines, peut ne pas amener la mort, lorsque la dose n'est pas trop supérieure à 0gr,55 par kilogramme de chien ; il y a malaise, vomissements, selles diarrhéiques, mais l'animal se remet. C'est qu'il y a en lui un certain pouvoir de résistance, de tolérance comme disent les médecins, qui permet à ses microzymas de s'adapter, pour un temps au moins, aux milieux qui leur sont constitués.

Certainement, il faut être très réservé dans l'interprétation des résultats obtenus par les expériences de ce genre ; mais l'activité nocive, à si petite dose, de la diastase et de la pancréazymase, tient certainement à leur nature particulière et non à une cause mécanique. N'est-il pas visible que les fonctions morbifique et chimique, à l'intensité près, sont les mêmes dans le microzyma pancréatique, et dans la pancréazymase qu'il sécrète, de telle sorte qu'il est difficile de distinguer ce qui revient en propre à l'agent producteur et au produit? Pour ma part, je suis frappé d'étonnement quand je vois un milligramme de microzymas pancréatiques, par kilogramme de chien, amener la mort, quand il faut 15 centigrammes, c'est-à-dire cent-cinquante fois plus de pancréazymase, pour produire le même résultat fatal ! Pourquoi cette différence ? N'est-ce pas parce que les microzymas, agissant sur les matériaux du sang, ont exercé l'activité qu'ils manifestent dans leur glande d'origine sur les mêmes matériaux, produisant ainsi une quantité de pancréazymase suffisante pour amener la mort? Je suis convaincu que l'on découvrira un jour que les choses se passent vraiment de cette manière, et qu'on expliquera ainsi la mort par les microzymas du pancréas.

En attendant, ces faits obligent de reconnaître que les désordres les plus graves, mortels même, peuvent être provoqués par des organismes vivants, préexistant dans l'organisme vivant, où, normalement, ils accomplissent des actes chimiques et physiologiques nécessaires et bienfaisants, mais qui, introduits dans le sang, dans un milieu qui ne leur était pas destiné, provoquent les manifestations redoutables de phénomènes morbides les plus graves.

Il est démontré, maintenant, que les microzymas peuvent acquérir de nouvelles propriétés, exercer de nouvelles fonctions, dans l'organisme même qui les contenait primitivement, dans l'œuf dont ils sont issus. On comprend ainsi que les microzymas soient morphologiquement identiques et fonctionnellement différents, et qu'il soit possible que les microzymas d'un centre d'activité donné, ne puissent pas impunément être introduits dans un milieu vivant qui ne leur était pas destiné.

Et il est démontré aussi qu'un microzyma nocif peut devenir inoffensif dans certaines conditions en changeant de fonction, puisque le microzyma pancréatique qui a digéré la fibrine, étant abandonné dans le milieu nouveau, lui fait subir une putréfaction en évoluant en bactéries et perd du même coup la propriété de digérer les matières albuminoïdes et celle d'être nuisible quand on l'injecte dans le sang. Et nous aurons l'occasion de montrer qu'il en est ainsi, dans d'autres circonstances, pour d'autres microzymas : souvenez-vous seulement, en ce moment, que les microzymas buccaux, évolués en bactéries, conservent pendant un certain temps, la propriété de saccharifier la fécule ; que ces bactéries, peu à peu, en retournant au microzyma, perdent leur activité, sans cesser pour cela d'être vivants et d'agir comme ferments dans d'autres conditions.

C'est de cet ensemble de faits que résulte la notion du changement de fonction. Et cette notion a, en outre, sa plus haute démonstration dans le fait suivant : l'œuf donne naissance à l'organisme dont il est issu ; eh ! bien, le nouvel être, dans l'état fœtal même, sépare déjà avec soin un groupe de microzymas, pour former peu à peu le système glandulaire qui sera l'ovaire femelle ou l'ovaire mâle ; ensuite, après une longue préparation ou maturation, du concours de l'ovule issu de l'ovaire femelle et des spermatozoïdes issus de l'ovule mâle, se formera un nouvel œuf, dans lequel le même enchaînement de phénomènes se manifestera !

Mais si, physiologiquement, il y a nécessairement changement de fonction ou évolution fonctionnelle du microzyma, celui-ci ne peut-il pas être le siège d'une évolution morbide ? La réponse à cette question sera le complément, ou le corollaire, des deux propositions dont je viens de donner la démonstration avec quelque détail.

Et, afin de procéder du connu à l'inconnu, du simple au composé, nous allons étudier un sujet que je vous ai déjà indiqué en vous parlant, à propos de la formation des zymases, de la fermentation ammoniacale de l'urée et de l'urine. (Voir septième Conférence, p. 333.)

Sur les ferments et les fermentations de l'urine, dans l'état physiologique et dans l'état pathologique. Je ne veux pas vous parler de l'urine en général, la chose est peut-être aussi impossible que de parler en général de la salive, par exemple. Je ne m'occuperai que de l'urine humaine. L'histoire de l'urine suppose la connaissance exacte de l'ensemble de l'appareil urinaire, depuis les veines et artères rénales, les reins, les uretères, la vessie, jusqu'à l'urèthre et son méat ainsi que celle de la fonction elle-même. Je n'ai pas à en parler ici, je suppose connues l'anatomie et la physiologie de l'appareil et de la fonction.

Mais au point de vue de la théorie du microzyma, il est nécessaire que vous vous fassiez une idée nette de ce qu'est l'urine.

D'après l'ensemble des faits que je vous ai cités dans le cours de ces Conférences, et de la doctrine qui les relie, l'organisme humain est constitué par un agrégat d'éléments anatomiques arrangés en centres d'activités plus ou moins complexes, dans lesquels chaque groupe, chaque cellule, chaque microzyma, vit, se nourrit, se développe, ou se sépare et s'use d'une manière particulière. Chaque groupe, chaque cellule, chaque microzyma, constituent autant d'appareils où la matière se transforme par un phénomène comparable à une fermentation. Chaque cellule, chaque microzyma, dans l'agrégat général, possède une existence indépendante, et son milieu. C'est dans ce milieu que chacun puise les éléments de sa nutrition après les avoir préparés par le moyen de sa zymase, comme s'il se faisait son milieu à l'aide des matériaux que le sang y apporte. Mais les éléments que chaque cellule ou microzyma absorbe, après avoir été utilisés, sont rendus, transformés, au milieu ambiant. Mais ces matériaux transformés s'accumuleraient autour de ces cellules et microzymas, et entraveraient leur fonctionnement normal, les choses se passeraient comme pour la levûre de bière dans la fermentation alcoolique : au début d'une telle fermentation, le phénomène s'accomplit avec intensité ; mais l'alcool, l'acide carbonique, etc. s'accumulant dans le mélange, il se ralentit, bien que la quantité de glucose à consommer soit toujours abondante ! Si l'on pouvait enlever l'alcool, l'acide carbonique, etc., à mesure qu'ils se produisent, et offrir de l'air à la levûre, son fonctionnement serait bien plus régulier ! Eh ! bien, ce que nous ne pouvons pas faire pour la levûre, d'admirables dispositions le réalisent dans l'agrégat animal : les produits usés sont aussitôt enlevés, tandis que le sang apporte, avec de nouveaux matériaux à transformer, l'oxygène nécessaire à la régularité de la fonction ! C'est, en effet, dans un milieu sans cesse oxygéné, que les cellules et les microzymas prennent les matières organiques complexes que le sang leur apporte, et ils les défont brusquement ou peu à peu et les ramènent, en les dédoublant ou les oxydant, en composés plus simples ou même à l'état d'acide carbonique, d'eau, d'urée, etc. ; c'est-à-dire, de plus en plus, à l'état minéral.

C'est ainsi que les actes chimiques qui s'accomplissent dans l'intimité de l'être sont ramenés aux phénomènes de fermentation ! Voilà pourquoi les matières glucogènes et le glucose peuvent disparaître de l'organisme autrement que par un phénomène d'oxydation, puisque nous savons que ces composés ternaires peuvent se trouver, ainsi que M. J. Béchamp l'a fait voir, sous la forme d'alcool, dans le cerveau, dans le foie, dans la chair musculaire d'animaux qui viennent d'être sacrifiés, et comme je vous l'ai fait voir, dans le lait, etc.; ou bien à l'état d'acide acétique, d'acide sarcolactique. Quant aux matières albuminoïdes en général, nous savons comment elles peuvent être transformées par certains microzymas de l'organisme. Dans l'intimité des tissus, elles subissent des transformations qui, pour être plus profondes et opérées en présence de l'oxygène, ne reconnaissent pas moins la même cause; elles subissent là des dédoublements et des oxydations, ou des dédoublements par suite d'oxydation qui donnent naissance à une foule de composés de moins en moins riches en carbone, et de plus en plus oxygénés. Vous en prendrez une idée si vous comparez le nombre d'équivalents de carbone dans l'équivalent de chacun des produits, au nombre d'équivalents de carbone contenu dans l'équivalent de l'albumine, par exemple :

C^{72} .	Equivalents de carbone dans l'équivalent	de l'albumine.
C^{18} .	Id.	de l'acide hippurique.
C^{12} .	Id.	de l'acide phénique.
C^{8} .	Id.	de la créatine et créatinine.
C^{5}	Id.	de l'acide urique.
C^{2} .	Id.	de l'urée.
C .	Id.	de l'acide carbonique.

Dans certains centres organiques des composés plus carbonés peuvent être formés. C'est ainsi que dans le foie se produisent, outre le glucose, les acides biliaires et des matières colorantes : l'un des acides de la bile, le taurocholique contient 52 équivalents de carbone dans son équivalent. Mais l'acide taurocholique subit dans l'intestin une fermentation spéciale d'où résulte l'acide cholalique qui est repris comme produit récrémentitiel, et la taurine qui reste dans les fèces. Mon intention n'est pas de vous parler des divers modes de la destruction de la matière organisable dans l'organisme. Par le tableau général que je viens de vous présenter, j'ai seulement voulu faire comprendre que tous les produits qui se forment ainsi, se rattachent très simplement aux phénomènes de fermentation ordinaires. Mais, en même temps que la matière organique des tissus, des cellules, des microzymas, est ainsi détruite ou réduite en combinaisons qui contiennent de moins en moins de carbone dans leur équivalent, et de plus en plus oxygénés, une partie de la matière purement minérale est mise en liberté. Quoi qu'il en soit de l'explication, tel est le phénomène général de la désassimilation. Mais les produits désassimilés, dans un centre d'activité donné, ne pouvant évidemment plus servir d'aliment aux cellules et aux microzymas du centre, ou être encore transformés par eux (de même que l'alcool n'est pas ultérieurement transformé par la levûre), sont repris par le sang, qui les porte vers d'autres centres où leur simplification s'accomplit de plus en plus (de même que l'alcool formé par la levûre peut fermenter si on le met, dans de bonnes conditions, en présence de certains microzymas, notamment ceux de la craie). C'est ainsi que les acides biliaires, après avoir subi un premier dédoublement pendant la digestion intestinale, sont réabsorbés pour servir à de nouvelles réactions, et pour être réduits en composés plus simples, moins carbonés. C'est après toutes ces simplifications que le sang emporte les produits définitivement impropres à l'entretien d'aucun des éléments anatomiques de l'organisme, vers un appareil admirable qui, par une filtration élective, les conduit dans un réservoir qui les ramasse pour les rejeter au dehors.

M. Ch. Robin a, très justement, donné le nom d'*Urination* à l'ensemble de la fonction de l'organisme vivant par le moyen de laquelle il rejette les produits liquides ou solides, mais solubles, définitivement devenus impropres à l'entretien de la vie ; quatre groupes d'actes secondaires sont distingués dans la fonction d'urination : 1° L'*acte rénal* ou de *séparation de l'urine*, exécuté par le parenchyme rénal, les artères et les veines correspondantes, et auquel concourent indirectement les capsules surrénales par l'intermédiaire des veines. 2° L'*acte d'excrétion de l'urine* accompli par les bassinets, les calices, et les uretères. 3° L'acte vésical ou d'accumulation de l'urine, exécuté spécialement par la vessie. 4° L'acte de *miction* ou *d'expulsion de l'urine*, auquel prennent part indirectement les parois abdominales et la vessie et directement l'urèthre, etc. (1).

L'urine est nécessairement un mélange fort complexe, puisqu'elle contient les produits de toutes les actions chimiques accomplies dans l'organisme; en elle retentissent nécessairement toutes les vicissitudes de l'alimentation et des variations du fonctionnement des centres d'activité. Mais outre les matériaux désassimilés qui proviennent de l'ensemble de l'économie, l'urine contient aussi les produits de la fonction propre des reins, des capsules surrénales, de la muqueuse vésicale, de la prostate, et du canal uréthral. Parmi ces produits, il en est un que l'on ne peut pas considérer, à proprement parler, comme un produit de désassimilation; c'est la *néfrozymase*, laquelle n'existe pas dans le sang et qui est probablement un produit de sécrétion des microzymas rénaux ou des dépendances des reins. Enfin il y a le mucus vésical, sur lequel nous aurons à nous appesantir.

De la composition fort complexe de l'urine et de son histoire, je ne veux vous dire que ce qu'il est nécessaire de connaître pour vous expliquer les causes de sa fermentation ammoniacale dans la vessie. Ce nous sera l'occasion de faire voir que cette fermentation interne est liée au changement de fonction des microzymas de l'appareil urinaire, et cela nous conduira à l'étude des microzymas devenus morbides.

La signification physiologique de l'urination, aussi bien que celle de la respiration, est moderne; elle se rattache directement aux mémorables découvertes de Lavoisier.

Le principe immédiat organique caractéristique et le plus abondant de l'urine, c'est l'*urée*. Vous trouverez dans le *Système des connaissances chimiques de Fourcroy* (t. V de l'édition in-4°) l'histoire de l'urée et de l'urine jusque vers l'année 1800. Le nom d'urée a été donné à ce principe, par Fourcroy et Vauquelin, précisément pour indiquer qu'il est caractéristique de l'urine. Ces deux savants, pas plus que Rouelle le jeune qui, le premier, l'a entrevue, et Cruikshank, près de vingt-cinq ans plus tard, ne l'ont pas connue à l'état de pureté, mais ils ont vu que pendant ses altérations, sa putréfaction, elle produisait du carbonate d'ammo-

(1) Ch. Robin, *Dictionnaire de médecine et de chirurgie, etc.*

niaque. Ils ont fait plus, ils ont entrevu qu'elle devait exister dans le sang, et que les reins étaient le lieu de l'élimination de l'azote à l'état d'urée, comme les poumons du carbone à l'état d'acide carbonique : c'est par ce fait, et par la détermination que l'urée était une matière animale azotée, que Vauquelin et Fourcroy se sont rattachés à la théorie de la respiration de Lavoisier.

Mais l'hypothèse que l'urée est préformée dans le sang a été admise par Fourcroy et Vauquelin sans être démontrée. L'hypothèse n'est devenue une vérité d'expérience qu'après les recherches de M. Dumas (1) en collaboration avec Prévost, de Genève. Les deux savants, après la néphrotomie pratiquée sur des chiens, ont constaté l'augmentation, l'accumulation de l'urée dans le sang et prouvé ainsi que les reins ne forment pas l'urée, mais constituent l'appareil qui l'élimine du sang. C'était vers 1821.

La composition de l'urée, en tant que matière azotée, avait été entrevue par Fourcroy et Vauquelin. Bérard et Prout surtout fournirent son analyse élémentaire exacte. Vers 1830 deux faits importants sont découverts touchant l'urée. M. Dumas, en 1830, publiait le fameux Mémoire sur l'oxamide ; d'autre part, Wœhler venait de combiner l'acide cyanique avec l'ammoniaque et montrait que le cyanate d'ammoniaque produit se convertissait, sans changement dans sa composition, en urée, que l'on nomma *cyanate anomal d'ammoniaque*. Mais ni l'analyse élémentaire, ni la synthèse opérée par Wœhler ne disaient exactement ce qu'était l'urée, lorsque M. Dumas déduisit de l'analyse de Prout et de la sienne une formule qui lui montrait l'urée comme ayant la composition de la *carbamide*. Depuis, tous les faits convergent à démontrer exacte la manière de voir de M. Dumas, et dès lors beaucoup de faits se trouvèrent très simplement expliqués.

Mais l'origine de l'urée dans l'organisme n'était pas expliquée et, par suite, il manquait quelque chose à la théorie de la respiration. A la suite d'une leçon de Küss où ce savant professeur nous montrait les lacunes de cette théorie au sujet de la formation de l'urée, j'entrepris les recherches

(1) *Annales de chimie et de physique*, t. XXIII, p. 90.

qui ont conduit à la solution du problème. Il en est résulté que les matières albuminoïdes et gélatinigènes, c'est-à-dire toutes les matières azotées plastiques de l'organisme, produisent de l'urée quand on les oxyde sous l'influence de l'hypermanganate de potasse, et je vous présente ici toutes les expériences qui conduisent à trouver l'urée parmi les produits de l'oxydation. Cette démonstration je la fais à cause de son importance, et parce que l'expérience a été beaucoup contestée par plusieurs chimistes qui n'ont pas réussi à la réaliser (1)! Dans les conditions de mon expérience, une matière albuminoïde quelconque ne produit l'urée par oxydation qu'en formant en même temps, par dédoublement, une série de composés azotés qui, oxydés de la même manière, produisent à leur tour de l'urée. C'est donc par des oxydations et dédoublements successifs, suivis d'autres oxydations que, peu à peu, l'azote et une partie du carbone et de l'hydrogène de la matière albuminoïde, se convertissent en urée. Lorsque l'on abandonne, comme je l'ai fait, pendant très longtemps même, une matière albuminoïde au contact de l'oxygène ou de l'air, elle ne s'oxyde pas sensiblement, c'est-à-dire que très peu d'oxygène est absorbé. Ce n'est donc pas l'oxygène, dans son état ordinaire, qui est l'agent de l'oxydation. Dans l'organisme, c'est grâce

(1) On jugera de l'importance de la réaction par le passage suivant d'un ouvrage récemment paru en Allemagne. L'urée, dit l'auteur du livre, « dérive certainement des éléments azotés du corps sous l'influence de l'action oxydante de l'organisme, mais par un procédé qui, il est vrai, est encore mystérieux; en effet, jusqu'à présent, malgré de nombreuses tentatives, l'art n'a malheureusement pas encore réussi à produire artificiellement de l'urée en faisant agir des corps oxydants énergiques sur les matières protéiques. » Et l'auteur, M. C. Neubauer, dans une note, ajoute : « L'assertion de Béchamp, que l'urée prendrait naissance par l'action du permanganate de potasse sur les matières protéiques, n'a été confirmée ni par Staedeler, ni par Loew, ni par moi! » (*De l'urine et des sédiments urinaires,* par C. Neubauer et J. Vogel, traduit par le docteur L. Gautier. Paris. Savy 1877.) M. Neubauer aurait pu citer encore d'autres chimistes outre lui et Staedeler ou M. Loew. Mais sa loyauté aurait pu l'obliger à dire que le fait a été confirmé par M. le professeur Ritter qui l'a annoncé avec un sentiment de vif patriotisme, mais qui a pu déplaire à M. Neubauer, car c'était en 1871! J'exprime une fois de plus ma reconnaissance à M. le professeur Ritter, de Nancy et de Strasbourg, pour la façon généreuse avec laquelle il a publié sa confirmation. J'ajoute que l'honorable traducteur aurait dû le savoir.

aux éléments anatomiques spéciaux, c'est-à-dire aux microzymas, que l'oxygène devient capable d'agir comme celui de l'hypermanganate de potasse.

Formons-nous une idée nette de ce qu'est l'urée au sens chimique. Dans le cours de cette année, j'ai exposé ma manière de voir au sujet de la constitution de l'urée, que plusieurs représentent de la manière la plus fantaisiste. Il importe que je vous la fasse connaître, dans l'intérêt de mon sujet.

M. Dumas a démontré que sous l'influence de l'acide sulfurique ou de la potasse caustique l'urée décompose l'eau en formant de l'acide carbonique et de l'ammoniaque, comme le ferait la carbamide :

$$\underset{\text{Carbamide}}{C\,O, Az\,H^2} + H\,O = \underset{\text{Acide carbonique}}{C\,O^2} + \underset{\text{Ammoniaque}}{Az\,H^3}$$

Mais le cyanate d'ammoniaque se convertit en urée, et l'on a :

$$\underset{\text{Cyanate d'ammon.}}{C^2\,Az\,O, Az\,H^4\,O} = \underset{\text{Urée}}{C^2\,H^4\,Az^2\,O^2}$$

D'autre part, l'urée s'unit à l'acide nitrique pour former du nitrate d'urée :

$$\underset{\text{Urée}}{C^2\,H^4\,Az^2\,O^2} + \underset{\text{Ac. nitrique}}{Az\,O^5, H\,O} = \underset{\text{Nitrate d'urée}}{C^2\,H^4\,Az^2\,O^2, H\,O, Az\,O^5}$$

De cette dernière équation, il résulte que l'équivalent de l'urée est représenté exactement par le double de la carbamide :

$$\underset{\text{Carbamide, 2 équivalents}}{2\,C\,O, Az\,H^2} = \underset{\text{Urée, 1 équivalent}}{C^2\,H^4\,Az^2\,O^2}$$

Or, divers ordres de considérations m'ont conduit à regarder l'urée comme dérivant du carbamate d'ammoniaque, qui lui-même dérive, par son acide, du bicarbonate d'ammoniaque. Or, un sel d'ammoniaque qui perd deux équivalents d'eau devient l'amide correspondante. Exemples :

$$\underset{\text{Oxalate d'ammon.}}{C^2\,O^3, Az\,H^4\,O} - 2\,H\,O = \underset{\text{Oxamide}}{C^2\,O^2, Az\,H^2}$$

De même :

$$\underset{\text{Carbamate d'ammon.}}{C^2\,O^3\,Az\,H^2, Az\,H^4\,O} - 2\,H\,O = \underset{\text{Carbamamide}}{C^2\,O^2\,Az\,H^2, Az\,H^2} = \underset{\text{Urée}}{C^2\,H^4\,Az^2\,O^2}$$

Dans l'expérience de M. Wœhler, le cyanate d'ammoniaque devient urée en se transformant en carbamamide ; et comme la plupart des amides sont susceptibles de se combiner avec les acides, la carbamamide s'y unit de même en totalité, et l'on comprend comment sa formule et son équivalent se confondent.

Dans la réaction de la potasse caustique ou de l'acide sulfurique, en présence de l'eau sur l'acide carbamique, se reproduisent les éléments du bicarbonate d'ammoniaque :

$$\underset{\text{Ac. carbamique}}{C^2 O^3 Az H^2, H O} + 2 H O = \underset{\text{Bicarbonate d'ammoniaque}}{C O^2, Az H^4 O, C O^2, H O}$$

Mais en agissant sur son amide dans les mêmes conditions, ils doivent produire deux équivalents de carbonate d'ammoniaque :

$$\underset{\substack{\text{Carbamamide}\\\text{urée}}}{C^2 O^2, Az H^2, Az H^2} + 4 H O = \underset{\substack{\text{Carbonate d'ammon.}\\\text{2 équivalents}}}{2. C O^2, Az H^4 O}$$

Il est clair que lorsque la décomposition est opérée sous l'influence de l'acide sulfurique, l'ammoniaque y reste unie sous la forme de sulfate, et l'acide carbonique devient libre ; si c'est sous l'influence de la potasse, il se forme du carbonate de cette base et c'est l'ammoniaque qui se dégage.

Bref, l'urée, en se décomposant en présence de l'eau et des acides ou des alcalis, produit l'acide carbonique et l'ammoniaque dans le même rapport que la carbamide ; c'est sans doute ce qui a été cause qu'on en a si longtemps méconnu la constitution. Mais si, en présence des acides ou des alcalis caustiques, il se dégage de l'acide carbonique ou de l'ammoniaque, il y a des circonstances où, en fixant les éléments de l'eau, elle se convertit intégralement en carbonate d'ammoniaque sans dégagement de gaz ! C'est ce qu'avait parfaitement vu Fourcroy, lorsqu'il déclare que l'urée donne du carbonate d'ammoniaque en se détruisant. Revenons maintenant à l'urine et à ses altérations spontanées hors de la vessie, ou dans la vessie, dans l'état pathologique !

L'urine humaine, dans l'état physiologique, est à réaction acide, rougissant plus ou moins vivement le papier de tournesol; son odeur est spéciale, ne devenant repoussante, ammoniacale, urineuse, que quand elle est altérée.

L'urée est le composé azoté de l'urine, le plus abondant; pour l'objet que j'ai en vue, aux autres corps azotés nombreux qu'elle contient, il faut spécifier l'acide hippurique et les matières colorantes.

L'acide hippurique est une combinaison amidée qui a d'abord été découverte par Liebig dans l'urine de cheval et d'autres herbivores, puis dans celle de l'homme, où sa proportion varie beaucoup avec l'alimentation, et sous l'influence de combinaisons benzoïques, cinnamiques, etc., ingérées. Il dérive de l'acide acétique par la substitution d'un équivalent d'amidogène et d'un équivalent de benzoyle à deux équivalents d'hydrogène. Il a été formé par synthèse dans une belle expérience de M. Dessaignes qui en a ainsi fait connaître la constitution.

L'acide acétique étant :

$$C^4\, H^3\, O^3,\, H\, O;$$

l'acide hippurique est :

$$\underset{\text{Ac. hippurique}}{C^{18}\, H^9\, Az\, O^5,\, H\, O} = \underset{\text{Acide benzamidacétique}}{C^4\, H\, (Az\, H^2)\, (C^{14}\, H^5\, O^2)\, O^3,\, H\, O}$$

Sous l'influence de l'acide chlorhydrique, ainsi que l'a montré M. Dessaignes, il fixe de l'eau et produit l'acide amidacétique ou sucre de gélatine, composé qui se produit aussi quand on fait bouillir la gélatine avec l'acide sulfurique, d'après la découverte de Braconnot, et dans d'autres réactions par plusieurs matières albuminoïdes. Et si vous notez que dans l'oxydation des matières albuminoïdes par l'hypermanganate de potasse, l'acide benzoïque se produit en même temps que l'urée, vous comprendrez aisément que l'acide hippurique procède, dans l'organisme, des matières albuminoïdes. Voici l'équation qui exprime le dédoublement de l'acide hippurique qui forme l'acide benzoïque et le sucre de gélatine :

$C^4 H (Az H^2)(C^{14} H^5 O^2) O^3, H O + 2 H O = C^{14} H^6 O^3, H O +$
Acide benzamidacétique — Ac. benzoïque

$C^4 H^2 (Az H^2) O^3, H O$
Ac. amidacétique

$$C^4 H^2 Az H^2 O^3 H O = C^4 H^5 Az O^4$$
Ac. amidacétique. — Sucre de gélatine.

Le nom de sucre de gélatine, que Braconnot a donné à ce composé, vient de ce que sa saveur est sucrée ; mais sa formule vous avertit que ce n'est pas un sucre !

Les auteurs ont cru, pendant longtemps, que l'urine ne contenait quelque matière albuminoïde que dans l'état pathologique ; c'était une erreur qui a été la cause de beaucoup de confusions. Mais j'ai démontré (1) que l'urine physiologique la plus normale, à tous les âges, contient une substance albuminoïde qui est de l'ordre des zymases.

En effet, l'urine humaine fluidifie l'empois et saccharifie la matière amylacée ; et si l'on précipite l'urine filtrée, bien séparée de son mucus, par une quantité suffisante d'alcool concentré, elle forme un précipité qui, lavé à l'alcool et essoré, se dissout en grande partie dans l'eau. La solution aqueuse contient la matière active, car, quoique neutre, elle agit sur l'empois comme l'urine elle-même ; cette matière je l'ai nommée *néfrozymase* (néphrozymase), parce que diverses considérations, maintenant sans objet, comme je vous le dirai, m'ont fait admettre qu'elle se formait dans le rein. Le sang d'une saignée générale, sang veineux et artériel par conséquent, ne contient pas de zymase capable de saccharifier l'empois. C'est donc en traversant le rein que l'urine se charge de néfrozymase. Ce fait a été mis dans tout son jour par MM. Baltus et J. Béchamp ; l'urine de chien, recueillie dans la vessie, se comporte sensiblement comme l'urine humaine ; or, ces savants, par un dispositif expérimental très habilement exécuté, ont recueilli l'urine d'un chien directement des uretères ; et cette urine était très active aussi bien que la néfrozymase qu'ils en ont isolée (2).

(1) Mémoire sur la néfrozymase dans l'état normal et dans l'état pathologique. *Montpellier médical* et *Gazette hebdomadaire*. Année 1865.

(2) J. Béchamp et E. Baltus, *Note sur l'origine rénale de la néfrozymase.* Comptes-rendus, t. XCII, p. 1009.

Le rein humain produit donc une zymase tout comme la glande parotide; et cette zymase saccharifie comme elle, quoique avec moins d'intensité, la fécule cuite; j'ajoute que la néfrozymase n'intervertit pas non plus le sucre de canne.

La néfrozymase possède d'ailleurs les propriétés générales des matières albuminoïdes. Elle est accompagnée d'une petite quantité d'une autre substance protéique qui est précipitée, en même temps qu'elle, par l'alcool, mais qui devient insoluble après l'action de l'alcool : elle est, naturellement, sans action sur l'empois.

La quantité de néfrozymase dans l'urine varie beaucoup, même dans l'état physiologique le plus normal; elle varie aussi avec le moment des vingt-quatre heures où l'urine est rendue : c'est dans l'urine de la nuit (urine du sang) qu'elle est la plus abondante. Dans l'urine des vingt-quatre heures, on trouve qu'elle peut varier, par litre, de $0^{gr},3$ à $0^{gr},8$. L'urine de femme en contient généralement moins. L'influence de l'alimentation est considérable : un régime très animalisé augmente sa quantité dans les mêmes conditions, et sous l'influence d'un exercice violent jusqu'à éprouver une fatigue excessive, l'urine des vingt-quatre heures d'un jeune homme de vingt-quatre ans en contenait $1^{gr},26$ par litre. Mais c'est dans l'état pathologique que ses variations sont les plus significatives. La grossesse, toutes choses égales d'ailleurs, a pour effet d'en augmenter la dose.

La néfrozymase est une substance dont la présence dans l'urine peut avoir une grande valeur sémiotique (séméiotique). Je vous engage à y avoir égard quand vous serez praticiens. Vous comprenez que c'est un élément dont il faut grandement tenir compte quand on étudie les altérations de l'urine; elle contribue certainement, par sa fermentation, à communiquer à l'urine putréfiée une partie de son odeur infecte (1).

(1) J'avais constaté que 10^{cc} d'une urine de chien prise dans la vessie, fluidifie et saccharifie 40^{cc} d'empois dans très peu de temps, et que la quantité de néfrozymase dans cette urine n'était pas inférieure à 2^{gr} par litre. L'expérience de MM. J. Béchamp et E. Baltus prouve, comme on a vu, que cette néfrozymase existe déjà dans l'urine qui s'écoule des uretères.

Il importait de savoir si l'urine d'herbivores contient la néfrozymase

Indépendamment de la néfrozymase et de la matière albuminoïde qui l'accompagne, elle contient ce que l'on appelle le *mucus* de l'urine. Ce produit a été étudié par Berzélius; comme les auteurs l'ont peu observé ou totalement négligé, je vais rapporter l'observation de l'illustre chimiste : « Le mucus, dit-il, qui sort avec l'urine est rarement visible, parce qu'il a presque la même réfrangibilité qu'elle. Lorsque, après avoir été assis tranquillement pendant plusieurs heures, on urine dans trois verres, de manière à partager le liquide en trois portions égales, la première de ces portions est celle qui contient le plus de mucus; il y en a moins dans la seconde, et il n'y en a point dans la troisième, parce que dans l'état de repos, le mucus s'accumule au fond de la vessie et sort avec l'urine qu'on expulse en premier lieu. Si l'on filtre la portion contenant le mucus tandis qu'elle est encore chaude, le mucus reste sur le filtre en grumeaux isolés, transparents, incolores; il se resserre ensuite sur le papier à la surface duquel il forme un enduit brillant. — L'acide acétique le dissout en grande quantité, et la dissolution précipite par le cyanure jaune (1). » J'ajoute que le mucus ainsi isolé, bien lavé à l'eau, ne fluidifie pas l'empois de fécule, dans le temps que 10^{cc} de l'urine filtrée, dont on l'a isolé, le saccharifient.

On a noté dans le mucus de l'urine normale la présence de débris de la muqueuse vésicale, et c'est tout; nous verrons qu'il y a encore autre chose.

Mais avant de vous parler des microzymas qu'on y découvre, il est nécessaire de vous dire ce que l'on savait de la cause de la fermentation ammoniacale de l'urine!

Or, 1° 20^{cc} d'urine de mouton ajoutés à 40^{cc} d'empois, n'opèrent pas la fluidification dans douze heures. 2° 20^{cc} d'urine de vache dans les mêmes conditions sont tout aussi inactifs. Il n'y avait pas trace de glucose produit dans aucune des deux expériences.

L'urine de mouton et celle de vache, traitées pour néfrozymase, ont produit un léger précipité qui n'a d'action ni sur l'empois ni sur le sucre de canne.

Ces expériences démontrent que les reins sont des filtres chez le mouton et la vache comme chez le chien, mais que leur fonction chimique n'est pas la même. Il faut rapprocher ces expériences de celles faites sur la salive.

(1) *Traité de chimie*, traduit par Mme Esslinger, t. VII, p. 243 (1843).

Sur la fermentation ammoniacale de l'urine. De temps immémorial on savait que l'urine se putréfie, et Fourcroy avait vu que l'urée s'y transformait en carbonate d'ammoniaque. Quant à la cause de la fermentation, elle était inconnue; on peut même dire que Fourcroy, en parlant de la transformation de l'urée en carbonate d'ammoniaque, l'avait admise d'intuition, sans la prouver, la croyant personnellement putréfiable; mais le célèbre chimiste n'a pas connu l'urée pure. Longtemps après, Gay-Lussac lui appliqua sa théorie de l'influence de l'air; et naturellement Liebig, sa théorie de la formation du ferment par suite de l'influence de l'oxygène comme *primum movens* de l'altération de quelque matière extractive azotée ou de la matière colorante de l'urine. Bref, on appliqua à la fermentation de l'urine l'ancienne théorie de l'altération rajeunie.

L'urée pure, dissoute dans l'eau pure, n'est pas plus altérable spontanément que la solution aqueuse de sucre de canne.

Le fait que la transformation de l'urée en carbonate d'ammoniaque est due à l'action d'un ferment spécial procédant de l'urine même, a été démontré par M. Jacquemart dans le laboratoire de M. Dumas, en se dirigeant d'après les vues que l'illustre chimiste lui avait communiquées.

L'expérience inspirée par M. Dumas, est de 1833. « C'est, dit-il, par le concours du mucus que l'urine renferme, *et qui se convertit en ferment*, que la transformation de l'urée en carbonate d'ammoniaque s'opère (1).... Le dépôt blanc qui se forme dans les vases où l'on recueille habituellement les urines, et qui se dépose pendant leur fermentation, paraît être le plus énergique de tous les agents de décomposition. 2 grammes de ce dépôt blanc, à l'état de pâte, ont été mêlés avec 100 grammes d'urine fraîche.... Après vingt-quatre heures, la fermentation était complète (2). » Et il ne faut pas oublier que pour M. Dumas, un ferment insoluble est quelque chose de vivant.

La notion que le mucus se convertit en ferment a été

(1) Dumas, *Traité de chimie appliquée aux arts*, t. VI, p. 380 (1843).
(2) Ibid, p. 382.

conservée dans la science, mais avec la notion vague de la doctrine de l'altération spontanée. Plus tard, examinant la pellicule qui se forme quelquefois à la surface de l'urine des femmes enceintes, que le docteur Nauche croyait formée d'une substance spéciale qu'il nomma *kyestéine*, et Starck, *gravidine*, plusieurs observateurs y découvrirent des vibrions souvent accompagnés d'algues et de productions confervoïdes; d'autres n'y virent que des cellules épithéliales et du mucus (1). Le *Dictionnaire de Médecine,* de MM. Littré et Robin (1858), dit expressément que « la couche est composée de matière gélatino-albumineuse, de vibrions et de sels : carbonate et phosphate de chaux, et phosphate ammoniaco-magnésien. »

On savait donc que l'urine exposée à l'air se couvre, dans certains cas, d'une pellicule qui contient des vibrions; et il importe de se souvenir que l'on nommait vibrions plusieurs formes fort différentes des bactéries et des diverses phases de l'évolution des microzymas. Mais, ainsi que je l'ai fait remarquer, sous l'influence de Liebig, dont les idées dominaient de plus en plus, on n'accordait aucune part à ces organismes dans la fermentation ammoniacale de l'urine. Golding-Bird (2) avait même remarqué que l'urine reste franchement acide jusqu'au moment où la croûte ou pellicule kyestéique se brise et tombe.

Après les discussions soulevées par Pouchet en 1858, la théorie, qui attribue au mucus changé en ferment la fermentation ammoniacale de l'urine, a été remplacée par celle des germes atmosphériques. Cette théorie des germes est séduisante, comme toutes celles qui reposent sur une idée simple, compréhensive pour tout le monde, et qui n'exige pas de grands efforts pour être admise. Je l'ai admise d'abord; mais en examinant à mon tour le dépôt de l'urine altérée, j'y notais, outre les vibrions et certains infusoires que j'ai décrits alors, une foule de microzymas. J'ai d'abord supposé que tout venait de l'air. Le mucus, les matières

(1) *Phyto und zoochemie*, *in* Gmelin's *Handbuch der chemie*, t. V, p. 343 (1858).

(2) Golding-Bird, *De l'urine et des dépôts urinaires*, traduit par le docteur O'Rorke (1841).

animales de l'urine, je les supposais servir à la pullulation des infusoires et des microzymas; l'urée se décomposait corrélativement, etc. Mais c'est vers le même temps que je rapprochais les microzymas normaux du lait de ceux de la craie, et que je préludais ainsi à la théorie que j'expose dans ces Conférences. Mais avant de les appliquer à la fermentation spontanée de l'urine, il est nécessaire de faire connaître les observations de M. Pasteur, car il a introduit dans la science, sur ce sujet comme sur tant d'autres, de si graves erreurs qu'il faut résolument les combattre.

Recherches de M. Pasteur sur la putréfaction de l'urine. Dès le début du paragraphe de son Mémoire qui est consacré à l'urine (1), il s'exprime comme ceci : « ... le dépôt qui se forme au fond du vase, la pellicule qui souvent recouvre peu à peu toute la surface du liquide, sont constitués par des productions organisées. » Et l'auteur les décrit et trouve, comme on le savait, qu'elles sont de plusieurs sortes. Dans une note très curieuse qu'il faut citer, il y a ceci : « *Je laisse de côté, bien entendu,* dit M. Pasteur, *les dépôts muqueux, amorphes, qui prennent naissance dans l'urine par le refroidissement.* » En effet, pour un sectateur de la théorie du protoplasma, cela n'est que matière non morphologiquement définie et négligeable.

Cependant M. Pasteur, en examinant plus particulièrement « le dépôt qui prend naissance au fond et sur les parois d'un vase d'urine exposée à l'air, » y a trouvé, outre les productions *tombées de la surface*, des cristaux de nature variable et une *torulacée en chapelets de très petits grains*, toutes les fois que la liqueur est devenue ammoniacale par la transformation de l'urée. Et, dit-il, « je suis très porté à croire que cette production constitue un ferment organisé, et qu'il n'y a jamais transformation de l'urée en carbonate d'ammoniaque, sans la présence et le développement de ce petit végétal. » Voilà, dans le système de M. Pasteur, le ferment trouvé, le ferment spécial qui est fait exprès pour détruire l'urée dans l'urine, et qui nécessairement vient de l'air, car « bien entendu, il laisse de côté les dépôts muqueux

(1) Pasteur, *Mémoire sur les corpuscules organisés qui existent dans l'atmosphère. Annales de chimie et de physique* (3), t. LXIV, p. 50 (1862).

amorphes » qui n'ont rien à y voir! Et, un élève de M. Pasteur, M. Van Tieghem (1), a confirmé qu'il n'y a pas d'autre ferment de l'urée que la très petite torulacée découverte par M. Pasteur. Par conséquent, partout cette torulacée devra décomposer l'urée, et si elle n'existe pas, l'urée ne sera pas décomposée! C'est bien, en effet, sous cette forme absolue qu'apparaissent les conclusions de M. Van Tieghem. Eh! bien, les conclusions de MM. Pasteur et Van Tieghem ne sont pas exactes : la petite torulacée ne vient pas nécessairement de l'air, et elle ne fait pas nécessairement fermenter ammoniacalement l'urine!

Il faut d'abord que je vous démontre que l'urine, du moins certaines urines, peuvent rester très longtemps au contact de l'air sans que la fermentation ammoniacale s'y établisse. Voici plusieurs échantillons d'urine qui ont été mis en expérience en même temps, il y a plusieurs jours, avec les précautions de propreté les plus grandes. Elles n'ont pas été filtrées et les vases sont simplement fermés par un papier. Il y a des échantillons restés acides où existe la torula en petits grains, et des échantillons devenus alcalins où elle n'existe pas! Mais j'ai mieux que les expériences qui sont sous vos yeux; j'ai le témoignage de M. Pasteur lui-même. Ecoutez :

« Le 16 mars 1860, dit M. Pasteur, j'introduis dans un ballon contenant de l'urine (filtrée, bouillie) et de l'air chauffé, une petite bourre d'amiante qui avait été exposée pendant quelques heures à un courant d'air ordinaire. »

Qu'arriva-t-il? Je passe les circonstances intermédiaires jusqu'au 19 mars. Ce jour, le trouble manifesté le 18 existe encore, il y a au fond du ballon un dépôt blanc un peu visqueux. Le 21, au soir, il y a des cristaux dont le dépôt « annonce que le liquide doit être ammoniacal et qu'il s'est altéré suivant un des modes ordinaires de putréfaction de l'urine, au contact de l'air ordinaire. » Mais, en réalité, qu'y avait-il?

Le 23 mars, le ballon étant ouvert, « le liquide est très sensiblement alcalin au papier de tournesol rouge, dit M. Pasteur; cependant la réaction alcaline, aussi bien que

(1) Thèse pour le doctorat ès sciences. Paris 1864.

l'action de l'acide chlorhydrique, indique qu'il ne s'est pas encore formé beaucoup de carbonate d'ammoniaque (1)! » C'est-à-dire qu'il ne s'était décomposé que peu d'urée; encore M. Pasteur ne s'est pas assuré que l'urine mise en expérience n'était pas déjà quelque peu alcaline ! Quant aux ferments, ils étaient composés « de petits bacteriums dont plusieurs encore très agiles, et des monades très petites qui se déplacent suivant des courbes ; il y avait en outre la torulacée en petits grains réunis sous forme de courts chapelets. »

Oui, les germes de l'air peuvent avoir leur part dans les phénomènes de la putréfaction de l'urine, mais ils ne sont pas nécessaires!

M. Pasteur, qui a négligé « bien entendu » le dépôt muqueux de l'urine, n'a pas fait attention que la composition du liquide de la miction, nécessairement, est extrêmement variable. Cette composition, d'après ce que nous savons des conditions du développement des infusoires, microphytes ou microzoaires, peut donc avoir une influence sur la manière d'agir des organismes qui y existent ou qui y arrivent. J'ai constaté plusieurs fois que les urines de personnes du même sexe ou de sexe différent, recueillies dans les mêmes conditions, exposées à l'air dans les mêmes circonstances, le même jour, subissent, l'une la fermentation ammoniacale, tandis que l'autre reste acide et, en apparence du moins, ne s'est pas altérée. Sous le bénéfice de cette observation générale, je vais vous dire ce qui arrive quand on étudie les altérations de l'urine dans l'état physiologique et dans l'état pathologique. Je donnerai la plus grande attention au mucus que M. Pasteur a négligé.

Du mucus et des microzymas de l'urine. Pour étudier le mucus vésical et ses granulations moléculaires, l'urine doit être reçue directement dans un vase préalablement lavé à l'acide sulfurique chaud, puis à l'eau, à la potasse et enfin à l'eau bouillante créosotée ou phéniquée. La fiole, étant fermée avec un bouchon passé à l'eau bouillante et phéniqué, est abandonnée au repos sous une cloche. Le mucus étant séparé, ce qui a lieu au bout de quelques

(1) Pasteur, *loc. cit.*, pp. 54, 55.

heures, on siphonne le plus possible de l'urine éclaircie, et on recueille le dépôt sur un filtre lavé à l'eau phéniquée. Pour l'examen du mucus encore humide, il faut se servir du microscope armé de la combinaison obj. 7, ocul. 1, de Nachet. On y découvre, dans l'état normal et de santé, qu'il s'agisse de l'urine d'homme ou de femme, plus ou moins de grosses cellules de mucus, de l'épithélium vésical ou de l'urèthre, et quelquefois des noyaux granuleux et des granulations moléculaires isolées, dont on ne voit que quelques-unes de mobiles, parce qu'elles sont gênées par la viscosité propre du mucus. La quantité de cette masse de mucus et d'éléments organisés est fort minime : elle est à peine, à l'état de siccité, de $0^{gr},01$ à $0^{gr},02$ par litre. La quantité augmente normalement au bout d'un certain temps, parce que, hors de la vessie, c'est-à-dire dans de nouvelles conditions, l'urine, grâce à la néfrozymase, constitue un excellent milieu nutritif, ou, comme on dit, de culture, pour les microzymas!

Quand on veut étudier avec fruit ce que deviennent les microzymas de l'urine, il faut procéder comme nous avons toujours fait jusqu'ici : l'urine légèrement créosotée ou phéniquée, à une ou deux gouttes par 200^{cc}, au sortir de l'urèthre, est examinée à un ou deux jours d'intervalle, ou plus souvent. On voit alors les microzymas apparaître sous l'aspect de deux sphères accolées, figurant un 8 de chiffre ; puis le nombre des grains augmente, et l'on a des chapelets droits ou sinueux de 3, 4 et un plus grand nombre de grains : la torulacée de M. Pasteur et de M. Van Tieghem ; rarement dans ces conditions, on voit apparaître la bactérie. Si l'urine n'a pas été phéniquée, il faut observer plus souvent. On constate les mêmes phénomènes évolutifs : les microzymas se réunissent, en se multipliant, sous l'aspect de chapelets de grains; puis ils s'allongent, et la bactérie apparaît. Quelquefois c'est une sorte de petit vibrion qui précède la bactérie. Il m'est souvent arrivé de voir disparaître tous les microzymas isolés et de n'obtenir que des chaînettes. Ce tableau n'est-il pas celui de l'évolution des microzymas en général, tel que nous l'avons décrit dès le début, M. Estor et moi, après mes études sur les microzymas atmosphériques, sur ceux de la craie et du lait? Jamais dans l'état de santé, on ne voit autre chose : aucune autre production n'apparaît, ni mucorée ni pénicillum, etc. Enfin, si l'on abandonne à elle-même une urine devenue ammoniacale, un peu plus tôt, un peu plus tard, selon les cas, il arrive un moment où tous les microzymas associés et les bactéries sont redevenus microzymas isolés. Je reviendrai tout à l'heure sur cet intéressant sujet. Etudions maintenant ce que devient l'urine dans les conditions normales.

Des fermentations de l'urine physiologique, au contact de l'air. On a depuis longtemps observé que certaines urines ne deviennent pas ammoniacales au contact de l'air, j'ai constaté plusieurs fois des faits analogues; l'urine restant acide, on avait conclu qu'elle restait inaltérée : c'était une erreur, elle s'altère autrement, voilà tout. On a supposé en outre que lorsque l'urée était décomposée, il n'y avait pas d'autre transformation dans l'urine; c'était une autre erreur.

Lorsque la fermentation ammoniacale s'accomplit, avec ou sans la fameuse torulacée de M. Pasteur, la décomposition de l'urée a lieu conformément à l'équation de M. Dumas :

$$\underset{\text{Urée}}{C^2 H^4 Az^2 O^2} + 4 H O = \underset{\text{Carbonate d'ammon.}}{2 C O^2 Az H^4 O}$$

Mais en même temps que l'urée se détruit, une autre fermentation s'accomplit parallèlement ou consécutivement.

Avant de vous citer ou de vous montrer les expériences à l'appui, laissez-moi vous rappeler que l'urine d'hommes qui se sont soumis à l'abstinence des liqueurs fermentées, peuvent contenir de l'alcool et de l'acide acétique. L'alcool est plus facile à découvrir dans l'urine d'homme âgé; celle d'un homme de 52 ans, parfaitement bien portant, avait fourni, pour 2000^{cc} environ :

Alcool.	0gr.,03
Acide acétique.	0gr.,12

En outre, les produits de l'urine saine obtenus par la distillation, en présence d'une quantité d'acide sulfurique suffisante pour saturer toutes les bases, ne contiennent que des traces d'acide benzoïque. Ces faits demandent plus de temps à être vérifiés qu'ils ne sont difficiles à démontrer.

Fermentation au contact de l'air. Cela posé, voici une série d'expériences que j'ai publiées en 1865 (1) pour prouver que plusieurs formes de bactéries peuvent faire fermenter l'urine, sans qu'il se produise nécessairement du carbonate d'ammoniaque.

Quatre personnes se soumettent exactement au même régime mixte. Les urines étaient recueillies dans des vases de verre préparés avec les soins accoutumés, dans le même temps, de façon que les conditions fussent aussi semblables que possible, sauf l'âge et le sexe. Les fioles, grandes, de façon que les urines présentassent une grande surface au contact de l'air, couvertes d'un papier, sont abandonnées dans le même lieu, pendant un temps suffisant, à la température de la fin de juillet et du commencement d'août à Montpellier. L'une des urines n'est pas devenue alcaline; l'opération a été terminée, au bout de douze jours, lorsque dans l'une des fioles l'analyse eut démontré que toute l'urée était détruite.

Voici les résultats en ce qui concerne l'acide acétique et l'acide benzoïque :

I. Homme, 49 ans; 4200^{cc} d'urine fermentée. Toute l'urée détruite; elle est nécessairement très alcaline; trouvé :

Acide benzoïque cristallisé, sec. . . .	1$^{gr.}$,75
Acide acétique monohydraté.	6$^{gr.}$,47

II. Jeune homme, 18 ans. 2500^{cc} d'urine fermentée; elle est encore acide; l'urée est intacte, car l'urine, dont l'odeur était restée sensiblement normale, ne dégageait presque pas de gaz par l'addition de l'acide sulfurique; trouvé :

Acide benzoïque. . . .	2$^{gr.}$,65
Acide acétique	0$^{gr.}$,81

III. Jeune garçon, 13 ans. 3500^{cc} d'urine fermentée : alcaline, urée détruite; trouvé :

Acide benzoïque . . .	4$^{gr.}$,2
Acide acétique	5$^{gr.}$,9

(1) Comptes-rendus, t. LXI, p. 374 (1865).

IV. Femme, 48 ans. 2500^{cc} d'urine fermentée; urée détruite, odeur horrible; trouvé :

Acide benzoïque. . . .	2$^{gr.}$,65
Acide acétique	0$^{gr.}$,50

Réduisons en tableau ces quatre déterminations en y joignant l'alcool, et en ramenant les dosages à 1000^{cc}. Il vient :

	I	II	III	IV
Alcool absolu. . .	0$^{cc.}$,14. .	traces. .	0$^{cc.}$,07. .	0$^{cc.}$,10
Acide acétique. . .	1$^{gr.}$,545. .	0$^{gr.}$,324. .	1$^{gr.}$,69. .	2$^{gr.}$,06
Acide benzoïque. .	0$^{gr.}$,416. .	1$^{gr.}$,060. .	1$^{gr.}$,20. .	1$^{gr.}$,06

Dans l'expérience II où l'acidité de l'urine était conservée, il y avait encore 25^{gr} d'urée par litre, sur 26^{gr} qu'elle contenait au début. Elle n'a pas moins été altérée, elle n'était pas non plus moins foncée que les autres qui l'étaient devenues beaucoup plus que celles du début.

Et il n'est pas étonnant que l'urine normale contienne de l'alcool, puisque les tissus en contiennent. Mais cet alcool a augmenté par la fermentation, d'où provient-il? On pourrait soutenir qu'il est le fruit de la fermentation de la petite quantité de glucose que, dit-on, l'urine contient normalement : mais nous n'avons pas besoin de cette hypothèse, puisque nous savons que l'eau distillée qui moisit en contient : ce sont les microzymas évolués qui le produisent en se nourrissant des matières extractives; l'acide acétique provient peut-être de la fermentation des mêmes matières. Quant à l'acide benzoïque, il doit provenir de l'acide hippurique, lequel dans l'urine de cheval altérée se convertit, en effet, en acide benzoïque; seulement la quantité que j'ai trouvée dans mes expériences tendrait à prouver que l'urine humaine contient plus d'acide hippurique que n'en supposent les analyses de Liebig. Il est possible aussi que l'urine contienne encore quelque dérivé différent de l'acide benzoïque.

L'examen des ferments de ces opérations a été fort instructif.

Dans l'expérience I, ils sont un mélange de microzymas mobiles, de très petites bactéries, de microzymas en chapelet, et de petits vibrions à point brillant à l'une des extrémités ou tête *(Bacterium capitatum)*, se balançant dans le liquide.

Dans l'expérience II, les ferments ont l'apparence d'une gelée. On n'y aperçoit qu'un petit nombre de microzymas mobiles et brillants. Il y a de très petites bactéries; il y en a aussi de longues comme des leptothrix; il y en a qui se fléchissent par le milieu, puis se distendent brusquement, d'où résulte une vive agitation de ce qui les entoure.

Dans III, microzymas simples mobiles; petites bactéries courtes tournoyant sur elles-mêmes; des bâtonnets de diverses grandeurs qui progressent rapidement; *le Bacterium capitatum*. Pas de microzymas en chapelet.

Dans IV, microzymas mobiles abondants; petites bactéries s'agitant et tournoyant horizontalement sur elles-mêmes; de vrais bâtonnets deux à trois fois plus longs s'agitant d'un mouvement moins rapide. Pas de *Bacterium capitatum*. La masse de ces ferments est plus pâle que celle de I.

Tel est l'état des ferments à la fin des expériences; il est possible qu'il y ait eu des chapelets de microzymas dans l'intervalle.

Ainsi, bien que l'on n'ait pris aucune précaution excessive contre les germes de l'air, nous ne trouvons que les formes normales de l'évolution des microzymas.

V. *Fermentation de l'urine en présence de la créosote.* Nous savons que la créosote, ou l'acide phénique, modère l'évolution bactérienne des microzymas. Qu'arriverait-il si on abandonnait l'urine à elle-même après l'avoir convenablement phéniquée? L'expérience a été faite avec l'urine de l'expérience I, mais trois ans plus tard: il s'agit donc de l'urine d'un homme de cinquante-deux ans. Elle a été recueillie, au sortir du méat urinaire, dans une grande fiole préparée comme il a été dit, et imprégnée de créosote. Au liquide de chaque miction on ajoutait un peu d'acide phénique, de façon que pour 3800^{cc} d'urine recueillie, il en avait été employé vingt-deux gouttes. Dix jours après la dernière récolte d'urine, le mucus était complètement déposé. On siphonne pour séparer le liquide fermenté du dépôt, lequel est recueilli sur un filtre pour être examiné.

L'urine est restée franchement acide et pas plus colorée

qu'au début. Elle ne dégage absolument pas de gaz par l'addition d'un acide. L'analyse a fourni :

Alcool	non dosé, mais caractérisé par l'inflammation.
Acide acétique. .	0gr.,220
Acide benzoïque.	0gr.,008

L'urine, même au point de vue de ces produits, pouvait être considérée comme inaltérée. Mais qu'étaient devenus les microzymas ?

Le dépôt de mucus au début de l'expérience ne contenait que les microzymas normaux, les globules de mucus et les cellules épithéliales. A la fin de l'expérience, l'observation microscopique montre ce que l'on voit dans le dessin de cette figure

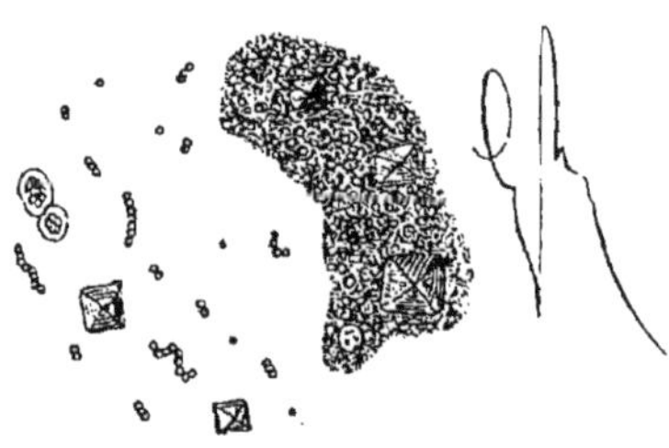

qui fait voir qu'on n'apercevait plus guère de microzymas isolés; ils sont devenus des microzymas en chapelets de deux, de trois.... et un plus grand nombre de grains, représentant la torulacée de M. Pasteur, laquelle n'est en définitive qu'une phase de l'évolution du microzyma. Comme vous le voyez, il n'y a pas de bactéries. On n'y découvre presque plus de globules de mucus ; mais il y a encore des noyaux d'épithélium vésical. Dans l'amas granuleux du mucus non dissocié que le dessin représente, on devine des microzymas accouplés, des noyaux d'épithélium, et des cristaux d'oxalate de chaux.

Et notez bien que, malgré la petite torulacée, qui est donnée comme le ferment ammoniacal spécifique de l'urée, celle-ci n'a pas du tout été décomposée. Je vous reparlerai plus loin de cette expérience pour appuyer la notion du changement de fonction, et je la rappellerai à propos de l'étude de l'urine de la même personne, après un traumatisme épouvantable survenu trois ans après, c'est-à-dire en 1871.

J'ai recherché ce que devient la néfrozymase dans le cas où l'urine devient ammoniacale.

Ce que devient la néfrozymase dans l'urine putréfiée. Ces expériences ont été faites sur de l'urine de la grossesse, dans une étude particulière concernant la kyestéine de Nauche (1).

Voyons d'abord quelles sont les conditions de la formation de la pellicule à la surface de l'urine des femmes enceintes.

On prend pour faire l'expérience une urine riche en néfrozymase, celle du matin, à l'exemple de Golding-Bird. La masse d'urine est partagée en deux parties égales, et l'on filtre soigneusement l'une des portions.

A. De l'urine non filtrée on fait deux parts égales, dont chacune est versée dans un vase cylindrique. Dans l'une on introduit deux gouttes de créosote ou d'acide phénique par 100^{cc}. Les deux vases sont simplement recouverts d'une feuille de papier et abandonnés au repos dans un lieu dont la température est de 20 à 25 degrés.

a. *Urine non créosotée.* La pellicule se forme peu à peu : elle est constituée au bout de vingt-quatre à trente-six heures et l'urine devient alcaline.

b. *Urine créosotée.* Elle s'éclaircit, le mucus gagne le fond du vase ; la pellicule ne se forme pas ; elle n'est pas formée cinq à six jours après, et l'urine est toujours acide.

B. De l'urine filtrée, l'une des moitiés est créosotée comme pour A. Les conditions étant les mêmes que pour A, voici ce que l'on observe :

α. *Urine non créosotée.* L'urine se trouble lentement, la pellicule se forme également ; après vingt-quatre heures, elle est très apparente et augmente peu à peu pour acquérir l'épaisseur de l'expérience correspondante de A.

β. *Urine créosotée.* Elle est limpide. Son acidité s'est conservée comme dans l'expérience b de A.

Je laisse indécise la question de savoir si la pellicule formée dans l'expérience α provient des germes de l'air ou de quelque microzyma échappé à la filtration. Toujours

(1) Recherches sur la nature de la kyestéine. In *Montpellier médical*, t. XXV, p. 299 (1870).

est-il que la créosote a empêché l'évolution des microzymas en vibrions et la formation de la pellicule, aussi bien que la fermentation de l'urine. Et j'ajoute que dans la pellicule formée dans les conditions des expériences, on ne découvre jamais que des bactéries à divers degrés de développement et des vibrions ; lorsque la pellicule est formée, ils y fourmillent. Au début, il n'y a pas de cristaux de phosphate ammoniaco-magnésien : ils n'apparaissent que lorsque l'urine est devenue alcaline.

Et les phénomènes de la formation de la pellicule se produisent avec des urines quelconques qui contiennent beaucoup de néfrozymase ou d'albumine pathologique.

C. Une urine de la grossesse contenant 0^{gr},84 de néfrozymase par litre est placée dans les conditions où la pellicule apparaît le plus aisément. La pellicule n'augmentant plus au bout de quatre jours, on filtre pour recueillir les infusoires et les matières minérales qui les accompagnent.

Les infusoires étant lavés à l'eau et séchés, on les a incinérés pour déterminer leur matière organique.

D'autre part, on ajoute dans l'urine la quantité d'alcool suffisante pour en précipiter la néfrozymase. Le précipité ne contenait que des traces de matière organique, la néfrozymase avait disparu.

Quant au poids des infusoires comparé à celui de la néfrozymase, il a été donné par le rapport suivant, pour 200^{gr} d'urine :

Poids de la matière des infusoires, cendres déduites. .	0$^{gr.}$,170
Poids de la néfrozymase dans les 200$^{cc.}$ d'urine. . . .	0$^{gr.}$,168
Différence en plus.	0$^{gr.}$,002

Il est assez curieux que le poids des infusoires soit si voisin du poids de la néfrozymase disparue.

Dans une autre expérience pour laquelle on a employé 250^{cc} d'une urine contenant 1^{gr},06 de néfrozymase par litre, l'expérience a été interrompue avant que la pellicule ait atteint son maximum; vingt-quatre heures après son apparition, les ferments ont été recueillis et lavés, puis traités comme plus haut, et l'urine filtrée, précipitée par l'alcool pour recueillir la néfrozymase. Voici les résultats de l'expérience :

Néfrozymase initiale dans 250cc. d'urine		0gr.,26
Matière organique des infusoires.	0gr.,11	
Néfrozymase de l'urine putréfiée	0gr.,16	
Somme de la néfrozymase et des infusoires. . .	0gr.,27	0gr.,27
Différence en plus		0gr.,01

La putréfaction de l'urine ne détruit pas la néfrozymase qui n'a pas servi à la nourriture, ou qui n'a pas été assimilée par les infusoires pour leur multiplication, car elle possède la même activité saccharifiante de l'empois que dans l'urine normale, fait dont je vous reparlerai à propos de l'urine pathologique!

Voilà donc qu'il est incontestable que l'urine fermente de plusieurs manières, et que les infusoires peuvent consommer la néfrozymase qu'elle contient. Vous avez dû être frappés du rôle de la créosote qui empêche toute altération de l'urine filtrée, qui empêche aussi la fermentation ammoniacale de l'urine, mais non l'évolution des microzymas pour produire des chapelets, la fameuse torulacée qui fait pourtant, d'après M. Pasteur, fermenter l'urée spécifiquement, et néanmoins ne l'a pas décomposée. Et remarquez encore que M. Pasteur ne manifeste aucune surprise, de ce que sa torulacée se développe dans un liquide acide, lui qui prétend expliquer par l'alcalinité du milieu l'apparition des bactéries dans le bouillon de levûre mêlé de craie! Non, l'acidité n'est pas une cause d'empêchement de l'évolution bactérienne des microzymas, bien qu'à un certain degré ce soit une condition défavorable, et que l'alcalinité la favorise.

Tirons, tout de suite, des faits relatifs à l'acide phénique, une application pratique.

Conservation des urines devant être soumises à l'analyse. Lorsqu'un médecin, pour un diagnostic à poser, a besoin d'analyser une urine, d'ailleurs recueillie avec soin, il doit toujours se préoccuper de sa fermentation possible. Toutes les fois que l'analyse ne pourra pas être faite immédiatement, il aura donc le soin de la faire recueillir, et de la conserver dans des vases très propres et lavés à l'eau phéniquée; de plus, par chaque décilitre d'urine, il y fera ajouter deux à trois gouttes d'acide phénique pur, liquide. Et pour plus de précaution, s'il ne tient pas à l'analyse du dépôt et à son examen microscopique, il y aura encore plus de garanties, s'il peut faire filtrer l'urine à conserver.

Revenons aux microzymas de l'urine pour rechercher s'ils ne posséderaient pas la seconde fonction générale des microzymas, qui est de pouvoir agir sur la fécule pour lui faire subir la fermentation alcoolique, acétique, butyrique, etc.

Des microzymas de l'urine comme ferments alcooliques, acétiques, etc. Dans la septième Conférence, je vous ai parlé d'un travail de M. Pasteur sur le ferment soluble de l'urée. L'éminent observateur y a formulé comme ceci son opinion, touchant la fonction du ferment organisé et de la zymase, qui opère la transformation de l'urée en carbonate d'ammoniaque : « Ferment soluble et ferment organisé, a-t-il dit, agissent de même sur leur matière fermentescible, c'est-à-dire sur l'urée. » Je ne veux pas revenir sur ce que je vous ai expliqué alors, mais il faut bien dire que cet énoncé signifie, que M. Pasteur considère l'urée du même point de vue que le sucre qui est la matière fermentescible de la levûre de bière, et le ferment organisé de l'urine comme le ferment de l'urée, de la même manière que la levûre est le ferment du sucre! Il est très vrai que la levûre et quelques productions analogues, ne font fermenter que le sucre, c'est-à-dire ne peuvent se nourrir que de glucose et de certaines matières albuminoïdes; mais en est-il de même des microzymas de l'urine à l'égard de l'urée, et peut-on dire que ces microzymas ou les bactériens, produits de leur évolution, se nourrissent d'urée? Enfin, est-il vrai que le ferment soluble et le ferment organisé de l'urée soient, l'un et l'autre, des ferments spécifiques?

On a coutume de désigner un ferment par le produit le plus caractéristique ou le plus abondant de la fermentation qu'il détermine : ferment alcoolique, ferment lactique, ferment butyrique.... signifient que l'alcool, l'acide lactique, l'acide butyrique sont les produits dominants du phénomène. C'est d'accord avec cette manière incorrecte de penser que je dis que les ferments de l'urine peuvent être ferments alcoolique, butyrique, acétique, etc.

Dans la note de 1865, que je vous ai citée, le problème est annoncé comme résolu.

Vous avez sous les yeux une fermentation qui est en train, où la fécule fermente par des microzymas et des bactéries de l'urine putréfiée.

Je vais vous citer quels sont les résultats obtenus avec les organismes des fermentations d'urine dont je vous ai parlé.

I. Les ferments de l'expérience I (d'urine d'homme de 49 ans), pesaient, humides, à l'état de pâte, 4gr. On les a mis, le 23 août, dans une solution de sucre de canne (50gr pour 500 d'eau), avec les précautions d'usage, et l'appareil a été muni d'un tube abducteur. S'il s'est dégagé du gaz, le dégagement a été si lent qu'il n'a pas été possible d'en déterminer la nature avec assez de précision. Le 10 décembre suivant, la liqueur est acide et réduit le réactif cupropotassique. Distillé et trouvé :

Alcool absolu.	0cc.,4
Acide acétique	6gr.,0

II. Les ferments de l'opération II (urine d'homme de 18 ans), qui n'avait pas subi la fermentation ammoniacale, ont fourni un résultat semblable ; seulement le dégagement d'acide carbonique et d'hydrogène a pu être sûrement constaté.

A l'égard des ferments, voici ce qui a été observé. Ceux de la première de ces expériences sont restés ce qu'ils étaient, sauf que la bactérie à tête brillante n'existe plus ; ceux de la seconde n'ont subi aucun changement. Et j'ajoute qu'il n'y a ni torulacée, ni mycélium dans aucune des deux.

III. Les ferments de l'opération V (urine d'homme de 52 ans, créosotée), formés de microzymas simples et évolués en chapelets de grains (torulacée), qui n'avaient pas fait putréfier l'urine ammoniacalement, encore empâtés de mucus, sont mis dans 40gr d'empois contenant 2gr de fécule et très légèrement créosoté. Laissé à l'étuve à 30-40 degrés centigrades, dans un appareil clos par un tube abducteur.

L'état de l'empois et des ferments est examiné de 24 en 24 heures. 48 heures après le début de l'expérience, il y a moins de longs chapelets ; les microzymas accouplés deux à deux ont évidemment chacun de leurs grains un peu allongés. 72 heures plus tard, il y a quelques petites bactéries et un petit nombre de grandes bactéries mobiles, droites ou articulées, à deux à trois segments, qui se meuvent en rapprochant les articles puis les étendant brusquement. Les longs chapelets ont peu à peu disparu, et ont semblé être remplacés par des bactéries. Il y a encore des granulations libres, et un petit nombre d'accouplés. L'empois, sans se liquéfier complètement, est devenu acide !

Ces faits ne vous surprennent pas, vous connaissez assez l'histoire des microzymas pour savoir quelle est l'influence des milieux sur les phases de leur évolution.

IV. L'expérience suivante est très significative. L'urine d'un diabétique guéri, ne contenait plus une trace de sucre. Au début, en décembre 1865, elle commençait à devenir alcaline, elle contenait déjà des bactéries dans son mucus. Elle est conservée en vase bouché, du 25 décembre 1865 au 23 avril 1867, sans l'ouvrir pendant tout ce temps. L'expérience a été faite pour savoir ce que deviendraient les ferments ! Le dépôt étant alors recueilli, l'urine est alcaline, infecte. Le dépôt est formé de beaucoup de matières minérales et de microzymas très mobiles : sans bactérie ni torula. Le tout est introduit aussitôt dans 400^{cc} d'empois contenant 20^{gr} de fécule et 20^{gr} de carbonate de chaux pur, préparé dans des liqueurs bouillantes, etc. Le 30 avril, on commence à recueillir du gaz, mélange d'acide carbonique et d'hydrogène. Le gaz analysé les jours suivants contenait en centièmes et en volume :

	30 avril	1er mai	3 mai
Acide carbonique. . .	54, 8	63, 6	70, 8
Hydrogène	45, 2	36, 4	29, 2
	100, 0	100, 0	100, 0

Le produit de la fermentation contenait de l'alcool, de l'acide acétique et de l'acide butyrique.

Les ferments à la fin de l'expérience ne sont que des microzymas et des bactéries.

V. Mais il ne faut pas s'imaginer que pour agir comme ferment sur le sucre ou sur la fécule, il faille que les microzymas urinaires aient d'abord éprouvé l'évolution bactérienne.

Le dépôt d'environ 7 litres d'urine, recueilli aussitôt que formé, est mis à fermenter avec du sucre de canne. Il se produit également de l'alcool, de l'acide acétique et de l'acide butyrique.

En résumé, les microzymas de l'urine normale, avant ou après avoir fait subir la fermentation ammoniacale, peuvent aussi faire fermenter le sucre de canne et la fécule. Ils ne sont donc pas des ferments spécifiques, et ils partagent les propriétés générales des microzymas des tissus animaux !

VI. On sait, par l'expérience ancienne de M. Dumas, que les ferments issus d'une première fermentation ammoniacale de l'urine, font subir très activement la même fermentation à l'urine fraîche. Il était intéressant de savoir, si les ferments de la putréfaction de l'urine décomposeraient encore l'urée après avoir agi sur le sucre de canne et sur l'empois.

Les ferments, composés de microzymas abondants et de bactéries de diverses grandeurs, provenant d'une urine devenue ammoniacale, qui avaient agi sur le sucre de canne et l'avaient fait fermenter, ont été recueillis : on en fait le sujet des expériences suivantes :

a. Comme témoin, exposé à l'air de l'urine filtrée et créosotée.

b. Une autre partie de la même urine, filtrée et créosotée, est additionnée des ferments ci-dessus.

c. Une autre partie de l'urine, filtrée et non créosotée, est exposée au contact de l'air.

Quatre jours, et neuf jours après, a et b sont acides, pas d'urée décomposée, tandis que c était alcaline et couverte d'une pellicule de vibrions et de bactéries quatre jours après le commencement de l'opération !

Faut-il conclure de là que les ferments de l'urine qui ont agi sur le sucre de canne ont perdu la propriété de faire fermenter l'urine ? ou bien la créosote a-t-elle tari cette propriété ? Les ferments n'étaient pas morts pourtant, car mis dans l'empois, sans le fluidifier, ils l'ont fait fermenter, et produit assez d'alcool et une quantité d'acide acétique et d'acide butyrique qui, réunis, pesaient près de 4^{gr}. Le sujet mérite un nouvel examen.

Quoi qu'il en soit, ces expériences démontrent que le ferment ammoniacal, torula, microzyma, ou bactérie, n'est pas spécifique, puisqu'il est capable de faire fonction de ferment acétique, butyrique et alcoolique. Et ces faits prouvent une fois de plus l'aptitude de cet ordre d'êtres organisés de s'adapter aux milieux les plus divers.

Il n'est pas exact non plus de penser que la fonction du ferment soluble de l'urée se confonde avec celle du ferment organisé qui le produit; car, certainement, jamais le ferment soluble ne sera producteur d'alcool ou d'acide acétique !

Je ne veux pas quitter ce sujet sans examiner un point de la théorie de la fermentation qui trouvera son application dans ce qui me reste à vous dire des altérations de l'urine.

Théorie de la fermentation ammoniacale de l'urine. M. Pasteur assure que *l'urée est matière fermentescible* aussi bien à l'égard du ferment soluble que du ferment organisé. Pesez bien les termes dont il s'est servi : « Ferment soluble et ferment organisé agissent de même sur leur matière fermentescible , c'est-à-dire sur l'urée ! »

Dans la théorie physiologique, la matière fermentescible d'un ferment organisé est une substance organique qui peut lui servir d'aliment ; cette matière, le ferment l'assimile d'une certaine manière, et la rend, par désassimilation, après l'avoir transformée. Or, on ne peut pas dire qu'un ferment soluble, qui n'est pas organisé, pas vivant, assimile et désassimile. Donc, ferment organisé et ferment soluble ne peuvent pas agir de même sur leur matière fermentescible ! d'un autre côté, il n'est pas admissible que l'urée serve d'aliment au ferment organisé, à moins de supposer que ces organismes peuvent utiliser l'acide carbonique et l'ammoniaque, ou l'urée elle-même, pour constituer leurs tissus : mais alors l'équation qui découle de l'expérience ne serait pas vérifiée comme elle l'a été, et les ferments organisés ne seraient pas des êtres fonctionnant à la manière des animaux !

Dans la théorie physiologique, telle que je vous l'ai exposée, la matière fermentescible d'un ferment organisé est une substance organique qui peut lui servir d'aliment !

La fermentation dans ces conditions est un phénomène de nutrition : ce qui suppose l'assimilation et la désassimilation corrélative ! C'est là ce qui résulte de l'étude attentive de la fermentation du sucre par la levûre de bière.

A mon avis, la conversion de l'urée en carbonate d'ammoniaque n'est pas un phénomène comparable à cette dernière fermentation ; c'est un phénomène semblable à celui de la levûre intervertissant le sucre de canne, en dehors d'elle-même, par le moyen de sa zymase, laquelle détermine la fixation de l'eau sur la molécule de ce sucre pour le convertir en glucose ; ou bien encore, semblable à celui par lequel les microzymas des amandes douces, par leur synaptase, opèrent la fixation de l'eau sur l'amygdaline pour la dédoubler en glucose, essence d'amandes amères, et acide cyanhydrique.

Bref, la fermentation de l'urée est le résultat d'une action zymasique, c'est-à-dire purement chimique, et non pas un acte physiologique de nutrition s'accomplissant dans l'être organisé. Les microzymas évoluant sécrètent la zymase qui opère la fixation des éléments de l'eau sur l'urée, absolument comme l'acide sulfurique ou la potasse caustique la déterminent, pour la transformer, en tant qu'amide, en carbonate d'ammoniaque, ainsi que je vous l'ai expliqué tout à l'heure.

Les microzymas urinaires dans l'état physiologique et de santé, dans la vessie, ne sécrètent pas la zymase nécessaire pour fixer les éléments de l'eau sur l'urée, et celle-ci en sort inaltérée. Mais hors de la vessie, dans la nouvelle situation qui leur est faite, ils peuvent changer de fonction et devenir aptes à produire la zymase que l'on appelle ferment soluble de l'urée. En vertu de la loi d'adaptation aux milieux, ils s'accommodent aux circonstances et produisent à l'aide des matériaux ambiants inactifs la zymase transformatrice nécessaire. Voilà pourquoi les microzymas vésicaux aussi bien que ceux de l'air ont besoin de plus ou moins de temps pour commencer la fermentation de l'urine : c'est qu'il faut que la fonction s'acquière ! et nous avons vu qu'on peut l'empêcher de s'établir aussi bien chez ceux de la vessie que de l'air. Mais encore faut-il que les conditions favorables pour cela soient réunies. Rappelez-vous l'expérience II, sur l'urine du jeune homme de 18 ans qui, placée dans les mêmes conditions que les trois autres, n'a pas fermenté ammoniacalement, mais a produit de l'acide acétique et de l'acide benzoïque! Et les auteurs ont noté un grand nombre de cas où l'urine reste acide au contact de l'air!

Tout ce que je viens de vous dire est bien fait pour vous faire comprendre et admettre la notion du changement de fonction. Je vais, en étudiant l'urine et ses microzymas, dans d'autres conditions, donner encore plus de solidité à cette notion. De cette étude résultera la preuve que des microzymas normaux de l'organisme peuvent devenir morbides, acquérir une morbidité transmissible et pouvant la conserver, mais aussi pouvant la perdre. Ce n'est pas d'aujourd'hui que je professe cette doctrine : je l'ai émise, comme ce qui précède, dans un grand nombre de publications antérieures sur lesquelles je vais m'appuyer et m'appuierai dans les Conférences suivantes :

Des ferments de l'urine pathologique et de leur origine. « Rien n'est mieux établi que la putréfaction alcaline de la sécrétion rénale dans le réservoir urinaire. Le mécanisme de cette transformation est parfaitement connu. Sous l'influence d'un ferment développé aux dépens de la matière azotée du mucus, ou de cellules d'épithélium, l'urée s'emparant de quatre molécules d'eau, passe à l'état de carbonate d'ammoniaque.... Cette altération se rencontre chez les sujets atteints de rétention d'urine et de catarrhe vésical ancien, lorsque la substance susceptible de jouer le rôle de ferment est plus abondante. Elle se manifeste de préférence après que le cathétérisme a introduit de l'air dans la vessie, les autres conditions des fermentations étant toujours présentes.... En pareille circonstance, l'urine renferme des vibrions ainsi que des bactéries, etc. » Ainsi s'exprime M. Gubler dans un article du Dictionnaire de Dechambre.

Les médecins ont noté un certain nombre de maladies dans lesquelles l'urine est alcaline dès la vessie. L'alca lescence coïncide toujours avec une altération ou lésion, sans doute corrélative, de quelqu'une des parties de l'appareil urinaire : reins, uretères, vessie ou prostate.

L'urine devient ammoniacale avant la miction :

Dans les cas graves de la maladie de Bright, où les reins sont altérés dans quelqu'une de leurs parties ;

Dans la néphrite aiguë et dans la néphrite chronique ;

Dans les inflammations des bassinets et des uretères ;

Dans les maladies de la moelle où les fonctions de la vessie sont altérées ;

Dans les rétentions d'urine où, à la suite d'un séjour prolongé, l'urine détermine une phlegmasie de la muqueuse vésicale ;

Dans la cystite chronique ;

Dans certains cas particuliers de diathèse.

Or, toutes les fois qu'il m'est arrivé d'examiner de telles urines, aussitôt après la miction, j'y ai trouvé les microzymas augmentés et en grande partie évolués en chapelets de grains (la torulacée dite spécifique), et même en bactéries, mobiles ou immobiles ; quelquefois on y découvre aussi les autres formes que j'ai décrites dans l'urine devenue ammoniacale hors de la vessie.

Un jour, on me remet, pour l'examiner, l'urine d'une jeune femme scrofuleuse, qui avait laissé déposer, dans un flacon de 100^{cc}, une couche de près d'un demi-centimètre d'épaisseur d'une masse blanche formée exclusivement de microzymas, de bactéries de diverses grandeurs, et de toutes les formes intermédiaires entre le microzyma et la bactérie constituée. Il n'y avait pas de maladie autre que la diathèse scrofuleuse, et cette urine récente était déjà alcaline.

Un autre jour, c'était une urine ammoniacale qui venait d'être rendue, près de mon laboratoire; j'y trouve des microzymas libres, des associés en chapelet, et déjà quelques vraies bactéries. J'étudiais en ce temps-là la régression des bactéries. Or, il se trouva que cette urine, abandonnée au contact de l'air, dans une fiole simplement bouchée par un papier, après dix jours, ne contenait plus de bactéries : il n'y avait plus que des microzymas simples ou accouplés en chapelets de grains.

Ces faits, conformes à la théorie du microzyma, ne me

surprirent pas; car, nous avions déjà, M. Estor et moi, appris à reconnaître que, dans l'état pathologique, nos tissus peuvent contenir des bactéries ou les premiers degrés de l'évolution des microzymas. Cela était donc parfaitement naturel, et je ne songeai nullement à publier ces faits parfaitement connus des médecins instruits.

Bien plus tard, M. Pasteur s'occupa aussi de ce sujet, voici à quelle occasion:

MM. Gosselin et A. Robin publiaient en 1874 (1) un travail important *sur l'urine ammoniacale, ses dangers, et les moyens de les prévenir*. Il résultait des expériences des auteurs qu'il y avait bien plus de danger à injecter à des lapins de l'urine ammoniacale dès la vessie, que de l'urine humaine rendue alcaline par une addition de carbonate d'ammoniaque; qu'une solution de carbonate d'ammoniaque pur et, à plus forte raison, que l'urine humaine normale, laquelle à doses plus élevées et prolongées est sans danger. Il est résulté, en outre, des expériences des auteurs, que les phénomènes morbides présentés par les animaux à la suite de l'injection de l'urine humaine additionnée de carbonate d'ammoniaque ne sont pas les mêmes que quand on emploie des solutions de carbonate d'ammoniaque. Ils ont montré enfin que les urines ammoniacales des malades qu'ils traitaient, devenaient acides à la suite de l'administration de l'acide benzoïque à dose convenable, par suite de la formation de l'acide hippurique. M. Pasteur a été très frappé de la communication de MM. Gosselin et A. Robin, et il a aussitôt, sans rien savoir de l'histoire des urines ammoniacales, donné l'explication de leur production dans la vessie. Voici ses paroles: « Il y aurait, a-t-il dit, une grande utilité à rechercher si dans tous les cas, ou dans les cas particuliers, la qualité ammoniacale de l'urine par la présence du carbonate d'ammoniaque n'est pas liée à l'existence d'un ferment organisé, notamment du ferment ammoniacal de l'urine, ou de bactéridies-ferments dont les germes seraient apportés de l'extérieur par le canal de l'urèthre ou par le sang, qui aurait pu lui-même prendre ce germe dans quelque partie du corps, par exemple, par une bles-

(1) Comptes-rendus, t. LXXVIII, p. 42.

sure quelconque, ou communication avec le canal intestinal; enfin ce germe, organisé, vivant, peut être apporté souvent par une sonde ou par un instrument chirurgical... etc. (1). » Dans une discussion qui a eu lieu à l'Académie de médecine sur le même sujet, la *Gazette médicale* rapporte que selon M. Pasteur le canal de l'urèthre constitue, pour les germes, un vaste tunnel par où ils vont se mêler à l'urine. Et, dans un ouvrage récent, un élève de M. Pasteur a raconté toutes les péripéties du voyage de ce germe, qu'il compare à un colon, avant qu'il parvienne *à s'implanter* dans la vessie d'une manière durable! Et c'est là ce que l'on appelle de la science expérimentale!

A l'Académie de médecine, l'opinion émise ainsi fut l'objet de critiques très sérieuses. M. Bouley a fait remarquer que les chirurgiens observent l'urine devenant ammoniacale, quand l'urine séjourne dans la vessie en présence du mucus, du sang, du pus, et il demande si ces liquides altérés peuvent produire la transformation de l'urée en carbonate d'ammoniaque?

M. Blot cita l'urine des femmes en couches qui contracte quelquefois une odeur fortement ammoniacale, par un simple séjour prolongé dans la vessie; et ce savant estime que ce résultat ne peut pas être attribué à l'introduction d'infusoires venus du dehors, mais que, en pareil cas, il est possible que le mucus s'altère et devienne ensuite la cause de la transformation de l'urée.

M. Pasteur, toujours d'après la *Gazette médicale*, soutint que l'urine se comporte dans la vessie comme dans un ballon de verre; elle ne peut, pas plus là qu'ici, devenir ammoniacale par un simple séjour. Dans le corps humain, il n'y a pas d'agent chimique qui puisse donner lieu à la transformation. Des phénomènes putrides en un point quelconque de l'organisme ne suffisent pas : il faut nécessairement, en contact avec l'urine, la présence du ferment spécial de l'urine ammoniacale qui y pénètre par le canal de l'urèthre, etc. Pour lui, toute autre influence est nulle; il n'y a rien dans le corps humain qui puisse la suppléer.

Examinons d'abord la question de la pénétration par le

(1) Comptes-rendus, t. LXXVIII, p. 46.

canal de l'urèthre. Vous le savez, ce canal, dans l'état de repos de l'organe, chez l'homme, est sinueux, et l'extrémité qui communique avec l'air est dirigée en bas. Et j'ajoute que ce canal n'est que virtuel.

Or, M. Pasteur se l'est démontré à lui-même, les germes atmosphériques ne pénètrent pas dans les liqueurs altérables qui sont contenues dans des ballons à col effilé sinueux, dont l'extrémité est tournée en bas, bien que le canal qu'il leur offre ne soit pas virtuel, mais réel. Evidemment, si les germes, qui tendent sans cesse à tomber jusqu'à ce qu'un obstacle les arrête, ne peuvent pas s'élever le long du canal formé par un tube de verre lisse et bien propre, et qui, selon la pittoresque expression de M. Pasteur, vraie ici, constitue pour eux un vaste tunnel, ils pourront encore moins s'élever dans le canal de l'urèthre, lequel est comme s'il n'existait pas, ses parois, ainsi que celles de tous les conduits membraneux, étant nécessairement appliquées en contact parfait, et lubrifiées par un enduit gluant. De plus ce canal, pendant la miction, est périodiquement lavé du dedans au dehors. Loin que des germes y pénètrent alors, nous le savons, il en sort des microzymas, etc. (1).

Les hypothèses de M. Pasteur sont donc sans fondement. Il a raisonné, dans cette circonstance, comme M. U. Gayon, son élève, qui, pour expliquer la fermentation spontanée des œufs brouillés dans la coquille, a supposé que les ferments nécessaires pénètrent de l'air dans l'oviducte, et de là dans l'ovule. La réponse que je pourrais faire serait ici la même que celle que j'ai faite dans une précédente Conférence.

Si donc les germes ne peuvent pas pénétrer par la voie du canal uréthral, comme il est constant que l'urine peut devenir ammoniacale dans la vessie, dans les cas où il n'y a de blessure sur aucune partie du corps, ni de lésion au canal intestinal, il faut chercher la cause ailleurs.

Tenons pour certain et démontré que, normalement, l'urine contient des microzymas pouvant évoluer pour

(1) Je néglige une remarque qui serait puérile partout ailleurs ! Si les germes pénétraient de l'air dans la vessie par le canal de l'urèthre, ils pénétreraient dans toutes les vessies, et l'urine serait dans tous les cas ammoniacale ; dans toutes il y aurait des torulas. Or cela n'est pas : les urines ammoniacales constituent une immense exception !

donner des bactéries et toutes les formes qui précèdent leur développement achevé. Cela posé, il est permis de se demander si la fermentation ammoniacale dans la vessie, ne reconnaîtrait pas une cause interne et naturelle, dépendant d'une déviation fonctionnelle morbide, ou non, des microzymas, se manifestant, dans la cavité cystique, non seulement par la fermentation de l'urée, mais par une évolution histologique déterminée!

Je le répète, toutes les fois que j'ai examiné des urines ammoniacales, aussitôt après la miction, j'y ai trouvé les microzymas plus nombreux que dans l'urine saine, et en grande partie transformés en chapelets (torulas), en bactéries et les autres formes qui précèdent celles-ci. Or, si les germes de l'air ne sont pour rien dans le phénomène de la fermentation ammoniacale cystique, si d'ailleurs on ne rencontre jamais de bactéries dans l'urine saine, où n'existent que peu de microzymas comparativement à ce que l'on en trouve dans l'urine putréfiée, il faut bien admettre que les microzymas générateurs des différentes formes organisées que l'on trouve dans l'urine alcaline dès la vessie, avaient changé en quelque chose, puisque leur fonction chimique avait dévié. Je dis que ces microzymas sont devenus morbides.

Cette notion du changement de fonction, corrélativement à un état pathologique donné, est incontestable si l'on s'en rapporte à l'observation intéressante de M. Musculus, concernant la découverte du ferment soluble de l'urée!

En premier lieu, l'auteur constate que toutes les urines « ne sont pas aptes à fournir du ferment. » Il a confirmé l'observation déjà faite par plusieurs auteurs que certaines urines ne deviennent pas alcalines à l'air. « Il en est, dit M. Musculus, qu'on peut laisser à l'air, en été, pendant plusieurs mois sans qu'elles entrent en fermentation ammoniacale (1). »

Quelles sont donc les urines pouvant fournir le ferment soluble en question? « Les urines les plus riches en ferment sont les urines épaisses, filantes et ammoniacales, rendues par des malades atteints de *catarrhe de la vessie.*

(1) Comptes-rendus, t. LXXXII, p. 333 (1876).

Il ne s'agit donc pas d'une urine quelconque, mais de l'urine qui a séjourné dans une vessie malade, atteinte d'un catarrhe chronique : or, en médecine scientifique, c'est là une affection de la muqueuse vésicale qui succède à une cystite ; de là une sécrétion plus abondante de mucus qui ne constitue qu'un symptôme du catarrhe vésical ; la maladie siégeant dans la muqueuse elle-même, c'est la muqueuse malade qui sécrète le produit pathologique.

Et M. Musculus fait observer que « pour être sûr d'obtenir un ferment énergique, il est bon d'employer ces urines avant que les malades aient pris des médicaments, tels que l'acide benzoïque, la térébenthine, etc., » c'est-à-dire avant que le tissu producteur du mucus ait été modifié, car on ne peut pas imaginer que ces agents thérapeutiques viendront agir sur l'urine elle-même pour la reconstituer non ammoniacale.

Je sais bien que M. Pasteur ne pense pas ainsi; pour lui, les éléments vivants de l'organisme n'ont que des *vertus de transformation que l'ébullition détruit*; leur structure, leur organisation n'ont rien de commun avec les propriétés des ferments; ils ne sont que des masses protoplasmiques douées seulement *des vertus de transformation* qu'il accorde au protoplasma lui-même; bref, selon M. Pasteur, si les germes de l'air n'existaient pas, s'ils n'avaient pas été faits exprès pour nous rendre malades, s'il n'en pénétrait pas dans la vessie pour s'y *implanter en colons*, selon l'ingénieuse expression de M. Duclaux, sa muqueuse se porterait toujours bien, l'urine serait toujours acide, et nous serions toujours bien portants! Mais c'est là ce que les vrais médecins n'admettront jamais ; sans regarder, avec une vieille école, le catarrhe comme une entité morbide, ils admettront qu'une action mécanique, certains agents irritants, une dyscrasie, un refroidissement, etc., pourront rendre malade un tissu, une muqueuse, en déterminer l'inflammation et le fonctionnement morbide ; et si cette irritation se porte sur la vessie, il en résultera une cystite, un fonctionnement pathologique de la muqueuse, qui, après avoir été aigus, deviendront chroniques; il y aura catarrhe vésical et tout le cortège des changements chimiques qui en sont la conséquence; et l'urine, devenue ammoniacale consécutivement, en séjournant dans la vessie, entretiendra l'irritation et empêchera mécaniquement la muqueuse de revenir au fonctionnement physiologique !

Pour obtenir le ferment soluble qui transforme l'urée en carbonate d'ammoniaque, M. Musculus précipite les urines filantes par l'alcool; le précipité obtenu, étant desséché à une douce température et pulvérisé, est repris par l'eau qui dissout la zymase uréique, laquelle peut être reprécipitée par l'alcool. 10 centigr. du nouveau précipité décomposent 20 centigr. d'urée en moins d'une heure. Mais le résidu insoluble dans l'eau, lequel contient des matières minérales abondantes et, selon moi, les microzymas morbides du tissu de la muqueuse, est aussi actif, puisque, malgré l'abondance des matières étrangères, insolubles et inactives, il en faut seulement près du double pour produire le même effet!

Non, les germes de l'air ne sont pour rien en tout cela, et nous pouvons négliger le système préconçu de M. Pasteur, et son ferment spécifique de la fermentation ammoniacale de l'urée.

Oui, je le dis avec confiance : « Lorsque l'urine devient ammoniacale dans la vessie, le phénomène est corrélatif de la lésion ou de l'état morbide de quelque partie de l'appareil urinaire; et le fait que l'urine peut devenir ammoniacale dans la vessie, et que cet état est corrélatif de la présence d'infusoires (*microzymas* en *chapelet*, *bactéries*, *bactéridies*), tend à démontrer qu'il y a lieu de distinguer fonctionnellement les microzymas dans l'état de santé, des microzymas devenus morbides consécutivement à une altération quelconque de l'une des parties de l'appareil urinaire... » par conséquent « les médecins qui ne voudront pas égarer leur diagnostic devront ne pas se préoccuper outre mesure de la forme des infusoires de l'urine, mais porter toute leur attention vers les lésions ou les troubles fonctionnels de leurs sujets (1). »

(1) A. Béchamp, *Sur les microzymas vésicaux comme cause de la fermentation ammoniacale de l'urine*, à propos d'une note de MM. Pasteur et Joubert. Comptes-rendus, t. LXXXIII, pp. 239, 283, 358 (1876).

Et j'ajoute : quels que soient ces troubles, fussent-ils psychiques. C'est ce qui ressortira de ce que je vais encore vous dire.

Il est facile de constater, même dans les cas pathologiques, que la composition de l'urine peut varier considérablement sans que son urée s'altère et sans qu'elle devienne ammoniacale. En voici la preuve.

Dans un cas de maladie de Bright bien constatée, avec diminution des urines, puisqu'on n'en obtint que 640^{cc} dans plusieurs mictions, et qui avaient même été sanguinolentes avant le traitement institué à l'hôpital Saint-Eloi, de Montpellier, j'ai trouvé que les urines, encore légèrement acides, et assez peu colorées, contenaient 6^{gr}, 33 d'albumine par 1000^{cc}; dans cette masse d'albumine, il y en avait $0^{gr},73$ restée soluble après la précipitation par l'alcool. J'ai d'abord cru à une augmentation de la néfrozymase! Eh! bien, cette albumine restée soluble n'était pas la néfrozymase, car l'empois n'en a pas même été fluidifié. Attribuera-t-on la perte de la néfrozymase à l'influence des germes de l'air? Non, mais cela témoigne d'un changement de fonctions des éléments anatomiques! Il est vrai que cette zymase disparaît dans l'urine qui subit la fermentation ammoniacale : mais celle de la maladie de Bright n'avait pas subi ce genre d'altération!

Dans un cas de *paraplégie avec dysurie* datant de quinze mois, chez un homme de quarante-cinq ans, fort, tempérament sanguin, il y a constipation opiniâtre avec urines fortement ammoniacales. Ces urines ne sont pas albumineuses; elles contiennent $0^{gr},42$ de néfrozymase active par litre. Donc l'alcalinité pathologique peut ne pas faire disparaître la néfrozymase, et on ne peut pas accuser les germes atmosphériques de l'avoir détruite, comme lorsque l'urine fermente à l'air!

Chez un autre malade, qui fut pris de douleurs dans les reins à la suite d'un refroidissement, et devint paraplégique après une chute, la miction fut difficile et rare. Au moment où j'examine ses urines, les douleurs dans les reins persistent avec secousses intermittentes dans les jambes. Le malade avait rendu, en vingt-quatre heures, 1510^{cc} d'urines légèrement acides. Elles ne fournissent par litre que $0^{gr},033$ de précipité albumineux se redissolvant dans l'eau, mais ne saccharifiant pas l'empois et ne le fluidifiant pas! La néfrozymase avait disparu (1). Ce malade fut envoyé à Balaruc d'où il revint presque guéri : les urines, analysées de nouveau, contenaient $0^{gr},55$ de néfrozymase par litre, de la vraie néfrozymase active (2).

Je pourrais multiplier ces exemples, je n'ajoute plus qu'une observation. Dans une thèse, concernant l'étude des urines chez les aliénés, M. le docteur Leblond (3) a souvent constaté que ces urines sont alcalines et ammoniacales, sans être filantes, et contenant la quantité normale ou très diminuée de la néfrozymase. Il a même eu l'occasion d'examiner, chez certain aliéné, des urines acides qui contenaient des vibrions au moment de la miction!

Quoi qu'il en soit de ces observations, qui mériteraient d'être étudiées avec soin dans les cliniques, il faut retenir que l'urine normale contient une zymase qui est sans action sur l'urée, et que l'urine pathologique, dans certains cas, en contient une autre qui la décompose. Or, une zymase est toujours le produit de l'activité d'un organisme déterminé : si donc, une urine pathologique contient une zymase d'une certaine fonction, c'est qu'elle a été formée par un organisme capable de la produire ; et si cette zymase peut disparaître dans une urine, c'est que l'organisme qui la produisait ne fonctionne plus, ou fonctionne autrement; toujours physiologiquement, mais suivant un autre mode : le mode pathologique ou morbide, ou le mode de l'état de santé.

Parmi les moyens qui permettent aux germes de pénétrer dans la vessie, vous l'avez vu, M. Pasteur n'a pas manqué d'invoquer ceux qu'une sonde ou un instrument de chirurgie peut y porter. « Que l'opération de la lithotritie soit faite, dit-il, et que, peu de jours après, l'urine devienne ammoniacale, je suis porté à croire qu'il faut en attribuer

(1) Voyez : *Mémoire sur la néfrozymase*, cité plus haut (1865).

(2) Thèse de M. le docteur Leblond, in Thèses de la Faculté de médecine de Montpellier (1865).

(3) Ibid.

la cause exclusive aux sondages ou à l'instrument qui a pénétré dans la vessie. » Et conformément à son système, il ajoute que, s'il était chirurgien, jamais il n'introduirait dans le corps de l'homme un instrument quelconque sans l'avoir fait passer dans l'eau bouillante, et mieux encore dans la flamme tout aussitôt avant l'opération, *et refroidi rapidement*. Oui, cela est dit sérieusement : et l'on ne veut pas convenir qu'un germe peut pénétrer avec l'instrument refroidi par la plaie béante et sanglante, les vaisseaux ouverts! O exagération de l'esprit de système!!

Pour en montrer la fausseté et pour donner à l'ensemble qui précède sa plus haute démonstration, je vais rapporter l'observation d'un malade qui m'est très particulièrement connu, et dont j'ai examiné les urines pendant plusieurs années un grand nombre de fois, et pendant quelque temps jour par jour. Cette observation a été recueillie par M. le professeur Estor, à Montpellier. La voici, telle que je l'ai communiquée à l'Académie des sciences, en 1876, et à l'Académie de médecine, en 1881 (1).

Sur un cas très remarquable de rétention d'urine qui a exigé l'application du cathéter. — Hémorrhagie; complications; guérison. « Au mois d'avril 1871, M***, à la suite d'une journée fatigante, rentre chez lui sans éprouver aucun malaise; le soir, il est surpris de ne pouvoir uriner; mais le besoin n'étant pas très urgent, il pense qu'il peut, sans inconvénient, attendre au lendemain. Au réveil (la nuit avait été bonne et calme), l'impossibilité est la même. Sans se préoccuper d'une circonstance au moins anormale, M*** sort et fait plusieurs courses assez longues; il rentre fatigué et souffrant vers dix heures. La miction, même après avoir pris un bain, est toujours impossible. Pour remédier à un pareil état de choses, la vessie, commençant à se distendre, une sonde métallique est introduite dans le canal de l'urèthre : l'extrémité de l'instrument atteignit à peine la partie moyenne du canal, lorsqu'elle provoqua un spasme assez opiniâtre pour qu'il fût jugé prudent de retirer la sonde. Des applications émollientes furent faites sur l'abdomen et

(1) *Bulletin de l'Académie de médecine*, séance du 31 mai 1881.

le périnée; un bain de siège fut ordonné; rien n'y fit, et vers quatre heures du soir, au moins vingt-six heures après le début des accidents, l'introduction de la sonde fut de nouveau tentée sans plus de succès; mais en retirant la sonde, à peine le canal était-il débarrassé, qu'un écoulement très considérable de sang, une véritable hémorrhagie, eut lieu, à la suite de laquelle le malade urina spontanément et vida à peu près complètement sa vessie. Les jours suivants, la position semblait s'améliorer progressivement. Le dixième ou le douzième jour, cependant, la miction fut plus pénible, plus lente, et le résultat moins complet; le malade éprouvait, sinon une douleur véritable, au moins une certaine sensation de pesanteur au périnée. Plusieurs tentatives d'introduction de sondes (métalliques de gros calibre, n° 3 de Mayor) furent faites, mais elles réveillèrent toujours des spasmes très violents et des hémorrhagies assez considérables. Cependant la vessie ne se vidait pas complètement, et un jour, le quinzième de la maladie, le fond de la vessie se trouvait à trois ou quatre centimètres au-dessus du pubis; des frissons suivis de chaleur se manifestèrent vers midi; ils se répétèrent vers le soir, et il devint indispensable d'évacuer l'urine. Une sonde de Mercier de gros calibre fut introduite malgré la résistance opposée par la prostate, et la vessie fut vidée (1). Aussitôt que l'urine, mêlée de beaucoup de sang, eut été évacuée, les accidents cessèrent, la nuit fut calme. La même sonde fut introduite ensuite régulièrement tous les jours, une fois d'abord, puis deux fois pendant quelque temps; peu à peu tout rentra dans l'ordre, sauf l'obligation pour le malade de se sonder tous les jours, souvent trois ou quatre fois. Cela dura ainsi jusqu'au 17 novembre 1873; ce jour-là, sans cause connue, l'évacuation de l'urine se fit spontanément et il devint désormais inutile de se servir de la sonde. Aujourd'hui, 5 février 1874, la miction continue d'être naturelle. »

Tel est le cas dont j'ai été le témoin assidu. Il me reste à rapporter les observations que j'ai faites sur l'urine de ce malade, pendant près de deux ans et demi, tandis que le

(1) Ce cathétérisme a été pratiqué par M. Courty.

patient se sondait. Je note d'abord qu'elle possédait, pendant les premiers jours, aussitôt après son issue de la vessie, une partie des caractères de l'urine altérée. Je n'insiste pas davantage sur l'état de l'urine à l'époque la plus rapprochée des accidents.

Environ un mois après la première application de la sonde, le malade se sondait lui-même, en se servant de sondes de Lasserre. C'est l'urine ainsi recueillie qui a été examinée pendant plusieurs années.

Le 25 juillet 1871, grande quantité de bactéries de toute grandeur et quelques rares vibrions : globules de mucus normaux; beaucoup de microzymas libres et en chapelet. Urine acide, ne faisant pas effervescence quand on y ajoutait un acide. Volume de l'urine des 24 heures, 1400^{cc}. Urée, par litre, 23^{gr}.

Le 20 septembre 1871, après un mois de séjour à la Preste. Les ferments, sauf les vibrions disparus, comme le 25 juillet. Urine franchement acide.

Le 20 novembre 1871, après un voyage de six semaines. Les ferments sont dans le même état que le 20 septembre. Volume de l'urine des 24 heures, 1150^{cc}. Urée, 22^{gr} par litre.

Plusieurs observations, faites en 1872, sont dans le même sens que celles de 1871.

Le 16 octobre 1873, après un séjour de six semaines à la campagne et de longues promenades. Les bactéries sont superbes, plus de microzymas; les globules du mucus sont très normaux. Volume de l'urine des 24 heures, 1150^{cc}, elle est toujours acide. Urée, par litre, 26^{gr}.

A partir du 20 octobre 1873, l'urine est recueillie dans une fiole propre, dans le but de ramasser beaucoup de bactéries : le dépôt formé est séparé par décantation et accumulé. Il fourmille de bactéries. Nous verrons plus loin ce qu'il en est advenu, et de l'urine où elles étaient conservées.

Depuis le 17 novembre 1873, le patient cesse de se sonder. L'urine, examinée toutes les semaines au moment de la miction, contient toujours une foule de bactéries; elle contient aussi des bactéridies de toute dimension, ainsi que des microzymas qui reparaissent isolés et accouplés. Il en est encore ainsi le 5 février 1874. L'urine est limpide, sauf les premières gouttes, franchement acide, sans odeur particulière : elle contenait 24gr d'urée par litre le 31 janvier précédent.

Revenons aux bactéries conservées dans l'urine : celle-ci, restée sur le dépôt des ferments, depuis le 20 octobre 1873 jusqu'au 5 février 1874, est encore très acide, bien que gardée dans mon laboratoire, dans une fiole non bouchée. L'urée y a été dosée le 3 février : 21gr par litre. Et, chose digne d'attention, *la plupart des bactéries ont disparu ;* ce qui abonde, ce *sont des microzymas libres ou associés.*

J'ai continué cet examen depuis, et en 1876, pour conserver à la science cette intéressante observation, j'ai prié la Société de médecine et de chirurgie de Montpellier de vouloir bien nommer une Commission pour en constater la réalité.

Voici le procès-verbal de cette Commission (1), avec les dessins à l'appui, par M. Bordone, préparateur de M. Estor.

« Le 12 juillet 1876, à deux heures de l'après-midi, la Commission nommée par la Société de médecine et de chirurgie pratiques, dans sa séance du 11 juillet, s'est réunie à la Faculté de médecine dans le laboratoire d'anatomie pathologique et d'histologie de M. le professeur Estor.

» La Commission a examiné successivement : 1° un verre d'urine rendu la veille 11 juillet, vers six heures du soir ; 2° un autre verre d'urine rendu à l'instant même et en présence des membres de la Commission dans les conditions suivantes : un premier jet d'urine a servi à balayer le canal, et ce n'est qu'après qu'on a recueilli l'urine examinée.

» *Examen de l'urine n° 1.* L'urine a une réaction franchement acide ; un dépôt muqueux assez abondant remplit le fond d'un verre éprouvette de dimension moyenne. On puise à l'aide d'une pipette dans le fond du verre quelques

(1) Le texte original est à l'Académie des sciences, depuis 1876.

gouttes de liquide qui sont examinées au microscope (obj. 5, oc. 2, Nachet).

» Dans le champ du microscope, on constate un grand nombre de globules muqueux, de forme normale, quelques cellules d'épithélium ; outre cela, un très grand nombre de bactéries, de granulations moléculaires libres, associées deux à deux, trois à trois, en chapelet ; il y a plusieurs bactéries associées deux à deux, bout à bout.

» *Examen de l'urine*, 2. L'urine a une réaction franchement acide ; au fond du verre, il y a quelques mucosités légères. On prend avec une baguette au centre du verre quelques gouttes de liquide qui sont examinées au microscope (même grossissement).

» Dans le champ du microscope, on constate quelques cellules d'épithélium légèrement déformées ; un nombre assez considérable de bactéries animées d'un léger mouvement, seules ou associées ; des granulations isolées et d'autres en chapelet, par deux ou trois.

» Montpellier, 12 juillet 1876.

» Ont signé : Estor, Hamelin, Espagne, Grasset, Masse.

» La Commission était composée de : MM. Estor, Jaumes, Espagne, Hamelin, Masse et Grasset. »

Un concours de circonstances assez extraordinaires, qui ne se représentera peut-être jamais, m'a permis de compléter cette observation par l'étude minutieuse et attentive de l'état de l'urine de la même personne, antérieur au traumatisme.

Avant l'accident, les microzymas de cette urine étaient normaux, et l'urine se putréfiait aisément quand on l'abandonnait à elle-même. C'est l'urine de cette personne, à l'âge de quarante-neuf ans, qui a fait l'objet de l'expérience I, p. 711, et dont les ferments, après la fermentation ammoniacale, sont décrits p. 712. C'est encore l'urine du même sujet, à cinquante-deux ans, qui a été étudiée dans l'expérience V, p. 713. Les microzymas s'y sont transformés en chapelets de grains ou petite torulacée, et la fermentation ammoniacale, grâce à la créosote, ne s'est pas produite.

Enfin, j'ai pu continuer l'examen de l'urine depuis la

N° 1.

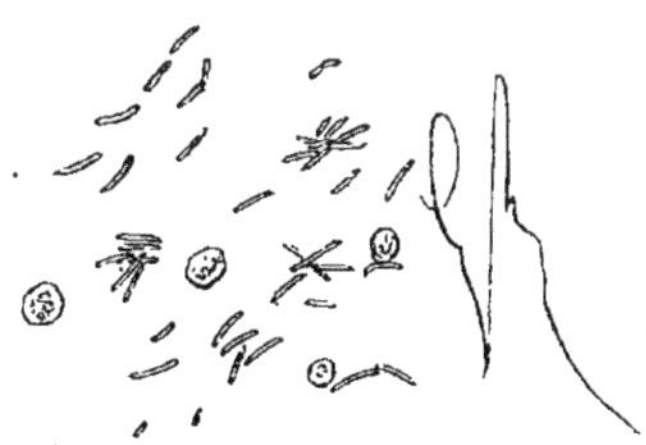

FIG. 1. — Organismes examinés le lendemain de la miction.

N° 2.

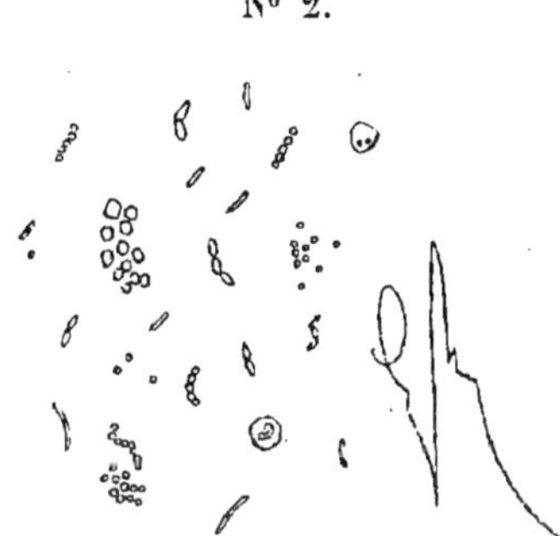

FIG. 2. — Organismes examinés le 12 juillet, au moment de la miction.

N° 3.

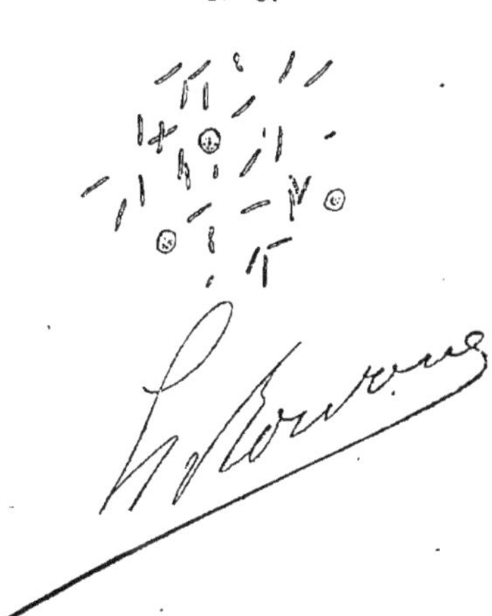

FIG. 3. — Organismes de l'urine, N° 2, examinés de nouveau le 13 juillet : le nombre des bactéries a augmenté ; celui des microzymas a diminué.

rédaction du procès-verbal de 1876. Or, au mois de novembre 1880, il y avait encore des bactéries et des chapelets de grains; mais les microzymas étaient augmentés, comme si, peu à peu, la faculté d'évoluer en bactéries diminuait : l'urine était toujours acide et pouvait être conservée plusieurs jours à l'air sans devenir alcaline (1).

Et il faut que je vous le dise : au début, le malade se sondait trois ou quatre fois par jour; les sondes de Lasserre dont il se servait ne pourraient pas sans de graves inconvénients être plongées dans l'eau bouillante et encore moins être flambées. Et le malade enduisait la sonde avec de l'huile d'olives exposée à l'air. J'ajoute qu'en voyage il n'avait pas toujours le loisir, dans une gare de chemin de fer, au moment du départ du train, de laver sa sonde, de façon qu'elle servait plusieurs fois avant d'être nettoyée.

Vous retiendrez aussi de cette observation, ce qui est visible grâce aux figures 2 et 3 de la page 739, que les microzymas libres et les microzymas associés, observés au moment de la miction, ont tous été trouvés transformés en bactéries le lendemain. Et ces bactéries, dans la même urine exposée à l'air, ont regressé pour redevenir microzymas !

La considération la plus immédiate qui découle de cette observation, c'est que si les germes de l'air étaient la cause unique et nécessaire de la fermentation ammoniacale de l'urine ; si les microzymas, microzymas associés (torulas) et les bactéries qui existent actuellement dans cette urine, y ont été introduits dans la vessie par les cathétérismes de 1871 à la fin de 1873, comment se fait-il que cette urine

(1) Et les choses en sont aujourd'hui, 31 mai 1881, sensiblement au même point qu'au mois de novembre dernier. M. Laborde, dans le laboratoire de physiologie de M. J. Béclard, a bien voulu examiner ces urines, hier, sans savoir ce qu'il y avait à y rechercher. Or M. Laborde a trouvé l'urine acide, la petite torula, des bactéries et des granulations moléculaires, et il m'autorise de le dire à l'Académie. Voilà donc des ferments figurés, morphologiquement semblables à ceux de la fermentation ammoniacale de l'urine, qui se trouvent sans cesse depuis dix ans, dans la vessie, et qui laissent l'urine inaltérée. A quoi cela tient-il? C'est que les bactéries et torulas trouvées dans cette urine, ont pour origine les microzymas d'un organisme sain; on pourrait dire que ce sont des torulas et bactéries traumatiques et non des torulas et bactéries de microzymas morbides, comme celles qui décomposent l'urée dans les cas pathologiques.

soit toujours acide et normale quant à la quantité d'urée? Ce qu'il faut affirmer, c'est que si les sondes ont introduit dans la vessie quelque microzyma atmosphérique, il y a été comme non avenu, et l'origine des bactéries est à la fois toute interne et individuelle au patient.

Quand une urine devient ammoniacale à l'air, ce sont ses propres microzymas et une certaine condition de milieu, qui opèrent la transformation par un changement de fonction, une nouvelle fonction acquise de ces microzymas. Si une urine devient ammoniacale dans la vessie, c'est que la fonction des microzymas cystiques a été déviée et s'est conservée dans les organismes résultant de leur évolution. Mais si, comme c'est le cas de l'observation que j'ai rapportée en détail, des microzymas sains évoluent en bactéries dès la vessie, dans l'urine d'un individu non diathésique, par un traumatisme quelconque, ces torulas ou bactéries n'auront pas d'autre fonction apparente que celle du microzyma non morbide lui-même, l'urée ne sera pas transformée en carbonate d'ammoniaque, et l'urine restera acide.

J'ai insisté très longuement sur cette observation : Je vais résumer dans les conclusions suivantes tout ce qui la concerne et les points principaux de cette étude sur l'urine, pour que les conséquences qui en découlent se présentent avec plus de netteté à votre esprit.

Conclusions concernant les microzymas vésicaux et la fermentation de l'urine : 1° Les germes atmosphériques ne peuvent pas pénétrer dans la vessie par le canal de l'urèthre : c'est anatomiquement impossible!

2° En supposant que, par le cathétérisme, des germes de ferments pénètrent dans la vessie, ils ne sont pas la cause de la fermentation ammoniacale de l'urine;

3° Sans nier, mais en affirmant l'existence des microzymas atmosphériques et leur aptitude à évoluer en bactéries, il est certain qu'ils ne sont pas la cause immédiate de la fermentation ammoniacale de l'urine;

4° Des bactéries peuvent exister dans l'urine, dès la vessie, sans qu'elle y subisse la fermentation ammoniacale;

5° Lorsque l'urine devient ammoniacale dans la vessie, le phénomène est corrélatif de la lésion ou de l'état morbide de quelque partie de l'appareil urinaire, ou d'un état diathésique, etc.;

6° Le fait, que l'urine peut être ammoniacale dans la vessie et que cet état est corrélatif de la présence d'infusoires (bactéries, bactéridies, vibrions, microzymas libres ou en chapelet), tend à démontrer qu'il y a lieu de distinguer fonctionnellement les microzymas dans l'état de santé des microzymas devenus morbides consécutivement à une altération quelconque de l'une des parties de l'appareil urinaire, ou à un état général caractérisé;

7° La zymase qui fait fermenter l'urée est le fruit de l'altération morbide de la fonction des microzymas, car tout ferment soluble est sécrété par quelque chose d'organisé, cellule ou microzyma;

8° Les ferments de la fermentation ammoniacale de l'urine peuvent faire fermenter le sucre et la fécule;

9° Il y a une fermentation acide de l'urine, et les ferments de cette fermentation sont semblables à ceux de la fermentation ammoniacale. Ces ferments agissent aussi sur la fécule ou le sucre de canne;

10° On peut toujours, à l'aide de l'acide phénique ou de la créosote, empêcher l'évolution des microzymas de l'urine normale, et par suite, son altération ammoniacale;

11° Les chirurgiens peuvent, sans crainte, opérer comme par le passé avec les soins de propreté qu'ils ont coutume de prendre. Toutefois, le conseil le plus pratique, tel que cela découle de ces études, c'est d'opérer dans une atmosphère phéniquée et de laver les instruments dans l'eau légèrement créosotée ou phéniquée, autant pour annihiler l'influence des microzymas ambiants que pour empêcher l'évolution des microzymas de l'opéré;

12° Les microzymas vésicaux, comme tous les microzymas, peuvent évoluer et devenir bactéries; mais ces bactéries, par régression, peuvent reproduire les microzymas.

13° Les chirurgiens doivent se préoccuper bien plus des microzymas de leurs opérés, s'ils sont diathésiques, que de l'influence des microzymas de l'air. C'est surtout dans les salles d'hôpital qu'il y a nécessité d'opérer dans une atmosphère créosotée, car là peuvent exister, plus qu'ailleurs, des microzymas morbides.

14° Il est juste de proclamer qu'en 1843, M. Dumas avait eu raison de placer dans le mucus vésical, *qui se convertit en ferment,* la cause prochaine de la fermentation ammoniacale de l'urine. C'était là le fruit d'une merveilleuse intuition, car on n'avait pas même pu soupçonner, alors, que l'organisme recélait dans l'intimité de ses tissus des agents aussi puissants que les microzymas.

TREIZIÈME CONFÉRENCE

Sommaire. — Les microzymas et la maladie. — Propositions démontrées. — Questions réservées. — Influence des mots sur les idées. — Anciennes hypothèses concernant les ferments et les maladies. — Les germes originairement monstrueux selon Bonnet. — Panspermie microbiotique morbifique. — Ferments de maladie de la bière et de l'homme. — Comment les découvertes de M. Pasteur sur les ferments ont été appliquées par ce savant aux maladies des vers à soie. — Maladies des vers à soie. — Le corpuscule vibrant de la pébrine et M. Pasteur. — La maladie à microzymas des vers à soie. — Conférence au Palais Saint-Pierre à Lyon. — Les microzymas du virus vaccin, etc. — Le sang de rate. — Inoculations de bactéries à des végétaux. — Observations. — La croyance aux germes primitivement morbides. — Démonstration de la non existence dans l'air de germes primitivement morbides. — Rapport de M. Gosselin sur les pansements à l'abri des germes de l'air : les bactéries et vibrions sont innocents. — Un membre blessé comparé à un cristal cassé. — La pyogénèse et les bactéries du pus. — Observation de vaste brûlure. — Le bistournage. — Evolution bactérienne dans l'organisme pendant la vie. — Le tubercule pulmonaire. — Transformations des bactéries dans le canal intestinal. — Les amylobacters. — Régression des tissus et des cellules. — Vérité outragée. — Observations importantes de M. Ch. Robin. — Classification des vibrioniens impossible. — Les maladies parasitaires. — Ce qu'en pensent les médecins. — Remarque finale.

Messieurs,

La dernière Conférence a laissé entrevoir la possibilité de fonder une théorie physiologique de la maladie dont la théorie du microzyma serait la base.

Pour y parvenir, je vais d'abord réunir, sous la forme de propositions, les vérités expérimentales que nous avons acquises dans le cours des précédentes Conférences ; j'en tirerai ensuite l'idée maîtresse qui sera le fondement de la pathologie.

Voici ces propositions :

I. Toute matière est minérale par essence, car ses composants sont les corps simples lavoisieriens.

II. La matière organique ne doit pas être définie par son origine, mais par sa composition : elle n'est autre chose qu'une combinaison plus ou moins complexe du carbone.

III. Ce que l'on appelle matière organique ambiante, dans le système hétérogéniste, est quelque chose de plus qu'un composé du carbone, et que de la matière au sens chimique.

IV. Il n'y a pas de génération spontanée. Un mélange, en proportions quelconques, de principes immédiats aussi nombreux qu'on voudra, et de matières minérales nécessaires, toutes les autres conditions que le physiologiste et le chimiste pourront réunir comme les plus favorables étant présentes, ne peut pas de lui-même s'organiser et devenir vivant.

V. Si ce que, dans l'École, on appelle matière vivante non morphologiquement définie, non structurée, douée seulement de propriétés physico-chimiques, *protoplasma*, *blastème*, était ce que l'on dit et pense, tout dans l'organisme vivant, organes, tissus, cellules, microzymas, serait le fruit de la génération spontanée.

VI. Ce que l'on appelle germes, dans l'air, dans l'eau, dans la terre, sont essentiellement des microzymas.

VII. Le lait, le sang, l'urine, tous les tissus contiennent des microzymas.

VIII. Des vibrioniens peuvent se développer, à même les tissus et les humeurs, dans une partie quelconque d'un organisme, animal ou végétal. L'âge a quelque influence sur ce développement.

IX. Les microzymas sont ce qui, par évolution, devient bactérie. Les microzymas ne sont pas des germes au sens embryologique, mais ils sont l'état antérieur du vibrion, de l'amylobacter, de la bactérie, de la bactéridie, etc.

X. Les microzymas sont, personnellement, ce que l'on appelle des ferments.

XI. Les microzymas sont aussi facteurs de cellules.

XII. Les microzymas sont ce par quoi le protoplasma, le blastème, sont doués de la puissance formatrice de l'organisme vivant.

XIII. Le microzyma est l'organisme vivant *per se*. Un organisme, *ab ovo*, est réductible au microzyma.

XIV. Certaines productions naturelles, certains tissus dans les organismes, ne sont formés que de microzymas.

XV. Un organisme, un tissu, une cellule, un vibrionien peuvent, par régression physiologique, être réduits en microzymas.

XVI. De la totale destruction physiologique d'un organisme, il reste les microzymas.

XVII. Ce que l'on appelle germes de l'air, des eaux, de la terre, ne sont essentiellement que les microzymas issus des organes disparus.

XVIII. Les microzymas, dans leur milieu normal, restent identiques à eux-mêmes.

XIX. Les microzymas changent de fonction pendant le développement de l'organisme : ils sont fonctionnellement différents dans les différents centres d'activité, et ils conservent la fonction acquise, quand on les sépare de leur centre.

XX. On ne dit pas, et on ne peut pas dire, qu'un composé chimique, ou un mélange de tels composés, devient malade et meurt.

XXI. N'est susceptible de maladie et de mort que ce qui est organisé et doué de vie.

XXII. Les microzymas étant ce qui est primitivement vivant dans l'être organisé, ce en quoi la vie persiste après la mort; ce sont eux qui peuvent devenir le point de départ de la maladie. Primitivement, des germes de maladie ne peuvent donc pas exister dans l'atmosphère.

XXIII. Les microzymas pouvant changer fonctionnellement, peuvent devenir morbides et transmettre la morbidité acquise; un microzyma morbide peut redevenir sain.

XXIV. La thérapeutique est la science qui recherche les moyens capables de ramener les microzymas morbides au mode fonctionnel normal.

Il importe de retenir que le fait est certain, démontré, vérifié : des bactéries peuvent apparaître, se multiplier, dans une partie détachée d'un animal, sans que l'on puisse invoquer l'intervention d'un germe extérieur pour expliquer leur apparition. C'est là l'expérience fondamentale qu'il ne faut pas perdre de vue et dont dérivent la plupart des propositions que je viens de formuler. Si dès le début de cette Conférence, je vous la rappelle, c'est que, malgré les confirmations de tant de savants, de MM. Servel, Nencki et Tiegel, entre autres, on a intérêt, ailleurs, à n'en pas tenir compte. Vous savez que M. Pasteur admet, sans preuves, que, dans l'état normal, les liquides et les tissus des animaux ne renferment jamais ni germes, ni organismes microscopiques ; ce qui veut dire qu'il n'y existe ni microzymas, *ni germes de bactéries*. Cette négation persévérante a été, cette année même (1882), reproduite par un élève et collaborateur de M. Pasteur, non pas timidement, mais hardiment, comme s'il avait réduit à néant toutes les propositions que je viens de formuler.

Vous savez que mon savant contradicteur est placé très haut dans l'estime publique ; je dis que c'est très justement, à beaucoup d'égards. Ce m'est un motif pour bien exactement peser ce qu'il dit, ce qu'il pense, ce qu'il croit. Il se pourrait qu'aux yeux de plusieurs il ait des motifs sérieux, qu'il ait découvert quelque principe nouveau, pour soutenir avec tant de persistance, depuis quinze ans, que les microzymas sont le fruit de mon imagination, une pure chimère.

Il importe donc grandement, à cause de sa situation éminente, dans l'intérêt même du sujet, de rechercher en quoi M. Pasteur se trompe et si, par hasard, il ne se serait pas laissé abuser par les mots.

Il y a dans les sciences expérimentales, comme en politique, en philosophie et en religion, des objets et des questions auxquelles les hommes sages ne touchent qu'avec la plus grande circonspection et après s'y être longuement préparés par une étude approfondie de tout ce qui peut y avoir rapport. Pour moi, qui ne veux pas même écrire un simple chapitre d'un Traité de pathologie, tant la chose me paraît exiger des études d'un ordre très spécial, je ne me suis décidé qu'en tremblant à aborder un sujet aussi difficile que celui qui consiste à rechercher la cause intime de nos maladies. Pourtant j'avais consacré la plus grande partie de ma carrière, non seulement à l'étude des microzymas et de la structure intime de notre organisme, mais aussi à celle des matières qui, comme les hydrates de carbone et les substances albuminoïdes, sont les principes immédiats plastiques qui servent à l'édification des éléments anatomiques de nos tissus et de nos organes ; principes immédiats et substances dont la prétendue altérabilité spontanée faisait tous les frais de la théorie des fermentations et dont *la voie de continuelle transformation* servait à expliquer la naissance même des tissus dans les protoplasmas.

On peut croire que M. Pasteur était mieux préparé pour aborder résolument la réforme de la pathologie ; pour découvrir la cause, ignorée jusque-là, de nos maladies, et pour se séparer avec éclat de l'Ecole hippocratique. Sans doute, pour se poser ainsi en réformateur, en rénovateur de la science médicale, ses études sur les fermentations lui ont fourni des lumières qui lui ont tout de suite fait découvrir le vrai et concevoir des idées qui étaient restées cachées aux anciens et à ses contemporains ! Serrons de près la question en y mettant beaucoup de précision, même dans les mots.

« L'impossibilité d'isoler la Nomenclature de la Science et la Science de la Nomenclature, dit quelque part Lavoisier, tient à ce que toute science physique est nécessairement formée de trois choses : la série des faits qui constituent la science ; les idées qui les rappellent ; les mots qui les expriment. Le mot doit faire naître l'idée ; l'idée doit peindre le fait : ce sont trois empreintes d'un même cachet ; et comme ce sont les mots qui conservent les idées et qui les transmettent, il en résulte qu'on ne peut perfectionner le langage sans perfectionner la science, ni la science sans le langage, et que quelque certains que fussent les faits, quelque justes que fussent les idées qu'ils auraient fait naître, ils ne transmettraient encore que des impressions fausses, si nous n'avions pas des expressions exactes pour les rendre.... Les langues n'ont pas seulement pour objet d'exprimer par des signes des idées et des images : ce sont, de plus, de véritables méthodes analytiques, à l'aide desquelles nous procédons du connu à l'inconnu (1). »

(1) Lavoisier, Discours préliminaire de son *Traité élémentaire de chimie* et *Mémoire sur la nécessité de réformer et de perfectionner la Nomenclature.*

Ces paroles sont aussi vraies qu'elles sont profondes. Certainement les mots ont une influence souvent excessive sur le développement de nos idées. Les mots qu'emploient les chimistes, depuis Lavoisier, sont l'expression d'idées justes, qui rappellent des faits vrais : voilà pourquoi, depuis un siècle, la chimie progresse avec tant d'assurance en se perfectionnant. Mais si les idées que les mots expriment sont fausses, c'est une preuve que les faits qu'elles rappellent ont été mal observés ou mal interprétés ; et s'il est vrai que les langues constituent de véritables méthodes analytiques, il en résulte que si les données sont insuffisantes ou inexactes, l'analyse ne conduira qu'à des solutions indéterminées, ou à des conclusions fausses.

Les mots de ferment et de fermentation me paraissent, de plus en plus, être de ceux qui n'expriment que des idées fausses ; sans doute parce que les faits qui les ont fait naître, pour certains qu'ils fussent, ont été mal interprétés. Ils ont été formés à une époque où la matière était mal connue, et plus mal l'essence des phénomènes chimiques, surtout l'essence de ceux qui ont trait à la biologie. Ils ont été conservés plus tard, quoique l'on connût mieux l'agent que l'on nommait le ferment et que Lavoisier eût fait connaître, par exemple, la relation qui lie les produits de la fermentation alcoolique au sucre et à la levûre. Ils sont encore employés aujourd'hui, bien que tout le monde admette que le ferment est un être vivant, et la fermentation un phénomène physiologique. C'est que, subissant l'empire des mots, l'on continue de regarder les ferments, leurs fonctions, jusqu'à leur vitalité, comme étant d'ordre particulier et sans analogue.

La conséquence de cet empire des mots sur les idées, c'est que l'histoire se répète : on donne comme un progrès réalisé, ce qui, au fond, n'est qu'imitation.

Jadis, il y a eu des médecins qui transportaient à la pathologie et à la thérapeutique les systèmes chimiques qui étaient reçus de leur temps. Les vrais médecins les appelaient des *chimiatres* et leur doctrine le *chimisme*.

On imagina aussi la théorie des germes morbifiques. M. Ch. Robin a rappelé « que Kircher d'abord, et plus tard Linné, supposèrent que les maladies épidémiques reconnaissent pour cause des germes invisibles qui flottent dans l'atmosphère, pénètrent dans l'organisme, et y produisent des troubles plus ou moins graves en s'y développant d'une vie parasite (1). »

Ch. Bonnet, qui était oviste, conséquent avec son système panspermique, supposait « que le principe de la vie est précisément le principe de la mort, et que ce qui nous fait vivre est réellement ce qui nous fait mourir. » Cependant son système avait un défaut grave : si le germe préexiste dans l'œuf avant la fécondation et que celle-ci ne constitue qu'une circonstance accessoire, une condition extérieure du développement du nouvel être ; « pourquoi, lui demandait-on, les germes qui s'introduisent dans les mâles ne s'y développent-ils point ? » Il répondait que les femelles seules étaient pourvues des moyens propres à les retenir, à les fomenter, et à les faire croître.

Bonnet avait ainsi une infinité de réponses à toutes sortes de difficultés. Son système l'avait obligé de supposer l'existence de germes originairement monstrueux, ce qui avait beaucoup scandalisé Buffon : « Quelques anatomistes, dit celui-ci, préoccupés du système des germes préexistants, ont cru de bonne foi qu'il y avait aussi des germes monstrueux, et que Dieu avait créé ces germes monstrueux dès le commencement ; mais n'est-ce pas ajouter une absurdité ridicule et indigne du Créateur à un système mal conçu ? » Bonnet se contentait de répondre qu' « il ne fallait pas dire, cela est sage, donc Dieu l'a fait ; mais il fallait dire, Dieu l'a fait, donc cela est sage. Or, on ne démontrait point que Dieu eût fait des germes monstrueux (2). »

Mais si Ch. Bonnet a admis l'hypothèse « des germes originairement monstrueux, » je n'ai pas pu m'assurer qu'il eût admis des germes originairement morbifiques. La gloire d'en concevoir l'existence était réservée à M. Pasteur, après Kircher et Linné ; nous verrons aussi, que, comme Bonnet, ce savant a réponse à toute objection que l'on peut faire à son système.

Quoi qu'il en soit, ces systèmes étiologiques ne préva-

(1) *Dictionnaire encyclopédique des sciences médicales*, article *Germes*.

(2) Ch. Bonnet, *Considérations sur les corps organisés.*

lurent pas, et les médecins, en général, continuèrent à placer dans l'organisme même la cause de nos maladies. J'ai passé une grande partie de ma vie dans les Facultés de médecine, et je vous assure qu'aucun de mes maîtres ou de mes collègues n'en a fait le point de départ de son enseignement, tout en ne négligeant aucun élément d'information pour poser un diagnostic éclairé. Cependant ces médecins illustres savaient parfaitement que l'homme et les animaux pouvaient être affligés de maladies parasitaires ; mais ils savaient distinguer la part qui revient au parasite et à l'organisme dans le développement de la maladie parasitaire ; ils ne s'en laissaient pas imposer par les mots et par les apparences.

M. Pasteur ne tient compte ni des travaux, ni des observations, pas plus que des opinions des médecins. Il admet de bonne foi qu'il y a une panspermie microbiotique morbifique, comme il y a une panspermie des ferments : depuis l'origine des choses, cette panspermie dissémine les germes dans l'air, dans les eaux, dans la terre ; dès lors il n'est pas surprenant que des microzymas (M. Pasteur, qui ne les avait pas aperçus et les avait niés ensuite, les a découverts à son tour, mais il les appelle *microbes*, *corpuscules germes*, etc.) existent dans tous ces milieux. Mais ces germes qui nous entourent de toute part, que nous aspirons avec l'air que nous respirons, que nous absorbons avec l'eau et les liquides que nous buvons, avec les aliments que nous prenons, que deviennent-ils? M. Pasteur n'en sait rien, mais il fait une supposition :

« *Ne serait-il pas difficile de comprendre* que les liquides qui circulent dans les organes du corps des animaux, le sang, l'urine, le lait, l'eau de l'amnios (1), etc., pussent recéler des germes d'organismes microscopiques? Combien ne seraient pas nombreuses les occasions où ces germes, s'ils existaient dans les liquides de l'économie, *pourraient se multiplier ?* Vraisemblablement, avec de pareils hôtes, la vie deviendrait promptement impossible ; témoin le cortège des maladies que beaucoup des meilleurs esprits sont portés aujourd'hui à attribuer à des développe-

(1) Il y a ici abus évident : le lait, l'urine, l'eau de l'amnios, ne circulent pas, ne sont pas destinés à circuler.

ments parasitaires de cette nature.... (1) » D'autre part, cependant, il assure qu' « en définitive *on peut conclure* rigoureusement (2) que les liquides de l'économie, le sang et l'urine, par exemple, peuvent donner asile à des ferments divers, au sein même des organes, quand des causes extérieures viennent à faire pénétrer dans ces liquides les germes de ces ferments, et que des maladies plus ou moins graves en sont la conséquence : par contre, *on doit admettre* que dans l'état de santé, le corps des animaux est fermé à l'introduction de ces germes extérieurs. » Au sujet de cette dernière assertion, M. Pasteur, toutefois, reconnaît que des « expériences directes peuvent seules porter la conviction dans les esprits (3). »

On pourrait croire que d'une part, M. Pasteur a prouvé cette impénétrabilité et que des millions de microzymas que les 8.000 litres d'air introduisent journellement dans nos voies respiratoires, aucun ne reste et ne passe outre ; d'autre part, qu'il a directement démontré la pénétration des germes, dans certains cas extraordinaires. Non, aucune de ces preuves n'a été faite. L'impénétrabilité du corps humain aux germes, M. Pasteur a cru la démontrer par son expérience sur le sang ; il crut y trouver la démonstration qu'il n'y avait pas de germes de bactéries dans le sang. Chose étrange, ce qui aurait dû lui faire découvrir les microzymas dans ce liquide est précisément ce qui les lui fait nier ! Reportez-vous à la cinquième Conférence où nous avons étudié l'évolution bactérienne des microzymas sanguins et fibrineux ! C'est donc d'une expérience mal interprétée et non comprise que M. Pasteur conclut qu'il n'y a pas de germes dans le sang, et que l'organisme leur ferme toute entrée. M. Pasteur n'a pas réfléchi que si, dans l'état de santé, le corps des animaux est fermé à l'introduction de ses germes, et qu'ils y pénètrent dans l'état de maladie, c'est donc que la maladie peut se produire sans les germes. Mais négligeons cette manière de contradiction et recherchons

(1) L. Pasteur, *Études sur la bière*, p. 40.

(2) On a vu dans la dernière Conférence que la conclusion n'est pas rigoureuse : M. Pasteur n'a rien démontré à cet égard.

(3) L. Pasteur, *Études sur la bière*, p. 46 (1876).

ce que peut bien être ce que M. Pasteur appelle *maladie* et *développement parasitaire des germes.*

En 1868, M. Davaine, à la suite d'expériences d'inoculations de bactéries à des végétaux, dont je vous parlerai tout à l'heure, s'est écrié : « Est-il nécessaire de faire remarquer la parfaite conformité du résultat de ces expériences avec les observations de M. Pasteur sur les *maladies du vin?* »

Remarquez cette expression : *maladie du vin!* C'est très vrai, dans la langue populaire on dit d'un vin qui *s'altère*, qu'il est *malade.* Il était réservé à M. Pasteur de transporter dans le langage scientifique une manière de parler aussi fausse. Écoutez :

« Toute altération *maladive* dans la qualité de la bière, coïncide avec le développement d'organismes microscopiques étrangers à la nature de la levûre de bière (1). »

« Il y a des *maladies* du moût et de la bière... des ferments de ces *maladies* (2). »

« Les *maladies* du vin, au début de sa fabrication, ne se montrent qu'à l'état latent.... J'appelle *ferments de maladie* tous ceux qui peuvent venir se mêler spontanément, c'est-à-dire sans ensemencement direct, aux ferments alcooliques proprement dits (3). »

« L'expression de *ferments de maladie* est *justifiée* par cette circonstance, que la multiplication de ces ferments s'accompagne de la production de substances acides, putrides, visqueuses, amères, etc., qui impressionnent désagréablement notre palais quand nous buvons de la bière (4). »

M. Pasteur parle même « de l'inégale *résistance* — du vin et de la bière — à contracter des *maladies* (5). » Pour un peu, il y aurait une constitution médicale de la bière !

« Il arrive, dans les années pluvieuses, au moment de la vendange, que les raisins se trouvent plus ou moins chargés de matières terreuses formées surtout de carbonate

(1) L. Pasteur, *Études sur la bière*, p. 19 (1876).
(2) Ibid, p. 19.
(3) Ibid, p. 4.
(4) Ibid, p. 5.
(5) Ibid, p. 2.

de chaux, lequel se dissout dans le vin et sature en partie les acides qu'il contient. Le vin devient alors sujet à *contracter des maladies* (1). »

Mais M. Pasteur, sans doute, s'en est tenu là, et n'a parlé que par images : détrompez-vous, car il a été jusqu'au bout, puisqu'il en est arrivé à écrire ce passage singulier :

« Lorsqu'on voit, dit-il, la bière et le vin éprouver de profondes altérations parce que ces liquides ont donné asile à des organismes microscopiques, qui se sont introduits d'une *manière invisible* et fortuitement dans *leur intérieur*, où ils ont ensuite pullulé, comment n'être pas *obsédé* par la pensée que des faits du même ordre *peuvent* et *doivent* se présenter quelquefois chez l'homme et chez les animaux (1) ? »

Nous avons là un échantillon de la chimiatrie moderne. Selon M. Pasteur, un homme, un animal, est quelque chose comme une outre remplie de matières altérables, pouvant, comme la bière et le vin, donner asile à des organismes microscopiques qui, s'introduisant fortuitement, d'une manière invisible, dans leur intérieur, pour y pulluler, les rendent malades ; de façon que celui qui mangerait ou boirait les matières ainsi *altérées*, c'est-à-dire *malades*, en aurait le palais désagréablement impressionné.

Je n'insiste pas ; mais je ne peux pas m'empêcher de rappeler les remarques de Lavoisier concernant les faits, les idées et les mots. Les idées, que les mots expriment ici, sont fausses, parce que M. Pasteur a mal observé les faits. Ses données sont insuffisantes et inexactes ; voilà pourquoi l'analyse, par la méthode du langage, l'a conduit à une solution indéterminée et à des conclusions erronées. Solution indéterminée, parce qu'il y a vraiment des maladies parasitiques ; conclusion erronée, parce que tout, dans ces Conférences, établit que l'on ne peut pas comparer *l'intérieur d'un animal* à l'intérieur d'un tonneau contenant un mélange de matériaux divers appelés moût, vin, ou bière. Mais, la chose est si importante qu'il faut que je vous

(1) *Études sur la bière*, p. 2.

(2) Ibid, p. 42.

fasse encore plus distinctement apercevoir le paralogisme de M. Pasteur.

Puisque ce savant appelle *maladie*, les altérations de la bière par les ferments organisés, c'est-à-dire par les organismes microscopiques, il faudra donc appeler *maladie de l'eau sucrée*, les transformations que les moisissures nées des germes de l'air lui font subir. Il faudra considérer comme une *autre maladie*, la transformation de la même eau sucrée dans la fermentation alcoolique par la levûre de bière; etc., etc. Bref, toute fermentation par organisme microscopique, sera *la maladie de la matière fermentescible.*

Au fond, M. Pasteur ne nomme *maladies*, les fermentations par organismes microscopiques que les matériaux de la bière peuvent subir, et ne leur compare les maladies chez les animaux, que parce que dans les animaux il ne voit que de la matière douée de propriétés physico-chimiques comme dans la bière.

Tout cela est horriblement faux: et il convient de s'en tenir à la proposition que j'ai formulée: *N'est susceptible de maladie que ce qui est organisé et doué de vie.*

Poursuivons. Conséquent avec ses idées, M. Pasteur a fini par admettre une panspermie morbifique pour les animaux comme pour la bière, le vin, etc. Il croit sérieusement qu'il y a des germes (1) producteurs de telle ou telle maladie comme de telle ou telle fermentation. Au commencement, un génie malfaisant aurait répandu partout les germes des ferments de la peste, du choléra, de la fièvre jaune, de la variole, de la fièvre puerpérale, de la maladie charbonneuse, de la morve, que dis-je: de la syphilis et de toutes les maladies épidémiques et contagieuses! Sans ces germes préexistants, ces maladies n'existeraient pas. Et n'allez pas croire que j'exagère en vous présentant le système étiologique de M. Pasteur sous cette forme absolue. C'est sa pensée même: ces maladies sont parasitaires et

(1) Voir, dans le *Dictionnaire encyclopédique des sciences médicales*, article *Germes*, de très intéressantes remarques de M. Ch. Robin où ce savant fait voir tout le vague qu'il y a dans l'esprit de M. Pasteur, au sujet du mot *germe*.

bien d'autres: les furoncles, l'ostéomyélite, la phthisie, la tuberculose, par exemple ; il y aurait même un microbe pyogénique! En conséquence se trouve niée toute spontanéité morbide ; s'il n'a pas dit que sans les germes morbifiques nous ne serions jamais malades, M. Pasteur a approuvé ce qu'en a dit un célèbre physicien dont je vous ai exposé les idées physiologiques : M. John Tyndall s'est exprimé comme ceci au sujet du système de M. Pasteur :

« Pour la première fois, a-t-il dit, dans l'histoire de la Science, nous avons le droit de nourrir l'espérance sûre et certaine que, relativement aux maladies épidémiques, la médecine sera bientôt délivrée de l'empirisme et placée sur des bases scientifiques réelles ; quand ce grand jour viendra, l'humanité, dans mon opinion, saura reconnaître que c'est à vous que sera due la plus large part de sa gratitude. John Tyndall (1). »

M. Pasteur a lu cette lettre avec la plus vive satisfaction ; il a déclaré partager complètement les vues que M. Tyndall avait exposées dans son Mémoire relatif à l'étiologie des maladies contagieuses, et il remercie l'auteur d'avoir rappelé une déclaration de ses *Études sur les maladies des vers à soie* que voici : « Il est au pouvoir de l'homme de faire disparaître de la surface du globe les maladies parasitaires, si, comme c'est ma conviction, la doctrine de la génération spontanée est une chimère (2). » Voilà exprimée, la propre pensée de M. Pasteur. Or, toutes les maladies épidémiques, contagieuses et beaucoup d'autres, sont parasitaires dans le système des germes morbifiques préexistants. L'homme et les animaux, sans ces germes, ne seraient jamais atteints par ces maladies ; les imprudences, la malpropreté, l'encombrement, l'intempérance, la mauvaise nourriture, l'inconduite, etc., sans les germes préexistants, auraient été sans danger, sans influence sur la santé !

Buffon, que l'hypothèse des germes originairement monstrueux scandalisait, qu'aurait-il pu penser de ces autres hypothèses tout aussi gratuites et dépourvues de démonstrations vraiment scientifiques ? Oui, la doctrine de la géné-

(1) *In Études sur la bière*, par L. Pasteur, p. 382

(2) Ibid. p. 383

ration spontanée est une chimère! Mais que dire de la doctrine des germes morbifiques préexistants? Il n'est pas douteux que cette doctrine singulière prévaut dans quelques esprits qui ne vont pas au fond des choses, même parmi les médecins. Et M. Pasteur, qui la considère comme un progrès, ne manque pas de répéter qu'elle découle de ses recherches sur les fermentations : « C'est un insigne honneur pour mes recherches, dit-il, qu'elles soient considérées, par les auteurs mêmes de ces progrès, comme la source à laquelle ils ont puisé leurs premières inspirations (1). »

Il y a donc un très grand intérêt à remonter à la source des idées de M. Pasteur, et à découvrir comment il a d'abord lui-même appliqué ses recherches.

Après les discussions sur les générations spontanées et les conséquences qui en ont découlé, M. Pasteur, comme moi, tout naturellement, a pensé que les germes atmosphériques pouvaient, en pénétrant dans les corps des animaux, y produire des désordres. Raspail n'avait-il pas, longtemps auparavant, fondé une médecine et une thérapeutique parasitaires? Il ne s'agit donc pas de ce que M. Pasteur ou moi pensions au début de nos recherches, mais bien de l'application que faisait M. Pasteur des idées que ses propres recherches lui ont inspirées.

Nous voici en 1865, et il s'agit des maladies des vers à soie. Nous nous sommes trouvés là en présence, une fois de plus, M. Pasteur et moi. L'histoire de notre rencontre est des plus instructives.

Les vers à soie étaient atteints d'une maladie terrible, la *pébrine;* je supposais que la maladie était parasitaire, et pour tarir la fécondité du germe du parasite microscopique dans l'atmosphère et dans le ver, je commençais mes études en élevant les vers à soie, dès l'éclosion des œufs, dans une enceinte où je répandais des vapeurs de créosote ou d'acide phénique. Je fis de mes observations l'objet d'une Communication à la Société centrale d'agriculture de l'Hérault le 6 juin 1865. Or, le 9 juin, dans un rapport au Sénat de l'Empire, M. Dumas disait: « La maladie du ver s'observe à toutes les phases de sa vie : œuf, ver, chrysalide,

(1) L. Pasteur, *Études sur la bière*, p. 41.

papillon ; elle peut se manifester dans tous les organes. D'où vient la maladie ? On l'ignore. Comment s'inocule-t-elle ? On ne le sait.... Les études auxquelles on s'est livré depuis quelques années en France et en Allemagne ont jeté un jour inattendu sur la génération des parasites, souvent microscopiques, qui vivent aux dépens des animaux peu volumineux. Leur transmission d'un être à l'autre, par des œufs ou spores d'une ténuité extrême et d'une diffusion prodigieuse, a été constatée. On a mis hors de doute que des maladies, mortelles pour l'homme, les animaux et les plantes, n'avaient souvent pas d'autre cause, ni d'autre origine. »

M. Davaine, en effet, avait déjà fait connaître ses recherches sur la maladie dite *sang de rate*, dans laquelle il avait observé la bactéridie charbonneuse. Plusieurs savants avaient reconnu, dans la *pébrine* des vers à soie, celle des maladies qui occasionnait le plus de ravages, la présence de corpuscules microscopiques de forme ovale, animés d'un mouvement d'oscillation qui leur avait fait donner le nom de *corpuscules oscillants* ou *vibrants ;* on les nommait aussi *corpuscules de Cornalia*, du nom de l'un des savants qui les avait le plus observés.

Sur la nature et l'origine du corpuscule les opinions étaient partagées. Pour les uns, ils étaient des éléments organiques du ver à soie qui se développaient surtout au moment de la métamorphose en chrysalide ; pour d'autres, des cristaux ; pour M. Guérin-Méneville, des hématozoaires, c'est-à-dire des animalcules vivant dans le sang ; pour M. Morren, des vibrions ou quelque chose d'analogue ; pour M. Lebert, des végétaux microscopiques, etc. Les plus osés pensaient que le corpuscule était le produit de la maladie dont il serait le signe pathognomonique.

Après ma Communication à la Société d'agriculture, « je voulus essayer sur la pébrine et sur les corpuscules vibrants, la théorie que mes recherches sur les fermentations ont développée. Je me convainquis de plus en plus que le corpuscule est un parasite végétal, un ferment plus ou moins analogue à ceux que j'étudiais depuis dix ans (1). » Dès

(1) A. Béchamp, *Sur la maladie actuelle des vers à soie*, etc. *Messager du Midi*. 1866.

le mois de juin 1866, je m'exprimais formellement en ces termes, dans une Note à l'Académie des sciences :

« J'admets que la maladie des vers à soie est parasitaire. La *pébrine*, selon moi, attaque d'abord le vêr par le dehors, et c'est de l'air que viennent les germes du parasite. La maladie, en un mot, n'est pas primitivement constitutionnelle (1). »

M. Pasteur, chargé d'une mission officielle, alla, en 1865, dans le Midi pour étudier la maladie sur les lieux. Il en revint avec une conviction bien arrêtée qu'il formula dans un Mémoire qui a été publié au mois de septembre de la même année. Que trouvons-nous dans ce Mémoire? Sans doute, l'application de ses études sur les générations spontanées et sur les ferments? Ecoutez.

Sur *la cause de la maladie*, M. Pasteur dit: « Si l'on réunissait dans un même lieu une foule d'enfants nés de parents malades de la phthisie pulmonaire, ils grandiraient plus ou moins maladifs, mais ne montreraient qu'à des degrés et à des âges divers les tubercules pulmonaires, signe certain de leur mauvaise constitution. *Les choses se passent à peu près de même pour les vers à soie* (2). »

Sur *la nature du corpuscule vibrant :* « J'aurais désiré, dit M. Pasteur, pouvoir traiter ici de la nature des corpuscules; mais ce sujet mérite des observations plus étendues que celles que j'ai pu faire. Cependant je me hasarde à dire que mon opinion présente est que les *corpuscules ne sont ni des animaux ni des végétaux*, mais des corps plus ou moins analogues aux *granulations des cellules cancéreuses*. Au point de vue d'une classification méthodique, ils doivent être *rangés plutôt à côté des globules du pus, ou des globules du sang*, ou bien encore *des granules d'amidon* qu'AUPRÈS DES INFUSOIRES OU DES MOISISSURES (3). »

C'est clair; ce n'est pas là que M. Pasteur s'est inspiré de ses propres recherches. Mais il n'avait pas eu le temps

(1) A. Béchamp, *Sur l'innocuité des vapeurs de créosote dans les éducations des vers à soie.* Comptes rendus, t. LXII p. 1341 (Juin 1866).

(2) L. Pasteur, *Observations sur les maladies des vers à soie.* Comptes rendus, t. LXI p. 510 (Septembre 1865).

(3) Ibid. p. 511.

de s'instruire, voilà pourquoi il rapproche les corpuscules et les granulations des cellules cancéreuses, des globules du pus, des globules du sang, et ceux-ci des granules d'amidon. Evidemment M. Pasteur n'avait pas étudié l'histologie. Mais voici qu'une année se passe; il a étudié toute une campagne d'éducations de vers à soie.

Le 23 juillet 1866, M. Pasteur fait une nouvelle communication à l'Académie (1), de laquelle il résulte que son opinion n'a pas varié; écoutez encore :

« On serait bien tenté de croire, dit-il, quand on songe surtout que les corpuscules ressemblent beaucoup à des spores de mucédinées, qu'un parasite analogue à la muscardine a envahi les chambrées, et que telle est la source du mal. CE SERAIT UNE ERREUR (2). »

M. Pasteur avait pu recueillir dans les chambrées deux litres d'une poussière « tellement chargée de corpuscules, que la plus petite parcelle délayée dans une goutte d'eau en montre par milliers dans le champ du microscope. » Et le savant chimiste, montrant cette poussière à l'Académie, ajoute qu'il la « *regarde toujours* comme une production qui n'est ni végétale ni animale, INCAPABLE DE REPRODUCTION, et qu'il faudrait ranger dans la catégorie de ces corps réguliers de forme que la physiologie distingue depuis quelques années par le nom d'*organites*, tels que les globules du sang, les globules du pus, etc. (3). » Les granules d'amidon n'y sont plus compris, sans doute, mais c'est égal, ce n'est toujours pas là que M. Pasteur s'est inspiré de ses propres recherches. Enfin, pour conclure, M. Pasteur dit : « Je ne saurais mieux faire comprendre la manière dont je me représente la maladie des vers à soie, qu'en la comparant aux effets de la phthisie pulmonaire.... (4) » Et dans les conclusions de son Mémoire il répète :

« Mes observations de cette année m'ont fortifié dans l'opinion que ces organites (les corpuscules vibrants) ne sont ni des animalcules ni des végétaux cryptogamiques (5); » et ajoute :

(1) L. Pasteur, *Nouvelles études sur les maladies des vers à soie.* Comptes rendus, t. LXIII p. 126

(2) Ibid. p. 134. (3) Ibid. p. 134. (4) Ibid. p. 137. (5) Ibid. p. 141.

« Il m'a paru que c'est principalement le tissu cellulaire de tous les organes qui se transforme en corpuscules ou qui les produit (1). »

La seule chose que M. Pasteur se soit proposé de tenter sur le corpuscule vibrant, c'est l'analyse élémentaire; mais quant à essayer d'appliquer les théories de la fermentation, il n'y a pas même songé. Or, au moment où M. Pasteur publiait son nouveau Mémoire, je terminais des expériences démontrant que le corpuscule vibrant n'était pas quelque chose d'analogue ni au globule du pus ou du sang, ni à la matière du tubercule pulmonaire ou des granulations des cellules cancéreuses, encore moins à la fécule; mais qu'il intervertit le sucre de canne à la manière de la levûre; qu'il est imputrescible, insoluble dans la potasse, bref qu'il est une production végétale (2).

Au même moment, M. Balbiani, de son côté, combattait en histologiste la manière de voir de M. Pasteur, et disait : « Les corpuscules que l'on observe dans la maladie décrite sous le nom de pébrine, chez les vers à soie, ne sont pas des éléments anatomiques provenant de l'altération des parties fluides ou solides de leur économie, mais bien des *Psorospermies*, c'est-à-dire des espèces végétales parasitiques (3). »

Et, pour donner à ma démonstration, tirée de la théorie de la fermentation, toute sa signification, je fis voir que le corpuscule vibrant, non seulement intervertissait le sucre de canne, mais le faisait fermenter pour produire de l'alcool et de l'acide acétique, sans changer de forme (4). Je démontrais enfin que le corpuscule vibrant était formé ou contenait une substance, plus ou moins analogue à la cellulose, que l'acide sulfurique peut saccharifier.

J'avais aussi, conformément à ma méthode, étudié la multiplication du corpuscule de Cornalia dans le ver, et dans des conditions semblables à celles des microzymas. Il est

(1) Comptes rendus, t. LXIII. p. 141.
(2) Ibid. pp. 311, 391.
(3) Ibid. p. 388.
(4) Ibid. t. LXIV. p. 231.

nécessaire que je vous en dise un mot, car la méthode a largement été appliquée par la suite. Pour démontrer que cet organisme peut se multiplier dans la matière morte des vers à soie comme les microzymas dans un cadavre ou dans les infusions animales, j'avais pris trois chrysalides peu infectées de corpuscules, et les avais écrasées dans environ 15^cc d'eau. Une goutte du magma ne laissait voir que trois à quatre corpuscules, en moyenne, par champ. Huit jours après, le mélange était, d'acide, devenu alcalin et infect, les corpuscules avaient énormément pullulé. Le magma des chrysalides écrasées étant délayé de six fois son volume d'eau, on peut compter quinze à vingt corpuscules par champ; en ajoutant de l'eau jusqu'à rendre le volume vingt-cinq fois plus grand, on peut compter six à huit corpuscules par champ du microscope (1); etc. Et cette étude me conduisit à découvrir le mode de multiplication du corpuscule. Je communiquais, avec dessins à l'appui, ma démonstration à l'Académie (2). Je terminais ma communication par ces mots : « Ainsi se trouverait complétée la théorie parasitaire de la pébrine pour le triomphe de laquelle je combats depuis bientôt deux ans. J'ose espérer que la priorité de l'idée et des expériences qui la démontrent ne me sera pas contestée. »

Il y avait dans la même Note l'application de la créosote à l'étude de la multiplication du corpuscule. Je disais : « Le corpuscule se multiplie dans les infusions des cadavres des chrysalides, des papillons et des vers, et, chose digne d'attention, la créosote s'oppose à cette multiplication ! »

Il se trouva que j'avais eu raison de craindre. M. Pasteur découvrit tout à coup que la maladie était parasitaire, que le corpuscule vibrant était le parasite, et qu'il se développait comme je l'avais dit. J'ai réclamé; mais il est inutile de vous entretenir de ces nouveaux démêlés avec M. Pasteur : ils ne sont pas les derniers.

Voilà, comment une première fois M. Pasteur a appliqué

(1) Comptes rendus, t. LXIII. p. 392.

(2) Faits pour servir à l'histoire de la maladie parasitaire des vers à soie appelée *pébrine* et spécialement du développement du corpuscule vibrant. Comptes-rendus, t. LXIV. p. 873. 29 avril 1867.

ses recherches sur les fermentations. Nous allons voir comment il les a appliquées une seconde fois.

Pendant que j'étudiais la pébrine, j'en vins à faire une observation d'un autre ordre que j'ai communiquée à l'Académie dans la séance même où je signalais la conversion de M. Pasteur. Il s'agissait de la maladie que les sériciculteurs appelaient *la flacherie*, maladie des *morts-flats*, des *petits*, etc. Je démontrais que cette fois les parasites n'étaient autres que les microzymas. Je décrivis enfin la *maladie microzymateuse* ou à *microzymas* des vers à soie. A peine mes recherches étaient-elles publiées, que M. Pasteur découvrait, lui aussi, que la flacherie était une maladie particulière que *le premier* il caractérisait (1). Dans le débat qui s'en est suivi, M. Pasteur s'est montré toujours semblable à lui-même. Je note seulement que c'est à partir de ce moment qu'il se souvient de ses propres recherches, qu'il les applique, et que, définitivement pour lui, il n'y a plus que des maladies parasitaires. C'est aussi le moment où je distingue les maladies qui sont parasitaires de celles qui ne le sont pas, bien qu'on découvre des organismes microscopiques, microzymas ou vibrioniens, dans le sang et dans les organes des animaux malades.

Je ne vous dirai rien, ou à peu près rien, des préliminaires de la découverte de la maladie des *morts-flats* et des *restés-petits*, lesquels sont les morts-flats des premiers âges de la chenille du *Bombyx mori*; mais je vais avec quelques détails vous décrire les caractères de la flacherie, car c'est dans cette étude que j'ai été amené à compléter la théorie du microzyma.

En 1867, j'avais suivi une éducation de vers à soie chez M. de Latour du Villard, à La Calmette (Gard). Dans une chambrée qui jusque-là avait bien marché, les vers, au moment de monter à la bruyère, c'est-à-dire de faire leur cocon, mouraient presque tous de la *flacherie*. Un très grand nombre de ces vers se trouvèrent exempts de corpuscules vibrants; mais ils recélaient anormalement des myriades de microzymas. J'ai profité de l'occasion pour exa-

(1) On trouvera aux pièces justificatives et dans la préface, tout ce qui concerne ce débat.

miner aussi les chrysalides, les papillons, et les œufs des papillons qui avaient pu vivre jusqu'à la ponte. Or, en faisant éclore des œufs de papillons microzymateux, j'ai obtenu des vers *restant-petits* à tous les âges, mourant morts-flats au moment de la montée et qui, lorsqu'ils parvenaient à filer leur cocon, à se chrysalider, à sortir papillon de leur cocon, à s'accoupler et à pondre, se trouvaient encore microzymateux et pondaient des œufs qui l'étaient également. La maladie à microzymas peut se compliquer de la maladie à corpuscules vibrants : alors le mal est à son comble; de pareils vers n'arrivent presque jamais à coconner. La relation de la cause à l'effet me parut évidente.

Mais vous allez me demander comment je distinguais les microzymas normaux des microzymas morbides. Le problème s'est posé pour moi lorsque je me suis demandé comment on peut reconnaître la graine à microzymas morbides, c'est-à-dire les microzymas de la flacherie (1).

Caractères de la graine microzymateuse. Dans la graine ou œuf du ver à soie, dans l'état sain, le microscope ne révèle que les globules vitellins normaux, les globules graisseux et les microzymas normaux, plus ou moins abondants. Dans les œufs des papillons pébrinés, le corpuscule vibrant s'ajoute à ces formes. Dans les œufs qui donnaient inévitablement des morts-flats, j'avais cru reconnaître que les sphérules vitellines étaient moins nombreuses, que les microzymas y abondaient au contraire d'une façon extraordinaire, de telle sorte que, toutes choses étant égales d'ailleurs, le champ du microscope en était littéralement couvert. Mais les microzymas sont normalement nécessaires dans le vitellus, et peuvent y être si abondants qu'on n'aperçoive plus les globules vitellins, ainsi que nous l'avons vu pour l'œuf de poule. Mais je m'aperçus bientôt que les microzymas des œufs, provenant de chambrées où avait sévi la flacherie, n'étaient plus normaux; ils avaient quelque

(1) Il faut se souvenir que les microzymas du vitellus de poule sont solubles dans la potasse au dixième, et dans l'acide acétique, ou bien deviennent invisibles au microscope; mais que les microzymas qui évoluent pour devenir bactéries sont insolubles dans ces dissolvants.

tendance à évoluer. C'est le fait de cette évolution que je voulus mettre hors de doute avant de donner à la flacherie le nom de *maladie à microzymas*. Indépendamment de leur nombre prodigieux, je vis nettement, en me servant d'un très fort grossissement (obj. 7, oc. 1 de Nachet), que les microzymas morbides sont presque toujours associés ou *accouplés deux à deux;* ainsi associés, on les voit se mouvoir et tournoyer sur eux-mêmes avec vélocité ; il peut même se rencontrer des microzymas en chapelets de trois, quatre, cinq grains, et même davantage. Enfin il arrive souvent que l'on distingue nettement des microzymas qui s'allongent pour devenir bactéries. Or, tandis que la matière des graines saines, granulations et sphérules vitellines, disparaît quand on la traite par la potasse caustique au 10e, les microzymas morbides, évolués ou non, résistent et se retrouvent aussi nombreux qu'auparavant. Si l'on était gêné par les globules graisseux, un peu d'éther les faisait disparaître, respectant les microzymas (1).

Je le répète, les œufs microzymateux, ainsi caractérisés, produisirent des morts-flats, et les papillons des vers qui purent faire leur cocon et pondre, furent trouvés microzymateux aussi bien que leurs œufs.

Il est sans intérêt en ce moment d'insister davantage sur mes autres observations, concernant la flacherie, mais je dois vous convaincre que dès lors j'avais compris toute l'étendue de la théorie du microzyma. Rappelant les faits essentiels de cette théorie, et ceux concernant la maladie des morts-flats, je disais : « Certes, si ces choses, que l'on n'a pas encore aperçues, étaient irrévocablement démontrées, qui oserait soutenir qu'elles n'aboutiraient pas *à une transformation de la physiologie et de la pathologie* (2). »

(1) A. Béchamp, *Sur l'existence de parasites particuliers sur et dans certains vers à soie malades : les restés-petits*. Comptes rendus, t. LXIV, p. 1044 (1867).

Sur la nature de la maladie des vers dits restés-petits. Ibid., p. 1185.

Sur la maladie à microzymas des vers à soie. Comptes rendus, t. LXVI, p. 1160 (1868).

(2) La maladie microzymateuse des vers à soie et les granulations moléculaires. Comptes rendus, t. LXVII, p. 443.

Voir aussi : *Des caractères histologiques de la grasserie des vers à soie*, par M. J. Béchamp, In *Revue des sciences naturelles* de Dubrueil.

Les faits que j'avais observés touchant la flacherie ont été confirmés par M. Pasteur; mais un autre événement important survenait à l'époque où je publiais les Notes dont je viens de vous présenter l'analyse. On ne savait rien sur la cause de la virulence du vaccin. M. Chauveau, professeur à l'École vétérinaire de Lyon, venait de s'en occuper et avait fini par se rattacher à l'hypothèse de la *catalyse* pour l'expliquer! Or, en 1867, je suis invité, par une Société d'Enseignement, à faire une Conférence à Lyon. Je choisis pour sujet « les fermentations. » La Conférence fut faite au Palais Saint-Pierre devant un très grand et très intelligent auditoire. Le lendemain, M. Glénard, directeur de l'École de médecine, me fit l'honneur de me demander d'exposer mes idées aux élèves de son École. Plusieurs professeurs assistaient à cette leçon. C'est dans ces deux Conférences que je parlais pour la première fois en public de la théorie du microzyma; j'en fis entrevoir les conséquences les plus éloignées : c'est ainsi que je signalais les granulations moléculaires du vaccin et du pus syphilitique comme étant la cause probable de la virulence. M. Chauveau assistait à la Conférence du Palais Saint-Pierre.

Dès le commencement de l'année 1868, M. Chauveau publiait sa découverte que l'activité du virus vaccin résidait non dans le plasma de la sérosité vaccinale purulente, mais dans les parties figurées, dans les granulations moléculaires. Le savant médecin étendit ensuite ses observations : voici le résumé des trois Notes publiées par lui sur les virus vaccinal, varioleux, et de la morve :

« Pas plus que dans la vaccine et la variole, le sérum des humeurs virulentes n'est doué, dans l'affection morveuse, de l'activité spécifique qui constitue la virulence. *Cette activité réside exclusivement dans les organites ou corpuscules élémentaires en suspension dans ces humeurs* (1). »

(1) A. Chauveau. *Nature du virus vaccin. Détermination expérimentale des éléments qui constituent le principe actif de la sérosité vaccinale virulente. — Nouvelle démonstration de l'inactivité du plasma de la sérosité vaccinale virulente. — Nature des virus. Détermination expérimentale des*

M. Pasteur assistait à la séance de l'Académie dans laquelle fut communiquée la seconde Note de M. Chauveau. Il admit parfaitement que les *corpuscules élémentaires* du savant vétérinaire fussent vivants, et conseilla à l'auteur de voir s'ils étaient *aérobies* ou *anaérobies*. Pour ma part, j'ai adressé alors une Note à l'Académie des sciences, dans laquelle je faisais ressortir en quoi la découverte de M. Chauveau découlait de mes recherches (1).

Il est très curieux de savoir aujourd'hui ce que le même savant pensait, environ un an avant ma Conférence de Lyon, sur la cause de la virulence vaccinale en particulier. Il disait : « Dans l'état présent de nos connaissances, il est impossible d'être scientifiquement fixé sur la nature des éléments virulents auxquels est dû actuellement le développement de la vaccine. Sont-ce des êtres réels, protozoaires ou protophytes, ou même de simples organites spéciaux? *C'est plus que douteux!* Toutes les probabilités se trouvent plutôt du côté de l'idée appliquée à *tous les virus*, d'après laquelle l'action virulente s'expliquerait par une sorte de *catalyse animale* (2).... »

Ainsi, d'une part, M. Pasteur n'a commencé à voir clair dans ses études sur les maladies des vers à soie et, d'autre part, M. Chauveau dans ses recherches sur la cause de la virulence, qu'en imitant et confirmant mes observations.

éléments qui constituent le principe virulent dans le pus varioleux et le pus morveux. Comptes rendus, t. LXVI, pp. 289; 317; 359 (Février 1868).

(1) Comptes rendus, t. LXVI, p. 366 : «... l'expérience de M. Chauveau sur les granulations moléculaires du virus vaccin, disais-je, rentre tout à fait dans les miennes.... »

(2) A. Chauveau. *Des conditions qui président au développement de la vaccine dite primitive.* Comptes rendus, t. LXIII, p. 573.

M. Chauveau n'a pas dit à quelle source il avait puisé les nouvelles inspirations qui lui ont fait découvrir que la virulence ne s'explique pas par la catalyse. Cependant tous ceux qui sont au courant des idées, savent très bien que la théorie du microzyma a été le guide qui l'a conduit au but qu'il a atteint en suivant docilement les indications puisées au Palais Saint-Pierre. M. Ch. Robin, (article *Germes*, *Dictionnaire encyclopédique des sciences médicales*), s'exprime comme ceci : « Sans dire comment naissent ou pénètrent dans les cellules mêmes des tissus et des humeurs ces corpuscules figurés isolables, *agents de la virulence*, M. Chauveau, imitant M. Béchamp, les considère comme représentés par les *granulations intra-cellulaires*, et, quand ces granulations sont libres, elles procèdent des cellules. »

Et il n'est pas sans importance de rappeler ici que c'est précisément en 1866 que je publiais ma Note sur les microzymas de la craie, c'est-à-dire au plus fort du débat sur la pébrine.

M. Pasteur a donc regardé comme *constitutionnelle* la pébrine que je lui avais désignée comme *parasitaire ;* il regardera au contraire comme *parasitaire* la maladie à microzymas des vers à soie, au moment où je cesserai de la regarder du même point de vue, et il finira par regarder comme parasitiques beaucoup de celles qui ne le sont pas.

Revenons maintenant un moment en arrière.

Rayer et Davaine, en 1850, ayant examiné la maladie appelée *sang de rate*, *maladie charbonneuse*, qui est propre aux bêtes à laine et à cornes, trouvèrent dans le sang des animaux qui en sont atteints, des *productions filiformes*, auxquelles ils n'attribuèrent aucune signification.

On savait, d'ailleurs, que le *sang de rate* est inoculable ; que, transmis entre animaux de même espèce, il produit toujours le sang de rate, mais pas autre chose ; que les hommes qui manient ces animaux sont sujets à la pustule maligne, mais non pas au sang de rate ; qu'en prenant sur l'homme du pus de la pustule maligne pour l'inoculer aux animaux sujets au sang de rate, on ne leur communique pas la pustule maligne, mais le sang de rate ! On a donc admis que la même cause pouvait transmettre à des êtres différents, des maladies différentes, dont les manifestations dépendent, plus ou moins, de l'organisation des êtres inoculés !

Après les discussions sur les générations spontanées, Davaine se souvint de l'observation qu'il avait faite avec Rayer. Il découvrit alors que les productions filiformes du sang de rate sont des bactéries d'une espèce particulière, qu'il nomma *bactéridie*, et qu'on nomme aujourd'hui *bactéridie charbonneuse !* Les nouvelles recherches de Davaine sont du plus haut intérêt. Commencées vers 1863, il les poursuivit avec persévérance. Je vous en reparlerai. Mais pour pouvoir les interpréter, ainsi que beaucoup d'autres dont elles ont été le point de départ, il faut bien connaître sa manière de considérer l'organisme vivant. Et pour procéder du simple au composé, je vais vous citer quelques expériences qu'il avait tentées sur les végétaux.

Inoculations de bactéries à des végétaux. Dans la troisième Conférence, à propos de l'évolution bactérienne des microzymas végétaux, je vous ai déjà parlé des expériences de Davaine, afin de vous faire comprendre que ce savant médecin ne tenait aucun compte de ce qu'il y a de structuré dans un végétal, n'y voyant que des milieux. Il écrivait ceci : « Les êtres vivants offrent dans leur organisme des milieux variés, qui pourraient être envahis par les vibrioniens s'ils n'étaient préservés par un épiderme protecteur ou par d'autres moyens... mais on conçoit, ajoute Davaine, qu'une espèce de ces petits êtres introduite artificiellement dans l'un de ces milieux vivants, et qui s'y propagerait, serait accessible à nos moyens d'investigation. Ainsi l'on pourrait étudier, soit les modifications qu'ils éprouveraient par leur transport d'un milieu dans un autre.... C'est au moins ce qu'il est permis d'inférer de l'observation des bactéridies charbonneuses qui, à l'exclusion de toute autre espèce, se multiplient dans le sang des mammifères herbivores lorsque leurs germes ont été déposés dans ce liquide. » Et Davaine, conformément à ces vues, a essayé d'inoculer d'autres espèces de vibrioniens à des végétaux.

Pour faire ses inoculations, il empruntait les petites bactéries de $0^{mm},005$, agitées d'un mouvement très rapide, plus ou moins semblables au *Bacterium termo*, qui peuvent exister dans certaines substances végétales réduites en putrilage. Il s'arrangeait pour que les infusoires inoculés fussent retenus dans la plaie. Voici ce que Davaine observa.

1° Inoculées à l'*Opuntia cylindrica*, à l'*Aloe translucens*, etc., les petites bactéries, dit-il, « se propagèrent en conservant leurs caractères primitifs. »

2° « Chez l'*Aloe variegata* elles donnèrent naissance à des filaments qui atteignaient jusqu'à 0^{mm}, 03 et qui étaient divisés en deux, trois ou quatre segments. »

3° « Les longs filaments (de la précédente expérience) inoculés à l'*Aloe spiralis* produisirent des corpuscules infiniment plus petits, qui s'offraient, aux plus forts grossissements, sous l'apparence d'une très fine poussière. »

4° « Enfin, ces bactéries longues ou courtes, inoculées aux plantes précédemment citées, reprirent leurs caractères primitifs, à savoir ceux du *Bacterium termo.* »

5° « Ces transports alternatifs sur des plantes diverses ont été opérés un grand nombre de fois avec des résultats semblables (1). »

Davaine a bien été étonné de récolter autre chose que ce qu'il avait semé, mais au lieu de se demander si le végétal inoculé n'était pas actif dans les inoculations, il s'en prend à la classification des bactéries : « Si l'on considère, dit-il, cette espèce de bactérie (*Bacterium termo*) dans les divers milieux où *elle se propage*, et si l'on veut lui donner sa place dans le genre auquel elle appartient, on verra *qu'elle peut être rapportée indifféremment aux diverses espèces de ce genre*, c'est-à-dire du genre *Bacterium*, qu'elle *pourrait même être classée dans le genre Vibrio*. On doit conclure de là que la division du genre *Bacterium* admise aujourd'hui, et même celle du genre *Vibrio*, sont purement arbitraires. »

Oui, certes, la classification est insuffisante et, vous venez de le voir, Davaine est arrivé à la même conclusion que moi par une autre voie; il est troublé de ce qu'il ne voit pas se reproduire la bactérie qu'il a inoculée! C'est qu'il n'a pas su que la gelée seule, sans aucune inoculation, suffisait pour faire apparaître, après le dégel, des bactéries dans un végétal; c'est qu'il ne savait pas qu'une bactérie, un vibrion, un amylobacter et d'autres formes ne sont que ce qu'un microzyma donné peut devenir.

Nous savons maintenant pourquoi Davaine n'a pas été éclairé par ses très intéressantes expériences. C'est que, avec tout le monde, il ne voyait rien de primitivement vivant et d'organisé dans un végétal ou dans un animal : il y voyait bien des organes et des tissus, mais, comme M. Pasteur, il n'y considérait que de la matière douée de propriétés physico-chimiques ne contenant rien pouvant donner naissance aux vibrioniens! Comment faut-il donc interpréter les résultats obtenus des inoculations? Dans la théorie du microzyma, la bactérie inoculée ne se multiplie

(1) C. Davaine, *Recherches physiologiques et pathologiques sur les bactéries*. Comptes rendus, t. LXVI p. 499 (1868).

pas; mais par son introduction dans la blessure faite au végétal, elle détermine un changement de milieu au point inoculé, et c'est grâce à ce changement que les microzymas propres du végétal évoluent pour donner des bactéries, chacun selon son espèce; mais par suite de ce changement, la bactérie étrangère subit la loi de la régression et peut redevenir microzyma pour évoluer ensuite sous une autre forme. Et n'allez pas croire que c'est là une explication forgée après coup. En publiant mes expériences sur les bactéries des plantes congelées, je disais :

« Les microzymas normaux des végétaux, comme ceux des animaux, peuvent évoluer en bactéries ; et puisque dans un même végétal plusieurs formes, si ce n'est plusieurs espèces de ces bactéries, peuvent apparaître, je pense que l'on doit y voir la démonstration qu'il peut exister plusieurs sortes de microzymas dans un même végétal.

» Dans les expériences où l'on inocule des bactéries aux végétaux, il est probable que ces bactéries ne se multiplient pas : elles ne font que provoquer un changement de milieu, qui devient favorable à l'évolution en bactéries des microzymas normaux : de là vient l'apparente pullulation de la bactérie inoculée.

» Il en est de même de l'inoculation des bactéries aux animaux, ou de l'injection d'une substance en putréfaction dans le sang : on provoque ainsi une dyscrasie favorable à l'évolution des microzymas propres à l'animal en bactéries, et les désordres qui en sont la conséquence. »

Je ne peux pas citer toutes les expériences d'inoculation qui ont été faites depuis Davaine, ni les confirmations, inconscientes, il est vrai, dont la théorie du microzyma a été l'objet, même en pathologie, de la part de plusieurs observateurs. Mais il est nécessaire de faire remarquer que ces confirmations ont été faites sous l'empire de l'hypothèse commune qu'il n'y a rien de primitivement structuré, doué de vitalité indépendante dans un organisme vivant; et que les auteurs, invariablement, s'imaginent que les micro-organismes qu'ils découvrent dans les maladies sont des parasites qui ont pour origine des germes venus du dehors, qui existaient primitivement dans l'air, conformément à une opinion ancienne reprise à son compte par M. Pasteur! Ils ne savent pas, ou ne veulent pas reconnaître, tant les préjugés sont enracinés, que, sous certaines influences, dues à des modifications de milieu opérées par des causes purement physiques ou physiologiques, les microzymas peuvent proliférer dans un organisme, avec ou sans évolution bactérienne, mais en changeant de fonction et pouvant devenir morbides.

La croyance aux germes *primitivement morbides des airs, des eaux et des lieux*, comme aurait parlé Hippocrate, est devenue presque superstitieuse. Récemment (1882) un savant, M. Klebs, décrivait un appareil de cuisine destiné à préserver le lait des germes de bactéries, sans se douter que ce liquide en est rempli; il s'imaginait, de cette façon, empêcher la diarrhée infantile de se produire; s'imaginant que les bactéries qu'on trouve dans les selles des petits malades n'avaient pas d'autre origine que les bactéries du lait provenant de l'air. On s'imagine d'ailleurs que la moindre fissure suffit pour qu'un animal devienne la proie de ces germes morbides.

Je vous ai déjà désabusés à l'égard des germes primitivement morbides de l'air; mais il faut que, par des preuves certaines, fondées sur des expériences en grand, vous soyez convaincus que toutes les assertions des auteurs sont purement imaginaires.

L'air, normalement, *ne contient pas de germes morbides.* En fait, on n'a pu produire aucune expérience directe, établissant qu'un germe pris dans l'air a communiqué une maladie. Nous avons pu prouver qu'une matière fermentescible, préparée convenablement, entrait en fermentation d'une espèce voulue, quand on l'exposait à l'air. Et cela se comprend aisément, si l'on réfléchit que les germes de l'air recèlent des microzymas, des conidies, des spores d'une infinité d'organismes détruits. Or, dans un mélange fermentescible donné, ne se développent que ceux à qui ce mélange convient : les autres restent stériles. Mais l'organisme, qui s'est développé dans le mélange qui a fermenté, nous pouvons l'isoler, l'étudier et le cultiver; nous pouvons le faire agir sur telle matière qu'il nous plaît et constater l'unicité ou la multiplicité de ses fonctions ! Ce sont là des faits non douteux ; a-t-on fait le même travail pour les maladies ? Non, et tout prouve que l'on ne le peut pas.

Pour démontrer qu'un germe de l'air est cause de maladie, il faut quatre choses : 1° Introduire ce germe, pris loin de la terre, dans un organisme, et l'y retrouver multiplié ; 2° l'isoler de l'organisme malade, l'étudier ainsi isolé, et prouver qu'il est lui-même ou une forme de son évolution ; 3° après l'avoir isolé, l'inoculer de nouveau à l'animal, et prouver qu'il s'y multiplie encore en reproduisant la même maladie ; 4° démontrer que sous son influence les microzymas propres de l'organisme malade sont restés indifférents. Or, rien de cela n'a été fait ; toutes les fois que des micro-organismes morbides ont été inoculés à un animal donné, on les a pris à un animal déjà malade, et, comme pour le charbon, la maladie produite n'a pas été la même chez le mouton et chez l'homme.

Je vais vous prouver, maintenant, que d'énormes plaies peuvent rester impunément au contact de l'air, sans que ses germes absorbés produisent des maladies analogues à celles qu'on leur attribue gratuitement.

A. *L'air dans les opérations chirurgicales.* Je ne vous dirai plus rien des urines ammoniacales ; je vous ai assez entretenus de ce sujet ; nous savons que les germes de l'air n'y sont pour rien ; voyons quelle est leur part et celle des bactéries ou des vibrions dans les grandes opérations chirurgicales.

M. A. Guérin, dans un travail concernant *le rôle pathogénique des ferments dans les maladies chirurgicales et une nouvelle méthode de traitement des amputés*, a décrit « un mode de pansement qui consiste dans l'application sur la plaie et sur le membre, à une certaine distance au-dessus de cette dernière, d'une couche très épaisse de ouate maintenue par une bande fortement serrée. » L'auteur s'était proposé pour but de retenir, par la couche épaisse de coton, les germes de l'air et d'empêcher toute fermentation à la surface de la plaie, et s'opposer ainsi à la production des agents putrides dont l'absorption occasionnerait l'infection purulente. » Et l'auteur croyait avoir réussi, car à l'appui de sa manière de voir il donnait comme preuve, d'abord les faits tirés de ses observations et des expériences de M. Pasteur. Quelques chirurgiens ayant infirmé les conclusions de M. A. Guérin, celui-ci écrivit ceci : « Je repousse les résultats annoncés par les médecins qui prétendent que la ouate n'empêche pas les vibrions de se produire dans le pus. »

En 1875, M. Gosselin (1), au nom d'une Commission dont M. Pasteur faisait partie, lisait à l'Académie des sciences un Rapport sur le travail de M. A. Guérin. Il résulte de ce Rapport que M. Pasteur « a eu l'occasion d'examiner le pus trouvé au fond des appareils ouatés après 20 à 24 jours d'application, en avril 1874, avec M. A. Guérin, et il n'a trouvé *ni vibrions ni bactéries.* » Mais M. Gosselin, dans trois cas, a trouvé dans le pus *des corps mouvants en grand nombre ;* et, une autre fois, en présence de deux membres de la Commission, dont M. Pasteur; « *nous avons tous,* dit M. Gosselin, *constaté la présence de vibrions et de bactéries.* »

Mais peut-être que ces quatre opérés, grâce *aux ferments,* étaient sous le coup de l'infection purulente ; détrompez-vous, car, dit M. Gosselin : « J'ajoute que, sur ces quatre malades, les plaies, au moment où l'on a enlevé le bandage, présentaient un aspect favorable; qu'aucun d'eux, malgré la présence des vibrions et des bactéries, n'a eu ni la putridité du pus, ni l'infection purulente, et que leurs plaies se sont cicatrisées très régulièrement. »

Comment donc M. Pasteur et M. A. Guérin n'ont-ils pas aperçu les microzymas qui se *trouvent nécessairement* dans le pus, soit seuls, isolés ou accouplés, même dans les cas où n'y existent certainement pas de bactéries ni de vibrions? M. Gosselin va nous le dire : L'illustre chirurgien fait remarquer que, pour découvrir les corps mouvants, vibrions et bactéries, que ni M. Pasteur ni M. Guérin ne voyaient, il faut des grossissements de 500 et 600 diamètres ou même de la lentille à immersion qui va à 1300 et 1400. Ces grossissements sont nécessaires, en effet, pour apercevoir distinctement des objets de $0^{mm},001$ à $0^{mm},0006$, que M. Gosselin

(1) Comptes rendus, t. LXXX, p. 81 (1875).

a vus. Notons, en passant, qu'en 1874, M. Pasteur n'avait pas encore su distinguer le microzyma du pus; il a mis à profit la leçon de M. Gosselin, et plus tard, il découvrira ce microzyma associé en 8, mais il l'appellera *microbe pyogénique*, lui croyant une fonction spéciale dans une spécificité particulière.

« Mais que penser enfin du rôle des ferments, qui a été la préoccupation principale de M. A. Guérin? » M. Gosselin ne veut pas le nier ; il accepte qu'il est bon d'en préserver les plaies si la chose est réalisable, mais il conclut que les ferments n'agissent pas d'une façon nuisible sur toutes les matières organisées; et en grand chirurgien qu'il est, il prend en haute considération l'altération qui donne aux tissus et aux liquides exposés à l'air une *inflammation traumatique intense*. Dans le pansement ouaté, les avantages peuvent résulter de la suppression des germes de l'air, mais surtout de la compression qui diminue l'afflux du sang vers les vaisseaux de la plaie, de la chaleur uniforme qu'il entretient, de l'immobilité qu'il procure à la région malade, toutes influences qui modèrent l'inflammation, etc.

M. Pasteur a fait, sur le Rapport de M. Gosselin, de très longues remarques qui méritent d'être lues, quand on veut se faire une idée de la façon dont le savant chimiste comprend l'organisation et la guérison d'une plaie ; c'est le commentaire le plus accentué de son idée de la maladie (1).

(1) Voici le résumé des remarques de M. Pasteur : il se demande ce qui arriverait si une plaie était maintenue, dès le début, entourée d'air pur, privé de germes; il est porté à croire que la guérison serait nécessaire, parce que rien ne gènerait le travail de réparation etc. » Mais quelle est la théorie de cette réparation ? « Selon moi, dit M. Pasteur, on ne saurait mieux comparer la blessure d'un membre et la réparation qui est le signe et le complément de la guérison, qu'à ce qui se passe lorsqu'on *blesse un cristal*, et qu'on replace ensuite ce cristal dans une eau-mère, c'est-à-dire dans son *liquide nutritif*.... Le cristal blessé se reconstitue dans son intégrité première... le travail de nutrition sur la *blessure* est incomparablement plus marqué que sur les autres points de la surface dont la forme extérieure n'est pas altérée..... Des faits tout semblables n'ont-ils pas lieu à la surface d'un *membre blessé* : le travail de la vie, *la nutrition en ce point* ne sont-ils pas beaucoup plus actifs que partout ailleurs? La seule différence entre *la réparation des membres d'un cristal blessé* et la réparation à la surface du corps de l'animal, consiste en ce que, pour ce dernier, *la nutrition vient de l'intérieur à l'extérieur*, tandis que pour le cristal elle

M. Pasteur, après avoir comparé la cassure d'un cristal (il dit blessure) à la blessure d'un membre, dit avec justesse : « La condition de la guérison de l'animal blessé est que la nutrition à la surface de la blessure puisse avoir lieu dans les meilleures conditions possibles, » ce qui est incontestable, et pour cela « qu'on éloignera plus ou moins complètement les organismes microscopiques dans les liquides de la surface de la plaie..., » ce qui est impossible, puisque les liquides en question en contiennent nécessairement, sans quoi ils ne proviendraient pas de ce qui est vivant.

M. Pasteur a parlé là comme un homme qui ne sait pas ce que c'est que l'histologie. Un *cristal blessé !* un *cristal qui guérit;* un *cristal qui se nourrit*; *un cristal qui a des membres!!* Quel abus des mots ! Tout cela est de même espèce que l'arbre de Diane de M. Tyndall, qui a des branches, du feuillage. Ah ! que Lavoisier avait raison ! N'allez pas parler à ces savants de *cellules vivantes*, *de microzymas* : ils vous rieraient au nez. « Le plus grand déréglement de l'esprit est de croire les choses parce qu'on veut qu'elles soient, » a dit M. Pasteur en ses observations sur le Rapport de M. Gosselin ! Mais à qui l'appliquer cet apophtegme, si ce n'est au savant qui nous veut faire croire que la maladie dans l'homme est comparable à la *maladie de la bière*, et la *cassure d'un cristal*, l'identique de la blessure d'un membre !

Mon intention n'est pas de vous exposer les travaux des plus savants chirurgiens sur le pus, et la théorie de sa formation. Je laisse de côté ce que les anciens ont observé ou pensé, mais M. Pasteur fait vraiment trop bon marché des travaux de savants tels que Küss, Virchow, Robin, Cohnheim qui tous ont appliqué la méthode expérimentale pour expliquer son apparition dans les plaies ; quelle que soit la théorie, tous font procéder le pus de l'organisme lui-même, sans invoquer rien d'étranger. Ce qu'il y a d'incontestable cependant, c'est que tous ces savants ont négligé

vient de l'extérieur. » Et M. Pasteur assure, avec beaucoup de bon sens, que : « on ne le replacerait pas dans un *milieu nutritif approprié* qu'il resterait blessé et sans guérison possible ! » Quelle physiologie et quelles idées de la vie!!

les microzymas comme ils avaient négligé les granulations moléculaires en histogénie générale. Or, quoi qu'on fasse, on trouvera toujours des microzymas dans le pus; ils pourront ne pas changer de forme, ils pourront évoluer et produire des microzymas associés, des vibrions ou des bactéries, et la guérison des plaies n'en pas moins bien marcher, ainsi que cela résulte du Rapport de M. Gosselin et de tous les chirurgiens qui ont su observer. Dans une thèse remarquable, M. E. Baltus a examiné toutes les théories proposées; enfin il a recherché quel était le rôle des microzymas dans la pyogénèse (1).

M. Baltus a constaté tout d'abord qu'il y a constamment dans le pus des microzymas semblables à ceux qui existent dans les diverses humeurs, et il a observé qu'ils étaient personnellement des ferments. Ce fait constaté, il a cherché quelle était leur part dans le mécanisme de la pyogénèse. De nombreuses expériences faites sur le mésentère et la cornée de la grenouille l'ont amené à rejeter la théorie de M. Cohnheim, fruit d'une erreur optique, pour lui substituer la notion du microzyma facteur de leucocytes. Or, l'observation clinique est d'accord avec l'expérimentation pour montrer qu'au début de la formation du pus, les microzymas contenus dans les cellules ou répandus dans les espaces intercellulaires, se tassent et s'enrobent de membranes, qui les entourent par petits îlots. Ces noyaux ou globulins servent de point d'appel à de nouveaux microzymas qui sécrètent aussi une membrane autour d'eux; enfin la prolifération continue à l'intérieur du leucocyte ainsi formé et devenu granuleux. Et on serait dans l'erreur en considérant cette formule comme une simple vue de l'esprit. Soit qu'on examine avec attention les tissus enflammés dans les conditions expérimentales dont je vous ai parlé, soit qu'on se borne à l'étude des plaies en surface, particulièrement à l'état de bourgeonnement, on reconnaîtra aisément la succession phénoménale que la plupart des observateurs, Lebert et M. Follin, entre autres, avaient déjà signalée, mais sans en pénétrer la nature, faute d'idée directrice. Et il est

(1) E. Baltus, *Théorie du microzyma. Étude théorique et pratique de la pyogénèse.* In Thèses de Montpellier 1874.

très digne d'attention que les pansements faits avec l'eau fortement phéniquée ne suppriment pas les microzymas dans le pus, ni le plus souvent les microzymas associés et quelquefois les bactéries : or si ces microzymas avaient pour point de départ les germes de l'air, on ne les trouverait pas dans le pus.

Encore une fois, il n'y a pas de pus sans microzymas : Si M. Pasteur ne les a pas vus, c'est qu'il n'a pas su les voir ; et si j'ai autant insisté sur ce point, c'est parce que l'on peut aussi bien juger un système d'après ce que son auteur en affirme que par ce qu'il néglige. Avant tout, M. Pasteur aurait dû s'assurer que l'organisme ne peut pas fournir ce qu'il croit nécessairement provenir de l'atmosphère.

Quand il y a infection purulente, ce ne sont donc pas les germes de l'air qui sont les coupables ; mais l'évolution morbide, toujours possible, des microzymas de l'organisme de l'opéré, soit qu'ils évoluent ou n'évoluent pas.

Il est donc démontré que d'énormes plaies béantes, comme les plaies d'amputation, peuvent être exposées à l'air sans danger de mort et de maladie proprement dite : pourtant c'est bien dans ces conditions que les germes auraient beau jeu.

Considérez aussi ces autres grandes opérations où d'énormes surfaces sont exposées au contact de l'air, les vaisseaux béants, comme dans l'ovariotomie, les ablations de l'utérus, etc.

Et les pauvres femmes affectées de fistules vésico-vaginales ! n'y aurait-il pas là des causes fréquentes où l'urine deviendrait ammoniacale, si vraiment les germes de l'air étaient les agents de cette fermentation dans la vessie? etc., etc.

B. *L'air et l'eau dans les brûlures.* Combien de fois ne serions-nous pas exposés à l'envahissement des germes morbides si ceux de l'atmosphère et de l'eau étaient ce que pense M. Pasteur? Je ne peux pas m'empêcher de reproduire ici une observation de brûlure que j'ai prié M. le professeur Baltus de rédiger pour vous la communiquer.

Cas de brûlure grave. — Alphonsine S., deux ans, quatre mois.

Le 1er décembre 1881, l'enfant fait une chute dans une cuve de lessive bouillante; il en résulte une immense brûlure occupant la partie supérieure des cuisses, le bassin et le dos entier.

Appelé aussitôt, je trouve l'enfant dans de violentes convulsions qui ne tardent pas à céder par une immersion de plusieurs heures dans l'eau tiède. Pendant la durée du bain, on donne du bromure de potassium, et le soir venu, on enveloppe toutes les parties lésées dans le liniment oléo-calcaire et la ouate.

Les immersions sont répétées pendant quelques jours encore, devant les menaces de convulsions, puis abandonnées définitivement. L'état général est assez satisfaisant, il existe pourtant en permanence un petit mouvement fébrile.

Dès les premiers jours de janvier, la peau a recouvert la majeure partie des surfaces dénudées; il reste seulement à la partie postérieure du tronc, et à droite, une plaie d'environ quinze centimètres de hauteur sur huit centimètres de largeur, bourgeonnant avec exubérance et nécessitant des cautérisations journalières au nitrate d'argent.

Le 15 *janvier*, en pleine épidémie, l'enfant présente une varioloïde bien caractérisée. Les boutons occupent la face, le tronc et les membres. Au tronc, on les rencontre partout, sans excepter les points recouverts par l'épithélium de nouvelle formation, encore rose et extrêmement mince. Fièvre modérée ; pas de modifications sensibles de la plaie.

Le 17, affaissement subit des bourgeons; la plaie est recouverte d'une sorte de voile pulpeux, semblable à une gelée. L'état général est bon, l'appétit satisfaisant. On cautérise au nitrate d'argent.

Le 20, les bourgeons reprennent leur développement exubérant; mais les jours suivants, le liseré épithélial ne fait aucun progrès.

On change les modes de pansement, on substitue au liniment oléo-calcaire, le cérat, le styrax, etc. Rien n'y fait, on recouvre la plaie de bandelettes de diachylum, imbriquées les unes sur les autres, on laisse en place pendant cinq ou six jours; pendant deux semaines environ, on continue avec patience ce mode de traitement; c'est en vain, et l'on ne gagne absolument rien.

Les parents de l'enfant sont, l'un lymphatique, l'autre scrofuleux manifestement. Bien que l'enfant ait toujours joui d'une très bonne santé et ne présente aucun des attributs de cette dernière diathèse, je prescris des sorties quotidiennes, par quelque temps qu'il fasse, du vin de Malaga et du sirop d'iodure de fer (trois cuillerées à soupe par jour).

On fait tous les jours un pansement plat au cérat. Peu à peu, et sous l'influence du traitement général principalement, le liseré cicatriciel fait des progrès; ces derniers, quoique très lents, sont néanmoins sensibles, et la cicatrisation totale est obtenue définitivement dans les derniers jours de mars.

Certes, la pauvre enfant, sujet de cette observation, était dans les conditions les plus favorables à l'envahissement des germes morbides ; la longue durée du traitement, l'étendue de la lésion ne permettent pas d'invoquer la panspermie morbide discontinue. La pauvre victime de ce terrible accident a été bien heureuse de se trouver entre les mains d'un médecin aussi instruit et dévoué! M. Pasteur aurait invoqué les germes de l'air pour expliquer le retard de la cicatrisation définitive : M. Baltus a bien nourri les microzymas intérieurs, tout en soignant la plaie, et la petite malade a été sauvée.

C. *L'air et les micro-organismes d'abcès putrides injectés dans le sang*. M. Pasteur invoque avec complaisance une expérience de M. Chauveau, qu'il qualifie d'admirable, pour appuyer son assertion qu'il n'y a pas de germes de micro-organismes dans l'économie. En quoi consiste cette expérience mémorable ?

Le *bistournage* est une opération de chirurgie vétérinaire qui consiste dans la torsion ou la rupture du cordon spermatique. Cette opération, qui se pratique avec la main sans le secours d'aucun instrument, a pour résultat d'amener la mortification du testicule, en arrêtant la circulation dans le testicule dont les enveloppes ont été respectées. L'organe est alors à l'état d'un corps étranger, mais qui, par ses enveloppes, reste, grâce aux vaisseaux qu'ils reçoivent d'une autre source que le testicule, en communication avec la circulation générale. Dans ces conditions, le testicule se greffe dans les parties enveloppantes ; il subit alors ce que l'on appelle la dégénération graisseuse, sans contracter d'odeur putride. De ce que le testicule ne se putréfie pas, ne se gangrène pas, M. Chauveau conclut que c'est parce que le sang ne contient pas les germes de la putréfaction, c'est-à-dire pas de microzymas ; tandis que, exposé à l'air, il se putréfierait. Je n'ai plus à vous expliquer l'erreur de M. Chauveau.

Et pour démontrer sa proposition, le savant médecin a fait l'expérience suivante : avant d'opérer le bistournage, il se procure du pus d'abcès putrides provoqués expérimentalement et riches en vibrioniens; de ce pus, plus ou moins additionné d'eau, il en injecte par la jugulaire *autant que l'animal en peut supporter sans être exposé à la mort;* c'est-à-dire cinq à vingt centimètres cubes, suivant le degré de la dilution. L'injection étant faite, M. Chauveau attendait que la circulation eût amené l'égale répartition de l'injection dans la masse sanguine. Les vaisseaux testiculaires ayant leur contingent de vibrioniens, il pratiquait la torsion ou la rupture sous-cutanée du cordon testiculaire. Alors qu'arrivait-il? « Dans les régions testiculaires — et là seulement — des phénomènes putrides et gangréneux se manifestaient, plus ou moins rapidement progressifs, avec une gravité suffisante pour amener la mort. » De plus, M. Chauveau, faisant ce qu'il avait fait pour le virus vaccin, montra que la sérosité du pus filtré était inoffensive, et concluait, avec raison, que les vibrioniens étaient les seuls coupables de tout le mal (1).

Telle est l'expérience. Elle est peut-être plus intéressante que son auteur ne se le figure, mais à un autre point de vue. Examinons-la de plus près.

1° D'abord, la théorie du microzyma explique la dégénération du testicule sans qu'il soit nécessaire d'invoquer d'autre cause que ses propres microzymas. Le testicule bistourné étant, par ses enveloppes, en communication avec la circulation générale, ses microzymas se trouvent dans un milieu de composition sensiblement normale : ils opèrent donc la décomposition de sa substance sans modification sensible de leur manière d'être : il ne peut pas y avoir putréfaction. Et je suis convaincu que, si M. Chauveau avait examiné de près les transformations histologiques du testicule, il y aurait trouvé les microzymas isolés ou associés à deux ou plusieurs, ainsi que nous verrons que cela a lieu pendant la formation des tubercules pulmonaires qui atteignent l'état crétacé. Rappelez-vous aussi les observations de M. J. Béchamp sur les fœtus macérés; ceux-ci sont, dans l'utérus, comme un corps étranger, dans la situation du testicule bistourné; ce fœtus est mou, flasque ; son odeur est fade, non de putréfaction ; cependant dans plusieurs organes on trouve des microzymas évolués, et même des bactéries.

2° D'après M. Chauveau, «la période des malaises graves qui suivent immédiatement l'injection putride peut durer douze à quarante-huit heures et même davantage, et au

(1) A. Chauveau, Comptes rendus, t. LXXVI, p. 1092 (1873).

moment où les animaux subissent l'opération du bistournage, ils sont sous le coup d'une fièvre septicémique. » N'est-il pas remarquable que des animaux qui ont reçu une proportion d'organismes étrangers si grande qu'elle est voisine de celle qui les expose à la mort, ne succombent qu'après le traumatisme déterminé par le bistournage?

Voilà à quel prix on détermine la putréfaction du testicule soustrait à la circulation générale.

3° Mais en somme, M. Chauveau a injecté, non pas des germes, mais des vibrioniens; non pas des germes atmosphériques, mais des vibrioniens provenant d'un animal déjà malade, puisqu'on avait provoqué artificiellement la formation d'abcès putrides.

4° Pour appuyer le système de M. Pasteur, il aurait fallu injecter des germes atmosphériques non évolués, ou tout au moins des germes évolués dans des infusions filtrées, bien dépourvues de microzymas.

Et pour comprendre cette dernière remarque, rappelez-vous que, d'après les expériences de MM. J. Béchamp et E. Baltus, les microzymas pancréatiques tuent un chien quand on lui en injecte un milligramme par kilogramme d'animal.

En résumé, si on ne provoque la putréfaction du testicule qu'après avoir injecté dans le sang du bélier des milliards de vibrioniens, il est clair que les microzymas de quelques litres d'air eussent été inoffensifs.

D. *L'air et la transfusion.* On sait qu'on peut opérer la transfusion en réinjectant dans les veines du sang défibriné; or le sang est battu à l'air; les germes ont le temps d'y tomber, à la fois pendant la saignée du sujet qui fournit le sang et pendant le battage du sang. Si donc les germes de l'air étaient ce que l'on croit, cette opération serait toujours dangereuse.

M. Pasteur estime que le contact instantané de l'air avec une portion dénudée du corps, la plus légère fissure, peuvent suffire pour donner la mort, ou du moins pour permettre l'introduction d'un germe qui procure la maladie qui en est la cause. Tout contredit son système, jusqu'à la maladie qu'il inscrit en tête de ses maladies parasitaires : *la gale*. Certainement l'acarus, en s'ouvrant un sillon sous la peau, y creusant ses terriers, apporte avec lui, sous l'épiderme humain, non seulement les germes de l'air, mais toutes les malpropretés des galeux et les germes de la surface de la peau lorsque, pendant la nuit, au lit, il passe du contagifère au contaminé. Le galeux réalise donc, le mieux possible, les conditions de pénétration des germes imaginées par M. Pasteur : cependant le galeux reste galeux jusqu'à ce qu'on l'ait débarrassé de l'acarus, et ne contracte pas les maladies dont le célèbre savant prétend trouver les germes dans l'air.

Voilà donc démontrée, d'une autre façon, l'innocuité générale de l'air, non seulement pendant les actes normaux de la vie en société, mais aussi dans le cas où l'intérieur de l'organisme est mis en rapport avec ses germes, non seulement dans les traumatismes chirurgicaux les plus violents, mais dans les circonstances les plus variées. Et nous avons constaté que dans ces différents cas il peut arriver que les microzymas évoluent pour donner, non seulement des microzymas associés, mais des bactéries, quoique l'on prenne des précautions contre les germes atmosphériques.

Je vous rappelle qu'il est établi irrévocablement qu'une partie séparée de l'animal, tissu ou humeur, peut laisser apparaître des bactéries à l'abri absolu de l'air.

Il y a nécessité de démontrer, maintenant que les microzymas de l'organisme vivant, pendant la vie, peuvent donner lieu aux phénomènes d'évolution que nous avons constatés dans les tissus détachés de l'animal.

Evolution des microzymas dans l'organisme vivant. Je vous rappelle les faits relatifs à la salive et à l'urine. Les microzymas de la salive de l'homme peuvent évoluer pour donner des bactéries; or depuis que je vous ai parlé de ce sujet, j'ai constaté que les microzymas et bactéries buccaux du bœuf et du porc, sont incapables de saccharifier l'amidon cuit. Donc les microzymas de la salive humaine, du bœuf et du porc n'ont pas les germes de l'air pour origine.

Presque dès le début de nos recherches nous avons,

M. Estor et moi, donné toute notre attention aux microzymas dans l'état pathologique. Je vous ai déjà dit que nous avions, en vertu de leurs réactions (insolubilité dans l'éther, la potasse et l'acide acétique), considéré les granulations moléculaires du virus vaccin et syphilitique, comme étant des microzymas. Bref, nous démontrions qu'elles n'étaient ni des granulations graisseuses, ni albuminoïdes. Ces propriétés sont précisément celles qu'invoquent les auteurs. Je vais rapporter quelques exemples de nos études anciennes.

Des différentes formes de l'évolution du microzyma dans un kyste. En 1868, M. Estor, qui est chirurgien autant qu'histologiste, ayant eu à ouvrir un kyste de la grande lèvre, prit ses précautions pour en faire l'examen microscopique immédiat, pour qu'on ne pût pas invoquer les germes de l'air. Or, la matière verdâtre, demi liquide qu'il retira de ce kyste, aussitôt examinée, « a montré des microzymas à toutes les périodes de leur évolution : des granulations isolées, d'autres associées, d'autres un peu allongées, enfin de vraies bactéries (1). »

Depuis cette époque, nous avons examiné le pus de toutes les tumeurs que les circonstances nous ont permis d'examiner.

Du tubercule pulmonaire à l'état crétacé. La même année nous avons eu l'occasion d'examiner dans les poumons de phthisiques qui venaient de succomber, des tubercules pulmonaires dans l'état que l'on appelle crétacé. Me rappelant les enseignements de Küss, je voulus mettre d'accord la théorie du microzyma et la théorie cellulaire qu'il nous enseignait.

Qu'est-ce que le tubercule pulmonaire et spécialement celui qui est dit crétacé ?

Si la question avait été posée à M. Pasteur à l'époque où il s'occupait de la pébrine, il n'aurait pas hésité à vous répondre que c'est une production qui n'est ni végétale, ni animale. Aujourd'hui, je crois pouvoir assurer qu'il dirait que c'est l'effet des germes de l'air, le résultat d'une maladie parasitaire inoculable.

(1) A. Estor, *Note pour servir à l'histoire des microzymas contenus dans les cellules animales*, Comptes rendus, t. LXVII, p. 529.

C'est surtout à cause de la seconde réponse, que je crois nécessaire d'insister et de vous dire ce que l'histologie, par l'organe de Küss, a appris de cette formation pathologique qu'on appelle tubercule pulmonaire.

En 1855, à l'époque où le célèbre physiologiste a exposé sa manière de voir, l'auteur d'un Mémoire qu'il avait à juger, pensait que : « le tubercule est un produit hétéromorphe, sans vie propre, manquant de vaisseaux et s'accroissant par juxtaposition. Il est le produit de sécrétion des capillaires, car sous l'influence de certaines irritations, il y a aberration des propriétés vitales de ces capillaires; le sang y stagne, des globules s'altèrent, les parois des capillaires deviennent plus perméables. Il s'en échappe un produit, soit liquide, soit pulvérulent, qui s'organise d'une manière spéciale, etc., etc. »

Et Küss de s'écrier : « Autant de mots, autant d'erreurs, autant de contre-sens anatomiques et physiologiques. » Qu'aurait-il dit de la théorie des germes? Voici en peu de mots la théorie histologique de Küss :

Le tubercule pulmonaire n'est point un produit hétéromorphe; il est au contraire le résultat de la désorganisation d'un élément histologique normal; il est l'épithélium ou un globule, une cellule, malade ou mort; la phase durant laquelle le tubercule se ramollit et devient crétacé n'a rien de spécifique. Il faut que je vous fasse comprendre cela.

Küss fait d'abord observer qu' « avant d'affirmer que le tubercule est un produit hétéromorphe, qu'il s'agit d'un produit nouveau, dissemblable aux éléments normaux de l'organisme, il fallait prouver que là où le tubercule apparaît, il *n'y avait rien.* » L'ancienne anatomie n'a rien vu de plus que les parois vasculaires des alvéoles pulmonaires, et croyait que l'air est en contact immédiat avec cette paroi vasculaire : elle n'a vu de l'organe que le squelette.

« Mais en réalité, il y a dans le poumon un épithélium globulaire qui tapisse l'alvéole pulmonaire comme un enduit relativement fort épais; et cet épithélium, par sa structure, ressemble fort au tubercule.

» Dans *diverses maladies*, l'élément épithélial prolifère

très activement, au point de remplir toute la cavité des alvéoles et des saccules pulmonaires. Alors, selon le langage expressif de Küss, « l'air ayant ainsi perdu droit de domicile », le lobule pulmonaire, de spongieux qu'il était, est devenu compact, hépatisé ; et pour spécifier, « ni la substance de la pneumonie, ni celle du cancer, ni celle du tubercule pulmonaire, dans le principe, ne sont hétéromorphes : ce ne sont que des épaississements, des accumulations d'épithélium. »

Voici maintenant comment le tubercule devient crétacé :

« D'abord, ordinairement, le globule épithélial conserve ses principales propriétés : il reste transparent; de là les formes initiales de granulation grise, de tubercule gélatineux infiltré. En second lieu, l'accumulation, essentiellement lente, comprime, use, fait disparaître le squelette du poumon, c'est-à-dire la membrane vasculaire des alvéoles, sans que cette disparition des vaisseaux soit précédée de troubles bien notables de la circulation ; de sorte qu'il n'y a pas de stase sanguine, pas d'hépatisation rouge, comme dans la pneumonie. En troisième lieu, le globule épithélial, après un certain temps, se momifie, son contenu devient de plus en plus granuleux ; il devient opaque, son enveloppe disparaît, il meurt : c'est ce que l'on nomme corpuscule tuberculeux formant les amas de tubercules crus. Enfin, le tubercule se ramollit ou devient crétacé(1). » Ce qui reste, nous allons le voir : Küss n'avait pas été plus loin dans l'analyse du phénomène de la destruction des globules de l'épithélium des alvéoles pulmonaires : il se borne à conclure que « le tubercule pulmonaire n'est que l'épithélium *malade* ou *mort.* »

Je vous prie de remarquer que ni dans l'ancienne anatomie, ni dans la nouvelle, c'est-à-dire dans la théorie cellulaire selon Küss, on n'a cherché la cause de la tuber-

(1) Küss (*Mémoires de la Société de médecine de Strasbourg*, t. II, p. 542 (1855), dans le Rapport d'où j'ai extrait les passages ci-dessus, rappelle que sa doctrine est ancienne et remonte à 1847. Il nous apprend que ses opinions paraissaient paradoxales. « Aujourd'hui, dit-il, j'ai la satisfaction de voir mon opinion, en ce qu'elle a d'essentiel, partagée par les sommités de l'anatomie pathologique, parmi lesquelles je signalerai Bennett en Angleterre, Virchow en Allemagne! »

culose hors du sujet malade. C'est la maladie qui produit le tubercule, la lésion primitive de ce qui est organisé.

Eh! bien, nous avons recherché (1) de quoi était formée la matière du tubercule pulmonaire dans l'état crétacé, c'est-à-dire lorsque tout a disparu du globule épithélial des alvéoles.

La matière crétacée était contenue dans des kystes à parois fibreuses; elle était blanche, opaque et dure, quoique friable. Au microscope (obj. 7, oc. 1, Nachet) on y distinguait une foule de granulations moléculaires mobiles, isolées ou accouplées deux à deux (ce que l'on nomme aujourd'hui *microbe en* 8, *microbe en point double, diplococcus*), ressemblant d'une façon remarquable aux microzymas de la craie ; comme eux elles étaient insolubles dans la potasse au dixième et dans l'acide acétique. L'acide chlorhydrique étendu dissolvait cette matière avec effervescence, sauf les microzymas et quelques débris.

La matière tuberculeuse, étant bien isolée de son enveloppe fibreuse, a été broyée avec un peu d'eau, et la première eau de lavage employée pour y rechercher une zymase, et la partie insoluble étudiée comme ferment figuré.

En effet, la solution fluidifie l'empois de fécule sans saccharification, mais en produisant de la fécule soluble.

Quant à la partie insoluble, environ 0gr,20, elle a été ajoutée à l'empois formé par 0gr,50 de fécule. La fluidification s'est opérée, et bientôt il a été possible de constater un dégagement d'acide carbonique et d'hydrogène. Lorsque le dégagement gazeux eut cessé, toute la matière amylacée avait disparu. La liqueur filtrée était à réaction franchement acide. L'analyse a fourni une quantité d'acide butyrique et acétique qui, exprimée en acide acétique, était de 0gr,24 (2).

Quant aux microzymas, ils étaient aussi mobiles qu'avant leur action sur l'empois, mais il y en avait d'associés en chapelets de 3, 4 et davantage de grains; nous avons même aperçu des bactéries.

(1) A. Béchamp et A. Estor, *Sur les microzymas du tubercule pulmonaire à l'état crétacé.* Comptes rendus, t. LXVII, p. 960.

(2) Voir pour les détails : *Montpellier médical*, t. XXI, p. 535 (1868).

La démonstration était complète, et nous avons conclu que ces microzymas sont les restes de l'épithélium mort qui avait d'abord produit le tubercule cru, et ensuite le tubercule ramolli ou le crétacé.

Donc l'épithélium devenant malade et mourant, tout ne meurt pas en lui ; ce qui, dans la cellule, avait résisté à la mort, c'était le microzyma ! Une fois de plus, la cellule est transitoire ; ce qu'il y a de plus vivant en elle, de plus résistant à la mort, c'est le microzyma qui l'a formée.

Arrêtons-nous un instant sur cette observation pour en comprendre la signification.

La théorie cellulaire, qui lui servait de guide, a fait reconnaître à Küss que le tubercule pulmonaire n'est pas un produit hétéromorphe. Il est le résultat d'une prolifération excessive de l'épithélium globuleux des alvéoles. Mais, il le fait observer : « le tubercule et ses variétés, se rapprochant du cancer en ce qu'il se développe dans le même système organique, *dans les mêmes amas normaux de globules*, il en diffère essentiellement en ce que, au lieu d'une hypertrophie des éléments avec toutes ses conséquences, il n'est qu'une accumulation de ces mêmes éléments, suivie bientôt d'atrophie, de nécrose, et de décomposition ; mais dans la pneumonie aussi, il y a accumulation de globules épithéliaux ! A quoi tiennent ces différences ? Pourquoi le tubercule pulmonaire, dans la phthisie, en arrive-t-il à ne plus être formé que de microzymas ? L'explication ne peut être donnée que par le changement de fonction dont le microzyma est susceptible et dont la morbidité est autre dans le cancer, dans la pneumonie et dans la tuberculose. En effet, la cellule étant, par hypothèse, ce qui est vivant *per se*, ne devrait pas pouvoir se détruire ; car, ce qui est, en vertu de l'inertie, doit continuer d'être. De même que la matière ne s'organise pas toute seule, ce qui est organisé ne doit pas se détruire de lui-même. Encore une fois, à tout changement, physiologique ou chimique, il faut une cause. Conformément aux données de ces Conférences, essayons de comprendre cela.

Dans sa savante et délicate analyse, Küss nous a montré la cellule épithéliale envahissant et comblant la cavité des alvéoles pulmonaires ; par là, l'accès de l'air dans l'alvéole est supprimé, il n'y a plus droit de domicile. Or, les cellules de l'alvéole étaient destinées à vivre dans un milieu où l'air se renouvelle sans cesse : elles sont donc dans une situation anormale et leurs microzymas aussi. Or ceux-ci, étant primitivement vivants, ne peuvent pas physiologiquement se détruire ; ils vivaient dans un air renouvelé qui leur est refusé ; ils ne périront pas, mais, changeant de fonction, ils dévoreront la substance de leur cellule et, devenus libres, de proche en proche, la substance même des alvéoles ; il ne restera donc à la fin qu'une masse de granulations moléculaires qui s'enkystera, formant ce que l'on a appelé tissu hétéromorphe, dans lequel les microzymas continueront à vivre et à se nourrir.

Vous voyez par là comment les deux notions de changement de fonction et de changement de milieu, s'appliquent aussi bien à la pathologie qu'à nos expériences de laboratoire. Cette façon toute naturelle et physiologique de comprendre un phénomène jusque-là très obscur, ne sera pas admise de sitôt. On invoquera, on invoque déjà, les germes de l'air pour expliquer la tuberculose, et la phthisie devient une nouvelle maladie parasitaire. Mais si les germes de l'air suffisent pour expliquer les désordres de la tuberculose, puisque ces germes sont partout présents et sans cesse en contact avec les alvéoles pulmonaires, pourquoi tout le monde n'est-il pas phthisique? Ah! sans doute, et malheureusement, les microzymas pulmonaires des phthisiques ont subi quelque changement, sont devenus morbides et inoculables! mais les vrais médecins et les philosophes en cherchent la cause ailleurs!

Bactéries dans un liquide de pleurésie aiguë terminée par suppuration. Il s'agit d'un homme de 39 ans, forte constitution, pas d'antécédents morbides héréditaires, ni personnels (1). Après avoir été guéri d'une affection catarrhale généralisée, ayant produit successivement un lumbago et une névralgie sciatique, le malade, complètement rétabli, allait quitter l'hôpital, quand, après une promenade, il est

(1) Voir pour l'observation complète : E. Baltus, *Théorie du microzyma*, etc., in Thèses de Montpellier pour 1874, p. 87.

pris subitement de fièvre intense, précédée de frissons! Il succombe en quatre jours. Dix-huit heures après la mort, un coup de trocart dans la poitrine fournit à M. Baltus un pus verdâtre contenant des leucocytes, des microzymas associés en chapelet et par couples, de nombreuses bactéries en baguette ; dans le sang, des microzymas libres et quelques rares associés.

Microzymas associés et en chapelet quelques heures après une fracture. Coup violent sur le coude : fracture comminutive des extrémités articulaires; l'articulation est largement ouverte. L'amputation est pratiquée sept à huit heures après l'accident. La partie supprimée est aussitôt apportée au laboratoire où nous l'examinons, M. Estor et moi. L'avant-bras présente une surface sèche, noire, dont l'insensibilité avait été constatée avant l'opération ; tous les symptômes de la gangrène existaient. Au microscope : microzymas associés, des chapelets. L'accident avait marché si vite que les bactéries n'avaient pas eu le temps de se former : elles étaient seulement en voie de formation. M. Estor, qui a rédigé l'observation, s'écrie : « les bactéries ne sont pas la cause de la gangrène, elles en sont les effets (1). » Les germes de l'air ne sont pas coupables des effets de ces affreux traumatismes, mais les microzymas normaux de l'organisme y sont fort sensibles!

Des transformations subies par les bactéries du canal intestinal. Quand on voit des granulations moléculaires, de vrais microzymas, apparaître en foule dans un tissu ou dans un liquide qui n'en contient pas normalement en si grand nombre de libres, il ne faut pas s'imaginer qu'ils sont toujours le résultat d'une prolifération, comme dans l'observation de Cl. Bernard sur les foies de chien et de lapin en digestion de féculents : il se peut qu'elles soient le résultat de la destruction de cellules normales ou d'un tissu. L'exemple du tubercule pulmonaire et du membre broyé en sont la preuve. Et ces exemples sont du même ordre que celui que je vous ai montré sur la cellule de levûre de bière qu'on oblige de vivre dans l'empois. Si je vous rappelle

(1) Estor, *De la constitution élémentaire des tissus*, p. 23 (1882).

cette dernière expérience en ce moment (1), c'est que c'est celle qui peut le mieux faire comprendre le mécanisme de la régression en microzymas des globules de l'épithélium des alvéoles pulmonaires, puisqu'elle est l'effet, non des germes de l'air, mais d'un changement de milieu. Une des plus intéressantes observations est celle que l'on peut faire en étudiant les infusoires du canal intestinal du chien, depuis l'estomac jusqu'au gros intestin (2). Si les observations avec la levûre de bière n'avaient pas tous les caractères d'une expérimentation rigoureusement physiologique, celle-là ne saurait mériter ce reproche.

L'estomac d'un chien, après un repas copieux (pain, viande, lard), contenait, dans la masse en pleine digestion, des microzymas, des microzymas associés, des bactéries de toute grandeur, mobiles et immobiles (bactéridies, leptothrix); les mêmes formes se trouvent à la surface de la muqueuse. Mais après le pylore, à une distance de 1 à 2 décimètres, et tout le long de l'intestin grêle, il n'y en a pas, mais des microzymas en foule; elles reparaissent à quelque distance de la valvule ilœo-cécale, et dans le gros

(1) La levûre de bière, cellule très vivace, mise dans l'empois légèrement créosoté, avec ou sans carbonate de chaux, disparaît peu à peu. D'abord des foules de microzymas envahissent la préparation; ensuite, apparaissent des vibrions, accompagnés ou non d'amylobacters, selon que l'on n'a pas employé de carbonate de chaux ou qu'il est intervenu; les vibrions et les amylobacters disparaissent et sont remplacés par des bactéries de diverses formes et apparences. La Pl. IV, fig, 5, représente les diverses formes qui apparaissent ainsi : *a* sont les cellules de levûre gonflées, très granuleuses, sur le point de disparaître; *b* les amylobacters; *c* les amylobacters accouplés, mobiles, le plus gros entraînant le plus petit; *d* les vibrions; le reste de la figure représente les diverses bactéries et de rares microzymas. Il est remarquable que les vibrions et les amylobacters ne durent pas longtemps; bientôt on ne voit que des bactéries de toute grandeur et mobilité : toutes les cellules de levûre ont disparu ainsi que les microzymas. Et si l'on attend, les bactéries disparaissent à leur tour, elles se divisent, et la préparation ne présente plus que des microzymas simples ou associés de la grandeur du *Bacterium termo*. Pour plus de détails, voir *Annales de chimie et de physique* (4), t. XXIII, p. 443.

(2) A. Béchamp et A. Estor, *Transformation physiologique des bactéries en microzymas et des microzymas en bactéries, dans le tube intestinal du même animal.* Comptes-rendus, t. LXXVI, p. 1143 (1873).

intestin, il y en a un très grand nombre, et aussi des bactéridies.

Une autre fois, répétant ces expériences, nous sommes tout surpris de trouver des bactéries dans l'intestin grêle. L'estomac du chien contenait les mêmes formes que dans la précédente observation Dans les premières portions de l'intestin grêle, il y a quelques bactéries d'apparence granuleuse; outre la foule de microzymas, il y a des cellules d'épithélium cylindrique très granuleuses à contours mal délimités. A trente centimètres de l'estomac, il y avait encore des bactéries ; un peu plus loin, nous trouvons l'extrémité supérieure d'un tœnia, et dans toute la partie de l'intestin où se trouvait le parasite, il y avait des bactéries ; mais plus loin, dans une portion libre de l'intestin, les bactéries avaient disparu pour reparaître au voisinage du cœcum. A 25 centimètres du gros intestin, il y a une masse de petites bactéries naissantes : dans le gros intestin, un grand nombre de bactéries volumineuses.

Cependant, il peut arriver que chez le chien qui fait de *l'album græcum*, il n'y ait que des microzymas, libres ou associés, avec de très petites bactéries seulement.

Donc, on ne peut pas affirmer qu'une forme observée, de bactérie, de vibrion, de microzyma, appartient à une espèce ou à une autre, en admettant qu'il y ait des vibrioniens ou des bactériens spécifiques; car il n'est plus contestable que le *bacterium termo*, le *bacterium catenula*, le *bacterium capitatum*, *l'amylobacter*, le vibrion, le *bacteridium*, un *leptothrix*, les microzymas associés, ne sont que les phases diverses de l'évolution d'un microzyma donné et y pouvant revenir par régression, non sans avoir varié dans ses aptitudes chimiques, physiologiques, histogéniques et morbifiques.

De la régression d'un mycélium en microzymas. Voici une expérience du même ordre. — Des moisissures étaient nées dans une solution d'acide tartrique ordinaire. Elles étaient formées d'un mycélium grêle, représentant de longs leptothrix enchevêtrés, granuleux dans leur axe. Ces moisissures, bien lavées, sont mises dans du bouillon de levûre sucré et créosoté. Après deux mois, les filaments du mycélium sont en grande partie désagrégés, des microzymas, qui n'existaient pas auparavant, envahissent la préparation; voir Pl. IV, fig. 6. Dans cet état, après avoir subi un nouveau lavage, le mycélium et les microzymas sont mis dans l'empois créosoté préparé avec du bouillon de levûre. Trois semaines après, tous les filaments avaient disparu ; à leur place il y a des myriades de microzymas isolés ou accouplés deux à deux et en chapelets de plusieurs grains, le tout d'une mobilité propre; c'est à peine si l'on voit par-ci, par-là une vraie bactérie.

Pendant l'action sur le sucre de canne, celui-ci est en partie interverti ; il n'y a pas d'alcool, il ne s'est pas dégagé de gaz ; il s'est formé un peu d'acide acétique et pas d'acide fixe. L'empois a été fluidifié, de l'acide carbonique s'est dégagé, mais un accident a fait perdre le produit de la réaction (1).

C'est donc un phénomène très général que celui de l'évolution bactérienne des microzymas et de la régression des cellules les plus diverses, des vibrions, des bactéries, des bactéridies, des amylobacters, en microzymas. En plus d'une circonstance j'ai remarqué que les formes qui apparaissent pendant la régression, ne sont pas identiquement les mêmes que celles qui sont produites pendant l'évolution du microzyma de l'expérience initiale. Il peut arriver aussi que les microzymas qui proviennent de la régression, soient doués d'autres propriétés que les microzymas initiaux et que la cellule ou la bactérie dont ils sont issus. Les milieux, c'est-à-dire la solution dans laquelle on les place, ont aussi la plus grande influence sur ces propriétés. N'oubliez pas que les microzymas du pancréas, si toxiques quand ils sortent de la glande, deviennent inoffensifs quand le milieu albuminoïde qu'ils ont digéré, subit, sous leur influence, un autre phénomène de fermentation : on les croirait morts, et ils n'ont fait que changer de fonction. Bref, la notion du changement de fonction fait comprendre que le microzyma, qui a passé par diverses phases évolutives, peut ne plus posséder, à la fin, ses propriétés du début.

(1) A. Béchamp, *Recherches sur la fonction et la transformation des moisissures*. Comptes-rendus, t. LXXV, p. 1199 (1872).

Mais c'est assez; résumons cette recherche du rôle des germes de l'air en vous faisant voir que tout le monde ne partage pas toutes les opinions de M. Pasteur.

Et d'abord c'est évidemment outrager la vérité que de soutenir que rien, dans l'organisme animal, n'est capable de donner, par évolution, des vibrioniens ; c'est l'outrager aussi de vouloir que l'air soit le réceptacle de la cause de nos maladies, et de dire de ces germes qu'ils sont morbides.

Si les microzymas et germes atmosphériques des eaux et des terres, étaient doués d'autant de scélératesse qu'on veut bien le dire, nul être vivant, de nature animale au moins, ne serait à l'abri de leurs méfaits, car il est bien certain qu'ils pénètrent dans leur organisme et qu'ils y restent. C'est seulement pour les besoins de son système que M. Pasteur soutient que l'organisme sain est complètement impénétrable aux germes ; et remarquez-le bien, par organisme sain, M. Pasteur entend celui qui n'offre aucune solution de continuité. Or, vous en êtes convaincus, le célèbre parasitologiste n'a aucunement prouvé cette impénétrabilité. Il est incontestable que M. Pasteur accepte, aujourd'hui, comme démontré, que ce qu'il y a d'essentiellement organisé dans l'atmosphère, ce sont les microzymas; seulement il a créé une nomenclature qui satisfait à son besoin de vague dans l'expression, et il les nomme *corpuscules-germes.* La quantité numérique de ces microzymas qui pénètrent dans nos poumons est incalculable, puisque nous y admettons journellement au moins 8,000 litres d'air. Or, M. Tyndall, par un moyen optique (*l'aéroscope électrique illuminant*); M. Ch. Robin, en condensant l'eau pulmonaire de la respiration (en aspirant l'air par le nez et l'expirant par la bouche), ont prouvé que les poussières atmosphériques étaient vraiment retenues par les bronches, les ramifications bronchiques et les culs-de-sacs respirateurs. Mais tandis que M. Pasteur soutient qu'ils ne pénètrent pas, M. Tyndall, son disciple, « se met du côté de ceux qui, depuis Kircher et Linné, disent que ces corpuscules sont *les germes des maladies épidémiques*, qu'ils pénètrent peu à peu au travers de la muqueuse respiratoire et produisent des troubles plus ou moins graves, en s'y développant d'une vie parasite ; que ce sont eux qui représentent le virus, le ferment du choléra, de la variole, etc (1). » Mais, ajoute M. Ch. Robin, « si les *Leptothrix* aux états de *microzyma* et de *bactérie*, qui existent en effet dans toute poussière de l'air ingéré, représentent *la fraction* de celle-ci *qui peut devenir mortelle pour nous*, et constituent le *germe, ferment ou virus* des maladies épidémiques, celui des maladies infectieuses, on ne comprend pas que les phthisiques et autres malades atteints de lésions ulcéreuses des voies respiratoires, puissent résister pendant des mois et des années, comme ils le font, à cette arrivée permanente de ces germes morbifiques; car leur pénétration n'est pas plus empêchée ici que sur les plaies cutanées et utérines, et celle-ci, dans les épidémies du choléra, de variole, etc., est là certainement plus favorisée que sur les sujets sains (2). »

Oui, c'est bien cela, précisément, que je soutiens depuis que j'ai cessé de regarder *la flacherie* comme une maladie parasitaire pour la considérer comme constitutionnelle et spécifique, sous le nom de maladie microzymateuse. M. Ch. Robin, qui a tant étudié les parasites microscopiques, devait se refuser à regarder comme parasitiques des maladies telles que la variole, le choléra, la syphilis, etc. Mais, d'un autre côté, en m'élevant contre la doctrine des germes morbifiques préexistants, je ne songe aucunement à nier les faits très importants découverts par M. Pasteur et par d'autres, depuis que l'on a appris à reconnaître les microzymas. Ce que je conteste, c'est qu'on puisse raisonnablement regarder les microzymas normaux d'un organisme, comme des parasites dans cet organisme (3).

(1) Ch. Robin, *Leçons sur les humeurs*, p. 928. J.-B. Baillère (1874).

(2) Ibid., p. 929.

(3) M. Ch. Robin, dans ses *Leçons sur les humeurs*, p. 928, dans la note (2), au sujet du mot *germe*, s'exprime comme ceci : « Pour les biologistes, l'expression de *germes* si souvent employée est absolument sans signification si l'on ne spécifie pas, comme il est possible de le faire aujourd'hui, s'il s'agit d'une spore, d'un ovule, ou d'un *enkystement* animal. Ceux qui les comptent par myriades dans les poussières, confondent les *microzymas* avec les diverses sortes de particules minérales ou azotées de même volume. L'observation montre bien vite ce qu'il y a d'excessif à cet égard sous la plume de beaucoup d'auteurs, car on n'a guère plus d'une dizaine d'espèces de spores à la fois dans les pous-

Ah! si les germes virulents étaient primitivement dans l'atmosphère, combien ne seraient-elles pas nombreuses les

sières, variant avec la saison et les contrées. Ce n'est qu'en supposant que les *microzymas* sont les spores d'un nombre considérable d'espèces, qu'on peut arriver à la multiplicité de celles-ci admise par les panspermistes dans les poussières de l'air ingéré. Mais cette multiplicité spécifique n'est pas prouvée. »

Ces remarques d'un observateur profond comme M. Ch. Robin, sont nécessairement fondées. Bien que dans le cours des Conférences j'aie, je pense, suffisamment montré qu'un microzyma n'est pas une spore et que je l'aie défini en disant que c'est ce qui peut devenir bactérie, vibrion, amylobacter, il est peut-être nécessaire de mieux montrer que la notion de spécificité ne lui est pas applicable dans le même sens qu'en histoire naturelle, c'est-à-dire qu'il ne peut pas être distingué par une description d'un autre microzyma, et qu'il en est de même des produits de son évolution. Pour mieux faire ressortir ma manière de voir, je veux montrer quel a été l'embarras des naturalistes descripteurs.

Félix Dujardin (1841) avait, comme Ehrenberg, distingué spécifiquement un certain nombre de bactéries et de vibrions. Je rappellerai seulement celles des formes qui intéressent mon sujet.

Le *Bacterium termo* est considéré par Dujardin comme le premier *terme* de la série animale : sa longueur est de 0mm,003 à 0mm,002 et son épaisseur de 0mm,0018 à 0mm,0006. Ils sont, dit-il, quelquefois assemblés deux à deux par l'effet de la division spontanée.

Le *Bacterium punctum*, que Muller appelait *Monas punctum*, est, dit-il, un animalcule de forme ovoïde allongée, long de 0mm,0052, épais de 0mm,0017. Souvent assemblés par deux; mouvement lent.

Parmi les descriptions, à propos des deux formes précédentes, il y en a une qui est fort intéressante. Muller appelait *Monas termo*, une forme globuleuse, de tous les animalcules « le plus petit et le plus simple, paraissant échapper au pouvoir du microscope composé qui ne permet pas de décider s'il est globuleux ou discoïde. » Dujardin pense que Muller « a pris pour des Infusoires les molécules actives de Robert Brown, qui se voient si bien dans toute infusion trouble. » Evidemment c'étaient les granulations moléculaires douées du mouvement brownien, parmi lesquelles des microzymas que Dujardin, avec tout le monde, refusait de regarder comme organisés.

Le *Bacterium catenula* : filiforme, cylindrique; longueur 0mm,003 à 0mm,004; épaisseur 0mm,0004 à 0mm,0005, souvent assemblés par trois, quatre, cinq à la suite l'un de l'autre, par suite de la division spontanée, en chaînettes dont la longueur atteint 0mm,02. « Il se peut, dit Dujardin, que ce *Bacterium* ne soit qu'un degré de développement du *Vibrio bacillus.* »

Le *Vibrio lineola* est long de 0mm,0035 épais de 0mm,0013 à 0mm,0003; ils sont assemblés par deux ou par trois en une ligne très mince, un peu flexueuse, susceptible d'un mouvement ondulatoire. Dujardin pense que Muller a souvent confondu le *Bacterium termo* avec le *Vibrio lineola ;* quant à lui, il ne considère comme vibrion que les formes qui sont douées du mouvement ondulatoire.

Le *Vibrio bacillus* est transparent, il a le corps filiforme, rectiligne, occasions de leur pénétration, indépendamment de celle qui se fait par le poumon et par la muqueuse intestinale. Mais

égal, à articulations fort longues, n'ayant que des mouvements d'inflexion peu sensibles pendant qu'il s'avance lentement dans le liquide, et indifféremment en avant ou en arrière; paraissant souvent brisé à chaque articulation. Longueur d'un seul article 0mm,005 à 0mm,008 ; longueur totale jusqu'à 0mm,035; épaisseur de 0mm,0007 à 0mm,001.

On voit combien un savant de la valeur de Félix Dujardin, qui avait consacré une partie de sa vie à l'étude des infusoires, s'est trouvé embarrassé. Ces embarras se conçoivent quand on voit que, pour former les genres et les espèces, on n'avait d'autre moyen de classification que des mesures de longueur et de largeur, avec le mode de mouvement, toutes choses fort contingentes. On était donc indécis quand il s'agissait d'affirmer que l'on avait affaire à un *Bacterium*, un *Vibrio* ou à un *Monas*. Le microzyma avait certainement été aperçu, mais ne pouvant pas le caractériser par une description, on finit par le considérer comme n'existant pas.

Après 1858, les études concernant les fermentations appelèrent de nouveau l'attention sur ces intéressants organismes. On en découvrit un grand nombre d'autres, divers de longueur, de grosseur ou d'épaisseur, d'apparence et de mobilité. M. Ch. Robin avait déjà nommé *Leptothrix* la bactérie immobile et longue que Davaine appelait *Bacteridium*. Enfin M. Trécul découvrit les *Amylobacters*. J'ai noté l'aveu de Davaine, reconnaissant ce qu'a d'incertain la classification des vibrioniens. Quant au lien qui réunit tous ces êtres, on ne le connaissait pas. Ceux qui, de même que M. Pasteur, admettaient leur nature animale, cherchaient leurs œufs, ou les croyaient le fruit de la génération spontanée. Aujourd'hui on admet avec moi qu'ils dérivent du microzyma qui est leur état antérieur et que, par régression, ils peuvent faire retour au microzyma ou à quelque forme qui s'en rapproche. Les diverses phases de l'évolution des microzymas, nous les avons décrites, M. Estor et moi, dès le début de nos recherches. En étudiant les maladies des vers à soie, j'ai observé la forme que j'ai appelée *Bacterium capitatum;* je l'ai retrouvée dans la fermentation du foie et M. J. Béchamp dans celle de la viande.

Cl. Bernard, dans le foie d'un chien et d'un lapin en digestion de féculents, a vu les cellules hépatiques entourées de granulations moléculaires très abondantes, tandis qu'il n'en existe pas autour des cellules, ou presque pas, en dehors de cette période (Pl. III, fig. 1 et 2). Lorsque le foie est mis dans l'empois, ou dans le sucre de canne comme milieu, les microzymas évoluent en produisant les microzymas associés et des bactéries d'une forme donnée; le foie qui fermente sans addition en produit également (Pl. I, fig. 1, fig. 2, fig. 3, fig. 4).

Dans les maladies des vers à soie, l'évolution des microzymas donne des formes semblables et le *Bacterium capitatum* (Pl. IV, fig. 4).

Et toutes ces formes, vibrions, bactéries, amylobacters (*), naissent

(*) M. Van Tieghem a prétendu récemment avoir *le premier* démontré que les *amylobacters* n'étaient pas les produits de la génération spontanée; j'avais démontré en 1871, dans mes études sur la régression de la levûre de bière, qu'ils viennent des microzymas. Mais M. Trécul lui même a reconnu que les amylobacters se développent dans les cellules granuleuses.

il n'y aurait pas une blessure, si légère qu'elle fût, une piqûre d'épingle, qui ne fût l'occasion de nous inoculer la variole, le typhus, que dis-je, la syphilis, la blennorrhagie, etc. Rappelez-vous l'énorme brûlure du pauvre enfant soigné par M. Baltus. Le fait est indéniable pourtant; oui, il y a des microzymas morbides, je vous l'ai montré. Mais ils n'existent pas primitivement dans l'atmosphère, et quand on les inocule, ce n'est pas en tant que parasites qu'ils amènent quelque trouble dans l'organisme ; c'est ce que j'essayerai de vous démontrer. Mais, auparavant, voyons si M. Pasteur ne se fait pas une idée aussi fausse du parasitisme que de la maladie, affirmant aujourd'hui que toute maladie infectieuse et épidémique est parasitique, avec la même énergique conviction qu'il mettait à soutenir que la pébrine ne l'était point.

M. E. Duclaux, dans un ouvrage intitulé *Ferments et maladies* qui a paru cette année même, a commencé l'étude des maladies par la gale, les urines ammoniacales, la maladie des corpuscules ou pébrine des vers à soie, pour finir à la tuberculose. La syphilis n'y est pas étudiée comme maladie parasitique, mais à la première page du livre elle est mentionnée entre la fièvre jaune et la variole. Mais encore faut-il, pour soutenir une thèse semblable à celle que soutiennent

des microzymas de la levûre placée dans l'empois avec du carbonate de chaux (Planche IV, figure 5).

Enfin, toutes ces formes, sauf un petit nombre qui paraissent permanentes, peuvent, dans le milieu qui les a vues naître, sous l'influence du temps, ou dans certains milieux appropriés, disparaître pour ne laisser que des microzymas ou les formes les plus voisines : observation importante que Dujardin avait déjà faite sur le *Bacterium termo;* mais voyant l'*animalcule* disparaître, il croyait qu'il n'en restait rien. Davaine, lui aussi, a noté cette apparition de fines granulations après l'inoculation de bactéries à des *Cactus* ou à des *Aloès,* sans en comprendre la signification.

Mais sur l'homme vivant, en santé, dans une bouche soignée, il peut arriver qu'on découvre quelquefois toutes les phases de l'évolution du microzyma jusqu'au *Leptothrix.*

Enfin les microzymas, dans certaines conditions, sont facteurs de cellules.

Eh! bien, je le demande, que devient dans un pareil ensemble la notion de germe; et peut-on dire que le microzyma issu de tel organe donné, d'un végétal ou d'un animal, est une spore? C'est à M. Ch. Robin de répondre. Quant à l'infinie variété des microzymas elle est indiscutable ainsi que la multiplicité de leurs fonctions!

MM. Pasteur et Duclaux, qu'ils nous édifient sur ce qu'ils appellent un parasite et le parasitisme. Ils s'en sont dispensés, admettant que l'*acarus* de la gale, le *microbe pyogénique*, la granulation moléculaire du virus vaccin, sont, au même titre, des parasites !

Que signifient donc en histoire naturelle et en lexicographie les mots *parasite* et *parasitisme?*

Le mot a passé du langage courant dans la langue scientifique : Un parasite, écornifleur ou autre, est celui qui fait métier de vivre à la table d'autrui. En zoologie, parasite indique toujours un animal qui vit aux dépens de la propre substance des autres animaux. En botanique, « les vrais parasites sont les plantes qui vivent aux dépens des sucs élaborés par d'autres végétaux, soit qu'elles croissent à l'extérieur, soit qu'elles se développent à l'intérieur » (Littré et Robin, *Dictionnaire de médecine*). Il y a des végétaux microscopiques qui naissent, croissent et vivent sur ou dans les animaux : on sait les décrire et les classer.

« Le parasitisme est l'état ou la condition d'un être organisé qui vit sur un autre corps organisé, qu'il en tire ou non sa nourriture. » (Ibid.)

Cela posé, encore une fois, il est clair que l'on ne peut pas dire d'un microzyma qu'il est parasite dans l'être dont il fait partie essentielle, dont il est l'unique élément essentiellement et primitivement vivant, de même qu'on ne peut pas dire d'un organe de fonction déterminée: le foie, le pancréas, etc., d'une cellule dans cet organe, qu'ils sont parasites dans un organisme.

Pourtant, ces mêmes microzymas, quand ils cessent d'être inclus dans une cellule, ou qu'on finit par les apercevoir dans les humeurs, dans un tissu où ils n'avaient pas d'abord été aperçus, surtout quand par une circonstance quelconque ils sont en état d'évolution, sont pris pour des parasites. Et on en est si convaincu que, s'il s'agit de ceux de l'urine, M. Pasteur se préoccupera de savoir par où ils ont passé; il ne sait pas au juste par où : « le canal de l'urèthre, le sang qui aurait pu lui-même prendre ce germe *dans quelque partie du corps*, par exemple par une blessure quelconque, ou *communication avec le canal intestinal!* » Mais je n'insiste pas, et je me borne à dire que l'on n'a pas pu encore démontrer que le germe figuré de telle maladie spécifiée existe dans l'air, dans les eaux, dans la terre.

Que M. Balzer *découvre* telles granulations qui ne présentent pas la réaction caractéristique de la graisse, c'est-à-dire qui sont insolubles dans l'alcool, dans l'éther, dans l'acide acétique et qui se colorent par le violet de méthylaniline, vite il affirme que ce sont des *microbes*, des *parasites*. Que, dans un cas d'ictère grave, on découvre que les granulations graisseuses, décrites dans les cellules du foie par les auteurs, résistent à tous les dissolvants des corps gras et se colorent par le même violet de méthylaniline, on affirmera que ce sont aussi des microbes parasites : on observe même que ces *micrococcus* sont mêlés de petits bâtonnets, et on conclut que l'ictère grave est une maladie parasitaire! Mais vous ne considérerez tout cela que comme des vérifications de la théorie du microzyma et des faits pathologiques énumérés dans cette Conférence, faits que nous avions depuis longtemps observés et interprétés d'une façon plus expérimentale et plus philosophique.

La présence d'un parasite n'est pas toujours incompatible avec la vie de l'être sur lequel et aux dépens de la substance duquel il se nourrit : les tœnias, les douves, les ascarides, etc. Il n'en est pas de même de certains autres, de la trichine, par exemple : la trichinose qui se développe dans les muscles de l'homme est mortelle. Mais laissons là ces cas de parasitisme, pour considérer les parasites d'ordre microscopique.

Qu'il y ait des maladies dans lesquelles on constate des êtres que l'on trouve dans les infusions, cela, depuis longtemps, ne fait pas de doute. Oui, certains végétaux inférieurs microscopiques, nettement spécifiés, vivent et prolifèrent sur ou dans la substance des animaux où ils trouvent un terrain approprié. L'*Achorion Schœnleinii* produit le favus; l'*Oïdium albicans* le muguet sur les muqueuses; on le trouve parfois dans l'intérieur d'organes creux assez éloignés. La mentagre, le sycosis, la teigne sont des maladies parasitaires provoquées ou accompagnées de mucédinées déterminées. La muscardine des vers à soie est produite par le *Botrytis bassiana*, la pébrine par le corpuscule vibrant, qui a été reconnu comme espèce végétale, une psorospermie. Je pourrais multiplier les exemples de cette flore malfaisante : chaque espèce animale a ses ennemis particuliers. Ces maladies, au même titre que la gale et les maladies vermineuses, sont incontestablement parasitiques. Mais de ce que l'on ne puisse pas contester ces faits, s'ensuit-il que les maladies où l'on ne voit que les formes évolutives du microzyma le soient également?

Dans tous les cas de parasitisme, le parasite est nettement distingué ; il est décrit comme quelque chose qui n'a rien de commun avec l'organisme aux dépens duquel il se nourrit. Dans la trichinose, l'autopsie fait immanquablement découvrir la trichine dans les muscles. Le corpuscule vibrant se retrouve dans la pébrine, au degré le plus grave du mal, dans toutes les parties du ver à soie, et jusque dans l'œuf! En est-il de même des prétendues maladies parasitaires selon Davaine, M. Pasteur et autres?

Mais, les vrais médecins ne se payent pas aussi facilement d'affirmations. Ils se demandent si les parasites vrais, y compris l'acarus, un tœnia, un ascaride, sont la cause ou l'effet de la maladie? Oui, il faut se demander si l'économie, pour permettre au parasite de s'implanter, n'a pas subi d'abord quelque modification générale ou locale qui constitue pour le *germe* du parasite un terrain favorable à son développement ; si, par exemple, une constitution délabrée ne crée pas un milieu où le parasite trouve les éléments de sa vie?

« Il est reconnu, dit M. Micé, que le parasitisme est la conséquence d'un état maladif amenant la faiblesse des sujets ; quelque changement général grave le précède et le provoque. Ainsi le muguet, la teigne décalvante et tonsurante se présentent de préférence chez les enfants ou chez les adultes mal nourris. Les liquides de la bouche normalement alcalins, deviennent acides dans le muguet : le muguet débute par une inflammation des voies digestives, qui rend la bouche acide par suppression de la salive.... Il y a donc un état maladif général qui précède : le parasite achève d'épuiser les sujets. Il faut donc combattre le parasite, tout en instituant un traitement général (1). »

Oui, voilà comment les vrais médecins voient les choses; car ils le savent : n'est susceptible de maladie que ce qui est organisé et doué de vie. Il faut que l'organisme souffre pour que le parasite s'y trouve bien.

Et je finis par une dernière remarque sur laquelle je vous prie de réfléchir d'ici à la prochaine Conférence, qui sera la dernière :

Si le germe morbifique se multiplie dans l'organisme pour produire la maladie, comme, selon M. Pasteur, cet organisme est impénétrable à l'entrée, il doit l'être également à la sortie. Il suit de cette remarque qu'on ne devrait jamais guérir de la variole, du choléra, de la fièvre typhoïde, de la syphilis, etc.!!!

(1) Micé, *Cryptogamie médicale.* Leçons professées à l'École de médecine de Bordeaux (1872). Bordeaux, Gounouilhou.

QUATORZIÈME CONFÉRENCE

Sommaire. — Considérations préliminaires sur la santé, la morbidité et le parasitisme. — La tuberculose. — Le pus ordinaire et le pus virulent. — Syphilis. — Clavelée. — Morve aiguë. — Variole et vaccine. — Fièvre récurrente et impaludisme. — Fièvre typhoïde. — Septicémie. — Sang de rate. — Fièvre puerpérale. — Maladies à *microbes* d'un monde nouveau : choléra des poules, érysipèle, scarlatine, rougeole, le rouget des porcs, la rage. — Remarques concernant l'origine et la dissémination des germes morbides : ils n'existent que par les animaux malades. — Revue rétrospective touchant les microzymas morbides. — La multiplicité des états morbides dans les microzymas. — La théorie du renforcement. — Conséquences des bactéridisations dans le système parasitaire. — Ce que deviennent les *microbes* inoculés dans le même système. — Système des schizomycètes. — La théorie de la morbidité dans la théorie du microzyma. — Les maladies spontanées et les dyscrasies. — Conséquences éloignées de la vaccination de bras à bras — Accord de la théorie du microzyma avec la vraie médecine. — Thérapeutique dans la théorie du microzyma. — Conclusions générales.

MESSIEURS,

L'hypothèse que plusieurs maladies de l'homme et des animaux ont pour cause des germes invisibles, primitivement existants, qui pénètrent dans leur organisme pour s'y développer en parasites, est une de celles que rien ne légitime; non pas qu'il n'y ait certainement des maladies de plusieurs espèces où se rencontrent des parasites animaux ou végétaux, mais les médecins sont indécis lorsqu'il s'agit de se prononcer sur la question de savoir si la présence du parasite est cause ou effet de la maladie.

A l'encontre des théoriciens du parasitisme, qui regardent l'organisme comme passif, les représentants les plus illustres de l'Ecole hippocratique ont toujours soutenu que l'être vivant est essentiellement actif pour produire la maladie. Ils avaient raison, et il est temps de fournir une base expérimentale à leurs savantes observations; oui, il est temps, pour la dignité de la science, de soustraire la médecine à l'empirisme systématique qui ne veut tenir aucun compte de l'organisation, des travaux des histologistes, et des observations des plus grands médecins.

« La maladie naît de nous et en nous; » telle est la formule de la véritable médecine. Et cela doit être, car la vie de l'homme, et de toute autre créature, n'est pas plus livrée au hasard que le cours des astres; or, c'est la livrer au hasard que de soutenir qu'elle dépend d'une panspermie microbiotique primitive et créée pour nuire.

La formule qui répond à celle-là, et qui découle de la doctrine qui respire dans ces Conférences, je vais la rappeler; la voici :

« N'est susceptible de maladie et de mort que ce qui est organisé et doué de vie. »

« Le microzyma étant ce qui est primitivement doué de vie dans l'être organisé, ce en quoi la vie persiste dans une partie soustraite à l'organisme, ou après la mort, c'est lui qui peut devenir le point de départ de la maladie, en devenant morbide par un changement de fonction. »

Il faut donc, si cela est vrai, soutenir hardiment comme choses démontrées :

1° Que l'organisme animal n'est pas impénétrable aux microzymas atmosphériques;

2° Que des surfaces dénudées très étendues du corps humain peuvent être exposées, baignées dans l'air et l'eau ordinaires, sans contracter de maladie;

3° Que, dans les grandes opérations chirurgicales, la présence dans le pus de microzymas en foule, de microzymas évolués ou associés en 8 de chiffre, en vibrions ou bactéries, n'est pas nuisible;

4° Que des sondes peuvent être introduites dans la vessie, sans soins particuliers, plusieurs fois par jour, pendant plusieurs années, sans rendre les urines ammoniacales, bien que, par suite d'un traumatisme violent, les microzymas vésicaux eussent évolué pour produire des microzymas associés, des torulas, des bactéries;

5° Que les microzymas d'une partie donnée d'un organisme, même pendant la vie, peuvent évoluer pour devenir vibrioniens, sans pour cela y être morbides;

6° Que, dans l'organisme malade, les microzymas, par un nouveau changement de fonction, peuvent devenir morbides ; mais que les microzymas étant morphologiquement identiques dans les divers centres d'activité, et fonctionnellement différents des microzymas morbides, pourront apparaître en divers centres, sans qu'on puisse micrographiquement les distinguer ;

7° Que des microzymas morbides, en vertu de la conservation de la fonction acquise, pourront se trouver dans un lieu déterminé de l'atmosphère, des eaux ou de la terre, dans les déjections ou dans les restes de l'être qui les a produits ;

8° Et par suite que, *primitivement*, des germes de maladie ne pouvant pas exister dans l'air que nous respirons, dans l'eau que nous buvons, dans les aliments que nous mangeons, ces germes proviennent nécessairement d'un organisme malade d'une maladie acquise.

Et je soutiens que croire le contraire, c'est croire à l'absurde.

Oui, tout microzyma morbide est un microzyma ayant originairement appartenu à un organisme sain, mais devenu malade, je ne dis pas *spontanément*, mais malade d'une maladie née en lui, sous l'influence de diverses causes qui déterminent un changement fonctionnel dans les microzymas d'un centre d'activité donné. C'est dans ce changement ainsi provoqué que consiste la notion de *spontanéité morbide*.

Et ces propositions, qui doivent être considérées comme la conséquence et le complément de celles que je rappelais au commencement de la précédente Conférence, constituent, à mon avis, la vraie base de la pathologie.

La doctrine médicale qui découle de la théorie du microzyma a été confirmée, depuis que nous l'avons formulée, M. Estor et moi, dès le début de nos recherches, par plusieurs observateurs, en France et à l'étranger. Depuis cette époque, un grand nombre d'expériences et d'observations établissent, en effet :

1° Que ce que l'on appelle germes de maladies, sous des noms divers, ne sont que des microzymas ou les produits organisés de leur évolution ;

2° Que ces microzymas existent primitivement dans les cellules de l'organisme malade, et qu'ils sont doués de morbidité dans la cellule même;

3° Que ceux qui sont libres dans des tissus, dans des pustules, des humeurs, ou dans des phlegmons, kystes, etc., proviennent de la fonte des cellules;

4° Que les microzymas morbides d'une morbidité donnée, appartiennent plutôt à tel groupe de cellules ou de tissus, qu'à tel autre;

5° Que le microzyma morbide peut pénétrer dans l'organisme par les surfaces respiratoires et gastro-intestinales;

6° Que les microzymas morbides peuvent être cultivés tout comme les microzymas normaux;

7° Que les microzymas de deux espèces animales plus ou moins voisines, ne sont pas nécessairement identiques, ni généralement, ni dans les divers centres d'activité de leur organisme;

8° Que les microzymas morbides ou les produits de leur évolution, par un nouveau changement de fonction, peuvent cesser d'être nocifs, soit spontanément, soit dans des circonstances expérimentales déterminées.

Oui, de plus en plus se confirme la vérité de cette proposition : que le microzyma d'une morbidité donnée, appartient plutôt à tel groupe de cellules ou de tissus qu'à tel autre, et que les microzymas de deux espèces animales données ne sont pas susceptibles d'être affectés de la même manière. Insistons encore sur cette notion.

On est naturellement porté à conclure de l'identité de structure à l'identité de fonction. Cela est vrai quelquefois, pour le pancréas par exemple; mais il ne faut pas généraliser; car, encore que la structure de cette glande soit la même que celle de la parotide, les produits qu'elles sécrètent et leurs microzymas sont loin de posséder les mêmes propriétés; et si l'on compare les propriétés des parotides chez l'homme, chez le chien et chez le cheval, vous savez qu'elles diffèrent, et par l'action chimique du liquide sécrété, et par celle de leurs microzymas. De même les organismes buccaux, microzymas, leptothrix, bactéries, cellules épithéliales, si semblables de forme chez l'homme, le chien, le bœuf et le porc, sont très dissemblables de fonction chimique. Vous souvenant de ces faits, ainsi que des recherches de M. J. Béchamp sur les microzymas des diverses glandes et tissus aux différents âges d'un même être, vous admettrez aisément, appuyés sur l'histoire générale des microzymas, que non seulement les microzymas d'espèces éloignées ne sont pas nécessairement identiques, mais que, dans une même espèce, dans l'espèce une race, dans la race un individu, et dans l'individu à ses divers âges et dans diverses conditions, les microzymas ne le sont pas non plus.

Ce qu'en médecine on appelle *constitution*, *complexion*, *tempérament*, sont des états de l'organisme qui dérivent nécessairement des propriétés des microzymas, puisqu'une cellule, un tissu sont ce que leurs microzymas les font, et qu'au point de vue physiologique on ne peut pas parler de la constitution, de la complexion, du tempérament d'une matière purement chimique, c'est-à-dire non organisée.

Un organisme physiologiquement sain est celui dont les microzymas, dans tous les centres d'activité, sont le plus conformes à un type idéal, n'ayant subi aucun changement morbide, ni aucune influence extra-physiologique.

C'est parce que les microzymas d'espèces voisines, et à plus forte raison d'espèces éloignées, sont fonctionnellement différents dans certains centres organiques, que chaque animal, suivant son état physiologique actuel, a ses maladies propres, et que certaines maladies ne sont pas transmissibles d'une espèce à l'autre, et souvent à des individus de races différentes. Que dis-je, l'enfance, l'âge mûr, la vieillesse, les sexes ont leur part d'influence dans la réceptivité morbide.

Ces choses vous paraîtront évidentes, comme à moi, lorsque vous méditerez, à la lumière de la théorie, les recherches et les expériences dont certaines maladies épidémiques, virulentes, contagieuses, infectieuses, etc., ont été l'objet, depuis la fameuse observation de Davaine sur la bactéridie du sang de rate; si vous aviez présents à l'esprit l'ensemble des faits sur lesquels repose la théorie du microzyma, je pourrais immédiatement entrer en matière et achever ma démonstration ; mais vous pourriez être embarrassés, et j'ajoute quelques mots d'explication.

Tout n'est pas dit quand on a reconnu qu'il peut exister des microzymas morbides, ou que cette morbidité se manifeste dans l'une ou l'autre des formes possibles de l'évolution des microzymas, qu'on les considère ou non comme parasites dans l'organisme où ils pénètrent : il faut encore expliquer comment cette morbidité s'exerce et se propage. Le *parasitiste*, qui affirme que le parasite inoculé envahit l'organisme en s'y multipliant, doit, en outre, expliquer comment le parasite disparaît de l'organisme, s'il y a guérison ; il ne suffit pas de soutenir que le retour à la santé n'est autre chose que la mort du parasite : ce serait se payer de mots.

Il y a des degrés dans la morbidité des microzymas d'un centre d'activité donné, et cette morbidité peut ne s'exercer qu'en un point de l'organisme, dans ce centre d'activité. Le microzyma morbide n'est pas seulement celui de telle ou telle maladie infectieuse, virulente, contagieuse, etc. La morbidité consiste dans toute déviation fonctionnelle du microzyma, soit que son activité histogénique s'accroisse comme dans l'hypertrophie, soit qu'elle reste stationnaire, ou qu'elle diminue comme dans l'atrophie.

Or, un microzyma morbide, de quelque ordre que ce soit, n'a pas cessé d'être doué d'activité chimique. La morbidité est une propriété surajoutée, dépendante, sans doute, de quelque changement matériel ; et cette notion est du même ordre que celle-ci : les microzymas du foie, ceux du pancréas et des glandes gastriques, etc., étaient primitivement dans l'ovule : il y a eu changement de fonction corrélativement à un changement matériel, sans changement de forme.

Le microzyma morbide, aussi bien que le microzyma normal, peut posséder une double activité que j'ai définie : l'activité zymasique, hors de lui, et l'activité de fermentation, en lui. L'une et l'autre s'exercent, simultanément ou successivement, dans l'organisme : dans l'état de santé, suivant le mode normal, et dans l'état de maladie, suivant le mode anormal. Dans l'état physiologique, les produits de leur activité sont pondérés et tels qu'ils sont utiles à tout l'organisme; dans l'état pathologique, ils constituent le sang à l'état dyscrasique, et celui-ci amène, plus ou moins, dans tous les centres d'activité organique, un état dyscrasique corrélatif, qui crée, pour les éléments anatomiques et, par suite, pour les microzymas, des conditions nouvelles d'existence. Or, vous savez combien les microzymas sont sensibles aux variations de composition des milieux : les formes mêmes qui sont le fruit de leur évolution en subissent les conséquences. Sans doute, ils sont doués d'une grande faculté d'adaptation aux milieux; mais ils n'en souffrent pas moins; et ce malaise se traduit par un trouble fonctionnel, dépendant des autres centres d'activité; il peut retentir jusque sur le fonctionnement des microzymas des centres nerveux, d'où les manifestations phénoménales diverses des maladies: fièvre, éruptions, etc.

Naturellement, un organisme ne devrait pas devenir malade, puisque, en lui, dans l'air, etc., il n'y a pas de microzymas morbides. Mais, par suite d'influences diverses, dépendantes des milieux (non infectés) et de causes tout individuelles, un état de misère physiologique peut être créé qui constitue une dyscrasie générale d'où résulte, pour les microzymas, une situation anormale qui, prolongée, peut avoir pour conséquence l'état morbide et la situation la plus grave qui se puisse imaginer.

Considérez un scrofuleux par hérédité prolongée : une contusion sans solution de continuité, une distension violente, presque rien, et voilà que l'articulation se gonfle sans qu'il y ait le moindre changement à la peau, et la *tumeur blanche*, avec altération de l'os et des parties molles de l'articulation, se produit avec toutes ses conséquences: atrophie du membre, engorgement des ganglions lymphatiques, des abcès, des fistules intarissables, une suppuration abondante, etc., etc. Mais il y a une foule de cas où une cause aussi insignifiante devient le point de départ de dyscrasies qui traînent à leur suite des troubles aussi graves.

J'ai assez insisté sur le fait que la fermentation ammoniacale dans la vessie est la conséquence de quelque modification des microzymas de l'appareil de l'urination, etc. Nous verrons par la suite que des altérations histologiques se constatent dans les reins, avec apparition de bactéries, dans diverses maladies, sans que pour cela les urines deviennent ammoniacales.

Il y a des cas nombreux où une dyscrasie peut être produite naturellement, même sans traumatisme. Voyez les séreuses : dans l'état physiologique, ces membranes, qui sont très vasculaires et tapissées d'une couche d'épithélium pavimenteux, exhalent un peu de sérosité qui sert à la lubrifier afin d'en empêcher l'irritation. Cette sérosité est peu albumineuse. Or, dans certains états, pathologiques ou non, elles laissent passer beaucoup de liquide, souvent très albumineux, qui s'accumule dans leur cavité, formant les épanchements appelés hydrothorax, ascite, hydrocèle, etc. Certains de ces états sont amenés par une maladie du cœur, un trouble de la circulation. On croit que c'est une simple hypersécrétion ; c'est bien plus que cela : le tissu de la séreuse, ses microzymas, exercent une action sur les éléments du sérum. M. J. Béchamp a examiné la nature des matières albuminoïdes dans l'hydrocèle, dans le liquide du péricarde, dans la pleurésie ; il a toujours trouvé que ces matières n'étaient pas celles du sérum et, de plus, qu'elles ne sont pas les mêmes dans tous les épanchements, de façon qu'il y a une spécialité d'action propre à chaque séreuse, dont la constance est telle, que les albumines ont un pouvoir rotatoire sensiblement constant. Il s'accomplit donc là un travail qui ne peut s'expliquer que par un changement non seulement histologique, mais fonctionnel chimique, des microzymas de la séreuse, et de son revêtement épithélial. Il n'est donc pas étonnant que, ces liquides n'étant plus normaux, on y découvre souvent des leucocytes et des microzymas évolués.

Reportez-vous aux premières Conférences et aux expériences sur la génération dite spontanée ; si l'on n'offre pas aux microzymas atmosphériques toutes les conditions de leur développement, si un seul terme fait défaut, et si tous étant réunis vous opérez quelque changement dans le milieu ambiant, ce qui constitue une sorte de dyscrasie (addition d'une trace de créosote ou d'acide phénique, de certains sels, etc.) pour lui, la moisissure ou ne se développe pas, ou se développe mal : elle est souffreteuse. On comprend ainsi que, dans l'organisme, le microzyma, la cellule, soit qu'il y ait dyscrasie par diminution, soustraction ou addition, souffrent ; et tout cela peut varier avec l'âge, le sexe, le tempérament, la constitution et, bien entendu, avec l'espèce animale !

Une dernière remarque. Dans l'état physiologique, le microzyma peut être si petit ou si transparent qu'il n'est pas visible, ou pris pour une granulation graisseuse. — C'est ce que je vous ai dit dès le début. Plusieurs auteurs, entre autres MM. Balzer et Fournier, ont été tout surpris de trouver des *microbes* dans le foie, de les voir être insolubles dans les dissolvants des corps gras, et colorables par certains réactifs : naturellement, ils les ont pris pour des parasites des maladies qu'ils observaient. Dans le sang il est possible de ne pas les apercevoir si l'on ne s'aide de quelque artifice : M. Pasteur n'a pas su les voir. C'est que leur transparence est la même que celle du milieu ; mais rappelez-vous ce que je vous ai dit du cristallin : il est d'une transparence absolue, cependant il n'est presque formé que de tubes et de microzymas. L'évolution morbide du microzyma, surtout lorsqu'elle s'accompagne de quelque changement morphologique, lui communique la propriété d'être plus facilement visible par une variation de sa réfringence. Souvenez-vous aussi qu'ils peuvent être entourés, comme ceux du pancréas, d'une atmosphère de corps gras. Enfin, il y en a de si petits, que sous un grossissement de 1400 diamètres, ils apparaissent moindres que ceux du vitellus, sous un grossissement de 500. Dans les maladies des vers à soie, notamment dans les œufs des *morts-flats*, j'en ai souvent aperçu dont la petitesse était telle qu'ils mesuraient certainement moins de $0^{mm},0001$; si bien que M. Pasteur, malgré que je les lui eusse signalés, a déclaré ne les pas avoir vus. Mais depuis il a appris à les reconnaître, de même que d'autres savants : mais ils s'obstinent à n'y voir que des parasites. M. Pasteur et d'autres les cultivent même, imitant ce que j'ai fait pour les corpuscules des vers à soie, pour les microzymas atmosphériques, pour ceux de la craie, et, avec M. Estor, pour ceux des glandes et tissus des animaux adultes, M. J. Béchamp pour ceux des fœtus, et enfin M. Baltus pour ceux du pus.

Je vais maintenant passer en revue les observations et les recherches dont quelques maladies ont été l'objet. Les conséquences de la théorie en ressortiront avec évidence. L'une de ces recherches est contemporaine de celles que j'ai faites sur les maladies des vers à soie; elle a une importance exceptionnelle, car elle est purement médicale et faite sans idées préconçues; nous y trouverons la démonstration de presque toutes les propositions que j'ai formulées en commençant. Il s'agit de la phthisie et de la tuberculose en général.

La tuberculose et l'inoculabilité des microzymas tuberculeux. Je vous l'ai fait voir, le tubercule pulmonaire à l'état crétacé, de l'homme, est essentiellement formé de microzymas libres et de microzymas associés en 8 de chiffre, ce que depuis, on a nommé *monococcus, microbe en point*, *diplococcus, microbe en point double*, *microbe en* 8.

Küss a démontré, en se fondant sur les recherches histologiques modernes, que, dans les organes qui peuvent devenir le siège des tubercules — la moelle des os spongieux, les ganglions lymphatiques, les membranes de l'intestin, le testicule, le foie — comme dans les alvéoles pulmonaires, c'est une espèce de globule épithélial qui subit la transformation tuberculeuse. « Pas plus que le tubercule pulmonaire, dit-il, le tubercule des ganglions lymphatiques, celui des os, etc., ne doivent être considérés comme un produit hétéromorphe, formé de toutes pièces. » Or, cette formation aurait lieu de toutes pièces si le tubercule était une production parasitique. Et Küss, poursuivant, conclut que « en dernière analyse, la tuberculisation doit être définie : la mort et la momification d'un tissu normal ou accidentel caractérisé par *de petits globules semblables à ceux du parenchyme pulmonaire*, *de l'espèce que Henle appelle corpuscules élémentaires.* » Mais, vous le savez, ces corpuscules élémentaires de Henle, que Küss ne connaissait pas autrement, ne sont que les granulations moléculaires des auteurs, c'est-à-dire quelque chose de non organisé, non structuré, mais que j'ai caractérisés comme microzymas capables de faire fermenter la fécule, c'est-à-dire comme vivants; j'ajoute que ce sont des microzymas morbides, ainsi que cela résulte du travail de M. Villemin.

Beaucoup de médecins avaient soutenu, depuis longtemps, que la phthisie était non seulement héréditaire, mais contagieuse. La contagiosité a été mise hors de doute, par M. Villemin, en montrant que la tuberculose est inoculable.

Une très petite quantité de matière tuberculeuse de l'homme, étant inoculée au lapin, détermine en quelques jours la production de tubercules sous la forme caséeuse : les ganglions lymphatiques se parsèment de nodules tuberculeux. La matière tuberculeuse prise sur la vache ou le lapin rendus tuberculeux agit ensuite de la même manière sur ces animaux sains. Le même résultat est obtenu, si on instille sous la peau quelques gouttes de crachats de phthisiques mélangés d'un peu d'eau (1).

M. Villemin a employé la matière tuberculeuse sans autrement spécifier l'agent contagieux ou morbifère ; mais M. Klebs, d'une part, et M. Toussaint, de l'autre, ont prouvé que c'est un microzyma ; ils l'ont cultivé et ils l'ont trouvé encore inoculable après la culture. Ces microzymas, selon M. Klebs, sont des *monades très petits*, qu'il appelle aussi *monadines*, animés de mouvements très vifs. M. Toussaint, qui les a, sans doute, observés dans d'autres circonstances, les a vus immobiles, et les appelle *micrococcus*. Le nom ne fait rien à l'affaire ; mais ce sont des microzymas qui possèdent dans la tuberculose le caractère contagieux.

Et c'est bien la phthisie qui est ainsi inoculée par M. Villemin, car au bout de quinze, vingt ou trente jours, les animaux, amaigris, affaiblis, tombent dans le marasme, et meurent dans un état de maigreur extrême. Et, selon l'auteur, le ré-

(1) Comptes-rendus, t. LXVIII, p. 1364.

sultat ne saurait être expliqué, ni par le transport pur et simple de la matière déposée dans la très petite plaie d'inoculation, ni par la communication de proche en proche d'une phlegmasie du lieu de la piqûre aux organes où se produisent de nouveaux tubercules, ni par une greffe, ni par le traumatisme. La parcelle tuberculeuse introduite dans l'organisme y produit *la maladie qui l'a engendrée*, une matière morbide identique, inoculable à son tour sur un autre sujet vivant, et qui s'y reproduit en formant des tubercules dans les poumons, le péricarde, les reins, les organes abdominaux, les ganglions mésentériques, qui n'étaient pas sur le trajet de la matière inoculée de la plaie d'inoculation aux viscères dégénérés. Ce qui revient à dire que l'inoculation produit une maladie générale, qui se traduit, anatomiquement, par la présence de tubercules dans des groupes de cellules ou de tissus déterminés, ainsi que l'avait démontré Küss, avec la manière de voir de qui les expériences de M. Villemin concordent parfaitement.

Mais on pourrait dire que l'inoculation de la matière tuberculeuse par une plaie, ne fût-ce qu'une piqûre à l'oreille, à l'aisselle, à l'aine, aux lombes d'un lapin, ne suffit pas pour expliquer la contagion, puisqu'on peut devenir phthisique sans avoir été blessé. M. Villemin s'est posé l'objection et il l'a levée. La matière tuberculeuse, la matière expectorée des phthisiques, desséchée et pulvérisée, étant mêlée aux aliments, produit l'inoculation par l'intestin et, par suite, une tuberculose comme par inoculation. Et nous verrons que l'on peut admettre, conformément à ce qui a été démontré pour certaines maladies virulentes, que le microzyma tuberculeux peut pénétrer par les voies respiratoires, c'est-à-dire par la surface bronchique et pulmonaire. Et cela va droit contre le système de l'impénétrabilité de M. Pasteur.

Concluons donc que le microzyma tuberculeux libre provient de la destruction pathologique d'un globule, ou cellule, épithélial de tissus déterminés; qu'il est un ferment et qu'il est cultivable, pouvant se multiplier dans des milieux appropriés. Il ne préexiste pas originairement dans l'air, il est le produit de l'organisme malade. La phthisie, la tuberculose, n'est pas une maladie parasitaire. Non, non, il n'y a pas un microzyma tuberculeux originairement créé pour rendre les gens et les bêtes phthisiques. Malgré M. Pasteur et ses adeptes, les médecins continueront de regarder la phthisie comme développée par d'autres causes qu'un parasite : le séjour habituel dans un lieu où l'air n'est pas suffisamment renouvelé, les variations de température intempestives, l'humidité habituelle, l'alimentation insuffisante, des aliments de mauvaise qualité et, par-dessus tout, l'inconduite et certains vices, ou la cohabitation avec des phthisiques.

Et maintenant appliquez la notion que la cellule est un élément anatomique transitoire, et cette autre, qu'un microzyma est susceptible de changer de fonction et de devenir morbide, et vous reconnaîtrez que les microzymas de la tuberculose ne sont que le terme ultime de la régression d'une cellule ou d'un groupe de cellules, mais des microzymas devenus morbides. Quand on inocule ce microzyma, il ne se multiplie pas, mais il produit une dyscrasie qui modifie les conditions d'existence de certains groupes de cellules, d'où résulte leur régression, avec évolution morbide de leurs microzymas.

Dans la précédente Conférence, je vous ai déjà parlé du pus. Il est nécessaire que je vous en entretienne encore, car il joue un très grand rôle dans la pathogénie parasitique. Il faut que vous soyez convaincus que ce produit pathologique n'est pas la conséquence de l'intervention d'un parasite, mais la suite d'actes purement physiologiques s'accomplissant dans l'être vivant.

Le pus ordinaire et le pus virulent. Tous les tissus ne sont pas également aptes à donner du pus : Selon M. Virchow (1), il est douteux que les éléments musculeux, nerveux et vasculaires (capillaires), le produisent; il y aurait deux modes de production du pus : la formation épithéliale et la formation conjonctive; tant qu'elle est purement épithéliale, il n'y a pas de perte notable de substance; il ne se forme pas d'ulcération, ce qui arrive chaque fois que le pus se forme dans le tissu conjonctif. Dans la théorie

(1) Virchow, *Pathol. cell.*, p. 375.

cellulaire, le pus est le produit de la prolifération morbide du tissu, qui en peut donner : un tissu transformé. Dans la théorie du microzyma, selon M. Baltus, les globules du pus sont formés par les microzymas. C'est ainsi que les histologistes, invariablement, font procéder le pus de l'organisme lui-même. A cette théorie expérimentale, anatomique, de la formation du pus, on tend à en substituer une autre; M. Pasteur a *découvert* un *microbe pyogénique, un microbe en* 8 *de chiffre;* sans le microbe il n'y aurait pas de pus, et cette erreur est acceptée par certains chirurgiens, qui, n'y regardant pas de près, s'écrient : « Ce n'est que lorsque le *microbe pyogénique*, découvert par M. Pasteur, et qui, comme il l'a démontré, est distinct du *microbe septique*, ce n'est, dis-je, que lorsque ce microbe a pénétré dans l'organisme, qu'il peut se produire du pus. » Non, ce n'est pas cela.

Au point de vue de la théorie du microzyma, l'étude du pus mériterait d'être reprise; en effet, puisqu'il est démontré que les microzymas ne sont pas identiquement les mêmes dans les divers centres d'activité, il est facile de comprendre que les changements qu'ils subissent dans la suppuration ne soient pas non plus identiquement les mêmes.

Le pus est caractérisé par la présence de globules blancs semblables aux leucocytes du sang, si ressemblants, micrographiquement, que l'on a prétendu que les premiers n'étaient que les seconds sortis, par diapédèse, des capillaires. Il varie nécessairement suivant la nature de l'organe malade, le degré et la nature de l'inflammation, le caractère de la plaie, et l'époque de la suppuration. Les auteurs se sont beaucoup occupés de la forme des leucocytes du pus, des qualités du pus, de la disparition des globules, mais avant mes recherches on ne donnait aucune attention aux microzymas, ni du pus normal, ni du pus virulent (1).

(1) M. Virchow a décrit les divers modes et phases de la régression des leucocytes du pus. La description qui nous intéresse est celle de ce qu'il a appelé *régression, métamorphose* graisseuse : il montre les cellules au début du phénomène, devenant plus pâles; puis contenant des noyaux visibles et des globules graisseux; ensuite apparaissant très granuleuses et se décomposant en fines granulations; enfin le tout

Vous avez vu que M. Chauveau, appliquant la théorie du microzyma, a démontré que les pus virulents doivent leur virulence aux microzymas libres qu'ils contiennent, et, de plus, comme il l'a noté plus tard, que cette virulence, ils la possèdent avant que la cellule qui les contient ne soit, par régression, réduite en ses microzymas.

se réduisant en ce qu'il appelle « *émulsion*, détritus laiteux, » où l'on ne voit plus que de fines granulations ; et poursuivant, l'auteur ajoute : en ce moment « il n'y a plus de cellule, il n'existe plus de pus, il est remplacé par une substance émulsive, une espèce de liquide laiteux, composé d'eau, de substances albuminoïdes et de graisse, et dans lequel on a même trouvé souvent du sucre, ce qui lui donne encore une plus grande analogie avec le lait véritable. Le *lait pathologique*, qui peut être résorbé, n'est donc plus du pus, mais bien de la graisse, de l'eau, des sels, ou d'autres composés chimiques. » (*Pathol. cell.*, p. 151). Ceci fait voir une fois de plus, que la cellule n'est pas ce qui est vivant *per se;* là où abondent les microzymas, on n'a vu que de la graisse et des composés chimiques; évidemment M. Virchow n'explique pas la régression de la cellule : il l'admet comme un acte spontané. On s'explique ainsi pourquoi il n'a rien compris à la virulence, et qu'il a supposé, pour l'expliquer, une dyscrasie : « dans la dyscrasie syphilitique, le sang contient une substance virulente, » dit-il (Ibid., p. 112). Quoi qu'il en soit, M. Virchow me paraît avoir soutenu avec raison que « le pus n'est pas absorbé comme pus; » ce qui peut être absorbé ou résorbé, ce sont les parties fluides, non les globules; le globule du pus ne peut pénétrer dans un vaisseau, lésé ou perforé, que par *intravasation;* la résorption purulente n'est pas celle du pus véritable; ne sont résorbés que les liquides ou bien les parties solides notablement modifiées par la régression (c'est-à-dire les microzymas).

Ces idées sont conformes à celles de M. Ch. Robin, mais au point de vue de la théorie du blastème. « Ce ne sont pas, dit-il, les éléments anatomiques solides en suspension dans une humeur qui la caractérisent, mais le fluide qui en compose la partie principale. Ce ne sont pas les leucocytes qui caractérisent essentiellement le pus, mais le sérum. Ils ne jouissent d'aucune propriété nuisible; aucune malfaisance ne leur est inhérente, sauf le cas où ils entrent en putréfaction; mais alors ils ne font que partager les propriétés nouvelles, analogues à celles du virus, que tous les éléments anatomiques, que tous les tissus acquièrent dans ces conditions, comme les sérums. C'est sur le sérum du pus qu'il faut reporter les idées relatives aux qualités *infectieuses* de cette humeur qu'on attribuait aux solides qu'il tient en suspension, c'est au sérum, et encore au sérum déjà altéré, car il se modifie accidentellement avec bien plus de facilité que les leucytes et bien avant eux. » (*Dict. de médecine et de chirurgie.*) De même que M. Virchow, M. Robin admet donc les altérations spontanées dans le leucocyte; pour l'un comme pour l'autre savant, en somme, la virulence est une dyscrasie; ils ne tiennent compte, ni l'un ni l'autre, de la granulation moléculaire.

La suppuration peut être provoquée soit par un traumatisme, soit par une cause interne : dans l'un et l'autre cas, les cellules du tissu sont placées dans une situation anormale, laquelle détermine une prolifération exagérée, et ensuite, comme nous l'avons vu à propos du tubercule pulmonaire, la mort de la cellule par sa régression en microzymas.

Un premier point est donc acquis : le pus est ou n'est pas virulent, et il n'y a pas de différence histologique essentielle entre les leucocytes du pus de telle ou telle origine : la présence de tel ou tel vibrionien, microzyma libre ou associé en 8 de chiffre, ne signifie rien. D'où il résulte que la virulence, de telle ou telle nature, ne peut être attribuée qu'à un changement morbide survenu dans les microzymas du sujet.

En général, c'est dans une pustule que la virulence du pus se produit. Examinons donc, avec les histologistes, ce qui se passe lorsque le pus se forme à la peau sans qu'il y ait ulcération. C'est dans le réseau de Malpighi que le phénomène se manifeste : là, sous l'influence de la cause morbide interne, une prolifération anormale de cellules et d'éléments nouveaux s'accomplit ; la prolifération de ces éléments de nouvelle formation soulève la couche superficielle de l'épiderme sous la forme d'une vésicule ou d'une pustule. « L'endroit où la suppuration se produit principalement correspond aux couches superficielles du réseau de Malpighi qui commencent à subir, dans des conditions physiologiques, la transformation épidermique, et qui restent adhérentes à la pellicule de la pustule, lorsqu'on l'enlève. Dans les couches plus profondes, on peut suivre les modifications des éléments cellulaires qui, au début, ont des noyaux simples ; plus tard, les noyaux se segmentent et deviennent plus nombreux, les cellules simples sont remplacées par plusieurs cellules dont les noyaux se divisent à leur tour.... Quand la suppuration dure longtemps, un nombre de cellules de plus en plus considérable subit la prolifération, la pustule s'élève parce que le nombre des cellules qui viennent s'y rendre est augmenté. Quand une pustule de variole se forme, elle contient d'abord une gouttelette de liquide, mais ce liquide ne produit rien (c'est à-dire les cellules n'y naissent pas comme dans un blastème); il diminue seulement la cohérence des parties voisines (1). »

C'est dans des foyers de cette sorte que se développent les pus virulents. A la prolifération cellulaire succède la régression; les cellules se déforment, et bientôt, comme dans toute espèce de pus, les microzymas pullulent, évoluant ou n'évoluant pas; la dyscrasie morbide, que M. Virchow plaçait dans l'inconnu, M. Ch. Robin dans un liquide altéré, se concentre dans le microzyma qui a acquis une fonction nouvelle. Or, la fonction, acquise sous l'influence de l'état morbide, est dans une étroite relation avec l'espèce animale devenue malade. C'est donc à la physiologie autant qu'à l'histologie et à la chimie qu'il faut recourir pour éclairer la pathogénie de la virulence. C'est appuyé sur ces observations que je vais, maintenant, vous montrer que, dans toutes les expériences tentées dans ces dernières années, c'est le microzyma, propre à une espèce animale, et non pas un germe de l'air, qui a été trouvé le siège de la virulence. L'on n'a jamais pu produire, avec des germes pris dans l'atmosphère, les maladies que l'on dit parasitaires; toutes les fois que, par inoculation, on a pu reproduire une maladie typique connue, on a été obligé d'aller prendre le prétendu parasite chez un animal malade; de même que pour inoculer la tuberculose, on a pris le tubercule chez un sujet qui en avait été primitivement ou secondairement affecté.

Le virus syphilitique. M. Estor et moi y avons noté les microzymas; depuis, M. Klebs a cultivé ce microzyma; il en a obtenu une forme qu'il nomme *Helicomonas syphilitica*, lequel serait inoculable à certains animaux, à l'exclusion du liquide que la filtration en sépare. Il y a déjà bien longtemps, Donné y avait observé des animalcules ayant la forme du *vibrio lineola* de Müller, mais son observation ne pouvait pas être comprise. Quelle que soit la valeur de celle de M. Klebs, il est certain que tous les observateurs sont d'accord sur un point, c'est que la syphilis s'inocule de l'homme malade à l'homme sain et de l'homme malade

(1) *Path. cell.*, p. 377.

à lui-même. Auzias Turenne a prétendu l'avoir inoculé au singe, mais le fait a été contesté par M. Ricord. — Les modernes parasitistes supposent que le microzyma syphilitique existe depuis l'origine des choses. La théorie du microzyma la fait venir de l'homme malade : il procède d'une cellule. Donné avait noté, dans le pus des chancres virulents, l'altération des globules de ce pus, dont quelques-uns, en voie de régression, lui paraissaient se dissoudre dans le liquide purulent, au sein duquel il voyait leurs débris. Ce sont si bien certains tissus ou cellules dont les microzymas deviennent morbides, que M. Ricord a démontré que le bubon reste, pendant un temps, le dépôt du virus : la substance virulente se trouve contenue dans l'intérieur du ganglion : le pus qui entoure ce dernier n'en contient pas; il faut que les parties soient en contact avec la lymphe pour que la substance virulente agisse sur elles (1), c'est-à-dire pour que les microzymas propres subissent l'évolution morbide.

La clavelée et ses microzymas. La clavelée est en quelque sorte la variole des bêtes à laine ; en effet, la marche, les complications et la terminaison de la clavelée sont semblables à celles de la variole chez l'homme. Une bête à laine, qui a eu la clavelée et en guérit, n'en peut plus être atteinte, de même que l'on n'a la variole qu'une fois. La maladie est contagieuse, comme la variole, et comme elle éruptive; caractérisée par des boutons qui se montrent sur diverses parties du corps, par exemple, autour de la bouche et des yeux, à la face interne des avant-bras et des cuisses, etc. La sérosité des pustules est virulente; on l'a inoculée pour préserver les troupeaux ; pour cela, on prend la sérosité des pustules, incisées du septième au quinzième jour, lorsque le sang a cessé de couler. L'inoculation donne rarement une éruption maligne. On a même essayé de claveliser, en faisant pénétrer le virus par les voies digestives, en donnant à manger aux bêtes, du son mêlé de croûtes pulvérisées de pustules, recueillies sur des animaux infectés.

L'analogie de la clavelée avec la variole avait fait penser que le vaccin pourrait en préserver les moutons. La tentative a échoué. Tous ces faits étaient connus lorsque M. Chauveau

(1) *Path. cell.*, p. 155.

a entrepris d'importantes recherches sur le virus claveleux, qui sont la conséquence de celles qu'il avait exécutées sur le virus vaccin. Il en est résulté plusieurs observations, qui sont en complète opposition avec les idées qui tendent à prévaloir. On sent bien, en lisant les Mémoires de M. Chauveau, que c'est un médecin qui écrit et qui observe. Bref, M. Chauveau démontre :

1° Que le virus de la clavelée doit son activité à un corpuscule solide comme dans le vaccin. La partie soluble, non figurée, de la sérosité claveleuse n'est pas inoculable.

2° Que ce virus n'est pas disséminé dans tout l'organisme. Les larmes, la salive, l'urine, les matières fécales, ont été inoculées sans succès.

3° Que le mucus nasal, pourtant, peut être inoculable, quoiqu'on ne puisse pas constater la présence de pustules nasales ou pharyngiennes. Ce fait a porté à penser à quelque lésion pulmonaire; en effet, le poumon est le siège d'altérations plus ou moins semblables aux pneumonies *lobulaires* ou *nodulées*, si communes dans la variole, la rougeole, la morve. Or, ces lésions existent, et une goutte d'humeur extraite d'un noyau pneumonique claveleux, même délayée dans 500 fois son poids d'eau, permet d'inoculer la clavelée à la lancette, presque à tout coup.

4° Que, pour qu'il y ait contagion, l'inoculation n'est pas nécessaire. Sans lésion cutanée, sans effraction, les microzymas claveleux peuvent pénétrer dans la profondeur par les muqueuses des appareils respiratoires et digestifs. En effet, M. Chauveau « pratique, à l'aide d'un trocart, une ponction à la trachée d'un mouton et lui fait aspirer, par le tube du trocart, au moyen d'un appareil à soupape, du virus claveleux à l'état pulvérulent, et produit ainsi l'infection claveleuse, non pas à tout coup, mais souvent; et la clavelée provoquée ne diffère en rien de celle qui résulte de la contagion naturelle ou spontanée. » Mais si la pénétration par le poumon échoue quelquefois, elle réussit toujours par la voie gastro-intestinale. Une petite quantité ($0^{gr},10$) d'humeur claveleuse administrée dans un breuvage, après le repas, a donné la maladie, avec tous les caractères de la clavelée spontanée. C'est donc dans l'intimité de l'organisme que se fait le travail pathogénique ; ce qui le prouve, c'est cette remarque de M. Chauveau : « J'ai pu constater, dit-il, que l'invasion de la maladie n'est point le résultat d'une sorte d'*inoculation* sur la muqueuse digestive ; en effet, je n'ai pas trouvé à l'autopsie des animaux morts, la plus petite lésion locale sur cette membrane, pas même dans la bouche, qui, dans le cas de clavelée confluente, présente quelquefois des pustules (1). »

La pustule claveleuse est remarquable par les dimensions considérables qu'elle atteint souvent ; elle occupe non seulement toute l'épaisseur du derme, mais encore le tissu conjonctif sous-dermique, et donne d'énormes quantités d'humeur virulente ; elle est donc capable de fournir au milieu ambiant énormément de microzymas virulents pendant la desquamation. M. Chauveau n'a pas autrement étudié la constitution de la pustule claveleuse ; mais il résulte de son travail qu'elle se produit dans le réseau de Malpighi, comme celle de la variole, et qu'avant les corpuscules il y a des cellules. Il était important, pour la théorie, qu'il fût constaté que les microzymas virulents proviennent de cellules, et que ces cellules sont elles-mêmes virulentes. Souvenez-vous de ce que je viens de vous dire du pus, et vous comprendrez l'importance de la nouvelle expérience de M. Chauveau, dont je vais vous parler ; elle prouve que, dans le pus virulent, les globules le sont comme les microzymas. Pour faire son expérience, il a opéré en appliquant le procédé que nous avions fait connaître quelque temps auparavant pour isoler les microzymas du foie. Cela lui a permis de mieux démontrer que les parties solubles du pus ne sont pour rien dans la virulence.

Le nouveau travail a pour sujet l'étude du pus des abcès pulmonaires du cheval atteint de morve aiguë (2) ; là il nous révèle quelques particularités de ses recherches antérieures qu'il avait laissées dans l'ombre.

(1) A. Chauveau, Comptes-rendus, t. LXVII, pp. 746, 898, 941 (1868).

(2) A. Chauveau, *Isolement des corpuscules solides qui constituent les agents spécifiques des humeurs virulentes ; démonstration directe de l'activité de ces corpuscules*. Comptes-rendus, t. LXVIII, p. 828 (1869).

Virulence des cellules et des microzymas du pus de la morve aiguë. M. Chauveau, parlant en général, dit : « Les éléments figurés, en suspension dans les humeurs virulentes, se composent de *granulations libres* et de *cellules* plus ou moins infiltrées de ces mêmes granulations. On sait que les granulations libres sont virulentes, puisque, seules en suspension dans le sérum des humeurs, elles lui communiquent l'inoculabilité. En est-il de même des granulations incorporées aux cellules? Aujourd'hui je puis répondre affirmativement à cette question (1). »

Voici maintenant l'étude du pus dans les foyers de production des microzymas virulents :

« Quand on étudie, dit l'auteur, le développement des foyers de prolifération virulente, on peut constater, au début du processus, qu'il n'existe aucune granulation libre. *Toutes sont contenues dans les éléments cellulaires*, en voie de multiplication dans le foyer. *C'est par la dissolution ultérieure de ces derniers que les premières deviennent libres.* Mais avant cette dissolution, *l'élément virulent a déjà toute son activité.* La granulation procède donc de la cellule. Par conséquent, les leucocytes en suspension dans les humeurs virulentes doivent être *considérés comme des réceptacles de virus* (2). »

C'est, à quelques expressions peu physiologiques et histologiques près, la confirmation de tout ce que je vous ai dit jusqu'ici concernant l'origine des microzymas. Otez-en l'idée que les *cellules sont infiltrées*, ce qui suppose que les granulations sont venues du dehors pour pénétrer dans les cellules ; à la place de *dissolution*, mettez *régression;* au lieu *de réceptacle de virus*, dites que la cellule est le lieu où le microzyma acquiert la qualité virulente, de la même manière que tout microzyma d'une glande ou d'un tissu acquiert ses propriétés, à un moment donné, dans une cellule, et vous aurez un langage histologique conforme à la théorie du microzyma. C'est la condamnation du parasitisme, car on ne peut pas dire qu'une cellule dans un organisme y est en parasite, autrement il

(1) A. Chauveau, Comptes-rendus, t. LXVIII, p. 828.

(2) Ibid., p. 829.

faudrait dire que le cerveau, le foie, le rein, etc., sont parasites dans l'animal!

Après cela, M. Chauveau prend 10^{cc} de pus dans le poumon d'un cheval morveux, les délaye dans l'eau et, par dépôt, décantations, filtration, trouve que, malgré l'emploi de 2200^{cc} d'eau pour opérer le lavage des microzymas et cellules des 10^{cc} de pus, que les éléments corpusculaires doivent être considérés comme débarrassés de tous les principes solubles du pus, et qu'ils présentent à peu près les mêmes caractères qu'avant le lavage; on y reconnaît la présence d'une quantité notable de granulations libres, absolument intactes. Les nombreux leucocytes, etc., au milieu desquels sont dispersées ces granulations, se montrent plus transparents, plus gonflés par l'eau.

Les inoculations, faites à la joue, par piqûres sous-épidermiques, au nombre de six, à un âne et à un cheval, deviennent presque immédiatement le point de départ de l'infection morveuse. Quatre jours après, les deux animaux sont en pleine morve, etc. (1).

Et M. Chauveau conclut enfin que « non seulement les éléments figurés, agents de la virulence, peuvent être lavés sans perdre leurs propriétés spécifiques, mais que leur séjour prolongé dans l'eau ne réussit pas à communiquer la virulence à ce liquide. »

C'est ainsi qu'à mesure que l'on pénètre plus avant dans la connaissance des faits, se fortifie la conviction, que l'hypothèse des germes morbides préexistants est purement chimérique. Prouvons de plus en plus que le système de l'impénétrabilité de l'organisme n'est pas soutenable.

La variole et la vaccine. Des faits que je viens de passer en revue il ressort que les microzymas de certaines régions sont seuls capables de procurer, par inoculation, la maladie du sujet sur lequel ils ont été recueillis.

La pustule vaccinale est appliquée à la surface du derme, dont elle n'envahit que les couches superficielles. Les lésions, dans la vaccine, même spontanée, sont toujours discrètes. Au contraire, les foyers de production du virus claveleux et du virus varioleux sont généralement très multipliés. Or, il est

(1) A. Chauveau, Comptes-rendus, t. LXVIII, p. 830.

certain, d'après M. Chauveau, que chez les vaccinifères il n'y a d'inoculable que le produit élaboré dans les pustules cutanées; chez les vaccinés, cela résulte de nombreuses autopsies, jamais il n'a trouvé de lésions du poumon, si fréquentes chez les varioleux. La variole est contagieuse, la vaccine ne l'est pas. La première s'acquiert par l'infection, la seconde seulement au contact. Elles sont la même maladie mais à des degrés différents de virulence. La vaccine préserve de la variole de la même façon qu'une première variole; de la même manière que la clavelisation préserve de la clavelée. Evidemment le microzyma du virus vaccin, en passant de la vache à l'homme, communique au microzyma humain une morbidité plus bénigne. Et de ce que la vaccine ne préserve pas de la clavelée, cela prouve que les microzymas du mouton sont d'autre espèce que ceux de l'homme. Pourtant la pustule claveleuse, comme la varioleuse et la vaccinale, ne se développe que dans le réseau de Malpighi.

Les microzymas claveleux, aspirés par le mouton dans la trachée, communiquent la clavelée. Il importait de démontrer qu'on pouvait vacciner par la même voie.

Eh bien! M. Chauveau (1) a réussi, en faisant aspirer de la même manière, du vaccin desséché dans le vide et pulvérisé, à un cheval; celui-ci prit un exanthème labial discret, mais très caractéristique. Et l'autopsie « ne montra dans la trachée, ni au point ponctionné pour l'aspiration du virus, ni partout ailleurs, aucune lésion locale qui pût établir une différence entre le mode de production de cet exanthème et celui des éruptions vaccinales dites spontanées. »

Mais voici qui est plus significatif. Dans une autre expérience, l'éruption vaccinale fut si légère et si fugitive, qu'elle faillit passer inaperçue. Et l'auteur ne put se convaincre que par l'impossibilité de réinoculer le cheval par l'inoculation cutanée, de la réalité du diagnostic. Le sujet était donc vacciné; pour ma part, je suis convaincu que l'apparition de la pustule vaccinale n'est pas nécessaire pour que la vaccination ait lieu.

Enfin, en faisant avaler à un poulain seulement 9 mil-

(1) Comptes-rendus, t. LXVII, p. 941.

ligrammes de virus vaccin délayé dans un quart de litre d'eau, il obtint un résultat tout aussi décisif que les précédents. Et ce fait a été confirmé. Donc le virus vaccin est apte à infecter l'organisme par les voies digestives comme par les pulmonaires.

Il est vrai, ces expériences ne réussissent pas à tout coup. Pour expliquer les insuccès, M. Chauveau invoque la quantité inégale de virus employé dans ses essais. J'appelle votre attention sur ces insuccès : il est indiscutable qu'ici le virus était spécifié, connu, déterminé dans sa nature par son origine et par son activité; son introduction dans l'organisme a été certaine, indiscutable. Pourquoi n'a-t-il pas agi? Si, dans le système de M. Pasteur et des partisans du parasitisme, le virus est un germe qui se multiplie, un seul doit suffire, et il est certain que dans une goutte de pus vaccinal, il y a des milliers de microzymas. Ah! c'est que ce n'est pas le microzyma inoculé qui se multiplie : c'est par une certaine dyscrasie, qu'il provoque, qu'il amène l'évolution morbide du microzyma correspondant, capable de la subir; or, certainement, pour amener cette dyscrasie, un trop petit nombre de microzymas absorbés peut ne pas suffire; c'est ainsi qu'il faut une certaine masse de microzymas pancréatiques pour tuer un chien; au-dessous de cette limite, l'organisme a le temps d'éliminer les produits dyscrasiques, et comme le microzyma ne peut pas se multiplier hors de son milieu, son activité s'épuise.

C'est ainsi que l'exanthème noté par M. Chauveau, facile à observer dans un cas, presque passé inaperçu dans l'autre, n'est pas nécessaire pour qu'il y ait vaccination : la pustule n'est que la voie d'élimination de ce qui gêne; dans les cas bénins, les microzymas du réseau de Malpighi sont seuls influencés; dans la variole confluente, les microzymas des cellules de plusieurs centres peuvent l'être, ce qui amène une prolifération excessive des cellules morbides.

Dans certaines maladies, au contraire, les microzymas de tous les centres sont atteints, et il arrive ce que M. Chauveau a rappelé de la peste bovine.

Peste bovine. Dans certaines maladies contagieuses, le virus sort du corps des sujets malades par un grand nombre de voies, comme vous l'avez vu pour la clavelée. « Le type de ces maladies, dit M. Chauveau, c'est la peste bovine. Chez les animaux qui en sont atteints, toutes les surfaces tégumentaires fournissent le virus, et toutes les excrétions constituent matière à inoculation : les larmes, la salive, les divers mucus de l'appareil respiratoire, l'urine, les matières diarrhéiques, le lait lui-même, insérés dans le tissu conjonctif sous-cutané, donnent presque infailliblement la maladie. »

C'est donc chose démontrée : dans quelques maladies, ce sont des groupes déterminés de cellules, dont les microzymas subissent l'évolution morbide; dans d'autres, plusieurs groupes analogues, comme dans la clavelée, ou le plus grand nombre, comme dans la peste bovine.

Je vais, par quelques exemples, donner plus de force à cette démonstration.

Charbon symptomatique. Cette maladie paraît être particulière aux bêtes à laine et à cornes. Elle est contagieuse et inoculable; de plus elle ne récidive pas, et on n'est pas parvenu à l'inoculer à l'âne, au cheval, au chien, ni à la poule. MM. Arloing, Cornevin et Thomas ont trouvé dans la pulpe de la tumeur crépitante qu'elle produit, dans le tissu conjonctif, dans les ganglions lymphatiques, les reins, la rate et le poumon, des corpuscules ovoïdes brillants et des bâtonnets mobiles. Ils sont moins abondants dans la tumeur que dans les autres lieux indiqués. Le sang ne paraît pas en contenir. C'est donc une maladie dans laquelle les microzymas de plusieurs centres peuvent devenir morbides et y subir l'évolution bactérienne; et si l'on examinait à temps les phases de l'évolution, on y découvrirait le microzyma associé à deux grains; le corpuscule ovoïde observé par MM. Arloing, Cornevin et Thomas est certainement un microzyma dont la forme a déjà été modifiée. Mais il n'y a là rien que de très ordinaire selon la théorie du microzyma. Ce qui intéresse le plus dans les recherches de ces savants, c'est une expérience qu'il importe de mettre en lumière. Elle avait déjà été faite par M. Chauveau avec le virus vaccin, à l'époque où il expliquait encore la virulence par une sorte de catalyse chimique.

L'expérience de M. Chauveau est du plus haut intérêt; elle nous aidera à comprendre en quoi consistent les maladies virulentes spontanées; nous y reviendrons tout à l'heure; pour le moment, il suffit de savoir qu'avant cette expérience on ne communiquait l'immunité vaccinale, au cheval, par exemple, que par l'inoculation du virus dans les couches superficielles du derme. Or, M. Chauveau provoque le développement du *horsepox généralisé*, semblable au horsepox spontané, en injectant directement le vaccin à l'intérieur des vaisseaux sanguins. Et cette forme de vaccin « se manifeste indifféremment avec toutes les espèces de virus, vaccin de cheval, vaccin de vache, vaccin humain, récemment ou anciennement transplanté à l'espèce humaine (1). » On peut donc vacciner un cheval, lui communiquer l'immunité, en introduisant le virus dans le sang.

Or, le virus, microzyma plus ou moins évolué et bactérie du *charbon symptomatique*, étant inoculé dans le tissu conjonctif sous-cutané ou dans la masse musculaire, provoque le développement d'un œdème ou d'une tumeur, le plus souvent mortelle. Au contraire, s'il est injecté dans le sang par la jugulaire, la maladie provoquée est éphémère, il n'apparaît pas de tumeur, et l'animal a acquis l'immunité.

Mais il y a une précaution à prendre pour que l'inoculation par le sang réussisse : il faut absolument qu'aucune trace de virus ne pénètre dans le tissu cellulaire; si l'accident se produit, une tumeur apparaît qui emporte l'animal presque à coup sûr.

Nouvel exemple, bien digne d'attention, qui démontre l'inégale aptitude des microzymas d'acquérir la fonction morbide, et d'atteindre tout à coup la plus grande intensité malfaisante. Mais ces observations ont un tout autre intérêt : elles obligent à se demander comment, pourquoi *le germe*, le *microbe* injecté dans le sang ne va pas s'implanter *en colon* (comme dit M. Duclaux, de la bactérie de l'urine ammoniacale dans la vessie) dans le tissu conjonctif? Car, enfin, les capillaires du réseau de Malpighi pourraient bien l'y porter, puisqu'on admet la diapédèse des leucocytes du sang à travers ces capillaires : or un leucocyte est comme un

(1) Comptes-rendus, t. LXII, p. 1118, t. LXIII, p. 573 (1866).

éléphant, comparé à un germe! On a invoqué la quantité de virus injecté! Mais la quantité, dans la théorie des auteurs, qui est celle du parasitisme, la quantité n'y fait rien, puisqu'on admet que *le microbe* se multiplie, et qu'on lui a ouvert une mer à envahir; le milieu ne leur opposant plus aucun obstacle, quelques-uns doivent, au bout d'un temps suffisant, produire des légions capables d'avoir raison de toutes les résistances! Ces faits ont leur explication dans la théorie du microzyma, sans invoquer aucune des hypothèses qu'on a supposées.

Il y a des maladies où toute la scène paraît se passer dans le sang; on suppose que le *parasite* ne peut vivre que dans ce milieu.

Le Spirillum de la fièvre récurrente, ou fièvre-typhus à rechutes. C'est une des maladies dont on dit que le parasite ne peut vivre que dans le sang. Le spirillum dont il s'agit est un vibrionien que Ehrenberg appelait *Spirochæta* (1); M. Obermeyer observa le parasite en 1873 et lui donna le nom de *Spiro-bacterium;* il reconnut la connexion qui existe entre la contamination du sang par le spirillum et les attaques pyrétiques de la fièvre à rechutes. La maladie présente tantôt des paroxysmes courts et isolés, tantôt des attaques prolongées à forme rémittente; elles peuvent être aussi intermittentes. La terminaison peut être fatale; la maladie est inoculable et contagieuse. J'appelle votre attention sur les faits suivants :

1° *Pendant les accès le nombre des parasites dans le sang augmente; ils disparaissent avec la cessation de la fièvre :* 2° Mais il peut arriver que le parasite existe dans le sang plusieurs heures ou même deux jours avant l'accès, sans qu'il y ait fièvre; 3° Le début soudain n'est pas nécessairement précédé ou accompagné de l'augmentation visible des spirilles; 4° Il n'y a pas de relation fixe entre les variations de forme et d'intensité de la fièvre, et la variation du nombre des organismes; 5° On a noté la persistance des spirilles pendant la défervescence effective par lysis, c'est-à-dire que la crise salutaire s'opère sans phénomènes appa-

(1) Voir F. Dujardin, *Histoire naturelle des zoophytes. — Infusoires*, p. 223, l'origine du mot *Spirochæta*.

rents ; 6° Enfin, les signes ordinaires de l'infection par les spirilles manquent pendant la fièvre secondaire ou de réaction, les troisièmes et quatrièmes ou plus tardives rechutes (1).

Comment expliquer tout cela si la maladie n a d'autre cause première que le prétendu parasite? car, il est toujours présent, lui, ou ce que l'on appelle son germe. Que deviennent-ils pendant la défervescence et après la guérison? Si c'est un végétal, un animalcule ; si le sang n'est que le milieu où il exerce son activité, pourquoi ne l'y épuise-t-il pas? Si c'est un vrai parasite dans le sang, il faut qu'on puisse montrer l'endroit par où il en sort. Si, au contraire, le spirillum n'est que le produit de l'évolution des microzymas, la notion du changement de fonction et l'histoire des faits de régression expliquent tout.

Les fièvres paludéennes et leur parasite. On a vainement cherché dans l'air le germe du prétendu parasite de la fièvre intermittente. Les faits du docteur Salisbury et de l'influence des Palmellacées ne sont pas expliqués. Il y a pourtant une cause matérielle, visible, de cette fièvre. Dans la fièvre à rechutes c'est dans le plasma sanguin que se passe la scène de l'apparition et de la disparition des spirilles ; dans la fièvre palustre, c'est le globule sanguin qui paraît être affecté : M. Laveran (2) a constaté l'apparition et la disparition du parasite dans toutes les formes de l'impaludisme. Selon ce savant médecin, il s'agit « d'un animalcule qui vit d'abord à l'état d'agglomération, d'enkystement, et qui, à l'état parfait, devient libre sous forme de filaments mobiles. »

C'est un peu avant les accès et au début qu'on a le plus de chance de rencontrer les éléments que M. Laveran considère comme des parasites ; dans l'intervalle des apyréxies qui séparent les paroxysmes fébriles, les parasites disparaissent; il suppose qu'ils vont, en attendant, séjourner dans la rate et dans le foie !

Selon moi, ce sont les microzymas du globule rouge qui

(1) H. V. Carter, de Bombay, in *Transactions of the International Medical Congress*, 7e session. Londres, vol. I, p. 334, et *Abstracts*, p. 32.

(2) Comptes-rendus, t. XCIII, p. 627.

donnent lieu aux apparences que l'auteur a observées ; d'après ses descriptions, il m'a paru évident que le globule rouge s'altère dans sa forme, et que les granulations pigmentaires qu'il a signalées ne sont que les microzymas, colorés par l'hémoglobine altérée. Comme dans la fièvre récurrente, ce sont aussi les microzymas normaux qui manifestent là un des modes de leur évolution ; et tout s'explique comme je l'ai dit ci-dessus. Le sulfate de quinine qui fait, dit-on, disparaître le parasite, constitue un milieu qui empêche l'évolution morbide du microzyma de se reproduire !

La *fièvre typhoïde* va nous fournir de nouvelles preuves du fait que l'état de maladie réalise les conditions de l'évolution bactérienne ou morbide des microzymas de certains centres.

Cette maladie est de celles que l'on ne contracte généralement qu'une fois et qui confère l'immunité, comme la variole. On la range maintenant parmi les maladies virulentes parasitaires, bien que l'on n'en connaisse pas le *germe*. M. Jules Guérin l'a depuis longtemps considérée comme produite dans l'intestin, par une intoxication stercorale. Cette opinion, que son auteur a soumise à l'épreuve de l'expérience, a été adoptée dans ces derniers temps par M. Duclaux. Dans le système de M. Pasteur, les infusoires du canal intestinal n'ont pas d'autre origine que les germes de l'air. Mais nous savons que les aliments y introduisent leurs propres microzymas et que les cellules de la muqueuse et les glandes gastro-intestinales y ajoutent les leurs. L'auteur de *Ferments et Maladies*, sans connaître le virus, affirme qu' « on n'a pas été heureux en cherchant, hors de l'intestin d'un malade, le virus de la fièvre typhoïde et que, parti de l'intestin d'un malade, il revient par des voies diverses dans un corps sain qu'il infecte et où il amène la maladie. » Et la force de l'évidence, après de longues considérations sur l'étiologie de la fièvre typhoïde, lui arrache cet aveu : « D'une manière tout à fait générale, dit-il, s'il y a un virus quelque part, l'air doit en renfermer, et d'autant plus qu'il est plus voisin de la source où il le puise. » Retenons cet aveu que, d'une manière tout à fait générale, l'air va puiser un virus à une source malade, car c'est la négation du parasitisme.

Selon Bretonneau, la fièvre typhoïde est une *Dothiénentérie*, c'est-à-dire une maladie à boutons ou pustules dans l'intestin, comme la variole est une maladie à pustules à la peau. Mais c'est une maladie de tout l'organisme accompagnée d'une éruption intestinale et sans doute d'une inflammation de certaines glandes, plaques de Peyer et glandes de Brunner; c'est là certainement qu'il faut aller chercher le microzyma morbide qui rend les déjections virulentes. Quoi qu'il en soit, on n'a pas encore découvert ce microzyma qui serait l'analogue de celui du vaccin ou de la variole. Mais, sur quoi je vous prie de porter votre attention, on a depuis longtemps observé la présence de bactéries dans certains centres des animaux typhiques. M. Tigri, en 1863, avait noté la présence de bactéries dans le sang d'un homme mort de fièvre typhoïde. En 1865, MM. Coze et Feltz, qui avaient aussi trouvé des bactéries dans le sang des varioleux quelques jours avant la mort, en ont trouvé également dans le sang des typhiques. Enfin, M. Klebs a découvert des bâtonnets immobiles dans la couche sous-muqueuse de l'intestin; quand il y a des complications cérébrales et que la maladie est mortelle, il en trouve dans la pie-mère, et s'il y a pneumonie typhique, dans les alvéoles pulmonaires. Il paraît que ces bactéries ou bâtonnets ne sont pas de ceux qu'on puisse regarder comme virulents, d'après l'auteur de *Ferments et Maladies*. Cependant MM. Coze et Feltz ayant injecté à des chiens du sang d'homme mort de fièvre typhoïde, les animaux moururent plus ou moins rapidement (après 2 à 8 jours); et la mort fut d'autant plus rapide que leur sang contenait plus de bactéries; de plus, les plaques de Peyer offraient chez ces animaux des altérations analogues à celles qu'on trouve chez l'homme. Et le sang des animaux morts ainsi, injecté à d'autres animaux, amène leur mort de la même manière. Le sang de l'animal malade est déjà septique avant la mort; et j'appelle de nouveau votre attention sur ce point, le sang du second animal est plus septique que celui du premier, celui du troisième plus que celui du second; c'est que, si la bactérie de la première injection a eu sa part dans le phénomène, les microzymas propres du sang du chien, devenant morbides, agissent plus vivement sur ceux de l'animal de même espèce. Mais la virulence n'est pas la même dans toutes les parties de l'animal : « les veines, le tissu cellulaire, le rectum, l'estomac, le poumon, tel est l'ordre décroissant indiquant la facilité avec laquelle les matières injectées altèrent le sang et amènent la mort (1). » C'est-à-dire que les microzymas des divers centres n'acquièrent pas en même temps la même morbidité. La théorie du microzyma explique comment les bactéries, nées sous une influence donnée, ne sont pas nécessairement morbides dans l'organisme même où elles se sont développées : rappelez-vous les bactéries de l'urine dans la vessie (2).

Septicémie. « Le mot septicémie, septicohémie (σήπτικος, qui produit la putréfaction, et αἷμα, sang), dit M. Estor (3) dans un travail historique destiné à défendre la découverte du microzyma et les recherches que nous avons autrefois exécutées ensemble sur cette question, a été introduit dans la science par Piorry pour désigner ce qu'il appelait « fièvre

(1) Coze et V. Feltz, *Recherches sur les maladies infectieuses étudiées spécialement au point de vue de l'état du sang et de la présence des ferments* (1871). Rapport de M. Charles Robin. Comptes rendus, t. LXXV, p. 1878. La question est encore de savoir si MM. Coze et Feltz n'ont pas pris des microzymas pour des bactéries.

(2) M. Wm Roberts a observé des cas nombreux où les urines contenaient des bactéries au moment de l'émission. Ces urines étaient opalescentes et d'un gris particulier; leur odeur, forte et désagréable, était celle du poisson gâté. Il y avait irritation vésicale et miction douloureuse plus ou moins fréquente chez l'homme, pas toujours chez la femme. Par suite de cet état, il n'a pas été constaté de retentissement du côté de la santé générale; pourtant M. Roberts a observé des cas qui s'étaient prolongés pendant plusieurs années, les symptômes vésicaux s'exagérant ou disparaissant par intervalle. L'état pathologique dont il s'agit ne ressemble pas, tant s'en faut, à ceux où l'urine devient ammoniacale dans la vessie. — La bactérie observée présentait les caractères du *Bacterium termo* mobile, il y a toujours un petit nombre de globules de pus. Et l'urine ne tend pas à entrer en fermentation ammoniacale à l'air : elle était acide, elle le restait. La maladie, ancienne ou récente, guérit par l'administration du salicylate de soude. (*International medical Congress*. London. *Abstracts*, p. 146.)

(3) A. Estor, *De la constitution élémentaire des tissus*. Premières leçons du cours d'Anatomie pathologique et d'Histologie à la Faculté de Montpellier (1882). Montpellier. Coulet.

typhoïde adynamique, altération du sang par des matières putrides; » il fut assez mal accueilli en France. Le mot nous revint plus tard d'Allemagne à propos de la genèse des accidents traumatiques; la doctrine de l'intoxication putride intéressa d'abord les chirurgiens.... M. Perret (1880) rangea dans la septicémie tous les états morbides caractérisés par la présence dans le sang de ferments septiques ou de leurs produits : complications septicémiques des plaies, affections charbonneuses, affections typhoïdes, endocardite ulcéreuse, complications pyohémiques, etc. »

Je vous ai déjà parlé de la septicémie à propos de l'expérience de M. Chauveau sur le bistournage, où ce savant a dû injecter dans le sang d'énormes quantités de pus d'abcès putrides pour amener la mort de l'animal bistourné et la putréfaction du testicule.

M. Estor a rappelé les expériences de Davaine et de MM. Coze et Feltz, qui doivent être considérées comme fondamentales. Le type de ces expériences est celui-ci : « Du sang de bœuf putréfié injecté sous la peau, tue le cobaye et le lapin à la dose de une ou plusieurs gouttes dans la moitié des cas. Mais les lapins morts ont un sang d'une nocuité plus grande. » En effet, si l'on inocule un sang septicémique à un premier animal, puis le sang de celui-ci à un second, à un troisième, le dernier sang est tellement actif qu'il n'en faut qu'une trace, une minime fraction de goutte pour amener la mort d'un lapin en moins de vingt-quatre heures. MM. Coze et Feltz résumaient cette observation dans la formule suivante : « Le virus de la putréfaction augmente de puissance en passant par l'organisme vivant. » Eh bien, ce sang, si épouvantablement septique qu'il tue au millionième de goutte, étant exposé à l'air libre pour s'y putréfier, perd rapidement l'excès de ses propriétés : il revient à l'état de sang purement septique. Je vous rappellerai cette expérience capitale.

L'excessive virulence acquise a tellement frappé certains observateurs qu'ils en ont tiré un argument contre l'hypothèse que le virus septique est quelque chose d'organisé. « M. Hiller a calculé que si une goutte de sang septicémique ne contenait que des vibrions septiques, cette goutte n'en pourrait contenir que 50 millions : donc la goutte diluée avec 60 millions de fois son volume d'eau, dont une goutte servait à Davaine à inoculer à coup sûr, ne pouvait renfermer qu'un seul organisme par goutte, ou n'en pas contenir. Ce raisonnement menait à la conclusion que le virus n'était pas quelque chose d'organisé, mais quelque substance soluble (1). » Et M. Panum (2), pour le prouver, faisait chauffer le virus septicémique pendant onze heures à 100 degrés, l'évaporait à sec au bain-marie et ne lui faisait pas perdre sa virulence. M. Panum appelait *sepsine* la substance virulente qu'il croyait capable d'agir indépendamment des organismes. Il y a d'importants renseignements dans le Mémoire de M. Panum. Pour moi, il me paraît évident qu'on n'a mesuré, pour compter les organismes de la goutte, que les vibrions. Si l'on avait tenu compte des microzymas, c'est par centaine de millions qu'on aurait chiffré, et on aurait compris qu'il en pénétrait plus d'un avec la goutte diluée de Davaine.

M. Estor, ayant rappelé les discussions qui ont eu lieu à l'Académie de Médecine, a montré la réserve de Davaine au sujet de la présence des vibrions que l'on ne voit pas toujours, et il conclut que « M. Huchard a eu tort de blâmer la réserve de Davaine. Nous avons, dit-il, bien souvent répété ces expériences, et rien n'est plus irrégulier que les résultats obtenus : tantôt on ne trouve que les granulations normales ; d'autres fois on les voit accouplées deux à deux ou en plus grand nombre ; souvent le sang et les tissus sont remplis de bactéries grêles, ou de bactéries plus ou moins longues. Et ces différences n'ont rien qui doive nous étonner. » J'ajoute que parfois les microzymas étaient d'une ténuité extrême.

Voici maintenant une expérience relative au changement de fonction des microzymas septiques. « Il y a plus de dix ans, dit M. Estor, que nous avons, avec M. Béchamp, fait et répété l'expérience suivante : nous prenons du sang

(1) M. Fokker, *in Transactions of the International medical Congress*. Vol. I. p. 331.

(2) *Le poison des matières putrides, les bactéries, l'intoxication putride et la septicémie*. Annales de Chimie et de Physique (5), t. IX, p. 350 (1876).

septicémique qui tue au degré de dilution de Davaine ; nous lui faisons passer vingt-quatre heures à l'étuve, après l'avoir associé à trois ou quatre fois son poids d'empois d'amidon. Après ce délai, on peut injecter dans le tissu cellulaire d'un lapin, non plus un trillionième de goutte, mais une pleine seringue de Pravas ; la plupart des animaux résistent, et après cette première épreuve, ils résistent indéfiniment. Il n'existe donc, au sens absolu du mot, aucune spécificité de forme, aucune spécificité de fonction (1). »

Pour bien comprendre ce qui précède et ce qui va suivre sur le sang de rate, il est indispensable de vous reporter aux expériences sur le sang, de la cinquième Conférence ; vous y verrez que, sans ensemencement de germes, comme on dit, ce liquide ne donne pas de bactéries ou en laisse apparaître de diverses formes, variables avec les milieux. Vous y verrez que c'est dans l'acide carbonique que l'évolution bactérienne se fait le plus aisément, etc.

Le sang de rate ou maladie charbonneuse et sa bactéridie. La maladie est contagieuse, inoculable et quelquefois foudroyante. Les noms qu'elle porte tiennent à l'aspect de la rate qui est congestionnée, bosselée, presque noire comme le sang qui est épais et coule comme une gelée fluide. Les tissus sont aussi plus foncés que dans l'état naturel. Les globules rouges sont plus ou moins altérés. La bactéridie, selon Davaine, en est le parasite spécifique ; la manière de voir de ce savant a été adoptée généralement. MM. Cohn et Koch ont même donné le nom de *Bacillus*

(1) Oui, il est impossible de conclure de la forme à la fonction. Il y a plus : par ce genre d'expériences, on peut, une fois de plus, acquérir la certitude que le microzyma ou la bactérie septique, est celui qui provient de l'animal malade et non pas de l'air. En effet, M. Onimus prend du sang de bœuf, de porc ou d'homme atteint de fièvre typhoïde et le place dans un dialyseur, et celui-ci dans l'eau distillée, à la température de trente-cinq degrés. Les parties solubles passent dans l'eau distillée, et celle-ci, après quatorze heures, se trouble et devient comme lactescente, grâce à une prodigieuse quantité de bactéries identiques de forme à celles que contient le sang du dialyseur. Or une seule goutte de sang putrifié de ce dialyseur est injectée à plusieurs lapins, et plusieurs de l'eau extérieure, contenant des myriades de bactéries, sont injectées de même à d'autres lapins. Les premiers sont tous morts en peu de temps, tous les seconds ont survécu. (Ch. Robin, *Leçons sur les humeurs*, p. 251.)

anthracis à la bactéridie. M. Duclaux dit expressément : « M. Pasteur a eu le droit de définir d'un mot le charbon comme la maladie de la bactéridie, au même titre que la gale est la maladie de l'acarus. »

Autrefois on attribuait généralement la maladie au séjour prolongé des troupeaux dans des étables chaudes, peu aérées, à l'usage d'eaux stagnantes et fétides, au surmenage, en même temps qu'à une nourriture substantielle trop abondante. Aujourd'hui la bactéridie suffit, et si l'on tient compte de la misère physiologique de l'animal : s'il a été surmené, affaibli, mal nourri, mal logé, c'est seulement en tant qu'elle est favorable à l'envahissement de la bactéridie. On ne veut pas même savoir si la bactéridie est le seul organisme dont on puisse invoquer l'influence nocive.

Il ne faut pas nier que la maladie peut être provoquée par la bactéridie ; mais il faut se demander si c'est bien le parasite qui se multiplie et si, conformément aux considérations que je développais tout à l'heure, la bactéridie introduite ne provoque pas une dyscrasie qui devient le point de départ de l'évolution morbide correspondante des microzymas de l'animal atteint. Cette thèse, que je soutiens depuis longtemps (1), nous allons en trouver la confirmation dans les expériences des auteurs.

(1) Déjà en 1870, dans une communication à l'Académie de médecine (Les microzymas, la pathologie et la thérapeutique (mai 1870. In *Montpellier médical*, t. XXV, p. 141), je disais, en parlant du sang de rate : « Ce ne sont pas les organismes qu'on inocule aux animaux qui s'y multiplient; mais leur présence et le liquide qui les imprègne, déterminent une altération du milieu ambiant qui permet aux microzymas normaux d'évoluer morbidement, en atteignant ou n'atteignant pas l'état de bactérie; la maladie n'est que la conséquence de la nouvelle manière d'être des microzymas normaux ; la fièvre qui suit n'est autre chose que le résultat de ce nouveau mode de fonctionner, et de l'effort de l'organisme pour se débarrasser des produits d'une fermentation et désassimilation anormales, en provoquant le retour des microzymas morbides à l'état physiologique.

» Cette théorie, qui est fondée sur des faits d'expérience incontestables, explique, entre autres choses, pourquoi le sang des moutons charbonneux contenant des bactéridies, inoculé à des chiens, à des oiseaux, n'y provoque pas l'apparition des bactéridies et le développement de la maladie charbonneuse, ainsi que M. Davaine l'a montré. Pourtant, y a-t-il une différence quelconque dans les matériaux pure-

Et d'abord n'êtes-vous pas frappés de ce que dans la masse des expériences par matières putrides, ni Davaine, ni MM. Coze et Feltz, ni tant d'autres médecins, n'aient rien produit qui ressemble, je ne dis pas à la maladie charbonneuse, mais à aucune de celles que les médecins et les vétérinaires savent si bien diagnostiquer, et qu'on les ait rangées sous la dénomination générale de septicémie? laquelle convient à beaucoup de désordres morbides provoqués du dehors, que l'on ne peut placer dans aucune case du cadre nosologique des maladies ordinaires et contre lesquels l'art est souvent impuissant.

Aujourd'hui même tout le monde n'est pas convaincu que la bactéridie est le parasite spécifique du sang de rate. Déjà à l'époque de Davaine, on était partagé d'opinion à cet égard : on croyait à des cas bien caractérisés de la maladie où la bactéridie était absente. Au congrès médicale de Londres (1), en 1881, M. Fokker a rappelé : 1° que MM. Leplat et Jaillard, ainsi que M. P. Bert, ayant inoculé du sang charbonneux à des animaux, ne trouvèrent pas de bactéridies dans les cadavres des animaux morts de l'infection; 2° que M. Toussaint, dont la compétence est incontestée, avait produit, par l'inoculation du sang de rate, une maladie infectieuse dans laquelle agissaient non des bactéridies, mais des *micrococcus;* que lui-même a noté des cas de charbon, l'un produit par la bactéridie, l'autre par des organismes qui n'étaient autre chose que des *micrococcus* infiniment petits qu'on trouva dans le sang, dans la rate et *surtout en grande quantité dans le foie*. Et, remarquez-le,

ment chimiques du sang d'un chien, d'un oiseau ou d'un mouton? Ils contiennent les mêmes matières albuminoïdes et autres, les mêmes sels, les mêmes corps gras, et dans d'autres conditions, les microzymas qui s'y trouvent évolueraient certainement en bactéries. La seule différence qu'il y ait, l'expérience même dont il s'agit le prouve, ne peut être que dans les éléments histologiques du sang de ces animaux et de leur inégale réceptivité. Si donc les bactéridies inoculées aux oiseaux et aux chiens ne s'y multiplient pas, comme ils l'auraient dû (dans la théorie parasitaire), ce n'est certes pas que le milieu chimique soit différent, non; et si le charbon n'est pas la conséquence de l'inoculation, c'est que les microzymas de ces animaux sont inaptes à évoluer morbidement (pour produire le charbon), sous l'influence du milieu que tend à créer l'introduction des matériaux morbifiques. »

(1) *Transactions*, etc., vol. I, p. 330.

M. Fokker est un parasitiste : mais c'est tantôt un *bacillus*, tantôt des *micrococcus* si petits qu'ils sont à peine visibles et tels qu'on pourrait les croire absents, qui produisent le virus. Et ces microzymas ont été vus en voie de développement par M. Toussaint. M. Fokker combat l'opinion de ceux qui soutiennent que les cas de charbon sans bactéridies seraient des cas de septicémie ; mais l'auteur a prouvé que son micrococcus produit tantôt le charbon avec *bacillus*, tantôt sans *bacillus*. Il est certain que la théorie de M. Fokker est d'accord avec celle du microzyma, puisque normalement une bactérie provient d'un microzyma, qu'il y a des microzymas morbides et que l'évolution bactérienne d'un microzyma est le plus souvent la conséquence d'un processus morbide antérieur. Mais vous allez voir que la bactéridie, comme les bactéries en général, peut, par régression, reproduire un microzyma ; et si elle est morbide, un microzyma qui l'est également et pouvant évoluer pour reproduire la bactéridie. Quoi qu'il en soit, ce sont là les mêmes discussions qu'à propos de la septicémie.

Dans l'hypothèse que le sang de rate est l'effet du développement parasitique d'un *germe* préexistant, qui, primitivement, a pénétré dans le sang d'un mouton, on peut trouver étrange que ces animaux et les bêtes à corne soient plus particulièrement affligés du privilège de lui donner asile. En effet, il est bien naturel de se demander pourquoi certains animaux, qui sont capables d'en être atteints par communication, inoculation, ne la prennent point sans cela, et enfin, pourquoi certains autres animaux sont réfractaires même à l'inoculation et, par-dessus tout, pourquoi le sang des animaux charbonneux cesse d'être virulent après la mort? Toutes ces questions, qui étaient implicitement contenues dans ma communication à l'Académie de médecine, avaient déjà embarrassé les médecins; elles ont aussi embarrassé M. Pasteur.

Constatons d'abord, et on le reconnaît, que le charbon attaque de préférence les moutons, puis les bœufs, ensuite les chevaux et les porcs; que l'inoculation de la bactéridie ou du sang de rate tue presque à coup sûr le mouton de France et encore plus sûrement celui de Russie et de Sibérie. Cela posé, que se passe-t-il pour les autres espèces ?

1° *A l'homme.* L'homme peut contracter la pustule maligne par le contact des animaux atteints de sang de rate ou par leur dépouille ; on ne connaît pas avec certitude de cas de pustule maligne spontanée. Les hommes qui y sont le plus sujets à la campagne et dans les villes, ce sont les tanneurs, etc. Une mouche peut lui inoculer le virus. Mais pourquoi la pustule maligne et non le sang de rate? Et pourquoi la pustule maligne inoculée au mouton donne-t-elle le sang de rate et non la pustule maligne ?

2° *Au cobaye.* On reconnaît que le sang (on ne spécifie pas quel sang, par conséquent un sang quelconque) est un très bon terrain de culture pour la bactéridie ; mais que le sang vivant, en pleine circulation, du cobaye n'est pas si avantageux ; « introduite dans la jugulaire d'un cochon d'Inde, la bactéridie ne s'y développe que très difficilement... » Pour expliquer ce difficile développement, on invoque la lutte pour l'existence entre la bactéridie et le globule sanguin qui ont, l'un et l'autre, besoin d'oxygène. Le darwinisme est invoqué ici pour le besoin de la cause, car cette lutte pour l'oxygène existe aussi bien dans le sang de la jugulaire du mouton (1).

3° *A la poule et à la grenouille.* Les poules sont réfractaires au charbon, les gallinacés en général. Pour expliquer l'insuccès des inoculations, on invoque la température du corps de ces animaux (42 degrés environ) qui est de quelques degrés au-dessus de celui des mammifères (37 à 38 degrés environ). Et pour vérifier cette conjecture, on plonge dans l'eau à 25 degrés les pattes d'une poule inoculée, de façon à abaisser sa température à 37 ou 38 degrés : alors elle meurt en vingt-quatre ou trente-six heures,

(1) Un exemple remarquable d'une lutte à trois est donné dans l'exemple suivant : « La bactéridie, semée avec des bactéries communes dans un animal, périt avant d'avoir pu *s'implanter solidement;* les bactéries qui l'accompagnaient au point d'inoculation ne pénètrent pas dans l'organisme, et l'animal résiste. » La bactéridie ne se développe pas, parce que sa voisine lui prend l'oxygène qu'elle aurait pris au globule. Et on voit là un exemple de *concurrence vitale* remarquable.

son corps envahi par la bactéridie charbonneuse. Les choses se sont passées ainsi parce que, en refroidissant la poule, « on change les conditions de la lutte, la bactéridie l'emporte, et la poule meurt! » Et remarquez-le bien, si la poule, étant inoculée à 37 degrés, est réchauffée ensuite, bien que l'ennemi soit dans la place, elle ne meurt pas : savez-vous pourquoi? c'est que dans la poule réchauffée on exalte à nouveau les propriétés du globule que l'abaissement de température avait déprimées.

Mais ce sont là des explications imaginées; pour les réduire à néant, souvenez-vous de ce que je vous ai dit de la résistance vitale, de la faculté que possèdent les organismes inférieurs de s'accommoder aux milieux. Certainement, ce n'est pas une différence de deux ou trois degrés en plus ou en moins qui empêcherait la bactéridie d'être nuisible à la poule, si elle pouvait l'être, quand on la laisse dans son état physiologique de température.

La preuve que l'explication ne vaut rien, c'est qu'il ne suffit pas d'élever la température du mouton inoculé du charbon, pour l'empêcher de mourir. On le sait bien, et voilà pourquoi on invoque une nouvelle susceptibilité du globule sanguin. Si une différence en moins de 3 ou 4 degrés affaiblit l'activité du globule sanguin chez la poule, une différence en plus affaiblit, déprime ses propriétés chez le mouton; d'où il suit que, chez la poule, on devrait arriver au même résultat en la réchauffant au lieu de la refroidir.

M. P. Gibier a répété cette expérience sur la grenouille. Ce batracien n'est pas fait pour vivre dans l'eau chaude. Dans leur milieu habituel, à la température ordinaire, les grenouilles ne paraissent pas se ressentir d'une injection sous-cutanée ou intra-péritonéale de liquides charbonneux. En les obligeant à vivre dans l'eau à 35-37 degrés, on ne les rend pas toujours charbonneuses dans ces conditions. Sur vingt de ces animaux, il a obtenu cinq cas de charbon. Les quinze autres sont ou morts presque aussitôt après leur immersion dans l'eau chaude, ou seulement trois ou quatre jours après, sans présenter de bactéridies; deux ont résisté complètement! Quoi qu'il en soit, le sang à bactéridies du cœur de l'une de ces grenouilles, inoculé à un cobaye, le tuait en quarante-huit heures. Mais les bactéridies de la grenouille ne sont pas les mêmes que celles du cobaye; on les trouve à la fois dans le sang et dans le foie, et elles sont, dit l'auteur, « remarquables par leur longueur, infiniment plus considérable que celles des cobayes qui ont servi à contrôler la nature des bâtonnets de la grenouille. » L'auteur attribue la longueur des bactéridies chez la grenouille à la lenteur de la circulation : le cours du sang, plus rapide chez les animaux à sang chaud, brise les bâtonnets ou bien empêche leur développement. Ce n'est pas cela, M. Gibier oublie que le vibrion septique, dans les animaux à sang chaud, peut être très long. La cause tient aux microzymas propres du sang de la grenouille. Encore une fois, c'est seulement dans des conditions extraphysiologiques que l'on parvient, chez certains animaux, à provoquer la maladie par inoculation, mais ce n'est pas la bactérie inoculée qui se multiplie (1).

4° *Au mouton d'Algérie.* La preuve, en outre, que l'explication ne vaut rien, ce sont les faits relatifs au mouton d'Algérie. Il s'agit ici d'une race de la même espèce; or M. Chauveau a fait voir que, dans la même espèce, certaines races étaient résistantes à l'infection; d'autres, non; en effet, il a prouvé « que les moutons d'Algérie survivaient en grande majorité aux inoculations qui tuaient sûrement tous les moutons de France (2). » Cette circonstance a fait réfléchir, et l'on a invoqué, pour sortir d'embarras, le *struggle for life* de Darwin. « Comment, dit-on, ne pas songer, en présence de ces faits, aux causes minimes qui, dans la lutte entre deux espèces vivantes, suffisent quelquefois à assurer la prépondérance à l'une ou à l'autre? » Et alors on s'aperçoit que « tous les sangs ne se ressemblent pas, » et on en donne pour preuve les opérations de transfusion!

Eh bien, non, la cause n'est pas minime, elle est au contraire très forte, puisqu'elle tient à ce qu'il y a de primitivement vivant dans l'être organisé : le microzyma.

(1) Comptes rendus, t. XCIV, p. 1605.

(2) *Ferments et Maladies*, p. 132.

Dans les sangs de diverses espèces, et dans une même espèce aux divers âges, les microzymas n'ont pas la même aptitude à évoluer en bactéries; pour que ceux du sang d'oiseau évoluent, il faut remplir certaines conditions qui ne sont pas nécessaires quand il s'agit du mouton. C'est ainsi que le mouton d'Algérie adulte étant réfractaire, les agneaux ne le sont pas, et vous venez de voir que les adultes mêmes ne résistent pas tous. Mais cette influence de l'âge est bien connue des médecins!

Influence de la putréfaction sur la virulence du sang charbonneux. Davaine a parfaitement constaté que toute virulence disparaît dans le sang et dans les tissus de l'animal mort du sang de rate et qu'on abandonne à la putréfaction. C'est ce qui arrive aux microzymas pancréatiques qui opèrent la putréfaction des matières animales qu'ils ont digérées. Or, par l'effet de la putréfaction, la bactéridie, par régression, revient au microzyma, mais au microzyma inoffensif par changement de fonction.

On a étudié, plus tard, l'influence de la température et de divers milieux sur la bactéridie ou sur le sang virulent, et ces recherches vérifient la notion du changement de fonction.

Influence de la température. Nous venons de voir qu'une température de 100 degrés ne détruit pas la virulence du sang septicémique.

M. Pasteur, cité par M. Fokker, a soumis le virus charbonneux à l'action d'une très basse température sans lui faire perdre sa virulence. Selon M. Fritsche, de Vienne, cité par le même savant, le même virus exposé à un froid de 111 degrés C. au-dessous de zéro, étant ensuite inoculé, les animaux mouraient sans exception en quelques jours, sans qu'aucun d'eux présentât des bactéridies (1).

On prétend qu'une température de 50 degrés tue la bactéridie et supprime la virulence charbonneuse. Je ne le sais pas; mais M. Pasteur avait cru que l'on tuait les ferments qui font tourner le vin, en les exposant à un degré de chaleur aussi peu élevé; je me suis assuré que s'ils ne peuvent plus faire tourner le vin, ils peuvent encore faire

(1) *Transactions*, etc., p. 333.

fermenter d'autres substances; on ne les tue donc pas; ils changent seulement de fonction en perdant une de leurs propriétés. Je suis assuré que si l'on avait étudié les bactéridies chauffées sous d'autres rapports, on aurait vu qu'elles n'étaient point mortes au sens chimique, et qu'elles sont capables d'opérer d'autres fermentations.

Changement de fonction du virus charbonneux par l'application de la chaleur. Une température de 50 degrés supprime la virulence du sang charbonneux, et, dans l'hypothèse que cette virulence réside dans la bactéridie, elle l'y supprime. M. Toussaint a étudié l'influence de la durée de l'action de la chaleur, et a vu qu'entre le moment où la virulence est devenue nulle, et celle où elle était maximum, il y a des degrés. En étudiant de plus près cette influence, il a, le premier, trouvé un procédé d'inoculation contre le sang de rate. Il a, en effet, *vacciné* les moutons contre le sang de rate en leur inoculant du sang charbonneux chauffé pendant quelques minutes à la température de 50 degrés. M. Chauveau a noblement réclamé pour M. Toussaint, l'inventeur du premier vaccin charbonneux, la priorité de la découverte (1). L'atténuation de la virulence par l'action de la chaleur rend le virus inoffensif tout en procurant l'immunité à l'animal auquel on l'inocule.

M. Toussaint, vous ai-je dit, chauffait le virus à 50 degrés; M. Chauveau a étudié l'influence de températures comprises entre 50 et 54 degrés. A 54 degrés, neuf à dix minutes de chauffe, le sang virulent étant contenu dans des tubes ou pipettes de 1^{mm} de diamètre, suffisent pour détruire la virulence; il faut seize minutes à 52 degrés et 20 minutes à 50 degrés. A 50 degrés, le chauffage pendant dix-huit minutes produit un virus d'une très grande atténuation; celle-ci est déjà marquée après dix minutes, etc.

Mais si la bactéridie peut perdre sa virulence quand elle a opéré la putréfaction de l'animal, si elle la perd peu à peu par l'application de la chaleur au degré convenable, elle peut la perdre plus ou moins vite dans deux circonstances opposées : dans l'acide carbonique et dans l'oxygène.

(1) Comptes rendus, t. XCIV, p. 1694 (1882).

Selon M. Pasteur, le sang de rate pris sur l'animal vivant ou récemment mort ne contiendrait que des bactéridies ; on n'y apercevrait rien qui rappelle les granulations moléculaires : microzymas, conidies ou spores.

Le sang de rate dans l'urine. Lorsqu'on introduit le sang de rate à bactéridies dans l'urine neutralisée par la potasse ou rendue très légèrement alcaline, les bactéridies et sans doute les microzymas qui les accompagnent se développent en longs filaments enchevêtrés, à segmentations rares : elles sont devenues comme des leptothrix, une sorte de mycélium grêle. Les bactéridies, qui affectaient les formes et les dimensions *a b* Pl. III, fig. 3, sont remplacées par les filaments que représentent les fig. 4 Pl. III et fig. 6 Pl. IV. Que deviennent ces filaments abandonnés dans ce milieu? *ils meurent et se résolvent en fines granulations inoffensives* (1).

C'est là un phénomène que je vous ai souvent montré : les bactéries de l'urine se résolvent ainsi en microzymas ; la levûre de bière subit la même régression dans l'empois, etc. Et je vous ai fait voir que le mycélium grêle, si semblable pour l'apparence aux longs filaments de la bactéridie charbonneuse, qui se développe dans l'acide tartrique, subit la même régression dans les milieux appropriés. Les

(1) Voici la description textuelle et les explications de M. Duclaux : Dans le sang pris sur l'animal vivant ou récemment mort, on ne trouve jamais de spores; dans les cultures faites dans l'urine, on voit au contraire, au bout d'un temps assez court, et surtout dans les régions les plus accessibles à l'air, les filaments allongés se peupler de corpuscules brillants autour desquels le tissu primitif se résorbe peu à peu et qui se résolvent alors en amas inertes en apparence. Mais tout y est vivant, et on peut en faire sortir à volonté des légions d'autres individus filiformes, se reproduisant de nouveau par scissiparité jusqu'au moment où des difficultés de nutrition les contraignent à donner de nouveau des spores. A toutes les périodes de son existence, la bactéridie est aérobie. A l'état de filament, elle absorbe l'oxygène et le remplace par un volume à peu près égal d'acide carbonique. Si l'air lui manque, *elle meurt et se résout en fines granulations inoffensives.* A l'état de spores, cependant, elle peut supporter un séjour prolongé dans l'acide carbonique, mais elle a de nouveau besoin d'air pour se développer. » (*Ferments et Maladies*, pp. 229-230.)

Il paraît que ce l'on appelle spores dans l'histoire de la régression de la bactéridie est ce qui précède l'apparition des fines granulations inoffensives. Du reste, les microzymas ont reçu tant de noms divers, qu'il est difficile de se reconnaître dans les récits des auteurs.

observations de M. Pasteur sur la bactéridie sont la confirmation de ces faits.

Le sang de rate ou la bactéridie dans l'oxygène et dans l'acide carbonique. Selon M. Paul Bert, la bactéridie meurt quand on la soumet à l'action de l'oxygène sous une pression de dix atmosphères. Or, la bactéridie, étant aérobie, ne devrait pas mourir dans l'oxygène; on peut objecter que c'est de l'oxygène comprimé; mais voilà que tout à l'heure, il était dit que c'était dans les régions les plus accessibles à l'air que la régression en spores et fines granulations s'accomplissait. Tout à l'heure vous verrez même que l'oxygène est nécessaire pour que la bactéridie devienne peu à peu inoffensive.

Quoi qu'il en soit, on admet sans restriction que la bactéridie meurt dans l'acide carbonique en se résolvant en fines granulations inoffensives.

La bactéridie à l'air dans le bouillon de poulet. Pour cultiver la bactéridie sans qu'elle se résolve en spores, il faut la mettre dans du bouillon de poulet au contact de l'air et à la température de 42°-43°, *précisément à la température qui, par hypothèse, l'empêche de vivre dans le sang de la poule.* Dans ces conditions, les filaments de la bactéridie subissent en paix l'action de l'oxygène, et dans l'intervalle d'un à deux mois elle est morte, ne pouvant plus se développer quand on l'introduit, soit dans du bouillon nouveau, soit dans l'organisme. Et l'on dit que cela rappelle, si on veut, l'action de l'air comprimé dans les expériences de M. Paul Bert; mais non, ce n'est pas cela du tout, les conditions ne sont évidemment pas les mêmes, et l'on ne tient pas compte de la chaleur.

Quoi qu'il en soit, la bactéridie dans l'oxygène peut devenir inoffensive, et voilà vérifiée une fois de plus, la notion du changement de fonction. Elle n'est pas morte au sens chimique, et sans avoir expérimenté sur la bactéridie dans cet état, je suis assuré qu'elle peut agir comme ferment sur quelque substance transformable.

La bactéridie peut donc devenir inoffensive dans des conditions bien différentes : sous l'influence de la chaleur, de l'urine et de l'acide carbonique, du bouillon de poulet à la température de 42 à 43°, en présence de l'oxygène et par la putréfaction de la matière du cadavre.

M. Pasteur a étudié, comme M. Toussaint, les états de la bactéridie compris entre celui de l'extrême virulence et celui de la virulence nulle. Comme là, il y a des degrés, et M. Pasteur s'est servi des états les moins virulents pour faire des inoculations préservatrices.

Pour juger avec maturité les recherches de M. Toussaint et de M. Pasteur, il faut avoir présentes à l'esprit et l'histoire complète des microzymas et celle des inoculations de la variole et de la vaccine. Cette dernière histoire, vous la trouverez admirablement écrite dans le grand et important ouvrage de Gintrac (1).

Et d'abord il convient de remarquer que l'état de la bactéridie (qui a séjourné, dans les conditions indiquées, au contact de l'oxygène) où elle n'est plus virulente, ni capable de se développer dans le bouillon de poulet, est précédé d'un autre état où, ne pouvant plus communiquer le charbon à aucun animal, elle peut encore se développer dans le bouillon avec ses formes habituelles. On ne peut donc pas dire que la bactéridie, qui a cessé d'être virulente, est une bactéridie morte; voilà donc une bactéridie bien vivante qui, pourtant, introduite dans l'organisme, même de celui des êtres qui peuvent le plus aisément être atteints du charbon, ne le leur communique plus. N'est-ce pas là ce que je vous disais, qu'il n'y a pas de bactéridie spécifiquement charbonneuse, pas plus qu'il n'y a de microzyma spécifiquement morbide!

Voici maintenant quelques conséquences fort intéressantes de ces recherches. Lorsque la bactéridie est près de l'état que je viens de décrire, elle ne tue plus un mouton aux doses habituelles que l'on consacre aux inoculations, elle ne tue même pas un cobaye adulte, mais elle tue un cobaye venant de naître ou de très jeunes souris! Retenons cela; traduit convenablement, ce résultat prouve que la virulence n'est plus suffisante pour amener une dyscrasie qui détermine l'évolution morbide du microzyma d'un cobaye âgé ou

(1) *Cours théorique et clinique de pathologie interne et de thérapie médicale*, par E. Gintrac, t. IV, pp. 1 à 299.

d'un mouton, mais capable de l'amener chez le cobaye jeune.

Chaque degré d'atténuation de la bactéridie peut être cultivé avec sa virulence propre ; et chaque état, dit-on, peut se conserver tel quel; et chacune de ces bactéridies peut se résoudre « en *germes* auxquels elle communique, et dans lesquelles elle fixe, sans *altération possible*, sa virulence spéciale. » Dans son enthousiasme, l'auteur de *Ferments et Maladies* se demande si l'on n'assiste pas là à une *création d'espèces* (1). Non certes, on ne crée pas plus d'espèces qu'on n'en crée quand on assiste au développement d'un être dans lequel les microzymas de l'ovule acquièrent, peu à peu, la plénitude de leurs multiples fonctions. On assiste tout au plus à une création de races, car une bactérie est ce que la fait son microzyma ; mais on conçoit qu'après la régression en microzymas de la bactérie, le microzyma participe à son tour de quelque propriété de la bactérie. La bactéridie charbonneuse provient d'un microzyma morbide, l'étant devenu dans un mouton atteint de sang de rate; il n'est pas étonnant qu'un microzyma issu de cette bactérie, avant son changement inoffensif complet, soit encore morbide.

Il y a un état de la bactéridie qui, dit-on, n'est plus cultivable dans un organisme vivant; on ajoute qu' « elle est désormais fixée, et que, si jamais elle revenait à la virulence, ce ne serait qu'en *passant au travers* d'une espèce animale nouvelle, absolument différente de celles que nous savons présentement capables de contracter le charbon. » Ceci est la formule du parasitisme absolu, admettant pourtant une certaine influence de l'organisme animal pour procurer la virulence; c'est en même temps une préparation pour faire admettre ce qui suit et qu'il faut que je cite textuellement.

La bactéridie devenue inoffensive traverse donc l'organisme sans pouvoir s'y cultiver : « mais il en est autrement de celles qui conservent encore une action sur une espèce vivante. Prenons, par exemple, la plus atténuée, celle qui tue seulement le cobaye d'un jour; inoculons le sang de

(1) *Ferments et Maladies*, p. 147.

celui-ci à un second cobaye du même âge, de celui-ci à un troisième, et ainsi de suite : nous verrons *se renforcer* peu à peu la virulence de la bactéridie. Bientôt nous pourrons tuer des cobayes de trois ou quatre jours, d'une semaine, d'un mois, etc., et enfin des moutons. La bactéridie est revenue à sa virulence d'origine. » Je vous fais grâce des explications de l'auteur, qui fait effort pour se rendre compte des variations de la virulence en sens inverse ; mais vous voyez que c'est la répétition de l'expérience de Davaine et de MM. Coze et Feltz sur le sang putréfié de la septicémie (1).

(1) M. Pasteur a dû chercher de tous les côtés le germe de la bactéridie charbonneuse. Mais il ne l'a pas plus trouvé qu'on n'a trouvé celui de la fièvre typhoïde. C'est ainsi qu'après s'être moqué avec tant d'urbanité des microzymas de la craie, il a profité de la conséquence de cette découverte qui m'avait conduit à rechercher les microzymas et les bactéries dans la terre cultivée ou non, et l'a confirmée, bien entendu, sans citer l'auteur de la première observation. Il a de plus confirmé un autre point de mes recherches et de la théorie des microzymas, savoir que ceux qui sont morbides peuvent conserver leur morbidité après la putréfaction du cadavre mort de maladie infectieuse. On lit, en effet, dans le *Bulletin de l'Académie de médecine*, t. X, p. 627 (mai 1881) : « Dans nos expériences, nous avons rencontré cette circonstance remarquable, que toutes les terres naturelles que nous avons eu l'occasion d'examiner renfermaient des germes propres à donner *une septicémie particulière.* » *Septicémie particulière* et non le charbon ; pour trouver les *germes* du sang de rate, il faut les aller chercher dans les terres où l'on avait enfoui les animaux morts du charbon. C'est un argument nouveau contre l'hypothèse des germes préexistants. Il faut, à ce propos, rapporter la marche qui a été suivie par M. Pasteur, en laissant voir, une fois de plus, qu'il néglige toujours *les germes* de l'air, toujours si dangereux selon lui : voici succinctement la description de l'expérience : on puise la terre avec une cuiller de porcelaine *flambée*, et on la met dans un mortier de porcelaine *flambé* de même que son pilon ; on emploie une fiole, des tubes qui ont été chauffés à 200 degrés, et on filtre l'air sur du coton. Mais on opère dans l'air, avec de l'eau distillée ; on se sert d'un siphon pour décanter. La terre est exposée à l'air pendant qu'on la broie ; l'eau distillée et la solution de chlorure de calcium dont on se sert sont versés au contact de l'air. La seringue de Pravaz, pour nettoyée et chauffée qu'elle ait été, doit être remplie ; les transvasements se font à travers l'air ; au moment où l'injection est poussée sous la peau du ventre, rien ne dit qu'un germe insidieux n'a pas été introduit au passage, etc., etc. Et remarquez que je ne conteste pas les résultats. Mais enfin, M. Pasteur n'évite pas l'air et prouve ainsi ce que j'affirme. M. Pasteur enfin s'imagine que les *germes* de la terre viennent de l'air et ne tient pas compte des êtres vivants nombreux de toutes sortes qui y ont laissé leur détritus et leurs microzymas après leur mort. Malgré cela, pas de charbon, quand on ne va pas puiser dans la fosse charbonneuse !

Quoi qu'il en soit, voilà que la bactéridie, qui est près de n'être plus virulente; en *passant au travers* de plusieurs organismes sains, de même que le vibrion septique du sang putréfié, redevient virulente au maximum! Est-ce compréhensible? On conçoit qu'un parasite soit malfaisant par lui-même, de quelque façon que l'on explique sa malfaisance; mais comment comprendre qu'un organisme sain communique la virulence qu'il ne possède pas? Et pourquoi faut-il qu'il passe *au travers* de plusieurs? Les plus beaux raisonnements n'y font rien: cela est inexplicable, car nul ne peut donner ce qu'il n'a pas. Et je néglige pour le moment cette autre remarque: tous les animaux atteints de sang de rate ne meurent pas; il y en a qui guérissent, comme on guérit de la variole, de la fièvre typhoïde, etc.; que devient alors la bactéridie ou les autres parasites? les millions de bactéridies, etc., qui les avaient envahis? Evidemment les choses ne se passent pas comme on se l'imagine: on ne veut pas comprendre que nous avons affaire dans l'étude des maladies à des milieux et des substances bien différentes de la bière, qui sont d'un ordre bien plus élevé que ceux que l'on suppose simplement doués de *propriétés physico-chimiques*.

Je n'en finirais pas si je voulais consacrer autant de temps à toutes les maladies que l'on dit parasitaires. Si j'ai longuement insisté sur le sang de rate, c'est parce que l'évolution morbide du microzyma y produit la forme bactérienne qui s'éloigne le plus des formes ordinaires et dont il était le plus difficile de montrer la filiation. Quand on appliquera sérieusement la théorie du microzyma, on découvrira certainement dans le sang de rate ou dans quelque centre d'activité physiologique le microzyma déjà virulent avant toute évolution. Ce qui est absolument certain, en conformité de cette théorie, c'est que dans la *vaccine*, dans la *clavelée*, dans la *variole*, M. Chauveau, comme M. Estor et moi, n'a vu que des microzymas. Plus tard, M. Klebs et M. Pasteur ont signalé, comme nous l'avons fait pour le tubercule pulmonaire, dans certains cas, le microzyma associé à deux ou un plus grand nombre de grains, regardant ces formes comme étant des parasites.

Fièvre puerpérale. Il y a déjà longtemps, M. Ch. Robin (1) a fait une étude attentive des lochies depuis l'accouchement jusqu'à leur cessation, qui correspond au retour de la muqueuse utérine à l'état physiologique. Au début, dès la fin du premier jour, le nombre des hématies diminue, les leucocytes augmentent, et on trouve dans le liquide, outre les cellules épithéliales du vagin, des cellules sphéroïdales et des granulations moléculaires très nombreuses. Dès le second jour, les leucocytes sont plus nombreux que les hématies, et bientôt ces dernières disparaissent. Les leucocytes étant prédominants, on en trouve qui sont devenus plus volumineux et en même temps granuleux. A la fin, les granulations moléculaires deviennent plus nombreuses ainsi que les globules granuleux. Telle est l'origine des microzymas des lochies : ils sont le résultat de la régression des leucocytes et des globules devenus granuleux. C'est ce qui se passe toujours lorsque les cellules se résorbent ; le phénomène est le même et produit par le même mécanisme, quoique dans d'autres conditions que pour les globules des alvéoles pulmonaires qui produisent le tubercule. Sous certaines influences, après la parturition, les femmes peuvent être atteintes de fièvre puerpérale. On a fait de cette terrible maladie une maladie parasitaire. Le germe du parasite, bien entendu, remonte, de l'extérieur, jusque dans l'utérus blessé, etc., etc. On a trouvé dans les lochies, dans les lymphatiques, etc., des microzymas en chapelets de grains, le microzyma en 8 de chiffre : M. Orth a appelé cela *micrococcus*, c'était le parasite. M. Pasteur a vu ces microzymas en évolution bactérienne; c'était, dans son opinion, le parasite de la maladie, qui, pénétrant à l'intérieur, produit les désordres que l'on connaît. Loin de voir dans les leucocytes des lochies, dans les tissus où des lésions se produisent, l'origine de ces microzymas, on suppose invariablement qu'ils viennent de l'air, sans jamais donner la preuve directe de l'assertion. On a été jusqu'à introduire dans les parties génitales d'une chienne qui venait de mettre bas des matières provenant de femmes ayant succombé à l'affreuse maladie : on a fait souffrir inutilement la pauvre

(1) *Leçons sur les humeurs*, p. 568.

bête, sans lui donner la fièvre puerpérale. Eh bien, il y a dans la science des exemples de filles vierges, mortes comme foudroyées par la fièvre puerpérale, sans présenter aucune lésion préalable par où l'ennemi aurait pu pénétrer. C'est un saisissement, ou une dyscrasie inexpliquée qui a été la cause de tout le mal (1).

Choléra asiatique. Dans les fèces de la maladie confirmée, qui ont l'apparence de riz mal cuit, on trouve une grande quantité de cellules épithéliales isolées ou sous forme de lambeaux, mêlées de leucocytes plus ou moins nombreux. M. Klob a vu dans ces amas ce qu'il appelle *zooglaea termo* (2).

(1) L'observation est de l'éminent M. Depaul; elle doit être rapportée *in extenso*: la voici :

» *Fièvre puerpérale contractée par une jeune fille.* Pendant une épidémie de fièvre puerpérale, une élève sage-femme était chargée d'une nouvelle accouchée atteinte d'une métropéritonite des plus graves; un matin, cette élève, en donnant à la malade des soins spéciaux que nécessitait sa situation, fut *vivement impressionnée par les émanations qui s'échappèrent lorsqu'elle souleva la couverture du lit.* Le soir même, un frisson intense se déclara chez l'élève sage-femme; elle succomba en quarante-huit heures, en présentant tous les symptômes d'une fièvre puerpérale des mieux caractérisées. A l'autopsie, on rencontra les altérations que présentent habituellement les cas de ce genre : seulement *le tissu utérin n'était pas altéré.* La jeune fille était vierge. » Et M. Depaul se demande si la maladie n'est pas contagieuse même en dehors de l'état puerpéral et en dehors des règles. Certainement on aurait trouvé les microzymas évolués dans le sang et dans les endroits où les lésions étaient constatées. *La malade a été vivement impressionnée;* il y a eu des émanations : mais pas de solutions de continuité dans le corps de cette jeune fille par où un germe aurait pénétré. Reste la surface pulmonaire. Je ne veux pas insister sur la possibilité de la pénétration de microzymas morbides : mais je dis que ce dégoût qui ne peut pas impressionner une matière chimique a pu suffire pour amener la maladie foudroyante. (M. Depaul, *Union médicale* (1857).

(2) M. Ch. Robin (*Leçons sur les humeurs*, p. 972) s'exprime comme ceci : D'après Klob, dans le choléra la masse entière de ce que l'on appelle mucus intestinal est du *zooglaea termo*, c'est-à-dire un amas de spores, de leptothrix ou *microzymas* dans leur gangue hyaline; mais on sait que des bactéries, à l'état de *microzyma* surtout, peuvent se rencontrer aussi dans une gangue hyaline, d'aspect muqueux dans presque toutes les sortes d'infusions artificielles, comme entre les papilles linguales, dans certains cas morbides. Les micrococcus des déjections et des infusions sont plus particulièrement des spores un peu plus grosses que les microzymas et plus ordinairement articulées en courts filaments moniliformes (chapelets). » — Certainement les naturalistes, comme M. Klob, M. Hallier, ont souvent pris les

Le choléra des poules est encore une maladie regardée comme parasitaire. M. Moritz l'a soupçonné ; M. Perroncito a vu le parasite et fait voir que la maladie est inoculable ; M. Toussaint l'a cultivé ; mais, malgré cela, on réclame pour M. Pasteur exclusivement la démonstration de la nature parasitaire de la maladie. Je le veux bien ! Le prétendu parasite est un microzyma associé extrêmement petit qui par la culture se résout, pendant qu'il se multiplie, en microzymas naturellement plus petits. L'auteur de *Ferments et Maladies*, qui n'est pas encore habitué à voir des microzymas, ne peut pas s'empêcher de s'écrier : « Nous sommes évidemment là dans un monde différent de celui des vibrions. » C'est un homme émerveillé ! Vraiment, après cela je comprends qu'en 1870 M. Pasteur n'ait pas aperçu les microzymas de la flacherie dans les œufs des vers à soie ! M. Duclaux dit même que ces microzymas ressemblent à ceux de la variole, du vaccin, de la clavelée ; et en vrai néophyte qu'il est, il dit encore : « Nous approchons du monde des virus les plus anciennement connus ! » Vous le voyez, c'est un Christophe Colomb qui découvre un nouveau monde ! M. Pasteur a trouvé que son *microbe* en 8, c'est-à-dire celui de M. Perroncito, comme tout microzyma morbide, tend à perdre sa morbidité. Le vrai mérite de M. Pasteur, c'est d'avoir noté qu'entre la virulence maximum et la virulence nulle il y a des degrés : il s'est servi des plus atténués comme d'un vaccin, et cette observation a précédé celle qu'il avait faite sur la bactéridie du sang de rate. Je vous reparlerai de ce microzyma à propos d'une théorie de la virulence qu'il a suggérée à M. Duclaux ou à M. Pasteur.

Je ne citerai que très brièvement d'autres affections

microzymas de cellules ou d'épithéliums pour des *productions végétales* dans le sens botanique ; M. Robin lui-même, en les appelant des spores, fait la même confusion. Je ne peux pas trop répéter que le microzyma n'est pas une spore dans le sens botanique du mot, autrement un animal, par un abus de langage, serait un amas de spores. Non, le microzyma est à la base de l'animalité aussi bien que de tout ce qui vit, il est ce par quoi un tissu, une cellule, tout l'être sont vivants. M. Pasteur fait les mêmes confusions que tout le monde, en prenant pour germe de maladie, primitivement créé pour cela, ce qui est le propre de l'être.

que l'on a regardées comme causées par des parasites.

Erysipèle. Microzymas, dits *micrococcus*, vus par M. Lukowski dans la peau infiltrée d'un érysipélateux, et par MM. Vulpian et Troisier dans le sang, au déclin d'un érysipèle. M. Orth croit que le parasite est une petite bactérie de forme spéciale ; c'est que, dit M. Duclaux, il y a érysipèle et érysipèle. On découvrira, sans doute, autant de parasites qu'il y a de formes et de circonstances où l'inflammation érysipélateuse de la peau se produit.

Dipthérie. Microzymas, dits *micrococcus*, vus par M. Oertel dans les muqueuses, les vaisseaux lymphatiques du pharynx, du larynx, etc.

Scarlatine. Microzymas, dits *monadines*, très petits (1).

Maladies rhumatismales avec leurs conséquences, affections du cœur. Microzymas, dits *micrococcus* ou *monadines*.

Dans *la rougeole* comme dans la tuberculose, dit-on, il y a des corpuscules morbides d'une telle petitesse, qu'il était difficile de les reconnaître pour des organismes. Ces microzymas si difficiles à reconnaître, on les a trouvés aussi dans la *pneumonie*, dans les *néphrites*, les *hépatites*, la *parotite* et la *méningite cérébro-spinale épidémiques*. Dans la *leucémie*, le sang a été souvent trouvé riche en microzymas, dits monadines très petits, etc., etc. La plupart de ces *découvertes* ont été faites par M. Klebs, qui partout voit des parasites (2)

M. Pasteur en a fait une bien plus mémorable encore. Ayant examiné du pus d'*ostéomyélite* et de *furoncles*,

(1) MM. Coze et Feltz avaient déjà observé que dans la variole, la scarlatine et la rougeole, le sang contient des formes qui se rapprochent des *Bacterium termo et punctum*. Au contraire, dans la septicémie, la fièvre typhoïde et la fièvre puerpérale, la bactérie est du type *Bacterium catenula* (bâtonnets juxtaposés bout à bout). Donc, selon les altérations provoquées, selon les dyscrasies du sang, des humeurs, des tissus, les formes évolutives des microzymas varient; ils varient comme dans les expériences *in vitro* avec la nature du milieu.

(2) Voir, in *Transactions of the International medical Congress*, London. Vol. I., p. 323, la communication de M. Klebs, intitulée : « Giebt es specifische organisirte krankheitsursachen? » Existe-t-il des causes organisées spécifiques de maladies?

deux lésions s'accomplissant dans deux régions bien différentes du corps, y a trouvé des microzymas formés de points sphériques réunis par couples de deux grains, quelquefois associés en amas, ou des chapelets de quatre grains. Il en a fait le *microbe parasite* de ces affections : ce microbe, il le dit aérobie ; il l'a cultivé et l'a inoculé au lapin, au cobaye sans produire d'ostéomyélite ou de furoncle, et l'auteur de *Ferments et Maladies* trouve que « cela est regrettable ! » M. Estor, qui avait, comme moi, vu ces microzymas associés dans presque tous les pus, qui les avait décrits dans le kyste dont je vous ai parlé, s'écrie : « Appliquée à l'ostéomyélite et aux furoncles, la théorie frise l'absurde ! »

La *rage* n'a pas encore été rangée parmi les maladies que l'on dit *reconnues parasitaires*. On n'est pas encore en possession du *microbe rabique ;* mais le courant du système porte de ce côté. M. Duboué avait été conduit par de sérieuses études d'anatomie pathologique et de physiologie expérimentale à faire une découverte capitale : il avait vu, contrairement à ce que l'on croyait, « que le virus rabique, loin d'être absorbé (dans le sang), se propage depuis le point d'inoculation jusqu'au bulbe rachidien, en suivant certaines fibres nerveuses qui relient les centres nerveux à toutes les parties du corps. » M. Pasteur a poursuivi la voie indiquée et a confirmé la découverte de M. Duboué. Ce savant a été obligé de revendiquer comme lui appartenant, non seulement l'hypothèse, mais le fait même qu'il avait établi sur un fondement solide. C'est donc la substance nerveuse, dont les microzymas subissent l'évolution morbide, qui produit la rage (1).

(1) Au moment de livrer à l'impression cette partie de la Conférence, j'y insère les résultats de deux publications de M. Pasteur, qui vont contre son système de la panspermie microbiotique préexistante.

L'une est relative au *Rouget ou mal rouge des porcs ;* cette maladie, que M. Klein avait appelée *pneumo-entérite du porc* et regardée comme produite par une bactérie spéciale, a de nouveau été étudiée par M. Pasteur, qui n'y trouve pas de bactérie, mais y voit « un microbe spécial... si ténu qu'il peut échapper à une observation même très attentive. C'est du *microbe* du choléra des poules qu'il se rapproche le plus. Sa forme, dit M. Pasteur, *est encore celle d'un* 8 *de chiffre*, mais plus fin, moins visible que celui-là. » Et ce microzyma associé,

Tels sont les faits sur lesquels les parasitistes fondent leur système. Avant d'en achever la critique et de faire voir quelle est leur explication dans la théorie du microzyma, il est nécessaire de connaître les explications qu'ils en fournissent eux-mêmes, car tout n'est pas dit quand on a reconnu que la maladie peut être communiquée par un *microbe;* on prétend aussi expliquer en quoi consiste la virulence et ce que deviennent le parasite et sa virulence dans les inoculations préventives et lorsque la guérison de la maladie parasitique a été obtenue.

La théorie du renforcement de M. Pasteur. Tout à l'heure je vous ai montré un *parasitiste* admettant que le germe morbide était puisé par l'air dans un organisme malade, et j'ai dit que c'était la négation du système ; j'ajoute que c'est explicitement reconnaître la spontanéité des maladies.

qui est « sans action sur les poules, tue les lapins et les moutons. » (Comptes rendus, t. XCV, p. 1120.) — Et il n'est pas sans intérêt de faire remarquer que la maladie est mortelle, surtout à la race blanche, dite *perfectionnée*, c'est-à-dire celle qui a été modifiée par l'éducation, celle dont les microzymas sont les plus *susceptibles !*

C'est encore un *microbe en 8 de chiffre !* s'écrie M. Pasteur : Eh ! oui, Monsieur, à mesure que vous étudierez davantage, vous en trouverez de tout semblables, et vous en trouverez d'inoffensifs, et vous découvrirez de plus en plus que les microzymas ne sont pas imaginaires !

La seconde concerne le *virus rabique.* Continuant à travailler dans la voie qu'avait trouvée M. Duboué, M. Pasteur nous apprend ceci : « Le système nerveux central est le siège principal du virus rabique ; on l'y trouve en *grande quantité;* on peut l'y rechercher à l'état de parfaite pureté. La matière rabique inoculée à la surface du cerveau, à l'aide de la trépanation, donne la rage rapidement et sûrement. Les expériences portent à croire que dans les inoculations par le système sanguin, la moelle épinière est la première atteinte, c'est-à-dire que le virus *s'y fixe et s'y multiplie tout d'abord.* » (Comptes rendus, t. XCV, p. 1187. Pasteur, en collaboration : Chamberland, Roux et Thuillier).

C'est la confirmation de la découverte de M. Duboué, dont le nom n'est pas même rappelé.

M. Pasteur assure « qu'il y a des guérisons spontanées de la rage après que les premiers symptômes s'étaient développés, jamais après l'apparition des symptômes aigus. » Si la maladie est parasitaire, si le virus *se multiplie*, on ne comprend pas la guérison. Dans la théorie du microzyma, elle se comprend, car c'est le microzyma nerveux qui devient morbide, et qui peut revenir à l'état normal, si la maladie n'a pas envahi une trop grande partie de la masse nerveuse. On parle de la grande quantité et de la *pureté* du virus dans le système nerveux central : en effet, c'est le centre d'activité où la matière propre du microzyma est la plus abondante.

Mais on ne l'entend pas ainsi. A force de raisonnements, on croit venir à bout de sauver le système. On applique pour cela l'hypothèse du renforcement dont je vous ai parlé à propos de la bactéridie charbonneuse atténuée à l'extrême, ou même non nocive, qui peut redevenir virulente au maximum, en passant *au travers* d'un organisme donné, un plus ou moins grand nombre de fois. Il est nécessaire de mieux connaître l'usage que l'on fait de l'hypothèse.

M. Pasteur suppose une épidémie qu'un affaiblissement de la virulence du *microbe* (l'auteur dit virus) a éteinte. Comment peut-elle renaître? très simplement : *par le renforcement de la virulence du microbe* SOUS CERTAINES INFLUENCES. Soit la peste, par exemple. C'est, dit M. Pasteur, une maladie virulente propre à certains pays; il suppose que son *microbe atténué doit y exister*, prêt à reprendre son activité quand *certaines influences:* conditions *de climat*, *de famine*, *de misère,* s'y montrent de nouveau. On pourrait bien faire observer que les nosologistes invoquent les mêmes causes sans avoir besoin de *microbe ;* mais voici qui est encore plus fort. M. Pasteur reconnaît que certaines maladies contagieuses, virulentes, le typhus des camps, par exemple, apparaissent spontanément dans certaines contrées; comment cela? Ecoutez : « Sans nul doute, dit-il, les *germes des microbes*, auteurs de ces diverses maladies, SONT PARTOUT RÉPANDUS. L'homme les porte sur lui *dans son canal intestinal*, *sans grand dommage*, mais prêts à devenir dangereux lorsque, par des *conditions d'encombrement* et de *développements successifs à la surface des plaies*, dans des *corps affaiblis* ou *autrement*, leur virulence se trouve progressivement *renforcée.* » Encore une fois, les pathologistes ne parlent pas autrement des causes sans être parasitistes : il en faut bien moins pour qu'un microzyma devienne morbide!

Et ce n'est pas tout : voici qu'un parasite quelconque, de l'ordre *des microbes*, peut devenir cause de maladie. En effet, M. Pasteur admet qu'un organisme microscopique, inoffensif pour un animal donné ou pour l'homme, est un être qui *ne peut pas se développer* dans le corps de l'homme ou de cet animal, mais qui, venant à *pénétrer* dans une autre des mille et mille espèces de la création, et l'*envahissant*, pourra la rendre malade ; alors, sa virulence, se *renforçant* par des *passages successifs* dans les corps d'individus *de la même espèce*, *pourra* devenir en état d'atteindre tel ou tel animal de grande taille, l'homme ou certains animaux domestiques. Et voilà comment sont nées, à travers les âges, la variole, la syphilis, la peste, la fièvre jaune (1), etc.

Je ne m'attarderai pas à vous montrer que tout cela est purement hypothétique et dérive d'un système évidemment faux en principe, qui ne voit dans l'être organisé que de la matière douée de *propriétés physico-chimiques*. J'ai le droit de parler ainsi, car il n'est plus permis de négliger les microzymas dont nous sommes formés. Ce microbe que l'on croit primitivement créé (après ce que je viens de vous dire, d'après M. Pasteur lui-même, cela est incontestable), pour nous rendre malades, soit directement, soit après avoir passé *à travers* certains individus, n'existe pas et n'a jamais existé normalement dans l'atmosphère ; il est le fruit de la maladie ; il est ce que, sous *certaines influences*, que les vrais médecins ont spécifiées, le microzyma physiologique peut devenir, non pour transmettre la maladie, quoique pouvant la transmettre, mais parce qu'il y a eu maladie. Le *microbe*, ou *germe de microbe*, n'est qu'un microzyma déguisé dont on veut faire perdre la trace.

Conséquences au point de vue des inoculations préservatrices de l'hypothèse du renforcement. Remarquez combien est étrange le système parasitique de M. Pasteur. Voilà un être d'une malfaisance atténuée ou nulle, dont la virulence s'accroît dans un organisme, dans un sang vivant et en circulation. Jamais on n'a vu un vrai para-

(1) Du reste, des expériences directes ont prouvé la fausseté de ce point de vue. MM. Coze et Feltz ayant injecté à des lapins du sang de varioleux ou de scarlatineux, « ce n'est ni une variole, ni une scarlatine qu'on détermine ; l'inoculation, l'exanthème, la marche typique font défaut : ce qu'on provoque dans tous ces cas, c'est une septicémie. » Or le sang de ces animaux contient des bactéries avant la mort; ce sang septicémique devient de plus en plus virulent jusqu'à un maximum, en passant *au travers* du corps de plusieurs animaux de même espèce, mais ne donne jamais qu'une septicémie.

site accroître son pouvoir nocif par la culture dans un corps d'animal. L'acarus de la gale n'est pas plus galeux après avoir infecté trois individus qu'un seul! Mais l'hypothèse mérite d'être examinée sous d'autres rapports qui mettront encore en lumière, par ses conséquences fatales, l'erreur des parasitistes et la réalité expérimentale de la théorie du microzyma.

Je ne veux pas me prononcer sur les inoculations préventives que l'on tente de tous côtés. Je veux seulement les examiner au point de vue du *renforcement* et de la théorie parasitaire.

Quand Jenner, qui était médecin, après avoir variolisé pendant longtemps, en vint à vacciner avec le cowpox, il n'avait en aucune façon l'idée qu'il inoculait un parasite, ni même quelque chose d'organisé ; il pensait inoculer quelque subtance analogue à la matière des pustules de variole, et de plus ou moins semblable à ce qui existe dans le corps humain. Mais on peut dire à M. Pasteur : « Vous n'êtes pas dans la situation de Jenner, vous affirmez que vous savez ce que vous faites ; vous soutenez que ce que vous inoculez est un organisme vivant étranger à la substance de l'animal, quelque chose qui entre en lutte avec la propre vie de celui-ci; un parasite qui se nourrit de sa substance, vit à ses dépens ; mais ce parasite vous le propagez avec trop de sécurité, je dirais volontiers avec témérité, puisque, dans votre système, ce *microbe*, même lorsque vous le proclamez inoffensif, peut, en passant au travers de plusieurs organismes donnés, reprendre sa virulence première ou acquérir une virulence qu'il n'avait pas. Eh bien, lorsque, dans vos hypothèses, bien entendu, tout devrait vous porter à garantir les animaux de votre dangereux parasite, vous le répandez à profusion dans les milieux les plus aptes à le rendre virulent. Oui, si votre système est fondé en vérité, s'il est vrai que le sang de rate, le choléra des poules sont dus à des êtres vivants qui n'ont rien de commun avec la substance vivante du mouton ou de la poule, à des parasites, en un mot, oui, vos *bactéridisations* et *microbiotisations* sont dangereuses. On ne devrait plus manger de mouton, car deux de vos hypothèses peuvent être invoquées, qui me feront toujours craindre de devenir victime de la bactéridie qui produit la pustule maligne. En effet, traduisant votre pensée, j'ai le droit de dire : « l'homme pourrait porter sur lui ou dans son canal intes- » tinal, *sans grand dommage,* dites-vous (pendant un » certain temps sans doute), les *microbes* que la viande » des moutons inoculés y aurait pu laisser, mais prêts à » devenir dangereux lorsque, par des conditions d'encom- » brement, des développements successifs, *ou autrement,* » leur virulence se trouvera progressivement renforcée. » Dans la seconde hypothèse, toujours d'après vous-même, le danger n'est pas moindre pour moi, car si ce *microbe* inoffensif pour l'homme ou pour le mouton, « venait à » pénétrer dans une autre des mille et mille espèces de la » création, il pourrait l'envahir et la rendre malade ; sa » virulence étant renforcée par des passages successifs » dans les représentants de cette espèce, il pourrait devenir » en état de m'atteindre ; » or les animaux se mangent les uns les autres, et il y a danger pour moi de manger des huîtres, du poisson ou tel volatile, car ils pourraient recéler le microbe renforcé !!

Mais ce n'est pas tout. Comme le même sujet peut être affecté de plusieurs maladies contagieuses et virulentes qui ne récidivent pas, M. Pasteur est naturellement porté à l'inoculer préventivement et à introduire dans son organisme autant de colonies de *microbes divers* qu'il sera nécessaire, et le danger sera accru ; car, enfin, le *microbe* inoculé constitue une individualité spécifique qui ne préserve que parce qu'il est vivant. *La bactéridisation*, comme toute *microbiotisation*, exerce une action générale sur l'organisme ; les *microbes* sont présents partout, et l'on ne voit pas comment, tôt ou tard, ils s'arrangeront ensemble. Il y a peut-être là des dangers que nous ne soupçonnons pas et dont on ne se méfie pas assez. J'y reviendrai.

On a tenté d'expliquer l'immunité que procurent les inoculations préventives, et voici ce que l'on a imaginé :

Pourquoi et comment, dans le système parasitique, l'inoculation préserve ? C'est un fait : un vacciné ne prend pas la petite vérole, du moins très généralement. C'est que le *microbe* qui s'est développé une fois dans l'organisme, ne s'y développe plus. En effet, à propos de la maladie charbonneuse, on dit : « La *bactéridie qui s'est développée* » dans un être vivant, quel que soit son degré de viru- » lence, ne s'y développe plus. » Pourquoi? Ecoutez : Parce que, répond M. Duclaux, « l'expérience montre que » si on la cultive dans un *liquide artificiel*, le milieu, qui » l'a nourrie une fois, est devenu impropre à nourrir de » nouvelles générations, » et il s'écrie : « comment ne » pas établir une relation entre ces deux faits et ne pas » attribuer la stérilité d'un second *ensemencement* dans » l'organisme à des causes pareilles à celles qui les pro- » duisent dans un liquide inerte ? » A propos du choléra des poules, il a dit de même : « un muscle qui a nourri le mi- » microbe se trouve dans les mêmes conditions qu'un » liquide où on l'a cultivé et qui, filtré et ensemencé de » nouveau, ne lui laisse plus prendre aucun développe- » ment. » C'est donc, passez-moi l'expression, parce que le microbe nouveau venu ne trouve plus rien à manger qu'il ne se développe plus. Cette explication a frappé M. Estor comme moi : « Comment, dit-il, peut-on concevoir l'immunité dans l'Ecole de M. Pasteur? On a été réduit à de singulières hypothèses : les premières inoculations ont enlevé jusqu'à la dernière trace les aliments du *microbe* spécifique ; les muscles ont perdu une substance nécessaire à la nutrition du parasite, substance que la vie est incapable de reproduire. Ce même raisonnement devra s'étendre aux granulations vaccinales, varioleuses ou syphilitiques. Et chaque virus usera ainsi la totalité des principes nécessaires à la vie de son microbe, et ces principes, qui ne peuvent se reformer pendant des années, réapparaissent tout à coup après dix ou douze ans d'absence! Nous retombons dans le domaine du merveilleux! » Je reviendrai tout à l'heure sur tout ceci; examinons d'abord, en chimiste et en physiologiste, ce que valent les raisonnements destinés à expliquer l'immunité acquise.

Certainement la levûre de bière, une bactérie, un microzyma qui ont achevé de consommer la matière fermentescible du liquide où ils vivent, ne s'y développent plus, et cela est très simple : le moût, les liquides fermentescibles artificiels ne sont pas vivants, les matériaux consommés ne s'y reproduisent pas tout seuls. Mais ne voyez-vous pas que nous voilà revenus aux assimilations que fait M. Pasteur entre un tonneau de bière et le milieu vivant d'un homme, que je vous signalais dans la dernière séance? Ce n'est pas là une explication; en effet, l'organisme humain n'est pas comparable à un milieu artificiel qu'un ferment détruit; au contraire, il est tel que la composition générale du milieu où fonctionnent ses organes, par le fait de la nutrition, se reconstitue sans cesse; ce milieu, loin d'être en état d'épuisement, est en état de restauration continue; il y arrive sans cesse, en un point quelconque, de nouveaux matériaux à décomposer, que les éléments anatomiques et leurs microzymas rendent sans cesse semblables à ceux qui disparaissent par les émonctoires naturels. Les *microbes*, s'il y en avait dans la place, y trouveraient donc toujours de quoi se nourrir et de nouveaux hôtes de quoi se développer à l'aise. Et ce n'est pas là une affirmation en l'air : il est certain qu'il n'y a aucune différence entre l'analyse du sang, des humeurs, des tissus d'un vacciné, d'un varioleux, d'un typhique, d'un syphilitique guéris et celle d'un homme qui n'a jamais été malade. Il y a, au contraire, des différences pendant la maladie. Non, l'explication ne vaut rien, et le *microbe* qui, par hypothèse, est dans la place, n'y devrait jamais périr, n'en jamais sortir, et il y aurait toujours de quoi fournir au développement des nouveaux venus, si on en introduisait.

Si l'on imagine une explication de l'immunité, il y en a une autre pour la virulence et pour l'atténuation. « Tout se passe, dit M. Duclaux en parlant du *microbe* du choléra des poules et de sa virulence, comme si *cette virulence était une réserve organique de matière oxydable* (1), dont chaque génération serait dotée en quantité égale à celle que possédait, au moment de sa naissance, la génération dont elle provient, à laquelle *elle ne toucherait pas dans les premiers jours de sa vie;* de sorte qu'elle pour-

(1) M. Duclaux a supposé que le *microbe* contenait ou sécrétait un narcotique.

rait alors reproduire des êtres aussi virulents qu'elle, mais qu'elle épuiserait ensuite peu à peu, en y mettant naturellement d'autant plus de temps qu'elle avait un *stock* plus considérable à consommer, c'est-à-dire qu'elle était plus virulente. Quand tout a disparu, elle meurt. » C'est exactement comme si l'on disait que la vie du *microbe* et sa *virulence* ne font qu'un. Et remarquez que ce microbe est de ceux qu'on appelle *aérobie :* il meurt donc dans le milieu qui peut le mieux le nourrir, où l'oxygène et les matériaux de son bien-être sont toujours présents. Après ce que je vous ai dit sur l'immunité, il n'est pas nécessaire d'insister ; et vous conclurez que tout cela est contraire à ce que nous savons des propriétés des microzymas !

Mais, après avoir affirmé la mort du parasite, on devrait bien nous dire ce que devient son cadavre et concilier cette hypothèse avec celle qui le fait revivre dans les épidémies.

Un naturaliste allemand, M. Naegeli, a une manière à lui d'être parasitiste. Il suppose qu'un organisme sain contient normalement des micro-organismes, qu'il nomme *Schizomycètes* (1) (σχίζω, diviser, μύκης, champignon), lesquels,

(1) M. Naegeli a créé fort inutilement le mot *schizomycète*, pour désigner les bactéries et les relations qui les rattachent aux microzymas. M. Koch a remplacé ce mot par un autre, qui est: *schizophycète*, encombrant à son tour la science de désignations embrouillées, superflues. Depuis que les micrographes ont appris à regarder les microzymas comme des organismes vivants, ils les découvrent à l'envi et savent reconnaître qu'ils peuvent devenir bactériens, et ceux-ci revenir, par division, scissiparité, au microzyma. Mais ces savants, y compris M. Pasteur et MM. Klebs, Naegeli et Koch, l'un après avoir nié, tous après s'être attribué la découverte, les ont invariablement regardés comme étrangers à l'organisation animale ou végétale, méconnaissant ou n'ayant que des idées erronées sur l'essence de cette organisation. De là dérivent les dénominations botaniques de micrococcus, schizomycète, schizophycète, qui rappellent que ce sont des végétaux se multipliant par scissiparité. Il y a plus, comme les formes évolutives des divers microzymas sont très nombreuses et variables avec les conditions des milieux, ils font de ces formes des espèces botaniques et pathologiques déterminées, en se fondant uniquement sur des caractères très contingents, tels que la mobilité ou l'immobilité, la grosseur, l'épaisseur ou la longueur, la transparence ou l'opacité, l'état granuleux ou homogène, la propriété de se colorer de telle et telle nuance ou de ne pas se colorer par telle ou telle matière tinctoriale, etc. Et chose plus étrange, des micrographes et des

quoiqu'il n'en connaisse pas l'usage, ne sont aucunement nuisibles à la santé. Mais ces schizomycètes sont supposés pouvoir se combiner avec une substance soluble, venue de l'extérieur, et acquérir ainsi la propriété de tuer l'animal dans le corps duquel la combinaison s'opère, ainsi qu'un nombre illimité d'animaux quand ceux-ci sont inoculés avec le schizomycète, devenu virulent, issu de cet animal; et M. le professeur Fokker, adepte du système, résume ainsi la doctrine : « Tandis que les uns prétendent que chaque maladie virulente a son *microbe* spécifique qui est le seul qui puisse produire ce virus, mais qui en dehors de cette fonction n'est bon à rien, M. Naegeli soutient qu'il n'y a qu'une espèce de schizomycète, que c'est toujours le même qui aujourd'hui fait fermenter le lait, qui demain fera pourrir la viande, et qui après demain, lorsqu'il aura pénétré dans un corps humain, produit la variole, le charbon, etc. Les *microbes* qui reproduisent le virus inoculé par Davaine ne peuvent être que les organismes qui existent dans chaque corps à l'état physiologique. Ces organismes se combinent avec la substance toxique introduite dans le corps et la reproduisent en se reproduisant eux-mêmes (1). » Il est inutile de discuter ce système : un schizomycète est un végétal. Or il n'y a pas de végétaux, de fonction connue ou inconnue, dans un animal sain. En somme, le système de M. Naegeli n'est qu'une variante de celui de M. Pasteur ; celui-ci suppose dans le *microbe* un *stock* de virulence qui s'épuise par oxydation ou autrement ; celui-là, une combinaison de matière virulente avec un *schizomycète* inoffensif ; mais c'est là un genre de combinaison imaginé pour les besoins du système, mais qui n'a

histologistes de profession, des médecins même, regardent ces prétendus caractères comme démonstratifs du parasitisme et comme constituant des découvertes de premier ordre. C'est ainsi que, dans la phthisie même, on signale maintenant des bactéries qui apparaissent dans le tubercule cru, dans le tubercule caséeux, comme étant le parasite de cette maladie. Tout ce livre proteste contre ces erreurs, qui finiraient par faire regarder les développements embryologiques et nos actes physiologiques les plus importants comme parasitiques.

(1) Fokker, *Relations des organismes microscopiques avec les maladies spécifiques*. International medical Congress. London. Vol. I, p. 330.

aucune réalité, car une combinaison, au sens chimique, ne se reproduit pas par génération. C'est par abus de langage qu'on s'exprime ainsi. Quant à l'idée de l'unicité de la cause, elle n'est qu'une imitation de la théorie du microzyma appliquée de travers.

J'ai fidèlement exposé les travaux et les opinions des auteurs. Les travaux prouvent à leur façon que ce que l'on considère comme étant un parasite provient de l'organisme malade, est l'effet de la maladie, loin d'en être la cause. Bien qu'en passant j'aie fait ressortir cette conséquence, il faut encore insister.

La théorie du microzyma et le système des parasitistes. Ce qui manque le plus au système parasitique des maladies, c'est une base expérimentale ; en réalité, il est fondé sur une opinion préconçue. Il n'a pas été démontré qu'un *microbe* spécifique de telle ou telle maladie déterminée existe primitivement dans l'air. On l'a cherché, mais en vain. Le système pèche par la base.

Le fait est indéniable : oui, il y a des organismes microscopiques, depuis le microzyma jusqu'au bactérien le plus développé qui en dérive par évolution, qui sont capables de communiquer des maladies. Le nier, c'est nier l'évidence. Mais ils ne se rencontrent dans l'air, dans les eaux, dans le sol qu'accidentellement, et alors nous savons d'où ils proviennent. Du reste, on en convient expressément (1). En fait, lorsqu'on a pu, avec un *microbe* de la terre, donner le *sang de rate*, on a été obligé d'aller le chercher dans celle où le cadavre d'un animal, mort du charbon, avait été enfoui. Ce fait, considéré en lui-même, établit solidement la notion de la spontanéité morbide, non pas la spontanéité sans cause, entendez-le bien, mais la spontanéité physiologique provoquée. On n'a pas le droit d'appeler parasite une partie quelconque d'un être vivant, y existant, ou

(1) « L'air ordinaire, dit M. Pasteur, ne renferme que çà et là, sans aucune continuité, les conditions premières du développement des organismes microscopiques dans les infusions : ici il y a des germes, à côté il n'y en a pas, du moins, dit-il, pour les liquides sur lesquels j'ai opéré ! » La réserve était prudente, en effet, car s'il y avait mis du lait, il se serait caillé; de la viande, elle se serait putréfiée, etc.

qui, en étant sorti, y rentre; autrement il faudrait dire que les globules du sang qui passent par la transfusion d'un individu dans un autre, vivent en parasites dans cet autre (1). Mais examinons les choses de plus près.

(1) Il ne faut pas se laisser piper par les mots. On appelle parasites, mais par extension, des productions qui se font dans un corps vivant et qui se développent aux dépens de sa substance : on dit « une excroissance parasite. » (Littré). Les anciens considéraient la plupart des tumeurs comme des productions parasites. M. Virchow dit aussi : « toute formation qui ne produit pas d'élément pouvant être d'une utilité quelconque pour le corps, doit être considérée comme un parasite. » Et poursuivant cette étrange manière de voir, il ajoute : « L'idée de parasitisme est l'idée de l'autonomie de chaque partie du corps. Chaque cellule épithéliale ou musculaire, possède, par rapport au reste de l'organisme, une sorte d'existence parasitaire. De même la cellule d'un arbre possède, par rapport aux autres cellules de cet arbre, une existence particulière qui lui est propre : elle enlève aux autres éléments une certaine quantité de substances nutritives. Le parasitisme, dans le sens restreint de ce mot, résulte du développement de l'idée d'autonomie des parties isolées. Tant que l'existence d'une partie est rendue nécessaire par celle des autres parties, tant que cette partie sera utile aux autres d'une manière quelconque, on ne saurait la nommer parasite : elle le sera du moment qu'elle deviendra étrangère ou nuisible au corps. Il ne faut donc pas limiter à une seule série de tumeurs l'idée de parasitisme; elle appartient à toutes les formations hétérologues dont les transformations successives n'amènent pas la formation des produits homologues, et qui produisent des néoplasies plus ou moins étrangères à la composition de l'organisme. Chacun des éléments de ces tumeurs enlèvera au corps des substances qui pourraient être autrement employées, et comme pour exister l'élément a dû détruire des parties normales, comme son premier développement suppose la suppression de la cellule qui l'a formé, on peut dire que ces éléments hétérologues sont destructifs dans le début de leur existence, et qu'ils finissent par attirer à eux des sucs nécessaires au corps, à mesure qu'ils se développent. » (*Pathologie cellulaire*, p. 387.)

C'est par une extension abusive du sens vulgaire du mot qu'on peut dire qu'une cellule, un organe sont parasites dans l'organisme; la cellule, l'organe sont, dans un corps, comme les hommes dans une société bien réglée : si la cellule utilise ce qui lui est fourni par le reste du corps, c'est pour fournir à son tour au bon fonctionnement de toutes les parties; loin d'être parasites, les cellules sont solidaires; le bon fonctionnement de l'une suppose celui des autres. D'ailleurs, si les formations hétéromorphes prennent à l'organisme pour se développer, elles lui rendent aussi; seulement elles lui rendent le mal pour le bien. Quoi que l'on pense des rapprochements de M. Virchow, ce n'est que par extension et comme image que l'on peut dire qu'une tumeur, une cellule morbide sont des parasites dans l'économie. Dans tous les cas, il n'y a là rien qui ressemble au parasitisme de la microbie préexistante de M. Pasteur et des parasitistes.

En premier lieu, de la totale destruction d'un cadavre ou d'une partie quelconque soustraite au corps pendant la vie, il ne reste à la fin que des microzymas, lesquels de la terre vont se disséminant dans l'air, dans les eaux, et les microzymas morbides restent mêlés aux autres. Or, et c'est assurément providentiel et, par suite, merveilleux, cette totale destruction est le résultat de ce que l'on appelle fermentation, putréfaction, accompagnées ou suivies de phénomènes d'oxydation ; la conséquence de ce fait, vous l'avez vu, c'est la disparition sans retour de la virulence dans le microzyma, dans le vibrion et la bactérie, que celles-ci régressent ou non ; c'est le même phénomène qui permet d'introduire sans danger, dans le sang, le microzyma pancréatique après qu'il a opéré la putréfaction des albuminoïdes qu'il a d'abord transformées. Donc, généralement, normalement, il ne peut pas exister de microzymas morbides dans l'air ; ce n'est qu'exceptionnellement, accidentellement qu'ils s'y peuvent trouver.

En second lieu, il faut le répéter, on n'a jamais pu démontrer que telle maladie, le sang de rate, par exemple, a été produite par un germe pris dans un point quelconque de l'atmosphère extérieure. Lorsqu'on a provoqué une maladie, ç'a été en allant prendre le *germe* dans le sol où l'on avait enfoui des animaux morts du charbon. Et si l'on a produit une sorte de septicémie en allant chercher des *germes* dans la terre, ce n'est pas seulement de l'air qu'ils provenaient, mais des restes de la foule des êtres qui y vivent et y meurent.

En troisième lieu, encore une fois, il n'a pas été prouvé que c'est le *microbe* inoculé qui se multiplie vraiment ; et, avec Küss, je peux demander, comme il faisait pour le tubercule pulmonaire, si ce que l'on observe n'a pas pour cause quelque chose qu'on a négligé ; car, enfin, personne n'a tenu compte des microzymas intérieurs et ne s'est demandé si ce n'est pas en eux que retentit la dyscrasie créée par l'inoculation.

Et j'ai un très grand intérêt à ce que vous soyez convaincus que ce que je vous dis ici n'est pas inspiré par le désir d'expliquer à ma façon, après coup, ce que l'on cherche à expliquer autrement. En fait, c'est seulement à la suite de mes démonstrations que l'on en est arrivé à rechercher et à découvrir dans nos tissus, sains ou malades, les microzymas normaux et évolués. C'est par de fausses interprétations qu'on a pu donner ces découvertes comme étant la base, que l'on croit expérimentale, des anciennes doctrines du parasitisme. Dès notre première publication sur l'évolution bactérienne des microzymas, M. Estor et moi, nous disions :

« Ces faits ont une importance considérable en pathologie : ils doivent faire admettre que dans les cas où des bactéries ont été notées dans le sang, il ne s'agit pas d'un fait de parasitisme ordinaire, mais bien du développement anormal d'organismes constants et normaux. Les bactéries, loin d'être la cause de la maladie, en sont d'abord, au contraire, l'effet. » (Comptes rendus, t. LXVI, p. 863, mai 1868.)

Et deux ans plus tard, dans une communication à l'Académie de médecine, j'ai accentué les conséquences qui découlaient de cette première remarque. Ce n'est donc pas d'aujourd'hui que je considère les nouvelles doctrines comme fausses (1). Je donnais dès lors des preuves de

(1) Il est encore utile de reproduire certains passages de cette communication. Je disais : « Le microzyma, quelle que soit son origine, est un ferment, il est organisé, il est vivant, capable de se multiplier et de devenir malade, de communiquer la maladie. » Et l'on prouve cela, aujourd'hui, en regardant le microzyma comme un parasite.

Je disais aussi : « Pendant l'état de santé, les microzymas de l'organisme agissent harmoniquement, et notre vie est, dans toute l'acception du mot, une fermentation régulière. Dans l'état de maladie, les microzymas agissent anharmoniquement, la fermentation est régulièrement troublée : les microzymas, ou bien ont changé de fonction, ou bien sont placés dans une situation anormale par une modification quelconque du milieu. »

Je disais, en outre : « Non seulement les microzymas sont personnellement des ferments, mais ils sont aptes à devenir bactéries; et cette aptitude, la même pour tous, ne se manifeste pas également pour tous dans les mêmes conditions; ce qui revient à dire que dans chaque groupe naturel d'êtres et pour un même organisme dans chaque centre d'activité, les microzymas ont quelque chose de spécifique : je veux dire que les microzymas des chiens, des moutons, des oiseaux, etc.; ceux du foie, du pancréas, du sang, par exemple, bien que morphologiquement identiques en apparence, et même chimiquement à certains égards, sont pourtant différents. Et ce qu'il y a de remarquable, c'est que la bactérie dérivée du microzyma est un

la caducité du système. Les faits ont, depuis, fortifié ma conviction. Tout concourt à la consolidation d'une théorie qui est exclusivement fondée sur l'expérience. Elle explique pourquoi, dans toute maladie virulente, infectieuse, contagieuse, on trouve inévitablement, au bout d'un temps plus ou moins long, quelque altération matérielle de l'organisme en un point quelconque, précisément parce que les microzymas y ont subi quelque changement fonctionnel. Elle explique, ce que le parasitisme ne peut pas faire, pourquoi c'est plutôt tel centre organique qui laisse apparaître d'abord des formes évolutives du microzyma que tel autre, puisqu'il est certain que les microzymas de ces divers centres ne sont pas identiques. Et ceci m'amène à quelques considérations sur la multiplicité des faits morbides du microzyma.

De la multiplicité des microzymas pouvant devenir morbides et des dyscrasies provocatrices de la morbidité.

ferment du même ordre que lui...... Enfin le microzyma peut devenir malade et communiquer la maladie... »

Je disais, enfin : « Il n'est pas douteux que le virus de la variole et celui de la syphilis contiennent des microzymas spécifiques, c'est-à-dire *emportant la maladie de l'individu dont ils proviennent*. Ces deux exemples ont fait admettre la spécificité de la cause déterminante de certaines maladies infectieuses. Je n'y contredirai point. Cependant, quand on voit la variole, la syphilis n'être pas inoculables à certains animaux; le sang de rate ne pas communiquer le charbon aux chiens, aux oiseaux, on a certainement le droit de se demander pourquoi? Rien, assurément, n'est plus obscur que la cause qui préside au développement des maladies ou à leur communicabilité. La cause de nos maladies est toujours en nous; les causes extérieures ne contribuent au développement de la maladie, que parce qu'elles apportent quelque modification matérielle au milieu dans lequel vivent les dernières particules de la matière organisée qui nous constitue, savoir : les microzymas; et que, par suite du changement survenu et dépendant d'une foule de variables, en survient corrélativement un second qui porte alors précisément sur la manière d'être physiologique et chimique de ces microzymas. — La tendance des travaux les plus récents est de démontrer que les miasmes, comme les virus, contiennent des organismes microscopiques vivants, quelque chose d'analogue aux microzymas et aux bactéries, qui, proliférant dans le sang ou dans les tissus de l'animal, rendent celui-ci malade. Je ne crois pas que les choses se passent de la sorte. J'admets l'existence de particules organisées dans les miasmes, mais je ne crois pas à leur prolifération dans l'organisme, prolifération que rien ne démontre jusqu'ici et que plusieurs expériences contredisent positivement. » (*Les microzymas, la pathologie et la thérapeutique* (mai 1870).

Les parasitistes sont obligés de supposer autant d'espèces de parasites morbifiques qu'il y a de maladies possibles, non seulement dans l'homme, mais dans chacune des mille et mille espèces animales individuellement susceptibles de maladies particulières; c'est une immense énumération d'êtres, tous spécifiquement morbides, primitivement créés tels et divers selon les contrées!! Et ce n'est pas tout; outre ces différentes espèces morbides, M. Pasteur, vous venez de l'entendre, en imagine qui le deviennent en passant par des corps d'animaux indéterminés. Et ceci m'oblige à faire remarquer que ce savant, qui a une singulière idée de la vie (voir dans l'article *Germes*, du *Dictionnaire encyclopédique des sciences médicales*, par M. Ch. Robin, ce que M. Pasteur entend par *vie latente*, *vie poursuivie*, etc.), ne tient compte de celle de l'homme et des animaux, qu'autant qu'il en a besoin pour que *ses microbes* puissent y devenir virulents, sans s'apercevoir qu'il remplace d'anciennes difficultés par des difficultés nouvelles. Cette vie de l'individu capable d'être rendu malade, pour singulière qu'elle lui apparaisse, n'en est pas moins nécessaire; sans elle, certains *germes* morbides resteraient inoffensifs. Et je n'exagère pas en vous disant que la vie apparaît singulière à M. Pasteur : n'a-t-il pas comparé la blessure d'un membre qui guérit à la cassure d'un cristal qui se répare dans son eau-mère? Cela est d'accord avec le chapitre étonnant que M. Duclaux a écrit sur la *Conception physique de la vie.* Mais, en somme, les parasitistes ne connaissent pas d'avance, comme en histoire naturelle, la spécificité des *microbes*, ainsi que cela est possible pour les vrais parasites; ils l'affirment *à priori* et ne le prouvent que par les inoculations, sans tenir compte de ce qui, dans l'organisme, les produit! Cependant ils sont forcés, aujourd'hui, de reconnaître des virulences diverses et irréductibles dans des formes vivantes morphologiquement identiques, ce qui n'a d'explication que dans la théorie du microzyma. Je comprends l'étonnement de M. Pasteur s'écriant : *encore le microbe en* 8 *de chiffre!* à propos de la description du *rouget* des porcs. Oui, telle est la généralité de la théorie du microzyma que, dans toutes les espèces animales et même végétales, saines ou malades, comme dans lá flacherie des vers à soie, cette forme de l'évolution du microzyma peut apparaître. Mais il y a là une réelle difficulté qu'il faut lever. Il est difficile d'admettre qu'un même microzyma puisse être affecté d'autant d'états morbides qu'il y a de maladies possibles dans la même espèce animale et dans l'homme. Déjà à plusieurs reprises, j'ai fait entendre que ce sont les microzymas de tel ou tel centre d'activité organique qui sont d'abord affectés, puis successivement d'autres. En essayant de faire comprendre en quoi consiste l'état pathologique dans la théorie du microzyma, je rappellerai les faits dont il faut tenir compte et sur lesquels je me suis appuyé dans ce qui précède.

La médecine tend de plus en plus à déterminer le point de départ, le siège initial de la maladie : la théorie du microzyma fournit une base solide à cette tendance qui est ainsi hautement scientifique. En effet, les divers centres organiques contiennent des cellules et des microzymas fonctionnellement différents ; mais nous savons aussi que, dans deux espèces animales voisines, les microzymas du même tissu, de la même glande, des mêmes cellules homologues, ne sont pas nécessairement doués des mêmes propriétés chimiques, c'est-à-dire que l'on ne peut pas toujours conclure de l'identité de structure à l'identité fonctionnelle au sens chimique. Un animal diffère donc d'un autre animal d'espèce différente, même par les microzymas. Là se trouve l'explication du fait que deux espèces animales peuvent être atteintes de maladies contagieuses propres, qui ne se communiquent pas de l'une à l'autre.

Oui, il est démontré que les microzymas des divers centres organiques d'activité, dans chaque espèce d'une manière particulière, sont doués de fonctions physiologiques, chimiques, histogéniques déterminées, chacun selon sa destination et divers non seulement chez le vieillard, l'adulte, l'enfant, mais dans l'état fœtal et jusque dans l'ovule femelle et l'ovule mâle. Que dis-je? ils sont divers en quelque chose selon les tempéraments, les constitutions, les diathèses. Les microzymas d'un lymphatique, d'un scrofuleux, d'un cancéreux, etc., sont lymphatiques, scrofuleux, cancéreux. Et cette dernière considération nous portera à juger d'un point de vue particulier la tendance aux inoculations qui se manifeste de tous les côtés : il y a là peut-être quelque danger que l'on ne soupçonne pas.

Mais les cellules elles-mêmes sont déjà des appareils à microzymas propres, autres dans l'épiderme et le derme, dans les muscles, dans les muqueuses, dans les tissus cellulaires, dans les tissus conjonctifs, dans les glandes et ganglions, dans le système vasculaire et lymphatique, dans le sang, dans les humeurs, dans les différentes parties du système nerveux, etc.

Dans le système des *parasitistes*, le sujet qui est attaqué par le *microbe*, l'est tout à coup, comme il le serait par une balle, par un coup de couteau ou par le poison. Le *microbe* apporte le poison tout fait ou bien le fabrique en passant à travers le corps d'un nombre indéterminé d'animaux de la même espèce. Bref, il n'y a pas d'autre cause provocatrice et pas de maladie spontanée. Remarquez bien que par là je n'entends pas maladie sans provocation quelconque, non, car à tout changement, en vertu du principe de l'inertie, il faut une cause : de lui-même, l'organisme sain ne cesse pas de l'être ; de même que, pour que le soufre et l'oxygène s'unissent, il faut une provocation, c'est-à-dire la réunion de certaines conditions déterminantes du phénomène, il en faut une pour produire la maladie. Oui, même les médecins qui ne voient dans l'organisme que du protoplasma plus ou moins modifié, des principes immédiats arrangés, régis par des *propriétés physico-chimiques*, répugnent à regarder un corps vivant comme quelque chose de dépourvu de spontanéité, comme inerte dans le sens d'incapacité et « ayant besoin, dit l'illustre Jaumes, pour entrer en action et s'y maintenir, d'un stimulus externe qui est pour lui ce que l'archet est pour le violon. » M. Pasteur lui-même, vous venez de l'entendre, invoque *certaines influences* pour expliquer l'explosion de la maladie et des épidémies.

« C'est *le malade*, dit M. Jaccoud, *qui*, pour moi, *décide des allures de son affection*, et la conception figurée qui attribue aux maladies dites malignes, un mauvais caractère, *morbus mali moris*, ne me paraît pas acceptable en présence d'une appréciation clinique rigoureuse.— L'état physique et moral de l'individu frappé, les conditions favorables ou défavorables dans lesquelles il est atteint, le terrain, en un mot, sur lequel *tombe le poison*, voilà tout ce qu'il importe de considérer, et je n'hésite pas, pour ma part, à transporter de la maladie au malade la formule de malignité si chère aux anciens. La maladie étant une opération accomplie par l'individu vivant et *non pas un être créé en dehors de lui* et qui vient le saisir avec un caractère constitué d'avance; je conçois à merveille qu'un mauvais organisme fasse une mauvaise opération et soit impuissant à l'accomplir; mais je conçois beaucoup moins qu'un être fictif, qui n'a d'existence réelle que dans le malade, possède en dehors de ce dernier un caractère bon ou mauvais. » Ce passage, en effaçant « *le terrain sur lequel tombe le poison,* » exprime admirablement la conception de la maladie dans la théorie du microzyma.

Mais le médecin, qui reconnaît une *spontanéité vitale*, invoque aussi certaines influences et fait la part du milieu, des circonstances, des conditions favorables et défavorables, matérielles et morales, qui sont capables de troubler l'inertie de l'état hygide; il ne fait aucune objection à la notion des *états morbides dépendants.* Oui, les grands médecins, sans savoir au juste en quoi consiste la notion de la réalité objective, figurée, histologique fondamentale de l'organisation, telle qu'elle résulte de la théorie du microzyma, ont toujours eu l'idée que l'être vivant n'est pas quelque chose de passif, comme le serait et l'est nécessairement un amas quelconque de principes immédiats. Leur langage même répugne à une telle conception de leur manière de voir. Les expressions si médicales de *propriétés vitales*, de *résistance vitale*, de *nature médicatrice*, etc., trahissent la conviction intime que dans l'être vivant la matière est douée d'activités propres, distinctes, indépendantes, en quelque sorte, de leur nature chimique, chacun selon son espèce et même son individualité. Ces expressions, je le répète, n'ont pas de sens dans l'opinion des savants qui, à la manière de M. Pasteur, conçoivent la maladie dans l'homme

(1) Jaccoud, *Clinique médicale.*

comme il concevait la maladie dans la bière ou dans le vin.

Non, ce n'est pas dans une *conception physique de la vie* qu'on trouvera l'application scientifique et médicale de ce langage. La vie, l'ensemble de ces Conférences le prouve, résulte de propriétés nouvelles, multiples dont est douée la matière dans les microzymas, dans les cellules et les tissus qu'ils servent à édifier. La théorie générale qui en découle doit, non seulement être d'accord avec les découvertes anciennes et modernes concernant l'histologie hygide et morbide, mais les embrasser toutes en en faisant concevoir de nouvelles ; c'est pourquoi j'ai cherché à la rapprocher des opinions de Bichat, opinions qu'un médecin ne doit pas plus négliger qu'un chimiste celles de Lavoisier. Or, le grand fondateur de l'histologie, dès le début de ses *Recherches physiologiques sur la vie et la mort*, dans une formule singulièrement énergique et bien connue, s'exprime comme ceci au sujet de la vie : « On cherche, dit-il, dans des considérations abstraites la définition de la vie ; on la trouvera, je crois, dans cet aperçu général : *la vie est l'ensemble des fonctions qui résistent à la mort.* »

Les fonctions qui résistent à la mort ! A-t-on bien compris cet énoncé ? Je ne le crois pas. Voyons donc quel commentaire Bichat lui donnait.

Tout corps organisé étant composé de solides et de fluides, Bichat regardait les premiers comme doués de *propriétés vitales* qu'il refusait aux seconds. Les fluides étaient supposés ne contenir que les matériaux dont se forment les solides en même temps que le résidu de l'usure de ceux-ci. Bref, les solides sont actifs, les fluides passifs.

Appliquant ces notions, l'illustre médecin soutenait que : « les propriétés vitales siégeant essentiellement dans les solides, les maladies n'étant que des altérations des propriétés vitales, il était évident que les phénomènes morbifiques résident essentiellement dans les solides.....» Cependant il ne négligeait pas la part qui revient aux fluides. « N'allez pas croire, disait-il, que les fluides ne sont rien dans les maladies : très souvent ils en portent le germe funeste... Tant que les fluides sont dans leur état naturel, ils déterminent une excitation naturelle. Mais qu'ils changent de nature par une cause quelconque, que des principes étrangers s'y introduisent, à l'instant ils deviennent des excitants contre nature ; ils déterminent des réactions irrégulières ; les fonctions sont troublées, les maladies surviennent (1). »

Peu importe, après cela, que Bichat ait admis l'introduction accidentelle de substances étrangères dans le sang, soit par voie gastro-intestinale, soit par le poumon, etc. ; en cela il avait les préjugés de son temps, mais il n'en reste pas moins l'affirmation, intuition du génie, que les propriétés vitales sont l'apanage de ce qui est structuré dans l'être organisé, et que ce sont ces propriétés qu'un changement quelconque des fluides altère et rend morbifique. Et Bichat mourut en 1832, à l'âge de trente-un ans !

Bichat concevait donc la possibilité, par une cause quelconque, d'un changement de nature des fluides et l'altération corrélative des propriétés vitales des solides capable d'amener leur état morbifique.

Je vais essayer d'approfondir cela à la lumière des faits que nous ont fournis l'histoire des microzymas et les expériences des parasitistes.

Les dyscrasies naturelles et provoquées. J'ai plusieurs fois invoqué la dyscrasie pour expliquer certains faits des parasitistes. Il importe de bien préciser le sens de ce mot dans la théorie du microzyma. Je rappelle brièvement que les microzymas changent de fonction, en subissant une sorte de maturation, depuis l'ovule, la fécondation, le développement embryonnaire et fœtal jusqu'à l'âge où l'être peut se reproduire; qu'ils sont doués de propriétés, chargés de fonctions diverses dans les différents centres d'activité organique et capables, dans les tissus de l'animal, ou soustraits à l'animal, dans le tissu même et dans divers milieux de culture, d'évoluer pour devenir l'une des formes de l'évolution bactérienne ; enfin, que nous pouvons agir sur eux pour les empêcher d'évoluer, et

(1) Bichat, *Anatomie générale*, § IV des Considérations générales, *Des propriétés vitales et de leurs phénomènes considérés relativement aux solides et aux fluides.* Edition Maingault. 1818.

sur les cellules pour arrêter leur destruction par régression.

Et les influences que nous pouvons faire intervenir ainsi, pour être minimes en apparence, n'en produisent pas moins des effets considérables. Oui, un très léger changement, dans le milieu où vivent un microzyma et une cellule, suffit souvent pour modifier leur manière d'être, au point que la cellule se détruit ou se conserve, un microzyma évolue ou n'évolue pas, produit ou ne produit pas de cellule. Reportez-vous aux expériences relatives à la génération spontanée, à la mère de vinaigre, à la levûre de bière, au lait, aux microzymas des divers tissus à tous les âges, après la mort et pendant la vie.

Le milieu naturel, normal, pour la mère de vinaigre, c'est le vinaigre; pour la levûre de bière, c'est le moût du brasseur ou quelque mélange analogue; ce n'est que là que leurs conditions normales d'existence et de vie sont réunies: ce sont là leurs milieux *crasiques*, dirais-je, si le mot était accepté. Les milieux artificiels variés dans lesquels je les ai placées pour les obliger, l'une à donner des bactéries ou à produire des cellules, l'autre à regresser pour mettre les microzymas en liberté, constituent à leur égard ce qu'en médecine on appelle des *dyscrasies*.

Les fluides au sein desquels vivent et fonctionnent nos cellules et nos tissus dans l'état normal et naturel sont de même *crasiques*. Après la mort, le milieu devient rapidement dyscrasique; la cellule se détruit et les bactéries apparaissent.

Et remarquez-le bien, à mesure que, par la fermentation, la levûre modifie son milieu, son fonctionnement est plus ou moins entravé. C'est que les produits de la désassimilation qui restent dans le liquide ambiant le constituent à l'état dyscrasique pour la levûre.

Il n'en est pas autrement pour chacun des éléments anatomiques de nos tissus. Ils sont placés et fonctionnent dans des milieux (les fluides de Bichat) qui, par d'admirables dispositions naturellement réalisées, conservent une composition sensiblement constante; ils varient sans cesse, sans doute, mais sans cesse ils sont ramenés au même type de composition. Cet état de composition constante, ce juste mélange est ce qu'en médecine on appelle *la crase* des humeurs et du sang. La *dyscrasie*, c'est l'écart de l'état physiologique dans la composition des humeurs, soit par augmentation ou diminution de quelque composant essentiel, ou par addition d'un élément étranger. Une perte de chlorures, une addition des éléments de l'urine suffisent pour amener la souffrance, c'est-à-dire une altération *des propriétés vitales des solides*. Qu'une rétention d'urine prolongée survienne, et la fièvre caractéristique, la mort même sont proches! J'ai cité les expériences de MM. Baltus et J. Béchamp, desquelles il résulte qu'un animal meurt par dyscrasie additive de matières albuminoïdes ou de zymases; l'addition de minimes quantités de microzymas pancréatiques dans le sang occasionne des désordres graves et même la mort; que dis-je? l'addition d'une trop grande quantité d'eau produit le même effet.

Cl. Bernard a rapporté des expériences où de la levûre de bière a été injectée dans les vaisseaux. Des phénomènes adynamiques, des hémorragies passives survinrent qui amenèrent rapidement la mort de l'animal. Et le sang de l'animal transporté dans les veines d'un autre y développe avec une grande rapidité les mêmes phénomènes. La sagacité de l'illustre expérimentateur nous garantit que ce n'était pas là le résultat d'une action mécanique. On ne peut pas dire non plus que la levûre a tué en se multipliant: « Il est probable, dit-il, qu'il se produit en pareil cas une série de réactions au sein du liquide sanguin qui donne naissance à d'autres ferments (1). » En somme, une dyscrasie avait été produite.

Et Cl. Bernard était si convaincu que la mort était souvent l'effet d'une dyscrasie par suppression de quelque principe normal, qu'ayant constaté, à la fin de plusieurs maladies, que le foie ne contient plus de matière glucogène, il a osé écrire ceci : « La disparition complète de cette substance serait, d'après nous, l'une des causes les plus fréquentes de la mort (1). »

(1) *Leçons de pathologie expérimentale*. p. 42.

(2) Ibid. p. 113.

J'ai déjà invoqué la fatigue, les privations, les variations de température pour expliquer l'évolution bactérienne des microzymas et la morbidité. Est-il possible d'appuyer de preuves directes ce que je ne donnais que comme une opinion ? Assurément !

J'ai cité, dans mon Mémoire sur la néfrozymase (1), le fait qu'un violent exercice, poussé jusqu'à l'extrême fatigue, avait pour effet chez l'homme une élimination très abondante de néfrozymase, corrélativement à une perte de matières minérales. Il est évident que cela témoigne d'une très grande usure des éléments musculaires, laquelle se traduit par la sensation de fatigue de tout l'organisme ; mais, à cette usure s'ajoute le malaise qui provient de l'accumulation des matériaux désassimilés, lesquels ne sont pas aussi rapidement éliminés que produits.

Le surmenage comme cause de l'évolution morbide. Chez les bœufs engraissés, peu habitués à l'exercice, auxquels on fait fournir un long trajet, sans repos ; les chevaux qui ont couru trop longtemps, sans temps d'arrêt ; les lièvres, les chevreuils forcés à la course, se manifestent des symptômes d'abattement, avec petitesse du pouls, etc. Si le surmenage n'a pas été poussé trop loin, quelques soins permettent aux bêtes de se remettre, c'est-à-dire de guérir, car ils peuvent succomber avec des symptômes analogues au *sang de rate*. On a vu des animaux surmenés tomber morts ou mourir en peu d'instants (2). Il a été même observé que le sang des animaux morts de cette façon, inoculé, pouvait donner le *sang de rate ;* fait qui, s'il était confirmé, serait de la plus haute importance pour la théorie. Lorsque la mort des animaux surmenés a été foudroyante, « la rigidité cadavérique se montre parfois presque instantanément, et la putréfaction, qui suit de près, marche très rapidement. » S'il en est ainsi, c'est donc que le milieu très dyscrasique est devenu plus apte à être transformé par les microzymas, déjà en voie d'évolution morbide (3).

(1) *Mémoire sur la néfrozymase*, p. 68.

(2) Littré et Robin, *Dictionnaire de médecine*, article *surmenage*.

(3) M. Ch. Robin (*Dictionnaire encyclopédique des sciences médicales*, article *germes*, t. VIII, p. 598), après avoir cité nos expériences sur les

Inanition comme cause de dyscrasie morbide. Cl. Bernard attribuait les propriétés toxiques du sérum du sang exposé à l'air aux modifications chimiques qu'il subit *aussitôt qu'il a cessé de vivre.* « Mais, dit-il, on peut arriver aux mêmes résultats sans exposer le sang au contact de l'air. Si vous injectez directement dans les vaisseaux d'un sujet bien portant le sang d'un animal soumis à l'abstinence prolongée, le sujet éprouve les symptômes de l'infection putride ; et cependant aucune altération chimique ne s'est développée extérieurement au contact de l'air (1). » Le célèbre physiologiste ne s'expliquait pas ce fait important, qui est un des plus remarquables exemples de dyscrasie.

Chossat et d'autres savants ont étudié avec beaucoup de soin les effets de l'inanition. Le genre de dyscrasie qui résulte de la perte de substance se traduit bientôt par des symptômes caractéristiques ; la mort survient plus ou moins rapidement selon les circonstances, et vous venez de voir que le sang injecté dans les veines d'un animal sain provoque les symptômes de l'infection putride. Le sujet mériterait d'être étudié de nouveau en ayant égard aux altérations morphologiques des microzymas. Mais ici aussi la nature de l'animal et certaines circonstances ont la plus grande influence sur le résultat final : témoins les animaux hibernants.

La congélation comme cause de dyscrasie. Lorsqu'une partie limitée du corps humain a été gelée, moyennant certaines précautions, il est possible d'y ramener la vie ; les microzymas n'y sont donc pas morts, mais ils ont subi quelque changement ; car si l'on n'a pas pris toutes les précautions recommandées, la gangrène suit le dégel ; pro-

microzymas normaux de l'organisme, s'exprime comme ceci : « M. Béchamp expliquait là d'avance, pourquoi sur les animaux *surmenés* la putréfaction se montre bien plus rapidement qu'après les autres genres de mort ; ce serait, si l'on veut, le surmenage qui rendrait plus facilement fermentescible ou putrescible la substance des tissus et des humeurs et amènerait en même temps plus vite le passage des *microzymas* naturels à l'état de bactéries de la putréfaction. » On ne peut pas mieux rendre la notion de dyscrasie qu'amène le surmenage.

(1) *Leçons de pathologie expérimentale* (1859-1860), p. 41. (Publiées en 1872 chez J.-B. Baillère et fils.

bablement qu'on y pourrait constater le développement bactérien des microzymas. Je n'ai pas étudié le phénomène chez les animaux; mais vous avez vu, dans la troisième Conférence, que la congélation des parties vertes des végétaux amène, après le dégel, l'évolution bactérienne de leurs microzymas. Je rappelle que les bactéries n'ont pas la même apparence dans tous les cas; il y a donc, là aussi, des particularités qui tiennent à l'espèce. D'ailleurs les végétaux sont très inégalement sensibles au froid : la levûre de bière résiste très bien à — 110° C., comme nous avons vu.

Bien des causes sont donc capables de modifier la manière d'être des êtres organisés. J'en signalerai d'autres, sans compter l'influence du système nerveux et des impressions purement morales, car il n'en faut souvent pas davantage pour amener la maladie et la mort : rappelez-vous qu'une impression de dégoût, éprouvée par une jeune fille vierge, a suffi pour la faire mourir en peu de temps avec tous les symptômes de la fièvre puerpérale.

Dans l'immense majorité des circonstances, bien que l'organisme ne soit pas impénétrable au sens physiologique, l'air, les eaux, les aliments n'y introduisent rien qui puisse l'infecter. Mais si la raison répugne à admettre l'existence originelle de microzymas morbides, elle admet aisément que ceux qui le sont devenus sous l'influence de la maladie ou après la mort (notez les accidents que peut occasionner la piqûre anatomique) puissent s'y trouver à un moment donné, ici ou là, dans une salle d'hôpital, dans une chambre de malade, etc. Seulement, ces microzymas sont les mêmes qui exerçaient auparavant une activité utile et nécessaire. Et notez que l'on peut guérir des maladies infectieuses les plus redoutables : de la variole, du choléra, de la fièvre typhoïde... et que les microzymas reviennent alors au mode normal de leur activité. Bref, tout s'est passé dans l'organisme et tout y est resté qui devait y rester.

Mais on aurait tort de s'imaginer que le microzyma morbide, évolué en bactériens ou non, qui a atteint un organisme sain, s'y multiplie, ainsi que l'affirment les parasitistes, pour le rendre malade. Il se borne, et c'est bien assez, à créer une dyscrasie qui amène l'évolution morbide, correspondante à sa propre morbidité, des microzymas ou d'un groupe de microzymas de l'organisme atteint. Je dis correspondante, et j'ai tort, car la maladie provoquée peut être fort différente : cela dépend de l'espèce animale sur laquelle on pratique l'inoculation.

La *maladie spontanée* est donc celle qui survient naturellement sous l'influence de causes provocatrices diverses, mais sans le concours d'un microzyma morbide ou d'une cause extérieure d'un autre ordre, directement nocive, comme serait un poison, un traumatisme, etc.

Les maladies mêmes qui sont caractérisées par de vrais parasites ou par certaines lésions, n'ont pas primitivement ces parasites ou ces lésions pour cause. Cl. Bernard l'a formellement reconnu : « Dans un grand nombre de cas, les lésions anatomiques sont les effets de l'état morbide, au lieu d'être les causes latentes qui lui ont donné naissance. »

Le même savant a rappelé que les grenouilles, longtemps retenues en captivité, dont la santé s'affaiblit, sont atteintes d'ulcérations se développant autour du nez, de la bouche et des pattes : dans ce cas, elles succombent aux affections parasitaires avec la plus grande facilité. « Or si, dans un bocal contenant des grenouilles déjà envahies par le parasite (champignons microscopiques d'une espèce particulière), vous introduisez une grenouille parfaitement saine, elle ne subira point les effets de la contagion; mais une grenouille déjà malade, portant des ulcérations, sera immédiatement atteinte par le parasite (1). » Bref, la maladie avait préparé

(1) Cl. Bernard a même fait cette observation, connue d'ailleurs de tous les médecins, mais qu'il importe de rappeler aux parasitistes : « Les affections parasitiques ont toujours une certaine tendance à se développer chez les animaux dont la santé est détériorée. La gale, chez le mouton et le cheval, n'attaque presque jamais les sujets placés dans de bonnes conditions. Dans l'espèce humaine, les affections parasitaires se développent surtout parmi les classes inférieures, chez les enfants et les vieillards. Enfin le *morbus pedicularis* apparaît quelquefois sur la fin d'une longue et pénible maladie. Les personnes qui vivent dans les meilleures conditions hygiéniques éprouvent rarement de pareils accidents. » (*Pathol. expérim.*, p. 31.)

Et M. Estor ayant à son tour posé la question : « Des éléments de nos tissus peuvent-ils être considérés comme des parasites? » répond par la négative : car les microzymas ne sont pas là accidentellement :

le terrain favorable au développement du parasite; celui-ci aggrave la situation de deux manières : en s'appropriant les substances élaborées par l'animal à son profit et en produisant par son activité transformatrice propre une dyscrasie qui s'ajoute à celle que la maladie avait produite. Les fluides de l'animal étant autres, ils deviennent, ainsi que s'exprimait Bichat, des excitants contre nature des solides, c'est-à-dire des microzymas; une nouvelle morbidité en est la conséquence, et l'animal succombe à tant d'efforts réunis.

N'est susceptible de maladie que ce qui est organisé et doué de vie. Cette proposition, il convient de la répéter en ce moment. Le parasitiste qui s'imagine qu'un parasite appelé *microbe* est primitivement cause de maladie, est tenu de nous dire à quoi il communique la maladie, de quoi il est un excitant contre nature? Car, encore une fois, une matière qui n'est douée que de propriétés physico-chimiques (la bière et le vin, par exemple, qui, selon M. Pasteur, peuvent devenir malades par un *microbe*) ne peut pas plus devenir malade et souffrir qu'elle n'est capable de sentir, de vouloir, etc.

Normalement, les microzymas, devenus libres par la régression des cellules ou la dissociation d'un tissu, ne sont pas morbides; ils sont sains comme la cellule elle-même. Les microzymas d'une glande peuvent être morbides sans que ceux d'une autre glande le soient. Lorsque la médecine localise une affection, on peut, presque à coup sûr, prédire qu'une altération tissulaire correspondante se produira, plus ou moins rapidement, avec la durée et le progrès de la

ils ne vivent pas à nos dépens, ils vivent pour nous. S'ils n'étaient pas là, les phénomènes respiratoires et de nutrition s'arrêteraient. Ils ne sont donc pas des ennemis. Or les parasites se nourrissent de substances élaborées sous l'influence de la vie et produits en vue de la nutrition de l'être qui les produit. Les parasites les détournent de leur destination normale. Le parasite produira toujours un phénomène anormal : le parasite est un être indépendant de l'animal qui le porte; il ne lui est associé qu'accidentellement, il est toujours nuisible, et c'est par cette notion que le parasitisme rentre dans le domaine médical.

M. Ch. Robin, si compétent en la matière, a toujours soutenu que la présence des parasites microphytes n'est qu'une complication prise pour la cause; la multiplication de ces végétaux microscopiques est un *épiphénomène* et non la cause déterminante spécifique même.

maladie. C'est ainsi que l'on voit des microzymas libres ou plus ou moins évolués dans les maladies du foie, des reins, du sang, de la rate, de la peau, de la muqueuse vésicale, etc. On prend invariablement ces microzymas pour des parasites, et ils peuvent quelquefois n'être pas même morbides. La spécificité fonctionnelle physiologique des microzymas, dans les tissus et cellules homologues, explique la spécificité morbide correspondante; elle l'explique si bien que, d'après les observations de M. Duboué, ce sont les microzymas des centres nerveux qui deviennent rabiques. Dans une cicatrice apoplectique du cerveau, M. Virchow a constaté, dans des globules rouges du sang en voie de décoloration, la présence de granulations. Un parasitiste, comme M. Pasteur, aurait considéré ces granulations comme étant des parasites ayant envahi les globules. Que dis-je, ils ont vraiment regardé comme étant des parasites ces microzymas libres ou plus ou moins évolués, disant qu'ils ont pénétré du dehors dans la cellule, dans un tissu, dans le sang, pour les détruire!

Mais, je le répète, en aucune circonstance la preuve directe n'a été fournie qu'une des maladies que les parasitistes affirment être parasitaire a été déterminée par un parasite ayant pénétré spontanément de l'extérieur dans le corps de l'animal malade. Même lorsqu'ils inoculent directement un microzyma isolé ou plus ou moins évolué, ils n'ont jamais démontré que c'est l'objet inoculé qui se multiplie dans le corps et qui l'envahit en colonies, comme ils disent. Ils ne fournissent qu'une apparence de preuve, lorsque dans certaines circonstances ils provoquent, chez un animal donné, une maladie semblable à celle du sujet auquel ils ont emprunté le prétendu parasite : mais au fond, cette preuve ne repose que sur un cercle vicieux, ainsi que le démontrent les faits de la présente Conférence, entre autres ceux où l'inoculation a amené quelque désordre ou affection différents de ceux qui avaient été constatés chez le sujet auquel on avait emprunté la matière à inoculer. Il y a même des circonstances dans lesquelles non seulement on ne prouve pas que c'est ce qu'on inocule qui se multiplie, mais où l'organisme que l'on croit le fruit d'une multiplication, est tout autre que celui qui a été inoculé. Reportez-vous à ce que je vous ai dit des expériences de Davaine concernant les inoculations de bactéries à des végétaux (1).

Application de la notion des dyscrasies naturelles et provoquées à la spontanéité morbide. Considérons d'abord ce qui se passe dans les opérations chirurgicales sous-cutanées, telles que les pratique M. Jules Guérin; dans les *réunions immédiates*, telles que Delpech les pratiquait. Il y a là traumatisme et ouverture pour l'introduction des *microbes*. Pourtant la guérison a lieu sans suppuration. C'est que les microzymas devenus libres sont dans une situation aussi physiologique que le traumatisme le permet; dans ce cas, c'est leur fonction histogénique qui prédomine, parce que la circulation enlève et élimine à mesure les produits qui pourraient devenir dyscrasiques sous leur influence. Il n'en est évidemment pas de même dans les *réunions par seconde intention* ou dans la cicatrisation des plaies en surface : là les microzymas produisent du pus et peuvent évoluer. Mais ces microzymas, si l'opéré est physiologiquement sain et a été convenablement préparé et disposé pour l'opération, ne sont pas morbides pour l'individu, et la plaie guérit. Il en peut être autrement, nous verrons pourquoi.

D'autre part, voici une armée assiégeante; elle est composée d'hommes généralement jeunes et robustes et, la plupart, pleins d'entrain; des chefs et des médecins éclairés

(1) M. Signol (Comptes-rendus, t. LXXXI, p. 1116) a fait des expériences sur l'état virulent du sang de chevaux sains, morts assommés ou asphyxiés par les gaz de la combustion du charbon de bois. Le sang des animaux morts ainsi ne possède une certaine nocuité qu'après un temps suffisant. Entre six heures et demie et neuf heures et demie après la mort, même sous l'influence d'une température élevée, il ne produit pas la mort. Mais après seize heures au moins il devient virulent; inoculé à la dose de quatre-vingts gouttes à des chèvres et à des moutons, il est rapidement mortel. Ce sang n'a aucun des caractères de la putridité et contient en abondance des *bactéridies* caractérisées par la dimension et l'immobilité. Quand il provient du cheval asphyxié, les globules sont devenus agglutinatifs comme dans le sang de rate. « Cependant, à la suite des inoculations, les bactéridies n'ont point pullulé chez les animaux soumis à l'expérience. » Il y a aussi des différences entre le sang des veines profondes et des superficielles !

l'ont établie dans la situation la plus salubre, en pleine campagne : le siège est commencé, le travail de tranchée est en train, etc. Tout à coup un cas de typhus se déclare, puis deux, trois... et c'est une épidémie! Que s'est-il passé?

Les médecins ont invoqué les fatigues, les intempéries, la mauvaise nourriture, les privations, l'encombrement, les influences morales et débilitantes qui créent la misère physiologique de l'organisme. Les médecins avaient raison ; vous le comprendrez mieux tout à l'heure. Je sais bien que l'on trouve l'explication surannée : c'est bon pour la médecine d'autrefois! le *microbe* qui, blotti dans un coin, guettait l'occasion favorable, lui suffit; mais il ne s'aperçoit pas qu'il est également nécessaire de faire intervenir *certaines influences*, *la misère*, *l'affaiblissement des corps;* bref, une préparation! Cependant, ni tous ne sont frappés, ni tous ne meurent, quoique la cause de contagion et d'infection qui n'existait pas soit produite et multipliée. Le *microbe*, qui a maintenant beau jeu, devrait frapper indistinctement; car les sujets sont de même race et dans les mêmes conditions. Et ce n'est pas tout : cette armée, même en marche pendant l'hiver, alors que les microbes sont moins aptes à entrer en action, verra éclater des cas de variole, sans cause apparente, car il n'y avait d'épidémie de variole ni au départ ni dans les contrées envahies. Comment expliquer ces phénomènes?

Dans les épidémies de fièvre typhoïde, de variole, de choléra, etc., il y a ce que M. Jules Guérin appelle les *formes ébauchées*, *la période prodrômique*, bref, l'incubation de la maladie; il y a les formes bénignes et les graves; il y a les cas qui se terminent par la mort, d'autres par la guérison. Pourquoi cela dans le système des parasitistes? Si le *microbe* est la cause primitive du mal, il est dans le corps, dès le début de la maladie, des uns comme des autres avant toute lésion, rien ne l'empêche de s'y développer. Or, d'une part, M. T. R. Lewis assure que le changement spécifique des liquides du corps se fait avant qu'on puisse découvrir la moindre trace de vibrioniens (1).

D'autre part, dans la fièvre typhoïde, on ne découvre de

(1) *Dictionnaire encyc. sc. méd.*, art. *Germes.*

microzymas évolués, de vrais bactériens dans aucune partie du corps, durant les premiers jours de l'invasion de la maladie ; ensuite, on en trouve d'abord dans la profondeur des glandes de l'intestin. C'est là que l'évolution bactérienne des microzymas commence. La dyscrasie produite s'étendant, on en découvre ensuite dans différents centres ; les bactéries n'apparaissent dans la rate que vers le quinzième jour. Et je vous ai déjà dit qu'on finit par en trouver aussi dans certains points du système nerveux.

M. Bouchard a montré que dans diverses maladies les reins étaient à leur tour atteints. La néphrite produite est immanquablement accompagnée d'une régression cellulaire avec développement de bactéries que l'on peut trouver dans les urines. Sur vingt et un typhiques atteints de néphrite infectieuse, neuf ont succombé, et sur ces neuf, toutes les fois que l'autopsie a été faite, elle a révélé la présence de bactéries bacillaires dans le tissu rénal et démontré les lésions épithéliales particulières aux néphrites transitoires (1). L'une des observations de M. Bouchard est particulièrement intéressante. Il s'agit d'une néphrite consécutive à une ostéomyélite.

L'*ostéomyélite* procède de l'inflammation de la moelle des os. Sa marche est effroyablement rapide, envahissant l'épiphyse, perforant le cartilage, développant une arthrite purulente et se propageant à l'os voisin. Le pus de l'ostéomyélite contient le plus souvent des microzymas associés en foule, que M. Pasteur a considérés comme le *microbe* spécifique de la maladie. Mais M. Bouchard a trouvé que celle-ci est compliquée de néphrites avec développement de bâtonnets et les mêmes désordres que dans la fièvre typhoïde (2). Dans le système parasitiste, il y aurait donc un microbe spécial pour l'ostéomyélite, un autre pour la néphrite dans la même maladie. La vérité est que la dyscrasie produite par l'ostéomyélite a amené l'évolution morbide des microzymas de certains éléments du tissu rénal, et l'évolution bactérienne corrélative des mêmes microzymas.

(1) Ch. Bouchard, *Des néphrites infectieuses*. International medical Congress. Vol. I, p. 346.

(2) Ibid.

La méconnaissance de la réalité a conduit à considérer ensuite la foule des microzymas libres qui résultent de la régression des cellules sous leur influence, comme le résultat de la pullulation d'un parasite. Mais c'est assez ; cherchons une cause plus réelle des maladies qui affligent notre espèce.

Les véritables causes de nos maladies. En dehors des cas épidémiques, les suites des opérations chirurgicales peuvent être fâcheuses et il y a des récidives. Tout à l'heure, j'ai supposé un opéré physiologiquement sain et convenablement disposé pour subir l'opération avec succès. Mais qu'arriverait-il si le sujet n'était pas dans des conditions favorables : affaibli par des excès ou par la misère ; sous l'influence de quelque diathèse : scrofuleuse, syphilitique, cancéreuse, etc. ? Que sait-on de l'état des microzymas dans ces conditions déplorables ? Bien peu de chose sans doute. Mais on conçoit que, dans ces cas déterminés, l'évolution bactérienne dans le pus puisse se compliquer de leur évolution morbide active. Pourquoi ces longues suppurations intarissables et souvent d'une fétidité horrible ? et ces plaies qui ne se guérissent point ? Pourquoi ces terribles récidives chirurgicales ? Si ce n'est parce que les microzymas de tels organismes, non physiologiquement sains, sont toujours en état de reproduire la lésion dont on avait cru supprimer la cause par une opération ! Non, le parasitisme n'est pas une explication.

Un organisme humain peut présenter les dehors de la plus brillante santé. Mais, hélas ! que d'apparences trompeuses ! Presque rien : un refroidissement, un écart de régime, une imprudence, une chute, un léger coup, une piqûre d'épingle, et voilà que tout est compromis. Les microzymas, qui, jusque-là, dans tous les centres organiques d'activité, semblaient accomplir physiologiquement leurs fonctions, tout à coup, en un point, entrent en voie d'évolution morbide active, et la dyscrasie qui en résulte, amenant de proche en proche l'évolution corrélative de ceux de quelque autre centre, fait éclater la maladie.

Pourquoi ces maladies héréditaires que l'on ne parvient pas à faire disparaître, même dans les situations les plus élevées, où les soins ne manquent pas, ni les moyens de guérison? Sur ces cas de transmission héréditaire par les générateurs à leurs descendants, que peut répondre le parasitiste? « La *théorie des germes*, dit M. Ch. Robin, reste muette sur les faits de transmission héréditaire, par des *germes parasitaires*, de la syphilis, de la phthisie, etc. (1). » Il n'y a pas de parasite qui tienne; vous figurez-vous un champignon, schizomycète ou autre, un acarus, un tænia, héréditaires?

Ah! certainement, la notion, si profondément médicale, de *prédisposition*, n'est pas une notion vide de sens. Oui, M. Jaccoud a raison, c'est le malade qui décide des allures et de la gravité de son affection aussi bien que d'un traumatisme.

« Le principe de la vie est précisément le principe de la mort; ce qui nous fait vivre est réellement ce qui nous fait mourir, » a dit M. Ch. Bonnet avec profondeur! Cela est rigoureusement vrai dans la théorie du microzyma. Mais, naturellement, physiologiquement, il n'y a pas de motifs pour que les maladies éclatent, souvent foudroyantes, effroyables! Nous ne devrions mourir que de vieillesse.

Il y a eu, il y a d'énergiques volontés qui savent résister aux passions dégradantes de notre espèce. Ces nobles et belles natures engendrent des races saines de corps et d'esprit qui résistent aux causes de maladie et qui ne meurent que de vieillesse. Hélas! il y en a trop dont la volonté chancelante fléchit, qui se laissent entraîner par leurs penchants et succombent. Qui peut dire l'influence désastreuse de la mollesse dans l'éducation et des jouissances prématurées; de l'abus des alcooliques et de tous les autres excès, en supposant même que les malheureux n'aient pas subi l'atteinte de ces maladies contagieuses et dégoûtantes dont la trace devient si aisément ineffaçable? Les médecins connaissent assez les liens de parenté qui rattachent d'une part la scrofule à la syphilis et la phthisie à la scrofule; l'épilepsie à l'alcoolisme! etc., etc. Les malformations mêmes sont plus ou moins dépendantes de ces vices héréditaires! Qu'est-ce que le parasitisme vient faire en tout ceci? Il est dangereux

(1) *Dictionn. encyclop. sc. méd.*, art. *Germes*.

comme doctrine, surtout parce qu'il fait perdre de vue le véritable point de départ étiologique des maladies. Il place le danger hors de nous, tandis qu'il est en nous.

L'analyse anatomique ne révélerait rien de particulièrement caractéristique dans ces organismes délabrés ; elle trouverait les cellules avec leur forme ordinaire ; physico-chimiquement ils sont formés de la même matière que les physiologiquement sains. Leurs fonctions s'exécutent normalement, en apparence au moins. Les médecins, pourtant, savent les reconnaître. Chez eux une dyscrasie peut rapidement être produite, parce que leurs microzymas, surmenés à l'excès, tendent facilement à changer de fonction en tel ou tel point de l'économie ; la dyscrasie se généralisant, l'évolution morbide d'une autre catégorie de microzymas peut en être la conséquence, et le premier cas d'une épidémie est créé, sans qu'il y ait eu de *microbe* nocif aux alentours. Bref, les malheureux sont dans la situation de celui chez qui une chute est devenue la cause déterminante d'une tumeur blanche, une piqûre le point de départ d'un cancer envahissant, etc.

Mais on pourrait soutenir que les animaux ne sont pas placés dans les mêmes conditions que l'homme. Non, sans doute ; mais la domestication leur crée souvent des situations analogues. Dans le département de l'Hérault et les départements circonvoisins, d'après M. Estor, le sang de rate est une rareté ; plusieurs années se passent sans qu'un seul cas se présente. Mais, à un moment donné, si un mouton, déjà vieux, mal nourri, surmené, en est atteint, faudra-t-il en accuser une bactéridie attendant là une occasion favorable pour faire éclater sa virulence ? C'est à ces coups du hasard que nous acculent les parasitistes ! Pour le triomphe du système on invoque l'exemple des moutons du département d'Eure-et-Loir. Là le charbon est endémique et il y est rarement épidémique ; pourquoi cela ? Mais si la bactéridie est toujours la cause première de la maladie, si elle y est si répandue, l'épidémie devrait y être la règle. Pourtant c'est le petit nombre des moutons paissant ensemble dans les mêmes pâturages qui, chaque année, un peu plus, un peu moins, y meurent du charbon, reproduisant la bactéridie ; encore une fois l'épidémie devrait toujours sévir ! Selon moi, les moutons de ces contrées ont acquis la prédisposition héréditaire à prendre le charbon. Chez eux, la dyscrasie qui provoque l'évolution morbide spéciale de certains microzymas est plus facile à produire, parce qu'ils ont pris, avec le temps, les caractères d'une race sujette au sang de rate ! Un surmenage, une nourriture, etc., qui seraient supportés par les moutons d'une autre race, ne peuvent pas l'être par eux. Il ne faut pas nier l'influence des bactéridies ou des microzymas qui en sont issus et qui ont pu conserver la virulence, mais elle est secondaire et n'intervient que comme contagifère, déterminant l'évolution morbide, non pas en se développant, mais en créant la dyscrasie qui détermine l'évolution morbide des microzymas qui sont en état de la subir. C'est ainsi que l'observation attentive, qui tient compte de tous les éléments d'un problème, découvre des analogies même là où elles étaient le plus difficile à découvrir. Mais poursuivons.

La virulence dans le système des parasitistes et dans la théorie du microzyma. L'opposition entre le système parasitaire et la théorie du microzyma est si absolue, que celui-là croyant la cause de nos maladies hors de nous, celle-ci affirme qu'elle est en nous, et *primitivement* seulement en nous. Je crois avoir suffisamment expliqué que les prétendus germes atmosphériques des bactériens (microbes de M. Pasteur, schizomycètes de M. Naegeli, schizophycètes de M. Koch, micrococcus de M. Hallier) ne sont pas originellement dans l'air, mais ne sont que les restes vivants des organismes disparus. Le fait étant démontré, comme je le crois, le système des parasitistes est ruiné par la base : il n'y a pas de microbes créés spécifiques pour produire telle ou telle maladie ; il n'y a qu'accidentellement, dans l'air, etc., des microzymas devenus morbides dans un organisme physiologiquement constitué qui devient malade par une modification physiologique de sa manière d'être. Mais il faut encore insister.

Selon M. Pasteur, un *microbe* non virulent peut le devenir en passant *au travers* de plusieurs organismes de la même espèce : c'est donc cet organisme qui produit la virulence. Dans l'hypothèse, est-ce bien là du parasitisme? Mais qu'est-ce que la virulence? on n'en sait rien! Tantôt c'est un poison, tantôt c'est un *stock* de matière oxydable qui s'épuise par oxydation sans qu'on nous dise comment et pourquoi; tantôt c'est un narcotique; tantôt *une lutte pour l'existence*, entre la bactéridie et le globule sanguin qui se disputent l'oxygène; entre le *microbe* quelconque et les éléments anatomiques, celui-là détournant à son profit certains matériaux nutritifs des fluides de l'économie, ne laissant plus rien à ceux-ci, et l'on dit dramatiquement « que cette lutte ne se termine que par la mort et la destruction des uns ou des autres. » Quant à la question de savoir pourquoi tel microbe virulent pour une espèce et dans cette espèce pour une race, ne l'est pas pour une autre espèce ou une race, le système imagine d'autres hypothèses tout aussi fantaisistes.

La théorie du microzyma ne sait pas davantage en quoi consiste la virulence, c'est certain; mais elle a indiqué la voie qu'il faut suivre pour le découvrir. Pour cette recherche, elle a une base solide dans la notion du changement de fonction; elle peut fournir la preuve péremptoire que ce changement est physiologiquement déterminé. Rappelez-vous l'histoire du microzyma pancréatique. Ce microzyma procède de l'œuf aussi bien que tous les autres : c'est-à-dire des microzymas des deux générateurs. Or prenez au bœuf des microzymas dans son foie d'une part et dans son pancréas d'autre part, et injectez des uns et des autres, par la jugulaire, à deux chiens, de façon qu'il y en ait au moins un milligramme par kilogramme d'animal : ceux du pancréas tueront, ceux du foie ne causeront aucun mal.

La différence entre ces deux espèces de microzymas, déjà profonde au point de vue de la fonction chimique, l'est bien davantage au point de vue pathologique. Pourtant ils ont la même origine : l'œuf. Par la manière dont ils rendent malade l'animal dans le sang duquel on les injecte, les microzymas pancréatiques agissent aussi énergiquement que les microzymas et bactéries septicémiques. Ces microzymas qui rendent dans le pancréas des services à l'organisme, ne sont nuisibles que s'ils arrivent dans le sang : peut-on dire qu'ils sont morbides dans le sens propre du mot? Certainement la cause de leur *nocivité* est matérielle et acquise pendant le développement de l'organisme physiologiquement sain. Cet exemple, jusqu'ici unique, aide à comprendre comment les microzymas d'un centre organique d'activité donné, sous l'influence des causes énumérées, peuvent acquérir la fonction morbide corrélative à une maladie donnée.

Mais le microzyma pancréatique, vous vous en souvenez, peut perdre ce que l'on peut appeler sa septicité : il suffit qu'il ait fait putréfier les matériaux de la fibrine qu'il a digérée ; et cela nous fait comprendre que, dans certaines conditions physiologiques, un microzyma morbide peut cesser de l'être. Mais laissons là le système parasitaire avec son hypothèse de *la lutte pour l'existence!* J'avais déjà entendu un médecin parlant de la lutte pour l'existence des cellules et des tissus de l'organisme. Voyez-vous d'ici le foie, la rate et le pancréas luttant à qui l'emportera? Tout cela est roman pur.

Le système des parasitistes, la guérison et les inoculations préventives. Tout à l'heure je posais cette question : que devient la bactéridie qui envahit l'animal malade par milliards, quand la maladie se termine par la guérison ? J'ajoute : que devient le parasite dans les inoculations destinées à procurer l'immunité ?

A l'égard de toutes les maladies réputées parasitaires, on peut toujours demander ce que devient le microbe pendant et après la guérison? Bien mieux, on peut demander comment il est possible que le malade puisse revenir à la santé ; car, enfin, le microbe est dans la place!

Mais, parmi les maladies qui affligent notre espèce, il y en a qui sont à la fois contagieuses et héréditaires, d'une hérédité quelquefois discontinue. Là aussi que devient le parasite ?

La phthisie, par exemple, étant, par hypothèse, le résultat de la pullulation du parasite spécifique qui vit en colon aux dépens de la substance du malade, son incurabilité se conçoit, car rien n'oblige ce parasite à quitter la place.

Elle ne devrait même jamais guérir, car la substance dont le parasite est formé étant, par destination, nécessairement distincte de celle du sujet malade, elle ne peut jamais s'y incorporer. Le parasite est donc à la fois corps étranger dans l'organisme, non seulement corps étranger passif, mais corps étranger actif et vivant. Et ce raisonnement est applicable à toutes les maladies parasitaires.

Mais la tuberculose, contagieuse, est en outre héréditaire. Le *microbe* est, par hypothèse, un *schizomycète*, un *schizophycète;* il faut donc admettre que le végétal a passé aussi bien dans l'ovule femelle que dans l'ovule mâle et de tous les deux dans l'œuf. Pourquoi ne dévore-t-il pas l'œuf comme il dévorait les géniteurs ? Un schizophycète parasite ne peut pas vivre sans se nourrir aux dépens de la substance de l'être qu'il a envahi ; car, selon M. Pasteur, vivre c'est se nourrir. Mais voilà que l'enfant est né : il pourra vivre longtemps, devenir très vieux, ne pas mourir de la phthisie et procréer des enfants qui mourront phthisiques ! Qu'est devenu le parasite entre deux vies ? Si le second géniteur n'avait pas les caractères de la tuberculose, comment a-t-il pu engendrer un tuberculeux ?

Encore une fois, chez les malades de maladies parasitaires, le parasite, comme dans la tuberculose, est en nombre dans la place, d'autant plus à l'aise que le malade est mieux nourri. La guérison ne peut pas s'expliquer par le prétendu défaut de matière nutritive, ni par la mort du microbe. D'ailleurs qu'est-ce que la mort d'un microbe? A-t-on montré ses dépouilles ? Il faut bien le dire, on ne sait rien sur tous ces points essentiels du système. Le microbe ne meurt pas, puisque M. Pasteur assure que nous le portons toujours sur nous, *sans grand dommage*, n'attendant que l'occasion de se renforcer et de nuire!

A l'égard des maladies héréditaires, l'infection ne peut se produire que dans l'œuf. Considérez les circonstances dans lesquelles se développe l'ovule humain, et vous comprendrez qu'un parasite n'y peut pas pénétrer de l'extérieur. Si rien n'y peut pénétrer du dehors, c'est que l'infection est autogène. Quelle est la réponse du parasitisme ? M. Ch. Robin l'a dit : il n'en a pas!

La théorie du microzyma est en état d'expliquer toutes les difficultés. En effet, le microzyma n'est autre chose que la substance organisée même ; il est ce par quoi chaque parcelle de l'organisme est vivante ; il est ce qui fait l'œuf et tout son devenir. La notion (expérimentale) du changement de fonction explique comment il peut devenir morbide et emporter la morbidité acquise ; la même notion rend compte de la perte de la morbidité. Le microzyma ne quitte pas l'organisme, car il est sa substance vivante même, pendant la santé comme pendant la maladie : la guérison se conçoit donc aisément. L'hérédité de même : c'est le microzyma tuberculeux, scrofuleux, syphilitique, qui fait l'œuf scrofuleux, tuberculeux, syphilitique, etc. Pendant tout le temps de l'évolution embryonnaire, les facultés histologiques prédominent dans les microzymas ; la morbidité, à cause de la spécialité du milieu, y est, sinon atténuée, au moins momentanément masquée. Il est même possible pendant ce temps et pendant le jeune âge, à force de soins et de traitements appropriés, d'amener les microzymas à perdre leur morbidité, à revenir au mode normal et à procurer ainsi la guérison. Dans les cas contraires, à la moindre occasion le mal peut éclater avec intensité !

Dans le système parasitaire, le *microbe* inoculé se développe et se multiplie dans l'organisme ; l'immunité est acquise au bout d'un certain temps, parce qu'une nouvelle colonie n'y trouverait plus sa subsistance ; tout ayant été consommé par la colonie antérieure, tout développement nouveau est rendu impossible ! Le même système est obligé d'admettre l'identité des *microbes* vaccinal et varioleux, le premier étant l'état atténué permanent du second. Cependant on cite des exemples d'évolutions parallèles de la vaccine et de la variole, avec pustulation, sur le même individu ! Cela ne devrait pas être d'après le système. Quoi qu'il en soit, le *parasitiste* est obligé de supposer le *microbe* présent pendant tout le temps que dure l'immunité. Que devient-il après ? Pourquoi cesse-t-il d'être virulent ?

Dans la théorie du microzyma, ce n'est pas le microzyma vaccinal ou varioleux qui se multiplie pour produire la maladie, ainsi que je vous l'ai expliqué en parlant des expériences de M. Chauveau sur les vaccinations par voie pulmonaire ou gastro-intestinale ; mais il se produit sous leur influence une dyscrasie qui détermine un changement, plus ou moins durable, dans les microzymas homologues de l'organisme, qui les empêche de subir une évolution nouvelle et qui procure l'immunité.

C'est parce que les microzymas deviennent morbides d'une morbidité donnée, sont modifiés d'une certaine façon qui a peu ou point d'influence sur leurs propriétés physiologiques et chimiques essentielles, que la maladie qui guérit ne récidive pas. L'inoculation préventive ou préservatrice amène une modification semblable par une dyscrasie du même ordre, sans qu'on puisse dire, par exemple, qu'il y a identité entre le microzyma vaccinal et le varioleux.

N'est-il pas remarquable que, pour la vaccine par inoculation comme pour la variole, il y ait une période d'incubation et de fièvre? Ces symptômes ne seraient-ils pas la conséquence du changement qui s'accomplit dans les liquides nutritifs pendant la modification qui s'opère dans los microzymas? Il se peut même qu'une variole avorte après les premiers symptômes et que l'immunité vaccinale puisse être acquise sans le développement des pustules. Souvenez-vous que dans quelques expériences de M. Chauveau l'immunité a été acquise, tandis que toute apparence d'exanthème faillit passer inaperçue. Evidemment, l'observation de M. Chauveau vient à l'appui de la conclusion des médecins qui admettent des *variolæ sine variolis*.

Le microzyma qui a acquis l'immunité après la guérison de la variole ou après la vaccination n'est pas virulent. La virulence active constitue le microzyma dans un autre état. Dans le système des *parasitistes*, le *microbe* devrait toujours être virulent, car il ne procure l'immunité qu'autant qu'il est présent, consommant sans cesse ce qui pourrait nourrir un nouveau venu. Or, puisqu'ils affirment qu'il en est ainsi, on devrait pouvoir vacciner en prenant le microbe dans n'importe quel point du corps, dans une humeur quelconque, ailleurs que dans la sérosité de la pustule vaccinale.

Mais l'enfant de parents vaccinés devrait avoir acquis

l'immunité, aussi bien vaccinale que variolique, si le *microbe* est partout dans le corps. La théorie du microzyma, en se fondant sur des analogies expérimentales, répond très simplement que les microzymas vitellins sont de ceux qui donnent difficilement des bactéries par évolution et qu'ils n'ont pas l'aptitude à subir le changement ou qu'ils perdent le plus facilement l'immunité si les générateurs la leur avaient procurée. Rappelez-vous que le virus du charbon symptomatique inoculé dans le sang procure l'immunité, mais détermine la maladie si c'est dans le tissu conjonctif qu'il est introduit.

Après certaines maladies, la réceptivité des microzymas est profondément modifiée à l'égard des autres maladies, notamment de la vaccine. Vous trouverez dans l'ouvrage de Gintrac un grand nombre d'exemples à l'appui de cette proposition. Je n'en citerai que les suivants qui ont spécialement trait à la vaccine.

A Java, en 1821, après une épidémie de choléra, les vaccinations ne réussissaient plus, si bien qu'on craignit de voir la vaccine s'éteindre faute d'aliment. Plus tard, on put vacciner de nouveau.

Les affections catarrhales exercent une influence défavorable sur l'action du virus vaccin. Certaines affections cutanées chroniques, surtout les maladies squameuses, vésiculo-pustuleuses, troublent les résultats de la vaccination. On avait essayé cinq fois d'inoculer la vaccine à une jeune demoiselle sans réussir : à dix-neuf ans, elle succomba en dix jours à une variole de mauvaise nature !

Peut-on dire que le *microbe*, dans ces différents cas, n'avait pas trouvé de nourriture dans le corps des vaccinés?

Mais on sait qu'on peut, après un temps plus ou moins long, vacciner avec succès des personnes qui avaient eu la petite vérole. L'exemple de Breschet est bien connu ; il avait eu la variole et en portait les marques apparentes : il se vaccina et fit naître chez lui-même des pustules très belles! Le *microbe* toujours présent avait-il laissé reparaître la substance nutritive qui a permis au nouveau venu de se développer?

Il y aurait un très grand intérêt à exposer ici les vues des anciens médecins concernant l'explication des suites de la variole. Si l'on voulait les expliquer par le parasitisme, il faudrait imaginer autant d'espèces nouvelles de microbes qu'il y a de modes de terminaisons et de complications. Dans la théorie du microzyma, tout cela est dans la nature des choses.

Je finis par une dernière considération.

Des conséquences éloignées des vaccinations de bras à bras. J'ai dit quels seraient, dans le système parasitaire, s'il était vrai, les dangers des *bactéridisations* et *microbiotisations.*

Dans la vaccination de bras à bras, les dangers peuvent être réels. Je vais essayer de me faire comprendre.

Le vaccin a été apporté en France, le 8 août 1800, par Woodwille. Le virus provenait du cow-pox que Jenner rencontra sur le pis d'une vache, vers 1795, et qui avait été transmis de bras à bras déjà à un grand nombre d'individus de l'espèce humaine. Gintrac estime que si les vaccinations avaient été faites avec régularité depuis 1800 jusqu'à 1859, le virus aurait traversé environ 3,000 organismes. Le même virus sert à l'hospice des Enfants-Trouvés de Bordeaux depuis le commencement du siècle. Et Gintrac se demande si après cela le virus est différent de ce qu'il était jadis? Vous trouverez, dans l'ouvrage du célèbre clinicien, la réponse. Pour moi, la vraie réponse n'est pas celle qu'il a donnée.

Quelle que soit l'origine du cow-pox, maladie spontanée ou maladie communiquée aux vaches par les garçons d'écurie qui avaient touché des chevaux atteints de l'affection des pieds appelée *eaux aux jambes* (à cause du suintement sanieux, fétide et virulent qui l'accompagne), ce sont les microzymas des pustules des trayons de la vache qui ont fourni le vaccin qui a été transmis jusqu'à nous par la voie des vaccinations de bras à bras.

Je dis les microzymas des pustules des trayons de la vache; mais on ne savait pas cela. Je vous l'ai déjà fait remarquer, Jenner n'imaginait pas du tout que ce qu'il inoculait contînt quoi que ce soit de vivant et d'organisé. Bien plus tard, selon Gintrac, Pelletier et Bousquet, puis Donné et Fiard, ayant examiné au microscope le virus vaccin, n'y reconnurent ni globules ni *globulins*, ni animalcules, ni œufs. On le considérait comme un fluide limpide, diaphane, comme beaucoup de liquides tenant en solution quelque substance de nature organique. Mais plus près de nous, M. Virchow lui-même ne se figurait pas que les virus continssent des éléments organisés : s'il y a aperçu des granulations moléculaires, il les regardait comme sans signification. Vous savez que c'est à la suite de ma Conférence du palais Saint-Pierre à Lyon que M. Chauveau distingua à son tour les microzymas dans le vaccin. Je réclame comme mienne cette importante découverte. Jenner ne devait donc concevoir aucune inquiétude concernant le sort de ses vaccinés : il était certain de préserver de la variole; sa grande découverte n'a subi à cet égard aucune diminution et sa gloire reste impérissable ! Mais nous, avons-nous le droit d'inoculer avec la même assurance et d'être sans inquiétude sur les suites des vaccinations de bras à bras? Je voudrais être médecin comme Jenner l'était, pour dire ma pensée tout entière et pour le faire avec autorité, en montrant les conséquences qui découlent des recherches des savants depuis que je leur ai appris à ne pas négliger les granulations moléculaires et à les étudier comme des organismes vivants, doués d'activité chimique et physiologique et pouvant être morbides.

Gintrac, comme les médecins en général, parle de la reproduction du vaccin ; mais, vous le savez, une substance organique au sens chimique ne peut pas se reproduire : n'est susceptible de reproduction que ce qui est organisme vivant. Sans doute, s'il avait pu être parasitiste, Gintrac aurait admis que les microzymas du premier vaccin de Jenner se sont reproduits jusqu'à nous. Mais il n'en est rien : ce sont les microzymas humains qui, après avoir subi l'influence dyscrasique des microzymas du virus, à la suite du mouvement fébrile provoqué, ont déterminé la formation des pustules et se sont multipliés dans les cellules primitives de ces pustules. La preuve nouvelle que je peux vous donner de ce fait, la voici : en vue de régénérer le virus, on a inoculé le vaccin humain sur le pis de la vache et, le plus souvent, on n'a produit qu'une pustulation insignifiante dont la sérosité a pu n'être pas virulente. Lisez dans Gintrac la curieuse histoire des tentatives de rénovation du virus vaccin avec les idées que je vous ai communiquées, et vous serez frappés, comme moi, de leur signification. Voici la conclusion du savant clinicien : « Les tentatives de modification et de rénovation du vaccin ont été infructueuses. On doit se contenter du vaccin recueilli de bras à bras, et profiter des occasions où le cow-pox *spontané* vient se mettre lui-même à la disposition des vaccinateurs. » Cette conclusion constitue la négation formelle du parasitisme et l'affirmation de la *spontanéité* morbide. D'ailleurs on cite de plus en plus des revaccinations qui réussissent. Le *microbe* tend-il à disparaître? Pourquoi? Dans la théorie des microzymas, l'influence primitive va s'effaçant de plus en plus ; le microzyma humain est de moins en moins impressionné! Mais que devient ici la fameuse théorie du *renforcement?* Certes, voilà une expérimentation faite sur une vaste échelle : la condition du *renforcement*, selon M. Pasteur, était réalisée dans les trois mille passages *au travers* d'individus de la même espèce! Et notez bien que, selon la théorie du célèbre parasitiste, le *microbe* du vaccin étant, par hypothèse, la forme atténuée du *microbe* de la variole, les inoculations successives auraient dû l'amener à la virulence du *microbe* variolique. Or, loin de le trouver *renforcé*, on cherche le moyen de se procurer du vaccin ayant la virulence de celui de l'année 1800. C'est donc tout le contraire du *renforcement* qui se produit. Après cela, vous comprendrez aisément ces paroles de M. Estor, médecin et histologiste éminent, écrivant sur le même sujet : « Il s'agit, dit-il, non d'une prolifération parasitaire, mais d'une déviation fonctionnelle, avec ou sans changement de forme des microzymas normaux. Un individu n'est pas varioleux seulement pendant la période fébrile qui suit l'inoculation, il reste varioleux après sa convalescence. L'accident primitif n'est vraiment qu'un accident dans l'évolution d'une diathèse ; qui en doute pour la syphilis? Le syphilitique était vraiment syphilitique *avant l'apparition du chancre;* il l'est après sa cicatrisation. Mais toutes les cellules déviées, par suite de la déviation des granulations (microzymas) qui en sont les parties essentielles, tendent sans cesse, chez le syphilitique, le varioleux, etc., à revenir au type normal; le syphilitique et le varioleux, qui le sont d'abord à l'apogée, jouissent d'une immunité absolue. Cette immunité diminue avec le retour progressif à l'état normal; peu à peu l'individu observé guérit, sa nutrition devient physiologique, mais en même temps il perd l'immunité, et ce dernier caractère est assurément le meilleur pour nous convaincre de la possibilité de la guérison. » Il faut tenir compte de ces savantes considérations (1).

Il est bien évident que l'inoculation préventive n'a de signification qu'à l'égard des êtres organisés, parce que ce sont leurs éléments anatomiques qu'elle impressionne, selon l'explication que j'ai donnée, laquelle est conforme à la manière de voir de Bichat. Voilà pourquoi elle peut avoir des dangers. Est-ce que M. Pasteur songerait à inoculer la bière, le vin, le moût pour les empêcher d'avoir ce qu'il appelle *leurs maladies?*

Je comprends M. Toussaint inoculant le virus du sang de rate atténué par la chaleur. En somme, il inocule la propre substance du mouton au mouton, ou quelque chose qui peut s'assimiler à sa substance. Le travail pathologique étant accompli, le microzyma inoculé, étant de même nature que celui de l'animal, subit le même changement, et l'animal guéri ne contient rien qui lui soit étranger. Mais en est-il absolument ainsi des *microbes* cultivés de M. Pasteur? J'avoue que j'ai quelques doutes à ce sujet. On n'a pas assez remarqué, en ce qui concerne la bactéridie du sang de rate, qu'elle ne se développe jamais en ces longs fila-

(1) La bénignité relative de la syphilis, de nos jours, comparée à la férocité primitive de cette affection, a été signalée par M. Estor; elle est, dit-il, généralement attribuée à l'affaiblissement progressif du principe virulent, comme pour la vaccine. Ce n'est pas une affaire de parasitisme ni d'affaiblissement. La bénignité de la variole et de la syphilis n'est relative qu'aux civilisés dont les microzymas ont subi tant de modifications! Mais qu'un Européen transporte l'une ou l'autre des affreuses maladies chez des peuples qui ne les ont jamais eues, elles y séviront avec la même férocité que chez nous autrefois! C'est que leurs microzymas sont plus impressionnables.

ments, semblables à un mycélium, qu'elle devient dans le bouillon de poulet! Cela peut-il être indifférent pour l'avenir de l'animal inoculé? Dans tous les cas, certaines observations concernant le *microbe* du choléra des poules ne laissent pas que de me préoccuper pour l'avenir des inoculations préventives de M. Pasteur. Non, ce savant ne sait rien autre chose sur les bactéridies atténuées, sinon qu'elles sont encore inoculables et procurent l'immunité! Mais des suites éloignées, quoi? Les parasitistes me paraissent agir comme des empiriques, et quand je dis qu'ils ne savent pas ce qu'ils font, j'ai le droit de le dire; car ils négligent la vitalité propre, indépendante, physiologiquement indestructible et modifiable des microzymas de l'organisme. Ils ne savent pas même ce que deviennent leurs prétendus *microbes* pendant le processus qui procure l'immunité ou après la guérison des maladies virulentes, infectieuses, contagieuses ou non contagieuses.

Si le vaccin inoculé ne contenait que les microzymas physiologiquement devenus morbides, c'est-à-dire n'ayant subi l'atteinte d'aucune autre maladie virulente, son action préservatrice serait réduite à sa plus simple expression; après l'inoculation, l'organisme ne contiendrait rien de plus, puisque les microzymas virulents seraient de même nature originelle que les siens. Mais nous n'en sommes pas là. Depuis longtemps on vaccine de bras à bras; on introduit par la piqûre dans le corps du vacciné les microzymas du vaccinifère dans l'état où il les possède actuellement!

Le vaccin pourrait se mêler à d'autres virus et servir de véhicule à des maladies contagieuses ou autres. On l'a pensé: était-ce à tort? Gintrac hésite à répondre, et, dans le doute, il conseille de choisir le vaccin parmi les sujets les plus sains et les plus robustes! Qu'est-ce qu'un sujet plus sain et plus robuste? Que sait-on, au juste, de la santé au point de vue histologique et de l'état des microzymas? On ne sait pas si les cellules, pendant le développement de la pustule, sont saines, et au moment de la vaccination si les microzymas le sont. Il y a longtemps que, d'accord avec la théorie, je dis que ces microzymas peuvent être ceux d'un scrofuleux, d'un syphilitique, d'un phthisique, d'un cancéreux, d'un épileptique ou telle autre maladie héréditaire ! Ils sont autres que les physiologiquement sains. On s'imagine inoculer des microzymas d'une morbidité déterminée et on inocule l'inconnu. Ah ! n'imitons pas la Prusse, n'imposons pas l'obligation de vacciner. Lisez dans Gintrac l'aventure du docteur Hubner, qui communiqua la syphilis avec la vaccine ! Je sais bien que tous les jeunes sujets vaccinés par le docteur Hubner ne montrèrent pas les symptômes de la syphilis constitutionnelle, mais que huit en furent atteints qui la communiquèrent à neuf adultes ! N'est-ce pas épouvantable ? On a fait observer, à ce propos, que des enfants d'une autre localité vaccinés avec le même virus furent exempts de toute autre contagion : mais cela ne prouve qu'une chose, c'est que tout ne dépend pas du vaccin, mais surtout des microzymas, c'est-à-dire de l'état diathésique, des vaccinés, auxquels la vaccination imprime ou n'imprime pas une évolution morbide donnée. Chose étrange, un médecin a fait remarquer, au sujet du cas du docteur Hubner, que des enfants atteints de syphilis *ont souvent* fourni un vaccin très pur. *Souvent!* mais c'est *jamais* qu'il faudrait pouvoir dire en matière aussi grave. Une fois c'est déjà trop, et des exemples récents prouvent que l'accident peut se produire ailleurs qu'en Allemagne. D'ailleurs, si un vaccin impur ne communique pas la syphilis à un sujet, que savons-nous des autres diathèses qu'il pourrait leur communiquer? Tout est danger dans ces sortes d'expérimentations, parce que l'on n'agit pas sur quelque chose d'inerte, mais parce que l'on modifie d'une manière certaine, plus ou moins nuisible, les microzymas de l'inoculé.

Le parasitisme n'apporte aucune lumière pour éclairer ces obscurs problèmes. Il ne sait pas même, *à priori*, si un *microbe* atténué servant de vaccin pour un animal est capable de servir au même titre pour un autre. Bref, le système, à sa façon, démontre la nécessité de s'occuper sérieusement, non pas de rechercher de nouveaux parasites à inoculer, mais de l'étude de ce qu'il y a d'essentiellement vivant et modifiable dans l'être organisé.

Accord de la théorie du microzyma avec la vraie mé-

decine. Ce que je viens de dire brièvement démontre que la Pathologie, de même que la Physiologie, sont également intéressées à l'étude attentive des propriétés des microzymas si elles veulent reposer sur une base stable. Une théorie pathologique qui prendrait son point d'appui sur celle du microzyma serait en état de satisfaire les médecins philosophes qui se rattachent presque tous à la doctrine d'Hippocrate. Cette médecine savante, en effet, qui sait si bien faire la part de toutes les circonstances qui peuvent altérer la santé: *les lieux, les airs, les eaux,* les aliments, l'ensemble des conditions hygiéniques de la vie, *les constitutions médicales;* qui étudie le sujet malade en lui-même comme un tout qui réagit, tend à sa conservation, est susceptible d'être affecté par des influences purement morales; qui affirme que la cause première de la maladie est en nous et que si les influences extérieures ont quelque part dans la production de l'affection, ce n'est que parce qu'elles mettent cette cause en action en produisant quelque modification dans l'être vivant; oui, cette médecine, qui a l'idée nette de tout cela pour l'avoir déduit de l'observation de l'homme sain et malade, qui a l'idée de diathèse et de maladie sans recourir à un *microbe* producteur, est la vraie médecine. Elle admettait implicitement que la maladie est en nous, procédant de ce qui est vivant; or la théorie du microzyma définit expérimentalement ce qui est le support de la vie; elle invoquait des influences provocatrices de la maladie; or la théorie du microzyma démontre qu'à la suite d'influences diverses, dépendant d'une foule de variables, qui agissent sur l'ensemble de l'organisme ou sur une partie, peuvent en survenir corrélativement d'autres qui s'exercent spécialement sur la manière d'être physiologique et chimique, voire histologique des microzymas, dont la fonction déviée peut devenir morbide. Mais, *à priori*, toute maladie étant guérissable, il est évident que la manière d'être morbide des microzymas peut être ramenée au mode physiologique normal, soit par changement naturel ou provoqué, et ce que la vraie médecine appelait *nature* ou *force médicatrice* se trouve être une réalité expérimentale. Il suit de là que puisque la maladie n'est autre chose que la déviation fonctionnelle des microzymas libres, ou de ceux d'une cellule, d'une glande, d'un tissu, la thérapeutique n'a pas d'autre objet que la recherche de l'ensemble des moyens qui sont capables de ramener les cellules, les microzymas au mode normal de leur manière d'être.

La thérapeutique et la théorie du microzyma. Rappelons d'abord la proposition suivante, du début de la précédente Conférence :

« La thérapeutique est cette partie de la science médicale qui recherche les moyens de ramener les microzymas morbides au mode fonctionnel normal. »

La médecine possède des moyens d'une efficacité certaine pour agir sur l'être vivant et ramener la santé.

Agir sur l'être vivant par les moyens de la thérapeutique, quels qu'ils soient, que cela veut-il dire? L'opium procure le sommeil, le chloroforme l'insensibilité; tel agent est tonique, tel autre excitant, etc.

Ces choses ont-elles quelque signification dans le système physico-chimique de la vie? On n'endort, n'insensibilise, ne tonifie, ne stimule pas un composé chimique. C'est donc sur ce qui est plus que de la matière, au sens chimique, que les agents provocateurs de ces phénomènes portent leur action.

Tout moyen d'exercer une action sur l'être vivant malade pour ramener la santé est du ressort de la thérapeutique. Et d'après la théorie, les agents, en dernière analyse, exercent leur influence sur les microzymas, et par eux sur les cellules, sur les tissus et sur les appareils qu'ils servent à construire, et enfin, de proche en proche, sur toute l'économie.

Il n'est pas sans intérêt de faire observer qu'à certains égards la thérapeutique scientifique, telle qu'elle découle de la théorie physiologique que j'expose ici, tend à se rapprocher de plus en plus de celle des anciens. C'est pourquoi il est nécessaire de revenir en peu de mots sur la théorie de l'antisepticité.

Il y a longtemps que l'on compare certaines maladies à des fermentations ou à des putréfactions. Les agents que les anciens employaient pour les modérer, les empêcher, ils les appelaient des *antiseptiques* (ἀντι contre, σῆψις *putréfaction*). La théorie du microzyma, qui a permis de formuler celle de l'*antisepticité*, explique en quoi la pratique des anciens médecins était rationnelle, et c'est une grande satisfaction pour l'esprit de pouvoir ainsi rattacher les théories anciennes aux nouvelles.

Les substances que l'on employait comme antiseptiques ou antiputrides, soit à l'intérieur, soit à l'extérieur, étaient prises parmi celles que l'on appelait aussi *stimulantes*, *toniques*, *astringentes*, etc. On ne les utilisait pas indistinctement : il y avait des indications qui décidaient de l'emploi de l'une plutôt que d'une autre. Elles comprenaient des matières volatiles : le camphre, les essences, l'alcool, les éthers, l'acide benzoïque, l'acétate d'ammoniaque, les huiles empyreumatiques, plus ou moins associées à des sels ammoniacaux, le musc, etc. ; des matières astringentes ou acides : le quinquina, l'écorce du chêne, le tannin et leurs succédanés ; l'acide sulfurique, le chlorhydrique, le nitrique, le tartrique, etc. A ces substances on a ajouté la créosote, l'acide salicylique, la résorcine, le chloroforme, le bromoforme, l'iodoforme, le chloral, la glycérine, le borax, l'hypermanganate de potasse, etc. (1).

Il n'est pas superflu, à cause des erreurs qui se conservent dans la science, de rappeler en peu de mots les faits qui, peu à peu, ont remis les antiseptiques en faveur auprès des médecins. Vous savez dans quelles circonstances j'ai été amené à faire usage de la créosote dans les études concernant les générations spontanées, et comment l'application des conséquences que j'en ai déduites m'a permis de démontrer l'existence des microzymas dans les tissus de tous les êtres organisés et de formuler la théorie que j'expose ici. Depuis lors, certains médecins, pour avoir employé

(1) Les antiseptiques ont aussi été employés pour empêcher la putréfaction des matières organiques en général. La théorie de leur action résulte de mes recherches sur la génération spontanée et des propriétés des microzymas. Il faut distinguer les désinfectants des antiseptiques, bien que certains désinfectants soient aussi antiseptiques. Voir pour plus amples détails : *Montpellier médical*, t. XXXV et t. XXXVI, et Bulletin Acad. de méd. (2), t, XI, p. 511.

l'acide phénique au lieu de créosote, se croient, à tort, inventeurs. Mais que dire du savant qui, s'étant moqué de l'emploi de la créosote dans le traitement des maladies des vers à soie, parle à son tour des applications de l'acide phénique et des antiseptiques en médecine comme dérivant de ses propres études? Vous avez pu entendre dire autour de vous, par des personnes qui ne sont pas remontées aux sources, comme cela se répète ailleurs, que la méthode antiseptique est une conséquence des recherches de M. Pasteur, qui laisse volontiers accréditer cette erreur historique. Il est vrai que M. Lister, malgré son rare talent, par ignorance ou insouciance de la vérité, a cru avoir emprunté à ce savant le principe de sa méthode de pansement. Mais M. Lister ne veut pas savoir que sa méthode ne consiste pas dans l'usage que l'on peut faire de tel ou tel agent antiseptique, mais dans le but qu'il a voulu atteindre par le moyen de cet agent. M. Lister, en se servant d'acide phénique, se proposait d'empêcher les germes de l'air d'être nuisibles à ses malades, en les rendant muets ou en les tuant. Or M. Pasteur n'est pas le premier à avoir signalé la présence des microzymas dans l'air, il les a même méconnus; surtout, ce n'est pas lui qui a découvert la propriété de la créosote ou de tel autre antiseptique d'empêcher la multiplication et l'évolution bactérienne de ces microzymas. Ces deux découvertes, je les revendique comme m'appartenant. De plus, il n'est pas permis à un homme instruit de jouer sur les mots à propos de créosote et d'acide phénique : à l'époque où j'ai commencé mes recherches, on vendait ces deux substances l'une pour l'autre, les croyant identiques sur la foi des savants les plus autorisés (1). Créosote et acide phénique, c'était

(1) Il importe de mettre cela hors de doute. La créosote (κρέας, viande, σώζειν, conserver) a été découverte, en 1832, par Reichenbach, dans le goudron de bois. Runge, en 1834, découvrait dans le goudron de houille *l'acide carbolique*, et en 1841, Laurent, *l'acide phénique* dont il donna la composition exacte. L'acide phénique et la carbolique furent trouvés identiques. Quant à la créosote, elle fut regardée comme étant aussi de l'acide phénique. En effet, en 1852, Gmelin (*Handbuch der organischen chemie*, t. II, p. 625) donne la synonymie suivante : « *Kreosot*, *Phænol*, *Phænyloxydhydrat*, *Phænylsæure*, *Spirol*, *Salicon*, *Phénol*, *Hydrate de phényle*, *acide phénique*. » Après quoi il insiste sur

tout un pour moi, et il est certain que j'employais plus souvent l'acide phénique que la créosote. Depuis, on a acquis la certitude qu'ils ne sont pas le même corps, quoique leur activité à l'égard des microzymas soit du même ordre. Aujourd'hui, d'après des essais suivis, je donnerais la préférence à la créosote dans certains cas; son action est plus douce, moins irritante: à l'intérieur, c'est dans le lait qu'elle s'administre le plus aisément.

Les auteurs parlent généralement de la créosote et de l'acide phénique, des agents antiseptiques analogues, comme tuant le *microbe*. C'est une grave erreur qui s'est conservée dans la science, malgré les preuves les plus décisives que j'ai données du contraire. Aux doses médicinales, ni la créosote, ni l'acide phénique ne tuent les microzymas ou les bactéries. C'est Pouchet, vous vous en souvenez, qui m'accusait de tuer les facultés génésiques des infusions et, par suite, les infusoires avant qu'ils ne naquissent. Cette

ce que Laurent (*Annales de chimie et de physique* (3), t. III, p. 195) avait rapproché l'acide phénique de la créosote et de l'acide carbolique en notant leurs propriétés communes, même celle de pouvoir servir contre les maux de dents; des recherches de plusieurs autres savants, il conclut enfin à l'identité des trois corps. « Seine (Laurent), wie spætere untersuchungen thaten bald dar, dass die 3 stoffe sich nur durch verschiedene reinheit von einander unterscheiden. » Et Gmelin était si convaincu de l'identité, qu'il gourmande M. Gorup-Besanez de ne pas y croire; il lui reproche même de s'être servi de produits commerciaux, au lieu de produits préparés par lui-même, pour faire des recherches qui devaient conclure à la non-identité. « Aber um soetwaszu beweisen, hætte Er selbst bereitetes und nicht das von einer Materialhandlung bezogene Kreosot untersuchen sollen. » En 1856, Ch. Gerhardt décrit encore la créosote à la suite de l'acide phénique. Depuis, on s'est assuré que la créosote n'est pas l'acide phénique. Mais dans la créosote de la houille et dans celle du bois de hêtre, on a découvert un homologue de cet acide, nommé acide cressylique:

$C^{12}H^{6}O^{2}$ — acide phénique.

$C^{14}H^{8}O^{2}$ — acide cressylique.

Quant à la créosote, elle renfermerait en outre un composé dont la formule est:

$C^{16}H^{10}O^{4}$

que M. Hlasiwetz nomme *kreosol*. Quoi qu'il en soit, on trouvera aux pièces justificatives, une lettre à M. Dumas, provoquée par l'illustre savant, dans laquelle la question de priorité est nettement établie. Je n'y parle que de créosote, bien que je connusse les tentatives faites pour s'emparer de la découverte sous prétexte d'acide phénique.

erreur, il importe de la combattre et d'en montrer l'inanité.

Rappelez-vous d'abord que la créosote, introduite à dose convenable et non coagulante dans un milieu fermentescible *non organisé* et capable de nourrir des ferments, empêche ceux-ci d'apparaître même au contact de l'air, parce qu'elle stérilise ce milieu ou exerce une action directe sur les microzymas atmosphériques qui ne peuvent ni s'y multiplier, ni évoluer. Mais si elle entrave cette multiplication et évolution, elle n'empêche pas une fermentation, qui a commencé de s'achever, précisément parce que le ferment, microzyma ou autre, n'est pas tué.

Dans le cours de ces Conférences, notamment la douzième (p. 691), j'ai dit que les transformations chimiques dans l'organisme s'accomplissent dans un milieu sans cesse oxygéné, comme dans une fermentation par ferments organisés. Dans l'être organisé, chaque microzyma, chaque cellule opère de deux manières la transformation de la matière du milieu qui l'entoure : par une action zymasique et par une action de nutrition, semblables à celles de la levûre opérant la transformation du sucre de canne. De même que la levûre possède cette double fonction, chaque cellule, chaque microzyma de l'organisme, chacun selon son espèce et le centre d'activité où ils vivent, la possèdent.

Abstraction faite de l'action zymasique, la fermentation n'est autre chose que la nutrition s'accomplissant dans le ferment. Ne parlons donc plus de fermentation, et disons que la créosote n'entrave pas le phénomène de nutrition, ni dans la levûre, ni dans une cellule, une bactérie ou un microzyma et, par suite, dans l'être organisé formé de cellules et de microzymas.

Mais la créosote, en général les antiseptiques que l'on pourra employer, aussi bien que les agents thérapeutiques, devront satisfaire à deux conditions essentielles :

Ne pas altérer nos tissus ; n'entraver aucune fonction.

Dans ces termes les agents antiseptiques rentrent dans le domaine des médicaments ordinaires ; c'est précisément ce que je suppose ici. La dénomination d'antiseptique, qui signifiait antiputride, antifermentescible, n'a plus de sens, si ce n'est de désigner une certaine catégorie de substances. Dans certaines circonstances, le froid, le chaud, un sel d'ailleurs inoffensif, l'eau elle-même sont, au même titre que la créosote, des agents antiseptiques. Certainement la créosote est léthifère : mais la quinine, l'acide arsenieux, le cyanhydrique, l'eau aussi le sont; c'est une affaire de dose.

Les microzymas, les cellules sont donc les agents des transformations chimiques diverses qui s'accomplissent pendant l'état de santé et de maladie, que ces transformations soient d'ordre analytique ou d'ordre synthétique; d'ordre analytique avec ou sans le concours effectif de l'oxygène lorsqu'il s'agit de la production de l'urée, de l'acide carbonique, etc., de l'alcool, de l'acide acétique, etc.; d'ordre synthétique comme lorsque nous ingérons des substances pouvant former l'acide benzoïque, ou cet acide lui-même, nous formons de l'acide hippurique, etc.

Mais est-il expérimentalement démontré que nous puissions agir sur les microzymas, les cellules pour activer ou diminuer l'énergie des transformations qu'ils opèrent? Assurément, et c'est à cause de cette possibilité que nous exerçons une action salutaire sur l'organisme malade.

Nous savons déjà : 1° Que nous pouvons agir sur un microzyma pour l'empêcher d'évoluer, et 2° sur une cellule pour entraver sa régression et sa destruction par ses propres microzymas. La conséquence qui découle de ces deux faits, c'est que leur manière d'être chimique a été modifiée en quelque chose. Il s'agit de bien établir cela.

Revenons d'abord sur les expériences concernant les microzymas du lait. Reportez-vous à la quatrième Conférence (p. 169), et vous verrez que la coagulation de ce liquide s'accomplit, à l'abri de l'air, sans qu'apparaissent d'abord des bactéries. Je ne connais pas d'exemple de lait s'étant coagulé dans la glande. Pourquoi se caille-t-il plus ou moins rapidement après sa sortie? C'est que ses microzymas et cellules, continuant d'agir, constituent le milieu à l'état dyscrasique à leur égard et modifie le mode de leur nutrition. Ce n'est que longtemps après que se manifeste l'évolution bactérienne en passant par les phases d'associés, de chapelets, etc. Eh bien, on peut enrayer la coagulation par une addition de créosote à dose suffisante; quatre à six gouttes de créosote ou d'acide phénique empêchent totalement la coagulation, même au large contact de l'air, à la température de 15 à 25° ; cependant on peut constater le commencement de l'évolution bactérienne des microzymas. La créosote ne les a pas tués, mais elle les a empêchés de produire l'agent, cause de la coagulation. Un fait intéressant qui prouve la continuité de la vie dans les microzymas, c'est que les cellules du lait deviennent granuleuses et se résorbent complètement.

Rappelez-vous aussi l'expérience de M. Pasteur sur le sang : les globules sanguins sont peu à peu détruits. Si on la répète en ajoutant au sang, au sortir de la veine, de la créosote à dose non coagulante, il ne se coagule pas moins; mais après plusieurs mois, on retrouve les globules inaltérés.

Rappelez-vous enfin les expériences sur la multiplication du corpuscule vibrant dans les infusions de la substance des vers à soie et l'influence de la créosote qui la tarit; puis celles de la levûre dans l'empois, etc., que le même agent empêche de régresser en même temps que ses microzymas d'évoluer, pourvu que la dose de créosote soit suffisante.

Influence de divers agents sur la fermentation alcoolique. Les anciens agriculteurs, Poitevin et Chaptal, avaient noté une élévation de température pendant la période vive de la fermentation vineuse en grandes masses. Ce fait avait été oublié et totalement passé sous silence par les savants qui s'étaient occupés de la fermentation alcoolique. Sans connaître le fait, j'avais conclu qu'il devait se dégager de la chaleur dans cette opération, comme dans toute réaction chimique et durant l'accomplissement régulier des phénomènes physiologiques. En effet, dans une masse de levûre, d'eau et de sucre d'environ 48 kilog., la température ambiante étant de 25 degrés, celle du mélange fermentant, malgré la déperdition de chaleur par le rayonnement, s'éleva à 36 degrés. Tenons bien compte de ce fait, qui vous prouve le dégagement de chaleur pendant l'accomplissement d'un phénomène physiologique à l'abri de l'oxygène. Et notez que la levûre n'était pas dans les meilleures conditions de nutrition, puisqu'il lui manquait les albuminoïdes, complément nécessaire de son alimentation régulière. En effet, si on remplace l'eau par du bouillon de levûre, la température, dans les mêmes conditions, s'élève bien davantage.

J'ai étudié l'influence de certaines conditions et de certaines substances médicamenteuses sur la durée de la fermentation alcoolique, par exemple, les masses fermentantes étant les mêmes, on faisait varier la quantité de levûre, ou la température, la pression, avec addition ou privation d'oxygène, d'alcool, de créosote, d'acide phénique, d'acide salicylique, d'acide nitrobenzoïque, d'acide tannique, d'acide cyanhydrique, de chloroforme, d'iodoforme, de quinquina, de *quassia amara,* de sulfate de quinine, etc. Chacune de ces conditions amène quelque perturbation mesurable sans que le sens du phénomène varie sensiblement en ce qui concerne la quantité d'alcool produit (1).

J'ai déjà dit que la substitution du bouillon de levûre à l'eau, avait pour effet d'élever la température ; elle abrège notablement la durée de la fermentation. La décoction de *quassia amara* agit dans le même sens, de même que le sulfate de quinine. La décoction de quinquina, le chloroforme, l'iodoforme (thèse du docteur Floucaud, in Thèses de Montpellier), la créosote, l'acide phénique, l'acide salicylique, retardent la fin du phénomène et, par suite, la température ne s'élève pas sensiblement, et reste, à cause de la déperdition par le rayonnement, à peu près la même, pendant tout le temps de l'opération, que celle du milieu ambiant. Le froid agit de même : une fermentation qui est terminée en 23 jours à 25-30 degrés, ne l'est qu'en 35 jours à 2-12 degrés, toutes les autres conditions restant les mêmes. La quantité d'acide acétique peut varier du simple au double, sous certaines influences. La levûre, bien que morphologiquement pure, peut apporter sa part d'influence : elle a évidemment ses maladies (2).

Ces considérations valent pour les microzymas et pour les

(1) M. Bouchardat avait déjà fait des essais de ce genre, comme on en avait fait sur les antiseptiques, mais sans connaître la théorie physiologique de la fermentation.

(2) *Recherches sur la théorie physiologique de la fermentation alcoolique par la levûre de bière.* Comptes-rendus, t. LXXV, p. 1036.

bactéries, ainsi que je m'en suis directement assuré et que cela découle de l'ensemble de ces Conférences.

C'est en procédant ainsi, du simple au composé, que l'on pourra fonder une théorie expérimentale de la thérapeutique.

Dès le début des applications que j'ai tenté de faire de mes recherches sur les fermentations, vous vous en souvenez, j'employais la créosote dans le but de tarir la fécondité des germes du parasite de la *pébrine*. M. Masse, actuellement professeur à la Faculté de médecine de Bordeaux, avait déjà appliqué le même agent, en se fondant sur la même théorie, au traitement du *sycosis parasitaire ;* « C'était, dit-il, un nouveau parasiticide à essayer. Toutefois, il ne fallait pas se faire illusion : la créosote ne devait point tuer immédiatement le parasite développé, puisqu'elle n'arrête pas une fermentation qui a commencé. Elle s'oppose au développement ultérieur des spores, elle crée dans les follicules pileux un terrain stérile, dans lesquels le cryptogame ne pourra que s'épuiser et mourir (1).

M. le professeur Pécholier a été plus loin ; il a appliqué la créosote au traitement de la fièvre typhoïde. Dans une savante communication à l'Académie des sciences, après des considérations sur les fermentations, il s'exprime comme ceci :

« Ces considérations nous ont amené à poser une indication thérapeutique, du premier ordre à nos yeux. Profitant des travaux de M. Béchamp sur les effets de la créosote contre le développement des ferments organisés, nous nous sommes dit que, si la créosote pouvait empêcher l'apparition ou la multiplication des *ferments typhoïdes*, elle deviendrait un puissant remède contre une affection si rebelle à la thérapeutique. »

M. Pécholier administrait la créosote en potion et en lavement d'une manière continue et, dit-il, « ce n'étaient pas de fortes doses de remèdes que nous voulions donner, mais pour ainsi dire une atmosphère de créosote dont nous voulions imprégner le sang et tout le corps des sujets. » Bref,

(1) Comptes-rendus, t. LIX, p. 574, et *Montpellier médical*, t. XIII, p. 441.

le savant médecin voulait placer les microzymas de tout l'organisme dans l'impossibilité d'évoluer morbidement. En résumé, il résulte du travail du savant professeur :

1° Que le traitement par la créosote ne présente jamais aucun inconvénient, ne provoque aucun accident et n'empêche de remplir aucune indication thérapeutique sérieuse; 2° qu'il a une action très efficace pour diminuer l'intensité de la fièvre typhoïde et raccourcir sa durée; 3° que, instituée à temps, dès le début et dans les premiers jours de l'invasion de la maladie, l'affection reste très bénigne même au milieu d'une épidémie grave ; 4° que le remède employé comme moyen prophylactique, même en vapeurs, en temps d'épidémie, dans les hospices, les casernes, les colléges, aurait sans doute une grande efficacité; 5° mais que, dans tous les cas où l'on n'a pu agir qu'à une période avancée de la fièvre typhoïde, le résultat thérapeutique est absolument nul ; ce que l'auteur explique en disant que c'est parce que tous les ferments sont développés, c'est-à-dire que tous les microzymas qui ont pu subir l'évolution morbide l'ont subie (1). Conformément à la théorie, dans de telles conditions, la créosote devait être tout aussi impuissante que les autres méthodes de traitement : l'emploi du sulfate de quinine, les bains froids, etc.

La même année, M. Gaube arrivait aux mêmes conclusions (2) ; et peu de temps après, M. Chauffart appliquait le même agent avec succès au traitement de la variole.

Plus tard encore, un chimiste anglais, M. Crace Calvert (3), confirmait, au point de vue de la « vie protoplasmique », ma théorie de l'antisepticité, et communiquait à l'Académie des sciences les résultats acquis par l'emploi de l'acide phénique comme moyen prophylactique, en même temps que les recherches faites à l'île Maurice par MM. les docteurs Barraut et Jessier (4) sur l'emploi de l'acide phénique dans certaines fièvres.

(1) G. Pécholier, *Recherches expérimentales sur le traitement de la fièvre typhoïde par la créosote.* Comptes-rendus, t. LXVIII, p. 671.

(2) Comptes-rendus, t. LXIX, p. 838.

(3) Comptes-rendus, t. LXXV, pp. 1015 et 1119.

(4) Ibid., t. LXXVII, p. 616 et t. LXVIII, p. 190, dans une Note de M. Calvert.

Mais, ici même, vous avez dû entendre parler de l'emploi de l'acide phénique dans le traitement de la fièvre typhoïde. Dans un service d'hôpital, on a vérifié les observations de M. Pécholier et noté un abaissement de température, comme conséquence de l'administration du remède, là où le distingué et savant professeur de Montpellier signalait une *diminution de l'intensité* de la fièvre !

MM. Masse et Pécholier ont donné la vraie formule de l'emploi médical de la créosote et de l'acide phénique, et ils ont eu la loyauté de dire où ils avaient puisé leurs inspirations. Depuis, la méthode a fait ses preuves en chirurgie comme en médecine. Je l'avais employée, dans mes recherches sur la génération spontanée et sur les maladies des vers à soie, pour tarir la fécondité des germes atmosphériques. Les *parasitistes* eux-mêmes ont vérifié ma théorie de l'antisepticité et continuent d'employer la créosote et l'acide phénique dans le même but. Mais s'imaginant que les antiseptiques ont pour effet de tuer le *microbe* ou son *germe*, ils ont cherché à déterminer la dose minimum de chaque substance capable d'atteindre ce but, ou bien d'arrêter le développement du parasite par prolifération. Ils ont imaginé aussi de détruire le parasite dans les premières voies d'absorption d'abord, puis dans le sang, dans les humeurs et dans les tissus. Sur la foi d'une affirmation sans fondement que les bactéries ne se développent pas dans un milieu acide, ils ont administré de l'acide sulfurique en limonade. On a fixé la dose à laquelle le sublimé corrosif, l'acide phénique, l'acide salicylique, la quinine, etc., sont efficaces, pour empêcher la naissance ou la pullulation du parasite. Vaines tentatives, car si les microzymas atmosphériques sont aisément rendus muets dans certains milieux, ils ne le sont pas dans d'autres; ensuite les microzymas de l'organisme ne sont pas tous identiques sous ce rapport : la dose d'un agent qui arrête l'évolution de l'un n'arrête pas celle d'un autre. La créosote, qui n'empêche pas la coagulation du lait à une goutte pour 100^{cc}, l'empêche à quatre ou six gouttes, sans que pour cela le microzyma soit tué ; une infusion de foie contenant les microzymas de la glande ne donne pas de bactéries après l'addition de doses moindres. Une température de 100° appliquée pendant un quart d'heure ne tue pas les microzymas du lait et tue ceux du pancréas ou de l'estomac, etc. Oui, tentatives vaines, car les doses qu'ils indiquent pour certaines substances sont telles qu'elles équivalent à des doses toxiques qui tueraient le malade avant le microbe, en supposant que celui-ci soit tué.

Oui, même à ce point de vue, le système parasitique est faux.

Dans la théorie du microzyma, il ne s'agit pas de tuer un parasite qui, d'après ce que nous avons vu, n'existe pas chez le malade ; et quand il s'agit d'une véritable affection parasitaire, la voie à suivre est celle que M. Masse a tracée. Toutefois il ne faudrait pas s'imaginer que le même agent réussira dans tous les cas. La créosote qui réussit si bien dans le traitement du sycosis, est inefficace contre la teigne. Il faut encore chercher l'agent qui tarira la fécondité du *Trichophyton*.

Mais je vous ai dit que les antiseptiques sont des médicaments comme les autres ; il ne s'agit donc pas d'antiputrides ou d'antiferments dans le sens ancien, puisqu'il n'y a pas de différence essentielle entre le phénomène de la nutrition dans la levûre, une bactérie ou un microzyma et dans l'homme, mais d'agents dont l'action s'exerce dans l'organisme sur ce qui en peut subir l'influence, savoir : les cellules et les microzymas.

M. Pécholier l'a nettement déclaré : « Dans tous les cas, a-t-il dit, où nous n'avons pu agir qu'à une période avancée de la fièvre typhoïde, les résultats thérapeutiques ont été absolument nuls. » J'ajoute qu'il en aurait été de même de toutes les autres méthodes de traitement. Pourquoi ? Parce que tous les centres d'activité organique, depuis les glandes intestinales, le foie, la rate, les reins, les muscles, le sang, la moelle des os même, ont subi quelque atteinte ; leurs microzymas ayant partout subi l'évolution morbide, il n'est plus possible de les ramener au mode normal, surtout si l'évolution bactérienne a été généralisée. C'est dès le début qu'il faut agir pour empêcher l'évolution morbide des microzymas initialement atteints, probablement ceux des glandes intestinales, de se propager, grâce à la dyscrasie produite! Or, dans ce cas, l'acide phénique ou la créosote réussiront, sans doute, aussi bien que les autres méthodes : bains froids, sulfate de quinine, etc. Un médecin qui s'inspirerait de la théorie du microzyma, emploierait plusieurs agents capables de modifier l'activité de ces microzymas, car il saurait que celui qui est capable de porter son action sur les microzymas du sang, pourrait ne pas agir sur ceux de l'intestin, de la peau, etc. Pourquoi ne pas combiner les traitements par la quinine, l'alcool, les bains froids avec l'acide phénique, répétés à dose modérée qui placera, comme l'a dit M. Pécholier, tout le système dans une atmosphère créosotée. Pourquoi ne pas produire une atmosphère phéniquée autour du malade?

Dans les fièvres paludéennes, M. Laveran a constaté l'intermittence de la présence de micro-organismes dans le sang; ils apparaissent pendant l'accès; ils disparaissent après. Le sulfate de quinine coupe la fièvre en créant dans le sang la dyscrasie additive qui, dans la théorie du microzyma, empêche l'évolution de se reproduire; mais si les microzymas ont, pendant longtemps, pris l'habitude d'évoluer, on sait que le sulfate de quinine ne réussit pas toujours; c'est dans des cas de ce genre que MM. Barraut et Jessier se sont bien trouvés de l'emploi de l'acide phénique.

Examinons cela de plus près. Notons d'abord qu'on peut agir sur les microzymas physiologiques ou sur les cellules pour activer ou diminuer même leurs fonctions chimiques, et nous savons que, pour être devenus morbides, ils ne cessent pas d'agir chimiquement. Gintrac a rapporté les observations de plusieurs savants mentionnant certaines circonstances qui enrayent la puissance contagieuse du virus vaccin. Les pustules que l'on a soumises à l'action de l'onguent mercuriel deviennent incapables de transmettre la vaccine ; les émanations de camphre, de musc, d'asa fœtida nuiraient également à l'efficacité contagieuse du virus.

Le fait que l'activité chimique des microzymas, malgré la morbidité, n'en existe pas moins, qu'elle peut même être exaltée, résulte de l'amaigrissement, de la consommation de la graisse et de la masse musculaire, etc. La quantité d'urée produite peut être augmentée dans les premiers temps, de même que l'acide carbonique chez les fébricitants, ce qui indique une plus grande consommation d'oxygène, etc. Mais il y a, en outre, formation de produits nouveaux qui n'existent pas dans l'état normal. Le plus intéressant exemple du changement fonctionnel produit sous l'influence de la maladie est certainement celui des diabétiques. Invoquerait-on un parasite pour expliquer une telle exagération de la sécrétion du glucose? Voyez comme physiologiquement les fonctions peuvent changer! Dans l'état normal, la glande mammaire ne produit ni caséine, ni galactozymase, ni lactose ou sucre de lait. Viennent la gestation et la parturition, aussitôt la glande entre en fonction nouvelle, et, dans cet appareil, les cellules et microzymas propres réagissant sur les matériaux qu'amène la circulation, produisent les corps que je viens de nommer, qui n'existaient pas dans le sang. Et c'est bien un changement de fonction, car la glande vivait auparavant de la vie de l'ensemble ; et nous savons que les microzymas du lait sont spéciaux ! Dira-t-on qu'ils sont parasites? Ils sont autres, comparés à l'état antérieur à la parturition, puisqu'ils agissent autrement que dans l'état strictement physiologique.

Donc, l'état morbide détermine un fonctionnement chimique particulier dépendant du microzyma du centre d'activité affecté. Si l'on agit à temps, il est possible d'enrayer et d'empêcher la morbidité d'atteindre les microzymas des autres centres. Dans le cas où l'on intervient tardivement, les médicaments, les méthodes de traitements restent inefficaces, parce que tout a défailli dans l'organisme, toutes les fonctions sont troublées, et il faudrait les restaurer toutes à la fois. Pourtant tout est vivant, et, nous venons de le voir, la vitalité est même exagérée dans le sens chimique, et c'est précisément parce qu'elle l'est peut-être dans un sens unique que les médicaments n'ont plus aucune vertu, pour deux motifs : parce qu'ils n'ont plus de prise sur les microzymas qui ont achevé leur évolution, ni sur les humeurs qui sont trop profondément perverties.

Les agents thérapeutiques peuvent agir directement, immédiatement sur les microzymas ou sur les cellules, ou médiatement par l'intermédiaire des humeurs. Dans les deux cas, ils peuvent exercer une action favorable, chacun selon son espèce et celle du microzyma sur lequel elle peut porter; en effet, il est certain que le même remède n'agit pas indifféremment sur tous les microzymas de l'organisme. La quinine, qui coupe la fièvre, ne guérit pas de la phthisie; c'est-à-dire qui empêche l'évolution des microzymas de se produire dans l'une, ne l'arrête pas dans l'autre.

Je dis que les agents thérapeutiques peuvent n'agir sur les microzymas que par l'intermédiaire des humeurs, soit par dyscrasie additive indirecte ou directe. Je m'explique.

Soit l'acide benzoïque, administré dans la cystite chronique, où les microzymas plus ou moins évolués, soit du rein, soit de la vessie, ont produit des urines ammoniacales. L'expérience directe prouve que l'acide ingéré se retrouve dans l'urine à l'état d'acide hippurique. La dyscrasie produite est indirecte, parce que l'acide hippurique est le produit de la réaction de l'acide benzoïque sur quelque élément des humeurs, opérée par les cellules et les microzymas. Sous l'influence de cette dyscrasie, additive par réaction, les microzymas cessent d'évoluer morbidement, et, si l'on s'y est pris à temps, la cystite peut guérir, c'est-à-dire que les microzymas peuvent perdre l'habitude qu'ils avaient acquise. On pourrait multiplier les exemples de dyscrasies produites de cette façon.

Le sulfate de quinine que l'on administre à dose suffisante n'est éliminé que peu à peu. Agit-il par lui-même? donne-t-il lieu à quelque réaction? On ne le sait pas encore. Dans tous les cas, on retrouve la quinine en nature dans l'urine, ce qui porte à penser qu'elle n'entre pas dans quelque combinaison nouvelle. Elle détermine donc une dyscrasie additive simple qui, à cause de la lenteur de l'élimination, peut exercer son effet sur tout l'organisme.

L'action de l'agent thérapeutique peut être directe sur le microzyma et sur la cellule, pour contracter combinaison ou se fixer sur quelque substance de leur matière. C'est ce qui arrive à la levûre traitée par l'acide salicylique; et si la quantité d'acide ainsi fixé est considérable, la levûre se borne à intervertir le sucre de canne sans produire la fermentation alcoolique. La levûre pourtant n'est pas tuée : car si, par un lavage suffisant, on lui enlève l'excès d'acide, la fermentation alcoolique peut être obtenue. On trouvera des renseignements sur tous ces points dans la communication dont j'ai parlé ci-dessus, à l'Académie de médecine (1). Ces sortes de phénomènes peuvent se produire avec d'autres agents : l'acide nitrobenzoïque, la phtalique, etc. Mais la créosote, l'acide phénique, le camphre, les éthers, les alcools ne sont pas dans ce cas : ils exercent leur action sur l'élément organisé directement, sans contracter de combinaison ni avec sa substance ni avec celle des humeurs. A moins que les doses ne soient élevées et qu'une coagulation puisse se manifester, la matière chimique de l'organisme n'en est pas altérée ; c'est là, à mon avis, le grand avantage des antiseptiques diffusibles.

Le temps ne me permet pas de développer ce sujet ; cependant, par ces exemples, vous voyez dans quel sens il faudrait diriger l'étude des agents thérapeutiques. Mais quoique nous soyons encore loin du but, il est incontestable que, dans la fièvre typhoïde, la morbidité du microzyma est corrélative à une suractivité chimique qui développe une élévation de température plus grande que dans l'état normal : or le sulfate de quinine, la créosote, l'acide phénique administrés à temps, et en quantité suffisante, amènent à la fois une diminution de la fièvre, de la température et de l'acide carbonique et de l'urée. Les bains froids aboutissent à des résultats semblables. Ces faits doivent être rapprochés de ceux que je citais tout à l'heure concernant la levûre de bière. Ces phénomènes, qui s'expliquent par la présence des microzymas, causes premières des activités organiques, ne se conçoivent pas dans les systèmes purement physico-chimiques. Il est clair maintenant que ces notions sont applicables à toutes les maladies ; encore une fois, le microzyma, étant ce qui est vivant *per se*, est ce qui peut devenir morbide : sans lui, les suractivités chimiques qui

(1) *Les microzymas sont-ils des organismes vivants ? Exposition d'une théorie expérimentale de l'antisepticité*, par A. Béchamp. Bull. Acad. de méd. (2), t. XI, p. 497.

surviennent dans les maladies ne se comprennent point, sont des effets sans cause.

J'ai plusieurs fois insisté sur ce que les microzymas doivent différer en quelque chose, selon les tempéraments, les constitutions, les diathèses. Quelle est leur part dans la malignité des maladies médicales et chirurgicales? En 1876, écrivant sur ce sujet (1), à propos des pansements phéniqués, j'y appelais l'attention des médecins et des chirurgiens. J'ai dit alors : « Ce sujet appelle des observations suivies ; pour moi, je suis convaincu, malgré mon peu de lumières sur des sujets de cette importance, que là se trouve l'explication du plus grand nombre des cas où l'on a tant de peine à éviter les accidents; que c'est là qu'il faut chercher la source des causes des pus morbides... » Bref, je conseillais qu'on se préoccupât surtout des microzymas des opérés.

C'est donc avec la plus vive satisfaction que j'ai lu l'importante communication de M. Verneuil, au Congrès médical de Londres. L'éminent chirurgien s'est exprimé très catégoriquement à cet égard à propos de la réunion immédiate.

« L'antisepsie, disait-il, peut conjurer sans doute plusieurs influences nuisibles; mais elle ne saurait créer certaines conditions favorables à l'adhésion immédiate, savoir : la bonne qualité du sang, la prolifération suffisante des éléments anatomiques, en un mot, la régularité et la persistance du processus réparateur... Qui n'a vu la suppuration s'emparer des plaies suturées chez les scrofuleux et les phthisiques? Quoi de plus douteux que la réunion d'une plaie d'amputation chez un alcoolique, un hépatique, un albuminurique? etc., etc. ... Les plaies des diabétiques, pansées à plat et antiseptiquement, guérissent assez bien; réunies par la suture, elles provoquent souvent l'explosion soudaine et fatalement envahissante d'inflammations gangréneuses promptement mortelles.... Les autres états constitutionnels n'empêchent pas au même degré la réunion immédiate, mais ils en rendent néanmoins la réussite assez douteuse (2). »

(1) *Montpellier médical*, t. XIX, p. 158.

(2) *La réunion immédiate, comme toute opération chirurgicale, reconnaît diverses causes qu'on peut ranger sous deux chefs, Exécution défec-*

C'est ainsi que le vrai médecin est celui qui étudie la maladie, non comme une entité abstraite, mais comme une réalité concrète qui réside dans l'organisation même, dont le siège est dans le microzyma, l'élément organisé fondamental.

Un jour, Bouillaud, à propos d'un ferment pyohémique particulier qu'on prétendait distinguer des ferments putrides, s'est écrié : « Il importe beaucoup, assurément, de ne pas méconnaître quelque nouvel être de cette espèce, mais il n'importe pas moins de ne pas les multiplier sans nécessité. » L'illustre médecin avait raison. Non, il n'est pas nécessaire de multiplier sans nécessité les êtres dont on croit avoir besoin pour expliquer les phénomènes de putridité et de maladie. Les microzymas suffisent à tout, parce qu'ils sont le tout de l'organisation et la cause de tous les phénomènes que nous étudions pendant la santé et pendant la maladie. Je m'arrête et je finis.

En commençant ces Conférences, je disais que j'allais traiter de ce qu'il y a de fondamental dans l'organisation vivante : des microzymas; et qu'il ne s'agirait de rien moins que du renouvellement des bases de la physiologie, de l'histogénie et de la pathologie. Si, en 1881, j'ai eu la témérité de prononcer ces paroles et d'émettre une semblable prétention, c'est que, déjà en 1868, dans une Note présentée à l'Académie des sciences, répondant à un détracteur des microzymas, qui avait écrit un peu légèrement que « M. Béchamp met une importance extrême *à ce que l'on croie qu'il a été le premier à apercevoir telle ou telle granulation dans le ver à soie,* » j'ai osé dire :

« Depuis plusieurs années, je ne fais, en quelque sorte, autre chose qu'étudier les transformations des microzymas. Non, certes, je n'ai pas besoin que l'on croie que j'ai été le premier à apercevoir les granulations moléculaires des fermentations et des êtres organisés que tout le monde connaissait; mais mon intérêt et celui de la vérité historique est de m'assurer la priorité de l'affirmation et de la démonstration que ces granulations moléculaires, que l'on croyait

tueuse, application intempestive. Professor Verneuil. International medical Congress. London. II, p. 353.

n'être pas organisées, ni vivantes, ni agissantes, sont au contraire ce qu'il y a de plus vivant, de plus résistant à la mort dans tous les organismes, les plus puissants des ferments parmi les ferments organisés. Pour moi, la question des microzymas morbides des vers à soie n'est plus, depuis longtemps, qu'un cas particulier d'une étude plus générale. Ce que je me propose de démontrer, la démonstration que mes collaborateurs et moi poursuivons, c'est qu'il y a une infinie variété de microzymas. Ce que je voudrais faire ressortir, c'est qu'un grand nombre de ces granulations moléculaires vivantes ne sont, dans bien des cas, que le premier degré d'organisation d'organismes plus parfaits, et, pour tout dire en un mot qui fera comprendre ma pensée, qu'ils sont à ces organismes ce que le cysticerque est au tænia. Ils n'attendent, comme celui-là, qu'une occasion, un milieu favorable pour évoluer et atteindre leur forme dernière. Ce que je veux arriver à démontrer enfin, c'est que ces granulations moléculaires ont leurs maladies qu'elles peuvent transmettre aux organismes dont elles font partie ou dans lesquels elles pénètrent. Voilà pourquoi j'étudie les *granulations moléculaires normales de l'organisme* et *les granulations moléculaires qui ne font plus partie d'un organisme*, comme les microzymas de la craie et ceux que l'on trouve sur la feuille du mûrier. Certes, si ces choses, que l'on n'a pas encore aperçues, étaient irrévocablement démontrées, qui oserait soutenir qu'elles n'aboutiraient pas à une transformation de la physiologie et de la pathologie? (1) »

Oui, la théorie du microzyma, qui implique la négation des systèmes des parasitistes modernes renouvelés des anciens, qui ne contredit aucune observation médicale sérieuse, lorsqu'elle sera bien comprise, aboutira à la transformation de la physiologie et de la pathologie; car elle établit expérimentalement la notion que ce qui est vivant est nécessairement quelque chose de plus que de *la matière physico-chimiquement constituée*, mais *un corps morphologiquement défini*, structuré, organisé en

(1) *La maladie microzymateuse des vers à soie et les granulations moléculaires.* Comptes-rendus, t. LXVII, p. 443 (1868).

un mot, puisque la plus petite particule de toute substance réputée vivante recèle la vie dans des formes déterminées, réduites aux moindres dimensions, actives, physiologiquement indestructibles, impressionnables et pouvant devenir morbides, qui sont les microzymas.

Et vous, Messieurs, vous qui allez devenir médecins, devenez-le sérieusement; fuyez l'empirisme comme l'ennemi redoutable, car il est l'avant-coureur de l'ignorance qui croit sans discernement à toute nouveauté qui se présente; croyez à la science qui ne trompe pas, à toute la science, à la science comparée qui empêche la séduction, et dont votre art a tant besoin. Sachez qu'il y a vraiment une science médicale, noble, élevée, qui n'a pas attendu la fin de ce siècle et la microbiatrie moderne pour se constituer. Suivez la trace des grands médecins de tous les temps qui ont illuminé toutes les branches de l'art que vous allez exercer; ces grands hommes n'ont pas dédaigné ou négligé ce que l'on appelle orgueilleusement les *sciences accessoires;* plusieurs ont été chimistes; ils ont tenu la chimie pour une science maîtresse, sans laquelle il n'y a pas de médecine vraiment scientifique, parce que sans elle il n'y a pas de physiologie. Oui, fuyez l'empirisme; il ne s'adresse qu'à la mémoire; il ne prévoit rien, parce qu'il n'explique rien! il s'imagine s'occuper utilement de la science de l'homme, sans connaître la matière organisée et les propriétés dont elle est douée dans l'admirable organisme humain; c'est lui qui a fait si aisément admettre les systèmes des parasitistes par plusieurs médecins, très forts d'ailleurs; c'est lui qui, ayant appelé *maladie* les fermentations ou altérations de la bière par certains micro-organismes qui s'y peuvent développer, a conclu que les maladies de l'homme n'avaient pas d'autre cause! C'est lui qui croit au *microbe pyogénique*, s'imaginant qu'il n'y aurait pas de suppuration sans lui; c'est lui qui classe parmi les maladies parasitaires la fièvre typhoïde, le furoncle et l'ostéomyélite, la phthisie et la fièvre puerpérale à côté de la gale; c'est lui enfin qui, poursuivant le *microbe* pour le tuer, perd le malade de vue, et lui administre les remèdes à doses capables de l'emporter, s'il n'y avait pas en lui une force de résistance conservatrice qui défie ses imprévoyantes audaces !

La théorie du microzyma, qui explique tout ce qui trouble et égare les parasitistes, vous mettra en garde contre leurs systèmes; elle vous rappellera que la cause première de leurs erreurs vient de ce qu'ils ne voient rien de vivant *per se* dans l'être organisé, mais une masse de matière sans spontanéité; elle vous fera souvenir qu'il n'y a pas de *germes*, de *microbes* originellement créés morbides, pour rendre malades hommes et bêtes; mais que la cause première de nos maladies est en nous, toujours en nous, et qu'il faut sans cesse veiller pour conserver leur intégrité fonctionnelle aux éléments anatomiques et aux microzymas qui les ont formés. Pour conserver la santé, ce bien si fragile, il faut éviter surtout les excès, les passions et les habitudes dont l'action porte précisément sur les microzymas du système nerveux, ce régulateur qui fait tout converger vers l'unité et la conservation. Mais vous n'oublierez pas que la maladie étant survenue, il ne faut pas attendre, et immédiatement aller au secours du microzyma pour l'aider à revenir au mode normal; que, devenu décidément morbide, il peut, étant issu de l'homme ou de l'animal malade, communiquer la maladie qui est en lui à l'homme ou à l'animal, chacun selon son espèce; vous n'oublierez pas enfin que l'art possède les moyens de rendre le microzyma morbide inoffensif, et qu'il le devient naturellement, grâce à cette prévoyance qui l'a doué de la propriété de changer de fonction.

Oui, Messieurs, fort de la conviction scientifique que tant d'expériences et de faits confirmatifs ont fait pénétrer dans mon esprit, d'accord avec la manière de voir des vrais médecins, je vous répète avec assurance : veillez sur votre malade, ne le perdez jamais de vue pour courir après un aventureux *microbe :* écartez de lui toutes les mauvaises influences extérieures; mais en agissant contre les germes de l'air, n'oubliez pas que ce sont les microzymas des malades et des opérés qu'il s'agit de soigner en même temps que leurs états diathésiques.

Et je ne peux pas mieux finir qu'en vous citant la fin de la Conférence sur les microzymas que j'ai faite au Congrès de Nantes, de l'Association française pour l'avancement des sciences (1). Aussi bien est-ce là comme la conclusion nécessaire de celles-ci. Je disais :

« Et maintenant, on comprend aisément que les microzymas sont spéciaux *ab ovo*, et comment l'œuf, émané d'une espèce donnée, résume cette espèce dans ses microzymas au point de vue de l'activité vitale et dans les matériaux qui leur sont fournis pour développer l'être selon l'idée créatrice ou la loi qui a constitué l'œuf comme il l'est. Avec la théorie du microzyma se conçoit le rôle considérable de la fécondation en même temps que sa facilité et tous les phénomènes de l'hérédité. La parthénogenèse même se trouve expliquée. Et puisque nous avons démontré que les microzymas changent, normalement, physiologiquement, de rôle et de fonction, on conçoit qu'ils peuvent se modifier morbidement et l'évolution de la maladie et la guérison se conçoivent. La pathologie, un jour, reposera sur l'étude attentive des microzymas. Enfin, si pendant la vie toute activité chimique et physiologique leur appartient, leur rôle n'est pas moins considérable après la mort : ce sont eux qui sont chargés, avec le concours de l'oxygène, de ramener la matière organique à son état primitif de matière minérale : acide carbonique, eau, ammoniaque ou acide nitrique.

» Le rôle des microzymas est donc immense : ils sont au commencement et à la fin de tout être vivant! Et le résumé de tout ceci est contenu dans un énoncé très simple :

» Tout être vivant est réductible au microzyma.

» Et pour que l'on ne donne pas à cette pensée un sens qu'elle n'a pas et qu'elle ne devienne pas le point de départ de nouvelles erreurs, permettez-moi, malgré ce qui précède, de m'expliquer en peu de mots.

» La théorie des blastèmes, comme celle du protoplasma, aboutit à l'hétérogénie et suppose, en outre, la création spontanée de la matière organique, c'est-à-dire le passage naturel de la matière minérale à la matière organique.

(1) *Les microzymas dans leurs rapports avec les fermentations et la physiologie.* Conférence en séance générale de l'Association française pour l'avancement des sciences. Congrès de Nantes (1875).

Scientifiquement cette doctrine est fausse. L'ordre scientifique suppose et démontre :

» Au commencement la matière minérale ; ensuite les végétaux, enfin les animaux, et en dernier lieu, l'homme.

» C'est Lavoisier, dans un document mis au jour par M. Dumas, qui a indiqué la nécessité de cette progression. Or, sans connaître la pensée de Lavoisier, M. Dumas a démontré que les végétaux sont des appareils de réduction et de synthèse, et les animaux des appareils de combustion ou d'analyse.

» Les végétaux sont donc le lieu où se crée naturellement la matière organique à l'aide de la matière minérale. Naturellement avant les végétaux il n'y avait pas de matière organique sur ce globe, et les animaux supposent les végétaux.

» La matière minérale ne produit pas d'elle-même la matière organique, et celle-ci ne se fait pas toute seule. Et ne savons-nous pas qu'il a fallu que le génie de M. Berthelot nous apprît à réunir les conditions à l'aide desquelles on peut, dans le laboratoire, opérer des synthèses en chimie organique? Dans l'ordre scientifique, il faut l'intervention de l'intelligence d'un chimiste d'assez de génie, pour mettre en jeu certaines propriétés de la matière et créer de la matière organique.

» Mais pour créer la matière, au sens propre du mot créer, et successivement les microzymas et les mettre en œuvre, et engendrer ensuite dans l'unité la merveilleuse diversité que nous observons dans les ferments, les végétaux et les animaux, qui ont en eux-mêmes le germe de leur reproduction et de leur multiplication, il a fallu l'intervention d'une Intelligence et d'une Volonté toute-puissante : les fondateurs des sciences, les plus grands génies qui honorent l'humanité, depuis Moïse jusqu'à nos jours, l'ont nommée par son nom : Dieu. »

APPENDICE

Notes, documents et additions.

On a réuni, dans les notes suivantes, quelques pièces justificatives, et au besoin quelques compléments à diverses questions qui ont été traitées dans les *Conférences*.

I. — Note à la page 86.

Seconde observation sur quelques communications récentes de M. Pasteur, notamment sur la théorie de la fermentation alcoolique; par M. A. Béchamp (Comptes-rendus, t. LXXV, p. 1519, 1872).

« Sous ce titre : *Faits nouveaux pour servir à la connaissance de la théorie des fermentations proprement dites*, M. Pasteur a publié une Note (1) dont la lecture m'a d'autant plus vivement intéressé que j'y ai trouvé plusieurs pensées qui me sont depuis longtemps familières. Mon profond respect pour l'Académie, le soin de ma propre dignité m'imposent l'obligation de présenter quelques observations sur cette communication; autrement, les personnes qui ne sont pas au courant de la question pourraient croire que j'en ai imposé au public en m'attribuant des faits et des idées qui ne seraient pas de moi.

» Je crois avoir été le premier à mettre en lumière ces deux points essentiels, savoir : 1° que des ferments organisés et vivants peuvent naître dans des milieux dépourvus de matières albuminoïdes; 2° que les phénomènes de fermentation par ferments figurés, considérés au point de vue que M. Dumas avait formulé en 1844, sont essentiellement des actes de nutrition.

» Je vais le montrer par les dates et par des citations.

» 1° A la fin de 1857, j'ai eu l'honneur de présenter à l'Académie un Mémoire, qui n'a été publié qu'au mois de septembre 1858 (2), dans lequel je me suis proposé de démontrer la proposition suivante :

» *L'eau froide ne modifie le sucre de canne qu'autant que des moisissures peuvent se développer, ces végétations élémentaires agissant ensuite comme ferments.* »

(1) Comptes-rendus, t. LXXV, p. 784.

(2) *Annales de chimie et de physique*, 3e série, t. LIV, p. 28.

» A la question : « De quelle manière agissent les moisissures? » j'ai répondu : « A la manière des ferments; » et à celle-ci : « d'où provient le ferment? » j'ai répondu comme il suit :

« Depuis longtemps j'enseigne à la suite de M. Dumas (et *je cite* » *les articles Fermentations* et *Putréfaction* du *Traité de chimie* » *appliquée aux arts*), qu'à chaque fermentation répond un ferment » particulier. Mais il était admis qu'il fallait qu'une substance de » nature protéique se trouvât en présence de la matière fermentes- » cible, pour que le ferment propre à l'accomplissement du phé- » nomène, certaines conditions de température et de milieu étant » remplies, se développât. C'est ainsi que, d'après les expériences » de M. Cl. Bernard, l'albumine du sérum se transforme, dans l'eau » sucrée, successivement en globules blancs, puis en globules de » levûre; qu'il est nécessaire que le caséum se trouve en présence » de la craie et d'un hydrate de carbone pour que cette substance » albuminoïde se change en un ferment lactique. Si les conditions » changent, un autre ferment naît, d'autres produits prennent » naissance.

» Mais dans mes dissolutions, il n'existait pas de substance albu- » minoïde; elles étaient faites avec du sucre candi pur, lequel, » chauffé avec de la chaux sodée récente, ne dégageait pas d'am- » moniaque. Il paraît donc évident que des germes apportés par » l'air ont trouvé dans la solution sucrée un milieu favorable à » leur développement, et il faut admettre que le ferment est pro- » duit ici par la génération de végétations mycétoïdes. La matière » qui se développe dans l'eau sucrée se présente tantôt sous la » forme de petits corps isolés (ce que j'ai appelé plus tard des » microzymas), tantôt sous la forme de volumineuses membranes » incolores (c'était du mycélium enchevêtré), qui sortent tout d'une » pièce des flacons. Ces membranes, chauffées avec de la potasse » caustique, dégagent de l'ammoniaque en abondance. »

» Donc, loin de faire intervenir des matières albuminoïdes, j'en constatais la formation; et plus loin, je comparais la cause de l'interversion du sucre à celle de l'action de la diastase sur la fécule. Je notais, de plus, la formation d'un acide volatil consécutivement à la naissance du ferment. Je constatais, enfin, que ces moisissures excitent rapidement la transformation du sucre de canne en glucose, et j'ajoutais : « Cette étude fera l'objet d'un travail spécial. »

» Tel a été le point de départ de mes recherches sur les zymases, de la découverte des microzymas de la craie, des microzymas en général et de leurs fonctions; enfin des études ininterrompues que j'ai, dans ces derniers temps, successivement communiquées à l'Académie.

» J'avais donc, entre 1855 et 1857, réussi à démontrer que *les substances albuminoïdes ne sont pas primitivement nécessaires à l'évolution des ferments, et que ceux-ci ne sont point des matières albuminoïdes mortes, mais bien des êtres vivants.*

» Je note que, dans le même temps, M. Pasteur ne se dispensait pas d'employer des matières protéiques dans son travail sur la fermentation lactique.

» 2° En 1863, dans des leçons sur la fermentation vineuse, j'ai longuement appliqué les conséquences de mes recherches et de la théorie de la fermentation formulée par M. Dumas. L'année suivante, j'ai énoncé, conformément à mes expériences, la théorie physiologique de la fermentation alcoolique (1), je disais :

« Pour moi la fermentation, alcoolique et les autres fermentations » par ferments organisés ne sont pas des fermentations proprement » dites : ce sont des actes de nutrition, c'est-à-dire de digestion, » d'assimilation, de respiration, de désassimilation.

» .... La levûre transforme d'abord, hors d'elle-même, le sucre » de canne en glucose par le moyen d'un produit qu'elle contient » tout formé dans son organisme et que je nomme *zymase* : c'est la » digestion ; elle absorbe ensuite ce glucose et s'en nourrit ; elle » assimile, se multiplie, s'accroît et désassimile. Elle assimile, » c'est-à-dire qu'une portion de la matière fermentescible modifiée » fait momentanément ou définitivement partie de son être et sert » à son accroissement et à sa vie. Elle désassimile, c'est-à-dire » qu'elle rejette au dehors les parties usées de ses tissus sous la » forme des composés qui sont les produits de la fermentation. »

» M. Pasteur m'avait objecté que l'acide acétique, dont j'avais démontré la formation constante dans la fermentation alcoolique, avait pour origine, non le sucre, mais la levûre. A cette question de l'origine des produits de la fermentation alcoolique, qui a tant préoccupé M. Pasteur et ses disciples, je répondais :

« Ils doivent, d'après la théorie, venir tous de la levûre. Ils » doivent venir d'elle, de même que l'urée vient de nous, c'est-à- » dire des matériaux qui ont d'abord composé notre organisme. De » même que le sucre que M. Cl. Bernard voit se former dans le » foie, vient du foie et non directement des aliments, de même » l'alcool vient de la levûre. »

» Voilà ce que j'appelle la théorie physiologique de la fermentation. Depuis 1864, tous mes efforts ont le développement de cette théorie pour objet : je l'ai développée dans une Conférence faite à Montpellier (2) et dans une autre faite à Lyon (3). J'y ai d'autant plus insisté qu'elle était plus attaquée. Attaquée par qui ? On va le voir.

» Je ne sais pas si, à cette époque, les pensées de M. Pasteur étaient du même ordre, ni ce qu'il soupçonnait ; mais ce que je

(1) Comptes-rendus, 4 avril 1864.
(2) *De la circulation du carbone dans la nature*, 1867.
(3) *De l'alimentation*, 1869 ; imprimé en 1870.

sais, c'est que ses travaux ne lui avaient pas permis de conclure que la fermentation pût être comparée à un acte de nutrition. En effet, alors et depuis, pour M. Pasteur « la fermentation était essentiellement un phénomène corrélatif d'un acte vital ; » cela, traduit en langage ordinaire, signifie que c'est par un acte mystérieux pendant qu'il se développe et se multiplie, ou tandis qu'il est présent et vivant, que le ferment décompose le sucre ; mais l'acte chimique ne s'accomplit pas *dans le ferment*, comme l'exigerait la nutrition. Berzélius et Mitscherlich se seraient accommodés de cette théorie. M. Pasteur était moins en progrès que M. Dumas et même Turpin : il a énoncé autrement la théorie de la végétation de Cagniard-Latour, voilà tout. Je vais justifier cela.

» Un élève de M. Pasteur, M. Duclaux, a positivement contredit la théorie que je soutiens et que j'ai, de plus en plus, expérimentalement développée devant l'Academie. M. Duclaux (1), reprenant mes expériences sur les acides volatils de la fermentation alcoolique, s'exprime ainsi :

« M. Béchamp n'a pas remarqué qu'ils pouvaient avoir deux ori-
» gines très distinctes, et qu'ils pouvaient provenir, soit du sucre,
» soit de la levûre. »

» Après quoi l'auteur continue ainsi :

« Lorsque, dans une fermentation alcoolique, on voit un poids
» déterminé de sucre être transformé en alcool par un poids de
» levûre cent et mille fois plus petit, *il est bien difficile de croire*
» que ce sucre a fait, à une époque quelconque, partie des maté-
» riaux de la levûre, et qu'il est (l'alcool) quelque chose comme un
» produit d'excrétion (2). »

» Cette façon de concevoir les choses est comme un écho de l'enseignement de M. Pasteur, qui lui-même a dit, dans la Note qui a provoqué ces observations :

« Ce qui sépare les phénomènes chimiques des fermentations
» d'une foule d'autres, et particulièrement des actes de la vie
» commune, c'est le fait de la décomposition d'un poids de matière
» fermentescible bien supérieur au poids du ferment en action. »

» Voici comment, en 1867, j'ai répondu à M. Duclaux (3) :

« On a fait à cette théorie physiologique de la fermentation
» alcoolique une objection : on a dit que l'on ne saurait admettre
» que, dans une opération où un poids donné de levûre peut dé-
» composer plusieurs centaines de fois son poids de sucre, celui-ci
» ou l'alcool dans lequel il s'est décomposé ait pu, à aucun moment
» du phénomène, faire partie de la substance de la levûre. Parler

(1) *Annales scientifiques de l'École normale supérieure*, t. II, p. 249 (1865).

(2) Le reste ne fait qu'accentuer davantage l'abîme qui sépare ma manière de voir de celle de M. Pasteur.

(3) *De la circulation du carbone dans la nature*, p. 71.

» ainsi, c'est ne pas comprendre l'essence des opérations physiolo- » giques. L'objection est du genre de celle-ci : supposez un homme » adulte, ayant vécu un siècle et pesant en moyenne 60 kilo- » grammes ; il a consommé, en même temps que d'autres aliments, » l'équivalent de 20,000 kilogrammes de viande, et produit à peu » près 800 kilogrammes d'urée. Dirait-on qu'il est impossible » d'admettre que cette masse de viande ou d'urée ait pu, à aucun » moment de sa vie, faire partie de son être? Or de même qu'un » homme ne consomme tout cela qu'en répétant le même acte un » grand nombre de fois, la cellule de levûre ne consomme les » grandes masses de sucre qu'en assimilant et désassimilant sans » discontinuité. Mais ce qu'un homme ne consommerait et ne pro- » duirait que dans un siècle, un nombre suffisant d'hommes l'absor- » beraient et le formeraient en un jour. Il en est de même de » la levûre : le sucre qu'un petit nombre de cellules ne consomme » que dans un an, un plus grand nombre le détruit en un jour : » plus nombreux sont les individus, plus rapide est la consom- » mation. »

» Il m'est donc impossible d'accorder que M. Pasteur ait fondé la théorie physiologique de la fermentation considérée comme phénomène de nutrition : ce savant et ses disciples en ont pris le contre-pied. Je prie l'Académie de me permettre de prendre acte de cette conversion de M. Pasteur. »

II. — Première note à la page 107.

On lit dans le *Courrier des Sciences et de l'Industrie*, années 1863 et 1864, nouvelle série, tome I, n° 16, p. 422 à 431 et suivantes :

« En nous envoyant copie de la lettre qu'il a adressée à M. Flourens, et qu'on trouvera plus loin, notre collaborateur M. Béchamp, professeur de chimie à la Faculté de médecine de Montpellier, nous écrit une lettre dont nous extrayons le passage suivant qui précise les situations :

« Je vous prie de vouloir bien remarquer que je ne fais que rap- » peler des idées et des expériences qui sont publiées depuis sept » ans, et alors que M. Pasteur n'avait pas encore écrit sur ce sujet. » Je ne viens donc pas le défendre, ni combattre de parti pris ses » savants adversaires. Depuis, il est vrai, ma conviction n'a fait » que se fortifier.

» Je serai heureux de voir ma lettre dans le *Courrier des Sciences*, » d'autant plus qu'elle n'est que le commencement de la publication » d'une série aujourd'hui complète d'expériences que je poursuis » depuis neuf ans. »

» M. Flourens ignorait la date des travaux de M. Béchamp quand il a écrit dans le dernier numéro des comptes-rendus :

» A l'occasion de cette note, M. Flourens fait remarquer que la communication de M. Béchamp arrive après coup. La question est résolue et complètement résolue par les expériences admirables de M. Pasteur. »

Lettre à M. Flourens, sur les générations dites spontanées.

MONSIEUR,

Le système physiologique de la *génération spontanée* et celui de la *panspermie* se sont de nouveau trouvés en présence à l'Académie. J'ai l'honneur de vous demander la permission d'invoquer, en faveur de l'opinion que, dans la séance du 16 novembre dernier, vous avez appuyée de votre imposante autorité, des expériences que je crois aujourd'hui à la fois assez nombreuses, assez complètes et surtout assez démonstratives.

Je suis d'autant plus libre de préoccupations doctrinales, que je suis tout à fait désintéressé dans la question : en effet, mes expériences n'ont pas été entreprises dans le but de vérifier ou de combattre l'un plutôt que l'autre système; elles ont été commencées sans idées préconçues, et les conclusions en ont été tirées à une époque où la question, dans sa phase nouvelle, n'était pas encore à l'ordre du jour (1). Elles appuient d'autant plus la manière de voir de M. Pasteur, qu'à l'époque où je publiais mon Mémoire (2), il ne s'était pas encore occupé lui-même des importantes expériences que tant de savants ont, à si juste titre, trouvées concluantes.

Mon point de départ a été le mode d'action de l'eau pure sur le sucre de canne, et mon but, alors, d'étudier l'influence de certaines dissolutions salines, notamment du chlorure de zinc sur ce composé organique.

Le chlorure de zinc, qui transforme si facilement la fécule en fécule soluble, n'a pas d'action, dans les mêmes circonstances et pendant la même durée, sur le sucre de canne. Je notai que dans l'eau sucrée pure se développaient des moisissures, et que le sucre de canne se transformait en glucose; qu'en présence du chlorure de zinc, les moisissures ne naissaient point, et que le sucre de canne ne se transformait point.

(1) La question a été de nouveau soulevée par M. Pouchet, dans la séance de l'Académie du 20 décembre 1858. M. Milne-Edwards s'en émut, et, dans la séance du 3 janvier 1859, il combattit la manière de voir de M. Pouchet.

(2) Mes expériences ont été commencées le 16 mai 1854. Un premier résultat a été communiqué à l'Académie, le 19 février 1855. Une seconde série d'expériences a été publiée le 4 janvier 1858. Le Mémoire complet a été envoyé à M. Dumas, le 30 décembre 1857, et inséré au tome LIV, 3e série des *Annales de chimie et de physique*. Je ne rapporte ces dates que pour appuyer les conclusions qui ressortent de mon Mémoire.

Cette remarque a été féconde. En la poursuivant, je ne tardai pas à observer que la transformation du sucre de canne dans l'eau pure, ou dans certaines dissolutions salines, coïncidait toujours avec le développement des moisissures, et qu'elle paraissait d'autant plus rapide que ces végétations microscopiques étaient plus abondantes. Peu à peu j'ai été amené à formuler la proposition suivante :

« L'eau froide ne modifie le sucre de canne qu'autant que des moisissures peuvent se développer, ces végétations élémentaires agissant ensuite comme ferment (1) ; » et à instituer les expériences qui ont été commencées à Strasbourg, le 25 juin 1856, et continuées à Montpellier jusqu'au 5 décembre 1857, époque où elles ont été publiées.

« C'est en partant de l'opinion que le contact plus ou moins prolongé de l'air était la cause du développement des moisissures » que les précédentes expériences et celles de la troisième série, qui ont été commencées à Montpellier le 17 mars 1857, ont été instituées depuis sans interruption.

La méthode d'expérimentation que j'ai adoptée dans ces expériences, que je poursuis depuis neuf ans, diffère en deux points de celles des auteurs qui m'ont précédé ou suivi. La voici telle qu'elle ressort du Mémoire publié en 1857 ; elle consiste :

A. A mettre la matière transformable ou fermentescible (dans mes expériences d'alors c'était le sucre de canne) en présence d'une substance mortelle pour les germes que l'air peut apporter avec lui. La substance employée était la créosote, ou le bichlorure de mercure, ou le sulfite et le bisulfite de soude.

B. A mettre la même matière avec de l'air débarrassé des poussières de l'atmosphère, lorsqu'on voulait, à la manière de Schwann et autres savants, démontrer que cet air est par lui-même infécond.

C. A ouvrir les vases contenant la dissolution sucrée dans un lieu déterminé de l'atmosphère, lorsqu'on voulait conclure que si des organismes se développent, les germes de ces organismes étaient apportés par cet air. Ceci est la méthode qui a été adoptée aussi par M. Pasteur.

D. A étudier les transformations du milieu consécutivement au développement des moisissures, lorsque l'air avait eu accès, ou à noter la conservation lorsque rien ne s'était développé.

Quel a été le résultat de l'application de cette méthode où j'avais pour chaque exemple trois moyens de contrôle ? Le voici : dans les trente-neuf expériences que j'ai rapportées en 1855 et 1857, qui avaient duré à cette époque, les unes huit mois, les autres dix-sept mois et neuf mois, j'ai constaté :

1° *Que les moisissures se sont développées toutes les fois que l'air est intervenu ou a agi* sur une dissolution sucrée pure ou additionnée

(1) *Annales de chimie et de physique* (3), t. LIV, p. 32.

de sels divers et de substances non mortelles pour les germes, *et le sucre s'est transformé parallèlement.*

2° *Que toutes les fois* que l'air avait été purgé de poussière, *les moisissures ne se sont pas développées* et *le sucre ne s'est pas transformé.*

Que toutes les fois que l'air a eu un libre accès, mais que la dissolution sucrée était additionnée d'une substance mortelle pour les germes, ou qui rendait le terrain impropre à leur développement en moisissures, *celles-ci ne se sont pas développées* et *le sucre ne s'est pas transformé.*

Je vous prie, Monsieur, de vouloir bien remarquer que, dans cette méthode, il y a deux choses nouvelles à quoi les expérimentateurs n'ont pas pensé jusqu'ici : faire intervenir une substance qui permette d'opérer sans l'intervention de l'air, et prendre, comme *terrain* d'étude, une matière organique assez peu complexe, pour qu'il soit facile de constater les transformations ou les modifications que le ferment microphyte ou microzoaire lui fait éprouver.

Il m'est impossible, aussi, de ne pas faire remarquer qu'à l'époque où je publiais mon travail, c'était quelque chose d'assez nouveau que de regarder les moisissures elles-mêmes comme des ferments : depuis, l'idée a fait son chemin; raison de plus de faire voir comment elle est née. On ne connaissait, alors, guère que la levûre de bière et le ferment de la fermentation visqueuse comme ferments organisés ; encore tout le monde ne les regardait pas comme tels : Berzélius, M. de Liebig, Gerhardt, entre autres. J'ai déjà dit ailleurs qu'en cela je suivais depuis longtemps la manière si large de voir de M. Dumas.

Mais après avoir ainsi constaté les faits, en ai-je tiré alors les conséquences que l'on voit aujourd'hui ? Certainement. Voici textuellement mes conclusions de 1857 :

1° Les moisissures ne se développent pas à l'abri de l'air, et dans ce cas la dissolution (sucrée) conserve intact son pouvoir rotatoire ;

2° La liqueur (sucrée) des flacons qui ont été ouverts, qui ont eu le contact de l'air, a varié avec le développement des moisissures;

3° La créosote, sans le contact ou sous l'influence prolongée du contact de l'air, empêche à la fois la formation des moisissures et la transformation du sucre de canne (1);

4° Les moisissures agissent à la manière des ferments (2);

5° Il paraît évident que des germes apportés par l'air ont trouvé dans la solution sucrée un milieu favorable à leur développement, et il faut admettre que le ferment est produit ici par la génération de végétaux mycétoïdes (3).

(1) *Annales de chimie et de physique* (3), t. LIV, p. 37.

(2) Ibid., p. 39.

(3) Ibid., p. 40.

Je suis bien forcé d'en faire la remarque. Ces divers côtés de mes expériences me semblent n'avoir pas été assez compris. M. Brown-Séquard (1), dans son *Journal de Physiologie*, avait cependant parfaitement saisi la portée des résultats, car il les rapporte en ces termes : « M. Béchamp présente un travail dont les conclusions sont que les moisissures qui se développent dans les solutions du sucre, dans l'eau pure ou chargée de sels, ne s'y forment pas en l'absence de l'air ou lorsque la solution contient de la créosote. . »

Ces conclusions, je les ai vues corroborées par toutes les expériences que j'ai poursuivies sans interruption depuis 1857, et qui seront prochainement l'objet d'une série de publications.

Pour moi, au point où la question en est arrivée, il ne s'agit plus de savoir si les germes des microphytes et des microzoaires viennent de l'air, sont transportés par l'air; la question me paraît jugée: mais comment il se fait que le terrain a une si grande influence sur la naissance de tel ou tel être. Jamais, dans l'eau sucrée pure ou additionnée de sels minéraux qui ne s'opposent pas à la germination des germes, je n'ai vu apparaître que des végétaux microscopiques, celluleux, suffisamment caractérisés et souvent porteurs de sporanges d'où il m'a été donné de voir s'échapper des spores, mais généralement d'espèces qui m'ont paru différentes, selon la nature variable du milieu : autre est la plante qui se développe dans l'eau sucrée pure, autre celle qui naît dans la dissolution additionnée de chlorure de sodium, de chlorure de strontium ou de magnésium, de sulfate manganeux ou d'acide arsénieux, etc. Grâce au concours habile de M. Moitessier, chef des travaux chimiques de la Faculté, je pourrai mettre sous les yeux de l'Académie un album photographique de cette flore microscopique. — Dès qu'une matière albuminoïde dans un état convenable est introduite dans l'eau sucrée, et que l'on ne s'oppose pas à la germination des germes, la scène change : tantôt c'est la levûre de bière qui se développe et qui transforme le sucre en glucose, tantôt c'est le ferment globuleux que M. Péligot a découvert dans la fermentation visqueuse et qui intervertit aussi, partiellement, le sucre en glucose. Si, après que la levûre de bière est apparue et a transformé le sucre de canne en glucose, la fermentation alcoolique s'établit et s'accomplit, une nouvelle intervention de l'air fait apparaître de nouvelles générations d'êtres qui se succèdent et s'entre-dévorent, jusqu'à ce que toute la matière organique soit transformée en matière organisée et finalement en matière minérale; car, suivant la profonde pensée de M. Dumas : « les fermentations sont des phénomènes du même ordre que ceux qui caractérisent l'accomplissement régulier des actes de la vie animale. » Plusieurs fermentations successives défont brusquement ou peu à peu des matières organiques

(1) *Journal de Physiologie*, t. I, p. 428.

complexes, et elles les ramènent, en les dédoublant, à l'état inorganique (1). Dans l'ordre providentiel que l'on entrevoit, c'est là certainement le but de la création de ces très petits êtres.

L'étude du développement et de l'influence des moisissures, au point de vue où je me suis placé, explique maintenant plusieurs faits jusqu'ici inexpliqués :

Les transformations de l'empois d'amidon exposé à l'action de l'air dans les expériences de M. de Saussure;

La transformation de la créatinine en créatine observée par M. de Liebig, lorsqu'on abandonne pendant longtemps au contact de l'air une dissolution de cette substance. L'illustre chimiste y a constaté un peu de moisissure (2) ;

La formation de l'acide gallique, quand on laisse moisir les noix de galle humectées;

Le dédoublement de la salicine en saligénine et en glucose, lorsqu'on abandonne la dissolution au contact de l'air, et que des moisissures spéciales s'y développent, ainsi que l'a vu et démontré récemment M. Moitessier (3).

C'est encore ainsi qu'une dissolution de gomme, de ligneux soluble, en moisissant, se trouve plus ou moins profondément modifiée.

Une dissolution d'acide tannique se couvre et se charge rapidement de moisissures, et bientôt, sans dégagement apparent de gaz, on n'y découvre plus trace d'acide tannique, mais de l'acide gallique, et d'autres produits dont nous poursuivons l'étude, M. Moitessier et moi. D'autres transformations obtenues sous les mêmes influences sont étudiées en commun par nous, tant le sujet, vu de ce côté, m'a paru vaste.

Pourquoi un ferment spécial se développe-t-il en faisant varier la nature de la substance fermentescible? Si ce n'est parce que le germe trouve le terrain qui lui permet de se développer d'abord, et de se nourrir ensuite? Pourquoi des végétaux, lorsqu'il n'y a pas de matière albuminoïde dans la liqueur et que, néanmoins, la moisissure formée est azotée, comme je l'ai dit dans mon premier travail, et comme nous l'avons constaté de nouveau, M. Moitessier et moi, sur les moisissures de l'acide tannique? Et si le milieu doit contenir de la matière albuminoïde pour le développement de certains êtres, n'est-on pas en droit de dire que l'être qui se développe est de nature animale? puisqu'il se nourrit, comme les animaux, de matière plastique toute formée qu'il s'assi-

(1) *Traité de chimie appliquée aux arts*, t. VI, p. 304 (1843).

(2) *Nouvelles lettres sur la chimie*; 35e lettre, p. 199, et note. Traduction de Gerhardt.

(3) Séances de la section des sciences de l'Académie des sciences de Montpellier.

mile ; les végétaux seuls ayant en eux la faculté de créer la matière plastique dont se nourrissent les animaux ?

L'hétérogénie, ou plutôt l'*autogénie*, qui ne peut certainement pas expliquer comment la *matière organique* peut devenir *matière organisée*, explique-t-elle au moins, car c'est par là qu'il me semble qu'il faudrait commencer, comment, une cellule étant donnée, la matière organique peut s'organiser pour former une autre cellule ? Si le mystère est grand ici, combien ne l'est-il pas là ? — Si l'air est le véhicule des germes des plantes microscopiques, comme il est certainement le véhicule du pollen des plantes phanérogames, on comprend facilement qu'il s'en développe là d'une espèce, ici d'une autre, parce que le germe déjà organisé y trouve le terrain propice, comme la semence que l'on enfouit dans un sol d'avance préparé pour la recevoir. — Quant à la question de savoir si à chaque ferment correspond un germe spécial, la théorie des générations alternantes me paraît en voie de résoudre le problème par l'hypothèse d'un nombre limité de germes.

Avec vous, Monsieur, je suis donc heureux de dire : « La génération spontanée n'est pas. » Il est rationnel et expérimental de nier toute formation autogène, spontanée, blastématique, non seulement d'un organisme, mais même d'une cellule, non seulement dans le présent, mais dans le passé, dût-on invoquer pour cela des milliards de siècles.

J'ai l'honneur d'être, etc.

A. BÉCHAMP.

III. — Seconde note à la page 107.

Le Courrier des Sciences et de l'Industrie (1864, t. I, n° 2, p. 32) s'exprime en ces termes, au sujet d'une Note que j'avais adressée à l'Académie des sciences en réponse à une communication de M. Pasteur :

« Une Note de M. Béchamp, qu'on trouvera plus loin (art. Académie), exige une explication, car elle répond à une communication académique de M. Pasteur, dont le *Courrier* n'a rien dit. Cette communication a pour titre : « *Note relative à des réclamations de priorité soulevées par M. Béchamp au sujet de mes travaux sur les fermentations et les générations dites spontanées.*

» .... M. Béchamp (dit M. Pasteur au début de cette Note) a publié dans ces derniers temps une suite d'articles au sujet des fermentations et des générations dites *spontanées*, dans lesquels un œil attentif découvre facilement des réclamations de priorité s'adressant à mes travaux sur ces mêmes matières, jointes à des appréciations historiques erronées. » Après ce début, M. Pasteur ajoute que les faits établis et invoqués par M. Béchamp n'ont aucun rapport avec les expériences qui lui sont personnelles, et n'ont pas le moins du monde servi la question des générations dites spontanées ni celle des fermentations. Il termine en disant : « Le lecteur qui désirerait se rendre compte des prétentions et des erreurs historiques de M. Béchamp fera bien de lire la préface que ce chimiste a placée en tête d'un petit volume qu'il vient de publier à Montpellier, sous ce titre : *Leçons sur la fermentation vineuse.* J'aurai l'occasion d'en parler ailleurs. »

C'est à cet article dont le ton singulier a été pour tout le monde un motif d'étonnement que M. Béchamp répond par la Note extrêmement modérée, que l'on trouvera plus loin. En la rédigeant, l'auteur a mis en pratique les règles de conduite qu'il formule ainsi dans la lettre qui nous a apporté copie de sa réponse :

« Ce n'est pas une bonne chose que la guerre de personnes. » Sachons respecter les hommes et leurs idées jusque chez nos » adversaires : mais tenons ferme pour les faits, qui seuls restent » et serviront un jour à l'édification plus complète de la science. » Surtout ne cherchons pas à amoindrir nos contradicteurs, tout le » monde y perd. » Voici cette Note :

Remarques au sujet d'une Note de M. Pasteur insérée dans le compte-rendu de la séance de l'Académie du 14 décembre courant ; par M. A. Béchamp : — M. Pasteur me reproche de soulever une réclamation de priorité s'adressant à ses travaux et de m'appuyer exclusivement sur une Note que j'ai insérée dans les *Annales de chimie et de physique* pour l'année 1858 (1). M. Pasteur ne veut pas que mon travail ait la signification que je lui attribue et, de plus, il affirme qu'il est de nulle valeur relativement à la question des générations spontanées et des fermentations. Le débat entre M. Pasteur et moi se réduit à une question de dates et à une saine appréciation des choses. Je l'ai dit et je le répète, en commençant je ne me préoccupais pas de générations spontanées ; aussi le mot *hétérogénie* n'est pas dans mon Mémoire. Si donc ce travail contient des conclusions contraires à l'hétérogénie, elles ont une grande valeur si elles sont exactes, car elles auront été amenées sans parti pris et comme une conséquence rigoureuse de l'expérience ; voilà ce que j'ai voulu faire ressortir dans la lettre que j'ai eu l'honneur d'écrire à M. Flourens.

Quel est le problème posé par l'hétérogénie dans le passé et dans le présent? C'est la démonstration que la *matière organique* peut spontanément *s'organiser*, c'est-à-dire *que quelque chose peut se créer de rien.*

(1) La première partie de mes recherches a paru dans les Comptes-rendus, le 19 février 1855. La suite est un extrait au Compte-rendu du 4 janvier 1858. Dans plusieurs circonstances, j'ai déclaré que je poursuivais mes recherches sur le même sujet. Nous avons le malheur, en province, de ne pouvoir user facilement d'une publicité aussi étendue que les savants de la capitale.

Que se sont proposé ceux qui dans le passé et dans le présent ont voulu prouver le contraire? savoir : que la matière organique ne peut pas spontanément s'organiser? C'est de démontrer : que toutes les fois qu'on place cette matière organique dans certaines conditions, en laissant aux êtres qui pourraient se développer les moyens de vivre, rien d'organisé ne s'engendre; et de conclure : que lorsque, dans d'autres conditions, des organismes naissent, les germes, œufs ou sporules de ces organismes viennent de l'air.

Or, cette démonstration, je l'ai de nouveau donnée, et cela avant M. Pasteur. Si le mot *hétérogénie* n'est pas dans mon Mémoire, la conclusion contraire à la doctrine que ce mot rappelle y est tout au long.

M. Pasteur a bien cité des conclusions de mon Mémoire qui établissent que les moisissures agissent comme ferment pour intervertir le sucre de canne; mais le savant auteur s'abstient de rapporter d'autres passages aussi importants, qui témoignent de mes préoccupations dès avant 1857. Les voici : « C'est en partant de l'opinion que le contact plus ou moins prolongé de l'air était la cause du développement des moisissures que pour faire mes dissolutions je me suis servi d'eau bouillie, etc. (*Annales de chimie et de physique*, t. LIV, p. 37).

» Les moisissures ne se développent pas à l'abri de l'air (Ibid., p. 35).

» La liqueur des flacons qui ont été ouverts, qui ont eu le contact de l'air, a varié avec le développement des moisissures. La créosote, sans le contact ou sous l'influence prolongée du contact de l'air, empêche à la fois la formation des moisissures et la transformation du sucre de canne (Ibid., p. 37).

» Il paraît donc évident que des germes apportés par l'air ont trouvé dans la solution sucrée un milieu favorable à leur développement (Ibid., p. 40). »

Relativement à la manière dont agissent les moisissures, je constate, à la page 40 du même Recueil, « que la liqueur, lorsque la » rotation a diminué sensiblement pour passer vers la gauche, est » constamment acide. L'acide formé contribue sans doute pour sa » part à hâter la modification du sucre. » L'Académie voit par là que je connaissais alors toute l'étendue du problème dont je m'étais proposé la solution. En publiant la suite de mes recherches, si l'Académie daigne les encourager, je reviendrai sur les expériences de Mitscherlich qui sont classiques et qu'un professeur n'ignore pas. Je démontrerai, par une contradiction de M. Pasteur, que la question est toujours à l'étude et que la solution définitive n'est pas encore donnée. Je n'ai plus qu'à coordonner mes expériences.

A l'époque où je publiais mon travail, mon but n'était pas de faire l'histoire de la question au point de vue des générations spontanées : c'eût été, alors, un hors d'œuvre; la question n'était pas de nouveau soulevée, elle ne l'a été qu'un an après la publication de mon Mémoire.

En prenant la liberté d'écrire à M. Flourens, j'avais encore pour but de rappeler une nouvelle fois l'attention sur des expériences déjà anciennes et sur la méthode que j'avais adoptée; si de là est sortie la nécessité de fixer les dates, c'est que je voulais conserver à ces expériences leur originalité, et n'avoir pas l'air, en en publiant la suite, de ne suivre d'autres traces que celles de mes devanciers; non qu'il ne soit glorieux de suivre celles de M. Pasteur, mais parce que je considère qu'en certains points mes expériences ont un contrôle qui manque à celles du célèbre savant qui veut les réduire à néant.

Nous cherchons la vérité, nous ne travaillons pas pour satisfaire une vaine curiosité. Au moment où nous publions nos travaux, nous le faisons avec les idées qu'ils ont fait naître, comme nous les entreprenons avec les idées qui sont en nous ou que nous avons puisées dans les œuvres de nos devanciers. J'ai dit dans mon Mémoire de 1857, où j'ai puisé mes inspirations. J'ai les mêmes idées qu'alors, et je tiens à en pousser les conséquences jusqu'au bout.

IV. — Note à la page 136.

Du rôle de la craie dans les fermentations butyrique et lactique et des organismes actuellement vivants qu'elle contient; par M. A. Béchamp. Comptes-rendus, t. LXIII, p. 451 (1866).

« Dans le cours de mes études sur les fermentations, j'en suis venu à me demander si l'unique rôle de la craie dans les phénomènes que l'on nomme *fermentation butyrique* ou *lactique* est de maintenir la neutralité du milieu, c'est-à-dire d'agir exclusivement en tant que carbonate de chaux.

» La craie blanche, qui appartient à la partie supérieure du terrain crétacé, paraît être formée, pour la plus grande partie, de la dépouille minérale d'un monde microscopique disparu. D'après M. Ehrenberg, ces restes fossiles appartiennent aux petits êtres organisés des deux familles qu'il a nommées *Polythalamies* et *Nautilites*. On sait que ces restes, jadis organisés, sont si petits et si nombreux qu'il peut y en avoir plus de 2,000,000 dans un morceau pesant 100 grammes.

» Mais indépendamment de ces restes d'êtres qui ne sont plus, la craie blanche contient encore aujourd'hui toute une génération d'organismes beaucoup plus petits que tous ceux que nous connaissons, plus petits que tous les infusoires ou microphytes que nous étudions dans les fermentations; et non seulement ils existent, mais ils sont vivants et adultes, quoique sans doute très vieux. Ils agissent avec une rare énergie comme ferments (j'emploie à dessein ce langage vulgaire), et, dans l'état actuel de nos connaissances, ils sont les ferments les plus puissants que j'aie rencontrés, en ce sens qu'ils sont capables de se nourrir des substances organiques les plus diverses, ainsi que je tenterai de le démontrer dans une prochaine Note. Les faits auxquels je consacre celle-ci, j'ai eu l'honneur de les communiquer à M. Dumas dans le courant du mois de décembre 1864; il y est fait allusion dans une lettre que l'illustre savant voulut bien faire insérer aux *Annales de chimie et de physique* (octobre 1865); en voici les termes :

« La craie et le lait contiennent des êtres vivants déjà développés, » fait qui, observé en lui-même, est prouvé par cet autre fait, que » la créosote employée à dose non coagulante n'empêche pas le » lait de se cailler plus tard, ni la craie de transformer, sans » secours étrangers, le sucre et la fécule en alcool, acide acétique, » acide lactique et acide butyrique. »

» Que l'on prenne, au centre d'un bloc de craie sortant de la carrière ou depuis longtemps extrait, et aussi gros que l'on voudra (pour que l'on ne puisse pas admettre que ce que l'on verra est dû à des poussières atmosphériques), une parcelle de matière, qu'on la broie et la délaye dans de l'eau distillée pure pour la regarder au microscope, sous le grossissement oc. 7, obj. 2 Nachet, et l'on verra dans le champ des points brillants souvent très nombreux, agités d'un mouvement de trépidation très vif. Dans l'état actuel, on dirait qu'ils sont animés du mouvement brownien. Je ne l'ai pas cru, et j'ai admis que ce mouvement appartenait en propre à ces molécules. Je les ai regardées comme des organismes vivants, les plus petits qu'il m'ait été donné de voir jusqu'ici. Pour résoudre le problème que cette hypothèse posait, j'ai eu recours à deux genres de preuves.

Le premier consiste à démontrer que ces molécules sont des ferments; le second à les isoler et à les analyser, c'est-à-dire démontrer qu'ils contiennent du carbone, de l'hydrogène et de l'azote à l'état organique (1).

» I. *La craie* (2), *sans addition de matière albuminoïde, agit comme ferment.*

(1) La craie que j'ai employée m'a été obligeamment procurée par M. Michel, ingénieur des ponts et chaussées; il a eu la complaisance de l'aller faire extraire pour moi. Elle provient d'une des carrières situées au sud de la ville de Sens, entre le chemin dit le *Rû de Chèvre* et le coteau qui porte l'église de Saint-Martin-du-Tertre. L'échantillon pesait 20 kilogrammes. Il a été pris à 50 mètres au-dessous de la surface, à 20 mètres environ de l'entrée de la carrière (laquelle est ouverte en galerie sur 10 mètres de hauteur), et au-dessus des bancs de silex noirs.

(2) Pour toutes les expériences, on prenait la craie dans la profondeur du bloc.

» *a. Action de la craie sur la fécule.* — 420 grammes d'empois contenant 20 grammes de fécule, 30 grammes de craie prise au centre d'un bloc et 4 gouttes de créosote, sont intimement mêlés. Au même moment on fait un mélange semblable pour lequel, au lieu de craie, on prend du carbonate de chaux pur, récemment préparé et exposé pendant quarante-huit heures au contact de l'air. Le lendemain, les deux mélanges semblaient être dans le même état. Le surlendemain, celui qui contenait la craie commençait à se liquéfier, et le jour suivant il l'était complètement, tandis que le mélange avec carbonate de chaux pur n'avait pas changé. Les portions solubles de l'empois liquéfié contenaient de la fécule soluble et des traces de dextrine.

» Le 14 novembre 1865, on a mis à réagir 100 grammes de fécule à l'état d'empois dans 1500 centimètres cubes d'eau, 100 grammes de craie de Sens et 10 gouttes de créosote. On a constaté comme ci-dessus la liquéfaction de l'empois, et bientôt un dégagement d'acide carbonique et d'hydrogène. Le 30 mars 1866, le produit de la réaction a été analysé. On a obtenu :

Alcool absolu	4cc à + 15°
Acide butyrique	8gr, 0
Acétate de soude cristallisé	5gr, 2

» Dans une autre expérience, on a obtenu, en même temps que les produits précédents, une notable quantité de lactate de chaux.

» *b. Action de la craie sur le sucre de canne.* — Le 25 avril 1865, 80 grammes de sucre de canne très blanc, 1400 grammes de craie et 1500 centimètres cubes d'eau créosotée sont mis en réaction. Le 14 juin, on analyse le produit et l'on trouve :

Alcool absolu	2cc, 6 à + 15°
Acide butyrique	4gr, 5
Acétate de soude cristallisé	6gr, 8
Lactate de chaux cristallisé	9gr, 0

» J'ai vérifié ces résultats : ils sont constants. J'ajoute que dans les mêmes conditions le carbonate de chaux pur est sans action, lorsqu'on a pris toutes les précautions pour empêcher le contact de l'air ; mais il y a des cas où la créosote n'empêche pas ces mélanges de fermenter, ce qui conduit à penser qu'il existe dans l'air des organismes adultes qui peuvent vivre dans un milieu créosoté où la chaux existe.

» J'ajoute deux observations : la première, c'est que pour empêcher la craie d'agir, soit sur le sucre de canne, soit sur la fécule, il faut la porter, humide, à une température voisine de 300 degrés ; la seconde, c'est que si l'on a pris des précautions suffisantes, on ne trouve, après la fermentation, aucun autre ferment que ceux que l'on voit dans la craie, mais augmentés.

» II. *La craie contient du carbone, de l'hydrogène et de l'azote à l'état de matière organique.*

» Si les expériences précédentes sont vraiment démonstratives, on doit trouver de la matière organique dans la craie. Pour le démontrer, j'ai fait l'analyse organique de la partie insoluble que la craie laisse, lorsqu'on la traite par les acides étendus.

» Un bloc non pulvérisé de craie est dissous par l'acide chlorhydrique faible. Les parties non dissoutes sont recueillies sur un filtre en papier fort et bien uni, où elles sont lavées à l'eau acidulée, jusqu'à ce que l'on ne découvre plus de chaux dans les liqueurs. Le précipité humide est alors enlevé avec une carte bien nette, sans atteindre le filtre; on l'étend sur une plaque de verre en couche mince, et on le fait sécher à l'abri des poussières.

» 100 gr. de craie laissent ainsi 1 gr., 15 de parties insolubles séchées à 100 degrés. En desséchant ensuite jusqu'à 160 degrés et en incinérant, on trouve que 100 parties de résidu séché à 100 degrés sont formées de :

Eau (perdue de 100 à 160 degrés).	2gr, 47
Matière organique (perte par incinération) .	7, 17
Matière minérale (résidu).	90, 36
	100, 00

» Soumis à l'analyse organique pour doser le carbone, l'hydrogène et l'azote, le résidu séché à 100 degrés a fourni les résultats suivants en centièmes :

Carbone	1, 053
Hydrogène.	0, 740
Azote	0, 128

» L'azote a été dosé par le procédé de MM. Will et Varrentrapp. On s'est assuré, par une expérience à blanc, que la chaux sodée et le sucre employés ne produisaient pas une quantité dosable d'ammoniaque.

» La craie blanche est-elle la seule forme du carbonate de chaux qui contienne des ferments actuellement développés? Pour résoudre la question, j'ai encore eu recours à M. Michel. Il a bien voulu me procurer un bloc de calcaire, dit du Pountel. Il a été pris dans une tranchée, au sud du village de Saint-Pargoire, sur la rive gauche de l'Hérault, à environ 80 mètres au-dessus du niveau de la mer. Il appartient comme formation géologique au calcaire d'eau douce de l'époque tertiaire, dont le développement est considérable dans tout le centre du département de l'Hérault, comme dans toute la région comprise entre les Cévennes et la Méditerranée.

» Le calcaire du Pountel s'est comporté de tous points comme la craie blanche.

» En résumé, avec la craie seule, sans matière albuminoïde autre que celle que contient le granule de fécule et la trace que l'on peut supposer dans le sucre de canne, on peut faire fermenter le sucre de canne et la fécule, et produire, outre l'alcool, le terme caractéristique de la fermentation alcoolique, les acides acétique, lactique et butyrique, termes caractéristiques des fermentations lactique et butyrique.

» Je propose un nom pour les petits ferments de la craie : c'est *microzyma cretae.* Je crois que c'est le premier exemple d'une classe d'organismes semblables dont j'aurai l'honneur d'entretenir l'Académie. Les *microzymas* se retrouvent partout ; ils accompagnent plusieurs autres ferments, ils existent dans certaines eaux minérales, dans les terres cultivées, où sans doute leur rôle n'est pas secondaire, et je crois bien qu'une foule de molécules que l'on considère comme minérales et animées du mouvement brownien ne sont autre chose que des *microzymas :* tels sont les dépôts des vins vieux dont j'ai déjà entretenu l'Académie, et le dépôt jadis signalé par Cagniard-Latour dans le Tavel, et que, après réflexion, il avait considéré comme matière inerte. »

V. — Première note à la page 137.

Sur les microzymas géologiques de diverses origines, par M. A. Béchamp (Extrait) ; Comptes-rendus, t. LXX, p. 914.

« Le carbonate de chaux pur n'a pas d'action sur la fécule ni sur le sucre de canne, même au contact de l'air dépourvu de certaines poussières. En ajoutant une goutte de créosote par 100 centimètres cubes d'empois ou d'eau sucrée, le carbonate de chaux pur reste sans action sur ces composés, même lorsqu'on se borne à fermer l'orifice des vases avec une simple feuille de papier. Après plus de deux années, le sucre de canne était aussi pur que le premier jour, et l'empois n'avait subi aucune fluidification ; la fécule était restée parfaitement intacte. Pourquoi la craie, même au sortir de la carrière et prise au centre d'un bloc, agit-elle si rapidement sur l'empois de fécule pour le fluidifier, sur le sucre de canne pour l'intervertir, et produire ensuite avec l'un et l'autre de l'alcool, de l'acide acétique, de l'acide lactique et de l'acide butyrique? J'ai répondu à ces questions (Comptes-rendus, t. LXIII, p. 451), en démontrant que la craie contient des organismes actuellement vivants, de l'ordre des granulations moléculaires que l'on observe dans certaines fermentations, et que j'ai nommées *microzymas.* J'ai déjà fait voir que, dans un calcaire tertiaire d'eau douce, des microzymas analogues existent, et qu'ils possèdent la même fonction que ceux de la craie. Il importait de démontrer que le fait est général, et que dans tous les calcaires, depuis celui de la grande oolithe jusqu'aux plus modernes, des microzymas existent, et que leur fonction est la même, c'est-à-dire qu'ils agissent comme les microzymas de la craie, dont l'action est semblable à celle des bactéries et des microzymas actuels. J'ai surtout examiné les calcaires suivants :

» I. *Calcaire d'Armissan,* près de Narbonne. — Age tertiaire moyen, formation lacustre.

» II. *Calcaire de Barbentane*, près de Beaucaire. — Mollasse de l'âge tertiaire moyen, formation marine.

» III. *Calcaire de Pignan*. — Mollasse de Pignan (Hérault). Calcaire moellon, âge tertiaire moyen, formation marine.

» IV. *Calcaire néocomien*, de Lavalette, près de Montpellier. — Très compacte : terrain crétacé inférieur.

» V. *Calcaire oolithique*. — Je dois les échantillons à l'obligeance de M. Jules François ; ils ont été extraits, en présence de M. Normand, des carrières de Savonnières et de Brauvillers (Meuse), ouvertes dans l'oolithe supérieure, entre les vallées de la Saulx et de la Marne.

» Ces divers calcaires ont servi à faire fermenter du sucre de canne et de la fécule. Dans toutes les opérations, il s'est dégagé de l'acide carbonique et de l'hydrogène. L'alcool, l'acide acétique, le lactique et souvent le butyrique sont les termes constants de la réaction.

» Dans tous ces calcaires, on constate aisément, comme dans la craie de Sens, l'existence de molécules mobiles, qui affectent la même forme que les granulations moléculaires des fermentations. Tous laissent, après le traitement par l'acide chlorhydrique étendu, un résidu abondant, retenant, sous forme de gelée, une grande quantité d'eau. Cette matière gélatineuse, étant desséchée à 130 degrés et ensuite incinérée, noircit et perd de son poids. Je donnerai pour exemple ce qui a lieu pour le calcaire oolithique de Savonnières, fin blanc ; 1000 grammes de calcaire fournissent :

Résidu humide, complètement égoutté : 106 gr.	
Se réduisant, après dessication à 130 degrés, à .	20gr, 80
Et après calcination à l'air, à	18, 97
Perte, matière organique	1, 83

Cette matière organique, comme pour la craie, est azotée, elle servait principalement à constituer les microzymas. Il est à remarquer que, pendant que l'on dissout le calcaire oolithique dans l'acide chlorhydrique, il se développe une odeur bitumineuse spéciale. Les produits des fermentations par ce calcaire ont également une odeur un peu bitumineuse, rance, que l'on ne retrouve pas dans les opérations avec les autres calcaires.

» VI. *Tuf calcaire de Castelnau*, près de Montpellier. — Il est porteur d'empreintes de feuilles, et les microzymas s'y retrouvent. Néanmoins l'empois de fécule n'a subi un commencement de fluidification que trois semaines après le commencement de l'expérience, et, après deux mois, il ne s'était formé que des traces non dosables de produits de fermentation. Les microzymas du tuf se sont bornés, très lentement, à liquéfier l'empois et à former de la fécule soluble. Cette expérience est importante, en ce qu'elle nous assure que les microzymas que l'on retrouve dans les calcaires plus anciens ne proviennent pas des infiltrations qui y auraient apporté les débris des êtres actuels, ni des poussières atmosphériques de notre époque.

» J'ajoute maintenant que la houille de Bessège, pulvérisée et mise avec du carbonate de chaux pur dans l'empois d'amidon, ne le fluidifie pas, bien qu'au microscope on y découvre des particules brillantes, incolores, qui simulent des microzymas. Au contraire, la terre de garrigue, la terre de bruyères, contiennent des microzymas qui agissent énergiquement sur l'empois de fécule. Et l'on ne sera plus surpris, d'après l'ensemble de ce travail, de trouver que la poussière des rues des grandes villes, comme celle des rues de Montpellier, puisse être employée comme ferment lactique et butyrique puissant, à cause des microzymas nombreux qui s'y trouvent. C'est par là que s'expliquent les expériences de M. Chevreul sur la formation des sulfures dans les environs de la Bièvre.

» Quelle est maintenant la signification géologique de ces microzymas et quelle est leur origine? Il est assez difficile de faire une réponse qui soit sans réplique. Je vais pourtant l'essayer.

» Je crois qu'ils sont les restes organisés et encore vivants des êtres qui ont vécu à ces époques reculées. J'en trouve la preuve dans ces recherches mêmes et dans celles que j'ai exécutées seul ou en collaboration avec M. Estor sur les microzymas des êtres actuellement vivants. Ces microzymas sont morphologiquement identiques, et, bien qu'il y ait quelques légères différences dans leur activité comme ferments, tous les composés qui se forment sous leur influence sont pourtant du même ordre (1).

» Peut-être un jour la géologie, la chimie et la physiologie se

(1) Cette conclusion pourra paraître étrange; pourtant je la crois exacte, et jusqu'à preuve du contraire, je la maintiens. Je prie que l'on veuille bien remarquer ceci : d'après les recherches de M. Payen, la fécule, même à l'état d'empois, est complètement insoluble; mais les calcaires sont insolubles également et évidemment. Pourtant ils fluidifient l'empois! Comment deux corps également insolubles pourraient-ils réagir? Si donc l'empois se fluidifie et s'il ne peut l'être ni par le carbonate de chaux ni par aucun des autres composés minéraux des calcaires, il faut bien que ce soit grâce à l'influence des matières organiques de ces calcaires ; or ces matières organiques sont également insolubles. D'autre part, la fluidification de l'empois est fonction de l'influence des acides, d'une température élevée et des ferments solubles analogues à la diastase, cette autre belle découverte de M. Payen. Mais la liquéfaction de l'empois par les calcaires se fait dans un milieu neutre et au-dessous de 40 degrés: dans ces conditions, elle ne peut être due qu'à un ferment soluble; et l'on sait que les ferments solubles, les zymases, sont toujours le produit de l'activité d'un organisme vivant: les granulations moléculaires organiques des calcaires sont donc vivantes ; elles sont des microzymas analogues aux granulations moléculaires des êtres actuellement vivants, lesquelles agissent exactement de la même manière.

rencontreront pour affirmer que les grandes analogies que l'on constate entre la faune et la flore géologiques, et la flore et la faune actuelles, au point de vue de la forme, existaient aussi au point de vue de l'histologie et de la physiologie. J'ai déjà constaté quelques différences entre les microzymas géologiques de diverses origines : ainsi, tandis que le calcaire d'Armissan et celui de Barbentane laissent apparaître des bactéries, il ne s'en développe point avec la craie et le calcaire oolithique, dans les mêmes circonstances. Des différences analogues se peuvent constater entre les microzymas des êtres actuels.

» En lisant les remarques que M. Elie de Beaumont a faites, dans la séance de l'Académie du 6 décembre dernier, à propos de l'osséine des os fossiles, il m'a semblé que l'illustre géologue ne pensait pas que les conclusions que M. Scheurer-Kestner tirait de ses analyses prouvassent la contemporanéité du mammouth et de l'homme. Je n'ai pas eu l'occasion d'examiner des os fossiles; mais j'ai toujours vu les os anciens, conservés à l'air ou retirés de la terre, fourmiller de microzymas. D'un autre côté, la matière organique n'est pas si altérable, spontanément, qu'on l'admet généralement (1). Sa conservation serait indéfinie si des ferments, dans des conditions convenables, ne la ramenaient peu à peu, par une sorte de dédoublements successifs, comme s'exprime M. Dumas, à l'état minéral. La gélatine, par exemple, même à l'état de gelée, pourrait se conserver sans fin si rien d'organisé n'y était introduit, et, même au contact de l'air, dans un milieu créosoté à dose non coagulante, son inaltérabilité est sans limite; mais dès qu'on y ajoute des microzymas ou qu'il en arrive par une exposition à l'air, cette gelée se liquéfie et prend une odeur spéciale, le produit de la liquéfication ne gélatinise plus : c'est de la gélatine soluble analogue à ce que M. Scheurer-Kestner appelle *osséine soluble*. Les microzymas qui liquéfient la gelée de gélatine ont la plus grande ressemblance avec ceux des os. Or il pourrait se faire que ces microzymas agissent moins rapidement sur tel os que sur tel autre, et, par suite, que l'on ne puisse rien conclure relativement à l'âge de cet os. Si, comme l'a fait observer M. Elie de Beaumont, l'ivoire du déluvium glacé de la vallée de l'Obi est intact, c'est que dans ces conditions l'activité des microzymas est réduite à zéro, tandis que, dans le déluvium de la France et de l'Angleterre, ils ont pu agir et rendre friables les défenses d'éléphant qu'on y rencontre. Il est remarquable, en effet, que les microzymas des calcaires que j'ai examinés sont à peu près sans action aux basses températures, et que toute leur activité ne se développe qu'entre 35 et 40 degrés.

(1) Les *Recherches* de Kunth, *sur les plantes trouvées dans les tombeaux égyptiens*, démontrent très bien cette inaltérabilité de la matière organique. (Voir *Annales des Sciences naturelles*, par MM. Audouin, Brongniart et Dumas; 1826.)

Une température glaciale, comparable à celle de la vallée de l'Obi, arrêterait totalement cette activité. »

VI. — Seconde note à la page 137.

Sur le développement des ferments alcooliques et autres, dans des milieux fermentescibles, sans l'intervention directe des substances albuminoïdes; par M. A. Béchamp. (Comptes-rendus, t. LXXIV, p. 115.)

« M. Liebig conteste qu'un ferment alcoolique puisse naître dans un milieu sucré, sans l'addition préalable d'une substance protéique. Pourtant rien n'est plus certain.

» Dans un Mémoire publié en 1858 (*Annales de chimie et de physique*, 3e série, t. LIV, p. 28), j'ai montré que les moisissures qui se développent dans l'eau sucrée sont la cause immédiate de l'interversion du sucre de canne; que sous leur influence se forme un acide (acétique ou formique, disais-je), qui n'a pas été autrement caractérisé à cette époque. Plus tard (*Revue des Sociétés savantes*, t. VI, p. 136), sur une observation de M. Payen, que ces moisissures ont besoin de certaines substances minérales pour se développer, j'ai répondu qu'elles les empruntaient au verre, puisque l'on savait, depuis Lavoisier, que celui-ci était attaqué par l'eau. Les liqueurs sucrées interverties où s'étaient développées les moisissures, et qui dataient de 1855 ou de 1856, ont été de nouveau examinées en 1864. J'ai constaté que, dans toutes, il s'était formé de l'acide acétique et des quantités d'alcool assez notables pour le caractériser par son inflammation et par sa conversion en aldehyde et en acide acétique.

» Je rapporterai ici quelques-unes des expériences répétées depuis 1863.

» I. Le 13 mai 1863. Sucre de canne, 100 grammes; nitrate de potasse, 20 grammes; eau, 1500 centimètres cubes. Exposé à l'air.

» Le 3 juin, on aperçoit des moisissures; elles n'augmentent guère jusqu'au 15. Ce jour, on constate la formation d'un *mycélium*. Il n'y a que du sucre interverti. Ajouté 0 gr. 7 de phosphate de chaux récemment porté au rouge sombre.

» Le 10 juin, abondantes moisissures. La réduction du réactif cupropotassique plus abondante. La liqueur n'est pas encore acide.

» Le 21, les moisissures ont singulièremeut augmenté. Un dégagement de gaz se manifeste. La liqueur n'est pas acide. Inversion plus avancée.

» Le 22, écume à la surface. La liqueur, loin d'être acide, est alcaline. Adapté un tube pour recueillir les gaz. Constaté un dégagement d'acide carbonique, puis un mélange de cet acide et d'hydrogène.

» Peu à peu, d'alcaline qu'elle était, la liqueur devient acide.

» Le 21 août, le dégagement gazeux ayant totalement cessé, j'ai obtenu :

Alcool rectifié sur le carbonate de soude : 35 centimètres cubes, à 7 degrés centésimaux à la température de 15 degrés.

Sels de soude secs : 18 grammes. Ils ont produit 10 grammes d'acide butyrique et des cristaux caractéristiques d'acétate de soude.

Dans les parties fixes, acide lactique, assez pour faire 1gr, 5 de lactate de chaux cristallisé.

Une partie de l'acide nitrique avait été réduit; il y avait de l'ammoniaque, cause de l'alcalinité du début.

» II. Le 22 juin 1863. Sucre de canne, 150 grammes; nitrate de potasse, 20 grammes; phosphate de magnésie, 0 gr. 7; eau, 800 centimètres cubes. Exposé à l'air.

» Le 1er juillet, les moisissures sont assez abondantes. Réduction énergique du réactif cupropotassique. La liqueur est un peu acide. Adapté un tube de dégagement. Il ne se dégage presque pas de gaz.

» Le 22 août, la liqueur est très acide. Le 10 septembre, on en retire :

Alcool rectifié sur le carbonate de soude : 45 centimètres cubes à 5 degrés centésimaux, $t = 15°$.

Acétate de soude cristallisé : 4 grammes.

Pas trace d'acide butyrique.

Il n'y a pas d'ammoniaque; le nitrate de potasse cristallise.

» Les ferments se composent de *mycélium*, de nombreux globules plus ou moins semblables aux ferments du vin, plus petits ou plus gros, et de granulations moléculaires. Pas un vibrion, pas une bactérie.

» III. Le 3 mai 1864. Sucre de canne, 200 grammes ; phosphate de soude ordinaire contenant du sulfate, 40 grammes; eau commune de Montpellier, 1500 centimètres cubes. Exposé à l'air, dans un vase à large surface, jusqu'au 7 juin.

» Le 7 juin, liqueur franchement acide; dégagement gazeux insignifiant. Introduit dans un appareil à fermentation. Le dégagement d'acide carbonique, très lent, se manifeste et continue jusqu'au 23 août. La liqueur est trouvée très acide, sans odeur alcoolique très prononcée ; elle donne :

Alcool : 140 centimètres cubes à 14 degrés centésimaux, $t = 15°$.

Acétate de soude cristallisé : 20gr, 5.

Lactate de chaux cristallisé : 9gr, 5.

Pas trace d'acide butyrique.

» Les ferments sont formés d'un mycélium abondant, d'une torulacée, de globules de diverses formes, ovales, allongés, très allongés, plus petits que la levûre de bière, et de granulations. Pas de bactéries.

» IV. Le 24 mai 1864. Sucre de canne, 250 grammes; phosphate de magnésie, 1 gramme ; phosphate de chaux, 0 gr. 5; eau, 1,500 centimètres cubes. Exposé à l'air, jusqu'au 7 juin, dans un grand cristallisoir.

» Le 7 juin : liqueur très acide, dégagement de gaz. Introduit dans un appareil à fermentation.

» Le dégagement gazeux devient de plus en plus abondant, comme une fermentation par levûre de bière.

» Le 25 juin, il se dégage encore beaucoup de gaz; acide carbonique pur. Le 17 août, le dégagement a diminué. Le 23, on trouve :

Alcool rectifié sur carbonate de soude, 356 centimètres cubes à 36 degrés centésimaux, t = 15°

Acétate de soude cristallisé, 9gr, 5.

Pas trace d'acide butyrique, ni lactique.

» Le ferment est formé de très petites cellules ovales allongées et de granulations mobiles. Humide et égoutté, il pèse 12 gr. 5, et sec, 3 gr. 02.

» V. Le 29 août 1864. Sucre, 200 grammes; nitrate de potasse, 40 grammes; eau, 300 centimètres cubes. Exposé au contact de l'air, dans un vase à large surface et couvert, jusqu'au 10 février 1865. Introduit alors dans un appareil à fermentation avec 3 grammes de phosphate de chaux pur et récent. En ce moment, il n'y a dans le mélange qu'un amas de mycélium mucoreux et de granulations moléculaires. Il se dégagea beaucoup d'acide carbonique dans la suite. Mis fin le 18 septembre 1865.

Alcool rectifié sur carbonate de soude, 100 centimètres cubes à 3°,5 (degrés centésimaux.) t = 15°.

Acétate de soude cristallisé, 12gr, 6.

Un peu d'acide butyrique.

Lactate de chaux cristallisé, 6gr, 3.

Matière visqueuse précipitée par l'alcool dans le résidu de la distillation, 40gr.

» Une partie du nitrate a été réduite, il y a de l'ammoniaque.

» Les ferments se composent d'un mycélium très grêle, de très petites bactéries mobiles et d'une foule de granulations moléculaires. Ferments égouttés, 6 grammes.

» Cette opération est remarquable surtout par la formation de la matière visqueuse. Cette substance, je l'ai obtenue dans d'autres opérations variées. Sa formation est importante, si on la rapproche de l'opération dans laquelle M. Péligot l'a vue se produisant sous l'influence d'un ferment spécial qu'il a décrit.

» VI. Le 26 juillet 1866. Exposé à l'air, dans une grande fiole couverte d'un papier, pour l'y laisser moisir, une solution de 350 grammes de sucre de canne dans 3000 centimètres cubes d'eau de fontaine.

» Le 29 août 1868, on trouve le sucre interverti, la liqueur acide. Les ferments sont composés de microzymas en foule, simples et accouplés deux à deux, trois à trois, et de quelques rares, très petites cellules à contenu granuleux. Il ne se dégageait pas de gaz, du moins d'une manière visible.

» J'ajoute au mélange :

» Phosphate de magnésie, 0 gr. 7 ; sulfate de potasse, 0 gr. 4; alun de potasse, 0 gr. 3, et j'adapte un tube pour recueillir les gaz.

» Dès le 31 août, on constate une fermentation vive, le liquide mousse, et par l'agitation il se dégage des masses d'acide carbonique.

» Le 2 septembre et les jours suivants, le gaz est parfaitement absorbable par la potasse.

» Le 30 mars 1869, dans un cinquième de la masse mis à part le 26 janvier, il n'y a plus une trace de glucose ; on y trouve :

Alcool passé sur carbonate de soude, 100 centimètres cubes à 25 degrés centésimaux, t = 15°.
Acide acétique, 0gr, 06.
Glycérine, 0gr 62.
De la matière visqueuse et un léger résidu acide.

» Les ferments sont de belles cellules, en apparence différentes de la levûre de bière, des filaments de mycélium et des granulations moléculaires. Pas de bactéries.

» VI. Le 3 avril 1869. Introduit les ferments précédents dans une solution de 70 grammes de sucre faite avec du bouillon de levûre ; bientôt il se dégage de l'acide carbonique, mais lentement.

» Le 20 août, il y a encore un peu de sucre. Je distille pourtant, et je trouve :

Alcool passé sur carbonate de soude, 180 centimètres cubes à 15 degrés centésimaux, t = 15°.
Acide acétique, 0gr, 132.

» Les ferments sont comme au 30 mars. Pas une bactérie. Le bouillon de levûre et le séjour des ferments à l'air n'ont donc rien amené de spécial.

» J'ai publié, aux *Comptes-rendus* du 4 juillet 1870, des faits relatifs à la *fermentation carbonique et alcoolique de l'acétate de soude et de l'oxalate d'ammoniaque ;* dans ces expériences, des ferments organisés s'étaient développés.

» Des ferments organisés peuvent donc se développer dans des milieux absolument dépourvus de matières albuminoïdes, et les moisissures, nées des microzymas de l'atmosphère, fonctionnant d'abord comme appareils de synthèse, comparables aux autres végétaux, forment la matière organique de leurs tissus à l'aide des matériaux ambiants dont ils peuvent disposer, et consomment ensuite la matière fermentescible qu'on leur offre, s'ils en sont capables. L'expérience de M. Pasteur, que M. Liebig nie, est donc essentiellement vraie. La levûre ensemencée par M. Pasteur, peut se multiplier, et, si des bactéries peuvent se développer dans ses mélanges, la Note que j'ai eu l'honneur de lire à l'Académie le 23 octobre 1871 (*Annales de chimie et de physique*, 4e série, t. XXIII, p. 443) explique leur apparition. J'ajoute que M. Pasteur ne savait pas alors que les résidus de levûre continssent de l'acide sulfurique; ce fait a été établi par moi dans une Note de la fin de l'année dernière. »

VII. — Troisième note à la page 137.

Sur la nature essentielle des corpuscules organisés de l'atmosphère et sur la part qui leur revient dans les phénomènes de fermentation; par M. A. Béchamp. Comptes-rendus, t. LXXIV, p. 629.

« En examinant attentivement la poussière qui se dépose de l'atmosphère dans mon laboratoire, et celle des rues de Montpellier, j'ai été frappé de la grande analogie de forme que l'on remarque entre les granulations moléculaires que le microscope y révèle et celles que j'ai signalées, sous le nom de microzymas, dans la craie et dans les calcaires d'eau douce ou marins que j'ai étudiés. J'ai supposé qu'elles étaient de même nature et de même fonction. Je me suis proposé de le démontrer : tel est l'objet de quelques-unes des expériences de la Note actuelle que j'ai l'honneur de communiquer à l'Académie, laquelle se rattache ainsi à celle que j'ai publiée le 8 janvier dernier. J'examine ensuite jusqu'à quel point il importe de tenir compte des microzymas atmosphériques.

» I. *Les microzymas atmosphériques sont des ferments du même ordre que ceux de la craie.* Le 11 avril 1865, mis en expérience :

A. Empois de fécule, 20 grammes, avec 420 centimètres cubes d'eau ; carbonate de chaux pur, venant d'être préparé et exposé pendant 48 heures à l'air, sans le garantir contre la poussière, 30 grammes ; créosote, 4 gouttes.

B. Dans le même lieu, au même moment, avec la même fécule et la même eau : Empois de 20 grammes de fécule avec 420 centimètres cubes d'eau ; craie de Meudon prise au centre d'un bloc, 30 grammes. Créosote, 4 gouttes. La craie avait été rapidement pulvérisée dans un mortier de métal, porté à une température élevée et refroidie dans une enceinte créosotée.

» Les deux appareils, munis de leurs tubes abducteurs, sont portés à l'étuve et chauffés à 35-40 degrés.

» Le 12 avril, les deux mélanges sont dans le même état.

» Le 13, A n'est pas moins visqueux que la veille ; B l'est une fois moins.

» Le 14, A, comme le 13 ; B est tout à fait liquéfié. Le mélange est aussi liquide qu'une solution de fécule soluble mêlée de craie.

» Le 15, A commence à se liquéfier ; B dégage du gaz. A partir de ce jour, on laisse aller les deux fermentations, et le 26 juin, on analyse les produits :

A. *Opération avec carbonate de chaux*		B. *Opération avec craie*	
Alcool absolu	4cc	Alcool absolu	3cc, 6
Sels de soude fondus. . .	8gr	Sels de soude fondus . . .	9gr, 2
Lactate de chaux cristallisé.	0gr, 5	Lactate de chaux cristallisé.	5gr, 2

» Les sels de soude sont un mélange d'acétate et de butyrate.

» Les ferments sont, dans les deux cas, un mélange de microzymas et de bactéries. Les bactéries sont plus longues dans l'expérience avec le carbonate de chaux pur.

» II. *Les microzymas de la poussière des rues de Montpellier sont doués des mêmes propriétés que ceux de l'atmosphère et de la craie.* Le 5 novembre 1868, mis en expérience :

Empois de 20 grammes de fécule dans 300 centimètres cubes d'eau. Poussière calcaire d'un boulevard non pavé de Montpellier, 100 grammes. Créosote, 3 gouttes. Mis à l'étuve.

» Le 6 novembre, la fluidification était commencée; elle était complète le 7, et du gaz se dégageait. Le 28 décembre, examiné les produits :

Alcool : assez pour largement l'enflammer.
Acide butyrique pur : 6 grammes.
Acétate de soude cristallisé : 6 grammes.

» J'ai répété ces expériences : elles sont toutes concordantes. Ainsi, sauf des nuances, les poussières atmosphériques, celles des rues et la craie, dans les mêmes circonstances, ont le même mode d'action. Sans doute, il peut y avoir autre chose, dans l'atmosphère et dans la poussière des rues, que des microzymas, mais c'est accidentel. Ce qui est constant, ce sont les microzymas.

» Je pourrais multiplier les exemples de ces fermentations réduites à leur plus simple expression : en voici un qui indique qu'il peut exister plusieurs espèces de microzymas, même d'origine géologique.

» III. *Les microzymas du tuf calcaire de Castelnau (près de Montpellier), sont fonctionnellement différents de ceux de la craie et de l'atmosphère.* Le 6 janvier 1867, mis en expérience :

Empois de 50 grammes de fécule dans 1,000 centimètres cubes d'eau. Tuf de Castelnau rapidement pulvérisé, 270 grammes. Créosote, 10 gouttes.

» Le 23 janvier, il n'y avait encore aucune trace de fluidification; pourtant la fiole n'était couverte que d'un papier. Dans une autre expérience, faite dans les mêmes conditions, le mélange ne se fluidifia incomplètement qu'après un mois, et un mois plus tard le mélange analysé ne fournit que des traces d'acides volatils, et parmi les produits fixes, seulement un peu de dextrine. Pourtant, la masse fourmillait de granulations moléculaires et de bâtonnets mobiles comme des bactéries.

» Il convient de faire remarquer que le tuf de Castelnau a été pris à une faible profondeur.

» Il faut donc compter avec les microzymas atmosphériques, et comme on ne peut pas, le plus souvent, se soustraire à leur présence, il est nécessaire de se demander à quel ordre de grandeur leur influence peut être réduite.

» IV. *L'influence des microzymas atmosphériques peut être réduite à zéro.* — A propos des recherches sur la craie, je m'étais déjà assuré de ce fait. Plus tard j'ai répété ces expériences en les variant et en opérant dans diverses saisons.

» Le 5 janvier 1867, mis en expérience :

A. Sucre de canne, 145 grammes; eau, 1,000 centimètres cubes; carbonate de chaux pur, 50 grammes; créosote, 10 gouttes.

» Le carbonate de chaux avait été préparé au moment de s'en servir; il avait été lavé avec de l'eau légèrement créosotée. L'eau sucrée avait été filtrée sur un filtre et dans une fiole lavée à l'eau bouillante légèrement créosotée. L'appareil n'avait été fermé qu'avec un tube à coton. Sauf les soins de propreté, on n'avait pris aucune autre précaution contre les poussières atmosphériques. Le mélange a subi toutes les variations de température du climat de Montpellier.

» Ouvert le 4 mai suivant : pas une trace de glucose. Refermé.

» Ouvert le 10 juillet : pas une trace de glucose; ce jour, supprimé le tube à coton et fermé avec une simple feuille de papier, enveloppant le goulot.

» Examiné une dernière fois le 16 juillet 1869, c'est-à-dire après trente mois : pas une trace de glucose, le pouvoir rotatoire du sucre de canne était resté constant,

B. Empois de 50 grammes de fécule avec 1,000 grammes d'eau; carbonate de chaux pur, 50 grammes; créosote, 10 gouttes. Le carbonate de chaux avait été préparé avec les mêmes soins que ci-dessus. Fermé avec un tube à coton.

» Comme pour A, l'appareil avait été ouvert plusieurs fois. Examiné le 5 août 1869, c'est-à-dire trente et un mois après le début de l'expérience : pas trace de fluidification, l'empois était seulement contracté. On jette la masse délayée dans l'eau sur un filtre; la liqueur bleuit, en bleu pur, par l'iode : pas une trace de dextrine; traitée par l'acide oxalique, elle donne un précipité insignifiant; en la distillant, pas une trace d'alcool; seulement, une trace d'acide volatil, comme on en obtiendrait en distillant les eaux de lavages de la fécule elle-même.

» Au microscope, on voit quelques granulations moléculaires dans les deux mélanges : pas une bactérie, ni d'autres productions organisées. Mais qu'adviendrait-il, si l'on ajoutait aux mélanges précédents une matière putrescible? Le voici :

» V. *L'influence des microzymas atmosphériques et d'une matière putrescible réunis, peut être réduite à zéro.* Le 16 juillet 1870, mis en expérience :

A. Bouillon de levûre, 250 centimètres cubes; sucre de canne, 50 grammes; carbonate de chaux pur, 70 grammes; créosote, 3 gouttes.

B. Bouillon de levûre, 250 centimètres cubes; sucre de canne, 50 grammes; craie de Sens, extraite depuis un an de la carrière, 70 grammes; créosote, 5 gouttes.

» Le bouillon de levûre avait été fait avec 50 grammes de levûre et 500 grammes d'eau; traité par 3 à 4 volumes d'alcool, il louchit à peine, et, après trois jours, ne donne aucun précipité. Le carbonate de chaux avait été préparé avec les précautions déjà indiquées. Pendant qu'on pulvérisait la craie, avec les soins déjà décrits, on agitait le carbonate de chaux à l'air avec une baguette de verre. B est muni d'un bouchon à tube adducteur; A n'est fermé que par un papier enveloppant le goulot du ballon. Les deux appareils sont abandonnés dans une pièce peu éclairée, à la température ordinaire.

» Le 1er septembre suivant, on constate qu'il n'y a de glucose dans aucun des deux appareils. Dans B, au microscope, fourmillement de microzymas mobiles; il y en a d'accouplés deux à deux et de petites bactéries mobiles. Dans A, quelques granulations moléculaires; la craie et le carbonate de chaux sont recueillis sur les filtres et complètement lavés. On les dissout l'un et l'autre par l'acide chlorhydrique étendu. A ne laisse pas de résidu appréciable. B laisse un résidu abondant : Il est desséché à 160 degrés; il pèse 1 gr. 90 : incinéré, il s'est trouvé composé de :

Matière minérale.	1gr, 47
Matière organique	0, 43
	1, 90

En centièmes :	Matière minérale.	77gr, 35
	Matière organique	22, 65
		100, 00

» Pendant l'incinération, odeur de corne brûlée.

» Le résidu insoluble de la craie employée contenait en centièmes :

Matière minérale.	92gr, 7
Matière organique	7, 3
	100, 0

» N'est-il pas permis de conclure, non seulement que les rares microzymas de l'atmosphère qui sont tombés dans les mélanges pendant les manipulations n'ont pas agi, mais que les microzymas de la craie ont pullulé et plus que triplé? »

Cette expérience avait été faite avec du sucre de canne, précisément pour pouvoir comparer, dans les deux cas, la masse de matière organisée qui se formerait. En voici deux autres qui les contrôlent : (Voir Comptes-rendus, t. LXXV, p. 1285).

Le 21 juillet 1870, mis en expérience, au même moment, dans le même lieu que les deux précédentes, et avec les mêmes soins :

C. Empois fait avec 16 grammes de fécule et bouillon de levûre créosoté (50gr de levûre, 400cc d'eau) 250cc; carbonate de chaux pur, 25 grammes.

D. Empois de 16 grammes de fécule avec la moitié du bouillon de levûre précédent, 250cc; craie de Sens, du même bloc que ci-dessus, 60 grammes.

Le carbonate de chaux était remué à l'air, pendant que l'on pulvérisait la craie avec les précautions accoutumées. Les deux ballons, fermés par un papier entourant le goulot, sont placés à l'étuve. Le 3 août, C n'est pas fluidifié ; il y a de superbes bactéries de toutes dimensions. Laissé à l'étuve jusqu'au 1er septembre 1870. Ce jour, examiné de nouveau, et mis fin.

C. L'empois est fluidifié; pas de bactéries; il n'y a pas plus de granulations moléculaires que le 3 août; filtré, la liqueur se colore par l'iode comme un mélange de dextrine et de fécule soluble, c'est-à-dire en rouge violacé, et ne précipite point par l'acide oxalique, c'est-à-dire pas de chaux dissoute et pas d'acides formés.

D. Le nombre des *microzymas* a beaucoup diminué; une foule de bactéries les ont remplacés. La liqueur filtrée précipite abondamment par l'acide oxalique, et se colore seulement en jaune par l'iode. La nouvelle liqueur distillée fournit : acide acétique et butyrique, et un résidu fixe composé surtout d'acide lactique.

Le rôle des granulations moléculaires, des germes, comme on dit, de l'atmosphère est considérable, cela n'est pas douteux. Les expériences que je viens de rapporter me semblent prouver que ces prétendus germes sont surtout des *microzymas* dont on peut rendre l'influence aussi petite que l'on veut. Il ne faut donc pas leur accorder une importance exagérée, qui devient, en quelque sorte, superstitieuse quand on veut leur faire tout expliquer en matière de fermentations. Ainsi, l'on admet qu'ils pénètrent même à travers des parois compactes, et que le contact instantané d'un petit volume d'air peut être la cause, dans tous les cas où une action de fermentation se manifeste, de transformations chimiques puissantes, et de l'apparition possible d'une foule d'organismes divers. Admettons, pour un moment, l'hypothèse, et voyons-en les conséquences. M. Dumas a démontré que, à Paris, un homme qui fait seize inspirations par minute, fait pénétrer dans ses poumons près de huit mètres cubes d'air par vingt-quatre heures. Puisqu'on admet que les germes ou *microzymas* de l'air pénètrent si facilement partout, et qu'ils sont si aisément retenus par les infusions, je demande expressément pourquoi l'on n'admet pas qu'ils soient retenus également par toute la surface des voies respiratoires et de cette vaste nappe humide ou sanguine que le poumon supposé étalé en surface représente, et n'y pénètrent pas. Sans doute, on est forcé de le nier, car sans cela, en poussant un peu les conséquences, tous les actes chimiques de l'organisme, si semblables aux actes de fermentation, pourraient être attribués aux germes de l'atmosphère! J'admets, au contraire, qu'ils y pénètrent en tant que *microzymas*, et je démontrerai, je l'espère, qu'ils ne sont presque pour rien dans les manifestations chimiques que nous y observons. Quoi qu'il en soit, on vient de voir qu'on peut réduire leur influence à rien. Ce sont ces expériences préliminaires qui nous ont permis, à M. Estor et à moi, d'entreprendre l'étude des *microzymas* de l'organisme, étude pour laquelle nous avions besoin de négliger l'influence des germes atmosphériques. J'ai cherché, dès 1855, dans l'atmosphère, la cause du développement des moisissures et de tous les ferments figurés : elle est aussi ailleurs. Si l'Académie le permet, M. Estor et moi lui rendrons compte d'expériences qui expliquent celles que M. Fremy et M. Trécul opposent à M. Pasteur, et cela sans faire intervenir la doctrine de l'hétérogénie.

VIII. — Note à la page 367.

Des salives et des organismes buccaux de l'homme et des animaux.

Les faits prouvent qu'il n'est pas permis de conclure de l'identité de structure à l'identité de fonction chimique d'un organe ou d'un organisme : glande, cellule, microzyma, non seulement dans le même être, mais dans deux êtres assez voisins par leur organisation. Le pancréas a une structure si semblable à celle des glandes salivaires, qu'on l'a appelé glande salivaire intestinale; cependant le pancréas possède des propriétés chimiques qui ne sont pas possédées par la parotide; la parotide d'homme, celle du chien et celle du cheval ne sécrètent pas des salives de même activité, etc. J'ai pu, grâce à l'obligeance de M. le professeur G. Colin, d'Alfort, reprendre l'étude de la salive parotidienne de cheval. Eh bien, non seulement cette salive ne saccharifie pas la matière amylacée, mais la matière albumineuse qu'elle contient est absolument différente de celle de la salive humaine.

On pouvait toujours objecter que les microzymas et infusoires buccaux de l'homme n'ont pas pour origine l'organisme humain, et qu'ils ne sont que les germes de l'air, plus ou moins modifiés dans leur fonction. Or, en recueillant les organismes semblables sur des langues de bœuf, de porc, venant d'être abattus, je les ai trouvés absolument incapables de saccharifier l'empois d'amidon.

La théorie de l'altération est donc tout aussi fausse que la théorie des germes atmosphériques, appliquées à l'explication de l'activité de la salive humaine.

Voir pour plus de détails le Mémoire que j'ai publié depuis que la Conférence a été imprimée : « *La salive, la sialozymase et les organismes buccaux chez l'homme; étude pour servir à l'édification d'une théorie de la pancréatinogénie* ; par A. Béchamp ; *in Archives de physiologie normale et pathologique* de MM. Brown-Séquard, Charcot, Vulpian et M. Joffroy (novembre 1882).

IX. — Note à la page 379.

Sur la fermentation alcoolique et acétique spontanée des œufs, par M. A. Béchamp (Comptes-rendus, t. LXVII, p. 523).

A la fin d'une Note intitulée *Nouvelles observations sur la putréfaction des œufs* (Comptes-rendus, t. LXI, nº 8, 21 août 1865), M. Donné a bien voulu dire : « J'ai remis un de mes œufs à M. le professeur Béchamp, qui en a fait l'analyse et qui l'étudie au point de vue de ses idées sur la fermentation ; il fera prochainement connaître le résultat de ses recherches. » Ce sont ces résultats que j'ai l'honneur de communiquer à l'Académie.

On sait que M. Donné provoque l'altération rapide du contenu des œufs en mêlant, par de vigoureuses secousses, le jaune avec le blanc. Cette fois les observations de M. Donné avaient porté sur des œufs d'autruche, qui sont pourvus d'une coquille épaisse et solide comme de l'ivoire.

M. Donné m'ayant remis l'œuf d'autruche qu'il avait ouvert le 24 juillet, je constatai d'abord qu'au lieu d'être alcalin, comme l'œuf normal, il est, au contraire, à réaction franchement acide. L'odeur, sans doute, en est désagréable, mais elle n'est pas celle des œufs pourris ordinaires, qui est horrible, ni celle des matières animales putréfiées, qui est si pénétrante et si persistante. Evidemment les matières albuminoïdes n'avaient point pris part à la décomposition; pourtant un papier imprégné d'acétate de plomb, placé à l'ouverture de l'œuf, y noircissait. Une seconde ouverture ayant été pratiquée à l'opposé de la première, j'ai fait couler le contenu de l'œuf dans une fiole tarée et bien lavée à l'eau bouillante. La matière n'a eu le contact de l'air que pendant le temps qu'a duré le transvasement. La fiole était remplie aux cinq sixièmes. Le poids de la matière spumeuse était de 750 grammes. La fiole ayant été aussitôt bouchée par un bouchon muni d'un tube abducteur, on en fit sortir immédiatement, par une vive agitation, assez de gaz pour y constater la présence de l'hydrogène sulfuré et aussi d'une assez grande quantité d'acide carbonique. L'appareil, placé en pleine lumière sur la table de mon laboratoire, à la température des mois de juillet et d'août, au midi, laissa dégager environ 50 centimètres cubes de gaz par vingt-quatre heures. Le 4 août, l'air de l'appareil ayant été expulsé par ce dégagement, le gaz a été analysé. Il y avait des traces d'hydrogène sulfuré, le reste était composé comme suit :

Vol. total du gaz.	156,0	En centièmes :	Acide carbonique.	78,8
Après la potasse .	33,3		Hydrogène . . .	21,2
Acide carbonique.	122,7			100,0

Le gaz non absorbable n'était en effet que de l'hydrogène.

Le 8 août, on trouve :

Vol. total du gaz .	197	En-centièmes :	Acide carbonique.	78,2
Après la potasse .	43		Hydrogène . . .	21,8
Acide carbonique.	154			100,0

Le gaz inflammable n'était encore que de l'hydrogène. Le protochlorure de cuivre ammoniacal ne modifiait pas son volume.

Le 15 août, le dégagement gazeux était singulièrement ralenti; les gaz dégagés contenaient de moins en moins d'hydrogène sulfuré. Le 29 août, je mets fin à l'expérience : il n'y a plus une trace d'hydrogène sulfuré dans le gaz de la fiole. Le contenu de celle-ci s'était de plus en plus épaissi. Je délaye dans un peu d'eau distillée et je jette la masse sur un filtre; le liquide qui s'écoule est franchement acide, non fétide; son odeur est seulement fade; les parties insolubles que le filtre retient sont lavées à l'eau distillée et lorsque l'eau de lavage n'est plus sensiblement acide, je réunis toutes les liqueurs et je distille au bain de chlorure de calcium. A peine la distillation eut-elle commencé, que toute la masse se coagula comme du blanc d'œuf. Le premier dixième ayant passé, je lave la matière coagulée, je filtre, j'ajoute au liquide filtrée suffisamment d'acide oxalique pour saturer les bases minérales de l'œuf et je continue la distillation presque jusqu'à siccité. Le résidu contenait encore un peu d'albumine coagulée, qui a été réunie à la première partie, et un peu de matière soluble ne contenant plus une trace de sucre ou de matière glucogène quelconque.

Le premier dixième du produit distillé est consacré à la recherche de l'alcool. Il est successivement rectifié sur un léger excès d'acide oxalique pour retenir un peu d'ammoniaque, puis sur du carbonate de soude pour retenir les acides volatils. Je recueille 46 centimètres cubes d'un liquide, marquant 3° cent. à un aréomètre sensible de Gay-Lussac. Il y avait donc $1^{cc},4$ d'alcool absolu. Pour m'assurer que c'était bien de l'alcool ordinaire, j'ai pris une partie du liquide alcoolique, je l'ai traité par un excès de carbonate de potasse calciné et je l'ai enflammé : elle brûla avec la flamme de l'alcool ordinaire. L'autre partie a été oxydée par un mélange de bichromate de potasse et d'acide sulfurique; j'ai senti l'odeur de l'aldehyde, et j'ai obtenu assez d'acide acétique pour saturer 0 gr. 07 de soude pure et produire ainsi de l'acétate de soude cristallisé.

Les liqueurs acides de la seconde distillation ont été réunies au résidu de la rectification de l'alcool sur le carbonate de soude, saturées à leur tour et évaporées. Les sels obtenus ont été distillés avec de l'acide sulfurique étendu au bain de chlorure de calcium. Le produit distillé très acide a exigé 0 gr. 96 de soude caustique pour sa saturation et a produit 3 gr. 95 d'acétate de soude cristallisé. Les dernières eaux mères ont fourni quelques gouttes d'un acide gras odorant, acide butyrique ou autre.

La portion de matière albuminoïde et les corps gras restés sur le filtre ont été desséchés à l'étuve et épuisés par l'éther pour enlever les corps gras. En somme, j'ai obtenu :

Matières albuminoïdes encore solubles et coagulées par la chaleur	43gr, 10
Matières albuminoïdes séparées par l'éther. . .	40, 25
Corps gras jaunes	64, 82
Matières solides de l'œuf fermenté	148, 17

Ainsi le sucre et les matières glucogènes ont disparu, les matières albuminoïdes et les corps gras se retrouvent inaltérés. L'examen microscopique ne révèle pas autre chose dans la masse fermentée que ce que M. Donné m'y avait montré au moment de me remettre l'œuf, savoir un amas de granulations moléculaires.

Malgré la netteté de ces résultats, on pouvait objecter que, si court qu'eût été le contact de l'air, il aurait pu apporter son contingent d'activité dans le phénomène. J'ai donc prié M. Donné de me fournir un nouvel œuf d'autruche, mais intact.

Le 8 décembre 1865, M. Donné voulut bien assister à l'ouverture de l'œuf d'autruche préparé qu'il m'avait généreusement procuré. Dès que le trou circulaire fut percé, un jet de matière spumeuse fut projeté au dehors. Aussitôt fut appliqué sur l'ouverture, un tube abducteur muni d'un bouchon en caoutchouc, dont toutes les parties étaient plongées depuis une demi-heure dans de l'eau bouillante.

La matière spumeuse, examinée séance tenante au microscope par M. Donné, ne laisse rien voir d'étranger, et, ce qui était prévu, elle rougissait franchement le papier de tournesol.

Le dégagement gazeux par le tube abducteur appliqué sur l'œuf, comme à un appareil à fermentation, continua incontinent, et je pus recueillir, presque aussitôt, un volume de gaz suffisant pour constater que la moitié environ était absorbable par la potasse et l'autre moitié inflammable et combustible comme l'hydrogène.

Le 9 décembre, 24 heures après, on constate que le gaz dégagé contient des traces non mesurables d'hydrogène sulfuré ; pour le reste :

Vol. total du gaz .	135	En centièmes :	Acide carbonique.	51,0
Après la potasse .	66		Hydrogène . . .	49,0
Acide carbonique.	69			100,0

Le 12 décembre, en centièmes

Acide carbonique.	52
Hydrogène	48

Le phénomène n'ayant pas changé de sens, mais ayant constaté que le volume de l'acide carbonique tendait à s'accroître, pour ne pas augmenter les influences, que l'on pouvait redouter à cause du contact instantané de l'air avec une petite quantité de la matière, j'ai mis fin à l'expérience :

Poids total de l'œuf	1440gr
Poids de la matière contenue	1125
Poids de la coquille	315gr

La matière fermentée étant délayée dans 500 cent. cubes d'eau, jetée sur un filtre et lavée comme plus haut, je constate qu'il se dégage encore de l'hydrogène sulfuré et que le liquide filtré est acide. J'opère comme pour la première fois et j'isole :

Alcool absolu	1cc, 8
Acide acétique	1gr, 7

L'acide acétique a fourni une belle cristallisation d'acétate de soude. Les dernières traces d'eaux mères ne contenaient pas la plus petite quantité d'acide butyrique.

Comme dans la première opération, l'acide oxalique, sur lequel les liquides alcooliques avaient été rectifiés, a retenu de l'ammoniaque. Les matières albuminoïdes et les corps gras ont été isolés de même, et on a constaté l'absence de toute trace de sucre.

Si, maintenant, on fait abstraction de l'hydrogène sulfuré et de l'ammoniaque, qui sont évidemment des termes accessoires de la réaction, nous avons, dans ces expériences, tous les caractères de la fermentation alcoolique et de la butyrique, et comme on ne remarque dans sa masse rien qui ressemble à un ferment organisé connu, M. Donné a eu raison de s'écrier : « Ainsi voilà une matière animale très compliquée, renfermant tous les éléments de l'organisation la plus élevée, qui, sans être soumise à aucun agent extérieur, ni exposée à un degré de température capable d'anéantir les germes de la vie ; voilà, dis-je, une sorte de cadavre à l'abri de l'air extérieur qui se putréfie, qui entre en décomposition, qui fermente sans donner naissance à aucun être organisé et sans l'intervention d'aucun agent connu de fermentation. »

Mais la matière ne se transforme pas d'elle-même. Quelle est donc la cause de cette transformation remarquable que je viens d'étudier ? Si l'on admet qu'elle vient du dehors, pourquoi tous les œufs abandonnés à eux-mêmes ne subissent-ils pas le même sort, et pourquoi, comme le fait remarquer avec raison M. Donné, n'est-il pas si facile qu'on le croit d'obtenir des œufs pourris? Car enfin le blanc et le jaune ne se putréfient pas si facilement. On peut les abandonner, séparément ou réunis, mais non confondus, même au large contact de l'air, sans qu'ils se putréfient ; tandis que, intimement mêlés, à l'abri de l'air autant que possible, ils dégagent rapidement un mélange d'acide carbonique, d'hydrogène et d'hydrogène sulfuré, dans le même temps, je le répète qu'exposés séparément à l'air libre, ils se dessèchent sans subir d'altération.

L'œuf porte en lui-même, normalement, la cause de cette fermentation, et c'est surtout dans le jaune que réside cette cause. Un autre travail montrera que j'aurais pu intituler cette Note :

« *Des microzymas de l'œuf considérés comme organismes producteurs d'alcool et d'acide acétique.* »

X. — Addition à la page 382.

Réflexions sur les générations spontanées, à propos d'une Note de M. U. Gayon sur les altérations spontanées des œufs, et d'une Note de M. Crace-Calvert sur le pouvoir de quelques substances de prévenir le développement de la vie protoplasmique, par M. A. Béchamp. (Comptes-rendus, t. LXXVII, p. 613.)

Il y a quelques années, j'ai publié sur la fermentation alcoolique et acétique spontanée des œufs, un travail où je disais : « L'œuf porte en lui-même, normalement, la cause de cette transformation, et c'est surtout dans le jaune que réside cette cause. » Un autre travail montrera que j'aurais pu intituler cette Note : « *Des microzymas de l'œuf considérés comme organismes producteurs d'alcool et d'acide acétique* (1). »

Mon intention était de ne revenir sur ce sujet qu'après avoir résolu quelques-uns des problèmes qu'il soulève et qui se rattachent à mes autres études sur les microzymas. Il fallait, notamment, reprendre l'étude des matières albuminoïdes de l'œuf et les caractériser, afin de déterminer dans quelle limite on peut dire qu'elles sont modifiées dans l'altération provoquée par le procédé de M. Donné. Ce travail est très avancé (2). La Note que M. U. Gayon a récemment présentée à l'Académie (3) m'oblige à modifier le plan que je m'étais tracé. Les critiques adressées à la conclusion que je rappelais en commençant, soulèvent une question de méthode qu'il m'importe, dans l'intérêt de cette étude, d'examiner avant tout. « On se rappelle, dit M. Gayon, les expériences décisives par lesquelles M. Pasteur a combattu victorieusement les théories de la génération spontanée, je veux parler de la disposition simple qui consiste à conserver au contact de l'air pur, à l'abri de tous germes actifs, les liquides les plus altérables, tels que le sang et l'urine. » Et l'auteur s'efforce de démontrer que je me suis trompé; qu'il n'y a dans l'œuf, dans le jaune, normalement, nécessairement, rien à quoi l'on doive attribuer les transformations observées. Pour les expliquer, il fait intervenir les germes de l'air, accidentellement introduits dans l'œuf avant le dépôt de l'enveloppe calcaire de la coquille. Je répondrai plus tard à l'argumentation de M. Gayon, par des faits que je crois pouvoir regarder comme décisifs : mais mon honorable

(1) Comptes-rendus, t. LXVII, p. 523.

(2) Contrairement à ce que l'on croyait, il y a au moins trois matières albuminoïdes distinctes dans le blanc d'œuf ; dans le jaune, outre les microzymas qui sont insolubles dans l'eau, il y en a au moins deux qui sont solubles.

(3) Comptes-rendus, t. LXXVII, p. 214.

contradicteur laisse croire que, dans mes recherches, je ne prends aucune précaution contre les *germes actifs* de l'atmosphère. C'est ici que se place la question de méthode.

Je ne sais jusqu'à quel point les sectateurs de l'hétérogénie ont été convaincus; ce qu'il y a de certain, c'est qu'une école physiologique n'en continue pas moins de professer la doctrine que l'on dit vaincue, et ici je ne fais pas allusion aux savants qui font dériver le monde organisé d'un monère, simple flocon d'albumine vivante, spontanément formé, mais à ceux qui soutiennent que la cellule, dans les êtres supérieurs, naît d'un protoplasma vivant où n'existerait rien d'organisé. Quoi qu'il en soit, je me hâte de déclarer que je n'ai aucune objection à élever contre la méthode indiquée. Or cette méthode, qui a pour but de tuer les germes atmosphériques ou d'en empêcher l'arrivée dans les mélanges ou les produits fermentescibles, est insuffisante et caduque quand il s'agit d'expérimenter sur des matériaux dans lesquels on veut démontrer l'existence d'éléments anatomiques vivants, qui proviennent d'êtres dont toutes les parties ont eu le contact de l'air atmosphérique normal, c'est-à-dire chargé de poussières où, comme je l'ai démontré, dominent précisément des microzymas d'un certain ordre.

La méthode plus générale que j'ai substituée à celle-là, en la combinant au besoin avec elle, consiste à introduire de la créosote, de l'acide phénique, des agents analogues ou autres, dans le milieu fermentescible. J'ai eu l'occasion d'y insister plusieurs fois devant l'Académie et d'en exposer la théorie. Je demande la permission de répéter que la créosote, par exemple, employée à dose non coagulante, qui n'empêche pas une fermentation commencée de s'achever, a pour effet, non, sans doute, de tuer les germes atmosphériques, mais de s'opposer à leur évolution en moisissures, bactéries, ou autres infusoires, selon les circonstances. Réciproquement elle peut enrayer l'usure et la destruction physiologique de certaines cellules. Il n'est pas même nécessaire que la créosote soit introduite dans le milieu fermentescible; il suffit que celui-ci soit placé dans une atmosphère qui en contient la vapeur. Sous son influence, ou celles d'agents analogues bien choisis, même sans prendre d'excessives précautions, les matières les plus altérables se conservent au contact de l'air sans subir de transformation chimique appréciable, alors que, sans leur usage, les moisissures ou les bactéries, ou d'autres infusoires apparaissent, lesquels opèrent consécutivement la transformation de la matière.

Il n'est peut-être pas inutile d'ajouter que cette méthode, je l'avais appliquée à une époque où la question des générations spontanées n'était pas de nouveau soulevée, c'est-à-dire longtemps avant 1858. Depuis lors elle a fait ses preuves; la théorie qui en découle a été confirmée, et ses conséquences ont abouti à des applications, même à l'art de guérir. En effet : 1° M. Crace-

Calvert (1) s'est assuré que l'acide phénique et le cressylique sont « des substances qui préviennent entièrement le développement de la vie protoplasmique et de la moisissure. » Comme moi, M. Calvert se sert de ces substances à dose non coagulante. Sans doute appeler « vie protoplasmique » le développement des vibrions et des bactéries, cela est de peu d'importance, bien que ce soit là le langage d'un spontépariste. M. Calvert dit : « prévient le développement de la vie protoplasmique, » là où je dis : « empêche l'évolution des germes atmosphériques en vibrions, bactéries ou moisissures. » C'est une nuance, mais ce qui reste acquis, c'est que la créosote et les agents analogues créent un milieu stérile où n'apparaît rien d'organisé. 2° M. Masse (2), en 1864, a appliqué la créosote au traitement du sycosis parasitaire, en s'appuyant sur la théorie que je viens de résumer. « C'était, dit-il, un nouveau parasiticide à essayer. Toutefois, il ne fallait pas se faire illusion ; la créosote ne devait point tuer immédiatement le parasite développé, puisqu'elle n'arrête pas une fermentation qui a commencé. Elle s'oppose au développement ultérieur des spores ; elle crée dans les follicules pileux un terrain stérile, dans lequel le cryptogame ne pourra que s'épuiser et mourir. » La guérison est venue donner raison à la théorie. Plus tard, dans les mêmes hôpitaux de Montpellier, M. Pécholier (3) a employé, avec succès, le même agent dans la fièvre typhoïde, et les résultats observés ont été confirmés par M. Gaube (4). Enfin MM. Barraut et Jessier se sont servis de l'acide phénique dans le traitement de la fièvre intermittente, en invoquant la même théorie. Je pourrais multiplier les cas où la créosote et l'acide phénique ont eu des applications médicales, couronnées de succès.

Il est donc démontré que la nouvelle méthode empêche les fermentations, parce qu'elle s'oppose à la naissance des ferments organisés par les germes atmosphériques. La méthode ancienne empêche les mêmes manifestations, parce qu'elle tue les germes ou s'oppose à leur arrivée dans le milieu fermentescible. On voit la différence. Je reviens à la Note de M. Gayon. L'auteur, après avoir rappelé la conservation de l'urine et du sang par l'ancienne méthode, annonce qu'il a conservé de même l'albumine et son mélange avec le jaune.

J'ai plusieurs fois insisté sur ce que l'albumine, la gelée de gélatine, le bouillon ou l'infusion de levûre, sucrés ou non, d'autres matières albuminoïdes, additionnés de créosote, se conservaient sans difficulté au large contact de l'air. Pour ce qui est de l'urine,

(1) Comptes-rendus, t. LXXV, p. 1015, 28 octobre 1872.

(2) Comptes-rendus, t. LIX, p. 574, et *Montpellier médical*, t. XIII, p. 441.

(3) Comptes-rendus, t. LXVIII, p. 671 ; mars 1869.

(4) Ibid., t. LXIX, p. 838; octobre 1869.

celle qui a été créosotée ou phéniquée, même sans être filtrée, ne s'altère plus ; j'ai l'honneur d'adresser à l'Académie un Mémoire imprimé sur la kyestéine, où se trouvent rapportées mes expériences. Le sang aussi se conserve aisément; c'est un des liquides où apparaissent le plus difficilement des bactéries. Tous les médecins légistes savent que le poumon est de tous les viscères celui qui se putréfie le dernier. M. le Ricque de Monchy (1) n'a jamais vu apparaître de bactéries ou de vibrions dans un mélange créosoté de sang et d'empois de fécule; bien mieux, un mélange créosoté de gelée de gélatine et de sang ne se fluidifie pas, parce que des vibrions n'y apparaissent pas. Quant au mélange du blanc et du jaune de l'œuf, M. Donné et moi nous avons fait remarquer qu'il n'était pas facile d'en obtenir la fermentation ; ce qu'il y a de certain, c'est que jamais, ni M. Donné, ni moi, n'y avons vu ni bactéries, ni vibrions, ni moisissures, ni autre chose d'organisé. J'affirme de nouveau qu'il n'y a normalement, dans le mélange, avant et après la fermentation, que des microzymas; j'affirme, de plus, que nulle part, bien que M. Gayon me le fasse dire, je n'ai soutenu que les microzymas de l'œuf évoluassent en bactéries ou produisissent des cellules de levûre alcoolique. Les microzymas du jaune d'œuf sont d'un ordre spécial, sans doute par destination; ce sont eux qui ne permettent pas de dire que l'animal qui se développe dans l'œuf est le produit d'une génération spontanée ; mais ceci formera l'objet d'une nouvelle Note.

XI. — Seconde addition à la page 382.

Du rôle des microzymas dans la fermentation acide, alcoolique et acétique des œufs. Réponse à M. Gayon, par M. A. Béchamp. (Comptes-rendus, t. LXXX, p. 1027.)

Dans une communication récente (Comptes-rendus, t. LXXX, p. 674), M. Gayon, après avoir rapporté ma conclusion, répète que, dans certaines altérations spontanées des œufs, il n'existe que des microzymas sans bactéries, ni vibrions, ni moisissures, etc., s'exprime ainsi :

« Je ne puis laisser passer sans réponse l'assertion deux fois reproduite de mon savant contradicteur. En conséquence, j'affirme aussi que, dans tous les œufs pourris que j'ai examinés, j'ai toujours trouvé des bactéries et des vibrions, et que je n'ai pas rencontré à ce fait une seule exception. »

Il serait puéril et peu respectueux envers l'Académie de venir ici opposer une affirmation à une autre affirmation. Si je prie l'Académie de me permettre de défendre une nouvelle fois la théorie du

(1) Mémoires de l'Académie des Sciences de Montpellier, t. VII, p. 175. 1869.

microzyma, c'est qu'à mes yeux cette théorie est devenue nécessaire, et que, si elle n'était pas fondée, il faudrait l'imaginer. M. Gayon lui-même va me fournir les éléments de ma démonstration.

M. Gayon fait dériver *toutes les altérations*, par lui constatées, de ferments introduits dans l'œuf, soit pendant que celui-ci chemine et achève de se constituer dans l'oviducte, soit par pénétration à travers les pores de la coquille, c'est-à-dire en somme, de causes accidentelles.

Une première remarque découle de la conclusion de M. Gayon, c'est qu'il n'y a pas d'altération spontanée des œufs; la seconde, c'est que, à son point de vue, il a tort d'appeler spontanées les altérations qu'il a étudiées : elles sont accidentelles, et elles le sont toutes, puisque la cause provocatrice est, selon lui, étrangère à la nature et à la constitution histologique de l'œuf.

Cela posé, je ne nie pas qu'il ne puisse exister des altérations par des agents venus du dehors : c'est précisément parce que je prévoyais qu'un jour on m'opposerait l'intervention possible des ferments étrangers, que dans la Note de 1868 j'ai dit à dessein :

« L'œuf porte en lui-même, normalement, la cause de cette fermentation, et c'est sans doute dans le jaune que réside cette cause. »

Je n'ai pas l'habitude de me hâter de publier; si j'ai attendu dix ans avant de me prononcer sur la nature des granulations moléculaires des fermentations, ce n'est que plus tard, après avoir varié et contrôlé les expériences, que j'ai attribué aux granulations moléculaires du jaune d'œuf la fonction des microzymas. C'est parce que j'avais de nombreux et puissants motifs de considérer les publications de M. Gayon comme n'infirmant pas mes conclusions que j'ai fait les réponses qu'il a visées.

J'ai eu l'honneur de promettre à l'Académie une étude des microzymas du jaune d'œuf. Je la lui communiquerai prochainement, lorsqu'elle me paraîtra assez digne de lui être présentée. Cette étude, difficile et longue, comportait celle de plusieurs matières albuminoïdes nouvelles, dont l'une est exceptionnellement intéressante. Les microzymas du jaune d'œuf sont plus compliqués dans leur composition que le jaune lui-même ne le paraissait avant mes observations, et je suis, en vérité, tous les jours plus surpris que l'on s'occupe de recherches sur ces objets délicats, sans avoir, au préalable, une connaissance suffisante des matériaux que l'on met en œuvre. Pour moi, c'est seulement après avoir constaté l'activité individuelle des microzymas du jaune à l'état libre, que j'ai conclu à leur activité dans l'œuf. Or si l'on considère comment l'ovule (ce qui sera le jaune) se développe dans la vésicule de Graaf (le calice chez les oiseaux) et avec quel soin il est protégé contre les accidents du genre de ceux qu'invoque M. Gayon, on comprendra qu'au moment d'arriver dans l'oviducte, rien d'étranger ne peut y avoir pénétré. J'ai fait des expériences nombreuses et variées pour m'assurer que la mince pellicule qui le limite est un obstacle infranchissable pour les vibrions, bactéries, etc. ; enfin grâce à la méthode que j'applique, j'ai pu constater l'activité comme ferment de ces microzymas du jaune, sans les voir évoluer en bactéries, etc., ce qui ne veut pas du tout dire qu'on ne puisse mettre ces mêmes microzymas dans quelque situation où cette évolution soit capable de s'accomplir. L'important à noter, c'est cette activité individuelle qu'il est si aisé à constater. Je ferai voir aussi que les granulations moléculaires du jaune ne sont pas un produit accidentel, mais par quel mécanisme ils sont engendrés dans l'ovule depuis que son diamètre a moins de 1 millimètre jusqu'au moment où il se détache du calice, et quel rôle considérable joue dans leur formation ce qu'on a appelé les *sphérules, cellules ou globules vitellins.*

Sans doute, et je le reconnais volontiers, tout cela pourrait être exact dans ces termes, et ne plus l'être quand il s'agit de la fermentation acide, alcoolique et acétique de tout l'œuf. Au fond, c'est de tout cela qu'il s'agit entre M. Gayon et moi.

En fait, j'ai annoncé, ce qui assurément était alors nouveau autant qu'inattendu, mais une conséquence de la théorie du microzyma, que le genre d'altération découvert ou provoqué par M. Donné était corrélatif d'une production d'alcool, d'acide acétique, d'acide carbonique, etc. J'ai eu soin de noter que les matières grasses, les matières albuminoïdes ne prenaient point part à la décomposition, mais que le sucre disparaissait complètement.

M. Gayon a-t-il trouvé autre chose dans ce genre d'altération ? Non ; mais, sans l'avouer ou sans le dire, il l'a confirmé. Il y a pourtant quelque confusion entre nous. C'est peut-être pour cela que M. Gayon ne peut pas m'entendre.

M. Gayon parle d'œufs pourris. J'ai eu la précaution, pourtant, de bien faire remarquer que l'altération provoquée par M. Donné n'était pas la putréfaction, et que le mélange fermenté, spumeux, était à réaction acide. M. Gayon, lui-même, a été forcé de distinguer ce cas particulier ; seulement, au lieu de le désigner comme moi (fermentation alcoolique et acétique), il l'appelle *fermentation acide :* dénomination d'autant plus mauvaise que, le plus souvent, le jaune d'œuf est à réaction acide et que le mélange avec le blanc l'est quelquefois. Le changement de nom, toutefois, n'a pas d'autre importance, si ce n'est de faire croire aux personnes qui ne se renseigneront pas suffisamment, qu'il s'agit de deux phénomènes différents : il est toujours regrettable d'encombrer la science de difficultés inutiles.

Mais enfin dans cette altération particulière, M. Gayon a-t-il trouvé des bactéries, des vibrions ou autres ferments figurés qu'on eut spécifiés avant mes recherches et celles qui me sont communes avec

M. Estor? Non, aucun. Il a trouvé quelque chose qui n'est rien de tout cela, ce dont je parlais dans ma réponse à M. Balard, un état intermédiaire entre le microzyma et la bactérie, qu'il n'a pas osé nommer, ni autrement spécifier qu'en donnant d'une manière vague ses dimensions et en nous apprenant qu'il l'a trouvé, soit sur les membranes, soit dans la masse intérieure elle-même. M. Gayon veut bien m'apprendre qu'il a « indiqué ailleurs divers procédés qui permettent d'observer à coup sûr ces petits organismes dans les œufs pourris. » Il s'agit là de l'emploi de l'acide acétique et de la potasse caustique. Pourquoi M. Gayon laisse-t-il croire que j'ai négligé ce moyen d'investigation? Sans doute, il n'y a dans leur emploi rien de nouveau, ni pour M. Gayon, ni pour moi. Mais enfin, dans notre Mémoire sur les granulations moléculaires du foie (Comptes-rendus, t. LXVI, p. 421; 1868), nous disons, M. Estor et moi :

« Ils (les microzymas du foie) sont insolubles dans l'acide acétique et la potasse au dixième, ce qui exclut leur nature albumineuse et graisseuse. »

Et plus tard (Comptes-rendus, t. LXXV, p. 962; 1872) dans notre Mémoire sur le rôle des microzymas pendant le développement embryonnaire, nous disions encore :

« Avant l'incubation, dans tout l'œuf, et pendant l'incubation, hors de l'embryon, ils disparaissent sous l'influence de l'acide acétique et de la potasse. Dans l'embryon, ils résistent généralement à l'acide acétique, et à un moment donné, dans certains centres, aussi à la potasse. »

Pour soutenir, comme je l'ai fait, qu'il n'y avait dans l'altération que j'ai étudiée ni vibrion, ni bactéries, je m'étais entouré de toutes les précautions qu'une si formelle affirmation exigeait. Dans mes études micrographiques j'ai fait usage de tous les réactifs connus.

Il y a du reste, dans la thèse de M. Gayon, une expérience que j'ai faite également et que j'ai variée : c'est celle où un œuf, placé dans une atmosphère confinée, a subi une fermentation qui a fait disparaître le sucre, et où il n'a pas vu non plus d'éléments figurés, ni à l'extérieur ni à l'intérieur de l'œuf. M. Gayon rapproche avec raison cette expérience de celles où les fruits subissent la fermentation alcoolique et acétique, sans apparition de ferments figurés autres que les microzymas normaux de ces fruits. J'ai l'honneur d'adresser à l'Académie le Mémoire ci-joint comme preuve à l'appui. Il a pour titre : *Sur le blessissement des sorbes et sur la cause productrice de l'alcool qu'on y découvre*, et il a été inséré, l'an dernier, dans la *Revue des sciences naturelles* de Dubrueil.

M. Gayon a donc confirmé, chimiquement et micrographiquement, mon travail sur le genre d'altération réellement spontanée que j'ai étudié en 1865 et publié en 1868; il n'y a trouvé, si ce n'est accidentellement, ni vibrions ni bactéries. Et maintenant, loin de partager son opinion et d'attribuer aux ferments étrangers le genre d'importance qu'il leur accorde, je pense qu'il y a là quelque chose de semblable à ce que j'ai déjà signalé lorsque je disais :

« Dans les expériences où l'on inocule des bactéries aux végétaux, il est probable que ce ne sont pas ces bactéries qui se multiplient : elles ne font que provoquer un changement de milieu, qui devient favorable à l'évolution en bactéries des microzymas normaux. » (Comptes-rendus, t. LXVIII, p. 466,1869.)

Le rôle principal resterait toujours aux granulations moléculaires propres de l'œuf; le phénomène chimique fondamental (production d'alcool, d'acide acétique, d'acide carbonique, etc.) restant le même, n'est que faiblement modifié par la présence des ferments accidentels.

XII. — Troisième addition à la page 382.

Remarques concernant une Note de M. Gayon (1) *sur les altérations spontanées des œufs. Note de M. A. Béchamp.* (Comptes-rendus, t. LXXX, p. 1359.)

M. Gayon avait affirmé que, dans tous les œufs pourris, il existait toujours des bactéries ou des vibrions. Je croyais avoir suffisamment répondu, dans la Note du 19 avril dernier, en montrant qu'il y avait des cas où, de l'aveu de M. Gayon, rien de semblable ne se pouvait découvrir dans certains œufs altérés. Je prie l'Académie de me permettre d'insister davantage, car la chose en vaut la peine.

Bien que, dès l'origine, j'aie distingué la fermentation acide alcoolique et acétique des œufs de la putréfaction ordinaire, ces deux phénomènes ne laissent pas que d'être du même ordre. Or, dans le langage consacré, et suivant moi erroné, il n'y a de fermentation que par les zymases ou par les ferments figurés (2); mais, dans l'état actuel de la science, il n'y a pas d'exemple qu'une zymase ait pu opérer la fermentation alcoolique, etc., avec dégagement de gaz, acide carbonique hydrogène ou autre; et, quoique le blanc et le jaune de l'œuf contiennent chacun une zymase, je ne leur ai pas attribué la fonction de ferment alcoolique, parce que je m'étais assuré que leur action sur la fécule, par exemple, n'allait pas au delà de la fécule soluble ou de la dextrine. Il faut donc, puisqu'il est constant que des œufs non ou-

(1) Comptes-rendus, t. LXXX. p. 1096.

(2) Il y a longtemps déjà, j'ai fait voir, en suivant les idées émises par M. Dumas, que les fermentations par ferments figurés ne sont pas des fermentations, mais des phénomènes de nutrition, et que c'est à tort qu'on en a fait quelque chose de spécial.

verts, agités ou non agités, peuvent subir la fermentation alcoolique avec dégagement de gaz, qu'il existe là des ferments de l'ordre des figurés. M. Gayon soutient que ces ferments viennent nécessairement de l'extérieur. Sans nier la possibilité de cette pénétration, j'ai soutenu qu'elle n'était pas nécessaire dans certains cas, et pour trancher la difficulté, j'ai invoqué les propres expériences de M. Gayon. Je reviens sur l'une d'entre elles : c'est celle où un œuf non agité a subi « une sorte de fermentation alcoolique avec disparition du sucre et dégagement d'acide carbonique, sans production de cellules de levûre ou de ferments organisés. » Il est vrai que M. Gayon ne veut pas qu'il y ait analogie entre ce phénomène et celui que j'ai étudié ; mais cette analogie résulte précisément de la destruction du sucre et de la formation de l'alcool. Et, s'il y a fermentation alcoolique sans qu'on puisse constater la présence de ferments figurés ordinaires, il faut que l'œuf contienne normalement ce qui en possède la fonction. M. Gayon voudrait-il soutenir que, si cet œuf eût été agité, il n'eût point fermenté? Ne voit-on pas d'ailleurs que l'agitation ne pourrait être invoquée comme cause productrice de ferments organisés? Voilà donc un cas, où, indirectement il est vrai, se trouve confirmée ma démonstration que des œufs peuvent fermenter, sans que, après coup, on aperçoive des ferments figurés ordinaires ; et puisque M. Gayon affirme que « j'imagine une hypothèse nouvelle pour rendre compte de leur absence, » c'est-à-dire qu'il soutient que les microzymas, quelque chose de concret, sont des êtres imaginaires, ce m'est une preuve qu'il ne sait pas les découvrir. S'il en est ainsi, imitant l'exemple qu'il m'a donné, je dirai : Si M. Gayon le désire, je suis prêt à les lui montrer, libres, isolés, actifs. Je le préviens seulement que certains microzymas sont si petits qu'il n'en faut pas moins de huit milliards pour remplir le volume d'un millimètre cube. Quant à savoir découvrir dans les œufs ce qui n'est pas les microzymas normaux, je rappellerai seulement que, dès avant 1867, j'avais distingué dans les œufs des vers à soie malades de la flacherie le microzyma morbide, soit simple, soit déjà accouplé à deux ou plusieurs articles. Si ce que M. Gayon a vu dans les œufs qu'il a examinés eut existé dans les œufs d'autruche de mes recherches cela ne m'eût certainement pas échappé, puisque, d'après ses mesures, c'est quelque chose de très gros, comparativement. Je me borne à ces simples réflexions, voulant répondre plus amplement allieurs à la dernière Note de M. Gayon.

XIII. — Note à la page 414.

Observations sur la communication faite par M. Pasteur, le 7 octobre 1872, par MM. A. Béchamp et A. Estor. (Comptes-rendus, t. LXXV, p. 1523.)

M. Pasteur annonçait à l'Académie, le 7 octobre dernier, des expériences nouvelles sur le rôle des cellules, en général, considérées comme agents de fermentation dans certaines circonstances.

Les conclusions principales de sa communication sont les suivantes :

1° Tous les êtres sont des ferments dans certaines conditions de leur vie, car il n'en est pas chez lesquels on ne puisse momentanément suspendre l'action de l'oxygène libre; 2° la cellule ne meurt pas en même temps que l'être ou l'organe dont cette cellule fait partie; 3° M. Pasteur pressent, par des résultats déjà obtenus, qu'une voie nouvelle est ouverte à la physiologie et à la pathologie médicales.

Tout être, ou plutôt un organe dans cet être, ou dans cet organe, un ensemble de cellules, peuvent se comporter comme des ferments. Cette proposition, nous l'avons émise et expérimentalement démontrée depuis longtemps, et nous avons de plus fait voir les parties qui, dans la cellule, dans l'organe ou dans l'être, étaient vraiment actives et comme impérissables. L'œuf, M. Béchamp l'a démontré, abstraction faite de ce qui sera l'embryon, ne contient rien d'organisé que les microzymas; tout dans l'œuf, au point de vue chimique, sera nécessairement l'œuvre des microzymas; que dans cet œuf l'ordre soit troublé par de violentes secousses, que se passe-t-il? Les substances albuminoïdes et les corps gras restent inaltérés, le sucre et les matières glucogènes disparaissent, et à leur place, on trouve de l'alcool, de l'acide acétique et de l'acide butyrique; il s'est passé là une fermentation parfaitement caractérisée. Voilà la fonction des microzymas de l'œuf. Dans l'être en puissance, il existe donc déjà des microzymas, des microphytes ferments, qui sont les agents et la cause de tous les phénomènes observés (1).

Et quand l'œuf d'oiseau aura accompli sa fonction, qui est de donner un oiseau, les microzymas auront-ils disparu? Non; on peut les suivre dans tous les éléments histologiques (2). Ils préexistent, on les retrouve pendant le fonctionnement et la vie de ses éléments; on les retrouvera encore après la mort : les tissus ne vivent que par eux.

La partie des êtres organisés essentiellement vivante et active, disent les physiologistes, est le protoplasma granuleux. Nous avons fait un pas de plus, et nous disons : ce sont les granulations moléculaires du protoplasma; et, tandis que leur énoncé est une sorte de vue de l'esprit, nous donnons à nos conclusions les preuves expérimentales les plus variées, les plus positives. Bichat consi-

(1) *Sur la fermentation alcoolique et acétique spontanée des œufs.* Comptes-rendus, t. LXVII, p. 523.

(2) *Du rôle des microzymas pendant le développement embryonnaire.* Comptes-rendus, octobre 1872.

dérait les tissus comme les éléments du corps des animaux supérieurs; avec le secours du microscope, on a découvert des particules ténues bien délimitées, des cellules ; on les a regardées à leur tour comme des parties élémentaires, comme le dernier terme de l'analyse, comme une sorte de molécule vivante.

Nous avons dit à notre tour : la cellule est un agrégat d'un nombre infini de petits êtres, ayant une vie indépendante, une histoire naturelle à part. Cette histoire naturelle nous l'avons faite toute entière. Nous avons vu les microzymas des cellules animales s'associer deux à deux ou en plus grand nombre, s'allonger jusqu'à devenir des bactéries ou même des bactéridies(1). Nous avons même vu des bactéridies très longues (sorte de mycélium), un peu plus larges, et, dans les tubes qu'elles représentaient, des granulations qui n'attendaient qu'un milieu favorable pour renouveler la série des phénomènes observés. Et pendant toute cette évolution, nous avons démontré que les microzymas sont personnellement des ferments (2).

Nous avons ensuite étudié le rôle de ces microphytes ferments en physiologie, en pathologie et après la mort. Nous avons d'abord constaté leur importance dans le fonctionnement des appareils sécréteurs (3), et ce fonctionnement n'est, après tout, qu'un mode particulier de la nutrition. Nous les avons considérés comme facteurs de cellules (4); nous les avons vus destinés à donner la clef des difficultés qui séparent les deux théories les plus célèbres du développement des tissus.

Nous avons proclamé aussi l'importance des microzymas en pathologie :

Dans la fièvre typhoïde, disions-nous en 1869, dans la gangrène, dans les maladies charbonneuses, l'existence des bactéries a été constatée dans les tissus et dans le sang, et l'on était fort disposé à voir là un fait de parasitisme ordinaire. Il est évident, d'après ce que nous avons dit, qu'au lieu de soutenir que l'affection a eu pour origine et pour cause l'introduction dans l'organisme et l'action consécutive des germes étrangers, on doit affirmer qu'on n'a eu affaire qu'à une déviation de fonctionnement des microzymas, déviation indiquée par le changement qui s'est opéré dans leur forme (5)....

(1) Particulièrement : *de l'origine et du développement des bactéries.* Comptes-rendus, t. LXVI, p. 859.

(2) Voyez surtout : *de la fermentation de l'alcool par les microzymas du foie.* Comptes-rendus, t. LXVIII, p. 1567.

(3) *Sur la nature et les fonctions des microzymas du foie.* Comptes-rendus, t. LXVI, p. 421.

(4) *De la nature de la fibrine.* Comptes-rendus, t. LXIX, p. 713; *Des globules du sang.* Comptes-rendus, t. LXX, p. 265.

(5) Congrès médical de Montpellier 1869. *Montpellier médical*, janvier 1870.

Le 3 mai 1870, M. Béchamp lisait un Mémoire devant l'Académie de médecine touchant non seulement à la pathologie en général, mais à la médecine pratique elle-même (1). Tous les travaux modernes sur la contagion et les virus sont sans fondement en dehors de la doctrine des microzymas.

Après la mort, disions-nous encore au Congrès médical de Montpellier en 1869, il faut que la matière revienne à son état primitif, car elle n'a été prêtée que pour un temps à l'être organisé vivant. On a fait, dans ces derniers temps, joüer un rôle excessif aux germes apportés par l'air ; l'air peut en apporter, en effet, mais ils ne sont pas nécessaires. Les microzymas à l'état de bactérie suffisent pour assurer, par la putréfaction, le mouvement circulaire de la matière.

1° Nous avons donc démontré, depuis longtemps, non seulement que les cellules peuvent se comporter comme des ferments, mais quelles sont en elles les parties qui jouent ce rôle, 2° « la cellule, dit-on, ne meurt pas en même temps que l'être ou que l'organe dont cette cellule fait partie. » Cette proposition est mal formulée : la cellule meurt assez vite, si l'on considère comme cellule l'enveloppe extérieure et même le noyau. On sait qu'il est impossible de faire de l'histologie avec un cadavre, bien capable de fermentations variées ; quelques heures après la mort, il est quelquefois impossible de retrouver une cellule épithéliale intacte. Ce qu'il faut dire, c'est que la cellule ne meurt pas toute entière ; nous l'avons depuis longtemps prouvé, en élevant les parties qui survivent en elles ; 3° M. Pasteur pressent qu'une voie nouvelle est ouverte à la physiologie. En 1869, nous écrivions, comme conclusion de tous nos travaux antérieurs : « l'être vivant rempli de microzymas porte donc en lui-même avec ces microphytes ferments, les éléments essentiels de la vie, de la maladie, de la mort et de la destruction totale. » Cette nouvelle voie, nous ne l'avons donc pas seulement pressentie, nous l'avons vraiment ouverte depuis des années et hardiment parcourue.

Observations au sujet de trois Notes communiquées dans les dernières séances par MM. Béchamp et Estor ; par M. Pasteur, 9 décembre 1872.

« J'ai lu avec attention ces trois Notes, ou réclamations de priorité. Je n'y ai trouvé que des appréciations dont je me crois autorisé à contester l'exactitude, et des théories dont je laisse à leur auteur la responsabilité. Plus tard, et à loisir, je justifierai ce jugement. »

MM. Béchamp et Estor transmettent, au sujet des observations présentées par M. Pasteur (séance du 9 décembre), la note suivante, (Comptes-rendus, t, LXXV, p. 1831.)

Nous prions l'Académie de nous permettre de constater que les observations insérées au nom de M. Béchamp et aux nôtres (pages 1284, 1519 et 1523) sont restées, au fond, sans réponse.

(1) Séance de l'Académie de médecine, 3 mai 1870.

XIV. — Note à la page 656.

De l'influence de l'acide cyanhydrique sur l'action décomposante qu'exerce la fibrine sur l'eau oxygénée. L'addition de l'acide cyanhydrique à la fibrine tarit sa faculté de décomposer l'eau oxygénée, et je disais que si l'action de l'eau oxygénée sur l'acide cyanhydrique était nulle, ce serait par un acte physiologique qu'il supprimerait l'action décomposante de la fibrine : il n'en est rien, l'acide cyanhydrique est oxydé, et lorsque la totalité de ce qui en a été ajouté l'a été, l'action décomposante de la fibrine recommence avec la même intensité.

XV. — Notes à la page 763.

M. Pasteur et la maladie des vers à soie dite des morts-flats.

Lettre à M. le secrétaire perpétuel de l'Académie des sciences.

(Extrait, *du Montpellier médical.*)

12 juillet 1868.

MONSIEUR,

L'année dernière, je me suis vu forcé de réclamer, contre M. Pasteur, mes droits à la découverte de la nature du corpuscule vibrant et de sa signification. Puisque le même savant veut cette année s'attribuer le mérite d'une autre face des mêmes études, mon devoir, dans l'intérêt de l'ensemble de mes recherches, est de protester de nouveau, quelque pénible que cela soit pour moi et ennuyeux pour l'Académie.

M. Pasteur et moi, nous nous sommes rencontrés dans la même carrière de recherches. Je répète ce que j'ai déjà dit : je m'occupais des fermentations et de la maladie des vers à soie avant que M. Pasteur ne s'en occupât. Ma pensée sur ce dernier objet de nos communes études, je l'ai formulée avant qu'il n'exprimât la sienne. Pour moi, la pébrine était une maladie parasitaire, le corpuscule vibrant le parasite ; pour M. Pasteur, la maladie était constitutionnelle, le corpuscule une production pathologique dérivant des tissus propres du ver.

Mes études sur les fermentations, je les ai appliquées à la maladie des vers à soie ; le corpuscule vibrant était pour moi un ferment organisé végétal ; par ses prémisses, M. Pasteur a nié absolument la vérité de mon point de départ ; bien mieux, il a combattu, et Dieu sait avec quelle verve, mes conclusions. M. Balbiani lui a déjà reproché, à lui chimiste qui avait étudié les ferments, de n'avoir rien fait pour déterminer la vraie nature du corpuscule vibrant, qu'il a complètement méconnue. Aujourd'hui, M. Pasteur voudrait faire siennes, comme découlant de ses propres travaux, mes idées, mes recherches et mes observations ; c'est ce qui se voit par sa Note du 29 juin. M. Pasteur avoue implicitement par cette communication qu'il s'était trompé. J'accorde que, suivant son habitude, il ne cite pas les auteurs dont il emprunte les idées ; mais je ne saurais accorder qu'il revendique comme siens des faits et des conclusions publiés avant lui.

Mes recherches sur la maladie à microzymas des vers à soie se lient d'une façon tellement intime à mes recherches particulières sur les ferments, et à celles que nous poursuivons en commun, M. Estor et moi, sur les microzymas de l'organisme, qu'il m'est absolument impossible de laisser sans réponse la Note de M. Pasteur, et la réclamation de priorité que j'ai signalée plus haut. Telle est la destination de la Note ci-jointe, que j'ai l'honneur de vous prier de communiquer à l'Académie et de faire insérer au *Compte-rendu*.

J'ai également l'honneur de vous envoyer un exemplaire de la seconde édition des *Conseils aux sériciculteurs*, etc..., parue le 28 mars dernier, et dont j'ai cité des passages. L'Académie a déjà reçu un exemplaire de la première édition.

J'ai l'honneur d'être, etc.

A. BÉCHAMP.

Sur la maladie à microzymas des vers à soie, à propos d'une récente réclamation de M. Pasteur, par M. A. BÉCHAMP (Comptes-rendus, t. LXVII, p. 102, 13 juillet 1868.)

(Extrait, du *Montpellier médical*.)

Le 8 juin dernier, j'ai publié une nouvelle Note sur la maladie microzymateuse des vers à soie, dite des *morts-flats*. M. Pasteur a élevé, à propos de ce travail, une réclamation de priorité. Si ce que M. Pasteur dit était vrai, ma Note ne ferait que confirmer une de ses découvertes. Mon devoir est de protester et de montrer que, dans cette question, je n'ai pas plus suivi les traces de M. Pasteur, que dans celle de la nature du corpuscule vibrant, dont il avait méconnu la nature et la signification. Les prétentions de M. Pasteur ne sont pas plus admissibles cette année que l'année dernière.

. . . .

Pour un esprit impartial, le développement de ma pensée, dans ce nouvel objet de mes études, a été grandissant de moment en moment. Je supplie l'Académie de me permettre de lui en apporter des preuves.

1° Dans une brochure intitulée : *Conseils aux sériciculteurs sur l'emploi de la créosote pour l'éducation des vers à soie*, publiée le 11 avril 1867 (1), je disais, page 11 : « Une graine non corpusculeuse peut contenir et contient souvent, comme nous l'avons observé, M. de Monchy et moi, d'autres productions que les sphérules du vitellus et les globules graisseux : ce sont des points mobiles beaucoup plus petits que tout ce qui les entoure et souvent extrêmement nombreux. Ces points mobiles, nous les nommons

(1) Adressée à l'Académie le 27 mai 1867.

microzyma aglaiæ, en attendant que nous déterminions positivement leur signification. » Et, à la page 12 : « En résumé, quand on ne connaît pas les reproducteurs, se procurer de la graine qui ne soit corpuleuse ni extérieurement, ni intérieurement, et sans *microzyma aglaiæ*, c'est, dans l'état actuel, le conseil suprême. Il faut approcher autant que possible de cet idéal. »

Voilà le premier énoncé imprimé de mes idées sur l'influence des microzymas : ils sont cause de maladie.

2° Le 13 mai 1867, j'ai adressé à l'Académie, sur le même sujet, une Note où ma pensée est plus explicite. Elle n'a été publiée que le 20 mai; elle devait paraître en même temps qu'une Note de M. Pasteur. Dans ma Note, se trouve un paragraphe intitulé :

Sur l'existence de parasites particuliers, sur et dans certains vers à soie malades. Ces parasites, je le dis, nous les avions depuis longtemps remarqués, M. de Monchy et moi, et j'ajoutais : « La constance de leur rencontre sur les mêmes variétés de vers malades m'engage à signaler ce fait et à donner un nom à ces molécules : je les nommerai dorénavant microzyma bombycis. »

3° Dans le troisième paragraphe de cette même Note, je me préoccupais déjà de savoir quelle était l'origine de ces microzymas que j'avais comparés à ceux de la craie, et je les découvrais, en même temps que des corpuscules vibrants, sur des feuilles du mûrier. M. Le Ricque de Monchy travaillait avec moi dans ces recherches, et ce digne ami pourrait dire, de même que tous ceux qui y ont assisté, quelle portée je leur attribuais.

4° Le 10 juin 1867, une nouvelle Note vient confirmer celle du 13 mai, en la précisant. On peut y lire ce passage : « On les trouve (les microzymas) en abondance, non seulement sur le ver, dans le canal intestinal, mais jusque dans la tunique de l'intestin. Sous leur influence, le ver digère mal, etc.... En même temps que ces molécules, le ver peut porter des corpuscules vibrants à la surface, en contenir dans les tissus; mais il m'est arrivé de trouver des *vers petits* qui ne contenaient point de corpuscules vibrants, et dans la tunique de l'estomac desquels on ne trouvait que les microzymas que l'on voit à la surface. »

5° Dans la seconde édition de la brochure : *Conseils aux sériciculteurs*, etc., parue le 28 mars dernier, je reproduis, à propos du choix de la graine, le passage relatif aux microzymas, et immédiatement après vient ce chapitre, que je copie textuellement, page 14 :

« *De la maladie des petits et des morts-flats.* Les vers *restés petits* et les *morts-flats* peuvent ne pas être corpusculeux; mais leur canal intestinal est gorgé de très petits corps, appelés vulgairement *granulations moléculaires*, et qui ne paraissent être autre chose que des microzymas, petits ferments d'une nature spéciale. Ils entravent la digestion du ver, et le canal intestinal est alors rempli de matières glaireuses et puriformes. S'ils envahissent le ver de bonne heure, celui-ci reste *petit;* s'ils l'attaquent aux dernières mues, il meurt mort-flat. »

A la page 28 du même opuscule, je dis : « Le traitement que je viens d'exposer ne concerne que la maladie corpusculeuse. Je réserve pour cette année l'étude de la maladie des petits et des *morts-flats*, que je nomme *maladie des microzymas*, et qui me paraît bien autrement désastreuse que la pébrine. J'ai eu l'occasion d'examiner une chambrée qui a échoué au moment de la montée malgré l'emploi de la créosote, par des causes particulières, et où les neuf dixièmes des vers ont succombé morts-flats sans être corpusculeux, mais farcis de microzymas. »

Je supplie l'Académie de remarquer que c'est le 28 mars que ces choses sont imprimées, confirmant et étendant les Notes de l'année dernière.

Du reste, la signification des deux Notes de 1867 avait été parfaitement comprise d'un séricicultеur aussi habile que distingué. M. Raibaud l'Ange, de chez qui M. Pasteur a écrit à l'Académie, m'écrivait, le 4 juillet 1867 : « Pourtant, je désirerais leur faire subir (aux graines) une dernière épreuve et m'assurer si elles ne contiennent pas les indices de cette nouvelle maladie que vous dites être caractérisée par la présence du microzyma bombycis. Or, comme je suis encore inhabile à constater cette indication pathologique, je vous demanderai la permission d'aller à Montpellier compléter auprès de vous mon éducation à cet égard. » Et M. Raibaud l'Ange est venu.

Mais dans l'intervalle qui s'est écoulé depuis l'époque de la publication de mes Notes de 1867, jusqu'au 28 mars dernier, je n'étais pas resté oisif. Les expériences relatives aux muscles qui laissent développer des bactéries dans l'empois d'amidon, quelque précaution que l'on prenne pour les éviter, étaient faites depuis longtemps (1). Dans le courant de l'hiver dernier, M. Estor et moi nous nous occupions du rôle des microzymas de l'organisme et de leur développement en bactéries (2).

Ces travaux ont retenti dans ma Note du 8 juin dernier. Je savais que des bactéries et des vibrions existaient dans certains vers malades, et ce n'est ni moi, ni M. Pasteur qui les y avons vus les premiers : c'est M. Joly (de Toulouse). Moi, je l'ai dit dans ma brochure de 1866 (*Sur la maladie actuelle des vers à soie, sa cause, et les moyens proposés pour la combattre*), et je le dis encore dans ma dernière Note. Pourquoi M. Pasteur n'a-t-il pas cité M. Joly? D'ailleurs, n'avions-nous pas, M. Estor, M. Saintpierre et moi, déjà étudié les bactéries de la bouche de l'homme, au point de vue de leur influence

(1) Voir : *De la circulation du carbone dans la nature*, etc., p. 87 (1867).

(2) Voir Comptes-rendus de l'Académie des sciences, 2 mars et 4 mai 1868.

pour la production de la sialozymase, et ne savais-je pas que le canal intestinal de tous les animaux contient de ces organismes, bactéries, vibrions, etc. ? Dans l'intestin de la grenouille, on trouve souvent le vibrion à point brillant, ou une espèce voisine, dont j'ai parlé dans ma Note du 8 juin. Ces organismes peuvent donc exister dans le canal digestif des animaux sans qu'il y ait maladie ? Loin de là, ils ont leur utilité. Aussi n'était-ce point de ces bactéries, ou vibrions, ou autres productions organisées, que j'ai signalées dans ma Note du 8 juin, et dont j'ai envoyé, pour les principales formes, un dessin dont il n'a pas été fait mention aux Comptes-rendus, mais bien de cette relation de cause à effet qui lie les microzymas à leur apparition. Et il ne faut pas oublier, pour être équitable, que l'histoire des microzymas date de la découverte que j'ai faite des microzymas de la craie.

Telle est l'histoire succincte et authentique de la Note du 8 juin. Maintenant, quelle est la part de M. Pasteur dans ses recherches? quelles sont les dates de ses publications?

M. Pasteur a parlé de *morts-flats*. Qui n'en a pas parlé? C'est à M. le président Aragon que je dois de les avoir bien distingués dès l'année 1866, et c'est en réfléchissant à ce qu'il m'avait dit de la distinction que faisaient les sériciculteurs entre la *pébrine* et les *morts-flats*, les *capelans* et les *tripes*, etc., que j'ai été amené aux recherches d'où dérivent les Notes du 13 mai et du 10 juin 1867, précédées de la découverte des microzymas dans la graine. Ce sont ces remarques qui m'ont fait regarder la maladie des *petits* et celle des *morts-flats* comme étant la même, le *mort-flat* n'étant que le *resté-petit* de la quatrième mue. Quant aux dates, les publications de M. Pasteur sur ce sujet ont toujours suivi les miennes; car, bien que datées, celles de l'année dernière, d'Alais, du 30 avril et du 21 mai, on ne doit considérer comme authentique que la date du 3 juin, c'est-à-dire la date de l'arrivée à l'Académie. Or, même en acceptant la date du 30 avril comme réelle, cette Note a été précédée de *mes Conseils aux sériciculteurs*, qui sont du 11 avril; de même que l'article de M. Pasteur du 29 juin dernier, postérieur de trois semaines à ma Note du 8 juin, et qu'il fait remonter au 1er juin, était précédée de ma seconde édition des *Conseils*, qui est du 28 mars.

J'ai donc le droit de penser que, si faible que soit leur mérite, pour un homme aussi intelligent et aussi habile que M. Pasteur, mes idées, mes recherches et mes observations n'ont pas été stériles. Il pouvait en user en me citant; mais il a préféré agir comme il l'a fait pour l'histoire du corpuscule vibrant : après m'avoir combattu, il voulait m'enlever le mérite de mon travail.

En définitive, sur tous les points, je ne puis considérer et on ne doit considérer la Note de M. Pasteur que comme confirmant à la fois mes idées et mes observations.

Si mes conclusions étaient contestées, je demanderais comme une faveur et comme un droit la nomination d'un tribunal d'honneur pour me juger; car, si j'ai publié comme appartenant à M. Pasteur quelque découverte, je suis un plagiaire! Je ferais ce tribunal d'honneur juge de cette imputation.

Je me réserve de répondre ailleurs à quelques détails de la Note de M. Pasteur; qu'il me suffise de dire que, dès 1866, j'ai considéré les corpuscules vibrants comme des ferments, ce que j'ai démontré depuis. J'ai formellement déclaré ensuite que la nutrition du ver était entravée par l'altération que ces ferments font subir aux sucs nourriciers ou digestifs du ver. M. Pasteur n'a aucun droit à la découverte de la théorie physiologique des fermentations, à laquelle il n'a rien compris; pas plus qu'à la nature des microzymas, même ceux du vin, malgré la signification que je leur avais attribuée, et qu'il a niée.

Quant à l'emploi des parasiticides en général, des parasiticides odorants en particulier, la créosote, l'acide phénique, que j'ai également conseillés, je considère plus que jamais leur emploi comme profondément scientifique, et j'affirme que le procédé empirique de la sélection, exclusivement appliquée au corpuscule vibrant par M. Pasteur, à lui seul, ne sauvera pas la sériciculture. Mais la discussion de tous ces points se trouvera développée dans mon Mémoire. Sur ces diverses questions, la portée de mes recherches est trop haute pour que je puisse permettre à M. Pasteur d'y prétendre en aucune façon. C'est bien assez qu'il m'ait mis dans la nécessité pénible d'écrire cette défense. Je me défendrai jusqu'au bout, et je jetterai aux quatre vents du ciel mes réclamations contre la manière de procéder de M. Pasteur.

La maladie microzymateuse des vers à soie, les granulations moléculaires et M. Raibaud l'Ange; par M. A. BÉCHAMP.

(Note présentée à l'Académie des sciences le 17 août 1868.)

Lorsque, dans ma Note du 13 juillet dernier (1), j'ai cité un passage d'une lettre de M. Raibaud l'Ange, mon intention n'a pas été de le prendre à témoin; procès-verbal n'ayant pas été dressé de notre séance, je n'ai rien voulu rappeler de mémoire. D'ailleurs, mon respect pour l'Académie me défendait d'employer autre chose que des documents authentiques. J'ai cité la lettre de M. Raibaud l'Ange pour montrer que, à sa date, ce sériciculteur ne savait pas distinguer les graines capables de produire des morts-flats. Je n'avais pas d'autre but.

Maintenant, le point important de ce débat est de savoir qui a cherché et trouvé (cela est évident aujourd'hui) la cause et le signe pathognomonique de la maladie des morts-flats, et de savoir

(1) Voir *Montpellier médical*, t. XXI, pag. 183.

qui l'a attribuée à un ferment organisé. Tout ce que j'ai publié sur les ferments, depuis le 28 mars 1867, converge vers ce point. J'ai cité, dans ma Note du 13 juillet, mes publications relatives à cette question. On trouvera même, dans ma Note du 10 juin 1867, ce passage : « Je ne me hasarderai pas à en donner une description (des microzymas morbides), tant leur petitesse est grande ; je dirai seulement que ces molécules sont tantôt isolées, tantôt comme articulées et distinctes d'autres formes mobiles que l'on rencontre souvent dans les vers sains. » Or, cette description, les dessins à l'appui et les moyens de la vérifier, je les ai adressés à l'Académie, en même temps que ma Note du 8 juin dernier.

M. Raibaud l'Ange écrit donc trop légèrement : « M. Béchamp met une importance extrême à ce que l'on croie qu'il a été le premier à apercevoir telle ou telle granulation dans le ver à soie. Quel bénéfice pouvons-nous retirer de cette observation de M. Béchamp ? » En vérité, cela est peu obligeant et surtout profondément injuste. J'en appelle à l'Académie et à M. Raibaud lui-même, mieux informé.

La vérité est que j'ai attaché une grande importance, non pas à ce que l'on croie que j'ai été le premier à apercevoir telle ou telle granulation dans le ver à soie, comme M. Raibaud ose le dire, mais précisément à distinguer les granulations morbides de ce qui n'est pas elles ; soutenir le contraire, c'est soutenir une contre-vérité. Que je m'efforce de me conserver le mérite de cette observation, c'est assurément mon droit autant que mon devoir, car c'est un droit et un devoir de défendre la vérité. Mais que M. Raibaud l'Ange me permette de lui dire : Je suis surpris de le voir *mettre une importance extrême à ce que l'on croie* que je n'ai pas décrit les microzymas articulés, c'est-à-dire associés en chapelets de grains, comme il s'exprime. Malgré ma répugnance, je prie l'Académie de me permettre d'insister, car l'accusation de M. Raibaud vaut la peine d'être réfutée.

Depuis plusieurs années, je ne fais en quelque sorte autre chose qu'étudier les curieuses autant que très importantes transformations des microzymas. Non certes, je n'ai pas besoin que l'on croie que j'ai été le premier à apercevoir les granulations moléculaires des fermentations et des êtres organisés que tout le monde connaissait ; mais mon intérêt évident, et celui de la vérité historique, est de m'assurer la priorité de l'affirmation et de la démonstration que ces granulations moléculaires, que l'on croyait n'être pas organisées, ni vivantes, ni agissantes, sont au contraire ce qu'il y a de plus vivant, de plus résistant à la mort dans tous les organismes, les plus puissants des ferments parmi les ferments organisés. Pour moi, la question des microzymas morbides des vers à soie n'est plus depuis longtemps qu'un cas particulier d'une étude plus générale dans laquelle elle se perd. Ce que je me propose de démontrer, la démonstration que mes collaborateurs et moi poursuivons, c'est qu'il y a une infinie variété de microzymas. Ce que je voudrais faire ressortir, c'est qu'un grand nombre de ces granulations moléculaires vivantes ne sont, dans bien des cas, que le premier degré d'organisation d'organismes plus parfaits, et, pour tout dire en un mot qui fera comprendre ma pensée, qu'ils sont à ces organismes ce que le cysticerque est au tænia. Ils n'attendent, comme celui-là, qu'une occasion, un milieu favorable pour évoluer et atteindre leur forme dernière. — Ce que je veux arriver à démontrer, enfin, c'est que ces granulations moléculaires ont leurs maladies qu'ils peuvent transmettre aux organismes dont ils font partie ou dans lesquels ils pénètrent. Voilà pourquoi j'étudie les granulations moléculaires normales de l'organisme et les granulations moléculaires qui ne font plus partie d'un organisme, comme les microzymas de la craie et les microzymas que l'on trouve sur la feuille du mûrier Certes si ces choses, que l'on n'a pas encore aperçues, étaient irrévocablement démontrées, qui oserait soutenir qu'elles n'aboutiraient pas à une transformation de la physiologie et de la pathologie ? J'ai moi-même, et nous avons déjà touché un mot de cela dans les Notes publiées en commun avec M. Estor.

La vérité est donc que je ne m'étais pas trompé dans ma recherche de la nature et de la cause de la maladie des morts-flats. J'avais si bien vu que l'on veut, en en profitant, m'enlever le mérite de mes observations. En effet, M. Raibaud l'Ange demande : « Quel bénéfice pouvons-nous retirer de cette observation de M. Béchamp ? » Sans doute, cette demande s'adresse à moi à propos de telle ou telle granulation. Après avoir remis la question sur son vrai terrain, je réponds : « Le bénéfice que vous retirerez de mes recherches est clair ; vous ferez ce que j'ai conseillé dans ma brochure de 1867 et dans mes publications de 1867 et 1868 ; vous choisirez les graines sans microzymas, provenant de parents non microzymateux, et, comme je l'avais prévu et démontré, vous ferez de belles récoltes, et vous vous enrichirez. Seulement, comme *on ne prête qu'aux riches*, vous attribuerez à qui n'a rien découvert le mérite de la découverte. »

M. Raibaud l'Ange a été choqué par une phrase de ma Note du 13 juillet; la voici : « J'affirme que le procédé empirique de la sélection, exclusivement appliqué au corpuscule vibrant par M. Pasteur, à lui seul, ne sauvera pas la sériciculture. » Je ne rétracte rien. Que signifie « procédé empirique, » sinon procédé fondé sur l'expérience ? étymologiquement, y a-t-il là rien de choquant ? D'ailleurs, quoique je connusse des insuccès, nulle part je n'ai blâmé la sélection, parce que, quoique empirique, elle est rationnelle, même dans l'opinion démontrée que la maladie est parasitaire. Mais j'ai dit que cette méthode n'acquerrait toute sa valeur que lorsqu'on aurait choisi des graines non microzymateuses, et qu'on l'aurait combinée avec l'emploi de parasiticides odorants ou autres, si l'expérience en démontrait l'utilité. Il faut être juste : je n'ai proposé la créosote que contre la pébrine : est-on bien sûr de l'avoir vue échouer dans ce cas? Pour moi, je l'ai toujours vue réussir. Je le répète, l'emploi des parasiticides odorants est scientifique, parce qu'il est conforme à la pratique médicale. L'emploi de la créosote est scientifique, parce que l'expérience, l'empirisme si l'on veut, a établi que la créosote s'oppose à l'éclosion d'une foule de germes de ferments, comme l'essence de térébenthine, d'après Huber et M. Chevreul, s'oppose à la germination de graines diverses; il est utile, parce que sous son influence le corpuscule vibrant se transforme dans le ver même, ce que j'ai constaté dans des expériences de laboratoire, et ce qui a été confirmé dans des éducations faites en grand. Si, grâce à l'emploi de la créosote, la sélection n'est pas nécessaire (je n'ai jamais dit n'est pas utile) pour combattre la pébrine, elle doit être appliquée aux microzymas morbides, parce que la créosote n'entrave pas les désordres qu'ils provoquent. On dirait vraiment, à entendre avec quelle opiniâtreté on conteste des résultats évidents, dont plusieurs ont été signalés à l'Académie dès l'année dernière, que j'ai conseillé la créosote comme une panacée, ce qui eût été puéril. J'ai à ce sujet toujours fait mes réserves. Je dis ces choses sans embarras, parce que je n'ai jamais cherché autre chose que d'être sérieusement utile, et aussi parce que, ce que mon amour-propre réclame, ce n'est pas la découverte de tel ou tel remède, mais la propriété d'un travail fondé sur une théorie scientifique poursuivi sans relâche comme sans déviation; mais le mérite de l'insistance que j'ai mise à faire triompher l'opinion contestée que la pébrine est une maladie parasitaire, le corpuscule vibrant un parasite végétal, et la maladie dite des morts-flats une maladie microzymateuse. Je ne réclame pas autre chose, car je sais rendre à César ce qui est à César !

XVI. — Note à la page 907.

Lettre de M. A. Béchamp à M. Dumas.

Annales de Chimie et de Physique (4), t. VI, p. 248.

M. Dumas, qui avait bien voulu prendre de l'intérêt à mes études, me faisait l'honneur de m'écrire à Montpellier :

« Pourriez-vous me dire ce qu'on pense du choléra dans votre Faculté? Vous êtes assez voisin de Marseille pour savoir à quoi vous en tenir. Ici nous sommes peut-être sous une impression optimiste, qui nous sera fâcheuse, non qu'on ne soit prêt à la subir; mais parce qu'on veut encore lui dénier son caractère asiatique et essayer d'y voir une affaire locale.

» A cette question s'en rattachent deux autres : à votre avis, quelle est la substance la plus propre à tuer les animalcules ou leurs germes? Quelle est la substance la plus propre à tuer les ferments ou végétaux microscopiques ou leurs germes? »

J'ai eu l'honneur de répondre à mon illustre correspondant par la lettre suivante qu'il a eu la bonté de publier :

Montpellier, le 26 septembre 1865.

Monsieur le Sénateur,

Vous me faites l'honneur de me demander :

« Quelle est, à mon avis, la substance la plus propre à tuer les animalcules ou leurs germes? Quelle est la substance la plus propre à tuer les ferments ou végétaux microscopiques ou leurs germes? »

Si j'en juge par mes expériences, la créosote est l'agent qui s'oppose le mieux au développement des organismes ferments. Sous son influence, à la dose de une à deux gouttes par 100^{cc} de liqueur, j'ai pu conserver intactes pendant très longtemps, rien n'empêche de dire indéfiniment, les liqueurs les plus altérables : l'eau sucrée pure ou additionnée de sels divers, de gélatine, de bouillon de levûre; le bouillon de levûre lui-même, des liqueurs albumineuses, dissolutions de zymase, d'anthozymase, l'urine, etc.

Il est vrai que toutes ces expériences, faites au contact d'un assez grand volume d'air, l'étaient dans des fioles dans lesquelles ce gaz ne se renouvelait que lentement. Dans ces cas là, dans les vases témoins contenant les dissolutions non créosotées, je n'ai jamais vu apparaître que des ferments végétaux ou des infusoires inférieurs, vibrions ou bactéries, qui ne sont elles-mêmes que des végétaux.

Cependant comme dans toutes ces expériences rien qui ressemblât aux infusoires supérieurs (kolpodes, etc.) ne s'était développé, à aucun moment de leur durée, je crois que l'on peut dire que le même agent peut s'opposer à l'éclosion des œufs de ceux-ci, comme à la germination des spores de ceux-là.

Cela n'a rien de surprenant d'après les auteurs, puisque la créosote est un agent antiseptique. Pourtant il faut s'entendre. Certainement, si l'on emploie la créosote, et autres substances analogues, en grande quantité, à dose coagulante, toutes les fermentations sont arrêtées; mais si l'on opère dans les conditions où je me suis placé, il n'en est plus ainsi, et l'on peut dire alors :

« Ce qui tue les germes peut fort bien, les conditions restant les mêmes, ne pas tuer les êtres qui en proviennent. »

Ainsi, dans mes expériences sur la fermentation alcoolique, j'ai constamment vu le chlorure de zinc en solution concentrée s'opposer au développement des moisissures et à la transformation du sucre de canne. Une ou deux gouttes de créosote par décilitre de dissolution ont constamment produit le même effet, lors même que la liqueur sucrée était additionnée de matières animales, gélatine, salive filtrée, bouillon de levûre, dissolution de zymases, etc. Mais, chose digne d'attention et qui n'a pas été assez remarquée, la créosote ne s'oppose en aucune façon à la vie des ferments ni des animalcules une fois développés. Ainsi les moisissures nées dans l'eau sucrée, étant introduites dans une liqueur sucrée préalablement créosotée, intervertissent et font fermenter le sucre de canne. Les ferments qui provoquent les fermentations dites alcoolique, lactique, butyrique, ne sont pas non plus tués lorsqu'on ajoute de la créosote, à la même dose, dans le milieu fermentant : le phénomène s'accomplit et s'achève aussi complètement qu'avant l'addition.

Pour tuer les ferments ou les animalcules déjà développés, il faut des agents plus actifs ou la créosote à haute dose.

La théorie de ces faits, la voici :

Huber, de Genève (ce fait a été rapporté et confirmé par M. Chevreul), avait remarqué que l'essence de térébenthine (ses vapeurs) s'opposait à la germination des haricots et autres graines. Les vapeurs, dans une enceinte close, tuent le germe et le jeune végétal à peine éclos, mais n'empêchent pas ultérieurement le végétal de se développer, s'il est déjà assez robuste. Il en est évidemment de même de l'influence de la créosote dans les expériences sur les fermentations spontanées. Cette théorie, je l'ai développée dans mon Mémoire sur les générations spontanées. J'en ai fait l'objet d'une communication à la société d'Agriculture de l'Hérault à la suite de votre Rapport au Sénat sur la maladie des vers à soie. Voici le résumé de cette communication :

« M. B... pense que la créosote pourrait être essayée comme moyen de combattre la maladie des vers à soie ; c'est, dit-il, une substance qui s'oppose à la germination des spores d'un grand nombre de cryptogames et à l'éclosion des œufs d'une foule de microzoaires ; elle n'empêche cependant pas les cryptogames ou les microzoaires de vivre. Une fois les vers nés, on pourrait, dit-il, introduire dans les chambrées des tampons imbibés de créosote et empêcher ainsi la germination et les naissances parasites. On voit, sous l'influence de la térébenthine et de la créosote, les pois et les haricots, confinés dans des espaces fermés, ne pas germer. Ne pourrait-on pas empêcher les propagules des parasites de se reproduire et arrêter les germes de la maladie si celle-ci est due à des cryptogames ou des microzoaires ? »

M. Masse, dans le service de M. Bouisson, a guéri le sycosis parasitaire à l'aide de la créosote. « La créosote, dit le jeune médecin, ne devait point tuer immédiatement le parasite développé, puisque, d'après M. Béchamp, elle n'arrête pas immédiatement une fermentation qui a commencé. Elle s'oppose au développement ultérieur des spores, elle crée dans les follicules pileux un terrain stérile dans lequel le cryptogame ne pourrra que s'épuiser et mourir. Mes prévisions ont été parfaitement réalisées : la créosote a réussi comme parasiticide, beaucoup plus rapidement que les préparations toxiques employées jusqu'ici. Les chefs de service ont vérifié ces faits de guérison. »

La craie et le lait contiennent des êtres vivants déjà développés, fait qui, observé en lui-même, est prouvé par cet autre fait, que la créosote, employée à dose non coagulante, n'empêche pas le lait de se cailler plus tard, ni la craie de transformer, sans secours étrangers, le sucre et la fécule, en alcool, acide acétique, acide lactique et butyrique.

Quant à la putréfaction des œufs dans les expériences de M. Donné et la putréfaction de la viande, elles reconnaissent une autre cause que la naissance d'organismes ferments.

Je serais heureux si cette communication répond à la pensée qui a dicté vos questions.

J'ai l'honneur, etc.

A. Béchamp.

FIN

ERRATA

	ligne.		
P. 58	dernière,	au lieu de	Browne, lisez Brown.
P. 78	25	—	fondue, lisez fondu.
P. 118	8	—	10 cent. cubes, lisez 1000 cent. cubes.
P. 122	10	—	centimètre, lisez centième de millimètre.
P. 122	10	—	$0^{mm}02$, lisez $0^{mm}002$.
P. 311	19	—	= 72°, lisez = — 72°.
P. 845	12	—	Pl. III, lisez Pl. I.
P. 845	14	—	Pl. III, lisez Pl. I.

TABLE DES MATIÈRES

AVANT-PROPOS. V

PREMIÈRE CONFÉRENCE. — Introduction. — La génération et la totale destruction d'un organisme vivant. — Lucrèce et la génération spontanée dans l'antiquité et au moyen âge. — La génération spontanée au XVIIIe siècle : méthode d'expérimentation. — Les fermentations et la génération spontanée au XIXe siècle. — Les recherches de l'auteur. —. La génération spontanée depuis 1858. — Méthodes d'expérimentation. — Système de Needham et la force végétative. — Système de Buffon et les molécules organiques — Système de Bonnet et l'universelle dissémination des germes. — Conseils et méthode de Lavoisier. — Déclaration de M. N. Joly. — Conclusion. . . . 1

SECONDE CONFÉRENCE. — Introduction et résumé. — Point de départ des expériences de l'auteur. — Développements. — Les causes de l'interversion du sucre de canne. — Les moisissures et les *petits corps* qui naissent dans l'eau sucrée. — Influence des sels pour favoriser ou empêcher l'apparition des moisissures. — Influence de la créosote pour empêcher l'apparition des moisissures. — La créosote ou l'acide phénique n'empêche pas les moisissures d'agir sur l'eau sucrée. — La créosote ou l'acide phénique empêche l'évolution des germes atmosphériques et leur multiplication. — Les moisissures sont des ferments. — Zymase des moisissures et zythozymase. — Les expériences de l'auteur et la doctrine des générations spontanées. — Création de ferments sans matière albuminoïde. — Verité historique rétablie. — Conditions physiques et chimiques du développement des moisissures. — Généralisation. — Les *petits corps* qui intervertissent le sucre de canne. — Nouvelle méthode pour combattre la génération spontanée. — Théorie de la méthode. — Conclusion. 45

TROISIÈME CONFÉRENCE. — Les germes atmosphériques. — Les microzymas. — Les granulations moléculaires des fermentations. — M. Pouchet et les germes de l'air. — M. Pasteur et les mêmes germes. — Les granulations moléculaires de l'atmosphère. — Notion exacte de ce qu'il faut entendre par la panspermie atmosphérique. — La matière vivante selon les naturalistes. — Les granulations moléculaires atmosphériques, géologiques et des tissus vivants : les microzymas. — Transformation des microzymas végétaux en bactéries. — Rappel des expériences de Schwann, de Schrœder et Dusch sur la viande, le lait. — Evolution des microzymas animaux en bactéries. — Vérifications diverses. — Conclusion. 111

QUATRIÈME CONFÉRENCE. — Introduction. — La coagulation spontanée du lait. — Expériences de Gmelin et Dusch et de M. Pasteur. — Discussion de l'expérience de M. Pasteur. — Microzymas du lait cause de la coagulation. — Bactéries des microzymas du lait. — Formation de l'alcool et de l'acide acétique dans le lait caillé. — Alcool et acide acétique normaux du lait. — Alcool et acide acétique dans la caillette d'agneau. — Bactéries de la caillette. — Altération spontanée de la viande. — M. Pasteur et la putréfaction de la viande. — Expériences de M. J. Béchamp sur l'alcool et les bactéries de la putréfaction spontanée de la viande. — Alcool dans le foie, le cerveau et dans les muscles frais. — Conclusion concernant ces faits. — Bactéries dans un kyste; dans la gangrène. — Tubercule pulmonaire à l'état crétacé. — Les membranes vivantes impénétrables aux vibrions. — Les microzymas atmosphériques et la respiration. — L'influence des microzymas atmosphériques peut être réduite à zéro. — Multiplication des microzymas. — Fin physiologique d'une cellule et des vibrioniens. — Expériences de M. J. Béchamp sur les microzymas aux différents âges d'un même être. — Conclusions concernant les expériences sur la génération spontanée. — Les expériences des spontéparistes vérifient la théorie du microzyma. — Dilemme de M. Victor Meunier. . 160

CINQUIÈME CONFÉRENCE. — Introduction. — M. Pouchet et l'action léthifère de la créosote. — La nature essentielle des corpuscules organisés de l'atmosphère, de la craie et d'autres roches. — Extraction des microzymas de divers organes d'animaux et de végétaux. — La fibrine est une membrane à microzymas. — Les microzymas de la fibrine, leurs propriétés et leur action sur l'eau oxygénée. — Les microzymas du sang et des hématies. — Faits anciens expliqués. — Expériences de M. J. Birot sur la formation de la couenne dans un liquide d'ascite. — Réponse à M. Balard. — Expériences sur le sang au point de vue de l'évolution bactérienne. — Le globule sanguin a une enveloppe. — Dans l'expérience de M. Pasteur, le sang ne reste pas inaltéré. — Signification de cette expérience. — Microzymas de l'œuf de poule. — Constitution du vitellus de l'œuf de poule. — Les microzymas vitellins évoluent difficilement. — Conclusions. 218

SIXIÈME CONFÉRENCE. — Aperçu historique des théories de la fermentation. — Les êtres organisés inférieurs des fermentations. — Les ferments qui font le vin existent sur le raisin. — Critique des expériences de M. Pasteur. — Double fonction des ferments organisés. — Ferments organisés et zymases : leur relation de dépendance. — De quel ordre est l'activité des zymases. — Théorie physiologique de la fermentation. — Objection de M. Pasteur réfutée. — Spécificité de la fonction des zymases. — Fonctions chimiques des microzymas. — Microzymas du foie. — Microzymas du pancréas. — Microzymas gastriques. — Microzymas amygdaliques de l'orge et de la levûre de bière. — Théorie de l'action chimique des microzymas. — Conclusion et généralisation. 268

SEPTIÈME CONFÉRENCE. — Explications concernant la théorie physiologique de la fermentation. — La doctrine de l'altération. — Le ferment soluble de l'urée et M. Pasteur. — Les ferments solubles sont produits par des cellules autonomes. — Deux fonctions chimiques dans les ferments organisés. — La salive et ses ferments. — Variabilité de la fonction des microzymas. — Fonction chimique ou zymasique et fonction physiologique des ferments organisés : explication. — Composition élémentaire des microzymas en général. — La fermentation spontanée des œufs. — Fermentation par microzymas vitellins. — Fermentation par microzymas buccaux. — Autres fermentations par microzymas. — Conclusion. — Appendice. . . . 331

HUITIÈME CONFÉRENCE. — De l'influence exercée par Pouchet. — Les nouvelles expériences de M. Donné sur la génération spontanée. — Opinions et *vertus de transformation* de M. Pasteur. — Cause de la totale destruction d'un organisme. — L'alcool de l'orge qui germe et des fruits qui mûrissent ou blessissent. — M. Pasteur et ses *idées nouvelles*. — Vertus de transformation que la chaleur détruit. — Microzymas que la chaleur ne tue pas. — Fonction des microzymas dans les glandes. — Pancréatinogénie, etc. — Quatrième fonction des microzymas. — La Mère de vinaigre et la glairine. — Régression des cellules pour revenir aux microzymas. — Microzymas de levûre facteurs de cellules et évoluant en bactéries. — Objections et confirmations. —

Le mycoderma aceti de M. Pasteur n'est pas la Mère de vinaigre. — Conclusion. 396

NEUVIÈME CONFÉRENCE. — L'origine de la cellule. — Expériences de M. Onimus, sur la genèse des leucocytes, expliquées. — M. de Seyne et les microzymas. — M. Pasteur et la Mère de vinaigre : erreur redressée. — Idée du fonctionnement de la cellule : rôle de la membrane enveloppante. — Expérience de Küss. — Cause de la destruction des cellules. — Les microzymas et leur origine : sont-ils animaux ou végétaux. — L'œuf selon M. Milne Edwards et M. Courty. — Constitution du vitellus et globules vitellins. — Génération et rôle des globules vitellins : expériences. — Les microzymas sont facteurs des cellules embryonnaires. — Les cellules embryonnaires ne proviennent pas de cellules préexistantes. — Diverses opinions concernant la formation mécanique des cellules.— La cellule est un élément anatomique transitoire. — Le microzyma est le support de l'activité vitale. 464

DIXIÈME CONFÉRENCE. — Postulatum. — La théorie cellulaire et son insuffisance. — Signification philosophique de la théorie cellulaire. — Théorie du blastème. — Théorie du protoplasma. — Elles aboutissent à l'hétérogénie. — Matière vivante et organisation. — Il n'y a pas de matière vivante : il y a des appareils vivants. — Un tissu, une cellule, un être organisé quelconque ne sont vivants que par les microzymas qui les ont formés. — Résumé et conclusions. . 522

ONZIÈME CONFÉRENCE. — Considérations concernant le *postulatum* relatif aux microzymas. — Adaptation aux milieux et pérennité des microzymas. — Problème posé à l'hétérogénie. — Questions relatives à l'origine des microzymas et à leur nature animale ou végétale. — Préliminaires. — Buffon, Turpin et Béchamp selon M. Pasteur. — Microzymas et micrococcus : erreur redressée. — Passage d'une lettre de Cuvier à Mertroud au sujet de la matière organisée détachée d'un être vivant. — Les animaux subordonnés à l'existence des végétaux.— Fonction végétale et fonction animale. — Les deux phases de la totale destruction des êtres vivants. — Aérobies et anaérobies. — La fonction de conservation et d'adaptation aux milieux : réviviscence. — La matière organique et la matière organisée en présence de l'eau oxygénée. — Origine des microzymas atmosphériques. — Microzymas animaux et microzymas végétaux. — Rapprochements. — Conclusions. 591

DOUZIÈME CONFÉRENCE. — La santé et la maladie dans les systèmes des auteurs et dans la théorie du microzyma. — La notion du changement de fonction et de la conservation de la fonction acquise dans les microzymas. — Les microzymas pancréatiques nocifs en injection intraveineuse ; explications et développements. — Injections intraveineuses de matières albuminoïdes et de zymases. — Les ferments et les fermentations de l'urine dans l'état physiologique et dans l'état pathologique. — La formation de l'urine. — Développements historiques. — Composés essentiels de l'urine : leur composition et leur constitution. — La néfrozymase. — Fermentation ammoniacale de l'urine. — Mucus et microzymas de l'urine. — Fermentation de l'urine physiologique au contact de l'air. — Les microzymas de l'urine considérés comme ferments alcooliques, acétiques, etc. — Les ferments de l'urine pathologique. — Notion de l'état morbide des microzymas. — Il n'y a pas de ferment spécifique de la fermentation ammoniacale : il y a fonction acquise pouvant se perdre. — Observation détaillée d'un cas remarquable de rétention d'urine. — Démonstration directe que les germes de l'air ne sont pas la cause de la fermentation ammoniacale de l'urine dans la vessie. — Conclusions. . . . 670

TREIZIÈME CONFÉRENCE. — Les microzymas et la maladie. — Propositions démontrées. — Questions réservées. — Influence des mots sur les idées. — Anciennes hypothèses concernant les ferments et les maladies. — Les germes originairement monstrueux selon Bonnet. — Panspermie microbiotique morbifique. — Ferments de maladie de la bière et de l'homme. — Comment les découvertes de M. Pasteur sur les ferments ont été appliquées par ce savant aux maladies des vers à soie. — Maladies des vers à soie. — Le corpuscule vibrant de la pébrine et M. Pasteur. — La maladie à microzymas des vers à soie.— Conférence au Palais Saint-Pierre à Lyon. — Les microzymas du virus vaccin, etc. — Le sang de rate. — Inoculations de bactéries à des végétaux. — Observations. — La croyance aux germes primitivement morbides. — Démonstration de la non existence dans l'air de germes primitivement morbides. — Rapport de M. Gosselin sur les pansements à l'abri des germes de l'air : les bactéries et vibrions sont innocents. — Un membre blessé comparé à un cristal cassé. — La pyogenèse et les bactéries du pus. — Observation de vaste brûlure. — Le bistournage. — Evolution bactérienne dans l'organisme pendant la vie. — Le tubercule pulmonaire. — Transformations des bactéries dans le canal intestinal. — Les amylobacters. — Régression des tissus et des cellules. — Vérité outragée. — Observations importantes de M. Ch. Robin. — Classification des vibrioniens impossible. — Les maladies parasitaires. — Ce qu'en pensent les médecins. — Remarque finale. 744

QUATORZIÈME CONFÉRENCE. — Considérations préliminaires sur la santé, la morbidité et le parasitisme. — La tuberculose. — Le pus ordinaire et le pus virulent. — Syphilis. — Clavelée. — Morve aiguë. — Variole et vaccine. — Fièvre récurrente et impaludisme. — Fièvre typhoïde. — Septicémie. — Sang de rate. — Fièvre puerpérale. — Maladies à *microbes* d'un monde nouveau : choléra des poules, érysipèle, scarlatine, rougeole, le rouget des porcs, la rage. — Remarques concernant l'origine et la dissémination des germes morbides : ils n'existent que par les animaux malades. — Revue rétrospective touchant les microzymas morbidés. — La multiplicité des états morbides dans les microzymas. — La théorie du renforcement. — Conséquences des bactéridisations dans le système parasitaire. — Ce que deviennent les *microbes* inoculés dans le même système. — Système des schizomycètes. — La théorie de la morbidité dans la théorie du microzyma. — Les maladies spontanées et les dyscrasies. — Conséquences éloignées de la vaccination de bras à bras. — Accord de la théorie du microzyma avec la vraie médecine. — Thérapeutique dans la théorie du microzyma. — Conclusions générales. 803

APPENDICE. — Notes, documents et additions. . . . 927

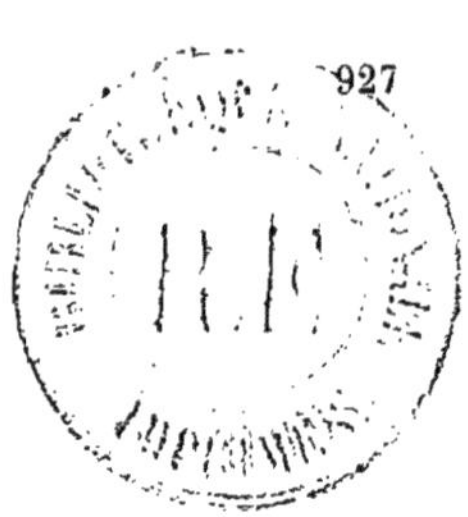

— Lille. Typ. J. Lefort. 1883. —

Planche. I.

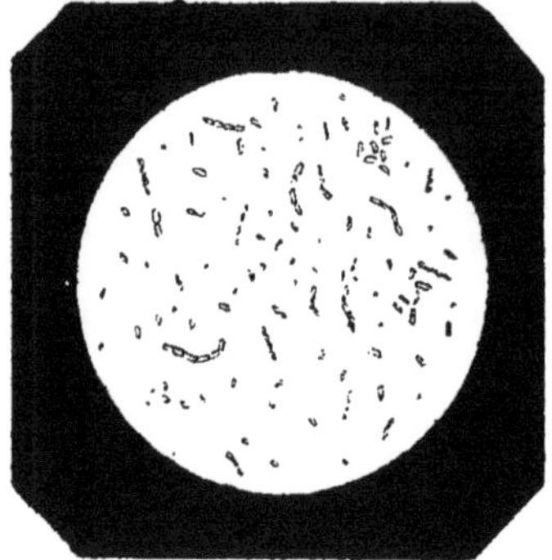

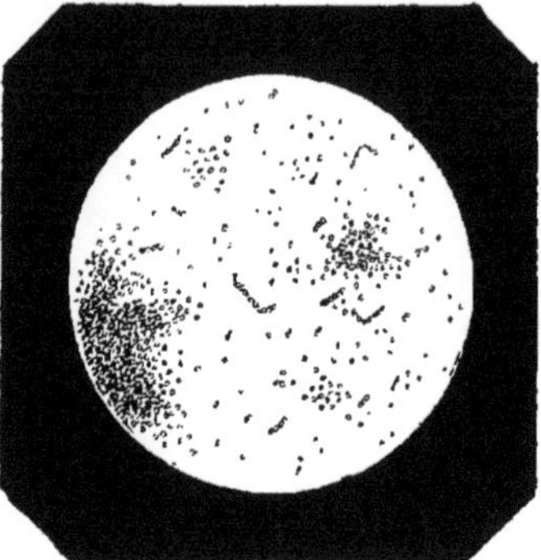

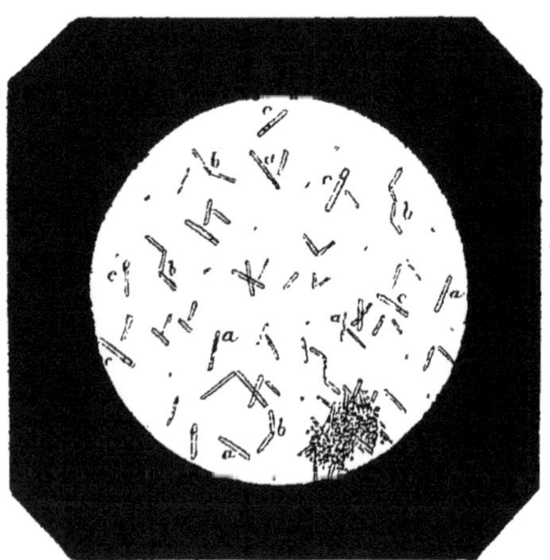

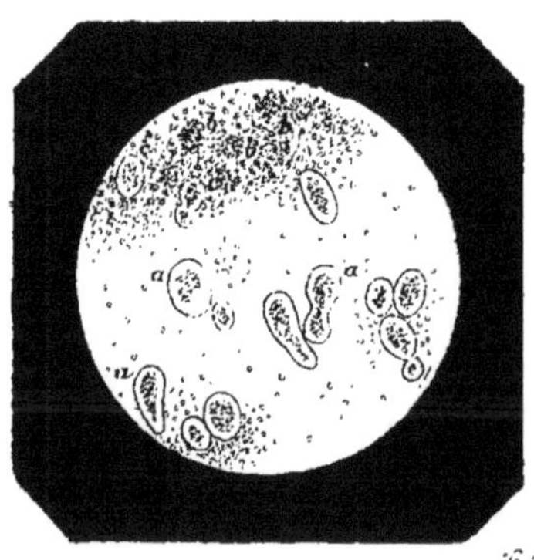

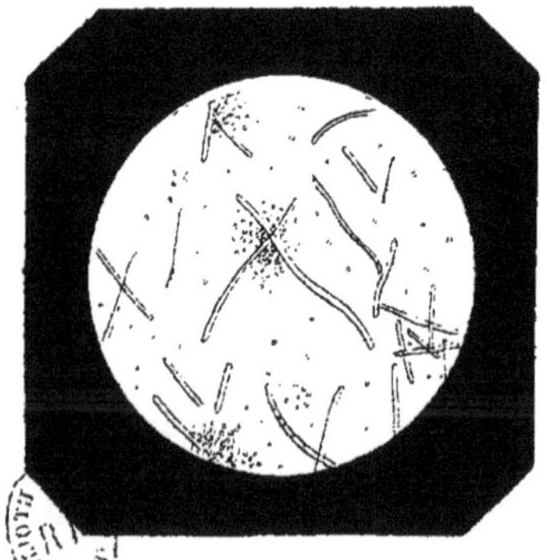

$\frac{650}{1}$

PLANCHE I

Fig. 1. Microzymas libres, accouplés (torula) à deux et plusieurs grains et amas de microzymas.

Fig. 2. Bacterium termo, et différents états de l'évolution du microzyma.

Fig. 3. *a*, bactérie. — *b*, bactérie articulée. — *c*, bactérie à tête ou à point brillant.

Fig. 4. Bactéridie et leptothrix.

Fig. 5. Mère de vinaigre dans le bouillon de levûre sucré, produisant des cellules. — *a*, cellule développée et libre. — *b*, cellule en voie de formation dans la membrane. — *c*, cellule développée, encore engagée dans la membrane. Pag. 435.

Planche. II.

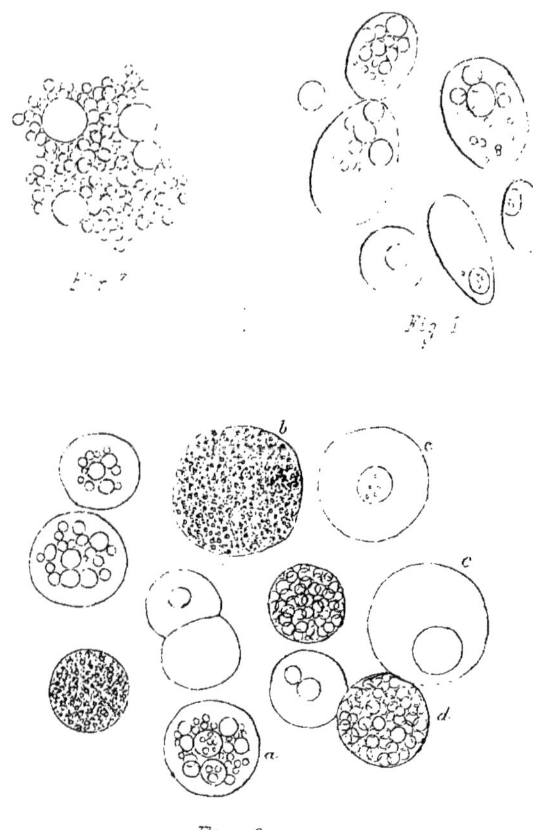

Fig. 2

Fig 5

Fig 4

PLANCHE II

Fig. 1. Globules vitellins dans des ovules de poule de 1^{mm} à 3^{mm} de diamètre. Pag. 492.

Fig. 2. Globules vitellins de même origine. Pag. 492 et 493.

Fig. 3. Globules vitellins en voie de développement dans un ovule de 15^{mm}. Pag. 493.

Fig. 4. Globules vitellins dans un ovule de 7^{mm},5. Pag. 493.

Fig. 5. Id. Pag. 493.

Planche. III

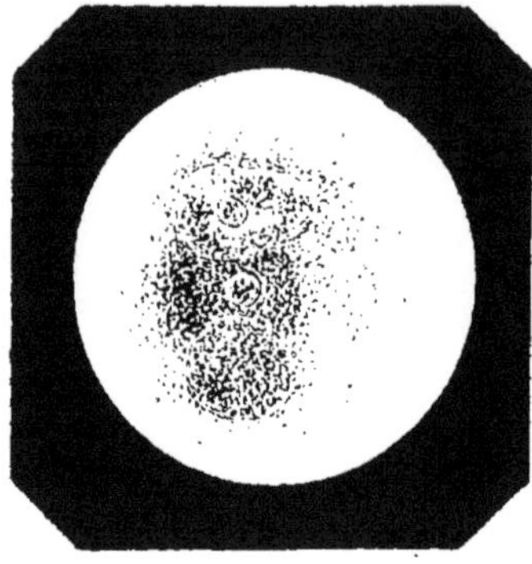

Fig. 1

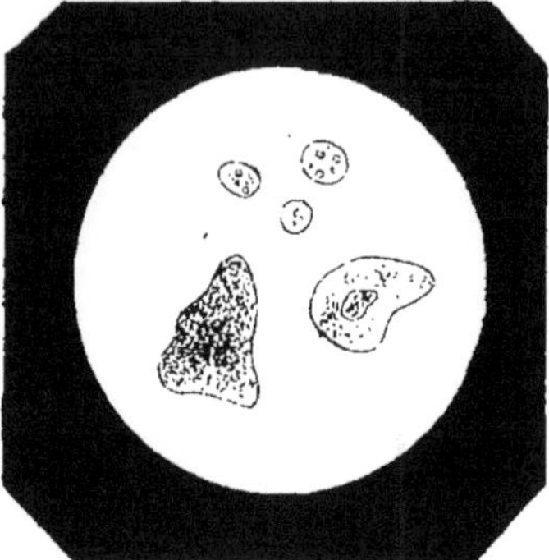

Fig. 2

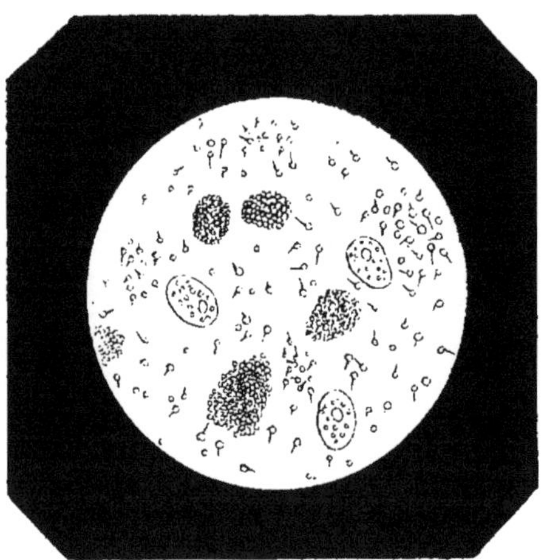

Fig. 3.

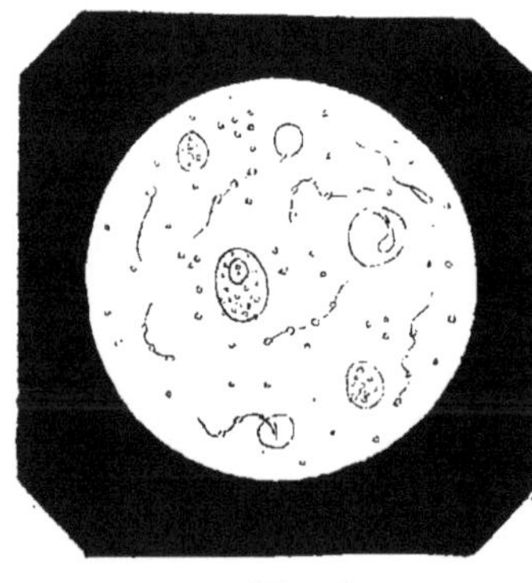

Fig. 4.

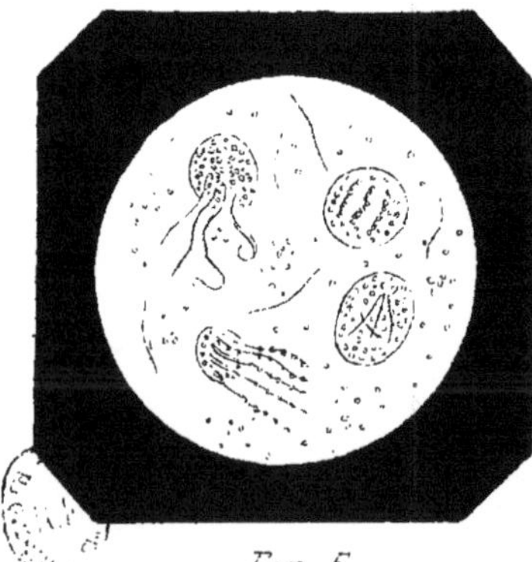

Fig. 5

PLANCHE III

Fig. 1. Cellules turgides du foie de lapin en digestion de féculents entourées de microzymas (d'après Cl. Bernard). Pag. 189.

Fig. 2. Cellules du foie de lapin à jeun (d'après Cl. Bernard). Pag. 189.

Fig. 3. Développement des spermatozoïdes du brochet (d'après Liégeois). Pag. 561.

Fig. 4. Développement des spermatozoïdes de la grenouille en été (d'après Liégeois). Pag. 558 à 561.

Fig. 5. Développement des spermatozoïdes de la grenouille au printemps (d'après Liégeois). Pag. 558 à 561.

Planche. IV

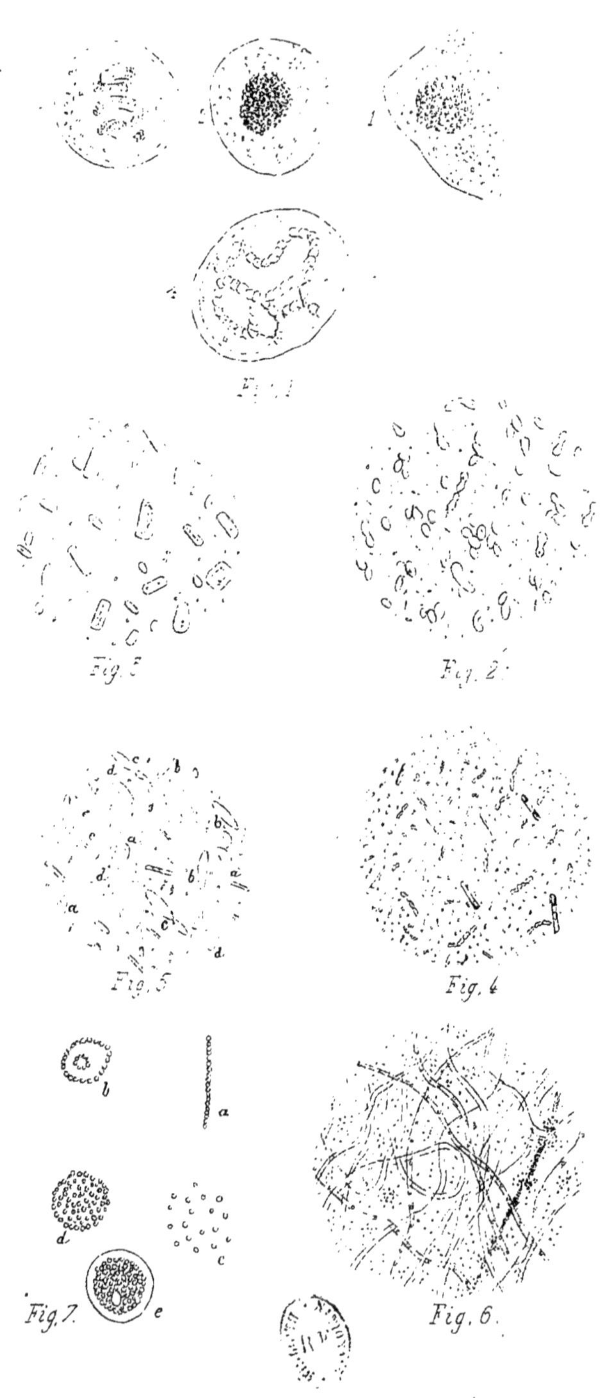

J. Béchamp, ad nat. del. & sc.

PLANCHE IV

Fig. 1. Transformations dans la cellule mère du Tradescantia virginica (d'après Baratanski). Pag. 563. Figure tirée du *Traité de botanique* de M. Van Tieghem.

Fig. 2. Corpuscule vibrant. — Formes évolutives et formes achevées. Pag. 762.

Fig. 3. Corpuscule vibrant. — Formes diverses qu'il peut affecter dans la maladie. Pag. 762.

Fig. 4. Microzymas simples et évolués de la maladie des morts flats. Pag. 763.

Fig. 5. Amylobacters et bactéries de la régression de la levûre dans l'empois. Pag. 791.

Fig. 6. Mycélium développé dans l'acide tartrique. Image de la bactéridie charbonneuse du sang de rate cultivée dans l'urine. Pag. 845.

Fig. 7. Formation de la cellule dans la théorie globulaire et de l'enveloppement. (Tirée de la *Pathologie cellulaire* de Virchow). Pag. 517

Planche. V

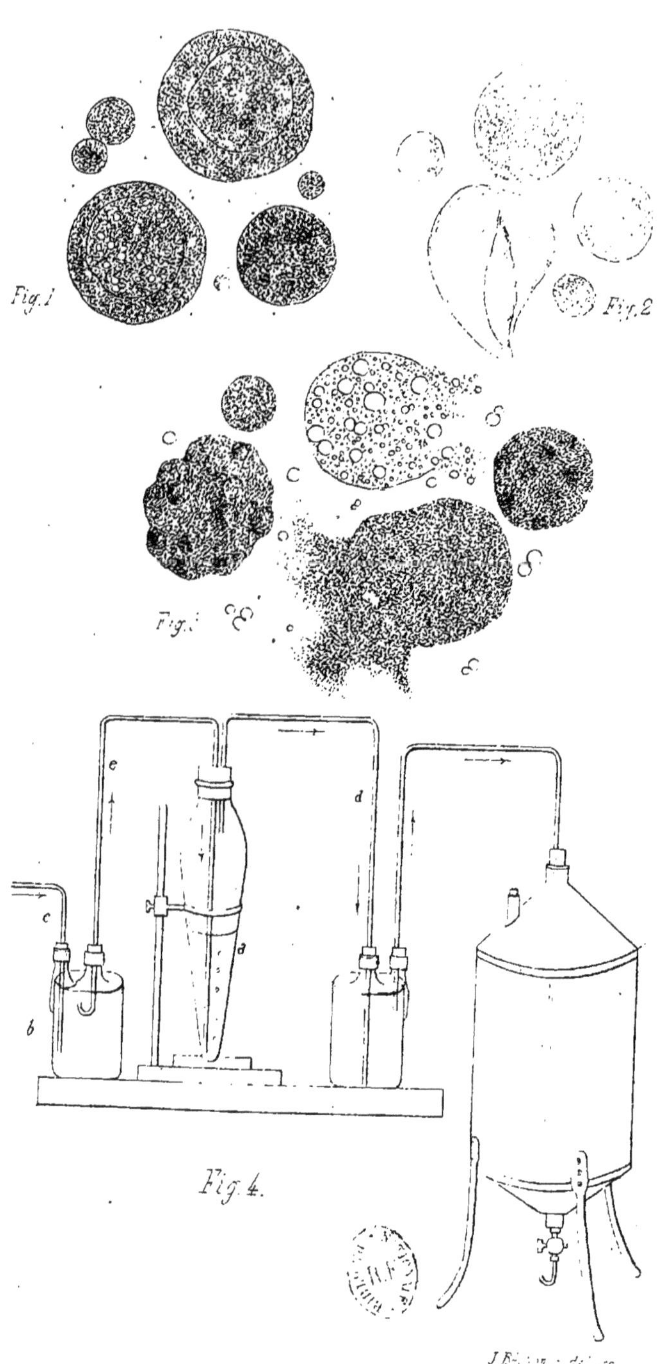

PLANCHE V

Fig. 1. Globules vitellins d'œuf de tourterelle ayant séjourné dans l'eau sucrée. Pag. 501.

Fig. 2. Les mêmes, après l'action de l'acide acétique. Pag. 501.

Fig. 3. Globules vitellins d'œuf de pigeon après l'action du liquide de Muller. Pag. 503.

Fig. 4. Appareil pour la recherche des microzymas atmosphériques. Pag. 122. Les flèches indiquent le sens du courant d'air qui arrive dans le liquide de l'allonge a, par le tube c, le flacon b. et le tube e. L'allonge a est mise en communication par le tube d et un flacon intermédiaire avec l'aspirateur.

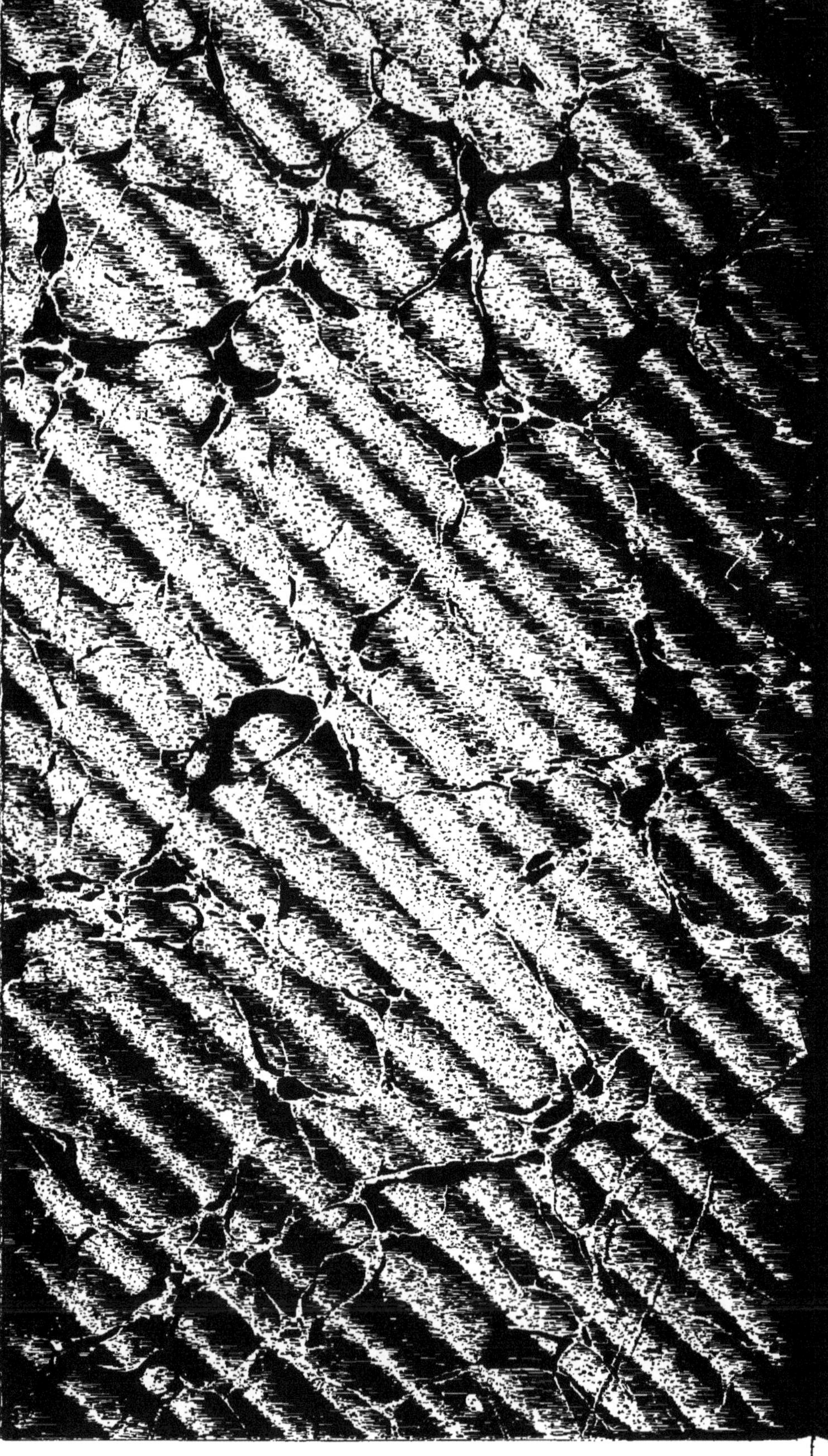

BIBLIOTHEQUE NATIONALE DE FRANCE
3 7531 03847845 0

www.ingramcontent.com/pod-product-compliance
Ingram Content Group UK Ltd.
Pitfield, Milton Keynes, MK11 3LW, UK
UKHW020252230726
13925UKWH00001B/4

9 782013 689359